ORMULAIRE PRATIQUE

DE

HÉRAPEUTIQUE ET DE PHARMACOLOGIE

ÉVREUX, IMPRIMERIE DE CHARLES HÉRISSEY

FORMULAIRE

PRATIQUE

DE

THÉRAPEUTIQUE ET DE PHARMACOLOGIE

PAR

DUJARDIN-BEAUMETZ

MEMBRE DE L'ACADÉMIE DE MÉDECINE ET DU CONSEIL D'HYGIÈNE ET DE SALUBRITÉ DE LA SEINE, MÉDECIN DE L'HÔPITAL COCHIN

ET

P. YVON

Pharmacien de 1re classe, ex-interne des hôpitaux de Paris
Membre de la Société de Pharmacie

Septième édition, revue, corrigée et augmentée.

PARIS

OCTAVE DOIN, ÉDITEUR

8, PLACE DE L'ODÉON, 8

1894

PRÉFACE

DE LA SEPTIÈME ÉDITION

D'assez nombreuses modifications ont été apportées à cette septième édition. M. Yvon, avec le soin méticuleux et la rigueur scientifique qu'il sait mettre à un pareil travail, a introduit tous les nouveaux médicaments qui ont définitivement conquis droit de cité, ainsi que leur dosage et les formules que l'on peut utiliser.

J'ai de mon côté modifié ce qui avait trait à l'antisepsie chirurgicale et en me guidant sur les travaux de Terrier et Péraire et de Terrillon et Chaput, j'ai résumé aussi brièvement que possible sur quelles bases désormais devait être établie l'asepsie chirurgicale. Bien entendu ce ne sont là que de rapides indications qui n'ont qu'un but, c'est de rappeler à nos confrères les conditions qui doivent être remplies pour obtenir une antisepsie et une asepsie suffisantes.

Nous nous efforçons ainsi de toujours compléter ce *Formulaire* et de mériter par le soin que nous mettons à le mettre au courant de la science, l'accueil si empressé et si bienveillant qu'il a reçu du public médical.

DUJARDIN-BEAUMETZ.

Mai 1894.

FORMULAIRE PRATIQUE

DE

THÉRAPEUTIQUE ET DE PHARMACOLOGIE

Ce *Formulaire* est divisé en six parties qui se distinguent les unes des autres par une coloration spéciale de la tranche du livre. Ce sont :

1° **Formulaire pharmaceutique**	Coloré en	*rouge.*
2° **Hygiène thérapeutique**	Id.	*jaune.*
3° **Eaux minérales**	Id.	*violet.*
4° **Formulaire thérapeutique**	Id.	*vert.*
5° **Empoisonnements**	Id.	*noir.*
6° **Examen des urines**	Id.	*bleu.*
7° **Les tables**	id.	*blanc.*

Dans chacune de ces parties, sauf pour l'examen des urines, les matières sont placées par ordre alphabétique ; les lettres placées en tête de chaque page permettent d'arriver facilement au mot que l'on cherche.

PREMIÈRE PARTIE

FORMULAIRE
DE PHARMACOLOGIE

Cette première partie comprend les chapitres suivants :

1° **Notions préliminaires et art de formuler ;**

2° **Formulaire magistral ;**

3° **Formulaire spécial pour les injections sous-cutanées ;**

4° **Formulaire spécial pour l'antisepsie.**

NOTIONS PRÉLIMINAIRES

ET

ART DE FORMULER

POIDS ET MESURES

Le système *métrique* ou *décimal* est le seul qui soit aujourd'hui employé en France. Tous les chiffres de nos formules exprimeront donc soit des *grammes* (gr.), soit des *centimètres cubes* (c.c.).

Nous croyons cependant utile d'indiquer la correspondance des poids anciens avec les nouveaux.

POIDS ANCIENS

EXPRESSION GRAPHIQUE	RAPPORTS NUMÉRIQUES	RAPPORTS DÉCIMAUX	RAPPORTS USUELS
		gr. c.	gr. c.
℔	La livre correspondant à 16 onces........	489.504	500
	1/2 livre = 8 onces........	244.752	250
	1/4 livre ou quarteron = 4 onces........	122.376	120-125
	1/2 quart = 2 onces........	61.188	60
℥	L'once..............................	30.594	30
	1/2 once............................	15.287	15
ʒ	1 gros ou 72 grains................	3.824	4
	1/2 gros............................	1.912	2
℈	1 scrupule..........................	1.274	
	1/2 scrupule........................	0.637	
GR ou gr	1 grain.............................	0.053	0,05
β	1/2 grain (1)	0.025	0,025

1/2 grain faible 0 gr. 02; fort 0 gr. 03.

CORRESPONDANCE DES POIDS ANGLAIS AVEC LE GRAMME

Livre	Once	Drachme	Scrupule	Grain
453 gr. 592	28 gr. 34	3 gr. 888	1 gr. 296	0 gr. 0648

Mesures de capacité. — Le litre ou 1000 cc. et ses subdivisions : les mesures sont peu employées en pharmacie : presque tous les éléments d'une formule sont indiqués en *poids*.

CORRESPONDANCE DES MESURES ANGLAISES AVEC LE LITRE

Gallon	Pinte	Fluidonce	Fluidrachme	Minim
4 lit. 543	0 lit. 578	28 cc. 39	3 cc. 54	0 cc. 059

ÉVALUATION EN POIDS DES DIVERSES QUANTITÉS DÉSIGNÉES SOUS LES NOMS SUIVANTS

	Poids
Une cuillerée à café d'eau	5 gr.
— à dessert	10 —
— à bouche	15 —
Un verre ou 8 cuillerées à bouche	120 —
Une poignée de semences d'orge.	80 —
— — de lin.	50 —
— de farine de lin	100 —
Une pincée de fleurs (camomille — guimauve) . .	2 —
— — (arnica — mauve).	1 —

Il est très important pour le médecin de connaître la contenance exacte en cuillerées à *bouche*, à *dessert* et à *café*, des fioles de pharmacie. Presque toujours, en effet, il prescrit de prendre par cuillerées la potion ou le sirop qu'il ordonne; et il arrive presque toujours aussi que le nombre de cuillerées prises par le malade n'est point celui qui aurait dû exister théoriquement. Cela tient à plusieurs causes : d'abord, que les nombres indiqués par le Codex sont des nombres théoriques et pas du tout pratiques; ensuite, que ces nombres sont indiqués pour l'eau et non pour les préparations pharmaceutiques. De plus la contenance de la cuiller varie suivant les fabricants. On trouve des cuillers qui contiennent jusqu'à 20 grammes d'eau, il y en a même beaucoup, mais il faut les emplir complètement ; ce qui n'est pas commode pour administrer un médicament à un malade, surtout s'il est alité. Il en résulte qu'une potion dure rarement le temps qu'avait pensé le médecin et qu'il n'est jamais fixé sur les doses que prendra le malade. Pour éviter cet inconvénient, nous conseillons de consulter le tableau suivant, emprunté à l'art de formuler de l'un de nous (1); livre auquel nous ferons quelques emprunts :

POIDS PRATIQUE DES DIVERSES CUILLERÉES DES MÉDICAMENTS

	CUILLER		
	A bouche ou potage	A dessert ou entremets	à café
Liquides aqueux et vins. .	16 gr.	12 gr.	4 gr.
Liquides alcooliques à 60°.	12	9	3
Juleps gommeux — Potions.	18	13,5	4,5
Sirops.	21	16	5
Huiles.	12	9	3

(1) *Traité de l'art de formuler*, par P. Yvon. — Asselin et Houzeau, éditeurs.

CONTENANCE EN CUILLERÉES A BOUCHE, A DESSERT ET A CAFÉ, DES FIOLES DE PHARMACIE

POUR LES PRINCIPAUX TYPES DE MÉDICAMENTS

CONTENANCE en grammes des fioles de pharmacie	SOLUTIONS Typ. sol. d'arséniate de soude. — d'iodure de potassium. CUILLERÉES			POTIONS — JULEPS Julep gommeux. CUILLERÉES			SIROPS Sirop de Tolu. CUILLERÉES			TEINTURES ET HUILES Teinture de quinquina. CUILLERÉES		
	à bouche	à dessert	à café	à bouche	à dessert	à café	à bouche	à dessert	à café	à bouche	à dessert	à café
Poids de la cuillerée	16 gr.	12 gr.	4 gr.	18 gr.	13 gr. 5	4 gr. 5	21 gr.	16 gr.	5 gr.	12 gr.	9 gr.	3 gr.
4	» »	» »	1	» »	» »	» »	» »	» »	» »	» »	» »	1 fort
8		1 faible	2			2 faible		1/2	1/2	3/4	1	3 faible
15	1 faible	1 fort	4 faible	1 faible	1 fort	3 + 1/3	3/4	1	3	1 fort	1 + 1/2	5
24	1 + 1/2	2	6	1 + 1/3	2 faible	5 + 1/3	1 fort	1 + 1/2	5	2	2 + 1/2	8
30	2 faible	2 + 1/2	7	1 + 2/3	2 fort	6 + 2/3	1 + 1/2	2 faible	6	2 + 1/2	3 + 1/3	10
45	3	4	11	2 + 1/2	3 + 1/3	10	2 fort	3 faible	9	5	5	15
60	4 fort	5	15	3 + 1/3	4 + 1/2	13	3 fort	4 + 1/2	12	6	6 + 1/2	20
90	5 + 1/2	7 + 1/2	22	5	7 faible	20	4 + 1/3	5 + 1/2	18	7 + 1/2	10	30
125	7 + 1/2	10 + 1/2	31	7	9	28	6	8	25	10 + 1/2	14	42
155	10	13	39	8 + 1/2	11 + 1/2	34 + 1/2	8 faible	9 + 1/2	31	13	17	52
187	11 + 1/2	15 + 1/2	47	10 + 1/2	14	41 + 1/2	9	11 + 1/2	37 + 1/2	15 + 1/2	21	62
210	13	17 + 1/2	52 + 1/2	12	15 + 1/2	46 + 1/2	10	13	42	17 + 1/2	23	70
250	15	21	62 + 1/2	14	18 + 1/2	55 + 1/2	12	15 + 1/2	50	21	28	83
310	19 + 1/2	26	77 + 1/2	17	24	69	15	19 + 1/2	62	26	34 + 1/2	103
1/2 bout. 333	21	27 + 1/2	83	18,5	25	74	16	22	66 + 1/2	27 + 1/2	37	111
375	23	31	94	21	28	83	18	23 + 1/2	75	31	41 + 1/2	125
1/2 litre 500	31	41 + 1/2	125	28	37	111	24	31	100	41 + 1/2	55 + 1/2	166 + 1/2
Boute 750	47	62 + 1/2	187 + 1/2	42 faible	55 + 1/2	166 + 1/2	36	47	150	62 + 1/2	83 fort	250
Litre 1000	62 + 1/2	83	250	55 + 1/2	74	222	47 + 1/2	63	200	83	111	333

Au moyen de ce tableau le médecin voit de suite quelle quantité en poids il doit prescrire pour avoir tant de cuillerées, il peut, par exemple résoudre facilement le problème suivant :

Il ne doit venir voir son malade que dans douze heures : et il veut lui donner une potion renfermant par cuillerée *à bouche un* centigramme de kermès, quel poids de julep formulera-t-il?

En consultant le tableau dans la division *potions* et en prenant la colonne des *cuillerées à bouche*, il trouve, en descendant la ligne verticale, le nombre 12; sur cette ligne horizontale, à gauche il trouve le nombre 210, ce qui lui indique qu'il devra formuler un julep gommeux de 210 grammes avec 12 centigrammes de kermès.

Dosage des médicaments par gouttes. — Ce mode de dosage très employé pour les médicaments actifs ne présente d'exactitude que si les gouttes sont comptées avec un tube *calibré*, dont le diamètre *extérieur* est de *trois millimètres*. Dans ces conditions 20 gouttes d'eau distillée, à la température de 15 degrés, pèsent *un* gramme.

NOMBRE DE GOUTTES NÉCESSAIRE POUR PESER UN GRAMME

Acide azotique officinal	23
— — alcoolisé	54
— chlorhydrique officinal	21
— cyanhydrique médicinal à 1/100	20
— sulfurique officinal	26
— alcoolisé (Eau de Rabel)	54
Alcool à 90°	61
— à 60°	52
Alcoolature d'aconit, feuilles et racines	53
Ammoniaque	22
Chloroforme	56
Perchlorure de fer, solution officinale	20
Créosote de hêtre	43
Ether sulfurique	90
— alcoolisé (liqueur d'Hoffmann)	72
Glycérine	25
Gouttes de Baumé	53
— noires anglaises	37
Huile de croton	48
Laudanum Rousseau	35
— Sydenham	33
Liqueur de Fowler à 1/100	23
Teinture d'aconit (feuilles et racines)	53
— belladone, colchique	53
— digitale, valériane et opium	53
Teinture d'iode	61
— noix vomique	57

Densité. — La densité est un caractère important qui est souvent indiqué. Nous ferons usage, mais plus rarement et en les spécifiant bien des chiffres fournis par l'aréomètre de Baumé, dont la graduation est arbitraire : pour l'alcool les chiffres seront ceux de l'alcoomètre centésimal de Gay-Lussac.

Art de formuler. — Après avoir fait son diagnostic, le médecin doit formuler. Le Codex met à sa disposition tous les médicaments *officinaux* qui se trouvent préparés d'après une formule invariable, et qu'il lui suffit de désigner en fixant la dose. Mais souvent il doit ou modifier les formules du Codex ou en faire de nouvelles; il fera composer un médicament *magistral*.

Les formes pharmaceutiques sont très nombreuses et présentent chacune des avantages et des inconvénients ; les plus employées sont les poudres, les tisanes, les potions, vins, extraits, sirops, pastilles, pilules et granules, pommades, suppositoires et lavements.

Les *poudres* représentent le médicament dans toute sa pureté et avec toute son énergie d'action; le dosage est toujours rigoureux, on les administre délayées dans un liquide ou enveloppées dans du pain azyme (cachets).

Les *potions* constituent la forme pharmaceutique la plus employée : on peut les accommoder à tous les goûts ; l'administration est facile et le dosage exact si l'on prend les précautions que nous avons indiquées plus haut.

Les *vins* sont de bons véhicules médicamenteux ; ils contiennent tout à la fois les principes solubles dans l'eau et dans l'alcool : les *extraits* représentent, sous un petit volume, tous les principes solubles des plantes débarrassées des matières inertes. Pour les administrer on les convertit en *sirops* ou *pilules* Les *capsules* et *perles* offrent un excellent moyen d'administrer les liquides volatils, ou ceux dont l'odeur ou la saveur sont désagréables, Les *suppositoires* et *lavements* offrent la possibilité de faire absorber par le rectum diverses substances médicamenteuses : le suppositoire présente l'avantage de pouvoir être introduit sans aucun préparatif et facilement conservé.

Un certain nombre d'autres considérations doit guider le médecin pour le choix de la forme pharmaceutique. Très souvent, il est appelé dans un cas urgent, et doit avant tout aviser à l'indication thérapeutique la plus pressante. S'il doit prescrire un médicament agissant *promptement* et qui puisse être *rapidement* absorbé : qu'il choisisse la forme liquide ; par exemple qu'il prescrive le sulfate de quinine en potion au lieu de l'employer en pilules.

Chaque forme pharmaceutique présente des avantages et des inconvénients, le médecin doit bien les connaître et en tenir compte dans ses prescriptions, afin de se conformer, autant que possible, aux goûts et souvent aux caprices du malade : si la gravité de la maladie nécessite plusieurs visites par jour, le médecin ne devra prescrire que de petites quantités de médicaments afin de pouvoir en modifier facilement soit le dosage, soit la nature. S'il se trouve en face d'une affection chronique, qui exige l'emploi du médicament pendant un temps assez long, il choisira une forme pharmaceutique susceptible d'une longue conservation (sirops, pilules, poudres). Dans les grandes villes le médecin peut prescrire indifféremment tous les médicaments ; le pharmacien les a sous la main, ou peut se les procurer facilement. Il n'en est pas de même dans les petites localités ou les campagnes. La nuit il ne faut jamais formuler des préparations longues ou délicates, et surtout de remèdes nouveaux. Tous les médicaments actifs et urgents sont *officinaux ;* la première préoccupation du médecin doit être d'agir promptement. Il y a enfin des considérations relatives aux malades et qui ont bien leur importance. La maladie frappe indifféremment le pauvre et le riche, et les mêmes soins doivent être prodigués à tous les deux. Il y a cependant, au point de vue du traitement des nuances délicates que le médecin doit savoir apprécier, sans en rien laisser paraître. Il y a là une question de tact et de dignité professionnelle dont l'application judicieuse constitue une des grandes difficultés de la médecine pratique. Parmi les médicaments il y en a que l'on doit employer quand même, malgré leur prix élevé, et que l'on ne peut remplacer par des succédanés, par exemple le *sulfate de quinine.* Mais il n'en est pas toujours ainsi. Une purgation est-elle nécessaire, le médecin pourra très bien tenir compte de l'état de fortune du malade; aux uns il prescrira une *limonade au citrate de magnésie*, aux autres une bouteille d'eau *de Sedlitz* ou même une quantité équivalente de *sulfate de magnésie :* l'effet thérapeutique obtenu sera le même dans les trois cas, et souvent le médecin aura la satisfaction d'avoir épargné à son client une dépense inutile. Il existe enfin un certain nombre de médicaments qui, en raison de leur prix élevé, doivent être proscrits de la médecine du pauvre; je veux parler des spécialités pharmaceutiques; heureusement le praticien pourra toujours les remplacer par d'autres qu'il formulera.

Posologie. — On désigne sous le nom de *dose* la quantité pondérale de médicament qu'il faut administrer pour produire l'effet thérapeutique désiré. Nous indiquons à chaque substance les limites minima et maxima. L'action d'un médicament varie parfois suivant la dose employée; ainsi l'*émétique* agit comme *vomitif* à la dose de 5 à 15 centigrammes; si on l'administre à la dose de 30 à 60 centigrammes, la tolérance s'établit et le médicament devient *contro-stimulant*.

Le calomel agit comme purgatif à la dose de 10 centigrammes à 1 gramme; à faible dose, 1 à 5 centigrammes, il est employé comme antisyphilitique; toujours à dose faible, 5 à 10 centigrammes, mais divisé par prises de 5 milligrammes à 1 centigramme au plus, administré à des intervalles réguliers, toutes les demi-heures par exemple, il agit comme purgatif d'un effet toujours certain sans que le médecin soit exposé à voir survenir des accidents qui suivent quelquefois l'administration de ce médicament à hautes doses.

L'effet d'un médicament peut aussi varier suivant le mode d'administration : l'émétique agit comme *vomitif* à la dose de 5 à 10 centigrammes, administré aux mêmes doses : mais en *lavage*, c'est-à-dire dissous dans une grande quantité d'eau, il devient *purgatif; l'ipéca* pris en nature est *vomitif;* mais en décoction, il devient *antidiarrhéique*.

L'action d'un médicament peut encore être influencée par un certain nombre de particularités tenant au malade.

En première ligne nous placerons l'*âge :* plus le malade sera jeune et moins les doses devront être élevées : passé un certain âge, il faudra diminuer ces doses. Nous ne pouvons mieux faire que de reproduire ici le tableau dressé par Gaubius et qui se trouve dans tous les ouvrages classiques :

Au-dessous d'un an	1/16	à	1/20
Au-dessus d'un an	1/15		1/12
— de 2 ans	1/8		
— 3 ans	1/6		
— 4 ans	1/4		
— 7 ans	1/3		
— 14 ans	1/2		
De 20 à 60 ans.	1		

Au-dessus de ce dernier âge, 60 ans, on suit la gradation inverse.

Les doses maxima et minima que nous avons indiquées sont pour l'adulte et doivent par conséquent être prises égales à l'unité.

Il ne faut pas accepter ces données sans restriction et s'y conformer d'une façon absolue; les exceptions sont presque aussi nombreuses que la règle. Il y a des médicaments qui sont supportés bien plus facilement par les enfants que par les adultes, le *calomel* par exemple; on peut dès lors leur administrer à doses plus élevées. On considère les femmes comme un peu plus sensibles que les hommes à l'action de médicaments.

Le médecin doit toujours tenir compte du tempérament du malade; très souvent en effet, il n'y a pas entre l'âge et l'*habitus* le rapport que l'on est habitué à trouver. Les antécédents doivent également être pris en sérieuse considérations : le climat du pays; le milieu dans lequel vit le malade peuvent également fournir au praticien des indications qu'il ne doit pas négliger; dans un pays marécageux où règne habituellement la fièvre il faudra forcer les doses de sulfate de quinine. Il est souvent nécessaire de tenir compte de l'état moral du sujet, de sa pusillanimité, des idées préconçues.

Habitude, tolérance. — Lorsqu'un individu fait pendant longtemps usage du même médicament, son organisme finit par s'y habituer, et, pour continuer à obtenir l'effet voulu, il faut élever progressivement les doses. Prenons pour exemple l'opium. Au début, 2 à 5 centigrammes ont une action très énergique, peu à peu il faut élever la dose, et l'on a vu cette dose atteindre jusqu'à 10 grammes par jour et plus.

La *tolérance* n'est pas du tout la même chose. Reveil la définit : *un défaut de réaction de l'organisme contre un agent plus ou moins toxique*.

Par exemple le *tartre stibié* : cette substance administrée à la dose de 5 centigrammes agit comme vomitif. Lorsqu'on la donne à doses plus élevées et à des intervalles très rapprochés, l'organisme finit très rapidement par la tolérer; elle ne cause plus de vomissements, et étant absorbée, elle produit des effets thérapeutiques différents. La tolérance résulte quelquefois de l'*habitude;* mais souvent aussi elle s'établit d'emblée.

La force d'*habitude* augmente d'autant plus que l'usage du médicament est continué plus longtemps; la *tolérance* cesse souvent tout à coup sans cause appréciable, et l'effet premier du médicament reparaît.

Très peu de médicaments sont susceptibles d'être tolérés ; on s'habitue à un très grand nombre.

Pour ces derniers M. le professeur Bouchardat a donné les règles suivantes :

1° On ne s'habitue point aux substances qui agissent comme *poisons* sur tous les êtres de l'échelle organique ;

2° On s'habitue au contraire à celles qui, tout en étant *poison* pour l'individu auquel on les administre, n'agissent point comme tel sur quelques autres.

Idiosyncrasies. — On désigne par ce mot l'aptitude plus ou moins grande des divers individus à ressentir l'effet des médicaments.

Quelques tempéraments sont d'une susceptibilité exagérée ; d'autres sont entièrement réfractaires.

Les particularités que l'on peut observer sont extrêmement nombreuses, on peut les classer en deux catégories.

Idiosyncrasies pour les doses. — Certains sujets sont abondamment purgés avec une faible dose d'huile de ricin ou de sulfate de magnésie, 10 à 15 grammes; chez d'autres il faudra porter cette dose à 50 ou 60 grammes pour produire le même effet.

Deux à trois centigrammes d'opium procureront à l'un un calme et un repos suffisant; pour un autre 10 à 15 centigrammes seront nécessaires.

Les révulsifs et même les vésicants seront sans action sur certains épidermes ; sur d'autres ils produiront un effet exagéré, et l'on devra employer tous les moyens usités en pareils cas pour modérer leur action.

2° *Idiosyncrasies pour les effets produits.* — Lorsqu'on s'adresse à des médicaments de composition complexe, comme l'opium, l'effet produit sur l'économie est la résultante de tous les effets partiels. Certains tempéraments éprouvent d'une façon beaucoup plus vive, un de ces effets au détriment des autres, et dès lors la résultante n'est plus celle que l'on observe habituellement : c'est ainsi que l'opium, même à doses très faibles, agite certains individus au lieu de les calmer, il va même jusqu'à leur donner des convulsions.

Quelquefois il se produit des effets insolites, dont la persistance rend impossible l'emploi du médicament.

Par exemple, l'iodure de potassium produira un coryza intense ; le bromure une éruption cutanée ; l'application d'un vésicatoire produit une violente cystite.

Pour qu'un médicament soit absorbé, il faut qu'il soit mis en contact avec une muqueuse, ou porté directement dans l'intérieur des tissus : de là, un certain nombre de modes d'administration que l'on peut classer dans l'ordre suivant, au point de vue de la rapidité d'absorption et par suite de l'énergie d'action :

1° Absorption pulmonaire.
2° — par injections hypodermiques.
3° — par le tissu cellulaire dénudé.
4° — rectale.
5° — par les gencives et les muqueuses de l'œil.
6° — stomacale.
7° — par la peau.

Association des médicaments. — Les médicaments que fournissent au médecin les trois règnes ne sont pas suffisants pour répondre à toutes les indications thérapeutiques ; très souvent il est obligé d'augmenter ou de diminuer l'énergie d'une substance, de modifier son action ; de l'accommoder au tempérament et à l'idiosyncrasie du malade. Pour atteindre ce but, il a recours à l'*association*, c'est-à-dire qu'il administre le médicament en question, mélangé avec un ou plusieurs autres, de manière à obtenir un effet tout autre que s'il l'employait seul.

On peut, en associant les médicaments, avoir pour but les résultats suivants :

1° *Augmentation de l'énergie* (addition d'extrait de quinquina à une décoction de cette substance).

2° *Diminution ou suppression d'une action irritante* (association du *savon* à l'aloès ou à la scammonée).

3° *Correction de l'effet secondaire d'un médicament* (association de la magnésie ou de la rhubarbe aux préparations ferrugineuses).

4° *Obtention simultanée de plusieurs effets* (sulfate de soude et émétique).

5° *Obtention d'un effet qui ne pourrait être obtenu par aucune des substances prise isolément* (ipécacuanha et opium, poudre de Dower).

Des incompatibilités. — Il y a incompatibilité entre *deux ou plusieurs* substances, lorsqu'elles peuvent constituer par leur association un mélange défectueux, soit pour la forme, soit pour les résultats physiologiques auxquels son administration donnerait lieu. Il y a quatre sortes d'incompatibilité :

1° *Incompatibilité physique* (véhicule employé en quantité insuffisante pour dissoudre un sel).

2° *Incompatibilité pharmaceutique* (le camphre ramollit un certain nombre de substances; ne pas faire argenter de pilules contenant de l'iode, du mercure, etc.).

3° *Incompatibilité physiologique* (prescription simultanée des toniques et de l'eau de Vichy, association de l'opium à un vomitif).

4° *Incompatibilité chimique.* — Ce groupe est le plus important de tous ; il comprend un nombre considérable d'erreurs que le médecin doit éviter d'une façon absolue; car, si celles que nous avons signalées peuvent jusqu'à un certain point compromettre sa réputation, celles dont il nous reste à parler peuvent avoir de sérieux inconvénients pour le malade, lui faire courir les plus grands dangers et causer quelquefois sa mort.

La règle *unique* et *absolue* (à moins qu'on n'ait en vue cette réaction), est la suivante:

Il ne faut jamais associer des substances qui par une réaction mutuelle peuvent donner naissance à des composés nouveaux.

Nous indiquerons à chaque médicament les principales substances incompatibles.

Manière de formuler. — L'énumération des soins dont le médecin conseille d'entourer le malade peut être faite oralement; mais celle des médicaments nécessite toujours la transcription d'une *ordonnance* ou *prescription.*

Cette ordonnance peut comprendre une ou plusieurs formes pharmaceutiques et sera divisée en trois parties pour chacune d'elles :

1° L'*inscription*, constituée par l'énumération des diverses substances qui doivent entrer dans la composition du médicament ;

2° La *souscription* qui donne quelques détails sur la manière d'effectuer la préparation ;

3° L'*instruction* qui est destinée au malade et lui indique le mode d'emploi du médicament.

Il n'y a d'indispensable que l'*inscription* et l'*instruction*. La *souscription* manque le plus souvent : elle n'a du reste sa raison d'être, que dans le cas où le médecin juge utile d'indiquer un *modus operandi* tout à fait spécial et en vue d'obtenir un résultat particulier. Ordinairement il suffit de tracer au-dessous de l'inscription les lettres F.S.A. : *fac* ou *fiat secundum artem.*

Lorsque après avoir examiné le malade, le médecin se dispose à faire sa prescription, il devra tout d'abord recommander le silence aux personnes qui l'entourent, et ,surtout éviter qu'on lui adresse à ce moment des questions qui peuvent le troubler et lui faire commettre des erreurs qui, pour être dites d'inattention, n'en sont pas moins susceptibles d'être fort graves dans leurs conséquences. Nous ne saurions trop insister sur ce point : il est de la plus haute importance, et chaque praticien a bien à se reprocher quelques erreurs de ce genre, toujours causées par l'interruption inopportune de l'entourage.

Autre détail qui peut paraître parfaitement puéril, mais qui a bien aussi son importance : que le médecin ne se serve pas de crayon, et surtout qu'il écrive lisiblement. Combien de fois n'est-il pas arrivé au pharmacien de ne pouvoir déchiffrer une ordonnance écrite avec un crayon! Combien de fois, brusquement arraché au sommeil, n'a-t-il pas été obligé d'étudier une ordonnance avant de pouvoir l'exécuter!

Les abréviations jointes à la mauvaise écriture sont très souvent une cause d'erreur ou d'inexactitude dans l'exécution d'une ordonnance.

Si le médecin ne se sert pas de papier timbré à ses initiales ou mieux avec son nom ou son adresse, il devra *signer lisiblement*. Cette précaution est *indispensable;* elle permet au pharmacien d'aller lui demander un renseignement, de lui faire part d'une incompatibilité, et surtout de ne délivrer qu'à bon escient certains médicaments qui ne peuvent sortir de chez lui que sous la responsabilité d'un docteur.

Souvent des individus malades ou autres ont pu se procurer de l'émétique, par exemple, sur simple présentation du nom de cette substance placé au-dessus d'une signature illisible, alors que cette substance leur était invariablement refusée s'ils venaient la demander eux-mêmes.

Dans les grandes villes surtout, où le nombre des médecins est assez considérable pour que leur signature ne soit pas connue de tous les pharmaciens, les abus de ce genre sont très fréquents.

Aujourd'hui beaucoup de médecins ont adopté l'usage du papier portant leur nom et leur adresse ainsi que nous l'indiquions en commençant. Il serait bien à désirer que cette pratique se généralisât. Il est encore bon qu'ils indiquent le nom du malade lorsque des raisons de convenance ne s'y opposent point. Cela permet au pharmacien de retrouver le malade dans le cas d'une indication oubliée, ou même d'une erreur commise.

Nous avons à faire quelques observations relatives à l'*inscription :*

1° Chaque substance devra être désignée par son nom scientifique, et amais par sa dénomination vulgaire.

2° Lorsqu'un acide forme plusieurs sels avec la même base, il faut bien spécifier celui que l'on veut prescrire.

3° Si le métal a deux oxydes, il faut bien distinguer : sels de protoxyde ou proto-sels; sels de bi-oxyde ou persels.

4° Les noms devront être écrits en entier et sans aucune abréviation, surtout s'il s'agit de substances douées de propriétés énergiques.

5° L'indication de la dose est ordinairement faite en chiffres, il suffit d'indiquer la place des grammes au moyen des initiales gr. ou du mot écrit en entier. Quelques praticiens écrivent le poids en toutes lettres; c'est une excellente précaution qui devrait toujours être prise, lorsqu'il s'agit des subdivisions du gramme.

6° Lorsqu'il s'agit de substances vénéneuses, la prescription doit être signée, datée, et *énoncer en toutes lettres la dose desdites substances ainsi que le mode d'administration du médicament.* (Ordonnance du 29 octobre 1846.)

7° Toutes les fois que le médecin voudra prescrire une quantité *atteignant* et surtout *dépassant* la dose maximum, il devra écrire cette quantité en *toutes lettres*, la souligner, et même insister en ajoutant : *je dis telle dose.*

8° Lorsqu'on prescrit par gouttes, il faut écrire ce mot en toutes lettres, et ne pas se contenter des initiales, qui pourraient être confondues avec celles du gramme. Il est bon de se servir des chiffres romains pour indiquer le nombre de gouttes.

9° Il ne faut jamais écrire deux noms de médicaments sur la même ligne.

10° Il faut toujours bien spécifier si le médicament est destiné à l'*usage externe.*

FORMULAIRE MAGISTRAL

Nous avons suivi pour ce formulaire l'ordre alphabétique. Les alcaloïdes sont placés à la suite des plantes dont ils sont tirés : *atropine* après *belladone*, *morphine* après *opium*, etc. Les substances chimiques sont placées suivant la partie qui constitue l'élément le plus actif dans le médicament. Les *bromures de potassium et de sodium* à *bromure*, le *sulfate de quinine* à *quinine*, etc.

La notation arithmétique est faite en grammes, centigrammes, milligrammes ; le nombre de gouttes est marqué en chiffres romains.

ABRÉVIATIONS ET RENSEIGNEMENTS DIVERS

āā.	De chaque.
AFHD.	Ancien formulaire Hôtel-Dieu.
Ag. ou agit.	Agitez.
Alc.	Alcool ou alcoolique
A l'ext.	A l'extérieur.
A l'int.	A l'intérieur.
Cod.	Codex.
Crist.	Cristallisé.
Cuil.	Cuillerée.
Dens.	Densité.
Eth.	Ethéré.
Ext.	Extrait.
F. s. a.	Fac ou fiat secundum artem.
F.	Fac ou faites.
F. H. C. P.	Formulaire hôpitaux civils de Paris.
F. H. M.	Formulaire hôpitaux militaires.
Gout.	Gouttes.
Gr. ou gra.	Gramme.
H.	Heures.
Inc. Incpt.	Incompatible.
Inf.	Infuser ou infusion.
M. ou Mêl.	Mêlez.
M. S. A.	Misce secundum artem.
Milligr.	Milligramme.
Part. empl.	Partie employée.
P. E.	Parties égales.
Ph. All.	Pharmacopée allemande.
Ph. Brit.	Pharmacopée britannique.
Ph. Ed.	Pharmacopée Edimbourg.
Pil.	Pilules.
Pos.	Posologie.
Pot.	Potion.
Prép. pharm.	Préparations pharmaceutiques.
Prép. us.	Préparations usuelles.
Princ. act.	Principe actif.
Prop.	Propriétés.
Prop. thér.	Propriétés thérapeutiques.
Q. V.	Quantum volueris.
Sir.	Sirop.
Syn.	Synonyme.
Teint.	Teinture.
Tis.	Tisane.
T. les H.	Toutes les heures.
Us. ext.	Usage externe.
Us. int.	Usage interne.
V. ou Voy.	Voyez.

ABRÉVIATIONS DES NOMS D'AUTEURS

Bouch.	Bouchardat.
Cad.	Cadet.
Dorv.	Dorvault.
Duj.-Beau.	Dujardin-Beaumetz.
Guib.	Guibourt.
Mial.	Mialhe.
Ric.	Ricord.
Soub.	Soubeiran.
Syd.	Sydenham.
Trouss.	Trousseau.

La solubilité est indiquée tantôt par rapport à *une* partie de la substance soluble dans *tant* de parties de véhicule (1 gr. se dissout dans 16 gr. d'eau), tantôt par rapport à 100 gr. de véhicule (100 gr. d'alcool dissolvent tant de substance).

Lorsqu'il existe plusieurs préparations de la même substance, le pharmacien, en cas de non indication, délivrera la moins active.

A

OBSERVATION TRÈS IMPORTANTE

Considérant le grand nombre de sels d'alcaloïdes usités aujourd'hui, la société de Pharmacie de Paris vient d'émettre le vœu suivant :

« Il est utile, afin d'éviter les erreurs dans l'exécution des prescriptions, que les médecins écrivent, en premier lieu, le nom de l'Alcaloïde, puis, entre parenthèses, celui de l'Acide. »

Exemple : **QUININE** (Chlorhydrate). — **MORPHINE** (Sulfate).

ABSINTHE. — *Artemisia absinthium*, Composées. — *Syn.* Aluyne, grande absinthe, absinthe amère.

Part. empl. Feuilles.

Princ. act. — 1° Essence d'absinthe. — 2° Absinthine ou amer d'absinthe.

Propr. — Tonique stimulant, emménagogue, fébrifuge, vermifuge.

Posologie. — Alcoolat d'absinthe, 10 à 20 gr. ; — Alcoolat composé, 10 à 20 gr. ; — Eau distillée d'absinthe, 25 à 100 gr. ; — Extrait aqueux, 0 gr. 20 à 2 gr. ; — Huile essentielle, 0 gr. 50 à 1 gr. ; — Poudre, 2 à 5 gr. ; — Sirop, 50 à 100 gr. ; — Teinture, 10 à 20 gr. ; — Tisane, 5 gr. par lit. ; — Vin, 30 à 125 gr.

Incomp. — Sels de fer, de zinc, acétate de plomb.

BIÈRE D'ABSINTHE.

Absinthe (feuilles)	15 gr.
Bière	1 litre.

A prendre par verre, 1 à 4 par jour.

ELIXIR STOMACHIQUE DE STOUGHTON.

Sommités sèches d'absinthe	ãã	25 gr.
Chamædrys	ãã	25 gr.
Racine de gentiane	ãã	25 gr.
Ecorce d'oranges amères	ãã	25 gr.
Racine de rhubarbe	ãã	25 gr.
Aloès du Cap		5 —
Ecorce de cascarille		5 —
Alcool à 60°		1000 —

5 à 20 gr. dans un peu d'eau.

ELIXIR TONIQUE DE GENDRIN.

Eau distillée de menthe ou vin de Malaga		250 gr.
Extrait de cascarille	ãã	5 —
— d'absinthe	ãã	5 —
— de gentiane	ãã	5 —
— de myrrhe	ãã	5 —
Fleurs de camomille		6 —
Ecorce d'oranges amères		10 gr.
Sous-carbonate de potasse		15 —

F. s. a. 1 cuillerée à café, dans un 1/2 verre d'eau, 1/4 d'heure avant chaque repas.

FUMIGATION EMMÉNAGOGUE.

Absinthe	ãã	20 gr.
Armoise incisée	ãã	20 gr.
Eau bouillante		1000 —

F. s. a. et dirigez la vapeur sur les parties sexuelles.

ESPÈCES VERMIFUGES.

Tanaisie	ãã P.E.
Absinthe	ãã P.E.
Camomille	ãã P.E.
Semen-contra	ãã P.E.

VIN AROMATIQUE AMER (Récamier).

Absinthe	15 gr.
Ményanthe	15 —
Semences de cardamome	8 —
Vin blanc	250 —

1 petit verre avant le repas.

— **ABSINTHINE.** — Principe amer de l'*Absinthe* (Duquesnel.)

Prop. — Contre anorexie, digestions lentes.

Posol. — 0 gr. 10 à 0,15 et même 0,20 centigr. à chaque repas en globules ou pilules.

— **MARITIME.** — *Artemisia maritima.*

Propr. — Vermifuge.

Prép. us. — Infusé, 5 à 10 gr. dans une tasse de lait ou d'eau : en lavement, 5 à 20 gr. contre les oxyures.

SIROP VERMIFUGE DE CRUVEILHIER.

Séné, Rhubarbe, Semen-contra, Mousse de Corse, Tanaisie	ãã	5 gr.
Petite absinthe, Absinthe maritime	ãã	5 gr.
Eau, q. s. pour recueillir		250 gr.
Sucre, q. s.		

Faites fondre : par cuillerée à bouche chaque matin.

ACANTHE. — *Acanthus mollis.* — Acanthacées.

Part. empl. — Autrefois feuilles.

Propr. thér. — Emollient.

ACÉTANILIDE (Voy. *Antifébrine*).

ACÉTIQUE (acide) ($C^2H^4O^2$).

— **CRISTALLISABLE OU MONOHYDRATÉ.**

Propr. thér. — *A l'int.* stimulant en inspiration. — *A l'ext.* caustique et vésicant (vésicatoire de Beauvoisin) antiseptique.

Form. — *Sels anglais.* Sulfate de potasse imprégné d'acide acétique.

SOLUTION ANTISEPTIQUE.

Acide acétique	20 gr.
Eau	100 —

VINAIGRE AROMATIQUE ANGLAIS.

Acide acétique cristallisable		100 gr.
Camphre		10 gr.
Huile volatile de cannelle, Huile volatile de girofles	ãã	0 — 20 cent.
de Lavande		0 — 10 —

— **DU COMMERCE.** — *Syn.* Acide pyroligneux. *Dens.* 1, 060.

— **VINAIGRE OFFICINAL.** — *Vinaigre de vin.*

Propr. thér. — Stimulant de l'appétit, antipyrétique (lotions vinaigrées) — astringent — antiseptique.

Prép. us. Vinaigre aromatique — sirop de vinaigre framboisé. Vinaigre antiseptique ou des 4 voleurs. — Oxymel simple ou mellite de vinaigre (Codex).

INJECTION CONTRE LA SUPPURATION DU CARCINOME UTÉRIN.

Vinaigre blanc	300 gr.
Teinture d'eucalyptus	45 —
Acide salicylique	1 —
Salicylate de soude	20 —

M. s. a. 1 à 5 cuillerées à bouche pour 1 litre d'eau tiède.

LIMONADE AU VINAIGRE.

Vinaigre blanc	30 gr.
Sirop de sucre	100 —
Eau	1000 —

VINAIGRE CAMPHRÉ.

Camphre	10 gr.
Acide acétique cristallisable	10 —
Vinaigre	400 —

Antiseptique.

ACÉTONE. — C^3H^6O — D = 0,814. Soluble dans tous les liquides.

Prop. thér. — Anesthésique — anthelmintique.

Posologie. — XV à XXX gouttes 3 à 4 fois par jour comme anthelmintique, dans une infusion aromatique tiède.

POTION.

Acétone	2 gr.
Alcoolé d'oranges	5 —
Sirop d'écorce d'oranges	30 —
Eau de tilleul	120 gr.

Par cuillerée à bouche, contenant 0,20 d'acétone.

ACÉTOPHENONE. — V. *Hypnône.*

ACHE. — *Apium graveolens.* — Ombellifères. *Syn.* Persil ou Céleri des marais.

Part. empl. — Racines, feuilles, séminoïdes.

Princ. act. — 1° Huile volatile; 2° matière sucrée analogue à la mannite.

Propr. thér. — Excitant, diurétique.

Prép. us. — Fait partie des cinq racines apéritives et entre dans la composition du sirop de ce nom. (Ache, asperges, fenouil, persil, petit-houx.)

Dose. — Infusé, 15 à 20 p. 1000.

ACONIT. — *Aconitum napellus.* — Renonculacées. *Syn.* Napel, Capuchon, Tue-loup bleu.

Part. empl. — Fleurs, racines, feuilles.

NOTA. — En cas de non-indication le pharmacien délivrera les préparations de *feuilles*. Les préparations de *Racines* sont *très actives* (sensiblement le rapport de la morphine à l'opium).

Princ. act. — Aconitine (*amorphe* et *cristallisée*). Napelline.

Propr. — Vénéneux, stupéfiant : employé contre rhumatisme chronique, goutte, gravelle, névralgies, paralysies — emménagogue, antiherpétique, antisyphilitique.

Prép. us. et doses. — Alcoolature de feuilles d'aconit, 1 à 5 gr.; — Alcoolature de racines, V à XXX gouttes; — Extrait de feuilles, 5 à 30 cent.; — Extrait de racines, 1 à 3 cent.; — Poudre de feuilles, 5 à 30 cent.; — Poudre de racines, 1 à 10 cent.; — Saccharure d'aconit, 1 à 4 gr.; — Sirop d'aconit (feuilles), 1 à 2 cuillerées à bouche; — Teinture de feuilles, 2 à 5 gr.; — Teinture de racines, V à XXX gouttes; — Teinture éthérée de feuilles, 2 à 3 gr.

MIXTURE ANESTHÉSIQUE.

Teinture d'aconit (feuilles)	40 gr.
Teinture de Coca	20 —
Chloroforme	10 —

M. contre névralgies, en frictions sur les gencives.

MIXTURE ANTIGASTRALGIQUE (J. Simon).

Teinture de colombo	10 gr.
— de belladone	5 —
— d'aconit (feuilles)	5 —
Elixir parégorique	5 —

M. V à X gouttes avant chaque repas.

MIXTURE CALMANTE (Gueneau de Mussy).

Alcoolat de mélisse composé	4 gr.
Alcoolature d'aconit (feuilles)	2 —
Chloroforme	1 —

M.

MIXTURE CONTRE LA CÉPHALALGIE.

Bromure de potassium	3 gr. 50 centigr.
Teinture de racine d'aconit	X gouttes
Eau distillée	125 gr.

F. dissoudre, à prendre en une fois.

PILULES D'ACONIT (Biett).

Extrait alcoolique d'aconit (feuil.)	2 gr.
Poudre de guimauve	Q. s.

F. s. a. 50 pilules, 1 à 4 par jour.

PILULES D'ACONIT (Devergie).

Extrait hydro-alcoolique d'aconit (feuil.)	0 gr. 50 centigr.
Conserve de roses	Q. s.

F. s. a. 20 pilules, 2 à 4 par jour.

PILULES D'ACONIT MERCURIELLES.

Extrait d'aconit (feuil.)	0 gr. 05 centigr.
Bichlorure de mercure	0 — 05 —

F. 10 pilules, 2 par jour.

POTION D'ACONIT.

Alcoolature d'aconit (feuilles)	1 à 4 gr.
Eau distillée de mélisse	100 —
Sirop diacode	30 —

M. par cuillerées.

POTION D'ACONIT ET SULFATE QUININE.

Bi-sulfate de quinine	2 gr.
Alcoolature d'aconit (feuilles)	4 —
Eau	120 —

F. s. a. à prendre par cuillerées dans les 24 heures.

POTION CONTRE LA CÉPHALALGIE.

Alcoolature d'aconit (feuilles)	1 gr.
Sirop de fleurs d'oranger	30 —
Eau	100 —
Alcoolat de mélisse	10 —

Par cuillerées toutes les heures.

POTION CONTRE LA COQUELUCHE (de Beaufort).

Iodure de potassium 0 gr. 90 centigr.
Alcoolature de feuilles d'aconit 0 — 75 —
Sirop de baume de Tolu 60 —

F. dissoudre, 1 *à* 8 *cuillerées à café par jour suivant les âges.*

POTION CONTRE LA DYSENTERIE.

Extrait alcoolique d'aconit (feuilles) 0 gr. 10 centigr.
Eau 100 —
Sirop diacode 30 —

M. par cuillerées à bouche dans les 24 *heures.*

POTION CONTRE L'ENROUEMENT.

Infusion de fruits pectoraux 100 gr.
Alcoolature d'aconit (feuilles) XX à XXX gouttes
Sirop de baume de Tolu } ãã 15 gr.
Sirop de codéine }

F. s. a. à prendre dans la journée.

POTION CONTRE LA GOUTTE AIGUË.

Teinture de semences de colchique X à XV gouttes
Teinture de digitale X —
Alcoolature de feuilles d'aconit XV —
Hydrolat de laitue 80 gr.
Sirop des 5 racines 20 gr.

F. s. a. par cuillerées de 2 *en* 2 *heures.*

POMMADE A L'EXTRAIT D'ACONIT (Turnbull).

1. Extrait alcoolique de feuilles d'aconit 3 gr.
Axonge 8 —

M.

2. Extrait alcoolique de feuilles d'aconit 3 gr.
Ammoniaque X gouttes
Axonge 12 gr.

POMMADE CONTRE SCIATIQUE (Debourge).

Pommade stibiée 40 gr.
Extrait de feuilles d'aconit 5 —

M.

PRÉSERVATIF CONTRE LA COQUELUCHE.

Eau gommeuse 200 gr.
Extrait de feuilles d'aconit 0 — 05 centigr.
Eau de laurier-cerise 4 —
Sirop d'ipécacuanha 30 —

Par cuillerées à café d'heure en heure chez l'enfant; à bouche chez l'adulte.

SIROP D'ACONIT (Ferrand).

Alcoolature de feuilles d'aconit 100 gr.
Sirop de sucre 1000 —

M. 1 *à* 2 *cuillerées à bouche par jour.*

— **ACONITINE.** — ($C^{33}H^{43}AzO^{12} = 645$), à peine soluble dans l'eau froide, soluble alcool, éther, benzine.

L'Aconitine *cristallisée* est seule inscrite au Codex, c'est un fait très regrettable et qui peut donner lieu à des accidents souvent mortels. *Légalement*, en effet, et en cas de non indication, le pharmacien doit délivrer l'Aconitine cristallisée : le médecin ne doit donc jamais formuler sans spécifier *Aconitine amorphe* ou *cristallisée* et bien indiquer *la dose par granule.*

Propr. thér. — Sédatif puissant, affections nerveuses, tics douloureux, névralgies faciales, dilate la pupille.

Prép. et posologie. — Aconitine *amorphe*, 1 à 3 milligr. ; — aconitine *cristallisée* beaucoup plus active que l'autre. — 1/4 à 1 milligr. *au maximum*, par jour, *en plusieurs fois: (Écrire la dose en toutes lettres et souligner.)* **Très vénéneux.**

Azotate d'aconitine cristal. *(Même posologie* que l'Aconitine cristallisée.) — Les granules renferment 1/10e de milligr. d'aconitine cristallisée, et 1 milligr. d'aconitine amorphe.

A la suite de nombreux accidents, dont quelques-uns mortels, dus à l'administration de l'Aconitine cristallisée à très faible dose : 1/2 et 1/4 de milligr. ; plusieurs praticiens ont crû prudent de conseiller le dosage des granules d'acotinine cristallisée et de ses sels à 1/10 de milligrammes et le Codex prescrit aujourd'hui ce dosage : pour en assurer la rigueur le livre officiel fait préparer une poudre colorée en rose et renfermant un centième de son poids *d'Aconitine cristallisée.* Cette poudre sert à la confection des granules et autres préparations magistrales.

Le médecin ne doit jamais employer cette substance s'il ne lui est pas possible de surveiller le malade et de voir l'effet produit par l'administration des premiers granules, quel qu'en soit le dosage.

LIQUEUR D'ACONITINE (Turnbull).

Aconitine amorphe	1 gr.
Alcool rectifié	8 —

Faites dissoudre : en frictions sur la face ou derrière l'oreille.

PILULES D'ACONITINE.

Aconitine amorphe	0 gr. 05
Réglisse	1 —
Sirop simple	Q. s.

F. 25 pil. contenant 2 milligr. d'aconitine.

PILULES CONTRE LA MIGRAINE (Hervez de Chégoin).

Aconitine amorphe	0 gr. 010 milligr.
Sulfate de quinine	1 —
Acide tannique	1 —

M. pour 20 pilules ; 1 ou 2 par jour.

PILULES CONTRE LA NÉVRALGIE FACIALE (Laborde).

Sulfate de quinine	0 gr. 20 centigr.
Azotate d'aconitine cristallisée	0 gr. 1/5 milligr.
Extrait de quinquina	Q. s.

Pour une pilule ; 2 à 3 de ces pil. en 24 h. Ne pas dépasser cette dose.

POMMADE D'ACONITINE (Turnbull).

Aconitine amorphe	1 gr.
Alcool à 85°	2 —
Axonge	40 —

M. Dose : 1 à 2 gr. en frictions.

POMMADE CONTRE LA SCIATIQUE (Oppolzer)

Aconitine amorphe	1 gr.
Axonge	100 —

M. frictions loco dolente.

TEINTURE D'ACONITINE (Bouchardat).

Aconitine amorphe	0 gr. 10 centigr.
Alcool à 80°	100 —

A l'int. doses : 5 décigr. à 1 gr. en potion ;

A l'ext. doses : 2 à 10 gr. en frictions.

ACORE. — *Acorus calamus, acore odorant, roseau aromatique.* Aroïdées.

Part. empl. — Rhizome.

Princ. act. — Huile essentielle. Acorine.

Propr. thér. — Stomachique, amer et stimulant.

Prép. pharm. et posologie. 1° poudre, 1 à 4 gr. ; 2° infusé, 20 pour 1000 ; 3° sirop 25 à 100 gr.

ACTINOMERIS HÉLIANTHOIDES. — Composées. *Syn.* Diabetes Weed.

Part. empl. — Racine.

Prép. pharm. et posologie. — Teinture éthérée 4 à 6 gr. par jour.

Prop. thér. — Hydropisie, cystite chronique, affections calculeuses.

ADONIS VERNALIS. — Renonculacées.

Part. empl. — Tige et feuilles,

Princ. act. — Acide aconitique et adonidine.

Propr. thér. — Régularise les battements du cœur, augmente la pression artérielle, accroît également la quantité d'urine.

Prép. pharm. et posol. — Infusion (20 gr. pour 1000) ; 200 gr. dans les 24 h. ; extr. aqueux et alcoolique 1 gr. à 1 gr. 10 par 24 h.

— ADONIDINE. — Glucoside de l'*Adonis vernalis* — Soluble dans eau et alcool, insoluble dans éther anhydre, chloroforme, essence de térébenthine, benzine.

Prép. et posologie. — Tannate d'adonidine 1 à 2 centigr. par jour. — Adonidine 5 à 15 milligr. par jour, en pilules.

AEGLE MARMELOS. — Rutacées.

Part. empl. fruit.

Princ. act. — Acide tannique, huile essentielle, principe amer et balsamique.

Prop. thér. — Stimulant dans les diarrhées atoniques, les dysenteries, la constipation.

Prép. pharm. et posologie.

1. Extrait liquide 30 à 60 gr.
Par jour.
2. Extrait mou 2 à 4 —
En 3 fois par jour.

3. Mixture { Pulpe du fruit 60 gr. / Eau 120 — / Sucre 60 — }
A prendre en 2 fois.

AGARIC. — *Polyporus* ou *Boletus officinalis.* Champignons. *Syn.* Agaric blanc, agaric purgatif, polypore.

Princ. act. Résine amère. — Acide agaricique.

Propr. thér. — Purgatif, drastique, hydragogue ; employé contre les sueurs des phthisiques.

Prép. pharm. et posologie. — Poudre 0 gr. 25 à 1 gr. 25 ; extrait : 0, gr. 05 à 0 gr. 20.

PILULES D'AGARIC BLANC OPIACÉES (Rayer).

Agaric blanc pulv.	0 gr. 15 centigr.
Extrait d'opium	0 — 03 —

M. pour 1 pil. 1 à 2 le soir contre sueurs des phthisiques.

PILULES D'AGARIC ET QUININE.

Agaric blanc	1 gr.
Tannate de quinine	1 —
Extrait de gentiane	Q. s.

M. p. 20 pil. — 4 le soir contre sueurs colliquatives des phthisiques.

POUDRE (Bamberger).

Agaric blanc	0 gr. 80 centigr.
Sucre	5 — 00 —

Div. en 6 doses ; 2 doses avant de se coucher : contre sueurs des phthisiques.

— **ACIDE AGARICIQUE.** — Cristaux blancs solubles dans l'eau et l'alcool faible, *sans amertume* (celui qui est amer est impur ; il est irritant, purgatif et vomitif). Dose 2 à 10 centigrammes en plusieurs fois.

AGARIC DU CHÊNE. — V. *Amadou.*

AIGREMOINE. — *Agrimonia eupatoria.* (Rosacées.) *Syn.* Eupatoire.

Part. empl. Feuilles et sommités.

Princ. act. — Tannin, huile essentielle.

Propr. thér. — Astringent léger.

Prép. pharm. et posologie. — *A l'int.* Infusion (feuilles) 5 à 15 gr. p. 500 d'eau. Extrait : 2 à 4 gr., poudre 4 à 8 gr. — *A l'ext.* En fomentations, cataplasmes, gargarismes, injections 30 gr. pour 300 d'eau.

Incomp. — Sels de fer.

AIL. — *Allium sativum.* Liliacées. *Syn.* — Ail cultivé.

Part. empl. bulbes

Princ. act. — Huile volatile sulfureuse, sulfure d'allyle.

Prép. thér. — Excitant, rubéfiant.

Prép. pharm. et posologie. — *A l'int.* oxymel 30 à 60 gr. : sirop 30 à 60 gr. en potion ; teinture alcoolique 10 à 15 gr. — *A l'ext.* comme rubéfiant et vésicant — vinaigre des 4 voleurs.

AIRELLE. — *Vaccinium myrtillus.* Ericacées. *Syn.* Myrtille, raisin de bois, brimbelle.

Part. empl. — Feuilles, fruits.

Princ. act. — Acide quinique (Zwenger)

Prop. thér. — Antidiarrhéique.

Prép. thérap. et posologie. — Poudre, 4 gr. toutes les 2 ou 3 h. ; extrait, 1 à 2 gr., *par jour en pilules ;* — teinture (Reisse), avec baies récentes, 100 gr., alcool à 56°, 1000 gr. *1 verre à liqueur par jour;* — Sirop : 5 gr d'extrait, sirop de sucre 1000 gr.—*2 à 6 cuillerées à bouche par jour.*

ALBUMINE. — Blanc d'œuf, soluble dans l'eau, coagulable par la chaleur, l'acide azotique et l'alcool.

Prop. thér. — Antidiarrhéique, antidote des poisons minéraux.

Prép. pharm. — Eau albumineuse : 4 blancs d'œuf dans un litre d'eau.

Incomp. — Acides, alcool.

LINIMENT ALBUMINEUX CONTRE LES CONTUSIONS (Christison).

Blanc d'œuf Esprit-de-vin	āā parties égales.

M. en agitant : Contre excoriations à la suite de contusions.

POTION ALBUMINEUSE (Ricord).

Eau distillée de laitue	60 gr.
Sp. thébaïque	30 —
Blanc d'œuf	1 ou 2

M. à prendre dans la journée contre la diarrhée.

ALCALI VOLATIL. — V. *Ammoniaque liquide.*

ALCOOL. — $C^2H^6O = C^2H^5,OH$. *Syn.* Alcool éthylique, alcool ordinaire, esprit-de-vin.

Propr. thér. — *A l'ext.* Antifermentescible, antipudride, irritant, stimulant. — *A l'int.* Empêche la dénutrition, stimulant du système nerveux, tonique.

Prép. pharm. — Entre dans la composition de nombreuses préparations (alcoolats, alcoolatures).

LAVEMENT STIMULANT.

Vin blanc Eau-de-vie Eau chaude	āā	100 gr.

LIMONADE ALCOOLIQUE (F. H. P.).

Alcool à 90°	60 gr.
Sp. tartrique	60 —
Eau	880 —

M.

MIXTURE ALCOOLIQUE (Dorvault).

Eau-de-vie de Cognac Eau distillée de cannelle	āā	90 gr.
Jaunes d'œufs		n° 2
Sucre blanc pulv.		15 gr.

Battez le tout ensemble. — Doses : 20 à 60 gr.

AUTRE :

Elixir de Garus	30 à 50 gr.
Infusion de thé	120 —

Par cuillerées.

POTION ALCOOLIQUE (Trastour).

Eau	100 gr.
Eau-de-vie de Cognac	80 —
Sp. de quinquina	30 —

M. par cuillerées à bouche d'heure en heure.

POTION ALCOOLIQUE (Jaccoud).

Vin rouge	100 gr.
Alcoolé de cannelle	8 —
Ext. aqueux de quinquina	3 à 4 —
Cognac	30 à 100 —
Sp. d'éc. d'oranges	30 —

M. par cuillerées à bouche toutes les 2 h.

POTION ALCOOLIQUE (phthisie).

Eau-de-vie	100 gr.
Teint. de cannelle	5 —
Sp. simple	45 —
Eau	50 —

M. par cuillerées à bouche toutes les heures.

POTION CONTRE LA PNEUMONIE (Gubler).

Alcool à 85°	50 gr.
Eau	50 —
Sp. d'éc. d'or. am.	50 —

M. une cuillerée à bouche toutes les 2 h.

POTION CORDIALE (Cod.).

Banyuls	110 gr.
Sp. d'éc. d'or. amères	40 —
Teinture de cannelle	10 —

M. par cuillerées à bouche toutes les 2 heures.

POTION DE PETER (phthisie).

Ext. de quinquina	4 gr.
Cognac	40 —
Julep	100 —

M. par cuil. à bouche toutes les 2 h.

POTION DE TODD (Cod.).

Eau-de-vie ou rhum	40 gr.
Sp. simple	30 —
Teint. de cannelle	5 —
Eau distillée	75 —

M.

PUNCH (Bouchardat).

Thé	10 gr.
Eau bouillante	250 —

F. infuser, passez, ajoutez :

Rhum ou cognac	150 gr.
Sp. simple	150 —
Citron coupé	nº 1

M. une tasse à café tous les 1/4 d'heure.

SIROP DE PUNCH (Dorvault).

Sucre	1500 gr.
Eau	800 —
Thé Hyswen	8 —
Acide citrique	1 —
Citron frais	nº 1
Rhum Jamaïque	1600 —

Pour préparer le punch.

Sp. punch	ãã part. égales.
Eau bouillante	

ALKÉKENGE. — *Physalis alkekengi.* Solanées. — *Syn.* Coqueret, cerise d'hiver ou de Juif. — **Part. empl.** Baies, tiges, feuilles.

Princ. act. — Physaline (Dessaignes et Chautard).

Prop. thér.. — Diurétique, fébrifuge.

Prép pharm. et posol. — *A l'int.* Extrait : 4 à 6 gr. ; Poudre : 5 à 20 gr. ; Vin : 15 à 30, diurétique, 60 à 100, fébrifuge. — *A l'ext.* Lotions, fomentations, injections calmantes, 60 à 120 gr. par 1000 gr. d'eau.

PILULES ANTIGOUTTEUSES (Laville).

Extrait d'alkékenge	3 parties.
Sol. de silicate de soude à 80°	1 —
Poudre de chamœdris	Q. s.

Diviser en pilules de 30 cent. : 4 à 10 par jour.

ALOÈS. — Suc extrait de plusieurs espèces d'*aloès*, famille des Liliacées. 1° Aloès socotrin (*aloe socotrina*); 2° aloès des Barbades (*Aloe vulgaris et aloe sinuata*); 3° Aloès du Cap (*aloe ferox, horrida, spicata, linguiformis*).

Part. empl. — Suc épaissi des feuilles.

Princ. act. — Aloïnes diverses.

Prop. thérap. — Purgatif, drastique, emménagogue, anthelmentique, tonique.

Prép. pharm. et posol. — *A l'int.* Extrait : 0 gr. 05 à 0 gr. 25, tonique ; — 0 gr. 15 à 0 gr. 50 purgatif. — Poudre : 0 gr. 05 à 0 gr. 25, tonique ; — 0 gr. 15 à 1 gr. 50 purgatif ; — Teinture simple : 5 à 20 gr. ; — Teinture composée : 5 à 20 gr. — *A l'ext.* Teinture et soluté hydro-alcoolique.

COLLYRE DE BRUN (Cadet).

Aloès hépatique en poudre	4 gr.

F. bouillir dans :

Vin blanc	30 —

Ajoutez :

Eau de rose	30 —
Teinture de safran	XXX gouttes.

COLLYRE CONTRE TAIE DE LA CORNÉE (Boerhaave).

Aloès socotrin	0 gr. 03 centigr.
Calomel	0 gr. 03 centigr.
Sucre	4 —

En insufflations.

GLYCÉROLÉ D'ALOÈS (Chausit, Simon).

Aloès des Barbades pulv.	10 gr.
Glycérine	100 —

F.

GRAINS DE SANTÉ (Cadet).

Aloès socotrin	100 gr.
Jalap	100 —

Rhubarbe 25 gr.
Sirop d'absinthe Q. s.

F. s. a. pilules de 15 centigr. 1 à 2 par jour.

GRAINS DE VIE (Mésué).

Aloès socotrin 30 gr.
Roses rouges 10 —
Mastic 10 —
Sirop d'absinthe Q. s.

F. s. a. pilules de 15 centigr.

INJECTION DÉTERSIVE (Gaubius).

Miel rosat 30 gr.
Aloès 0 — 5 décigr.
Sel ammoniac 0 — 2 —
Eau distillée de fenouil ou de roses 200 —

M. 2 à 4 injections par jour.

LAVEMENT D'ALOÈS (Aran).

Aloès du Cap } 2 à 10 gr.
Savon médicinal }
Eau bouillante 100 —

LAVEMENT ALOÉTIQUE.

Poudre d'aloès 5 gr.
Soluté de savon à 1/10 250 —

F. dissoudre.

ONGUENT DIGESTIF ANTISEPTIQUE (Boerhaave).

Térébenthine 50 gr.
Jaune d'œuf nº 1
Onguent basilicum 50 gr.
Aloès 10 —

M.

PILULES D'ALOÈS (Cod.).

Un décigramme par pilule : 1 à 2 pilules avant les repas.

PILULES D'ALOÈS COMPOSÉES (Ph. Dub.).

Aloès 12 gr.
Extrait de gentiane 6 —
Essence de carvi 1 —
Poudre de guimauve Q. s.

F. s. a. pilules de 15 centigr.

PILULES ALOÉTIQUES SAVONNEUSES (Cod.).

Aloès } ãã 0 gr. 1 décigr.
Savon médicinal }

M. p. 1 pilule. 2 à 6 pilules.

PILULES ALOÉTIQUES SAVONNEUSES (Burdach).

Aloès }
Calomel à la vapeur } ãã 0 g. 05 centigr.
Savon médicinal }

M. p. 1 pilule. 1 à 6 pilules (anthelminthique).

PILULES ANTE CIBUM.

Aloès du Cap 10 gr.
Extrait de quinquina 5 —
Poudre de cannelle 2 —
Sirop d'absinthe 3 —

F. s. a. 100 pilules. 1 ou 2 avant le repas.

PILULES ANTIBILIEUSES (Dixon).

Aloès 10 gr.
Scammonée 10 —
Rhubarbe 10 —
Emétique 1 —

F. pilules de 15 cent. 2 à 3 par jour.

PILULES ANTIBILIEUSES (Harvey).

Aloès 10 gr.
Racine de Jalap 10 —
Rhubarbe 10 —
Extrait de coloquinte 10 —
Sirop de nerprun Q. s.

F. s. a. pilules de 20 cent. 1 à 4.

PILULES DE BALL (purgatives).

Aloès socotrin 1 gr.
Résine de scammonée 0 — 50 centigr.
— de jalap 0 — 50 —
Calomel 0 — 50 —
Extrait de belladone 0 — 25 —
— de jusquiame 0 — 25 —
Savon amygdalin Q. s. (environ 2 gr).

Pour 50 pilules 3 à 5 par jour.

PILULES DE BONTIUS (Cod.).

Aloès des Barbades }
Gomme-gutte } ãã 10 gr.
Gomme ammoniaque }
Vinaigre blanc Q. s.

Pour pilules de 0 g. 20. 3 à 6 par jour.

PILULES DRASTIQUES (Bouchardat).

Scammonée d'Alep grise 2 gr.
Gomme-gutte 2 —
Coloquinte en poudre 2 —
Aloès des Barbades 1 —

F. s. a. pilules de 10 cent. 2 à 3 par repas.

PILULES ÉCOSSAISES D'ANDERSON (Cod.).

Aloès des Barbades 0 gr. 10 centigr.
Gomme-gutte 0 — 10 —
Essence d'anis 0 — 01 —
Miel blanc Q. s.

M pour 1 pilule. 2 à 6 pilules

PILULES DE FOTHERGILL.

Aloès 30 gr.
Scammonée 30 —
Extrait de coloquinte 30 —
Antimoine diaphorétique lavé 1 — 30 centigr

Divisez en pilules de 10 centigr. 4 à 8 par jour.

PILULES DE HOLLOWAY.

Aloès	4 gr.
Rhubarbe	1 — 70 centigr.
Poivre	0 — 45 —
Safran	0 — 20 —
Sulfate de soude	0 — 20 —

F. s. a. 144 pilules.

PILULES IMMORTELLES (Bouchardat).

Aloès	5 gr.
Jalap	10 —
Emétique	1 —
Sirop de gomme	Q. s.

F. s. a. 72 pilules. 1 à 2 par jour.

PILULES LAXATIVES (Moissenet).

Aloès	8 gr.
Résine de Jalap	2 —
Extrait de jusquiame	0 — 40 centigr.
Essence d'anis	XX gouttes

pour 40 pilules.

1 à 2 le soir tous les jours ou deux jours suivant effet.

PILULES PURGATIVES ET TONIQUES.

Aloès	4 gr.
Sulfate de fer	6 —
Poudre de cannelle	12 —
Conserve de roses	Q. s.

F. s. a. des pilules de 0 gr. 25 centigr. Dose 2 à 3.

PILULES PURGATIVES DE MORISSON (Bosredon).

No 1. Aloès	0 gr. 07 centigr.
Crème de tartre soluble, Extrait de sené	ãã 0 — 035 milligr.

M. p. 1 pilule. 1 à 4 par jour.

No 2. Aloès	0 gr. 04 centigr.
Crème de tartre soluble	0 — 02 —
Jalap pulvérisé	0 — 02 —
Coloquinte pulvérisée	0 — 03 —
Gomme-gutte	0 — 03 —

M. p. 1 pilule. 1 à 4.

PILULES PURGATIVES (Peter).

Aloès	0 gr. 05 centigr.
Myrrhe	0 — 025 milligr.
Safran pulvérisé	0 — 012 —
Conserve de roses	0 gr. 07 centigr.

M. pour 1 pilule. 1 à 2 (stomachique). 2 à 10 (purg.).

PILULES PURGATIVES (Peter).

Aloès socotrin	0 gr. 05 centigr.
Jalap pulvérisé	0 — 05 —
Scammonée pulvérisée	0 — 05 —
Gomme-gutte	0 — 05 —
Calomel à la vapeur	0 — 05 —

M. p. 1 pilule. 1 à 6 par jour.

PILULES PURGATIVES (Trousseau).

Aloès	0 gr. 05 centigr.
Extrait de rhubarbe	0 — 05 —
Gomme-gutte	0 — 05 —
Extrait de coloquinte	0 — 01 —
Extrait de jusquiame	0 — 02 —
Essence d'anis	0 — 004 milligr.

M. pour 1 pilule arg. 1 par jour.

PILULES DE RUFUS.

Aloès	0 gr. 1 décigr.
Myrrhe	0 — 05 centigr.
Safran	0 — 025 mill.
Sirop d'absinthe	Q. s.

M. p. 1 pilule. 1 à 10 pilules par jour (purgatif).

PILULES TONI-PURGATIVES.

Oxyde de fer noir	4 gr.
Aloès socotrin	3 —
Extrait de quinquina	Q. s.

F. pilules de 15 centigr. 2 à 4 par jour.

SUPPOSITOIRE ALOÉTIQUE (Cod.).

Beurre de cacao	5 gr.
Aloès	0 — 50 centigr.

SUPPOSITOIRE PURGATIF (Bouch.).

Aloès	1 gr.
Chlorure de sodium	1 —
Miel	Q. s.

TEINTURE D'ALOÈS COMPOSÉE. Elixir de longue vie (Cod.).

Dose de 5 à 20 gr.

ALSTONIA SCHOLARIS. — Apocynacées. — **Part. empl.** — Ecorce.

Princ. act. — Ditamine, Echitamine.

Prop. thérap. — Tonique, anthelmintique, antipériodique, fébrifuge.

Prép. pharm. et pos. — *A l'int.* 1° Poudre : 20 à 25 gr.

2° Alcoolé.	Ecorce d'alstonia scholaris	100 gr.	3 à 6 gr.
	Alcool à 60°	500 —	
3° Infusion.	Ecorce concassée	25 gr.	30 à 60 gr. par jour.
	Eau bouillante	300 —	

ALUMINE. — Al^2O^3 — *Syn.* Oxyde d'aluminium.

Prop. thérap. — Astringent (inusité).

Posologie. — *Us. int.* 0 gr. 30 à 0 gr. 60 en paquets ou cachets; associée aux autres astringents.

Us. ext. Fait partie du Liniment du Dr Turck.

REMÈDE CONTRE LA GOUTTE (Turck).

Lessive de soude caustique à 8°, 10 litres
Saturez avec :
Alumine en gelée Q. s.
Ajoutez :

Gomme arabique	200 gr.
Térébenthine de Chio	200 —
Huile d'olives	100 —
Alcool à 36° saturé de camphre	250 —
Jaune d'œuf	n° 1

(Dorv.)

ALUMINE (acéto-tartrate). — Astringent et très bon antiseptique — en plaques incolores ; soluble dans son poids d'eau ; réaction acide : on l'emploie en solution de 1/2 à 5 p. 100.

On peut préparer ce sel au moment d'en faire usage en dissolvant 5 gr. d'acétate d'alumine dans une solution à 2 p. 100 d'acide tartrique. On peut diluer au besoin.

ALUMINE (sulfate d') $Al^2(SO^4)^3$, $18H^2O$. — Très soluble dans l'eau.

Prop. thér. — Astringent.

Prép. pharm. — En collyres, injections, etc.

COLLYRE CONTRE L'OPHTALMIE PURULENTE (Clot-Bey).

Sulfate d'alumine	ãã part. ég.
Sulfate de zinc	ãã part. ég.
Eau distillée	Q. s.

Dissolvez les sels jusqu'à saturation.

INJECTION ASTRINGENTE ANTISEPTIQUE.

Sulfate d'alumine	2 gr.
Hydrate de chloral	1 —
Eau distillée	100 —

F. dissoudre, contre l'otorrhée.

LOTION CONTRE LE PRURIT VULVAIRE (Gill et Winckel).

Sulfate d'alumine	1 gr. 50 centigr.
Eau distillée	120 —

F. dissoudre : 2 ou 3 lotions tièdes par jour.

PILULES ASTRINGENTES.

Sulfate d'alumine	0 gr. 30 centigr.
Cachou	1 —

F. s. a. 6 pil., à prendre dans les 24 h.

SOLUTÉ ALUMINEUX BENZOÏNÉ (Mentel).

Sulfate d'alumine	10 gr.
Eau	20 —
Hydrate d'alumine en gelée	Q. s.
Benjoin pulv.	1 gr.

Astringent (10 p. 100); hémostatique (pur).

ALUN $(SO^4)^3Al^2SO^4K^2 + 24H^2O$. — *Syn.* Sulfate double d'alumine et de potasse. —1 gramme se dissout dans 10 gr. d'eau froide et 2 gr. 50 de glycérine : insoluble dans l'alcool.

Propr. thér. — Astringent, styptique. — *Alun calciné* caustique.

Prép. pharm. et posologie. — *A l'int.* Poudre : 0 gr. 10 à 0 gr 50, jusqu'à 12 dans coliques de plomb. — *A l'ext.* Poudre : en injections, lotions. — *Alun calciné;* léger caustique très usité pour ronger les chairs baveuses.

Incompatibilités. — Alcalis et leurs carbonates ; sels de plomb de chaux, émétique, infusés astringents, lait.

BAIN ASTRINGENT CONTRE BRULURES (Most).

Alun	200 gr.
Eau	6 à 8 seaux.
Lait caillé	1 seau

BLANC D'ŒUF ALUMINEUX.

Alun pulvérisé	0 gr. 3 décigr.
Blanc d'œuf	n° 1
Eau de roses	40 —

BOLS ASTRINGENTS.

Conserve de roses	5 gr.
Ext. de ratanhia	2 gr.
Alun	0 — 5 décigr.
Opium	0 — 1 —
Poudre de cachou	Q. s.

F. s. a. 20 bols. 2 toutes les 3 ou 4 h.

COLLUTOIRE ASTRINGENT.

Alun pulvérisé	2 à 4 gr.
Miel	25 —

COLLUTOIRE ASTRINGENT.

Poudre d'alun	5 à 10 gr.
Miel rosat	30 —

COLLYRE ALUMINEUX.

Alun	1 gr.
Eau de rose	60 —

EAU ALUMINEUSE COMPOSÉE.

Alun crist. / Sulfate ferreux crist.	āā 3 gr.
Eau chaude	100 —

EAU D'ALUN COMPOSÉE (Injection de Pringle).

Alun cristallisé	15 gr.
Sulfate de zinc	12 —
Eau chaude	1000 —

EAU HÉMOSTATIQUE (Pagliari).

Benjoin	1 gr.
Alun cristallisé	2 —
Eau	20 —

EAU HYGIÉNIQUE (Jeannel).

Alun cristallisé	15 gr.
Sulfate de fer	1 —
Sulfate de cuivre	1 —
Eau de Cologne	10 —
Eau	1000 —

GARGARISME ASTRINGENT (Cod.).

Roses rouges sèches	10 gr.
Eau bouillante	250 —
Alun cristallisé	5 —
Mellite de roses	30 —

F. infuser les roses dans l'eau; passez avec expression, et ajoutez l'alun et le mellite.

GARGARISME ASTRINGENT (Bennati).

Alun	10 gr.
Eau d'orge	150 —
Miel rosat	30 —

GARGARISME ASTRINGENT.

Infusion de roses	250 gr.
Alun	8 —
Teinture d'opium	1 à 2 —
Miel rosat	30 —

Agitez.

GARGARISME ASTRINGENT.

Décoction de feuilles de ronces	200 gr.
Alun	2 à 8 —
Miel rosat	40 —

GARGARISME ASTRINGENT (Pressat).

Alun	10 gr.
Tannin	4 —
Miel blanc	32 —
Eau distillée de roses	64 —

Agitez.

GARGARISME DÉTERSIF (Pringle).

Alun	10 gr.
Infusion de roses	120 —
Miel rosat	50 —

INJ. ALUMINEUSE POUR URÈTHRE (Ricord).

Eau distillée de roses	200 gr.
Alun	1 —

INJ. CALMANTE ASTRINGENTE (Gallard).

Stramonium	15 gr.
Eau bouillante	1000 —
Alun	15 —

INJ. VAGINALE D'ALUN (Ricord).

Alun	10 à 50 gr.
Eau	1000 —

LAVEMENT ALUNÉ CONTRE DYSENTERIE.

Alun	8 à 12 gr.
Ext. de valériane	4 —
Laudanum de Sydenham	1 —
Amidon	30 —
Décoction de guimauve	500 —

LIMONADE ALUMINEUSE.

Alun	2 à 5 gr.
Sirop citrique	50 —
Eau	1000 —

LOTION ASTRINGENTE (Guépin).

Alcool camphré	20 gr.
Alun	2 —
Eau distillée	120 —

PETIT-LAIT ALUNÉ.

Alun	1 à 2 gr.
Petit-lait	1 litre

PILULES ALUNÉES D'HELVETIUS (Cod.).

Alun pulv.	1 décigr.
Sang-dragon pulv. / Miel	āā 0 gr. 05 cent

M. p. 4 pil. 8 à 20 pil. par jour.

PILULES ALUN ET THRIDACE (Récamier).

Alun	1 gr.
Thridace	1 —

F. s. a. 20 pil. — 1 à 6 par jour.

PILULES ASTRINGENTES (Cullen).

Poudre de sang-dragon. 10 gr.
— d'alun 5 —
Conserve de roses Q. s.

F. s. a. 50 pil. à prendre dans la journée.

PILULES ASTRINGENTES (Debreyne).

Alun pulv. } ãã 0 gr. 20
Cachou }

M. p. 1 pil. — 10 à 12 pil. par jour.

PILULES ASTRINGENTES (Récamier).

Alun pulv. 0 gr. 06 centigr.
Cachou 0 — 12 —
Opium brut 0 — 02 —
Sp. de roses rouges Q. s.

M. p. 1 pil. — 1 pil. toutes les deux heures.

PILULES CONTRE PERTES HÉMORRHOÏDALES (Buchholtz).

Alun en poudre 3 gr.
Ext. de ratanhia 3 —
Conserve de roses 6 —
Cachou en poudre 6 —
Sp. de tormentille Q. s.

F. s. a. 60 pil. 2 matin et soir.

PILULES TONIQUES ASTRINGENTES.

Extrait de quinquina 10 gr.
Alun pulvérisé 10 —
Poudre de cannelle Q. s.

Pour 100 pilules : 5 à 10 par jour.

POMMADE ANTIHÉMORRHOÏDALE (Mallez).

Extrait de sureau 1 gr.
Alun calciné 0 — 50 centigr.
Onguent populeum 16 —

POMMADE ANTIPRURIGINEUSE (Gibert).

Alun 1 gr.
Camphre 0 — 75 centigr.
Axonge 30 —

POMMADE CONTRE ENGELURES NON ULCÉRÉES (Mayet).

Alun calciné 2 gr. 50 centigr.
Iodure de potassium 1 —
Laudanum de Rousseau 1 —
Pommade rosat 2 — 50 —
Axonge 15 —

M. onctions matin et soir sur les engelures.

POTION ALUMINEUSE CONTRE LES HÉMORRHAGIES UTÉRINES PASSIVES.

Alun 4 à 6 gr.
Infusion de roses 150 —
Sp. de sucre } ãã 20 —
Sp. diacode }

Par cuillerées.

POTION ASTRINGENTE.

Alun pulv. 2 à 4 gr.
Eau distillée 140 —
Sp. simple 60 —

M. 1 cuil. à bouche toutes les heures.

POTION ASTRINGENTE.

Alun pulv. 0 gr. 5 décigr.
Extrait de ratanhia 5 —
Infusé de roses rouges 1/100 150 gr.
Sp. de roses rouges } ãã 30 —
Sp. de cachou }
Eau de Rabel XV gouttes

M. par cuill. à bouche toutes les heures.

POUDRE ALUNÉE (Perrin).

Alun en poudre } ãã 10 gr.
Sucre en poudre }

M. en insufflations.

POUDRE ALUN CINNAM. (Jahn).

Alun 5 gr.
Poudre de cannelle 20 —
Opium purifié 0 gr. 10 centigr.

F. s. a. poudre divisée en 4 doses, 1 dose toutes les 4 heures.

POUDRE ALUNÉE (Récamier).

Alun en poudre 10 gr.
Amidon 100 —

M. contre excoriations du vagin.

POUDRE D'ALUN ET CACHOU.

Alun pulvérisé } ãã P. E.
Cachou id. }

M.

POUDRE ASTRINGENTE OPIACÉE.

Alun } ãã 10 gr.
Sucre }
Opium 0 — 2 décigr.

En 20 paquets, 2 à 3 par jour.

POUDRE D'AMIDON ET DE QUINQUINA ALUNÉE (Jacquot).

Amidon 50 gr.
Quinquina en poudre 100 —
Alun en poudre 20 —

M.

POUDRE CONTRE VÉGÉTATIONS VÉNÉRIENNES (Vidal).

Alun 2 gr.
Poudre de sabine 1 —

POUDRE POUR PRÉVENIR LES ENGELURES (Baudot).

Borate de soude 15 gr.
Alun 10 —
Benjoin 10 —

Moutarde	60 gr.
Racine d'iris	50 —
Son	50 —
Son d'amandes	150 —

En lotions avec un peu d'eau.

PRISES CONTRE L'HÉMOPTYSIE (Oppolzer).

Alun	4 gr.
Chlorhydrate de morphine	0 — 03 centigr.
Sucre blanc pulv.	4 —

M. et divisez en 12 prises. 1 prise chaque heure.

PRISES CONTRE L'HÉMOPTYSIE (Bamberger).

Alun	1 gr.
Feuilles de digitale	0 gr. 20 centigr.
Chlorhydrate de morphine	0 — 05 —
Sucre blanc	5 —

M. et divisez en 6 doses. 1 paquet toutes les 2 heures.

SOLUT. ALUNÉE CONTRE HÉMORRHAGIES (Scudamore).

Infusion de roses rouges	150 gr.
Alun	10 —

SOLUTION D'ALUN POUR INHALATIONS (Ficber).

Alun cristallisé	0 gr. 50 centigr. à 4 gr.
Eau	100 —

F. dissoudre.

AMADOU. — Agaric de chêne. *Polyporus fomentarius* ou *igniarius*. Champignons. — *Syn.* Agaric des chirurgiens. Amadou non salpêtré.

Prop. thérap. — Sert à arrêter le sang des hémorrhagies légères et des piqûres de sangsues.

Amadou nitré — Sert à la confection des moxas.

AMANDES. — Fruit de l'amandier. — *Amygdalus communis.* Rosacées. Deux variétés.

1° AMANDES AMÈRES.

Princ. act. — Huile, émulsine ou synaptase, amygdaline, donnant de l'acide cyanhydrique.

Prop. thér. — Fébrifuge et tænifuge.

Prép. pharmac. et posol. — *A l'int.* 1° Eau distillée 1 à 10 gr. par jour. — 2° Lait d'amandes amères (4 à 6 gr. d'amandes). — 3° Huile essentielle *purifiée*, 1 à 5 centigr. — 4° Non purifiée, 1 à 3 centigr. — *A l'ext.* Huile essentielle non purifiée, 2 à 4 gr — Eau distillée, en lotions, etc.

Incompatibilités. — Acides minéraux, sulfate de fer, soufre, chlore, nitrate d'argent, iodures, oxydes de mercure, calomel et protochlorure de mercure.

CATAPLASME D'AMANDES AMÈRES DE RÉVEIL

Poudre de tourteau d'amandes amères	Q. v.
Eau tiède (35°)	Q. s.

Contre les douleurs vives des adénites, des névralgies, de la migraine.

LAIT D'AMANDES AMÈRES.

Amandes douces	ãã	4 à 6 gr.
Amandes amères		
Eau de rivière filtrée		300 —
Sucre		60 —

LOTION D'AMANDES COMPOSÉE (Hermann).

Amandes blanchies	30 gr.
Hydrolat de fl. d'oranger	60 gr
— de roses	250 —

Faites une émulsion et ajoutez :

Chlorhydrate d'ammoniaque	4 gr
Teint. de benjoin	8 —

POMMADE A L'ESSENCE D'AMANDES AMÈRES

Essence d'amandes amères	ãã	5 gr
Beurre de cacao		

M. a. s. Une friction toutes les heures contre les douleurs névralgiques dans le glaucôme et l'iritis.

AMYGDALINE. $C^{20}H^{27}AzO^{11}$. Donne, en présence de l'émulsine de l'*hydrure de benzoïle*, du *glucose* et de l'*acide cyanhydrique.* — Soluble dans 12 fois son poids d'eau et 148 d'alcool. Est parfois employée dans le mélange suivant :

MIXTURE (Liebig et Woehler).

Amandes douces	8 gr.
Amygdaline	1 gr.
Eau	Q. S

Cette préparation est aujourd'hui remplacée par l'acide cyanhydrique médicinal.

2° **AMANDES DOUCES.**

Princ. act. — Huile, émulsine.

Prop. thérap. — Emollientes.

Prépar. pharm et posol. — *A l'int.* 1° Emulsion. — 2° Sirop d'amandes douces (sirop d'orgeat). — 3° Huile : 15 à 30 gr. — *A l'ext.* Q. v.

LINIMENT OLÉO-CALCAIRE (Codex).

Pour brûlures.

LINIMENT OLÉO-CALCAIRE OPIACÉ (contre crevasses du mamelon).

Eau de chaux	18 gr.
Huile d'amandes douces	12 —
Ext. d'opium	0 — 10 centigr.

LINIMENT CONTRE LES CREVASSES DU SEIN (Van Holsbeeck).

Huile de cade	7 gr.
Huile d'amandes douces	6 —
Glycérine	6 —

M.

LINIMENT CONTRE LES GERÇURES, CREVASSES DU SEIN ET DES MAINS.

Beurre de cacao		7 gr.
Huiles d'amandes douces		5 —
Oxyde de zinc	āā	0 — 10 centigr.
Borate de soude		
Essence de bergamote		VIII gouttes.

F. s. a. un liniment.

LOOCH (Codex).

Excipient de saveur agréable ; mais de conservation difficile. Nombreux incompatibles.

PATE AMYGDALINE (Pâte à looch).

Amandes douces	27 gr.
— amères	3 —
Sucre blanc	30 —
Eau distillée de fl. d'oranger	10 —

50 gr. pour 1 looch.

PATE D'AMANDES.

Amandes douces pulv.	1000 gr.
Farine de riz	100 —
Iris de Florence	100 —
Acajou pulvérisé	20 —
Savon en poudre	20 —
Essence de roses	Q. s.

M.

POMMADE CONTRE LES GERÇURES.

Raisin frais bien mûr	250 gr.
Huile d'amandes	500 —
Cire blanche	250 —
Orcanette	20 —
Essence de roses	Q. s.

AMBRE GRIS. — *Syn.* Ambre vrai. Insoluble dans l'eau, soluble dans l'alcool à froid, mais surtout à chaud. — **Princ. act.** ambréine.

Propr. thér. — Stimulant général, surtout du système nerveux aphrodisiaque, stomachique, employé en parfumerie.

Prépar. pharm. et posol. — *A l'int.* Poudre 0,25 à 1 gr. } inusité.
— — Teinture 2 à 10 gr. }

— **JAUNE.** — *Syn.* Succin. Inusité aujourd'hui.

AMIDON. — Fécule amylacée d'un grand nombre de Graminées et de Légumineuses, $C^6H^{10}O^5$. *Blé, Riz, Maïs, Pommes de terre (fécule).*

Propr. thérap. — Analeptique. Emollient.

Prép. pharm. et posol. — *A l'int.* En gelée, 60 p. 1000. — *A l'ext.* En lavements 30 p. 1000 ; en glycéré, en bain.

Incomp. Acides, alcalis.

BAIN D'AMIDON.

Amidon de froment	500 gr.
Eau	1000 —

Versez dans le bain.

CATAPLASME DE FÉCULE.

Fécule de pomme de terre	100 gr.
Eau	1000 —

GELÉE D'AMIDON.

Amidon	15 gr.
Eau bouillante sucrée	500 —

GLYCÉROLÉ D'AMIDON.

Amidon	10 gr.
Glycérine officinale	140 —

F. s. a.

INJECTION AMIDONNÉE

Amidon 5 gr.
Eau dist. de copahu 50 —
Gomme pulvérisée. 2 —
4 à 8 inj. par jour.

INJECTION AMIDONNÉE

Amidon 20 gr.
Eau distillée 100 —
4 à 8 injections par jour.

LAVEMENT D'AMIDON.

Amidon 15 gr.
Eau 500 —

LOOCH D'AMIDON CONTRE DIARRHÉES REBELLES (Regnault).

Blanc d'œuf 30 gr.
Sirop de Tolu 30 —
Amidon 10 —
Cachou 5 —

TISANE DE FÉCULE.

Fécule de pommes de terre 8 gr.
Eau 1000 —

AMMONIAQUE. — AzH^3, *Syn.* Alcali volatil. — (Solution de gaz ammoniac dans l'eau distillée.) Très soluble dans l'alcool.

Prop. thérap. — Stimulant diffusible, antiacide, antispasmodique, diaphorétique puissant. — Rubéfiant, caustique à l'extérieur.

Prop. pharm. et pos. — V à XX gouttes à l'int. — 1° Alcoolat aromatique d'ammoniaque, XXX à XXXX gouttes. — 2° Eau de Luce, X à XX gouttes.

Incompatibilités. — Acides, aluns, sels métalliques et organiques.

ALCOOLÉ D'AMMONIAQUE.

Ammoniaque liquide 1 gr.
Alcool à 90° 2 —
M. 5 decigr. à 2 gr. en potion.

AMMONIAQUE DILUÉE (Ph. Edimb.).

Ammoniaque liquide. D. 0,92 1 gr.
Eau distillée 2 —

BAIN STIMULANT (Jeannel).

Ammoniaque liquide 0,92 200 gr.
Teinture de camphre concentrée 200 —
Sel de cuisine 3 kilos.
M. à l'eau du bain.

COLLYRE GAZEUX (Furnari).

Eau distillée 40 gr.
Ether sulfurique 10 —
Ammoniaque 10 —
M. appliquez sous l'œil.

EMBROCATION AMMONIACALE CONTRE MIGRAINE : ESSENCE DE WARD (Angl.).

Alcoolat de Lavande 500 gr.
Liqueur d'ammoniaque 185 gr.
Distillez et ajoutez :
Camphre 60 —
En compresses sur le front.

ESPRIT AMMONIACAL ANISÉ (Pharm. All.).

Alcool à 90° 96 gr.
Essence d'anis 3 —
Ammoniaque 24 —
M.
X à XXX gouttes en plusieurs fois.

INJECTION AMMON. CONTRE L'AMÉNORRHÉE (Niseto).

Décoction d'orge 400 gr.
Mucilage de gomme 20 —
Ammoniaque liquide XL gouttes
4 injections par jour (Bouchardat).

LINIMENT AMMONIACAL (Cod.).

Huile d'amandes 9 gr.
Ammoniaque liquide à 0,92 1 —
M. stimulant-rubéfiant.

LINIMENT AMMONIACAL CAMPHRÉ (Ph. Ed.).

Ammoniaque liquide à 0,90 1 gr.
Alcool camphré 5 —
Alcoolat de romarin 20 —
M.

LINIMENT AMMONIACAL CAMPHRÉ OPIACÉ.

Ammoniaque liquide à 0,92 5 gr.
Huile camphrée 30 —
Alcoolé d'extrait d'opium 5 —
M.

LINIMENT AMMONIACAL COMPOSÉ.

Ammoniaque 5 à 10 gr
Chloroforme 10 —
Baume de Fioravanti 100 —
Mêlez :

LINIMENT CAMPHRÉ COMPOSÉ (Ph. Br.)

Ammoniaque liquide à 0,92 43 gr
Camphre 23 —
Essence de lavande 1 —
Alcool à 85° 118 —
M.

LINIMENT CAMPHRÉ OPIACÉ.

Alcool camphré	100 gr.
Ammoniaque liquide	25 —
Laudanum de Rousseau	10 —

F.

LINIMENT EXCITANT (Codex 66).

Ammoniaque liquide à 0,92	5 gr.
Alcoolat de Fioravanti	40 —
Huile d'amandes douces	40 —
Alcool camphré	15 —

F. s. a.

LINIMENT DE BICHARDIN (contre engelures).

Camphre	20 gr.
Ammoniaque liquide	20 —
Alcool rectifié	300 —
Essence de camomille	3 —
— de genièvre	3 —

LINIMENT VOLATIL CAMPHRÉ (Cod.).

Huile camphrée	90 gr.
Ammoniaque	10 —

Contre rhumatismes.

LINIMENT STIMULANT (Magendie).

Ammoniaque liquide à 0,92	4 gr.
Teinture de noix vomique	15 —

M.

POTION ANTI-ACIDE (Chevallier).

Eau distillée	150 gr.
— de menthe	20 —
Ammoniaque liquide	III gouttes

M. à prendre en 2 fois.

TISANE DIAPHORÉTIQUE.

Ammoniaque	X à XX gouttes
Sirop de fleur d'oranger	50 gr.
Infusion de bourrache	950 —

TISANE.

Ammoniaque liquide	1 à 5 gr.
Sirop d'écorce d'oranges	50 —
Infusion froide de camomille	1000 —

M. par cuillerées toutes les heures

LIQUIDE VÉSICANT (Guépin).

Ammoniaque concentrée	1 partie
Huile camphrée	2 —

LIQUEUR AMMONIACALE ANISÉE (Ph. Germ.).

Alcool	96 gr.
Essence d'anis	3 —
Ammoniaque pure	24 —

M. s. a. X gouttes en 4 fois dans la journée.

LOTION AMMONIACALE (Raspail) OU EAU SÉDATIVE CAMPHRÉE.

Ammoniaque liquide à 0,92	60 gr.
Alcool camphré	10 gr.
Chlorure de sodium	60 —
Eau distillée	1000 —

Rubéfiant.

POMMADE DE GONDRET.

Suif	10 gr.
Axonge	10 —
Ammoniaque à 0,92	30 —

Rubéfiant.

POTION AMMONIACALE (Cod.).

Eau commune	100 gr.
Sirop de sucre	30 —
Ammoniaque liquide D. 0,92	5 décigr. à 1 —

M. à prendre en 3 ou 4 fois à 1/4 d'heure d'intervalle.

POTION AMMONIACALE CONTRE LE SPASME DE LA GLOTTE (Marotte).

Ammoniaque	1 gr. 50
Laudanum de Sydenham	1 — 50
Eau	125 —

M. par cuillerées toutes les 10 minutes.

POTION AMMONIACALE (Delacroix).

Infusion de camomille froide	125 gr.
Sirop d'écorce d'oranges	25 —
Ether nitrique	1 —
Ammoniaque	1 — 5 décigr.

M. par cuillerées tous les 1/4 d'heure.

POTION CONTRE L'ENROUEMENT (de Beauregard).

Ammoniaque liquide	X gouttes
Sirop d'erysimum	45 gr.
Infusion de tilleul	90 —

F. s. a. potion à prendre en une fois.

POTION CONTRE L'ÉPILEPSIE (Lem.).

Eau distillée de tilleul	60 gr.
— de laurier-cerise	10 —
Sirop de fleurs d'oranger	30 —
Ammoniaque liquide	XII gouttes

M. 3 cuillerées par jour (Bouch.).

POTIONS CONTRE LA PNEUMONIE (Bamberger).

1. Esprit ammoniacal anisé 5 gr.

X gouttes dans de l'eau sucrée en une 1/2 heure.

2. Esprit ammoniacal anisé 2 gr.

Eau distillée	150 —
Sirop d'écorce d'oranges amères	20 —

M. une cuillerée à bouche toutes les 2 heures.

3. Esprit ammoniacal anisé 2 gr.
Sirop de polygala 20 —
Infusion de racine d'ipéca 1 à 2 pour 150
M. une cuillerée toutes les 1/2 heure.

4. Eau distillée de mélisse 120 gr.
Esprit ammoniacal anisé 1 à 2 gr.
Teinture de lobélia 1 à 2 —
Sirop d'écorce d'oranges amères 30 —
M. une cuillerée à café toutes les heures.

— **ACÉTATE D'AMMONIAQUE.** ($C^2H^3O^2,AzH^4$.) *Syn.* Esprit de Mindererus, vinaigre ammoniacal de Boerhaave. Soluble dans eau et alcool. On emploie la solution officinale contenant 1/5e de sel.

Prop. thérap. — Stimulant, diaphorétique, diurétique.

Posologie. — *A l'int.* 5 à 30 gr.

Incompatibilités. — Alcalis et acides.

POTION A L'ACÉTATE D'AMMONIAQUE.

Acétate d'ammoniaque 30 gr.
Eau de fleurs d'oranger 30 —
Infusion de tilleul 120 —
Sirop de sucre 60 —
Par cuillerées à bouche.

POTION ANTISEPTIQUE.

Extrait aqueux de quinquina gris 2 à 8 gr.
Teinture de quinquina gris 5 —
Acétate d'ammoniaque 30 —
Hydrolat de fleurs d'oranger 5 —
Sirop simple 30 —
Eau 300 —
M. 1 cuillerée à bouche toutes les heures.

POTION ANTISEPTIQUE.

Quinquina jaune 10 gr.
F. infuser dans :
Eau 200 gr.
Passez et ajoutez :
Bi-sulfate de quinine 0 gr. 50 centigr.
Sirop de quinquina 50 —
Acétate d'ammon. 10 à 20 —
Par cuillerées toutes les heures.

POTION CONTRE LA CÉPHALALGIE (Wright).

Acétate d'ammoniaque liquide 15 gr.
Teinture d'écorce d'oranges amères } ãã 20 —
Sirop d'écorce d'oranges amères }
Eau distillée 50 —
F. s. a. une potion, par cuillerées.

POTION CONTRE L'IVRESSE.

Acétate d'ammoniaque 10 gr.
Chlorure de sodium 4 —
Infusion concentrée de café 50 —
Sirop simple 20 —
F. s. a. potion à prendre en 2 fois, à 1/4 d'heure d'intervalle.

POTION CONTRE LE CHOLÉRA INFANTILE (Parrot).

Acétate d'ammoniaque 2 gr.
Eau de chaux 30 —
Eau distillée 50 —
Sirop de coings 30 —
M. par cuillerées.

POTION CONTRE LE CHOLÉRA (Desprez).

Chloroforme 2 gr.
Alcool 8 —
Acétate d'ammoniaque 10 —
Eau 110 —
Sirop de chlorhydrate de morphine 40 —
Par cuillerées.

POTION CONTRE LE CHOLÉRA.

Liqueur de Hoffmann 0 gr.
Acétate d'ammoniaque 8 —
Teinture de cannelle 5 —
Cognac ou rhum 40 —
Hydrolat de mélisse 60 —
Sirop de menthe 30 —
Par cuillerées toutes les 1/2 heures.

POTION DIAPHORÉTIQUE.

Acétate d'ammoniaque 10 à 15 gr.
Sirop de punch 50 —
Eau de tilleul 150 —
Par cuillerées dans la journée.

POTION DIAPHORÉTIQUE (Bouchardat).

Acétate d'ammoniaque liquide 15 gr.
Hydrolat de cannelle }
— de menthe } ãã 30 —
Sirop simple }
M. 1 cuillerée d'heure en heure.

POTION DIAPHORÉTIQUE (Trousseau).

Acétate d'ammoniaque 8 gr.
Hydrolat de mélisse 60 —
Sirop d'éther 20 —
Sirop de fleurs d'oranger 20 —
M. par cuillerées d'heure en heure.

POMMADE AU CHLORHYDRATE D'AMMONIAQUE CONTRE LA GALACTORRHÉE (Guéneau de Mussy).

Chlorhydrate d'ammoniaque	4 gr.
Extrait de ciguë	4 —
Camphre	1 —
Axonge	30 —

POMMADE RÉSOLUTIVE (Guéneau de Mussy).

Chlorhydrate d'ammoniaque	2 gr.
Camphre	1 —
Axonge	30 —

Onctions matin et soir.

POMMADES RÉSOLUTIVES.

1. Axonge	30 gr.
Chlorhydrate d'ammoniaque	2 —
Iodure de plomb	4 —
2. Axonge	30 gr.
Chlorhydrate d'ammoniaque	4 —
Camphre	1 gr.
Iodure de potassium	4 —

POTION ANTISTRUMEUSE (Guépin).

Chlorhydrate d'ammoniaque	30 gr.
Iodure de potassium	5 —
Sirop antiscorbutique	45 —
Hydrolat de tilleul	100 —

F. s. a. une potion à prendre par cuillerée à café matin et soir.

POUDRE CONTRE LES ENGORGEMENTS SCROFULEUX DU COU (Boinet).

Sulfate de fer pulvérisé	3 gr.
Chlorhydrate d'ammoniaque	3 —
Fécule de pomme de terre	250 —

En applications.

SACHET RÉSOLUTIF (contre le goître).

Sel ammoniac Chaux éteinte	āā	50 gr.

AMYLE (nitrite d'). $C^5H^{11}AzO^2$. — *Syn.* Azotite d'amyle ; éther amylnitreux.

Prop. thérap. — Accélère les battements du cœur; congestionne le foie, le cerveau : utile dans les syncopes, les migraines avec pâleur, — contre indiqué s'il y a congestion. — Vient d'être préconisé contre les accidents de la chloroformisation : si la respiration est arrêtée, on pratique en même temps la respiration artificielle — on peut si cela est utile l'administrer en injections hypodermiques.

Posol. — IV à X gouttes en inhalations.

On le conserve en petites ampoules scellées aux deux extrémités.

AMYLÈNE pur ou **PENTAL.** — Liquide incolore, volatil, très inflammable, dont l'odeur rappelle celle de l'éther, bout à 39°.

Prop. thérap. Préconisé par le Dr Von Mering comme hypnotique et anesthésique; il serait surtout utile pour les opérations de courte durée, telles que l'avulsion des dents. — Son emploi ne paraît pas présenter grands avantages sur les anesthésiques connus et un certain nombre d'accidents ont été signalés : c'est un médicament *dangereux.*

AMYLÈNE (Hydrate d'). — *Syn.* Alcool amylique tertiaire, liquide incolore. soluble dans eau 8 parties. alcool toutes proportions : *narcotique*, proposé contre l'*insomnie* et l'*épilepsie.*

Dose 3 à 8 g. par jour en *capsules, potion*, ou *injections hypodermiques.*

ANALGESINE. — Voir *Antipyrine.* Ces deux termes sont adoptés pour désigner médicalement le même produit chimique *la Diméthyloxyquinizine* ou *Dimethylphenylpyrozolone.*

ANDIRA INERMIS. — Légumineuses papilionacées.

Part. empl. — Ecorce.

Pr. act. — Andirine.

SIROP DE PEYRILHE.

Eau 1000 gr.
Feuilles de mélisse 120 —
Follicules de séné 15 —

F. infuser :
Passez et prenez de cette infusion 300 gr.
Sucre 570 —

F. dissoudre et ajoutez :
Carbonate d'ammoniaque 4 —

Un 1/2 verre toutes les 6 heures, dans syphilis.

— **CHLORHYDRATE D'AMMONIAQUE.** ($AzH^4Cl.$) Sel ammoniac. Chlorure d'ammonium. Soluble eau 3 parties, — Glycérine 5. alcool 9 parties.

Prop. thérap. — Stimulant, diurétique, diaphorétique, fébrifuge, fondant.

Prép. pharm. et posol. — *A l'int.* 1 à 2 grammes. — *A l'ext.* Lotions, gargarismes, collyres.

Incompatibilité. — Alcalis et leurs carbonates, acétate de plomb, azotate d'argent.

BOLS EXPECTORANTS.

Chlorhydrate d'ammoniaque 0 gr. 15 centigr.
Soufre sublimé et lavé 0 — 25
Extrait d'erysimum Q. S.

F.s. a. un bol. 1 toutes les heures.

COLLYRE AMMONIACAL POUDRE DE LEAYSON (ophtalmies chroniques).

Chaux éteinte 32 gr.
Poudre de sel ammoniac 4 —
Poudre de charbon végétal 1 —
Poudre de cannelle 1 —
Poudre de girofle 1 —
Poudre de bol d'Arménie 2 —

M. dans un flacon bouchant bien.

EMBROCATION RÉSOLUTIVE (Beasley).

Chlorhydrate d'ammoniaque 30 gr.
Vinaigre distillé 50 —
Alcool rectifié 50 —
Eau distillée 500 —

F. dissoudre ; en lotions dans contusions.

FOMENTATION DE JUSTAMOND

Chlorhydrate d'ammoniaque 30 gr.
Esprit de romarin 1 litre

FOMENTATION RÉSOLUTIVE (Bouchardat).

Sel ammoniac 30 gr.

F. dissoudre dans :

Vinaigre } ãã 200 gr.
Alcool }

FOMENTATION RÉSOLUTIVE (Schmucker).

Chlorhydrate d'ammoniaque 10 gr.
Camphre 3 —
Savon blanc 6 —
Alcool à 56° C. 140 —

F. dissoudre.

FOMENTATION DE SEL AMMONIAC (Ricord).

Eau 250 gr.
Sel ammoniac 10 —

Résolutif.

FOMENTATION AMMONIACALE FONDANTE (Debreyne).

Sel ammoniac 60 gr.
Eau-de-vie camphrée 60 —
Eau 1 litre

GARGARISME ANTISEPTIQUE.

Sel ammoniac 2 gr.
Alcool camphré 20 —
Infusion de quinquina 500 —

LOTION COMPOSÉE (Hermann).

Amandes blanchies 30 gr
Hydrolat de fleurs d'oranger 60 —
Hydrolat de roses 250 —

F. une émulsion, passez, ajoutez :

Chlorhydrate d'ammoniaque 4 gr.
Teinture de benjoin 8 —

Contre les gerçures.

LOTION CONTRE LA COUPEROSE (Hilland)

Chlorhydrate d'ammoniaque 10 gr.
Eau distillée 500 —

F. dissoudre.

LOTION CONTRE TACHES DE ROUSSEUR

Chlorhydrate d'ammoniaque } ãã 4 gr.
Acide chlorhydrique à 1/10° }
Glycérine. 80 —
Lait virginal. 60 —

Toucher deux fois par jour les taches de rousseur.

LOTION RÉSOLUTIVE.

Chlorhydrate d'ammoniaque 10 gr.
Eau 500 —
Teinture d'arnica 30 —

PÉDILUVE AU CHLORHYDRATE D'AMMONIAQUE (Gru).

Chlorhydrate d'ammoniaque 250 gr.
Eau Q. S.

Pour un pédiluve.

POMMADE AU CHLORHYDRATE D'AMMONIAQUE CONTRE LA GALACTORRHÉE (Guéneau de Mussy).

Chlorhydrate d'ammoniaque	4 gr.
Extrait de ciguë	4 —
Camphre	1 —
Axonge	30 —

POMMADE RÉSOLUTIVE (Guéneau de Mussy).

Chlorhydrate d'ammoniaque	2 gr.
Camphre	1 —
Axonge	30 —

Onctions matin et soir.

POMMADES RÉSOLUTIVES.

1. Axonge	30 gr.
Chlorhydrate d'ammoniaque	2 —
Iodure de plomb	4 —
2. Axonge	30 gr.
Chlorhydrate d'ammoniaque	4 —
Camphre	1 gr.
Iodure de potassium	4 —

POTION ANTISTRUMEUSE (Guépin).

Chlorhydrate d'ammoniaque	30 gr.
Iodure de potassium	5 —
Sirop antiscorbutique	45 —
Hydrolat de tilleul	100 —

F. s. a. une potion à prendre par cuillerée à café matin et soir.

POUDRE CONTRE LES ENGORGEMENTS SCROFULEUX DU COU (Boinet).

Sulfate de fer pulvérisé	3 gr.
Chlorhydrate d'ammoniaque	3 —
Fécule de pomme de terre	250 —

En applications.

SACHET RÉSOLUTIF (contre le goître).

Sel ammoniac	ãã	50 gr.
Chaux éteinte		

AMYLE (nitrite d'). $C^5H^{11}AzO^2$. — *Syn.* Azotite d'amyle ; éther amylnitreux.

Prop. thérap. — Accélère les battements du cœur; congestionne le foie, le cerveau : utile dans les syncopes, les migraines avec pâleur, — contre indiqué s'il y a congestion. — Vient d'être préconisé contre les accidents de la chloroformisation : si la respiration est arrêtée, on pratique en même temps la respiration artificielle — on peut si cela est utile l'administrer en injections hypodermiques.

Posol. — IV à X gouttes en inhalations.

On le conserve en petites ampoules scellées aux deux extrémités.

AMYLÈNE pur ou **PENTAL.** — Liquide incolore, volatil, très inflammable, dont l'odeur rappelle celle de l'éther, bout à 39°.

Prop. thérap. Préconisé par le Dr Von Mering comme hypnotique et anesthésique; il serait surtout utile pour les opérations de courte durée, telles que l'avulsion des dents. — Son emploi ne parait pas présenter grands avantages sur les anesthésiques connus et un certain nombre d'accidents ont été signalés : c'est un médicament *dangereux.*

AMYLÈNE (Hydrate d'). — *Syn.* Alcool amylique tertiaire, liquide incolore, soluble dans eau 8 parties, alcool toutes proportions : *narcotique*, proposé contre l'*insomnie* et l'*épilepsie.*

Dose 3 à 8 g. par jour en *capsules, potion*, ou *injections hypodermiques.*

ANALGESINE. — Voir *Antipyrine.* Ces deux termes sont adoptés pour désigner médicalement le même produit chimique *la Diméthyloxyquinizine* ou *Dimethylphenylpyrazolone.*

ANDIRA INERMIS. — Légumineuses papilionacées.

Part. empl. — Ecorce.

Pr. act. — Andirine.

Prop. thérap. — Anthelmintique.

Prép. pharm. et posol. — Décoction { 30 gr. d'écorces. litre d'eau.

Pour un adulte, 4 cuillerées à soupe de décoction. — *Pour un adolescent*, 3 cuillerées. — En poudre de 0 gr. 25 à 1 gr. 50 pour adultes.

ANÉMONE PULSATILLE. — Renonculacées. *Syn.* Coquelourde.

Part. empl. — Racines, feuilles, fleurs.

Pr. act. — Anémonine, acide anémonique.

Prop. thérap. — Anti-amaurotique, antidartreux.

Prép. pharm. et posol. ♣ *A l'int.* Alcoalature, II à XX gouttes; — Eau distillée, 30 à 50 gr.; — Extrait alcoolique, 5 à 10 centigr.; — Extrait aqueux, 5 à 30 centigr.; — Poudre, 20 à 40 centigr.

COLLYRE DE GRÆFFE.

Anémone	12 gr.
Eau bouillante	Q. S.

Pour faire 180 gr. d'infusion, ajoutez :

Sublimé corrosif	0 gr. 05 centigr.

En instillation dans l'œil.

MIXTURE DE PULSATILLE STIBIÉE (Rust.).

Extrait de suc de pulsatille	2 gr.
Vin stibié	10 gr.

M. s. a. XXX *à* LX *gouttes, 3 fois par jour.*

PILULES ANTIAMAUROTIQUES (Rust.).

Poudre de valériane } ãã	8 gr.
— de fl. d'arnica }	
— d'asa fœtida	0 — 60 centigr.
Emétique	0 — 60 —
Extrait de pulsatille	2 —

M. pour faire des pilules de 0 gr. 10 cent. 8 à 10 par jour.

ANÉMONINE. — Principe cristallisé : incolore, inodore, peu soluble eau et éther, plus soluble dans l'alcool.

Prop. thérap. — Catarrhe bronchique, toux convulsive, asthme (Brousky).

Prép. posol. — 0 gr. 02 centigr. à 0 gr. 05 centigr. par jour, en cachets (inusité).

ANETH. — *Peucedanum anethum.* Ombellifères. *Syn.* Aneth odorant, fenouil puant, fenouil bâtard.

Part. empl. — Fruits, feuilles, sommités.

Prop. thérap. — Stimulant, stomachique.

Prop. pharm. et posol. — *A l'int.* Eau distillée, 50 à 100 gr. en potion. — Huile essentielle, 25 cent. à 1 gramme, en potion. Poudre 1 à 2 gr. Inf. : 4 à 8 gr. par litre. — *A l'ext.* Lotions, cataplasmes.

ANGÉLIQUE. — *Angelica archangelica.* Ombellifères. *Syn.* Angélique des jardins. Herbe du Saint-Esprit.

Part. empl. — Racines, tiges, fruits.

Prop. thérap. — Stimulant, stomachique.

Prép. pharm. et posol. — Infusion de racine, 20 pour 1000. — Teinture 2 à 10 gr. en potion.

ANGUSTURE (VRAIE). — *Galipea febrifuga.* Rutacées.

Part. empl. — Ecorce.

Pr. act. — Cusparine ou angusturine

Prop. thérap. — Amer, fébrifuge.

Posologie. — 1 à 4 gr.

Incompatibilités. — Acides concentrés, infusés astringents, noix de galle, sulfates de cuivre et de fer.

POUDRE COMPOSÉE D'ANGUSTURE VRAIE (Thornann).

Poudre d'angusture vraie 1 gr. 20 centigr.
Poudre de cannelle 0 — 30 —

M. à prendre en 2 fois dans la journée.

VIN FÉBRIFUGE (Dorvault).

Quina jaune 135 gr.
Angusture vraie 15 —
Alcool à 56° 250 —

Laissez macérer 24 h. et ajoutez :
Vin blanc de Bourgogne acide 1000 gr.

60 *à* 125 *gr. fébrifuge,* 15 *à* 40, *tonique.*

VIN FÉBRIFUGE DE SÉGUIN.

Teint. de quinquina jaune 250 gr.
Teint. d'opium 9 —
Quassia amara 9 —
Angusture vraie 16 —
Vin de Malaga 1500 —
Vin de Pouilly blanc 1500 —

M. s. a. 30 *à* 50 *gr. dans fièvres intermittentes.*

ANILINE. ($C^6H^7Az.$) — *Syn.* Phénylamine, amidobenzine.

Prop. thérap. — Toxique ; agit sur le système nerveux central, contre chorée et éclampsie.

Posologie. — D'après Turnbull 5 à 15 centigr. 3 fois par jour pendant 3 ou 4 semaines, dans eau additionnée d'un peu d'acide sulfurique.

ANIS VERT. — *Carum* ou *Pimpinella anisum*. Ombellifères.

Part. empl. — fruits.
Pr. act. — Huile essentielle.
Prop. thér. — Excitant carminatif.
Prép. pharm. et posol. — *A l'int.* Alcoolat, 1 à 15 gr. ; — Huile volatile, I à X gouttes ; — Hydrolat, 100 gr. ; — Infusé, 10 pour 1000 gr. ; — Oleosaccharure, 2 à 10 gr. ; — Poudre, 1 à 4 gr. ; — Sirop, 15 à 60 gr.

ALCOOLAT D'ANIS COMPOSÉ (Ph. Lond.).

Fruits d'anis }
— d'angélique } āā 1 gr.
Alcool à 56° 8 —

F. macérer pendant 2 jours. Distillez au bain-marie ; 8 *à* 30 *gr. par jour.*

BAUME DE SOUFRE ANISÉ.

Soufre 1 gr.
Essence d'anis 4 —

VI *à* VIII *gouttes en potion.*

MIXTURE ANTISPASMODIQUE (Green).

Essence d'anis XL gouttes
Teinture de valériane 25 gr.
— d'opium 3 —
Magnésie carbonatée 4 à 6 —
Eau de menthe 75 —

M. 3 *à* 5 *cuillerées à café : une toutes les heures.*

MIXTURE ROUGE DE STANDERT.

Essence d'anis XXIV gouttes
Essence de menthe XX —
Teinture de rhubarbe 45 gr.
Teinture d'opium 4 —
Rhubarbe pulv. 8 —
Carbonate de magnésie 16 gr.
Eau distillée 750 —

M. 3 *à* 6 *cuillerées par jour.*

POTION ANISÉE (Bouch.).

Alcoolat d'anis 10 gr.
Potion gommeuse 150 —

POTION ANISÉE.

Essence d'anis V à XV gouttes
Alcool à 60° 10 gr.
Sp. de gomme 30 —
Eau 120 —

M. s. a.

POTION ANTISPASMODIQUE.

Essence d'anis X gouttes
Éther sulfurique XX —
Laudanum de Sydenham XII —
Sp. diacode 50 gr.
Infusion de badiane 150 —

M. s. a.

POTION CARMINATIVE (Ainslie).

Essence d'anis XII gouttes
Sucre blanc 4 gr.
Teinture de gingembre 8 —
Eau dist. de menthe poivrée 250 —

M. 15 *à* 60 *gr. par jour.*

ANTHRACÈNE. ($C^{14}H^{10}$), acétylodiphénylène et ($C^{15}H^{12}$), paranaphtaline. Insoluble eau, peu soluble alcool, très soluble essence de térébenthine.

Prop. thérap. — Antiprurigineux (?).

SOLUTION.

Anthracène	1 partie
Essence de térébenthine	5 parties

POMMADE.

Anthracène	1 partie
Axonge	10 parties

ANTHRAKOKALI. — Simple ou soufré. *Syn.* Carbure de potassium.

Prop. thérap. — Antiscrofuleux, affections cutanées.

Posologie et prép. pharm. — *A l'int.* Poudre 15 à 30 centigr. — *A l'ext.* Pommade, 1 gr. pour 20 d'axonge.

POMMADE D'ANTHRAKOKALI (Gibert).

Anthrakokali	1 gr.
Axonge	30 —

M. s. a.

POUDRE D'ANTHRAKOKALI.

Anthrakokali	0 gr. 10 centigr.
Poudre de réglisse	0 — 25 —

Pour 1 prise 2 à 3 par jour.

ANTIFÉBRINE ou **ACÉTANILIDE.** (C^8H^9AzO) lamelles cristallines brillantes, inodores; saveur brûlante. Soluble 194 parties d'eau froide, 3 part. 1/2 alcool, 6 part. éther, 7 part. chloroforme.

Prop. — Antithermique, nervin. Préconisée contre les formes graves de la variole.

Posol. — 0 gr. 50 à 3 grammes, mais jamais plus de 0 gr. 50 par dose *en surveillant l'action.*

En paquets ou mieux cachets de 0 gr. 25 à 0 gr. 50 centigr.

ÉLIXIR D'ACÉTANILIDE (Yvon).

Acétanilide	5 gr.
Elixir de Garus	170 gr.

0 gr. 50 par cuillerée à bouche.

ANTIMOINE (oxyde blanc d'). — *Syn.* Antimoine diaphorétique lavé; méta-antimoniate acide de potasse, Sb^2O^6KH.

Prop. thérap. — Contro-stimulant. Expectorant.

Prép. pharm. et posol. — 1 à 6 gr. en potion.

Incompat. — Acides, sels acides, crème de tartre, sulfures et chlorures solubles.

LOOCH CONTRO-STIMULANT (Trousseau).

Looch blanc du Codex	150 gr.
Antimoine diaph. lavé	4 à 6 —

M. par cuillerées toutes les 2 heures.

POTION BÉCHIQUE.

Oxyde blanc d'antimoine	4 gr.
Infusion d'hysope	90 —
Sirop de baume de tolu	20 —
Sirop de morphine	20 —

F. s. a. à donner par cuillerées toutes les heures.

POTION CONTRO-STIMULANTE.

Antimoine diaph. lavé	4 gr.
Extrait thébaïque	0 — 05 centigr.
Hydrolat de laitue	75 gr.
Hydrolat de laurier-cerise	15 —
Sirop de polygala	20 —

F. s. a. à donner par cuillerées.

POTION EXPECTORANTE (Roger).

Oxyde blanc d'antimoine	0 gr. 50
Sirop de digitale	10 —
Julep gommeux	60 —

M. à donner par cuillerées toutes les 2 heures.

POUDRE ANTIMONIALE DE JAMES. (Anc. Codex).

Oxyde blanc d'antimoine	1 gr.
Phosphate de chaux	2 —

M. 5 décigr. à 5 gr.

— **ANTIMOINE** (protochlorure d'). — *Syn.* beurre d'antimoine.

Prop. thérap. — Caustique énergique; attire facilement l'humidité et se liquéfie à l'air : on emploie le *deliquium* comme caustique.

Incompat. — Eau.

CAUSTIQUE OU PATE ANTIMONIALE DE CANQUOIN.

Chlorure d'antimoine	30 gr.
Chlorure de zinc	60 —
Farine de froment	150 —

— **ANTIMOINE** (pentasulfure d'). — *Syn.* Soufre doré d'antimoine, Sb^2S^5.

Prop. thérap. — Expectorant, contro-stimulant, antiherpétique, diaphorétique.

Prép. pharm. et posol. — 0 gr. 05 centigr. à 1 gr. en pilules.

Incompat. — Les mêmes que pour l'oxyde blanc.

PILULES DE PLUMMER.

Soufre doré d'antimoine	0 gr. 03 centigr.
Calomel à la vapeur	0 — 03 —
Extrait de réglisse	Q. s.

M. pour 1 pilule. 1 à 5 par jour.

PILULES PURGATIVES ANTIMONIÉES (Gintrac.).

Calomel à la vapeur	0 gr. 04 centig.
Scammonée pulvérisée	0 — 02 —
Soufre doré d'antimoine	0 — 01 —
Extrait de fumeterre	ãã 0 — 06 —
Extrait de ményanthe	

M. pour 1 pilule. 1 pilule le matin à jeun.

POUDRE ALTÉRANTE DE PLUMMER.

Calomel à la vapeur	ãã P. E.
Soufre doré d'antimoine	

M. 30 à 50 centigr. par jour.

POUDRE ANTI-CATARRHALE (Hop. allem.).

Soufre sublimé et lavé	8 gr.
Crème de tartre soluble	24 —
Soufre doré d'antimoine	0 — 80 centigr.

M. et divisez en 10 paquets. 1 à 3 par jour.

ANTIMOINE (sulfure naturel d').

TISANE DE FELTZ AU SULFURE.

Racine de salsepareille	60 gr.
Colle de poisson	10 —
Sulfure d'antimoine naturel	10 —
Eau	2000

F. s. a. Antisyphilitique. 1 à 4 verres par jour.

PILULES AU SULFURE D'ANTIMOINE (Kunckel).

Sulfure d'antimoine	0 gr. 07 centigr.
Extrait de douce-amère	0 — 14 —

M. pour 1 pilule. 1 à 2 par jour.

Pour les autres préparations d'antimoine, *V. Émétique* et *Kermès.*

ANTIPYRINE. — ANALGESINE. ($C^{11}H^{12}Az^2O$). — *Oxyméthylquinizine méthylée — Diméthylphenylpyrazolon ;* poudre cristalline inodore; saveur amère; très soluble dans moins de son poids d'eau une partie et demie d'alcool, une partie de chloroforme et 50 parties d'éther.

Prop. thérap. — Antithermique. Analgésique.

Posologie. — De 2 à 6 et 8 gr. en cachets.

ANTIPYRINE (G. Sée et Capitan).

Antipyrine	2 à 3 gr.
Bromure de potassium	2 à 3 —

Contre épilepsie.

Antipyrine	1 à 2 gr.
Iodure de potassium	1 à 2 —

Affections cardiaques.

GARGARISME (G. Sée et Capitan).

Antipyrine	2 gr.
Iodure de potassium	1 —
Teinture d'iode	XXX gouttes
Eau	30 gr.

INJECTION HYPODERMIQUE (G. Sée et Capitan).

Antipyrine	10 gr.
Chl. de cocaïne	0 — 15 centigr.
Eau distillée	10 —

Un gr. contient 0 gr. 50 centigr. d'antipyrine

INJECTION HYPODERMIQUE (Gaz. Bord.).

Antipyrine ou Analgésine	9 gr.
Eau distillée de laurier-cerise	20 —

Contre névralgie et douleurs fulgurantes.

INJECTION HYPODERMIQUE.

Eau	10 gr.
Antipyrine	2 — 50 centigr.

Chaque centim. cube renferme 0 gr. 25 d'antipyrine.

LAVEMENT.

Eau tiède	120 gr.
Jaune d'œuf	nº 1
Analgesine	2 à 4 gr.

PILULES CONTRE COLIQUES (G. Sée et Capitan).

Antipyrine	0 gr. 10 centigr.
Naphtaline	0 — 05 —
Iodoforme	0 — 02 —
Tannin	0 — 10 —

Pour une *pilule : 3 à 4 par jour.*

POTION.

Limonade citrique	120 gr.
Antipyrine ou Analgesine	4 —

A prendre en 4 fois.

POTION.

Eau	120 gr.
Sirop de menthe	30 —
Antipyrine ou Analgesine	10 —

M. par cuillerées à bouche. Chaque cuillerée renferme 1 gr. de médicament.

POTION CALMANTE (Gaz. Bord.).

Antipyrine	2 gr.
Sirop de punch	40 —
Eau distillée de laitue	80 —

Par cuillerée à bouche toutes les heures.

ANTISEPTOL. — *Iodosulfate de Cinchonine.* Produit défini se présentant sous forme d'une poudre couleur chocolat; légère. insoluble dans l'eau, soluble alcool et éther. Il renferme la moitié de son poids d'iode et s'emploie aux lieux et place de l'iodoforme dont il possède les propriétés antiseptiques (Yvon).

APIOL. — Liquide huileux extrait du persil ($C^{12}H^{14}O^4$). Insoluble dans eau. Soluble dans éther et alcool.

Prop. thérap. — Antipériodique, emménagogue, fébrifuge.

Prép. pharm. et posol. — 15 à 20 centigr. matin et soir dans une capsule gélatineuse.

APOCODÉINE. ($C^{18}H^{19}AzO^2$.)

Prop. thérap. — Comme l'apomorphine, vomitif. Expectorant.

Prép. pharm. et posol. — Chlorhydrate d'apocodéine, 1° en inj. hypoderm. 15 à 20 milligr. ; 2° en potion, 1 à 4 centigr.

INJECTION HYPODERMIQUE.

Chlorhydrate d'apocodéine	0 gr. 30 centigr.
Eau distillée	20 —

1/2 cent. à 1 cub., soit 7 milligr. 1/2 à 15 milligr. du médicament

APOCYNUM CANNABINUM. — *Chanvre du Canada.* Apocynacées.

Part. empl. — Racine.

Princ. act. — Apocynine et apocynéine.

Propr. thérap. — Éméto-cathartique, diurétique.

Prép. pharm. et posol. — 1° poudre, 1 à 2 gr., purgatif et vomitif.

2° Décoction { Racine sèche 15 gr. ; Eau 750 gr. } 30 à 60 gr. 2 fois par jour

3° Extrait aqueux 60 à 70 centigr. en 3 fois, purgatif.

4° Teinture { Racine 1 partie. ; Alcool à 57° 10 — } 30 centigr. à 3 gr.

APOMORPHINE. ($C^{17}H^{17}AzO^2$.) Soluble dans eau, alcool, éther, chloroforme et benzine.

Prop. thérap. — Émétique non irritant, contro-stimulant, expectorant. — ***Médicament dangereux.***

Prép. pharm. et posol. — Chlorhydrate d'apomorphine. Dose: 1 centigr. à 1 centigr. 1/2 en inject. hypodermique. Moitié moins chez l'enfant.
2° 10 à 30 milligr. en lavement, potion

POTION EXPECTORANTE (Juratz).

Chlorhydrate d'apomorphine	0 gr. 01 à 3 centigr.
Eau distillée	120 gr.
Acide chlorhydrique	V gouttes
Sirop simple	30 gr.

M. 1 cuillerée à bouche toutes les 2 h.

SOLUTION POUR INJECTION HYPODERMIQUE (Siebert).

Chlorhydrate d'apomorphine	1 décigr.
Eau distillée	10 gr.

F. dissoudre. Vomitif.
Dose : une seringue.

ARACHIDE. — *Arachis hypogea.* Légumineuses.
Part. empl. — Semences.
Princ. act. — Huile grasse.
Prop. thérap. de l'huile. — Succédané de l'huile d'olives et d'amandes douces.

ARAROBA. — Voir **GOA** (Poudre de).

ARBUTINE. — V. *Busserole.*

AREC. Voir à *Noix d'Arec.*

ARENARIA RUBRA. — Caryophyllées. *Syn.* Sabline rouge.
Part. empl. — Toute la plante.
Prop. thérap. — Diurétique.
Prép. pharm. et posol. — *A l'int.* 1° Extrait aqueux, 1 gr. à 2 gr.
2° En infusion, 30 gr. par 1000.

SOLUTION (F. Vigier).

Extrait aqueux d'arenaria	10 gr.
Glycérine pure	5 —
Eau distillée	85 —

M. 5 cuillerées par jour.

PILULES (Bertherand).

Extrait aqueux d'arenaria	5 gr.
Poudre de réglisse	Q. s.

Pour 25 pilules, 5 à 6 avant chaque repas.

SIROP (Bertherand).

Plante entière avant floraison	40 gr.
Eau	250 —
F. s. a. réduire à	200 —
Ajoutez : sucre	400 —

6 à 7 cuillerées par jour.

ARGENT (**AZOTATE D'**). ($AgOAzO^5$.) Soluble eau, 1 partie; glycérine q. v.; alcool, 10. *Syn.* Nitrate d'argent.
Prop. thérap. — Tonique, antispasmodique, hydragogue (chorée et épilepsie). cathérétique, antiphlogistique.
Prép. pharm. et posol. — *A l'int.* 0.01 à 0.10 centigr. — *A l'ext.* Lavements 0,05 à 0,10 (enfants), 0,15 à 0,30 (adultes). — Injections — collyres — 0,50 à 1 gr. p. 100.
Incompat. — Alcalis et leurs carbonates, chlorures, bromures, iodures, cyanures solubles, sulfates, phosphates, acides tartrique, chlorhydrique, matières organiques, lumière.

CAUSTIQUE ARGENTIQUE (Cazenave).

Poix blanche	15 gr.
Cire blanche	8 —
Huile d'amandes douces	2 —

F. liquéfier et ajoutez :

Nitrate d'argent fondu pulvérisé	25 gr.

COLLYRE AU NITRATE D'ARGENT.

Nitrate d'argent	0 gr. 025 à 0 gr. 1
Eau distillée	20 —

II à III *gouttes.*

COLLYRE AU NITRATE D'ARGENT (Desmares).

Nitrate d'argent	0 gr. 50 centigr.
Eau distillée	10 —

F. s. a. en instillations toutes les 1/2 heures.

COLLYRE AU NITRATE D'ARGENT (Velpeau).

Nitrate d'argent	2 gr.
Eau distillée	30 —

COLLYRES AU NITRATE D'ARGENT (Galezowski).

1. Nitrate d'argent cristallisé 0 gr. 25 centigr.
Eau distillée 10 —

2. Nitrate d'argent cristallisé 0 gr. 50 centigr.
Eau distillée 10 —

COLLYRE CONTRE OPHTALMIE PRURIFORME (Réveillé-Parise).

Nitrate d'argent 0 gr. 10 à 20 centigr.
Eau distillée 30 gr.

F. s. a. en instillations répétées.

COLLYRE CONTRE OPHTALMIE DES NOUVEAU-NÉS.

Glycérine 30 gr.
Nitrate d'argent 0 — 10 à 20 centigr.

COLLYRE CONTRE LA TUMEUR LACRYMALE (de Graefe).

Nitrate d'argent cristallisé 1 gr.
Eau distillée 50 —

CRAYONS DE BARRAL.

Azotate d'argent 10 gr.
Azotate de potasse 10 à 30 —

F. s. a.

CRAYON DE NITRATE D'ARGENT MITIGÉ.

1. Nitrate d'argent 1 gr.
Nitrate de potasse 1 —

2. Nitrate d'argent 1 gr.
Nitrate de potasse 2 —

INJECTION ABORTIVE (Diday).

Eau distillée 20 gr.
Nitrate d'argent 0 — 45 centigr.

AUTRE.

Azotate d'argent 0 gr. 30 centigr.
Eau distillée 30 —

INJECTIONS ARGENTIQUES (Ricord).

1. Eau distillée 300 gr.
Nitrate d'argent 1 à 2 —

2. Eau distillée 100 gr.
Nitrate d'argent 0 — 50 centigr.

INJECTION ARGENTIQUE (Serres).

Nitrate d'argent 0 gr. 1 décigr.
Eau distillée 250 —

(*Catarrhe chronique de la vessie.*)

INJECTION CONTRE LA BLENNHORRÉE (Diday).

Nitrate d'argent 0 gr. 40 à 0 gr. 60
Eau distillée 20 —

INJECTION CONTRE LA CYSTITE CHRONIQUE (Mercier).

Nitrate d'argent cristallisé 0 gr. 30 cent.
Eau distillée 125 —

INJECTION VÉSICALE (Gros).

Eau distillée 120 gr.
Nitrate d'argent 0 gr. 20 à 0 — 40
Teinture de jusquiame 6 —

F. s. a.

LAVEMENT AU NITRATE D'ARGENT.

Nitrate d'argent 0 gr. 05 à 0 gr. 15 cent.
Eau distillée 120 —
Glycérine 30 —

LAVEMENT AU NITRATE D'ARGENT (Trousseau).

Nitrate d'argent 0 gr. 05 à 0 gr. 15 centigr.
Eau distillée 150 —

LAVEMENT ALBUMINO-ARGENTIQUE (Delioux).

Blanc d'œuf nº 1
Eau distillée 250 gr.

Dissolvez, filtrez :

Azotate d'argent 0 gr. 10 à 0 gr. 30

Dissolvez, ajoutez :

Chlorure de sodium 0 gr. 10 à 0 gr. 30

LOTION CATHÉRÉTIQUE (Cullerier).

Azotate d'argent cristallisé 0 gr. 1
Eau distillée 100 —

F. s. a.

NITRATE ACIDE D'ARGENT (Croq).

Argent 1 gr.
Acide nitrique à 35° 10 —

F. dissoudre.

PILULES DE NITRATE D'ARGENT (Boudin).

Nitrate d'argent 0 gr. 5 décigr.
Mie de pain 10 —

F. s. a. 50 pilules 2 pilules par jour.

PILULES D'AZOTATE D'ARGENT COMPOSÉES (Merat, Guib.).

Extrait d'opium 1 gr. 20 centigr.
Camphre 1 — 50 —
Musc 0 — 75 —
Azotate d'argent 0 — 10 —

M. p. 30 pilules. 1 à 3 par jour.

PILULES D'AZOTATE D'ARGENT (Trouss.).

Azotate d'argent cristallisé 0 gr. 2 décigr.
Eau distillée } āā Q. s.
Gomme arabique pulvérisée }

M. p. 10 pilules 1 à 3 par jour. Diarrhées rebelles.

PILULES DE NITRATE D'ARGENT.

Nitrate d'argent 0 gr. 50 centigr.
Poudre de gluten 1 —
Extrait de chiendent Q. s.

Pour 50 pilules contenant chacune 1 centig. de nitrate.

PILULES DE NITRATE D'ARGENT (Am. Vée).

Nitrate d'argent 0 gr. 20 centigr.
Nitrate de potasse 0 — 20 —
Mucilage de gomme arabique Q. s.

F. s. a. 20 pilules (Dorv.).

POMMADE ANTIOPHTALMIQUE (Velpeau).

Nitrate d'argent 0 gr. 10 centigr.
Axonge 8 —

M.

POMMADE ANTIOPHTALMIQUE (Guthrie).

Nitrate d'argent fondu 0 gr. 03 centig.
Acétate de plomb 0 — 25 —
Axonge 30 —

F. s. a.

POMMADE AU NITRATE D'ARGENT CONTRE TUMEURS BLANCHES (Jobert).

Nitrate d'argent 4 gr.
Axonge 30 —

M. en friction à la dose de 1 gr.

POMMADE AU NITRATE (Fricke).

Nitrate d'argent
0 gr. 60 centigr. à 1 gr. 20 centigr.
Baume du Pérou 0 — 10 —
Pommade à l'oxyde de zinc 15 — 00 —

AUTRE (O. Callaghen).

Azotate d'argent 1 gr.
Oxyde rouge de mercure 2 —
Iodure de plomb 3 —
Vaseline 12 —

F. s. a.

POTION ARGENTIQUE BROMURÉE (Deniau).

Azotate d'argent 0 gr. 5 décigr.
Bromure potassium 1 — 25 centigr.
Sirop de sucre 120 —
Hydrolat de menthe 100 —
Eau distillée 780 —
Blanc d'œuf nº 1

F. s. a. (Bouch.).

POTION AU NITRATE D'ARGENT.

Nitrate d'argent 0 gr. 02 à 0 gr. 05 centig.
Eau distillée 100 —
Glycérine 20 —

M. par cuillerées dans les 24 heures.

POTION AU NITRATE D'ARGENT (Trousseau).

Azotate d'argent cristallisé 1 à 2 centigr.
Eau distillée 30 gr.
Sirop 20 —

M. à prendre par cuillerées à café dans les 24 heures.

POUDRE CAUSTIQUE CONTRE L'OTORRHÉE (Bonnafont).

Azotate d'argent fondu } ãã P. E.
Talc
Lycopode

M. en insufflations.

SOLUTION D'AZOTATE D'ARGENT CAUSTIQUE (Trousseau).

Azotate d'argent cristallisé 1 gr.
Eau distillée 10 —

Angine diphthérique. Croup.

SOLUTION NITRATE ARGENT CONTRE BALANITE AVEC PHIMOSIS (Ricord).

Eau distillée 250 gr.
Nitrate d'argent 1 —

SOLUTION CONTRE BALANO-POSTITE

Nitrate d'argent 0 gr. 30 à 0 gr. 50 centigr.
Eau distillée 100 —

SOLUTION CONTRE L'ECZÉMA DE LA TÊTE.

Nitrate d'argent 0 gr. 25 centigr.
Eau distillée 30 —

SOLUTION CONTRE PHTHISIE LARYNGÉE (Graves).

Nitrate d'argent 0 gr. 60 centigr.
Eau distillée 30 —

SOLUTION CONTRE PLAQUES MUQUEUSES (Fournier).

Nitrate d'argent 0 gr. 50 centigr.
Eau distillée 75 —

SOLUTION NITRATE ARGENT (Biett).

Nitrate d'argent 2 gr.
Eau distillée 25 —

Contre rupia, impetigo.

SUPPOSITOIRES URÉTHRAUX (Ultzmann).

Nitrate d'argent 0 gr. 10 centigr.
Beurre de cacao 2 —

Contre pollutions et spermatorrhée.

TOPIQUE CONTRE L'ORCHITE BLENNORRHAGIQUE (Girard).

Nitrate d'argent 1 gr.
Eau distillée 100 —

Appliquer compresses imbibées de la solution.

— 2° **CHLORURE D'ARGENT** (AgCl). Soluble dans les chlorures et hyposulfites alcalins, insoluble dans eau.

Prop. thér. — Drastique puissant, antiépileptique, antiscrofuleux.

Prép. pharm. et posol. — *A l'int.*, en pilules à la dose de 10 à 50 cent. *A l'ext.*, en pommade.

PILULES AU CHLORURE D'ARGENT.

Chlorure d'argent	10 gr.
Extrait d'opium	0 — 50 centigr.
Conserve de roses	Q. s.

F. s. a. 100 pilules. à 5 pilules par jour.

PILULES CHLORO-ARGENTIQUES (Mialhe).

Azotate d'argent cristallisé	0 gr. 01 cent.
Chlorure de sodium	0 — 04 —
Amidon	0 — 03 —
Gomme arabique pulv.	0 — 01 —
Eau	Q. s.

M. p. 1 pilule. 1 à 10 pilules par jour.

PILULES DE CHLORURE D'ARGENT. (Socquet).

Azotate d'argent	0 gr. 03 centigr.
Chlorhydrate d'ammoniaque	0 — 06 —
Extrait de gentiane	Q. s.

M. p. 1 pilule. 1 à 3 par jour.

POMMADE AU CHLORURE D'ARGENT.

Chlorure d'argent	0 gr. 30 centigr.
Axonge	20 —

— 3° **IODURE D'ARGENT** (AgI). Insoluble dans l'eau, peu soluble dans l'ammoniaque.

Prop. thér. — Antigastralgique, antisyphilitique (?).

Prép. pharm. et posologie. — 0,10 en pilules.

PILULES D'IODURE D'ARGENT.

Iodure d'argent	0 gr. 50 centigr.
Extrait de salsepareille	Q. s.

F. s. a. 50 pilules. 5 à 10 par jour.

— 4° **PROTOXYDE D'ARGENT** (Ag^2O). — *Syn.* Oxyde d'argent. Soluble dans ammoniaque, soluble dans 3000 parties d'eau

Prop. thérap. — Employé dans métrorrhagies et épilepsie.

Prép. pharm. et posologie. — 0,02 à 0,10 en pilules.

PILULES A L'OXYDE D'ARGENT.

Oxyde d'argent	2 gr.
Carbonate de fer	2 gr.
Extrait de valériane	Q. s.

F. s. a. 100 pilules. à 5 par jour.

ARISTOL. — Thymol bi-iodé ; poudre jaune orangé, insoluble dans l'eau et l'alcool ; soluble dans l'éther, huiles grasses et chloroforme : préconisé comme succédané de l'iodoforme. Même mode d'emploi.

ARISTOLOCHE. — V. *Serpentaire.*

ARMOISE. — *Artemisia vulgaris.* Composées. *Syn.* Ceinture ou couronne de Saint-Jean.

Part. empl. — Feuilles, racines, fleurs.

Princ. act. — Huile volatile.

Prop. thér. — Tonique, stimulant, emménagogue, antihystérique.

Prép. pharm. et posologie. — *A l'int.* Eau distillée, 30 à 150 gr. comme véhicule de potion ; — extrait, 2 à 4 gr. ; — infusion, 10 gr. pour 1000 ; — poudre, 2 à 8 gr. ; — sirop, 30 à 60 gr.

Incomp. — Sulfates de fer et de zinc.

ÉLECTUAIRE D'ARMOISE COMPOSÉ.

Poudre d'armoise	2 à 5 gr.
— d'absinthe	4 —
Sirop de safran	Q. s.

F. s. a. à prendre le soir.

ESPÈCES EMMÉNAGOGUES.

Sommités d'armoise	āā 10 gr.
Racine de valériane	
Absinthe	
Feuilles d'ambroisie du Mexique	

Safran 0 gr. 50 cent.

M. 4 gr. en infusion pour 1 litre d'eau bouillante.

FUMIGATION D'ARMOISE.

Armoise	50 gr.
Eau	1000 —

FUMIGATION EMMÉNAGOGUE (Gallois).

Sommités d'armoise / Absinthe incisée	ãã	50 gr.
Racine de valériane		30 —
Eau bouillante		2000 —

LAVEMENT D'ARMOISE.

Armoise	20 gr.
Eau	500 —

PILULES D'ARMOISE

Extrait d'armoise	1 gr.
Poudre d'armoise	Q. s.

F. s. a. 10 pilules. 1 à 5 par jour.

POUDRE DE BRESLER ANTIÉPILEPTIQUE.

Poudre de racine d'armoise	50 gr.
Sucre en poudre	200 —

M. 4 cuillerées à café par jour.

POUDRE EMMÉNAGOGUE (Gallois).

Feuilles d'armoise pulvérisées / Feuilles de mille-feuilles pulvérisées	ãã	2 gr. 50 centigr.
Safran pulvérisé		1 — 25 —

M. et divisez en 5 paquets, 1 tous les soirs.

ARNICA.— *Doronicum montanum.* Composées. — *Syn.* Tabac des Vosges, Plantain des Alpes, Bétoine des montagnes, Herbe aux chutes, Herbe aux pêcheurs.

Part. empl. — Fleurs.

Pr. act. — Arnicine, cytisine, acide gallique.

Prop. thér. — Stimulant énergique du système nerveux, vomitif.

Prép. pharm. et pos. — *A l'int.* Infusé, 2 à 5 gr. pour 1000, — Poudre, 0, 25 à 0, 50.— *A l'ext.* Teinture, 1 à 2 gr. ; — infusé, 2 à 4 gr. pour 1000.

Incomp. — Acétates de plomb, acides minéraux, sulfates de fer et de zinc.

BOLS STIMULANTS.

Poudre de meum / — d'arnica	ãã	10 gr.
Sirop d'anis		Q. s.

M. pour 10 bols 2 à 6 par jour.

INFUSION D'ARNICA COMPOSÉE (Ph. Esp.).

Feuilles d'arnica / Fleurs d'arnica	ãã	4 gr.
Eau		750 —
Sirop de citron		60 —

M. à prendre en 4 doses.

LOTION CONTRE L'ORCHITE.

Teinture d'arnica	10 gr.
Eau	60 —

M.

POTION D'ARNICA (Hanner).

Teinture d'arnica	3 gr.
Eau	100 —
Sirop de polygala	15 —

Par cuillerées toutes les 2 heures.

POUDRE EXPECTORANTE ET EMMÉNAGOGUE (Behrens).

Poudre d'arnica	2 gr. 50 centigr.
Poudre de camphre	0 gr. 50 centigr.
— de sel ammoniac	10 —
— de sucre	30 —

TEINTURE D'ARNICA AROMATIQUE.

Fleurs d'arnica		50 gr.
Cannelle / Girofle / Gingembre	ãã	10 —
Anis		100 —
Alcool		1 litre

F. macérer 8 jours. Passez. 2 ou 3 cuillerées par jour dans un verre d'eau sucrée.

TEINTURE ÉTHÉRÉE D'ARNICA.

Fleurs d'arnica pulvérisées	100 gr.
Ether sulfurique alcoolisé	500 —

F. s. a. 1 à 2 gr.

TOPIQUE CONTRE LE FURONCLE (Hall).

Teinture de fleurs d'arnica	10 gr.
Acide tannique	5 —
Poudre de gomme arabique	5 —

Mélangez.

ARSENIC (As.). Inusité.

— IODURE D'ARSENIC. — V. à *Iode*.

LIQUEUR DE DONOVAN-FERRARI.

Iodure d'arsenic	0 gr. 20 centigr.
Eau distillée	120 —
Bi-iodure de mercure	0 — 40 —
Iodure de potassium	4 —

F. s. a. IV à C gouttes.

POMMADE A L'IODURE D'ARSENIC.

Iodure d'arsenic	0 gr. 15 centigr
Axonge	25 —

M. en frictions de 2 à 4 gr.

POTION (Donovan).

Liqueur de Donovan	4 gr.
Sirop de gingembre	15 —
Eau	80 —

SULFURES D'ARSENIC. — (V. *Orpiment.*)

— RÉALGAR. 1° *Sulfure rouge d'arsenic* (AsS^3). — *Syn.* Arsenic rouge ; insoluble eau ; soluble alcalis.

Prop. thérap. et prép. pharm. posol. — Inusité.

— ORPIMENT. — 2° *Sulfure jaune d'arsenic* (As^2S^3). — *Syn.* Orpin, arsenic jaune ; insoluble eau, alcool, éther.

Prop. thérap. — A été employé comme fébrifuge, épilatoire.

Prép. pharm. et posol. — Médicament réservé pour l'usage ext.

ÉPILATOIRE DE PLENCK.

Chaux vive en poudre	60 gr.
Amidon —	40 —
Sulfure d'arsenic en poudre	4 —

M. et avec Q. s. d'eau faites une pâte molle.

MIXTURE CATHÉRÉTIQUE OU COLLYRE DE LANFRANC.

Orpiment	15 gr.
Verdet	10 —
Myrrhe / Aloès	ãã 5 —

Triturez dans :

Eau de roses / Eau de plantain	ãã 190 gr.
Vin blanc	1000 —

Agitez chaque fois. Toucher les plaies avec un pinceau imbibé du collyre.

RUSMA, PATE ÉPILATOIRE DES TURCS.

Chaux vive	40 gr.
Orpiment	5 —

Pulvérisez. Délayez dans :

Blancs d'œufs / Lessive des savonniers	ãã Q. s.

En applications.

ACIDE ARSÉNIEUX. (As^2O^3.) — *Syn.* Arsenic blanc.

— Oxyde blanc d'arsenic. — 1 partie d'acide arsénieux opaque se dissout dans 80 p. d'eau, 5 p. glycérine, 141 p. alcool.

Prop. thérap. — Antinévralgique, antiherpétique, antisyphilitique, fébrifuge : contre affections des voies respiratoires, escharotique.

Posologie. — 2 à 10 milligr.

Incomp. — Hydrosulfates, eau de chaux, azotate d'argent, décoctés astringents.

Form. pharmaceutiques. — Granules à *un* miligramme; solution (liqueur de Boudin) au millième; pilules arsenicales ou asiatiques, 5 milligr. par pilule. — *Us. extér.*, poudre arsenicale (frère Côme) 1 8.

GRANULES DE DIOSCORIDE (Moutel).

Acide arsénieux	0 gr. 10 centigr.
Mannite pure	4 —
Miel	Q. s.

F. 100 *granules.* 2 *à* 10 *par jour.*

LAVEMENT ARSENICAL (Boudin).

Solution arsenicale (Boudin)	50 gr.
Eau tiède	50 —

PATE ARSENICALE DU FRÈRE CÔME (forte) OU ROUSSELOT.

Arsenic blanc	1 gr.
Cinabre	5 —
Eponge calcinée	2 —

Pulvérisez. 1/8 d'arsenic.

PILULES ARSENICALES ASIATIQUES.

Acide arsénieux	0 gr. 50 centigr.

Poivre noir pulvérisé 3 gr.
Gomme arabique pulvérisée 1 —
Eau commune Q. s.

M. et F. 100 pilules. 1 à 2 par jour. 5 milligr. d'acide arsén. par pilule.

PILULES DE BARTON (Soubeiran).

Arsenic blanc porphyrisé 0 gr. 10 centig.
Opium brut 0 — 10 —
Savon médicinal 1 — 40 —

M. et F. 30 pilules. 2 à 5 par jour.

PILULES TONI-DIGESTIVES (Martin-Damourette).

Acide arsenieux 0 gr. 001 milligr.
Fève Saint Ignace pulvérisée 0 — 01 centigr.
Rhubarbe pulvérisée 0 — 10 —

Pour une pilule. Dose : 1 à 3 avant les repas.

POMMADE ARSENICALE CONTRE PARASITES.

Axonge 30 gr.
Poudre de Rousselot 5 —
Essence de bergamotte 1 —

M.

POTION ARSENICALE (Boudin).

Solution arsenicale (Boudin) 25 gr.
Vin rouge 50 —
Sirop simple 25 —

M. à prendre en 5 fois toutes les 1/2 heures.

POUDRE ARSENICALE (Dupuytren).

Acide arsénieux 0 gr. 4 décigr.
Calomel 32 —

M.

POUDRE ARSENICALE (Cazenave).

Oxyde blanc d'arsenic pulvérisé 0 gr. 50 centigr.
Sulfure de mercure 2 — 50 —
Poudre de charbon animal 0 — 50 —

POUDRE ARSENICALE (Justamond).

Oxyde blanc d'arsenic pulvérisé 20 gr.
Antimoine cru pulvérisé 40 —

M.

POUDRE ESCHAROTIQUE DE DUBOIS (faible).

Cinabre porphyrisé 16 gr.
Sang-dragon 8 —
Arsenic blanc porphyrisé 1 —

M. 1/25 arsenic.

POUDRE DE FONTANEILLES.

Arsenic blanc porphyrisé 0 gr. 1 décigr.
Mercure doux porphyrisé 0 — 9 —
Opium brut pulvérisé 0 — 1 —
Gomme arabique pulv. 2 —
Sucre 4 — 5 —

M. Divisez en 24 paquets. 1 par jour.

SOLUTION ARSENICALE (Boudin).

Acide arsénieux 1 gr.
Eau distillée 1000 —

10 gr. représentent 1 centigr.

— ARSÉNITE DE POTASSE. — LIQUEUR DE FOWLER. — Ce sel est très soluble dans l'eau. On emploie seulement la solution aqueuse désignée sous le nom de *liqueur de Fowler* et que l'on prépare avec : acide arsénieux, 1 gr. ; carbonate de potasse pur, 1 gr. ; eau distillée, 95 gr. ; alcoolat de mélisse composé, 3 gr.

Cette liqueur renferme *un centième de son poids d'acide arsénieux*, elle est donc beaucoup plus active que la liqueur de Pearson.

Dose, II à XV gouttes.

SAVON ARSENICAL, SAVON DE BÉCOEUR.

Acide arsénieux 32 gr.
Carbonate de potasse 12 —
Eau distillée 32 —
Savon de Marseille 32 —
Chaux vive 4 —
Camphre 1 —

Sert aux naturalistes pour conserver les dépouilles d'animaux.

SOLUTION ARSENICALE (Devergie).

Acide arsénieux 0 gr. 10 centigr.
Carbonate de potasse 0 — 10 —
Alcoolat de mélisse 0 gr. 50 centigr.
Eau distillée 500 —

Contient par gramme 0,0002 (1/5 de milligr.) d'acide arsénieux : c'est-à-dire 50 fois moins active que la liqueur de Fowler. Dose 1 à 10 gr.

SOLUTION D'ARSÉNITE DE POTASSE BROMÉ (Liqueur de Clémens).

Acide arsénieux 1 gr.
Carbonate de potasse 1 —
Brôme 2 —
Eau distillée 96 —

Dose : III à IV gouttes par jour.

ACIDE ARSÉNIQUE. — Inusité.

— **ARSÉNIATE D'AMMONIAQUE.** — Soluble dans l'eau ; contient 62 p. 100 d'acide arsénieux.

Prop. thérap. — V. *Arséniate de soude.*

Dose. — Deux à six milligrammes.

SOLUTÉ ARSENICAL (Bazin).

Arséniate d'ammoniaque	0 gr. 05 centigr.
Eau distillée	300 —

De 1 à 2 cuillerées à bouche par jour.

SOLUTÉ ARSENICAL (Biett).

Arséniate d'ammoniaque	0 gr. 50 centigr.
Eau distillée	250 —

V à XX gouttes par jour et plus jusqu'à 3 gr.

— **ARSÉNIATE D'ANTIMOINE.** — Insoluble eau : ce médiment forme la base des granules dits *antimoniaux.*

Les granules d'arséniate d'antimoine sont dosés à *un milligramme.*

— **ARSÉNIATE DE POTASSE** (AsO^4,K^2H+7H^2O). — *Syn.* Biarséniate de potasse, sel arsenical de Macquer. Très soluble dans l'eau ; peu employé.

Prop. thérap. — Affections cutanées et des voies respiratoires.

Posol. — *A l'int.* 0 gr. 002 à 0 gr. 006 milligr.

Incompat. — Sels de chaux solubles, eaux calcaires, kermès, magnésie et ses sels ; oxydes de fer et leurs sels. Pour les formules, v. *Arséniate de soude.*

— **ARSÉNIATE DE SOUDE** ($AsO^4Na^2H,7H^2O$). — Une partie est soluble dans 4 parties d'eau, 60 parties d'alcool à 90°, 2 parties de glycérine.

Prop. thérap. — Employé contre les affections cutanées et celles des voies respiratoires.

Posol. — *A l'int.* de 0 gr. 002 à 0 gr. 010 milligr. — granules à 0 gr. 001 milligr. (Codex). — *A l'ext.* Pommades 1/15. — Bains, 10 gr. pour un bain.

BAIN ARSENICAL (Gueneau de Mussy).

Arséniate de soude	2 à 10 gr.
Eau	Q. s.

Pour un bain.

LIQUEUR SODIQUE ARSENICALE (Ph. Brit.).

Arséniate de soude	0 gr. 26 centigr.
Eau distillée	28 — —

F. s. a. Contient 6 fois plus d'arséniate que la liqueur de Pearson.

PILULES D'ARSÉNIATE DE SOUDE (Biett.).

Arséniate de soude	0 gr. 005 milligr.
Extrait de ciguë	0 — 05 centigr.

Pour une pilule 1 à 2 par jour.

PILULES ARSENICALES (Guibout).

Arséniate de soude	0 gr. 001 milligr.
Extrait de gentiane	0 — 10 centigr.

Pour une pilule : 4 à 8 par jour.

SIROP D'ARSÉNIATE DE SOUDE (Bouchut).

Arséniate de soude	1 gr.
Eau distillée	20 gr.
Sirop de sucre	4000 —

Cinq milligr. par cuillerées à bouche. 1 à 2 par jour.

SIROP ARSENICAL FERRUGINEUX (Yvon).

Arséniate de soude	0 gr. 120 milligr.
Pyrophosphate de fer et de soude	12 —
Eau de fleurs d'oranger	50 —
Alcool à 90°	50 —
Sirop simple	2400 —

Chaque cuillerée à bouche contient 0 gr. 10 centigr. de sel ferrique et 0 gr. 001 milligr. d'arséniate de soude.

SOLUTION ARSENICALE (Pearson).

Arséniate de soude	0 gr. 05 centigr.
Eau distillée	30 —

XII gouttes contiennent 0 gr. 001 milligr. d'arseniate de soude. Depuis quelques gouttes jusqu'à 3 gr. par jour.

N. B. — **Un gramme d'arséniate de soude ne correspond qu'à 0 gr. 32 centigr. d'acide arsénieux, les préparations**

d'arséniate sont donc bien moins actives; il ne faut pas l'oublier lorsqu'on les substitue les unes aux autres.

ASA FŒTIDA. — *Peucedanum Asa Fœtida.* — Ombellifères.

Part. empl. — Gomme résine.

Prop. thérap. — Incisif, antispasmodique puissant, emménagogue et vermifuge.

Prépar. pharm. et posologie. — *A l'int.* — Poudre, 1/2 à 2 gr.; — alcoolé et éthérolé, 1 à 4 gr.; en lavements, 2 à 4 gr.

Incomp. — Emulsion d'amandes amères, eau de laurier-cerise, Préparations prussiques.

EMPLATRE D'ASA FOETIDA ANTIHYSTÉRIQUE (Guibourt).

Galbanum		20 gr.
Asa fœtida	} ãã	10 —
Poix blanche		
Cire jaune		

F. s. a.

ÉMULSION OU LAIT D'ASA FŒTIDA (Ph. Lond.).

Asa fœtida	10 gr.
Eau commune	300 —

50 *à* 100 *grammes en potion.*

GOUTTES ANTIHYSTÉRIQUES (Ph. Allem.).

Teinture d'asa fœtida	15 gr.
Teinture de castoreum	12 —
Teinture d'extrait d'opium	4 —

M. 1 *à* 2 *grammes en potion.*

LAVEMENT D'ASA FŒTIDA.

Asa fœtida	5 gr.
Jaune d'œuf n° 1	
Décoction de guimauve	250 —

F. s. a.

LAVEMENT D'ASA FŒTIDA (Millar).

Asa fœtida	4 à 8 gr.
Savon	4 à 8 —
Décoction de guimauve	90 —

F. s. a.

LAVEMENT CONTRE LA DYSMÉNORRHÉE

Asa fœtida	4 gr.
Jaune d'œuf	20 —
Laudanum de Sydenham	1 —
Extrait de valériane	2 —
Décocté de guimauve	100 —

F. s. a.

LAVEMENT, CONTRE CONSTIPATION NERVEUSE (Lippich).

Asa fœtida	6 gr.
Vinaigre ordinaire	15 —
Miel	60 —
Décoction d'orge	150 —
Jaune d'œuf	Q. s.

F. s. a. pour 1 *lavement.*

LAVEMENT VERMIFUGE (Raspail).

Aloès		
Tabac	} ãã	0 gr. 15 centigr.
Asa fœtida		
Huile camphrée		10 —
Eau		500 —

F. s. a.

MIXTURE ANTIHYSTÉRIQUE (Ph. Lond.).

Asa fœtida	1 gr.
Eau distillée de menthe	12 —
Teinture de valériane ammoniacale	2 —
Teinture de castoreum	3 —
Ether sulfurique	1 —

1 *cuillerée à café toutes les heures.*

MIXTURE ANTISPASMODIQUE (Bouch.).

Ammoniaque liquide		5 gr.
Teinture de castoreum	} ãã	20 —
Teinture d'asa fœtida		

Une demi-cuillerée dans un verre d'eau sucrée : à prendre par cuillerées.

PILULES D'ASA FŒTIDA

Asa fœtida	10 gr.
Savon médicinal	Q. s.

M. et F. 50 *pilules.* 1 *toutes les heures.*

PILULES ANTISPASMODIQUES.

Asa fœtida		
Galbanum	} ãã	2 gr.
Myrrhe		
Thériaque		1 —

M. et F. 40 *pilules.* 2 *à* 4 *par jour.*

PILULES ANTISPASMODIQUES (Ph. Lond.).

Aloès socotrin pulvérisé	1 gr.
Asa fœtida	1 —
Savon médicinal desséché	1 —
Confection de roses	Q. s.

F. s. a. 20 *pilules.* 1 *à* 4 *par jour.*

PILULES ANTISPASMODIQUES (Rayer).

Extrait de valériane		
Asa fœtida	} ãã	1 gr.
Galbanum		
Castoreum		

F. s. a. 18 *pilules.* 3 *par jour.*

PILULES ANTISPASMODIQUES (Debreyne).

Camphre | āā 0 gr. 10 centigr.
Asa fœtida |
Extrait de belladone 0 — 02 —

M. pour 1 pilule. 1 à 6 par jour.

PILULES ANTICARDIALGIQUES (Albers).

Asa fœtida 40 gr.
Oxyde de bismuth | āā 5 —
Huile volatile de valériane |
Conserve de roses Q. s.

P. pilules de 1 décigr. 5 à 10 toutes les 2 heures.

PILULES D'ASA FOETIDA FERRUGINEUSES (Heim).

Asa fœtida 7 gr. 50 centigr.
Fer porphyrisé | āā 2 — 50 —
Castoreum |
Extrait de quassia Q. s.

Pour 150 pilules. Dose : 3 à 4 par jour.

PILULES CONTRE LA CHORÉE.

Asa fœtida 5 gr.
Extrait de valériane 5 —
Oxyde de zinc 1 —
Castoreum 3 —
Extrait de belladone 0 — 40 centigr.

F. s. a. 80 pilules. 1 à 2 matin et soir.

PILULES CONTRE LA DYSMÉNORRHÉE.

Asa fœtida 0 gr. 10 centigr.
Safran pulvérisé 0 — 10 —
Extrait de valériane 0 — 05 gr.
Extrait d'opium 0 — 01 —

M. pour 1 pilule. 3 à 5 par jour.

PILULES SÉDATIVES.

Sulfate de morphine 0 gr. 005 millig.
Asa fœtida 0 — 01 centigr.

M. pour 1 pilule. 1 à 5 par jour.

PILULES DE SCHMUCKER.

Gomme sagapenum 30 gr.
Galbanum 30 —
Savon médicinal 30 —
Rhubarbe 30 —
Emétique 1 —
Suc de réglisse 30 —

F. s. a. pilules de 0,60

POMMADE D'ASA FOETIDA.

Asa fœtida en poudre 4 gr.
Vaseline 40 —

M.

POTION D'ASA FOETIDA (Millar).

Asa fœtida 8 gr.
Acétate d'ammoniaque 30 —
Eau de menthe 90 —
Sirop de safran 30 —

F. s. a. à prendre par cuillerées. (Bouch.)

TEINTURE ÉTHÉRÉE D'ASA FOETIDA (Cod.).

Asa fœtida 1 gr.
Ether alcoolisé. D. 0,758 5 —

1 à 8 gr. en potion.

ASPERGES. — *Asparagus officinalis.* Asparaginées.

Part. empl. — Rhizome et jeunes pousses (turions).

Pr. act. — Asparagine.

Prop. thérap. — Mucilagineux, amer, diurétique, apéritif.

Prép. thér. et posol. — Asparagine, 60 centigr. par jour. — infusé, 20 gr. p. 1000 par jour ; — sirop, 30 à 50 gram.

ATROPINE. — V. *Belladone.*

AUNÉE. — *Inula Helenium.* Composées. — *Syn.* Inule, œil-de-cheval.

Part. empl. — Racine.

Pr. act. — Inuline.

Prop. thér. — Tonique, excitant, diaphorétique.

Prép. pharm. et posol. — *A l'int.* Conserve, 4 à 16 gr. — Décocté 5 p. 1000 (en lotions) ; — extrait, 5 décigr. à 4 gr. ; — poudre, 2 à 10 gr. ; — teinture, 5 à 20 gr. ; — vin, 30 à 125 gr.

PILULES D'AUNÉE ET DE SCILLE.

Extrait d'aunée 10 gr.
Scille en poudre 1 —

F. s. a. 50 pilules. 2 à 4 par jour.

PILULES EXPECTORANTES (Corput).

Gomme ammoniaque | āā 4 gr.
Extrait d'aunée |
Soufre lavé |
Extrait de marrube Q. S.

F. s. a. pilules de 1 décig.

AVOINE. — *Avena sativa*. Graminées.

Part. empl. — Semences. — La semence *mondée* ou *décortiquée* constitue le *gruau* qui est employé en tisane : 20 p. 1000 ; la *farine* d'avoine est adoucissante et analeptique, c'est un excellent aliment pour l'enfant. (Duj. Beaumetz.)

AYA-PANA. — *Eupatorium Aya-pana*. Composées.

Part. empl. — Feuilles et sommités.

Prép. thér. — Sudorifique, stimulant, digestif.

TISANE SUDORIFIQUE (Cameras).

Feuilles d'aya-pana	30 gr.
Semences d'anis	4 —
Eau bouillante	800 —

2 ou 3 tasses par jour.

AZADIRACHTA INDICA. — *Melia azadirachta*. Meliacées. — *Syn*. Ecorce de margosa.

Part. empl. — Ecorce.

Pr. act. — Résine neutre amère.

Prop. thérap. — Tonique, astringent, antipériodique.

Prép. pharm. et posol. — *A l'int.* Décoction. 80 gr. p. 1000 : 15 à 90 gr. toutes les deux heures : — poudre, 4 gr. ;— teinture, 2 à 8 gr. — *A l'ext.* Cataplasmes de feuilles.

AZEDARAC. — *Melia azedarac*. Meliacées.

Part. empl. — L'écorce de racine saveur amère. Anthelmintique.

DÉCOCTION.

Écorce fraiche	120 gr.
Eau	1200 —

Faites bouillir jusqu'à réduction à 600 gr. Dose : une cuillerée à bouche toutes 3 heures pour les enfants

AZOTE (Protoxyde d'). Employé en inhalations comme anesthésique pour les opérations de courte durée. Le gaz doit être *très pur*, on trouve aujourd'hui ce gaz liquéfié et contenu dans des récipients métalliques, ce qui rend son emploi facile.

AZOTIQUE (acide). $AzO^3.H$. — Acide quadrihydraté. *Syn.* Acide nitrique.

Prop. thér. — Caustique, tempérant.

Prép. pharm. et posol. — En potions. X à XXX gouttes ; en limonade, 2 pour 1000, ou plus jusqu'à agréable acidité.

ACIDE AZOTIQUE ALCOOLISÉ (Cod.).
ESPRIT DE NITRE DULCIFIÉ.

Acide azotique officinal	78 gr.
Eau distillée	22 —
Alcool à 90° C.	300 —

ACIDE AZOTIQUE DILUÉ A 1/10e

Acide azotique officinal	10 gr.
Eau distillée	90 —

LIMONADE AZOTIQUE (Cod.).

Acide azotique dilué à 1/10e	20 gr.
Sirop de sucre	125 gr.
Eau	875 —

POMMADE NITRIQUE. — POMMADE OXYGÉNÉE D'ALYON (Cod. 66).

Acide azotique	60 gr.
Axonge	500 —

TISANE DIURÉTIQUE.

Acide nitrique alcoolisé	5 gr.
Sirop de sucre	100 —
Eau	900 —

Par tasses.

B

BADIANE. — *Illicium anisatum*. Magnoliacées. — *Syn*. Anis étoilé, anis de la Chine.

Part. empl. — Fruits (sans les graines.)

Princ. act. — Huile grasse et huile volatile.

Prop. thérap. — Stimulant, stomachique.

Prép. pharm. et pos. — *A l'int*. Poudre, 1 à 1 gr. ; infusion 10 gr. par litre. ; alcoolat, 5 à 20 gr.

BARDANE. — *Lappa communis* (*Arctium lappa*). Composées. — *Syn* . Glouteron, herbe aux teigneux, dogue.

Part. empl. — Racines, semences, feuilles.

Princ. act. — Matière oléagineuse, orangée. — Résine. — Inuline.

Prép. thér. — Sudorifique.

Prép. pharm. et posol. — *A l'int*. Poudre, 5 à 10 gr. ; — extrait, 1 à 5 gr.

LOTION CONTRE DÉMANGEAISONS DARTREUSES.

Racine de bardane	ãã	25 gr.
— de patience		
Feuille de coca		10 —
Eau		Q. s.

Pour un litre de décocté.

TISANE ANTIHERPÉTIQUE.

Racine de bardane	ãã	4 gr.
— de patience		
— de saponaire		
Ecorce d'orme pyram.		
Tige de douce-amère		
Eau		1000 —

Sirop de fumeterre	100 gr.

F. s. a. par verres dans les 24 heures.

TISANE SUDORIFIQUE.

Bardane	ãã	20 gr.
Patience		

Faites infuser dans

Eau	1000 —

Ajoutez :

Sirop de sucre	100 —
Acétate d'ammoniaque	20 —

A prendre dans la journée.

Traitement de la Charité (coliques de plomb).

BARYUM (chlorure de) BaCl. — Soluble dans trois parties d'eau, un peu dans l'alcool.

Prop. thérap. — Antiscrofuleux. (Toxique.)

Posologie. — 1 à 3 décigr.

Incompat. — Sulfates solubles.

Antidotes. — Vomitifs, sulfates solubles.

COLLYRE BARYTIQUE.

Chlorure de baryum	1 gr.
Eau distillée de laurier-cerise	50 —
Mucilage de semences de coings	50 —
Teinture d'opium	2 —

F. dissoudre ; en instillations toutes les heures.

MIXTURE ANTISCROFULEUSE (Hufeland).

Chlorure de baryum	ãã	2 gr.
Sulfate ferreux		
Hydrolat de cannelle	ãã	50 gr.
Sirop d'écorces d'oranges		

8 à 16 gr. par cuillerées en potion. Agitez.

MIXTURE BARYTIQUE (Lauth).

Chlorure de baryum	30 gr.
Elixir de Whytt	300 —
Eau distillée	1000 —

F. dissoudre. 1 à 5 gr. en potion.

PILULES ANTISCROFULEUSES.

Chlorure de baryum 0 gr. 5 décigr.
Extrait de gentiane 0 — 5 —
Poudre de quinquina Q. s.

F. 10 pilules. 4 par jour.

PILULES FONDANTES (Righini).

Masse de Vallet 6 gr.
Chlorure de baryum 1 —
Résine de jalap 3 —

F. s. a. 36 pilules.

POTION AU CHLORURE DE BARYUM

Chlorure de baryum 0 gr. 1 décigr
Eau distillée 170 —
Eau de cannelle 20 —
Sirop diacode 50 —

M. 3 à 4 cuillerées par jour.

SOLUTION CHLORURE DE BARYUM (Lisfranc).

Chlorure de baryum 0 gr. 30 centigr.
Eau distillée 120 —

F. dissoudre. 1 cuillerée à bouche toutes les heures.

— IODURE DE BARYUM.

POMMADE D'IODURE DE BARYUM.

Axonge benzoïnée 100 gr.
Iodure de baryum 1 —

BAUME DU PÉROU. — V. à *Tolu.*

BELLADONE. — *Atropa belladona.* Solanées. — *Syn.* Morelle-furieuse, Belle-dame.

Part. empl. — Feuilles, racines, semences.

Princ. act. — Atropine.

Prop. thérap. — Narcotique.

Antidotes. — V. à la Cinquième partie.

Prép. pharm. et pos. — *A l'int.* Alcoolature, V à XXX gouttes; — emplâtre belladoné; — extrait aqueux, 0,02 à 0,15; — extrait alcoolique de semences, 0,01, 0,10; — extrait avec le suc, 0,02 à 0,15; — huile, Q. V. en frictions; — pommade belladonée Q. V.; — poudre de feuilles, 0,05 à 0,20; — Poudre de racines, 0.02 à 0,10; — Sirop, 10 à 20 gr.; — Teinture alcoolique, V à XXX gouttes; — Teinture éthérée, V à XXX gouttes.

CÉRAT BELLADONÉ.

Extrait de belladone 5 à 10 gr.
Cérat de Galien 40 —

M.

COLLYRE BELLADONÉ (Velpeau).

Extrait de belladone 0 gr. 50 centigr.
Acétate de plomb 0 — 20 —
Eau distillée de laitue 100 —

EMPLATRE FONDANT (Boinet).

Extrait de belladone } ãã 4 gr.
Extrait de ciguë }
Iode pulvérisé 1 —
Emplâtre de Vigo 16 —

EPITHÈME ANTICANCÉREUX (Richter).

Extrait de ciguë 15 gr.
Extrait de jusquiame 7 —
Poudre de belladone 2 —
Acétate d'ammoniaque Q. s.

M.

GARGARISME (Jos. Gruber).

Teinture de belladone 1 gr.
Sel ammoniac 5 —
Eau distillée 400 —
Sirop d'écorces d'oranges 20 —

M. toutes les 2 heures dans les affections de la partie moyenne de l'oreille.

GLYCÉRÉ ANTINÉVRALGIQUE (Ricord).

Extrait de belladone } ãã 4 gr.
— de jusquiame }
Glycérine 30 —

M. 3 frictions par jour sur le testicule atteint de névralgie.

GLYCÉROLÉ D'EXTRAIT DE BELLADONE.

Extrait de belladone 1 gr.
Glycéré d'amidon 10 —

M. s. a.

GOUTTES CALMANTES (Bamberger).

Teinture de belladone X gouttes
Eau de laurier cerise 5 gr.

M. V gouttes, 3 fois par jour contre la cardialgie et le pyrosis.

GOUTTES CONTRE LA COQUELUCHE (J. Simon).

Teinture de belladone
Alcoolature de racine d'aconit } āā 5 gr.

M. V à X gouttes matin et soir.

JULEP CALMANT EXPECTORANT.

Oxyde blanc d'antimoine 1 gr. à 2 gr.
Extrait de belladone 0 — 05 centigr.
Sirop d'opium 30 —
Julep gommeux 150 —

F. s. a. par cuillerées toutes les heures.

LAVEMENT BELLADONÉ (Ricord).

Extrait alcoolique de belladone 0 gr. 10 centigr.
Infusion de camomille 125 —

M.

LOTIONS CALMANTES (V. Ammon).

Feuilles de belladone 2 à 4 gr.

F. infuser dans :

Eau 200 —

Passez et ajoutez :

Eau distillée de laurier cerise 2 à 6 —

En lotions ou fomentations.

MIXTURE ANTINÉVRALGIQUE (Liégard).

Extrait de belladone 0 gr. 60 centigr.
— de jusquiame
— de stramonium } āā 1 gr.
Hydrolat de laitue 2 —
— de laurier-cerise 12 —

M. VI à XV gouttes. 3 fois par jour.

ONGUENT MERCURIEL BELLADONÉ.

Extrait de belladone 4 gr.
Onguent napolitain 30 —

F. s. a.

En remplaçant l'onguent Napolitain par de l'axonge, on a l'onguent belladoné simple.

PILULES ANTIASTHMATIQUES (Bouchardat).

Extrait de belladone 1 gr.
Myrrhe
Ipéca } āā 2 —

Pour 36 pilules. 3 par jour.

PILULES ANTIÉPILEPTIQUES (Hart.).

Lactate de zinc 0 gr. 20 centigr.
Extrait de belladone 0 — 05 —

F. s. a. 1 pilule avant chaque repas.

PILULES ANTIÉPILEPTIQUES (Ball).

Extrait de belladone 0 gr. 40 centigr.
Oxyde de zinc 1 — }

Pour 4 pilules. 1 par jour.

PILULES ANTINÉVRALGIQUES (Sandras).

Extrait de belladone 0 gr. 015 milligr.
Chlorhydrate de morphine 0 — 005 —

M. pour 1 pilule : 4 à 6 : 1 toutes les heures.

PILULES CALMANTES (Ricord).

Extrait de belladone 0 gr. 30 centigr.
— de valériane 4 —

F. s. a. 30 pilules.

PILULES CONTRE CONSTIPATION (Coutaret).

Extrait de belladone 0 gr. 50 centigr.
Extrait de rhubarbe 0 — 50 —
Poudre de guimauve Q. s.

F. 20 pilules. 1 le soir en se couchant.

PILULES CONTRE LA COQUELUCHE (Bouchut).

Belladone pulvérisée 1 gr.
Oxyde de zinc 1 —
Extrait de serpolet 2 —

F. s. a. 40 pilules. 1 à 6 par jour.

PILULES CONTRE LA DYSMÉNORRHÉE (Green).

Extrait de belladone 0 gr. 50 centigr.
Camphre 4 —
Sulfate de quinine 2 —

F. 30 Pilules. 1 toutes les 2 heures.

PILULES CONTRE L'ÉPILEPSIE (Leuret).

Extrait de belladone 1 gr.
Extrait de stramonium 1 —
Camphre 0 — 3 décigr.
Opium 0 — 5 —

F. s. a. 100 pilules. 5 à 15 pilules par jour.

PILULES CONTRE L'ÉPILEPSIE (Trousseau).

Extrait de belladone 0 gr. 01 centigr.
Poudre de belladone 0 — 01 —

Pour 1 pilule. 1 à 4 à prendre le soir.

PILULES CONTRE L'INCONTINENCE D'URINE.

Extrait de belladone 0 gr. 60 centigr.
Poudre de noix vomique 1 — 20 —
— fer réduit 1 — 20 —
Extrait de quinquina Q. s.

Pour 60 pilules : 1 à 4 par jour.

PILULES CONTRE L'INCONTINENCE D'URINE (Fauvel).

Extrait de belladone 0 gr. 05 centigr.
Camphre 1 —
Castoreum 1 —

F. s. a. 10 pilules. 1 tous les soirs.

PILULES CONTRE L'HYSTÉRIE (Debreyne).

Camphre 12 gr.
Asa fœtida 12 —
Extrait de belladone 3 —
— aqueux thébaïque 1 —
Sirop de gomme Q. s.

F. s. a. 120 pilules. 1 à 6 pilules par jour.

PILULES CONTRE L'INCONTINENCE D'URINE NOCTURNE (Blache).

Extrait de belladone 0 gr. 01 centigr.
Poudre de racine id. 0 — 01 à 2 —

F. 1 pilule; à donner le soir.

PILULES CONTRE LA MIGRAINE (Fort).

Belladone pulvérisée 0 gr. 30 centigr.
Sulfate de quinine 2 —
Extrait de digitale 0 — 10 —
Extrait de valériane 2 —
Poudre de valériane Q. s.

M. pour 20 pilules. 4 avant l'accès.

PILULES CONTRE LA SPERMATORRHÉE (Gallois).

Extrait de belladone 0 gr. 10 centigr.
Lupulin }
Camphre } ãã 0 — 60 —

Pour 10 pilules. 2 à 5 par jour.

POMMADE ANTIHÉMORRHOÏDALE (Debreyne).

Extrait de belladone 4 gr.
— d'opium 0 — 60 centigr.
Onguent populeum 30 —

M. s. a.

POMMADE ANTIRHUMATISMALE (G. de Mussy).

Extrait de belladone 4 gr.
— de jusquiame 6 —
— d'opium 2 —
Axonge 60 —

M.

POMMADE BELLADONÉE DE CUNIER.

Extrait de belladone 1 gr.
Huile de foie de morue 2 —

M. contre la photophobie.

POMMADE CALMANTE.

Extrait de belladone 2 à 4 gr.
— d'opium 1 —
Onguent populeum 30 —

F. s. a.

POMMADE CONTRE FISSURE A L'ANUS (Gallois).

Extrait de belladone }
Acétate neutre de plomb } ãã 5 gr.
Axonge 30 —

M. s. a.

POMMADE FONDANTE (Ricord).

Extrait de belladone }
Camphre } ãã 4 gr.
Laudanum de Rousseau }
Onguent mercuriel double 30 —

M.

POMMADE MERCURIELLE BELLADONÉE (Velpeau).

Extrait de belladone 4 gr.
Onguent napolitain 80 —

M. contre engorgements lymphatiques.

POTION ANTIASTHMATIQUE (Debreyne).

Extrait de belladone }
Kermès minéral } ãã 0 gr. 10 cent.
Sirop de capillaire }
Oxymel scillitique } ãã 25 —
Infusion de tilleul 100 —

M. par cuillerées à bouche toutes les 1/2 heures.

POTION BELLADONÉE EXPECTORANTE.

Extrait de belladone
0 gr. 05 centigr. à 0 gr. 10 centigr.
Kermès minéral
0 gr. 05 centigr. à 0 — 20 —
Sirop de Desessartz 50 —
Infusé de polygala
à 3 p. 100 150 —

F. s. a. par cuillerées.

POTION DE BELLADONE ET D'ACONIT

Teinture de belladone X à XXX gouttes
Sirop d'aconit 30 gr.
Infusé de fleurs pectorales 150 —

F. s. a.

POTION CONTRE LA COQUELUCHE.

Teinture de drosera 2 gr.
— de belladone 1 —
Sirop diacode 20 —
Eau de tilleul 130 —

F. s. a. par cuillerées.

POTION CONTRE LA COQUELUCHE (Bouchut).

Extrait de belladone 0 gr. 05 centigr.
— de ciguë 0 — 02 —
Tannin pur 0 — 30 —
Infusion de séné 60 —
Eau distillée de fenouil 80 —
Sirop de guimauve 25 —

M. par 1/2 cuillerée à bouche toutes les 2 heures.

POTION CONTRE LA COQUELUCHE (Jeannel).

Sirop de belladone 30 gr.
Eau de laurier-cerise 15 —
Eau distillée de tilleul 100 —

M. 1 cuillerée à bouche toutes les 2 heures.

AUTRE (Levrat).

Hydrolat de laitue 125 gr.
— d'oranger 8 —
Sirop de pivoine 50 —
— de belladone 8 —
Ammoniaque liquide VI gouttes

Par cuillerée toutes les heures.

POUDRE ANTIASTHMATIQUE (Debreyne).

Poudre de racine de belladone 1 gr.
Poudre de scille 3 —
Kermès minéral 1 —
Fleur de soufre } ãã 12 —
Poudre d'aunée }

Pour 20 paquets. 3 par jour.

POUDRE CONTRE LA CHORÉE (Réveil).

Poudre de racine de belladone 0 gr. 12 centig.
— de castoreum 0 — 24 —
Armoise pulvérisée 3 —
Racine de valériane pulvérisée 3 —
Sucre pulvérisé 6 —

M. pour 20 prises. 4 par jour.

POUDRE CONTRE LA COQUELUCHE (Sandras).

Poudre de racine de belladone 0 gr. 05 centigr.
Sucre 0 — 25 —

M. pour 1 prise. 2 à 6 prises par jour, suivant l'âge.

POUDRE CONTRE LA COQUELUCHE (Brochin).

Fleurs de narcisse des prés 2 gr.
Racine de belladone pulvérisée 1 —
Oxyde de zinc sublimé 2 —

M. et divisez en 36 paquets. 1 toutes les 4 heures.

POUDRE CALMANTE.

Extrait d'opium } ãã 20 centigr.
— de belladone }
Sucre vanillé 5 gr.

M. s. a. et F. 10 prises. 1 ou 2 par jour.

POUDRE CONTRE LA COQUELUCHE (Hecker).

Poudre de racine de belladone 0 gr. 08 centigr.
Musc pulvérisé 0 — 30 —
Camphre pulvérisé 0 — 30 —
Sucre blanc pulvérisé 2 —

M. et divisez en 8 paquets. 1 à 3 par jour.

POUDRE CONTRE LA COQUELUCHE (Kopp).

Poudre de racine de belladone 0 gr. 15 centigr.
Poudre d'ipécacuanha 0 — 20 —
Soufre lavé et sublimé 2 —
Sucre de lait pulvérisé 2 —

M. et divisez en 12 paquets. 1 à 3 par jour.

POUDRE CONTRE LA TOUX (G. de Mussy).

Poudre de gomme arabique 9 gr.
Poudre de racine de belladone 1 —

M. pour 20 prises. 2 à 4 par jour.

POUDRE CONTRE LE SPASME DE LA VESSIE (Beyran).

Poudre de racine de belladone 1 gr.
Poudre de cubèbe 20 —
Camphre pulvérisé 1 —

Pour 30 prises. 1 à 2 matin et soir.

POUDRE DIGESTIVE (Bamberger).

1. Extrait de belladone 0 gr. 05 centigr.
Bicarbonate de soude 5 —
Sucre blanc 5 —

Pour 6 doses. 1 matin et soir.

2. Extrait de belladone 0 gr. 10 centigr.
Sous-nitrate de bismuth 0 — 50 —
Sucre blanc 0 — 50 —

Pour 6 doses. 1 matin et soir.

POUDRE DE KAHLEISS (Foy).

Poudre de racine de belladone 0 gr. 2 décigr.
Poudre de Dower 0 — 5 —
Sucre 15 —
Soufre lavé 3 —

M. et divisez en 20 paquets. 1 paquet toutes les 3 heures pour un enfant de deux ans; contre la coqueluche.

SIROP CALMANT (Dubail, Bouch.).

Extrait d'opium 0 gr. 15 centigr.
Extrait de belladone 0 — 10 —
Sirop de capillaire du Canada 90 —

F. s. a. 3 cuillerées à café par jour.

SIROP CONTRE LA COQUELUCHE (Archambault).

Extrait de belladone 0 gr. 20 centigr.
Sirop d'opium } ãã 30 gr.
Sirop de fleurs d'oranger }

F. dissoudre. 1 cuillerée à café matin et soir.

SIROP CONTRE LA COQUELUCHE (Roger).

Musc pulvérisé 0 gr. 10 centigr.
Sirop de belladone 20 —

M. une cuillerée à café matin et soir.

SIROP CONTRE LA COQUELUCHE (Trousseau).

Sirop d'éther
— d'opium
— de belladone
— de fleurs d'oranger
} āā 20 gr.

M. 10 à 20 gr. par jour, par cuillerées à café.

SIROP CONTRE LA GRIPPE (Dezaulière).

Sirop de coquelicot 25 gr.
Teinture de belladone 5 —

F. s. a. 3 à 6 cuillerées à café par jour (Bouch.).

SOLUTION GLYCÉRINÉE.

Extrait de belladone 1 gr.
Glycérine 10 —

Usage externe.

SOLUTION DE GODILLE.

Extrait de belladone 0 gr. 15 centigr.
Eau distillée 30 —

2 ou 3 gouttes matin et soir, puis davantage. Prophylactique c. scarlatine.

SUPPOSITOIRES D'EXTRAIT DE BELLADONE.

Extrait de belladone 0 gr. 50 centigr.
Beurre de cacao 50 —

Pour 10 suppositoires.

SUPPOSITOIRES CALMANTS (Duj.-Beaumetz).

Extrait d'opium 0 gr. 02 centigr.
— de belladone 0 — 01 —
Beurre de cacao 5 —

M. pour 1 suppositoire.

TOPIQUE BELLADONÉ (Sordel).

Extrait de belladone 50 gr.
Ether sulfurique 100 —

M. s. a. pour faciliter la réduction des hernies étranglées.

TOPIQUE RÉSOLUTIF ET SÉDATIF (Diday).

Extrait de belladone 6 gr.
Teinture d'iode 6 —

M. épididymites.

TOPIQUE OU TAMPON STUPÉFIANT (Trousseau).

Extrait de belladone 0 gr. 10 centigr.
Extrait d'opium 0 — 05 —

M. contre douleurs de l'utérus.

ATROPINE ($C^{17}H^{23}AzO^3$). — Soluble eau 1/500, alcool 8, éther, 60, glycérine 43.

Prop. thérap. — Antispasmodique, antinévralgique, antirhumatismal, calmant, dilate la pupille.

Prép. pharm. — *A l'int.* 1/2 à 2 mm. en potions, sirops, pilules, granules à un milligr. — *A l'ext.* 1 gr pour 100, en collyre.

Incompat. — Tannin, iode, chlore, brome, et autres incompat. des alcaloïdes.

HUILE D'ATROPINE.

Atropine 0 gr. 10 centigr.
Huile d'amandes douces 100 gr.

Usage externe.

POMMADE D'ATROPINE.

Atropine 0 gr. 05 à 0 gr. 10 centigr.
Vaseline 30 —

M.

POMMADE CONTRE NÉVRALGIES FACIALES.

Atropine 0 gr. 10 centigr.
Vératrine 0 — 05 —
Baume nerval 15 —

M. 3 onctions par jour.

SIROP D'ATROPINE.

Atropine 0 gr. 05 centigr.
Eau 10 —
Acide chlorhydrique 1 goutte

Ajoutez :

Sirop simple 1000 gr.

M. 1 cuillerée à bouche contient 1 milligr. 20 à 30 gr. en potion.

TEINTURE D'ATROPINE (Bouchardat).

Atropine 1 gr.
Alcool à 90° 200 —

XII *gouttes contiennent 1 milligr.*

F. dissoudre. 1 à X gouttes et plus, suivant l'indication.

ATROPINE (sulfate d'). — $(C^{17}H^{23}AzO^3)^2\ SO^4.H^2$. — Très soluble eau, soluble alcool, peu soluble éther.

COLLYRE AU SULFATE D'ATROPINE (Abadie).

Sulfate neutre d'atropine 0 gr. 05 centig.
Eau distillée bouillie 30 —

COLLYRE AU SULFATE D'ATROPINE (Desmarres).

Sulfate d'atropine 0 gr. 02 centigr.
Eau distillée 10 —

COLLYRE (Galezowski).

Sulfate d'atropine 0 gr. 02 centigr.
Sulfate de zinc 0 — 05 —
Eau distillée 10 —

GLYCÉROLÉ (Muller).

Sulfate d'atropine 0 gr. 10 centigr.
Glycérolé d'amidon 15 —

INJECTION CONTRE LE MAL DE MER (Skinner).

Sulfate d'atropine 0 gr. 04 centigr.
— de strychnine 0 — 04 —
Eau distillée 40 gr.

1 cent. cube contient 1 milligr. de chaque alcaloïde. Une injection de 1 cent. cube, puis une autre au bout de 2 heures si cela est nécessaire.

PILULES CONTRE LA TOUX (Vindevogel).

Sulfate d'atropine 0 gr. 01 cent.
Chlorhydrate de morphine 0 — 10 —
Extrait de gentiane et poudre Q. s.

M. pour 10 pilules. 1 à 2 le soir.

SOLUTION HYPODERMIQUE (Duj.-Beaumetz).

Sulfate d'atropine 0 gr. 01 cent.
Chlorhydrate de morphine 0 — 10 —
Eau de laurier-cerise 20 —

M. 1 cent. cube contient 1/2 milligr. de sulfate d'atropine et 5 milligr. de sel de morphine. 1 à 2 cent. cubes.

— **ATROPINE** (valérianate d') $C^{17}H^{23}AzO^3,C^5H^{10}O^2 + H^2O$. — Très soluble eau, soluble alcool, peu soluble éther. Dose 1/2 à 1 milligr. par 24 heures, on l'administre en granules dosés à 1/4 ou 1/2 milligr.

POTION.

Valérianate d'atropine 1/2 milligr. à 1 milligr.
Sirop de sucre 20 gr.
Eau distillée de tilleul 200 —

M. par cuillerée à bouche dans les 24 heures.

BENJOIN *du Styrax benzoïn.* — Santalacées. Soluble dans alcool et éther.

Princ. act. — Huile volatile. — Acide benzoïque.

Prop. thérap. — Excitant balsamique.

Prép. pharm. et posol. — *A l'int.* Poudre, 5 décigr. à 2 gr.; — teinture, 2 à 10 gr.

EAU HÉMOSTATIQUE (Pagliari).

Benjoin 250 gr.
Alun 500 —
Eau 5 kil.

F. bouillir pendant 6 heures, filtrez.

FUMIGATION AROMATIQUE.

Benjoin Q. v.

Projeter sur des charbons ardents.

LAIT VIRGINAL.

Teinture de benjoin 10 gr.
Eau de roses ou de mélilot ou lait d'amandes 400 —

M. et agitez.

LOTION CONTRE ACNÉ (Phillippson).

Teinture de benjoin } āā 6 gr.
Alcool camphré }
Acide acétique concentré }
Alcool rectifié 100 —

M. en lotions.

POUDRE ANTICATARRHALE (Meyer).

Résine de benjoin pulvérisée 5 gr.
Soufre sublimé et lavé 5 —
Oléo-saccharure de fenouil 5 —
Guimauve pulvérisée 20 —

M. et divisez en 20 paquets.

POMMADE CONTRE ENGELURES ULCÉRÉES (Orosi).

Teinture de benjoin 4 gr.
Glycérine 8 —
Huile de lin 15 —
Cire jaune 8 —
Essence de lavande 1 — 50 cent.

M.

POMMADE CONTRE LES CREVASSES DU MAMELON.

Beurre de cacao 30 gr.
Vaseline 10 —
Teinture de benjoin 10 —
Oxyde de zinc 5 —
Essence de roses II gouttes

F. s. a.

BENZANILIDE. ($C^{13}H^{11}AzO$). Produit obtenu par l'action de l'*anhydride benzoïque* ou du *Chlorure* de *Benzoïle* sur l'*aniline* : paillettes brillantes, insolubles dans l'eau; solubles dans l'alcool. *Prop. thér.* : identiques avec celles de l'*acétanilide*, mais la benzanilide serait plus facile à manier. *Dose* 0 10 à 0,50 centigr.

Prép. pharm. : Les mêmes que l'acétanilide.

BENZOIQUE (acide) ($C^7H^6O^2$). — Une partie se dissout dans 400 d'eau et 2,5 d'alcool, éther 3, glycérine 10. *Syn.* Fleurs de benjoin, hydrate d'oxyde de benzoïle.

Prop. thérap. — Stimulant, diurétique, diaphorétique.

Prép. pharm. et posol. — *A l'int.* 0 gr. 20 centigr. à 2 gr.

MIXTURE BENZOÏQUE (Bouchardat).

Acide benzoïque	1 à 5	gr.
Phosphate de soude	10	—
Eau distillée	100	—
Sirop simple	30	—

M. à prendre par cuillerées dans les 24 heures.

POTION BENZOÏQUE.

Acide benzoïque	5	gr.
Potion gommeuse	125	—

Agitez : par cuillerées à bouche dans les 24 heures.

POTION CONTRE LA CYSTITE CHRONIQUE (Gosselin).

Acide benzoïque	1 à 3	gr.
Glycérine neutre	4 à 6	—
Julep gommeux	150	—

F. s. a. à prendre par cuillerées dans les 24 heures. Agitez.

POUDRE BENZOÏQUE ASTRINGENTE.

Acide benzoïque	ãã	8	gr.
Tannin			
Sucre		10	—

Divisez en 20 paquets. 1 toutes les 2 heures à la période de déclin de la coqueluche.

— **BENZOATE D'AMMONIAQUE** ($C^7H^5O^2,AzH^4$). — Ce sel est le sel neutre, il est très soluble dans l'eau ; à l'air et en solution aqueuse il perd une partie de son ammoniaque et se convertit en benzoate acide.

Mêmes propriétés et mode d'emploi que le benzoate de soude.

— **BENZOATE DE CALCIUM** ($(C^7H^5O^2)^2Ca + 4H^2O$. — *Syn.* Benzoate de chaux. 1 partie se dissout dans 20 parties d'eau froide, et dans une faible proportion d'eau bouillante.

Prop. thérap. — Employé contre la goutte, la gravelle, la diathèse urique.

Prép. pharm. et posol. — *A l'int.* 2 décigr. à 2 gr.

Incompat. — Acides et sulfates solubles.

SIROP DE BENZOATE DE CHAUX.

Benzoate de chaux	10	gr.
Sirop de tolu ou de térébenthine	390	—

0 gr. 50 centigr. de sel par cuillerée à bouche de 20 gr.

— **BENZOATE DE SOUDE** ($C^7H^5O^2,Na$). — Très soluble dans l'eau, 2 fois 1/2 son poids ; peu soluble dans l'alcool.

Prop. thérap. — Très efficace contre la diathèse urique, la goutte; également préconisé contre la coqueluche, le muguet, la diphtérie. Aberkorn l'emploie contre l'érysipèle, à la dose de 15 à 20 gr. dans les 24 heures.

Prép. pharm. et posol. — En cachets, solution, sirop, pilules. Dose de 0 gr. 50 centigr. à 2 gr.

COLLUTOIRE CONTRE LE MUGUET.

Benzoate de soude	10 gr.
Miel blanc	10 —
Teinture de myrrhe	2 —

M.

POTION CONTRE LA COQUELUCHE.

Benzoate de soude	5 gr.
Eau de fleurs d'oranger	10 —
Eau distillée de tilleul	70 —
Sirop de Desessartz	30 —

Par cuillerées à café toutes les heures.

POTION BENZOIQUE (angine granuleuse.)

Benzoate de soude	10 gr.
Teinture de coca	5 —
Sirop de Tolu	40 —
Eau de laitue	100 —

1 gr. par cuillerée : une toutes les 2 heures.

POTION CONTRE LA TRACHÉO-BRONCHITE (Ruault).

Benzoate de soude	6 à 10 gr.
Alcoolature de racines d'aconit	XX gouttes
Eau de laurier-cerise	3 gr.
Sirop de tolu ⎫ āā	30 —
— de codéine ⎭	
Eau	60 —

A prendre en 3 ou 4 fois, dans le 24 heures.

SIROP CONTRE LARYNGITE CATARRHALE AIGUE (Ruault).

Benzoate de soude	15 gr.
Sirop de térébenthine	50 —
— tolu	125 —
— bourgeons de sapin	125 —

1 gr. par cuillerée à bouche : 1 cuillerée toutes les 2 heures dans une infusion de bourgeon de sapin.

SOLUTION.

Benzoate de soude	10 gr.
Eau de fleurs d'oranger	20 —
Eau distillée	270 —

0 gr. 50 centigr. par cuillerée à bouche. On peut ajouter 10 gr. de bicarbonate de soude.

Pour les autres *Benzoates*, voir aux *Bases*.

BENZINE (C^6H^6). — Benzène, hydrure de phényle, peu soluble eau, soluble alcool et éther.

Prop. thérap. — Parasiticide.

Prép. pharm. et posol. — *A l'ext.* En lotions.

BENZO-NAPHTOL β. — *Syn.* Benzoate de naphtol β (Yvon et Berlioz). Combinaison d'acide Benzoïque et de Naphtol β. Poudre blanche cristalline, sans odeur ni *saveur;* presque insoluble dans l'eau 1/10000 : plus soluble dans l'alcool 4 gr. environ pour 1000, et surtout dans le chloroforme, 203 gr. pour 1000. Excellent antiseptique *intestinal;* est employé dans tous les cas où le naphtol est utile et n'en présente pas les inconvénients. Son administration est surtout indiquée lorsque les reins sont touchés. — Le Benzo-Naphtol est en effet décomposé dans l'économie : la partie absorbée est éliminée à l'état d'acides benzoïque et hippurique qui assurent l'antisepsie des voies urinaires en même temps que le Naphtol désinfecte le tube intestinal.

Posol. 2 à 4 gr. par jour et jusqu'à 6 chez l'adulte (en cachets ou en suspension dans un véhicule aqueux) ; par doses fractionnées de 0 gr. 25 à 0 gr. 50 ou par doses massives de 1 à 2 gr. — Le Benzo-Naphtol étant *insipide* est précieux pour la médecine des enfants.

Dose : 1 à 2 gr. par 24 heures pour les enfants.

MÉLANGE POUR ANTISEPSIE INTESTINALE (Ewald).

Benzonaphtol ⎫	
Salicylate de bismuth ⎬ āā	10 gr.
Resorcine ⎭	
Poudre de badiane	2 —

Une cuillerée à café toutes les deux heures.

CACHETS (Ewald)

Salicylate de bismuth ⎫	
Resorcine ⎬ āā	0 g. 50 cent.
Benzonaphtol ⎭	

pour un cachet.

Un toutes les deux heures.

BERBERIS. — V. *Epine-Vinette.*

BETOL. ($C^{17}H^{12}O^{3}$) — *Syn.* Salicylate de Naphtol β. — Naphtalol Salinaphtol. Combinaison d'acide salicylique et de Naphtol β ; — Poudre cristalline blanche, sans odeur ni saveur, insoluble dans l'eau; peu soluble alcool. 1 p. 200. Très soluble dans le chloroforme, n'est ni dissous ni dédoublé par le suc gastrique; mais l'est rapidement par le suc pancréatique et les liquides intestinaux — ne fatigue pas l'estomac: Préconisé contre le catarrhe de la vessie, le rhumatisme articulaire et comme antiseptique intestinal au même titre que le Naphtol.

Dose : 1 à 3 gr. par jour par dose de 0 gr. 50 à 1 gr. en cachets, paquets ou en suspension dans un véhicule approprié.

BEURRE D'ANTIMOINE. V. *Antimoine* (Chlorure d').

BIÈRES MÉDICINALES. Voir aux *Médicaments.*

BISMUTH (sous-azotate de) ($BiAzO^4H^2O$). — *Syn.* Sous-nitrate de bismuth, blanc de fard, magistère de bismuth. Insoluble eau, soluble acide azotique.

Prop. thérap. — Antidiarrhéique, affections de l'estomac, antiseptique.

Prép. pharm. et posol. — *A l'int.* 0,50 à 4 gr. 8 gr. et 10 gr. 10 à 30 p. 200 en *injections.*

Incompat. — Sulfures solubles, kermès, soufre.

BOLS AU BISMUTH (Duj.-Beaumetz).

Sous-nitrate de bismuth } āā 5 gr.
Electuaire diascordium }

Pour 20 bols à prendre dans la journée.

GLYCÉROLÉ AU SOUS-NITRATE DE BISMUTH.

Sous-nitrate de bismuth 10 gr.
Glycérine pure 100 —

GLYCÉROLÉ AU SOUS-NITRATE DE BISMUTH (Guyon).

Sous-nitrate de bismuth } āā 5 gr.
Oxyde de zinc }
Glycéré d'amidon 60 —
M.

INJECTION AU SOUS-NITRATE DE BISMUTH.

Sous-nitrate de bismuth 10 gr.
Eau de roses 200 —
Agitez.

LAVEMENT AU SOUS-NITRATE DE BISMUTH (Monneret).

Sous-nitrate de bismuth 20 gr.
Eau gommeuse a 1/20 60 —

LAVEMENT C. COLITE MUCO-MEMBRANEUSE (L. Ravilliod.)

Sous-nitrate de bismuth } āā 10 gr.
Salicylate de — }

Mucilage de pepins de coings 500 gr.
F. s. a.

MIXTURE AU SOUS-NITRATE DE BISMUTH (Trousseau).

Sous-nitrate de bismuth } āā 2 gr.
Bicarbonate de soude }
Laudanum de Sydenham V gouttes
Mucilage de gomme 100 gr.
M. à prendre en 2 fois, 1/4 d'heure avant chaque repas.

PAQUETS ANTIDIARRHÉIQUES (Delioux).

Sous-nitrate de bismuth 1 gr.
Extrait d'opium 0 — 01 centigr.
M. pour 1 paquet. 1 paquet toutes les heures.

PASTILLES BISMUTHO-MAGNÉSIENNES (Paterson).

Sous-nitrate de bismuth 50 gr.
Magnésie hydratée 50 —
Sucre en poudre fine 450 —
Mucilage Q. s.
Aromatisez ad libitum.
F. s. a. 500 tablettes.

PILULES CONTRE LA GASTRALGIE (Jadioux).

Sous-nitrate de bismuth 2 gr.

Extrait de valériane 2 gr.

F. s. a. 18 pilules. 1 ou 2 par jour.

PILULES DE SOUS-NITRATE DE BISMUTH OPIACÉES (H. P.).

Extrait d'opium 0 gr. 01 centigr.
Sous-nitrate de bismuth 0 — 50 —
Diascordium 0 — 15 —
Mucilage épais de gomme arabique Q. s.

M. pour 1 pilule. 1 ou 2 toutes les 2 heures.

POTION ANTIDIARRHÉIQUE (Duj.-Beaumetz).

Sous-nitrate de bismuth 10 gr.
Laudanum de Sydenham X gouttes
Hydrolat de menthe 10 gr.
Infus. de bistorte 70 —
Sirop de ratanhia 30 —

F. s. a. Une potion à donner en 3 fois.

POTION CONTRE ULCÈRE DE L'ESTOMAC (Stepp.)

Sous-nitrate de bismuth 3 gr.
Chloroforme 1 —
Eau 150 —

M. par cuill. à bouche toutes les 1 ou 2 heures.

PRISES CONTRE LA GASTRORRHÉE DES TUBERCULEUX (Peter).

Sous-nitrate de bismuth 10 gr.
Opium brut pulvérisé 0 — 10 centigr.

M. et divisez en 5 paquets. 1 paquet avant chaque repas.

POUDRE ABSORBANTE ANTIACIDE.

Sous-nitrate de bismuth 25 à 50 centigr.
Magnésie calcinée 10 —
Opium brut pulvérisé 3 —

M. pour 1 prise. 1 avant chaque repas.

POUDRE ANTIDIARRHÉIQUE (Trousseau).

Sous-carbonate de fer 0 gr. 10 centigr.
Yeux d'écrevisse 2 —
Sous-nitrate de bismuth 3 —
Sucre blanc 3 —
Œnolé de Sydenham I goutte

M. pour un paquet. 1 toutes les 3 heures.

POUDRE ANTIDIARRHÉIQUE.

Craie préparée 10 gr.
Sous-nitrate de bismuth 10 —
Opium brut pulvérisé 0 — 20 centigr.

M. pour 10 paquets. 1 paquet 1 heure avant chaque repas.

POUDRE ANTIDIARRHÉIQUE (Rayer).

Sous nitrate de bismuth 4 gr.
Quinquina jaune pulvérisé 2 —
Charbon végétal pulvérisé 4 —

M. pour 20 paquets. 2 à 3 par jour.

POUDRE ANTIDYSPEPTIQUE.

Sous-nitrate de bismuth 1 gr. 50 centigr.
Quinquina jaune pulvérisé 1 — 50 —
Colombo pulvérisé 1 —
Opium brut pulv. 0 — 40 —

M. pour 10 paquets. 1 paquet une heure après chaque repas.

POUDRE ANTIGASTRALGIQUE.

Sous-nitrate de bismuth 5 gr.
Rhubarbe pulvérisée 0 — 50 centigr.
Valériane 0 — 50 —
Colombo 0 — 50 —

M. pour 5 paquets. 1 paquet au repas.

POUDRE BISMUTHO-MAGNÉSIENNE (Paterson).

Sous-nitrate de bismuth } āā 0 gr. 50 centigr.
Magnésie }
Sucre pulvérisé 1 —

M. et F. une dose. 1 heure après chaque repas.

POUDRE CONTRE LE CORYZA (Ferrier).

Chlorhydrate de morphine 0 gr. 10 centigr.
Gomme pulvérisée 8 —
Sous-nitrate de bismuth 24 —

Pour priser ad libit.

POUDRE CONTRE LE CORYZA (Yvon).

Sous-nitrate de bismuth 20 gr.
Tannin 4 —
Benjoin pulvérisé 10 —
Chlorhydrate de morphine 0 — 15 centigr.

F.

POUDRE CONTRE L'HERPÈS (Fournier).

Sous-nitrate de bismuth 4 gr.
Calomel } āā 1 —
Oxyde de zinc }

POUDRE CONTRE LA LEUCORRHÉE (Gallard).

Amidon pulvérisé 40 gr.
Sous-nitrate de bismuth 10 —

M.

POUDRE CONTRE LE PRURIT VULVAIRE (G. de Mussy).

Poudre de lycopode 30 gr.

Sous-nitrate de bismuth 10 gr.
Racine de belladone pulvérisée 2 —
M.

SIROP ANTIDIARRHÉIQUE (Parrot).

1. Sirop de coings ou de grande consoude 100 gr.
Sous-nitrate de bismuth 2 gr.
M. 1 cuillerée à café avant les tétées.

2. Sirop de grande consoude } ãã 50 gr.
Eau de chaux }
Sous-nitrate de bismuth 3 —
M. 1 cuillerée à café avant les tétées.

— **BISMUTH** (Benzoate de) — poudre blanche insipide à peu près insoluble dans l'eau ; mêmes propriétés et mêmes doses que le sous-nitrate.

— **BISMUTH** (carbonate de). — *Syn.* Sous-carbonate de bismuth, — insoluble dans l'eau : mêmes propriétés que le sous-azotate et en plus antiacide.

On l'emploie aux mêmes doses.

— **BISMUTH** (sous-chlorure de). — Mêmes propriétés et mêmes doses que le sous-azotate.

— **BISMUTH** (sous-gallate de). Voir *Dermatol.*

— **BISMUTH** (salicylate de). — Mêmes propriétés que le sous-azotate et de plus antiseptique, a été préconisé dans la fièvre typhoïde.

Dose : 4 à 10 gr., en prises ou en cachets.

Voir à *Naphtol* les formules dans lesquelles ce sel est utilisé.

BISTORTE. — *Polygonum Bistorta.* Polygonées. — *Syn.* Serpentaire mâle et femelle, feuillote, renouée.

Part. empl. — Rhizômes.

Princ. act. — Tannin.

Prop. thérap. — Astringent.

Prép. pharm. et posol. — Décocté (20 p. 1000). Extrait, 1 à 4 gr. en pilules.

Incompat. — Sels de fer, d'alumine, gélatine, émulsions.

ESPÈCES ASTRINGENTES.

Racines sèches de bistorte 32 gr.
Tormentille 32 —
Ecorce de grenade 32 —
M.

BITTERA. — V. à *Quassia.* *Syn.* Bois amer.

Prop. pharm. et posol. — *A l'int.* Extrait aqueux de bittera, 2 gr. à 2 gr. 50 en pilules ; — poudre de bois, 4 à 6 gr. en 4 paquets ; — bittérine, 25 à 70 centigr. ; — teinture alcoolique, 4 cuillerées.

BLANC DE BALEINE. — *Syn.* Spermaceti, cétine. Insoluble eau, soluble alcool, éther, huiles.

Prép. thérap. — Béchique, adoucissant.

Prép. pharm. et posol. — *A l'int.* 2 à 8 gr. Inusité. — *A l'ext.* entre dans la composition du cold-cream et d'un certain nombre de pommades.

CÉRAT AU BLANC DE BALEINE (Ph. Lond.).

Blanc de baleine 1 partie
Cire blanche 4 —
Huile d'olives 8 —
F. fondre.

COLD-CREAM (Codex).

BLANC DE CÉRUSE. — V. *Carbonate de plomb.*
— D'ŒUF. — V. *Albumine.*
— DE ZINC. — V. *Oxyde de zinc.*

BOLDO. — *Peumus Boldus.* Monimiacées.
Part. empl. — Feuilles.
Princ. act. — Boldine. Huile essentielle.
Prop. thérap. — Stimulant, tonique. Affections du foie.
Prép. pharm. et posol. — *A l'int.* Huile essentielle (perles), 0,20 à 0,50 ; — teinture, 1 à 2 gr. ; — vin, 20 à 30 gr.

SIROP DE BOLDO.

Feuilles contusées de boldo	100	gr.
Eau bouillante	1000	—
Laissez infuser 6 heures ; ajoutez :		
Sucre blanc	1850	—

VIN DE BOLDO (Verne).

Feuilles contusées de boldo	30	gr.
Alcool à 90°	60	—
Vin de Madère	1	litre
M. s. a.		

BORIQUE (acide) 2(BoO^3H^3). — 1 gr. se dissout dans 25 gr. d'eau, 8 de glycérine, 16 d'alcool à 90°. La magnésie calcinée accroît la solubilité de l'acide borique jusqu'à 12 p. 100.

Prop. thérap. — Sédatif, fondant, antifermentescible.
Prép. pharm. et posol. — *A l'int.* 0,25 à 2 gr. — *A l'ext.*, en injections, en pommades, en lotions.

EAU BORIQUÉE (Reliquet).

Acide borique	40	gr.
Eau distillée *bouillie*	1000	—

CHARPIE BORIQUÉE (Lister).

Acide borique Q. V.
Eau bouillante Q. s. pour dissoudre.
Imbibez la charpie, et laissez sécher.

COLLUTOIRE DANS LES FIÈVRES GRAVES (Le Gendre).

Acide borique	1 gr.
Chlorate de potasse	0 — 75 centigr.
Suc de citron	15 —
Glycérine	10 —

ONGUENT BORIQUÉ (Lejeune).

Acide borique pulvérisé	6	gr.
Cire	3	—
Paraffine	6	gr.
Huile d'amandes douces	21	—
F. fondre.		

POMMADE A L'ACIDE BORIQUE.

Acide borique pulvérisé	4	gr.
Axonge benzoïnée ou vaseline	30	gr.
M.		

POMMADES CONTRE BRULURES (Reclus).

Iodoforme	1	gr.
Acide borique	5	—
Antipyrine	5	—
Vaseline	50	—
F. s. a.		

POUDRE DENTIFRICE ANTISEPTIQUE (Le Gendre).

Poudre d'acide borique	2 gr. 50	centigr.
— de chlorate de potasse	0 — 75	—
— de gaïac	1 — 50	—
— de craie	4 —	
— de carbonate de magnésie	4 —	
Essence de rose ou de menthe	1 goutte.	

VASELINE BORIQUÉE (Codex.)

Acide borique finement pulv.	1	gr.
Vaseline	9	—
F. s. a.		

— ACIDE BORO-SALICYLIQUE (Carcarro et Césaris). Acide borique 12 gr. ; acide salicylique 6 gr. ; eau 1000 gr., pour pansements antiseptiques au lieu et place du soluté de sublimé.

— BORATES D'ALCALOIDES. — Proposés par M. Petit et employés dans la thérapeutique oculaire ; l'acide borique, même en admettant qu'il soit en excès n'étant pas irritant : on emploie les *bi-borates* renfermant 1/3 de leur poids d'alcaloïde.

— BORATE D'AMMONIAQUE. — A peu près inusité.

— BORATE DE POTASSE. — A peu près inusité.

— BORATE DE SOUDE ($Bo^4O^7Na^2+10H^2O$). — *Syn.* Sous-borate de soude. Borax. Soluble 22 parties eau, 2 parties glycérine ; insoluble alcool.

Prop. thérap. — Dialytique, fondant, astringent, résolutif. Vient d'être préconisé contre l'épilepsie, dans certains cas où le bromure de potassium a échoué — dose : 1 à 2 gr. et porter jusqu'à 6 gr. en 24 heures en potion aromatisée avec le sirop d'écorces d'oranges amères (Dr Dijoud).

Posol. — *A l'int.* 0 gr. 50 centigr. à 4 gr. et plus. — *A l'ext.* 2 à 4 gr. p. 100 en solution.

Incompat. — Acides forts, chlorures de chaux, de magnésium, de potassium.

COLLUTOIRE BORATÉ.

Borate de soude } āā P. É.
Miel blanc }
M.

COLLUTOIRE BORATÉ.

Borate de soude 10 gr.
Bicarbonate de soude 5 —
Sirop de mûres 30 —
F. s. a.

COLLUTOIRE BORATÉ (Cod.).

5 gr. pour 20 de miel rosat.

COLLUTOIRE CONTRE ANGINE SCARLATINEUSE (Roger).

Borate de soude 6 gr.
Miel blanc 12 —
M.

COLLUTOIRE CONTRE APHTHES.

Borate de soude pulv. 4 à 8 gr.
Teinture de myrrhe 8 —
Sirop de mûres 60 —
F. s. a. agitez.

COLLUTOIRE CONTRE MUGUET.

Bicarbonate de soude 4 gr.
Borate de soude 2 —
Sirop de mûres 20 —
F. s. a. 3 ou 4 applications par jour.

COLLUTOIRE CONTRE MUGUET (G. Sée).

Glycérine pure 20 gr.
Amidon }
Borate de soude pulv. } āā 4 —
F. s. a.

COLLUTOIRE CONTRE PHARYNGITE CHRONIQUE (Vidal).

Borate de soude pulv. 10 gr.
Hydrolat de laurier-cerise 25 —
Glycérine 15 —
F. s. a. agitez.

COLLUTOIRE DÉTERSIF (Pringle).

Infusion de roses rouges 150 gr.
Borate de soude 8 —
Miel rosat 30 —
F. dissoudre ; toucher plusieurs fois par jour les amygdales enflammées.

COLLYRE BORATÉ (Desmarres).

Eau distillée 120 gr.
Eau distillée de laurier-cerise 5 —
Borax 0 gr. 10 à 50 centigr.
Dissolvez. Filtrez. A employer tiède.

COLLYRE CONTRE BLÉPHARITE (Sichel).

Borate de soude 1 gr.
Mucilage de coings 10 —
Hydrolat de laurier-cerise 5 —
Eau distillée 100 —
F. dissoudre. 3 *à* 8 *instillations ou fomentations.*

EAU BRUNE (Warlomont).

Borate de soude 10 gr.
Extrait de jusquiame 5 —
Décoction d'althæa 180 —
F. dissoudre filtrez. En compresses contre ophthalmies.

GARGARISME BORATÉ (F. H. M.).

Borate de soude 5 gr.
Eau 200 —
Mellite de roses 30 —
F. dissoudre. M.

GARGARISME BORATÉ (Gubler).

Borate de soude pulv. 10 gr.
Eau 100 —
Mélangez et ajoutez :
Alcoolé de pyrèthre } āā X gouttes
Essence de menthe }
F. s. a. agitez.

GARGARISME BORATÉ (H. P.).

Borate de soude 8 gr.
Gargarisme émollient 200 —
F. dissoudre à chaud.

GARGARISME DANS L'AMYGDALITE (Bouchard).

Borate de soude 6 gr.
Teinture de benjoin 10 —
Infusion de feuilles de ronces 250 —

GARGARISME (Mackensie).

Borax 5 gr.
Teinture de myrrhe 5 —

Oxymel 50 gr.
Infusion de sureau 200 —
F. s. a.

GLYCÉRÉ DE BORAX (Blache).

Borax pulvérisé 1 gr.
Glycérine ou glycéré d'amidon 3 —
M. agitez.

LIQUEUR CONTRE APHTHES.

Borax en poudre 5 gr.
Tannin 2 —
Glycérine 60 —

Touchez les aphthes avec un pinceau.

LOTION ANTIPRURIGINEUSE (Neigs).

Borate de soude 10 gr.
Sulfate de morphine 0 — 10 centigr.
Eau distillée de roses 200 —

F. dissoudre. 2 ou 3 lotions par jour.

LOTION CONTRE COUPEROSE SCROFULEUSE (Bazin).

Borate de soude 0 gr. 50 centigr. à 2 —
Sous-carbonate de soude 0 — 50 centigr. à 1 — 50 —
Glycérine pure 10 — à 15 —
Eau distillée 300 —

F. dissoudre. 2 ou 3 lavages par jour.

LOTION CONTRE L'ACNÉ SEBACEA (Hillairet).

Borate de soude pulv. 15 gr.
Ether sulfurique 50 —
Eau 250 —

Mélangez et agitez.

LOTION CONTRE LE PITYRIASIS (Mialhe).

Borate de soude 10 gr.
Alcool 125 —
Hydrolat de roses 125 —

F. dissoudre. 2 lotions par semaine.

LOTION CONTRE LES EXCORIATIONS.

Borate de soude 4 gr.
Alcool 5 —
Eau distillée 90 —

F. dissoudre.

LOTION CONTRE PRURIT VULVAIRE (Guéneau de Mussy).

Borax pulvérisé 5 gr.
Hydrolat de laurier-cerise 25 —
Décoction de feuilles de mauve 500 —

F. s. a. plusieurs lotions par jour.

LOTION DE BORATE DE SOUDE.

Borate de soude 2 gr.
Lait de benjoin 40 —

LOTION DE BORAX CAMPHRÉE.

Borate de soude 5 à 10 gr.
Alcool camphré 20 —
Eau distillée 500 —
F. dissoudre.

LOTION DE BORAX COMPOSÉE (Johnson).

Borate de soude pulv. 8 gr.
Craie précipitée 30 —
Esprit-de-vin 90 —
Eau distillée de roses 90 —
F. dissoudre.

MÉLANGE CONTRE GERÇURES (Brinton).

Borax 3 gr.
Glycérine pure 40 —
Eau 150 —

PASTILLES DE BORAX (Davreux).

Borax pulvérisé 0 gr. 15 centigr.
Sucre blanc 1 —
Gomme adragante 0 — 01 —
Eau distillée de fleurs d'oranger Q. s.
M. pour 1 pastille. 5 à 10 par jour.

POTION CONTRE GRAVELLE.

Borate de soude 0 gr. 50 centigr.
Bicarbonate de soude 0 — 60 —
Eau gazeuse 150 —
Sirop d'écorces d'oranges amères 50 —

F. dissoudre. A prendre dans la journée.

POUDRE CONTRE OZÈNE (Miot).

Acide borique pulvérisé 10 gr.
Camphre pulvérisé 3 —
F. s. a.

POUDRE LITHONTRIPTIQUE (Druitt).

Borax pulvérisé 1 gr.
Bicarbonate de soude pulvérisé } āā 0 — 50 centigr.
Azotate de potasse pulvérisé }

Pour 1 paquet. 3 paquets par jour.

SIROP BORATÉ (Trousseau).

Borax 15 gr.
Sirop de sucre 300 —

M. s. a. 1 cuillerée à café 7, 8, 10 fois par jour, en ayant soin de ne pas boire immédiatement.

SOLUTION BORATÉE.

Borax 20 gr.
Emulsion d'amandes 480 —
Eau distillée de laurier-cerise 20 —
F. s. a.

SOLUTION CONTRE COUPEROSE ARTHRITIQUE (Bazin).

Borate de soude 0 gr. 25 centigr. à 0 gr. 50 centigr.
Glycérine pure 10 —
Eau distillée 300 —
F. dissoudre.

SOLUTION CONTRE ECZÉMA CAPITIS.

Eau de Cologne 120 gr.
Acide phénique 4 —
Borax 5 —
Glycérine 60 —

SOLUTION CONTRE LES ÉPHÉLIDES.

Borate de soude 10 gr.
Bi-chlorure de mercure 0 — 50 centigr.
Alcool de lavande 30 —
Eau 120 —
F. s. a.

TOPIQUE CALMANT (Delcour).

Poudre de safran 0 gr. 50 centigr.
Borax porphyrisé 1 —
Glycéré d'amidon 10 —
Teinture de myrrhe X gouttes
F. s. a.

TOPIQUE CONTRE ENGELURES.

Borax pulvérisé 5 gr.
Baume du Pérou 15 —
Vaseline 30 —
F. s. a.

BOULES DE MARS ou **DE NANCY** (Cod.). — V. *Fer.*

BOURGEONS DE SAPIN. — V. *Pin sauvage.*

BOURRACHE. — *Borrago officinalis.* Borraginées.
Part. empl. — Feuilles et fleurs.
Prop. thérap. — Rafraîchissant, dépuratif, sudorifique, diurétique.
Prép. pharm. et posol. — *A l'int.* Infusé 5 à 10 p. 1000; — extrait, 1 à 4; — hydrolat, 50 à 125; — sirop, 10 à 50; — suc, 50 à 100.

BROME (Br). — Soluble eau 30, soluble alcool; très soluble éther,
Prop. thérap. Fondant, résolutif, révulsif, désinfectant.
Prép. pharm. et posol. — *A l'int.* 0,05 à 0,10.

EAU BROMÉE SATURÉE.

Brome 1 gr.
Eau distillée 30 —

LOTION ANTISCROFULEUSE.

Brome 1 à 3 gr.
Eau distillée 250 —
M.

POMMADE DE MAGENDIE.

Brome VI gouttes
Bromure de potassium 2 gr.
Axonge 40 —
M.

POTION BROMÉE (Ozanam).

Eau bromée II à X gouttes.
Potion gommeuse 150 —
F. s. a. à prendre dans la journée.

POTION BROMO-BROMURÉE (Ozanam).

Eau distillée 150 gr.
Solution aqueuse de brome X gouttes
Bromure de potassium 0 gr. 50 centigr.
M. 1 cuillerée à bouche toutes les heures.

SOLUTION AQUEUSE DE BROME (Ozanam).

Brome pur 0 gr. 05 centigr.
Eau distillée 30 —
F. dissoudre et conservez dans l'obscurité. I goutte d'heure en heure dans une cuillerée à bouche d'eau.

BROMOFORME, ($CHBr^3$). — Corps analogue au chloroforme, obtenu par l'action du *brome* sur l'*alcool méthylique* en présence de la *potasse*, ou des alcalis sur le *bromal*, qui est lui-même analogue au *chloral*.
Prop. — Liquide incolore. Densité, 2,90 (Denigès) bout vers 150°. Odeur agréable, saveur sucrée.

Prop. — Anesthésique actif et dangereux, préconisé par Stepp et Löventhal contre la coqueluche.

Posol. — Pour les enfants X à XV gouttes dans une potion ; pour les adultes 10 à 15 centigr. par jour en capsules de 0 gr. 05. C'est un médicament actif ; — à surveiller.

BROMURE DE POTASSIUM (KBr). — Soluble, 2 p. eau, 4 de glycérine, peu soluble alcool, insoluble éther et chloroforme.

Prop. thérap. — Fondant, sédatif général, affections nerveuses.

Prép. pharm. et posol. — *A l'int.* 1 à 4 gr. jusqu'à 10. Sirop, 1 gr. pour 20 gr — *A l'ext.* En pommade.

Incompat. — Comme pour l'iodure de potassium.

COLLUTOIRE BROMURÉ.

Bromure de potassium	1 gr.
Mellite simple	8 —

F. dissoudre ; en badigeonnage.

GLYCÉRÉ DE BROMURE DE POTASSIUM (Matice).

Glycérine	20 gr.
Bromure de potassium	4 —

M. 1 cuillerée pour un quart de lavement.

INHALATION CONTRE LA LARYNGITE TUBERCULEUSE (Fauvel).

Bromure de potassium	10 gr.
Chlorhydrate de morphine	0 — 10 centigr.
Hydrolat de laurier-cerise	50 —
Eau distillée	450 —

F. dissoudre. 2 pulvérisations de 5 minutes par jour.

POMMADE BROMURÉE (Magendie).

Bromure de potassium	1 gr.
Axonge	15 —

M.

SOLUTION CALMANTE (Bromidia).

Bromure de potassium	20 gr.
Hydrate de chloral	20 —
Extrait de chanvre indien	0 — 20 cent.
— — de jusquiame	0 — 20 —
Eau distillée	100 —

1/2 à 1 cuillerée à café toutes les heures jusqu'à obtention de sommeil.

POTION DE BROMURE DE POTASSIUM CONTRE LES CONVULSIONS (J. Simon).

Bromure de potassium	1 gr.
Musc	0 — 20 centigr.
Hydrolat de tilleul	ãã 50 —
Hydrolat de fleurs d'oranger	ãã 50 —
Sirop simple	20 —

F. s. a. par cuillerées à café tous les 1/4 d'heure.

SIROP DE BROMURE DE POTASSIUM (Cod.).

Chaque cuillerée renferme 1 gr. de bromure. 2 à 3 par jour.

ADMINISTRATION DU BROMURE A PETITES DOSES.

Solution.

Bromure de potassium	10 gr.
Eau distillée de laurier-cerise	20 —
Eau distillée	130 —

1 gr. de sel par cuillerée à bouche.

Sirop.

Bromure de potassium	20 gr.
Sirop de laurier-cerise	180 —

2 gr. par cuillerée à bouche.

Bromure de potassium	20 gr.
Sirop d'écorces d'oranges amères	180 —

2 gr. par cuillerée à bouche.

ADMINISTRATION DES BROMURES A HAUTES DOSES

Solution

Bromure de potassium.	10 gr.	15 gr.	20 gr.
— sodium.	10 —	15 —	20 —
— ammonium	10 —	15 —	20 —
Eau.	300 —	300 —	300 —
	1.5 de sel p. cuill.	2 gr. de sel p. cuill.	3 gr. de sel p. cuill

Bromure de potassium		25 gr.
— d'ammonium		10 —
Bromure de sodium		5 —
Bicarbonate de potasse		1 —
Teinture de séné — de jalap — de rhubarbe	ãã	5 —
Teinture de colombo — d'écorces d'oranges amères	ãã	15 —
Eau		550 —

Contient 3 gr. de bromures par cuillerée à bouche. Usage prolongé.

Iodure de potassium	3 gr.
Bromure de potassium	20 —
— d'ammonium	10 —
Bicarbonate de potasse	2 —
Sirop d'écorces d'oranges amères	60 —

Teinture de séné — de jalap — de colombo	ãã	15 gr.
Eau		125 —

Contient par cuillerée à bouche 2 gr. 25 de bromures et 0 gr. 25 d'iodure.

Iodure de potassium	6 gr.
— d'ammonium	6 —
Bromure de sodium	12 —
— de potassium	12 —
— d'ammonium	12 —
Carbonate d'ammoniaque	4 —
Teinture de colombo	15 —
Eau	250 —

Par cuillerée à bouche, 2 gr. 25 de bromures et 0 gr. 75 d'iodures.

Ces deux dernières formules s'emploient lorsqu'on soupçonne une affection syphilitique.

— **BROMURE DE SODIUM** (NaBr). — Très soluble dans l'eau, insoluble alcool, éther, chloroforme.

Prop. thérap.
Prép. pharm. et posol. } Comme le bromure de potassium, mais mieux toléré.
Incompat.

— **BROMURE D'AMMONIUM** (AzH^4Br). — *Syn.* Bromhydrate d'ammoniaque, — très soluble eau, peu soluble alcool.

Prop. thérap. — Employé contre la coqueluche et comme le bromure de potassium. Mêmes formules.

Prép. pharm. et posol. — *A l'int.* 0,50 à 5 gr. en soluté.

Incompat. — Les mêmes que pour le bromure de potassium.

— **BROMURE DE CALCIUM.** — Peu employé, même posologie que celui d'*Ammonium*.

BROMURE DE CAMPHRE. V. *Camphre monobromé.*

— **DE FER.** — V. *Fer.*

— **DE STRONTIUM.** — V. *Strontiane.*

BROU DE NOIX. — V. *Noyer.*

BRUCINE. — V. *Noix vomique.*

BRYONE. — *Bryonia alba* (Cucurbitacées). — *Syn.* Couleuvrée, vigne blanche, navet du diable, etc.

Part. empl. — Racine.

Princ. act. — Bryonine.

Prop. thérap. — Purgatif, rubéfiant (inusité).

Prép. pharm. et posol. — *A l'int.* 1° Poudre, 1 à 2 gr. en pilules ; 2° alcoolature, 2 à 4 gr. ; 3° bryonine, 0 gr. 01 à 0,02.

BUCHU. — *Barosma crenulata* et divers. Diosmées (Rutacées). — *Syn.* Bucco.

Part. empl. — Feuilles.

Princ. act. — Huile essentielle.

Prop. thérap. — Diurétique puissant, sudorifique, antispasmodique.

Prép. pharm. et posol. — *A l'int.* 1° Poudre, 1 gr. à 1 gr. 50; 2° infusé (10 p. 1000), 60 à 240 gr.; — 3° teinture, 4 à 8 gr.; — 4° vin, 50 à 100 gr.

BURANHEM. — V. *Monesia.*

BUIS. — *Buxus sempervirens* (Celastracées).
Part empl. — Bois, racine, écorce de la racine, feuilles.
Princ. act. — Buxine.
Prop. thérap. — Sudorifique, purgatif.
Prop. pharm. et posol. — Décocté (50 p. 1000).

BUSSEROLE. — *Arbutus* ou *Arctostaphyllos uva-ursi* (Ericinées).
Part. empl. — Feuilles.
Princ. act. — Arbutine.
Prop. thérap. — Astringent, léger diurétique.
Prép. pharm. et posol. — 1° Infusé (10 p. 1000); — 2° Poudre, 1 à 5 gr.
Incompat. — Albumine, émulsions, gélatine, sels de fer.

SACCHAROLÉ D'UVA-URSI.

Extrait d'uva-ursi	10 gr.
Sucre	90 —

Par paquets de 10 grammes.

SIROP D'UVA-URSI (Debauvais).

Sucre	90 gr.
Extrait d'uva-ursi	20 —
Sirop de petit-houx	1000 —

F. s. a. Dose : 30 à 60 gr.

— **ARBUTINE.** — Soluble eau, alcool et éther.
Prop. thér. — Diurétique.
Prop. pharm. et posol. — 20 à 40 centigr. en 4 fois dans la journée.

C

CACAO, amande du Theobroma cacao. — (Malvacées), tonique : base du chocolat. (Voir *Theobromine.*)

— **CACAO** (Beurre de). — Sert à la confection des suppositoires et de quelques pommades. — Cosmétique. — Il entre dans la composition de la crème pectorale de Tronchin.

CACHOU. — Suc astringent fourni par l'*Acacia catechu* (Légumineuses) et l'*Areca catechu* (Palmiers). — Soluble en partie dans l'eau froide, et mieux dans l'eau chaude et l'alcool — L'extrait de Cachou est obtenu en dissolvant le suc de Cachou dans l'eau et en évaporant après filtration. — Peu employé.
Princ. act. — Tannin.
Prop. thérap. — Tonique, astringent.
Prép. pharm. et posol. — *A l'int.* — Poudre, 0.50 à 8 gr.; — tein-

ture (au 1/5e), 30 gr. ; — sirop, 20 à 100 gr. ; — pastilles contenant 0,10 de cachou ; — grains 0,5 à 2 gr. ; — *A l'ext.* 2 à 4 gr. p. 100 en injections.

Incompat. — Emétique, sels de fer, alcaloïdes, émulsions, substances albumineuses.

ALCOOLÉ CONTRE LA GINGIVITE (Jeannel).

Alcool à 85°	80 gr.
Cachou pulvérisé	10 —
Benjoin pulvérisé	2 —
Essence de menthe	1 —

F. macérer 24 heures et filtrez. 1 à 4 gr.

ÉLECTUAIRE ASTRINGENT (Gallois).

Diascordium	15 gr.
Cachou pulvérisé	10 —
Sous-nitrate de bismuth	10 —
Opium brut pulvérisé	0 — 20 centigr.
Sirop de coings	Q. s.

M. s. a. 5 bols gros comme une noisette dans la journée.

GARGARISME ASTRINGENT (Kocker).

Infusion de sauge	100 gr.
Teinture de cachou	8 —
Miel clarifié	30 —

M. s. a.

INFUSION DE CACHOU COMPOSÉE (Bouch.).

Extrait de cachou	24 gr.
Cannelle concassée	4 —
Eau bouillante	500 —

F. infuser pendant 1 heure, passez.

INJECTION ANTIBLENNHORRHAGIQUE (Robert).

Eau distillée	100 gr.
Cachou pulvérisé	10 —

M. s. a. 3 ou 4 injections par jour, agitez.

INJECTION ASTRINGENTE.

Cachou en poudre	ãã	5 gr.
Sous-nit. de bismuth		
Eau de roses		200 —

Triturez et agitez.

LAVEMENT ASTRINGENT.

Cachou pulvérisé	2 à 10 gr.
Eau chaude	250 —

M. et passez.

OPIAT ANTIBLENNORHAGIQUE (Caspard).

Amandes douces pulvérisées	24 gr.
Guimauve pulvérisée	4 —
Cachou pulvérisé	2 —
Baume de copahu	12 —

M. s. a. 4 gr. 3 ou 4 fois par jour.

PILULES ASTRINGENTES.

Cachou		6 gr.
Extrait de ratanhia	ãã	3 —
Alun		
Opium brut pulvérisé		0 — 50 centigr.
Conserve de cynorrhodons		Q. s.

M. et F. s. a. 40 pilules. 1 à 2 par jour.

POTION ANTIDIARRHÉIQUE (Gallois).

Eau de chaux	100 gr.
Teinture d'opium	XV gouttes.
Sirop de cachou	30 gr.

POTION ANTIDYSENTÉRIQUE (Gallois.)

Teinture de cachou	25 gr.
Laudanum de Rousseau	2 —
Eau distillée de cannelle	120 —
Sirop simple	25 —

M. par cuillerées à bouche après chaque selle.

POTION STYPTIQUE (Cadet de Gassicourt).

Infusion de roses rouges		100 gr.
Sirop de roses	ãã	30 —
Sirop de cachou		
Extrait de ratanhia		2 —
Eau de Rabel		XV gouttes
Alun pulvérisé		0 — 50 centigr.

M. s. a. par cuillerées à bouche toutes les 1/2 heures.

POUDRE ASTRINGENTE (Gallois).

Cachou pulvérisé	8 gr.
Kino pulvérisé	4 —
Extrait de ratanhia pulvérisé	4 —
Cannelle pulvérisée	2 —
Muscade pulvérisée	2 —

M. 1 à 3 gr. contre diarrhée chronique.

POUDRE HÉMOSTATIQUE (Jeannel).

Cachou pulvérisé	1 gr.
Colophane pulvérisée	4 —
Gomme arabique pulvérisée	1 —

M.

POUDRE CONTRE SALIVATION MERCURIELLE (Paras).

Cachou pulvérisé	ãã	15 gr.
Quinquina jaune pulvérisé		
Tannin		2 —
Alun		1 —
Essence de menthe		Q. s.

M. s. a. en frictions sur les gencives.

TISANE CACHOU.

Cachou concassé 10 gr.
Eau bouillante 1000 gr.

F. infuser pendant 1 heure, passez.

TISANE CACHOU (A. Martin).

Cachou concassé 6 à 20 gr.
Eau bouillante 950 —
Sirop de ratanhia 50 —

M.

TISANE RIZ ET CACHOU (Bouch.).

Tisane de riz } āā 500 gr.
Tisane de cachou }
Sirop de consoude 60 —

VIN ASTRINGENT.

Teinture de cachou 8 gr.
Vin rouge 100

M. 50 *à* 100 *gr.*

CACHUNDÉ (Pastilles dites). — Stomachique, aphrodisiaque.

FORMULE (Dorvault).

Terre bolaire 50 gr.
Succin 25 —
Musc 3 —
Ambre gris 3 —
Bois d'aloès 16 —
Carbonate de magnésie 23 —
Santal citrin 3 —
Santal rouge 100 —
Mastic 3 —
Acore vrai 3 —
Galanga 3 —
Cannelle 3 —
Aloès 3 —
Rhubarbe 3 gr
Myrobalans 3 —
Absinthe 3 —
Ivoire calciné 90 —

Porphyrisez ces substances, ajoutez:

Vin muscat 50 gr.
Hydrolat de roses 23 —

M. ajoutez :

Sucre 2500 —
Mucilage de gomme adragante Q. s.

F. s. a. pastilles de 6 *décigr.* 6 *à* 8 *par jour.*

CADE (Huile de). — Huile pyrogénée provenant de la distillation du bois des genévriers.

Prop. thérap. — Parasiticide, résolutive.

Prép. pharm. et posol. — *A l'int.* De quelques gouttes à 1 ou 2 gr. — *A l'ext.* En pommades, en liniments.

GLYCÉRÉ CADIQUE faible (Hop. St.-Louis).

Glycéré d'amidon 860 gr.
Huile de cade 140 —

F. s. a.

GLYCÉRÉ CADIQUE fort (Vidal).

Extrait sirupeux de bois de panama (Lépinois) 5 gr.
Huile de cade 50 —
Glycéré d'amidon 45 —

F. s. a.

EMPLATRE D'HUILE DE CADE (Hop. St.-Louis).

Emplâtre simple 1000 gr.
Cire jaune 500 —
Huile de cade 300 —

F. s. a.

HUILE DE CADE CONTRE PSORIASIS (Vidal).

Glycérolé d'amidon 100 gr.
Savon noir pour saponifier 5 —
Huile de Cade 100 —

F. s. a.

PILULES CONTRE LE PSORIASIS (Bazin).

Huile de cade 4 gr.
Extrait de douce-amère 8 —
Acide arsénieux 0 — 05 centigr.
Poudre de guimauve Q. s.

F. s. a. 80 *pilules, de* 1 *à* 15 *par jour.*

POMMADE A L'HUILE DE CADE (Devergie).

Axonge 2 parties.
Huile de cade 1 partie.

F. s. a.

MÉLANGES CONTRE L'ECZÉMA (Bazin).

1. Huile d'amandes douces 60 gr.
Huile de cade 15 —
2. Mucilage de semences de coings 30 gr.
Huile de cade 4 —
3. Glycérine 30 gr.
Huile de cade 1 —

F. s. a.

POMMADE CONTRE L'ECZÉMA DES MAINS (Guillot).

Axonge 30 gr.
Carbonate sodique 2 à 4 —
Huile de cade 2 à 4 —
Goudron 2 à 4 —

M.

CADMIUM (Iodure de) (CdI^2).

Prop. thérap. — Vomitif, résolutif.

Prép. pharm. et posol. — *A l'int.* 0 gr. 15 à 0 gr. 30. — *A l'ext.* 1/10 en pommades, comme l'iodure de plomb.

POMMADE A L'IODURE DE CADMIUM.

Axonge récente	10 parties
Iodure de cadmium	1

Triturez et mêlez.

— **CADMIUM** (Sulfate de) (SO^4Cd). — Soluble eau, peu soluble dans l'alcool.

Prop. thérap. — Astringent.

Prép. pharm. et posol. — *A l'ext.* En collyre, injection, pommade, comme le sulfate de zinc.

COLLYRE (Fronmüller).

Sulfate de cadmium	0 gr. 20 centigr.
Eau distillée de roses	45 —
Laudanum de Sydenham	2 à 6 —

En instillations par gouttes.

COLLYRE AU SULFATE DE CADMIUM.

Eau distillée	30 gr.
Sulfate de cadmium	0 gr. 02 centigr. 1/2 à 0 gr. 20 centigr.

INJECTION (Gazeau).

Eau distillée	100 gr.
Sulfate de cadmium	0 — 07 centigr.
Sous-nitrate de bismuth	7 —

INJECTION AU SULFATE DE CADMIUM.

Eau distillée	30 gr.
Sulfate de cadmium	0 gr. 05 à 0 — 50 centigr.

POMMADE AU SULFATE DE CADMIUM.

Axonge	15 gr.
Sulfate de cadmium	0 — 10 centigr.

CAFÉ. — Graines du *Cofea arabica* (Rubiacées).

Princ. act. — Caféine.

Prop. thérap. — *Torréfié :* Tonique, excitant. Non *torréfié :* Antidiarrhétique, fébrifuge.

Prép. pharm. et posol. — En infusion, en décoction, en sirop.

BOISSON ANTINARCOTIQUE (Swiedaur).

Vinaigre de vin	50 gr.
Café torréfié	20 —

F. bouillir, ajoutez :

Sucre	10 —

2 cuiller. chaudes toutes les 4 heures.

CAFÉ PURGATIF (Bouchardat).

Feuilles de séné	10 gr.
Eau bouillante	125 —

F. infuser et avec ce liquide préparez une tasse de café ordinaire.

CAFÉ VERT (fébrifuge).

Café vert	20 à 30 gr.
Eau	Q. s.

Pour obtenir :

Décocté	250 —
Sirop de quinquina	50 —

A prendre dans la journée.

MIXTURE CONTRE LA COQUELUCHE (Laborde).

Infusion de café noir	125 gr.
Sirop de sucre	125 gr.
Narcéine	0 — 12 centigr.
Acide acétique	Q. s.

M. s. a. par cuil. à café.

POTION AU CAFÉ.

Café torréfié	10 gr
Sirop simple	30 —
Eau bouillante	Q. s.

F. infuser le café, ajoutez le sirop par tasses.

POTION PURGATIVE AU CAFÉ (Dorvault).

Café torréfié	15 gr.
Feuilles de séné	10 —
Eau bouillante	120 —
Sulfate de magnésie	15 —
Sirop simple	80 —

A prendre en une fois.

SIROP ANTINÉVRALGIQUE (Cadet de Gassicourt).

Café faiblement torréfié	250 gr.

Eau bouillante 350 gr.
Sucre blanc 700 —
Cinchonine 0 — 40 centigr.
Sulfate de morphine 0 — 30 —

M. s. a. 1 à 2 cuillerées à bouche.

SIROP DE CAFÉ IODURÉ (Calvo).

Sirop de café 500 gr.
Iodure de potassium 16 —

F. dissoudre.

SIROP PURGATIF AU CAFÉ (Lallier).

Séné } ãã 100 gr.
Café torréfié }
Eau bouillante Q. s.

Pour 250 gr. d'infusé. Ajoutez:

Sucre 500 gr.

M. s. a. 30 100 gr.

TISANE DE CAFÉ (Bouchardat).

Café torréfié 50 gr.
Eau bouillante 500 —
Eau-de-vie 50 —

M. s. a. empoisonnements par l'opium.

TISANE DE CAFÉ AU QUINQUINA (Hôp. Paris).

Café torréfié 20 gr.
Eau bouillante 1000 —
Extrait de quinquina gris 4 —

CAFÉINE [$C^7H^7(CH^3)Az^4O^4$]. — *Syn.* Théine. Soluble eau 100, alcool 25, éther 300. Chloroforme 9.

Prop. thérap. — Succédané de la digitale, diurétique, antinévralgique, antiasthmatique.

Prép. pharm. et posol. — Employée seule ou sous forme de sels : bromhydrate, citrate, valérianate de caféine. 0,25 à 2 gr. par jour en cachets, en potion, en pilules, en injections hypodermiques.

INJECTION HYPODERMIQUE (Tanret-Codex)

1. Caféine 2 gr. 50 centigr.
Benzoate de soude 2 — 95 —
Eau distillée Q. s. pour 10 cent. cubes.

Chaque centimètre cube renferme 0,25 de caféine.

2. Caféine 4 gr.
Salicylate de soude 3 — 10 centigr.
Eau distillée Q. s. pour 10 cent. cubes.

Chaque cent. cube contient, 0 gr. 40 de caféine.

PAQUETS ANTINÉVRALGIQUES (Braun).

Caféine 0 gr. 05 à 0 gr. 10 centigr.
Sucre blanc 0 — 50 —

M. pour 1 paquet. 3 paquets par jour.

LAVEMENT AU CITRATE DE CAFÉINE (Hannon).

Citrate de caféine 0 gr. 25 centigr.
Eau 400 —

PAQUETS DE VALÉRIANATE DE CAFÉINE CONTRE LA COQUELUCHE (Cadet de Gassicourt).

Valérianate de caféine 0 gr. 40 centigr.
Sucre pulvérisé 4 —

M. pour 24 paquets. 2 à 3 par jour suivant l'âge de l'enfant.

POTION DE CAFÉINE.

Caféine 0 gr. 75 centigr. à 1 gr.
Benzoate de soude 1 —
Eau de tilleul 30 —
Eau de laitue 60 gr.
Sirop des cinq racines 30 —

M. par cuillerées à bouche.

POTION CONTRE LA MIGRAINE (Hannon).

Infusion de thé 150 gr.
Sirop de citrate de caféine 30 —

M. s. a. à prendre en 2 fois et en 2 jours.

POTION DIURÉTIQUE (Gubler).

Caféine 0 gr. 50 centigr.
Sirop de menthe 30 —
Hydrolat de mélisse 90 —

F. s. a. à prendre par cuillerées en 24 heures.

POUDRE ANTINÉVRALGIQUE (Bamberger).

Sulfate de quinine 0 gr. 50 centigr.
Citrate de caféine 0 — 50 —
Sucre blanc 5 —

M. et divisez en 6 doses. 4 par jour.

POUDRE DE CITRATE DE CAFÉINE (Van den Corput).

Citrate de caféine 0 gr. 80 centigr.
Sucre 30 —

M. pour 10 prises contre la migraine.

SIROP AU CITRATE DE CAFÉINE (Hannon).

Citrate de caféine 4 gr.
Sirop de sucre alcoolisé 120 —

M. 1 à 2 cuillerées à bouche, contre la migraine.

SIROP DE CAFÉINE (Bouchardat).

Caféine 5 gr.
Sirop de sucre alcoolisé 120 —

M. par cuillerées à café. Agitez.

SIROP DE VALÉRIANATE DE CAFÉINE.

Valérianate de caféine	1 gr. 50 centigr.
Eau-de-vie	20 —
Sirop de café	250 —

M. 2 à 3 cuillerées à café par jour suivant l'âge.

SOLUTION DE CAFÉINE (Tanret).

Caféine	7 gr.
Benzoate de soude	7 —
Eau	250 —

M. chaque cuillerée à bouche contient 0 gr. 50 centigr. de caféine.

— **ÉTOXYCAFÉINE** $C^{10}H^{14}Az^{4}O^{3}$. — Insoluble eau, peu soluble alcool et éther.

Prop. thérap. — Antinévralgique, diurétique, narcotique.

Prép. pharm. et posol. — En injections sous-cutanées *à l'int.* 0 gr. 10 à 0 gr. 25 centigr.

INJECTION HYPODERMIQUE (Duj.-Beaum.).

Etoxycaféine	0 gr. 80 centigr.
Salicylate de soude	1 —
Eau distillée	Q. s.

Pour faire 10 cent. cubes. Un cent. cube renferme 8 centigr. d'étoxycaféine.

POTION (Duj.-Beaum.).

Etoxycaféine	0 gr. 25 centigr.
Salicylate de soude	0 — 25 —
Chlorhydrate de cocaïne	0 — 10 —
Sirop de capillaire	20 —
Eau de tilleul	100 —

CAINÇA. — Racine du *Chiococca racemosa* et *anguifuga*. (Rubiacées.)

Princ. act. — Emétine et caïncine.

Prop. thérap. — Vomitif, purgatif.

Prép. pharm. et posol. — *A l'int.* Infusé 20 p. 1000. — Poudre, 1 à 2 gr. en pilules. — Extrait, 1 à 5 décigr. — Teinture, 5 à 20 gr. *Par cuillerées.*

PILULES DE CAINÇA.

Extrait de cainça	5 gr.
Poudre de cainça	Q. s.

F. s. a. 40 pilules. 2 à 4 par jour.

POTION.

Cainça 10 gr.

F. infuser dans :

Eau 150 —

Passez et ajoutez :

Éther nitrique alcoolisé	5 —
Sirop de genièvre	25 —

TISANE DE CAINÇA.

Cainça 20 gr.

F. infuser dans :

Eau 1000 —

VIN DE CAINÇA.

Cainça	50 gr.
Vin de malaga	500 —

F. macérer pendant 8 jours. Filtrez. — Par cuillerées dans la journée.

CAJEPUT (Huile essentielle de). Obtenue par la distillation des feuilles de diverses espèces du genre *Melaleuca* (Myrtacées).

Prop. thérap. — Stimulant diffusible, analgésique.

Prép. pharm. et posol. — *A l'int.* X à L gouttes dans une infusion aromatique. — *A l'ext.* Associée à différents baumes, en frictions.

PILULES.

Huile de cajeput	1 gr.
Extrait de gentiane	3 —
Poudre de feuilles d'oranger	Q. s.

Pour 5 pilules. 2 à 5 par jour.

POUDRE ANTIÉPILEPTIQUE DE RAGOLO.

Valériane	2 gr.
Sel ammoniac	0 gr. 20 centigr.
Magnésie	0 — 20 —
Huile de cajeput	0 — 20 —

M. pour 1 prise. 3 par jour.

On peut remplacer par la poudre de feuilles d'oranger soit la magnésie, soit le sel ammoniac.

CALABAR (Fève de). V. *Fève de Calabar.*

CALCIUM (Bromure) : préconisé par M. Sée contre les phénomènes douloureux de l'estomac ; dose : 1 gr. à chaque repas, en solution aqueuse.

— **CALCIUM** (Carbonate de) (CO^3Ca). — *Syn.* Carbonate de chaux, craie préparée. Insoluble eau et alcool.

Prop. thérap. — Antidiarrhéique, antiacide, absorbant.

Prép. pharm. et posol. — *A l'int.* 1 à 10 gr.

Incompat. — Acides.

MIXTURE DE CRAIE (Ph. Lond.).

Carbonate de chaux lavé 10 gr.
Eau distillée de cannelle 60 —
Sirop simple 40 —
Laudanum de Sydenham IV gouttes
Carmin Q. S.
Essence de menthe X gouttes.

M. par cuillerées.

OPIAT DENTIFRICE (Halobert).

Carbonate de chaux précipité, Poudre de Savon, Glycérine ãã 50 gr.

CRAIE CAMPHRÉE (Dentifrice anglais)

Craie précipitée 9 gr.
Camphre pulv. 1 —

POUDRE DENTIFRICE (W. Miler).

Carbonate de chaux précipité 120 gr.
Poudre de quinquina rouge 60 —
— de myrrhe 30 —
Essence de menthe poivrée X gouttes

— **CALCIUM** (Chlorure de) ($CaCl^2$). — Il se dissout dans le 1/4 de son poids d'eau à froid, très soluble alcool.

Prop. thérap. — Purgatif, employé surtout comme antiscrofuleux.

Prép. pharm. et posol. — *A l'int.* 1 à 4 gr.

Incompat. — Acides borique, oxalique, sulfurique; sulfates, alcalis et leurs carbonates.

EAU ANTISCROFULEUSE (Righini).

Chlorure de calcium 4 gr.
Sirop de mousse de Corse 50 —
Eau distillée 350 —

M. à prendre en 3 fois dans la journée.

EAU DE CHLORURE DE CALCIUM (Ph. Britt.).

Chlorure de calcium 125 part.
Eau distillée 300 —

F. dissoudre. Dose XV à L gouttes.

— **CALCIUM** (Oxyde de) (CaO). — *Syn.* Chaux. 1 partie se dissout dans 781 d'eau à 15°. Insoluble alcool, chloroforme, éther, glycérine.

Prop. thérap. — Antidiarrhéique, antiacide, antialbuminurique, caustique.

Prép. pharm. et posol. — *A l'int.* Eau de chaux, 10 à 60 gr. (antidiarrhéique), 5 à 10 gr. (antialbuminurique). — *A l'ext.* Chaux éteinte, chaux vive, — eau de chaux, 50 à 100 gr. en lavements.

Incompat. — Acides, sels acides, carbonates solubles, infusés, sels de mercure.

GLYCÉRÉ DE SUCRATE DE CHAUX.

Chaux vive 80 gr.
Sucre pulvérisé 160 —
Glycérine 160 —
Eau Q. s.

Pour faire un litre. M. la chaux et le sucre, et ajoutez peu à peu 100 gr. d'eau. Filtrez après 24 heures. Ajoutez la glycérine et Q. s. d'eau pour faire un litre.

LAVEMENT ANTIDIARRHÉIQUE.

Eau de chaux 100 à 200 gr.
Ad. libit.
Laudanum X à XX gouttes

LAVEMENT ANTIDIARRHÉIQUE (Trousseau).

Eau de chaux 200 gr.
Décocté de riz 300 —
Laudanum de Sydenham 1 —

M.

LINIMENT OLÉO-CALCAIRE (Codex).

10 gr. d'eau de chaux pour 10 d'huile.

LINIMENT OLÉO-CALCAIRE AU GLYCÉRÉ DE SUCRATE DE CHAUX.

Huile d'olives ou d'arachides 2 parties
Glycéré de sucrate de chaux 1 —

M. en agitant.

POMMADE CONTRE LA TEIGNE (Mahon).

Chaux éteinte 3 gr.
Carbonate sodique 6 —
Axonge 30 —

M.

SIROP DE SACCHARATE DE CHAUX (Dorvault).

Eau de chaux 1 gr.
Sucre blanc 2 —

F. dissoudre à froid dans un flacon bouchant bien. Diarrhée des enfants. 15 à 60 gr. par cuillerées dans du lait.

— **CHAUX** (hypochlorite de). — *Syn.* Chlorure d'oxyde de calcium.

2 variétés : Chlorure de chaux sec et chlorure de chaux liquide (soluté du précédent dans l'eau). 1 p. 45 (Cod.).

Prop. thérap. — Désinfectant.

Incompat. — Acides, sels acides, opium, albumine, gélatine.

COLLUTOIRE ANTISEPTIQUE (Angelot). (Guersant).

Chlorure de chaux	1 gr.
F. dissoudre dans :	
Eau de gomme	50 —
Filtrez et ajoute	
Sirop d'écorces d'oranges amères	10 —

GARGARISME CHLORURÉ (Gallois).

Chlorure de chaux liquide	12 gr.
Mellite de roses	25 —
Eau distillée	150 —

M. et filtrez.

LOTION ANTISEPTIQUE (F. H. M.).

Chlorure de chaux sec à 90°	5 gr.
Alcoolé de camphre	5 —
Eau	100 —

Délayez le chlorure dans l'eau ; filtrez : Ajoutez l'alcoolé de camphre.

LOTION ANTIHERPÉTIQUE (Derheims).

Chlorure de chaux	30 gr.
Eau	1000 —

Triturez dans un mortier et filtrez.

LOTION OPIACÉE CHLORURÉE (Gallois).

Chlorure de chaux	4 gr.
Opium pulvérisé	6 gr.
Eau distillée	150 —

F. dissoudre et filtrez.

POMMADE BORATÉE AU CHLORURE DE CHAUX (Beasley).

Chlorure de chaux	2 gr.
Borate de soude	2 —
Axonge récente	30 —

M. après avoir délayé le chlorure et le borate dans un peu d'eau.

POUDRE DÉSINFECTANTE (Collin).

Chlorure de chaux sec	20 gr.
Alun calciné	10 —

M.

SOLUTION DE CHLORURE DE CHAUX ALCOOLISÉE (pour la bouche)

Chlorure de chaux sec	12 gr.
F. dissoudre dans :	
Eau distillée	50 —
Filtrez et ajoutez :	
Alcool de cochléaria	50 —
Huile essentielle de menthe	V gouttes

1/2 cuillerée à café dans un verre d'eau pour se laver la bouche.

— **CHAUX** (Hypophosphite de) $(PhH^2O^2)^2Ca$. — Soluble dans 6 parties eau, mais difficilement : soluble alcool.

Prop. thérap. — Antirachitique, fortifiant.

Prép. pharm. et posol. — *A l'int.* 10 centigr. à 50 centigr. en cachets. — Sirop.

SIROP D'HYPOPHOSPHITE DE CHAUX.

Hypophosphite de chaux	5 gr.
Sirop de sucre	445 —
— de fleurs d'oranger	50 —

M. 1 cuillerée à bouche représente 0 gr. 20 d'hypophosphite de chaux. 10 à 30 gr. ou 1/2 cuillerée à 2 cuillerées 1/2 par jour.

FORMULE DE CHURCHILL.

Hypophosphite de chaux	1 gr.
Eau distillée	30 —
Sucre blanc	64 —
Eau de chaux	6 —

F. fondre à une douce chaleur. Filtrez. 10 à 30 gr.

— **CHAUX** (Chlorhydrophosphate de). — Solution chlorhydrique de phosphate de chaux.

Prop. thérap. — Antirachitique, fortifiant.

Prép. pharm. et posol. — *A l'int.* 50 centigr. à 5 gr.

Incompat. — Sels alcalins, bicarbonate de soude, sulfates solubles.

SIROP DE CHLORHYDROPHOSPHATE DE CHAUX (Codex).

20 gr. de ce sirop (1 cuillerée à bouche) contiennent 0 gr. 25 de phosphate bicalcique.

SOLUTION DE CHLORHYDROPHOSPHATE (Codex).

20 gr. (1 cuillerée à bouche) représentent 0 gr. 25 de phosphate bibasique.

— **CHAUX** (Lactophosphate de). — Solution lactique de phosphate de chaux.

Prop. thérap.
Prép. pharm. et posol. } Comme le chlorhydrophosphate.
Incompat.

SIROP DE LACTO-PHOSPHATE DE CHAUX (Cod.).

Comme le sirop de chlorhydrophosphate.

SOLUTION DE LACTO-PHOSPHATE DE CHAUX (Cod.).

Comme la solution de chlorhydrophosphate.

— **CHAUX** (Phosphate acide de) $(PhO^4)^2CaH^4$. — *Syn.* Phosphate monocalcique, bi-phosphate de chaux. Très soluble eau.

Prop. thérap.
Prép. pharm. et posol. } Comme les précédents.
Incompat.

SIROP CODEX.

1 cuillerée à bouche contient 0 gr. 40 de sel et correspond à 0 gr. 25 de phosphate bibasique.

SOLUTION.

Même dosage que le sirop.

— **CHAUX** (Phosphate bibasique de) $(PhO^4)^2Ca^2H^2$). — *Syn.* Phosphate neutre. Insoluble eau et alcool.

Prop. thérap. — Absorbant, antidiarrhéique, antirachitique.
Prép. pharm. et posol. — *A l'int.* Poudre, 1 à 10 gr.

— **CHAUX** (Phosphate tribasique de) $(PhO^4)^2Ca^3$. — *Syn.* Phosphate tricalcique, phosphate des os. Insoluble eau et alcool.

Prop. thérap.
Prép. pharm. et posol. } Comme le précédent.

PHOSPHATE DE CHAUX GÉLATINEUX.

Phosphate tribasique non desséché insoluble eau : s'administre en suspension dans un véhicule approprié.

SIROP.

Phosphate de chaux gélatineux	75	gr.
Sirop simple	920	—
Alcoolat de citron	5	—

— **CALCIUM** (Sulfate de). — *Syn.* Plâtre. Sert à la confection des appareils inamovibles.

— **CALCIUM** (Sulfure de) (CaS). Insoluble eau.

Prop. thérap. — Antipsorique.
Prép. pharm. et posol. — *A l'ext.* 6 à 8 gr. en pommade.

SOLUTION DE SULFURE DE CALCIUM (Armée belge).

Chaux vive	1	partie
Soufre sublimé	2	—
Eau	12	—

Éteignez la chaux ; délayez-la dans l'eau ; ajoutez le soufre ; faites bouillir et agitez jusqu'à réduction à 10. Laissez refroidir, décantez.

1 litre en lotion avec frictions contre la gale.

POMMADE ANTIHERPÉTIQUE (Debreyne).

Sulfure de calcium pulvérisé	10	gr.
Axonge	100	—
Essence de thym	1	—

M. 6 à 8 gr.

— **CALCIUM** (Sulfure sulfuré de). — *Syn.* Hydrosulfate de chaux : dépilatoire énergique que l'on étend sur l'endroit désigné. On peut mélanger avec de la poudre d'amidon pour en atténuer l'*action*.

CALOMEL (Hg^2Cl^2). — *Syn.* Protochlorure de mercure, calomel à la vapeur, calomelas, etc. Insoluble eau, alcool, corps gras.

V. à *Protochlorure de mercure.*

Les formules suivantes se rapportent surtout à l'emploi du calomel comme purgatif et vermifuge. — Pour les autres voir à *Mercure.*

Prop. thérap. — Altérant, anthelmintique, diaphorétique, fondant, sialagogue, purgatif, antisyphilitique.

Prép. pharm. et posol. — 1 à 10 décigr. (purgatif) ; 1 à 5 centigr. (altérant, antisyphilitique), en pilules, prises, ou frictions sur les gencives ; — tablettes (Cod.) contenant chacune 5 centigr. de calomel.

A l'ext. en collyre, en *pommade* à 1/10° (Cod.).

N.-B. — Les enfants tolèrent le calomel bien mieux que les adultes, et à doses plus élevées proportionellement.

— **Incompat.** — Acides, alcalis, chlorures, bromures, iodures solubles, poudres métalliques, fer, sulfure d'antimoine ; looch et lait aux amandes amères, eau de laurier-cerise, cyanures, etc.

BISCUITS VERMIFUGES (Sulot).

Calomel à la vapeur 0 gr. 3 décigr.
Pâte *ad hoc.* Q. s.

Pour 1 biscuit.

CALOMEL A DOSES RÉFRACTÉES.

Calomel 0 gr. 10 centigr.
Sucre blanc en poudre 1 —

M. pour 10 paquets. 1 toutes les heures.

CALOMEL ET DIGITALE.

Calomel, Digitale } de 0 gr. 05 à 0 gr. 10 centigr.
Sucre 0 — 50 —

Pour une prise.

CALOMEL OPIACÉ (Desmarres).

Calomel 0 gr. 30 centigr.
Opium en poudre 0 — 30 —
Sucre de lait 2 —

M. et divisez en 6 paquets. — *Pleurésie-hépatite.*

CHOCOLAT PURGATIF (Charles Pierquin).

Racine de jalap pulvérisée 25 gr.
Calomel porphyrisé 15 —

M. et incorporez dans :

Chocolat de santé chaud 250 gr.

F. s. a. tablettes de 6 décigr. 1 ou 2 par jour.

LAVEMENT AU CALOMEL.

Calomel 0 gr. 25 centigr.
Mucilage de graine de lin ou décocté de guimauve 125 —

OPIAT AU CALOMEL.

Calomel 0 gr. 10 à 0 gr. 50 centigr.
Miel blanc 5 à 10 —

Mêlez.

PILULES ANTHELMINTIQUES (Chaussier).

Calomel à la vapeur 0 gr. 02 centigr.
Semen-contra pulvérisé 0 — 08 —
Camphre 0 — 03 —
Sirop simple Q. s.

M. pour 1 pilule. 2 à 8 le soir en se couchant.

PILULES ANTIPHLOGISTIQUES (Siebel).

Calomel à la vapeur 0 gr. 10 centigr.
Extrait de belladone 0 — 15 —

F. s. a. 10 pilules. 2 à 4 par jour.

PILULES ANTIRHUMATISMALES.

Calomel à la vapeur 0 gr. 05 centigr.
Poudre de digitale 0 — 07 —
Extrait d'opium 0 — 05 —

F. s. a. 1 pilule, à prendre le soir.

PILULES AU CALOMEL (Vidal).

Calomel, Poudre de digitale, — de scammonée } āā 0 gr. 05 centigr.

Pour une pilule : 1 à 2 par jour.

Comme purgatif dans les affections cardiaques.

PILULES DE CALOMEL CONTRE LA CONSTIPATION HABITUELLE (Lay).

Calomel, Piperin } āā 0 gr. 75 centigr.
Extrait de noix vomique 0 gr. 20 centigr.
Sulfate de quinine 1 — 50 —

Pour 30 pilules. 1 matin et soir.

PILULES CALOMEL ET RHUBARBE.

Calomel 1 gr.
Extrait de rhubarbe 3 —
Poudre de rhubarbe Q. s.

Pour 50 pilules. 2 à 3 par jour.

PILULES DE SAVON COMPOSÉES (Radius).

Calomel à la vapeur 0 — 03 centigr.
Résine de jalap, Savon médicinal } āā 0 — 06 —

M. pour 1 pilule. 2 à 6 par jour.

PILULES PURGATIVES ANTIMONIÉES (Gintrac).

Calomel à la vapeur 2 gr.
Scammonée d'Alep pulvérisée 1 —
Soufre doré d'antimoine 0 — 60 centigr.
Extrait de fumeterre, Extrait de ményanthe } āā 4 —

F. s. a. 60 pilules. 1 le matin.

PILULES VERMIFUGES (Bouch.).

Semen-contra pulvérisé 10 gr.
Calomel à la vapeur 5 —
Extrait d'absinthe Q. s.

M. et F. 75 pilules. 2 à 10 suivant l'âge.

POMMADE ANTIDARTREUSE (Hardy).

Calomel 1 gr.
Acide tannique 2 ou 3 —
Axonge 30 —
M.

POMMADE CONTRE FISSURE A L'ANUS (Salmon).

Calomel 0 gr. 25 centigr.
Axonge 4 —
M.

POUDRE ANTHELMINTIQUE.

Poudre d'absinthe } āā 10 gr.
Semen-contra }
Calomel 5 —

Depuis 0 gr. 50 jusqu'à 2 gr.

POUDRE PURGATIVE (Brande).

Calomel à la vapeur 0 gr. 05 centigr.
Scammonée pulvérisée } āā 0 — 10 —
Jalap pulvérisé }
Sucre blanc 0 — 20 —

M. pour 1 paquet. 1 paquet toutes les 2 heures jusqu'à effet.

POUDRE VERMIFUGE.

Poudre de jalap 0 gr. 50 centigr.
Calomel 0 — 15 —

M. et F. 3 doses égales. 1 par jour.

POUDRE VERMIFUGE ET PURGATIVE DE BULL (Cadet).

Calomel 2 gr.
Poudre de rhubarbe 2 —
— scammonée 2 —
— sucre 6 —

0 gr. 30 centigr. à 0 gr. 60 centigr. pour enfants : 2 à 4 gr. pour adultes.

PRISES CONTRE LES DOULEURS OSTÉOCOPES (Péter).

Calomel à la vapeur 0 gr. 02 centigr.
Sucre pulvérisé 2 —

M. et divisez en 20 prises. Prendre 10 dans la journée.

PRISES PURGATIVES AU CALOMEL (H. Roger).

Calomel à la vapeur 0 gr. 10 centigr.
Scammonée d'Alep pulvérisée 0 — 30
Sucre de lait pulvérisé 4 —

M. et divisez en 10 prises. 1 toutes les heures jusqu'à effet.

V. à *Mercure* pour les autres formules.

CAMOMILLE ROMAINE. — *Anthemis nobilis* (Composées).

Part. empl. — Capitules. Succédanés. C. puante. C. des champs, C. commune d'Allemagne.

Princ. act. — Huile volatile.

Prop. thér. — Stomachique, carminatif, nervin, antispasmodique.

Prép. pharm. et posol. — *A l'int.* Extrait, 25 à 50 centigr. ; — huile volatile, 1 à X gouttes ; — hydrolat, 25 à 100 gr. ; — infusé, 5 p. 1000 ; — poudre, 1 à 8 gr. ; — sirop, 10 à 50 gr. — *A l'ext.* Huile de camomille, q. v. en frictions. Huile de camomille camphrée à 1/10.

CAMPHRE. — Essence concrète retirée du *Laurus camphora* (Laurinées) ($C^{10}H^{16}O$). — Alcool campholique (Berthelot) ($C^{17}H^{17},OH$). Insoluble eau, très soluble essences, alcool, éther.

Prop. thérap. — Calmant, antispasmodique, antiseptique, vermifuge, diaphorétique, résolutif, antiaphrodisiaque : préconisé par Alexander contre les sueurs nocturnes et la fièvre hectique des phthisiques en injections sous-cutanées.

Prép. pharm. et posol. — *A l'int.* Poudre, 5 centigr. à 2 gr., en pilules, potions — Eau camphrée 2 p. 1000. — *A l'ext.* Alcool (100 p. 900) — eau-de-vie (100 p. 3900) — éther (1 p. 9) — huile (50 p. 450), vinaigre (25 p. 1000) — pommade (30 p. 10 de cire et 90 d'axonge) — en frictions, liniments, pommades, etc.

Incompat. — Résines, gommes-résines, musc, etc., ramollit un très grand nombre de substances.

ALCOOLÉ DE CAMPHRE SAFRANÉ (Hager).

Esprit de camphre (camphre 1, alcool à 56° 12)	23 gr.
Alcoolé de safran	1 —

M. 2 à 10 gr. en potion.

BOLS ANTISPASMODIQUES.

Poudre de castoreum	5 gr.
Poudre de camphre	1 —
Extrait d'opium	0 — 05 centigr.
Rob de sureau	Q. s.

F. 12 bols. 2 toutes les 6 heures.

BOUGIES CAMPHRÉES (Jeannel).

Beurre de cacao	25 gr.
Cire blanche	1 —
Camphre pulvérisé	1 —

F. s. a.

EAU CAMPHRÉE (Cod.).

Camphre pulvérisé	2 gr.
Eau distillée	1000 —

F. s. a. 10 à 20 gr. en potion.

EAU GAZEUSE CAMPHRÉE.

Eau gazeuse	1000 gr.
Camphre pulvérisé	0 — 50 centigr.

Par verre.

ÉMULSION SÉDATIVE (Bouch.).

Emulsion sucrée	500 gr.
Camphre divisé avec jaune d'œuf	0 — 50 centigr.
Sirop de sulfate de morphine	20 —

F. s. a. par cuillerée toutes les heures.

INJECTION HYPODERMIQUE (Alexander).

Huile camphrée à 1/10e.

1 cent. cube par injection et par jour contre sueurs nocturnes et fièvre hectique des phthisiques.

LAVEMENT ANTISEPTIQUE.

Camphre	1 à 2 gr.
Jaune d'œuf	n° 1
Décoction d'écorce de chêne	250 —
Essence de Winter-Green	V gouttes

LAVEMENT CAMPHRÉ (Reliquet).

Camphre	0 gr. 25 centigr.
Jaune d'œuf n° 1	
Extrait jusquiame	0,05 à 0,10 —
Eau	80 gr.

F. s. a.

LAVEMENT CAMPHRÉ OPIACÉ (Ricord).

Camphre	0 gr. 50 centigr.
Extrait d'opium	0 — 05 —
Jaune d'œuf	n° 1
Eau tiède	200 —

F. émulsion.

Voir à l'article *Ammoniaque* plusieurs préparations où le camphre est employé.

LINIMENT CAMPHRÉ (Ph. Brit.).

1. Camphre	28 gr.
Huile d'olive	102 —
2. Camphre	99 gr.
Essence de lavande	3 —
Ammoniaque	130 —
Alcool	355 —

LINIMENT CAMPHRÉ OPIACÉ.

Huile camphrée / Essence de térébenthine	āā 30 gr.
Teinture d'opium	10 —

F. s. a.

LINIMENT RUBÉFIANT (Lewin).

Semences de moutarde noire pulvérisées	180 gr.
Essence de térébenthine	360 —

F. digérer 4 jours, filtrez, ajoutez :

Camphre pulvérisé	120 gr.

LINIMENT VOLATIL CAMPHRÉ.

Camphre	4 gr.
Ammoniaque	8 —
Huile blanche	60 —

MIXTURE ANTICHOLÉRIQUE (Oppolzer).

Camphre	1 gr.
Ether acétique	12 —
Teinture d'opium	3 —

X à XV gouttes.

PILULES ANTISEPTIQUES (Dupuytren).

Camphre en poudre	1 gr. 30 centigr.
Musc en poudre	0 — 40 —
Extrait d'opium	0 — 10 —
Sirop simple	Q. s.

F. s. a. 6 pilules à prendre dans la journée.

PILULES ANTISPASMODIQUES (Dubois).

Extrait de quinquina	3 gr.
Cachou	4 —
Camphre	4 —
Asa fœtida	1 — 30 centigr.
Extrait de genièvre	Q. s.

M. et F. pilules de 0 gr. 25 centigr. 3 par jour.

PILULES CONTRE POLLUTIONS NOCTURNES (Robert).

Camphre	3 gr.
Seigle ergoté	4 —

F. s. a. 50 pilules 1 matin et soir.

PILULES CAMPHRÉES (Ricord).

Camphre / Thridace	āā 3 gr.

F. 20 pilules. 5 ou 6 par jour

PILULES CONTRE DYSMÉNORRHÉE (Pigeaux).

Opium brut	0 gr. 05 centigr.
Camphre	0 — 50 —

M. et F. 2 pilules. 1 le matin.

POTION GOMMEUSE CAMPHRÉE (Hôp. de Paris).

Camphre pulvérisé	0 gr. 50 centigr.
Gomme pulvérisée	5 —
Potion gommeuse	125 —

M. s. a. par cuillerées toutes les heures (ténesme vésical).

TEINTURE ANTI-ODONTALGIQUE (Brandes).

Camphre pulvérisé	6 gr.
Pyrèthre pulvérisée	8 —
Opium pulvérisé	2 —
Essence de girofles	1 —
Alcool à 90°	100 —

M. s. a.

TEINTURE DE CAMPHRE OPIACÉE (ELIXIR PARÉGORIQUE DU CODEX).

Extrait d'Opium	2 gr. 40 centigr.
Acide benzoïque	2 gr. 40 centigr.
Camphre	1 — 80 —
Essence d'anis	2 —
Alcool à 90°	600 —

M. XV *à* XL *gouttes pour calmer les quintes de toux.*

TOPIQUE D'AMIDON CAMPHRÉ.

Amidon	60 gr.
Camphre pulvérisé	2 à 10 —

M.

TOPIQUE CONTRE L'ÉRYSIPÈLE (Cavazzani).

Camphre	1 gr.
Acide tannique	1 —
Ether sulfurique	8 —

F. dissoudre.

TOPIQUE CONTRE L'ÉRYSIPÈLE (Léon Labbé).

Ether sulfurique	100 gr.
Camphre	100 —

F. dissoudre.

— **CAMPHRE** (Bromure de) ($C^{10}H^{15}OBr$). — *Syn.* Camphre monobromé.

Prop. thérap. — Antispasmodique, sédatif, hypnotique.

Prép. pharm. et posol. — 50 centigr. à 1 gr. 50 en pilules ou dragées.

INJECTION HYPODERMIQUE (Bourneville).

Camphre monobromé	3 gr.
Alcool	25 —
Glycérine	22 —

30 *à* 40 *gouttes en injection.*

— **CAMPHORIQUE** (Acide). — Obtenu en oxydant le camphre par l'acide azotique : se présente sous forme de petits cristaux blancs, saveur légèrement acide, soluble dans 100 parties d'eau, très soluble dans l'alcool et l'éther, odeur spéciale ne rappelant en rien celle du camphre.

Prop. thérap. — L'acide camphorique autrefois employé contre les syphilides était inusité ; on vient de le préconiser contre les sueurs de phthisiques (Leu): son action, parfois lente à se manifester, persisterait plusieurs jours. on le préconise également contre la cystite.

Posol. — 1 à 2 gr. le soir en paquets, cachets ou en solution dans un liquide alcoolique. — La dose maxima peut être portée à 4 gr. — on peut l'associer au tannin.

CANCHALAGUA. — *Erythræa chilensis* (Gentianées).

Part. empl. — Sommités fleuries.

Princ. act. — Erythro-centaurine.

Prop. thérap — Fébrifuge, tonique, emménagogue.

Prép. pharm. et posol. — Infusé, 4 à 8 gr. par tasse.

CANNE DE PROVENCE. — *Arundo donax* (Graminées).

Part. empl. — Rhizome.

Prop. thérap. — Réputé antilaiteux.

Prép. pharm. et posol. — Infusé, 20 p. 1000.

CANNELLE DE CEYLAN. — *Cinnamomum Zeylanicum, Laurus cinnamomum* (Laurinées).

Part. empl. — Ecorce.

Princ. act. — Huile volatile, tannin.

Prop. thérap. — Excitant, stimulant, antispasmodique.

Prép. pharm. et posol. — *A l'int.* Poudre, 5 décigr. à 5 gr. ; — eau distillée, 10 à 60 gr. dans une potion ; — tisane, 8 gr. pour 1000, teinture, 10 gr. dans une potion ; — alcoolat, 5 à 15 gr. ; — essence 1 à 11 gouttes — sirop, 30 à 60 gr. dans une potion.

BOL STOMACHIQUE (Parmentier).

Magnésie décarbonatée	0 gr. 40	centigr.
Safran en poudre	0 — 30	—
Cannelle pulvérisée	0 — 10	—
Sirop de sucre	Q. s.	

F. s. a. 1 *bol à prendre dans la journée* (Cad.).

OLÉO-SACCHARURE DE CANNELLE.

Essence de cannelle	1	gr.
Sucre blanc	20	—

Triturez : 1 à 10 gr.

POTION ALCOOLIQUE (Gallois).

Teinture de cannelle	5	gr.
Sirop simple	45	—
Eau distillée	50	—
Eau-de-vie	100	—

M. s. a.

POTION CONTRE LA MÉTRORRHAGIE

Teinture de cannelle	25	gr.
Hydrolat de cannelle	150	—
Ether acétique	5	—
Sirop d'écorce d'oranges amères	30	—

M. à prendre dans les 24 heures.

POTION CORDIALE (Delioux).

Alcoolé de cannelle	10	gr.
Vin de Malaga	60	—
Hydrolat de menthe	30	—
— de mélisse	30	—
Sirop d'écorce d'oranges amères	20	—

M. s. a.

POTION CORDIALE (Cod. 66).

Alcoolat de cannelle	15	gr.
Confection d'hyacinthe	5	—
Sirop d'œillet	30	—
Eau distillée de menthe } ãã	60	—
— de fleurs d'oranger }		

M.

POTION TONIQUE (Jaccoud).

Teinture de cannelle	8	gr.
Extrait de quinquina	2 à 4	—
Sirop d'écorces d'oranges amères	30	—
Cognac vieux	30 à 80	—
Vin rouge vieux	125	—

M. s. a.

POUDRE ANTICHLOROTIQUE (Bamberger).

Lactate de fer	0 gr. 50 centigr. à 1	gr.
Succinate de fer	2	—
Oléo-saccharure de cannelle	2	—

F. 6 doses. 2 par jour.

POUDRE DE CANNELLE COMPOSÉE (Ph. Britan.).

Poudre diaromaton anglaise

Cannelle Ceylan pulvérisée	8	gr.
Muscade râpée	6	—
Safran desséché	6	—
Girofle	3	—
Cardamome	2	—
Sucre	250	—

M. 10 à 50 gr.

POUDRE DE CANNELLE COMPOSÉE.

Cannelle pulvérisée	5	gr.
Poudre de petit cardamome	3	—
Poudre de gingembre	2	—
— d'angélique	2	—

M. 0 gr. 20 centigr. à 1 gr.

On peut faire un opiat avec Q. s. de sirop de gentiane ou d'écorces d'oranges.

POUDRE DE CANNELLE COMPOSÉE (Ph. Lond.).

Cannelle	4	gr.
Cardamome	3	—
Gingembre	2	—
Poivre long	1	—

M. 0 gr. 05 centigr. à 1 gr.

POUDRE CONTRE DIARRHÉE.

Carbonate de chaux } ãã	30	gr.
Phosphate de chaux }		
Extrait sec de ratanhia	10	—
Poudre de cannelle	10	—
— d'opium	1	—

Divisez en paquets de 1 gr. 1 à 10 par jour.

POUDRE STIMULANTE (Bouchardat).

Gingembre pulvérisé	10	gr.
Cannelle pulvérisée	20	—
Anis pulvérisé	40	—
Cascarille pulvérisée	10	—

M. et divisez en paquets de 0 gr. 6 décigr. — 1 ou 2 par jour.

POUDRE STOMACHIQUE (Bossu).

Fer réduit 2 gr.
Poudre de cannelle 1 —
Poudre de gentiane 1 —
Magnésie calcinée 1 —

M. pour 20 paquets. 2 par jour.

VIN DE CANNELLE COMPOSÉ (Hôp. Paris).

Vin rouge 100 gr.
Alcoolé de cannelle 8 —
Alcoolat de mélisse 6 gr.
Sirop simple 30 —

M. s. a.

VIN CORDIAL (Mayet).

Cannelle 10 gr.
Poivre noir } āā 2 —
Cardamome }
Quinquina gris 30 —
Racine de ratanhia 20 —
Vin de Lunel 1000 —

F. a. s. 2 verres à madère par jour.

CANTHARIDES. — *Cantharis vesicatoria* ou *Meloe vesicatorius*. Insecte coléoptère.

Princ. act. — Cantharidine.

Prop. thérap. — Stimulant, vésicant.

Prép. pharm. et posol. — *A l'int.* Poudre 0 gr., 02 à 0 gr., 05 cent. — Teinture alcoolique, éthérée, I à X gouttes. — Extrait alcoolique, aqueux, — acétique, 0 gr.,005 à 0 gr.,010 milligr. — Huile cantharidée à 1/10. — *A l'ext.* Mêmes préparations employées en onguents, vésicatoires, pommades, huile, papiers.

BAUME DE GILÉAD DE SALOMON (Angl.).

Cardamome 30 gr.
Cannelle 30 —
Baume de la Mecque 2 —
Teinture de cantharides 1 —
Alcool à 21° 500 —
Sucre 250 —

M. 1 cuillerée à café dans du vin.

COLLODION CANTHARIDAL.

Cantharides pulvérisées 400 gr.
Ether sulfurique 100 —
Ether acétique 100 gr.
Acide acétique 10 —

Épuisez par déplacement. Ajoutez :

Coton-poudre 10 gr.

M.

EMPLATRE PERPÉTUEL DE JANIN (Cad.).

Mastic } āā 90 gr.
Térébenthine }
Emplâtre diachylum gommé } āā 15 —
Euphorbe pulvérisée }
Cantharides pulvérisées 30 —

F. s. a. en applications. 5 à 6 jours au maximum.

LINIMENT AMMONIACAL CANTHARIDÉ (Bouchardat).

Huile camphrée 90 gr.
Teinture de cantharides 30 —
Ammoniaque 10 —

LITHONTRIPTIQUE DE TULP (Soub.).

Cantharides 5 gr.
Petit cardamome 3 —
Alcool 40 gr.
Acide nitrique 20 —

F. macérer et filtrez. XII gouttes dans un 1/2 verre d'eau sucrée.

MIXTURE CANTHARIDIENNE OPIACÉE (Rayer).

Solution de gomme 125 gr.
Teinture de cantharides XII gouttes
Laudanum de Sydenham X —

M. à prendre par cuillerées en 24 heures (Dorvault).

MIXTURE DIURÉTIQUE (Rayer).

Infusion de raifort 125 gr.
Teinture de cantharides VIII gouttes
Laudanum de Sydenham XII —
Sirop simple 16 gr.

M. en 3 doses dans les 24 heures.

PAPIER ÉPISPASTIQUE (Véc).

1. Cantharides 620 gr.
Axonge 6 kilos
Cire très blanche 2 —
2. Cantharides 1 —
Onguent de morelle 8 —
Cire blanche 2 —
3. Cantharides 1500 gr.
Axonge colorée par l'orcanette 8 kilos
Cire blanche 2 —

F. s. a. on étend sur du papier.

POMMADE CONTRE L'ALOPÉCIE (Dupuytren).

Acétate de plomb 4 gr.
Baume du Pérou 8 —
Alcool à 21° 30 —

Teinture de cantharides	1 gr. 20 centigr.
Teinture de girofles	0 — 75 —
— de cannelle	0 — 75 —
Moelle de bœuf	125 —
Pommade à la rose	125 —
Huile d'olives	Q. s.

POMMADE CONTRE L'ALOPÉCIE (Schneider).

Suc de citron	4 gr.
Extrait de quinquina	8 —
Teinture de cantharides	4 —
Huile de cade	2 — 30 centigr.
Essence de bergamote	X gouttes
Moelle de bœuf	60 gr.

M. s. a.

POMMADE STIMULANTE (Cap.).

Extrait alcoolique de cantharides	0 gr. 50 centigr
Huile rosat	4 —
Moelle de bœuf purifiée	60 —
Essence de citron	XL gouttes

F. s. a. (alopécie).

POUDRE CONTRE AMÉNORRHÉE.

Cantharides pulvérisées	1 gr.
Oxyde noir de fer / Aloès pulvérisé	ãã 1 — 50 centigr.
Poudre de cannelle	5 —

Divisez en 50 paquets. 1 à 2 par jour.

TABLETTES DE GINGSENG.

Sucre en poudre	2500 gr.
Vanille en poudre	150 —
Gingseng	80 —

Mêlez et ajoutez :

Teinture de cantharides	10 —
Huile essentielle de cannelle	XXV gouttes.
Teinture d'ambre concentrée	X —
Mucilage de gomme adragante	Q. s.

F. s. a. tablettes de 1 gr. 5 à 6 par jour.

VÉSICATOIRE LIQUIDE (Bidet).

Cantharides	1000 gr.
Chloroforme	Q. s.
Cire	5 —

Pour faire 1000 gr. de produit.

VIN DE CANTHARIDES (Bouch.).

Cantharides	1 gr.
Vin blanc	500 —

F. s. a. 1 ou 2 cuillerées dans un verre d'eau sucrée.

CANTHARIDINE. Est employée pour la préparation des papiers et toiles vésicants — vient d'être préconisée par le Dr Liebreich, comme succédané de la lymphe de Koch :

Cantharidine	0 gr. 20
Potasse caustique pure	0 — 40
Eau distillée	Q. s. pour 1000 c. c.

Un c. c. contient deux dixièmes de millig. de cantharidine

Dose : 1 seringue par jour (2 au maxima).

On emploie parfois le *Cantharidate de potasse* comme vésicant : ce sel est soluble dans 25 parties d'eau froide.

CAPILLAIRES DU CANADA ET DE MONTPELLIER. — *Adiantum pedatum* et *Adiantum capillus veneris* ou *capillaire de Montpellier* (Fougères).

Part. empl. — La plante.

Prop. thérap. — Pectoral et adoucissant.

Prép. pharm. et posol. — Tisane ou hydrolé, 10 p. 1000. Sirop, 30 à 60 gr.

CRÈME PECTORALE DE TRONCHIN.

Beurre de cacao	60 gr.
Sucre pulvérisé	15 —
Sirop de Tolu / — de capillaire	ãã 30 —

M. 5 à 10 gr. toutes les 2 heures.

SIROP PECTORAL ANGLAIS.

Capillaire du Canada / Capsules de Pavot / Racine de guimauve	ãã 125 gr.
Jujubes	500 —
Dattes	1000 —
Eau	Q. s.

Faites une decoction, ajoutez :

Sucre	4000 —

F. s. a.

CAPSICUM. — *Annuum* et *fastigiatum*. — Solanées. *Syn.* Piment de Cayenne. Poivre de Guinée.

Part. empl. — Fruit.

Princ. act. — Capsicine.

Prop. thérap. — Stimulant.

Prép. pharm. et posol.—*A l'int.* extrait aqueux, 0 gr. 30 à 0,60; — poudre 0 gr. 50 à 2 gr.; — teinture alcoolique, X à XXX gouttes. — *A l'ext.* Teinture alcoolique en frictions.

COLLYRE CONTRE L'AMAUROSE (Beasley).

Capsicum	0 gr. 40 centigr.
Eau distillée	240 —

F. macérer à froid pendant 3 heures et filtrez. II à III gouttes en instillation.

GARGARISME (Copland).

Teinture de capsicum	6 gr.
Acide chlorhydrique	2 —
Miel	20 —
Infusion de roses rouges	150 —

M. s. a.

GARGARISME CONTRE L'ENROUEMENT (Graves).

Teinture de capsicum	3 à 10 gr.
Décoction de quinquina	160 —

M. s. a.

LOTION CONTRE LA CHUTE DES CHEVEUX (Sigmund).

Teinture de capsicum	10 gr.
Alcool fort	100 —

M. (syphilis).

PILULES ANTIDYSPEPTIQUES (Green).

Nitrate d'argent	0 gr. 60 centigr.
Capsicum pulvérisé	2 —
Sulfate de quinine	2 —
Extrait de houblon	Q. s.

F. s. a. 40 pilules. 2 ou 3 par jour.

PILULES DE CAPSICUM (Alègre).

1. Extrait aqueux de capsicum 0 gr. 40 centigr.

F. s. a. 10 pilules à prendre par jour.

2. Capsicum pulvérisé 0 gr. 10 centigr.

Poudre de réglisse	ãã	Q. s.
Miel		

M. pour 1 pilule. 5 à 20 par jour en 2 fois. (Contre hémorrhoïdes.)

PILULES DE CAPSICUM FERRUGINEUSES (Schneider).

Capsicum pulvérisé	1 gr.
Ethiops martial	15 —
Cannelle } ãã	5 —
Colombo }	
Extrait de camomille	Q. s.

F. s. a. pilules de 0 gr. 10. centigr. 5 *à* 10 *par jour.* (Dorv.)

POMMADE CONTRE LA CHUTE DES CHEVEUX (Sigmund).

Teinture de capsicum	5 gr.
— de benjoin	5 —
Onguent populeum	48 —

M. (syphilis).

POUDRE CONTRE L'AMYGDALITE

Alun pulvérisé	6 gr.
Teinture de capsicum	2 —

F. sécher et pulv. En applications.

CARBOAZOTIQUE (acide). — Voy. *Picrique* (acide).

CARBOLIQUE (acide). — Voy. *Phénique* (acide).

CARBONE (sulfure de). (CS^2). Très peu soluble eau, soluble alcool et éther. *Syn.* Acide sulfocarbonique.

Prop. thér. — *A l'int.* Antiseptique, désinfectant. — *A l'ext.* révulsif.

Prép. pharm. et posol. — *A l'int.* 1 à 2 gr. en potion, en lavements gazeux. — *A l'ext.* en sinapisme.

EAU SULFOCARBONÉE (Duj.-Beaumetz).

Sulfure de carbone	10 gr.
Eau distillée	500 —
Essence de menthe	IV gouttes

Agiter et laisser déposer.

F. s. 5 à 15 cuillerées à bouche dans un peu de lait. Avoir soin de renouveler l'eau à mesure que l'on en puise dans la bouteille.

LAVEMENTS GAZEUX.

Acide carbonique chargé de vapeurs de sulfure de carbone.

TEINTURE DE SULFURE DE CARBONE.

Alcoolat de menthe	90 gr.
Sulfure de carbone	10 —

M. V à X gouttes dans du lait, 3 fois par jour.

CARBONIQUE (acide). CO^2.

Prop. thérap. — Contro-stimulant, antivomitif, anesthésique local.

Prop. pharm. et posol. — *A l'int.* en dissolution dans l'eau; eau gazeuse, eau de Seltz. — *A l'ext.* douches locales.

L'acide carbonique *solidifié* a été proposé comme anesthésique local. Son emploi demande certaines précautions.

EAU DE SELTZ ARTIFICIELLE (Lefort).

Chlorure de calcium fondu	0 gr. 540 milligr.
— de magnésium	0 — 057 —
— de sodium	0 — 902 —
Carbonate de soude cristallisé	1 — 677 —
Limaille de fer porphyrisée	0 — 006 —
Eau à 5 vol. d'acide carbonique	625 — —

Introduisez les sels dans une bouteille munie d'un siphon; remplissez d'eau gazeuse.

LAVEMENTS D'ACIDE CARBONIQUE ET DE SULFURE DE CARBONE.

Appareil du Dr Bardet.

LIMONADE GAZEUSE EN POUDRE.

Acide citrique	3 gr.
Sucre râpé } paquet blanc	50 —
Bicarbonate de soude (paquet bleu)	2 —

F. dissoudre le sucre et l'acide dans 1000 grammes d'eau, ajoutez le sel.

POTION ANTIVOMITIVE DE RIVIÈRE (Codex).

1. Potion alcaline ou no 1. 2 gr. de bicarbonate de potasse pour 65 de liquide.
2. Potion acide ou no 2. 2 gr. d'acide citrique pour 65 de liquide.

Pour boire, mêlez dans un verre une cuillerée de chacune de ces potions ou donnez 1 cuillerée de la potion no 1, et puis une autre de la potion no 2.

POTION DE DEHAEN.

Carbonate de chaux	2 gr.
Sirop de limons	30 —
Liqueur d'Hoffmann	XII gouttes
Laudanum de Sydenham	XVIII —
Eau de menthe	30 gr.
— de mélisse	100 —

M. à prendre par cuillerées contre les vomissements spasmodiques.

POTION EFFERVESCENTE DE BOERHAAVE (Gaubius).

Suc de citron	15 gr.
Vin rouge	30 —
Bicarbonate de potasse pulvérisé	4 —

M. la poudre dans la liqueur et avaler au moment de l'effervescence. (Bouch.)

POUDRE GAZOGÈNE.

Bicarbonate de soude (paquet bleu)	4 gr.
Acide tartrique pulvérisé (paquet blanc)	4

M. en versant dans une bouteille d'eau que vous bouchez aussitôt.

POUDRE GAZOGÈNE ACIDE (Jeannel).

Bicarbonate de soude pulvérisé	25 gr.
Sucre blanc	200 —
Acide tartrique pulvérisé	24 —
Essence de citrons	II gouttes

M. 1 cuillerée délayée dans 1 verre d'eau d'heure en heure.

POUDRE GAZOGÈNE ALCALINE. SODA-POWDERS.

Bicarbonate de soude pulvérisé (paquet bleu)	2 gr.
Acide tartrique pulvérisé (paquet blanc)	1 — 3 décigr.

F. dissoudre le paquet blanc dans un verre d'eau, ajoutez le paquet bleu 2 à 3 prises par jour.

POUDRE GAZOGÈNE NEUTRE.

Bicarbonate de soude pulvérisé (paquet bleu)	2 gr.
Acide tartrique pulvérisé (paquet blanc)	2 gr.

Comme la poudre précédente.

CARBONATES. — V. aux *Bases*.

CARDAMOMES. — *Elatteria repens.* — Zingiberacées.

Part. empl. — Fruits.

Prop. thérap. — Stimulants, stomachiques.

Prop. pharm. et posol. — *A l'int.* poudre, 0 gr. 20 à 2 gr.

CARICA PAPAYA. — *Bixacées.* — *Syn.* Papayer.

Part. empl. — Suc laiteux fourni par toute la plante.

Princ. act. — Papaïne.

Prop. thérap. — Vermifuge. Digestif.

Prép. pharm. et posol. — *A l'int.* 1° suc laiteux du fruit (vermifuge lombricoïde) 1/2 cuillerée à café pour enfant de 7 à 8 ans — 1 cuill. à café pour adulte, on fait cuire dans un peu d'eau; on ajoute ensuite un peu de miel et d'huile de Ricin (Dr Noel). *Médicament dangereux.* — 2° *Papaïne*, 10 à 40 centigr. contre la dyspepsie sous forme de vin, sirop, élixir, cachets, dragées,

CARRAGAHEEN. — *Fucus crispus.* Algue marine. *Syn.* Mousse perlée, mousse d'Irlande.

Part. empl. — La plante entière.

Prop. thérap. — Béchique, adoucissant, analeptique.

Prép. pharm. et posol. — *A l'int.* décocté, 5 p. 1000, — gelée 25 p. 150. — *A l'ext.* cataplasmes.

GELÉE DE CARRAGAHEEN.

Carragaheen	10 gr.	
Eau q. s. pour obtenir gelée	150 —	
Passez et ajoutez :		
Sirop de cerises	50 —	
Acide tartrique	0 —	30 centigr.
Eau laurier-cerise	5 —	

SACCHARURE DE CARRAGAHEEN.

Carragaheen	1 gr.
Sucre	4 —

LAIT ANALEPTIQUE (Thodantes).

Lait de vache	1 litre
Garragaheen incisé	5 gr.
Sucre blanc	30 —
Cannelle contusée	1 gr. 50 centigr.

F. bouillir 10 *minutes et passez avec expression.*

CARVI. — *Carum carvi* (Ombellifères).

Part. empl. — Seminoïdes.

Princ. act. — Huile essentielle.

Prop. thérap. — Stomachique, carminatif, diurétique.

Prép. pharm. et posol. — Semences 2 à 4 gr. / Huile essentielle IV à VI gouttes } Inusité.

CASCARA SAGRADA. — Ecorce du *Rhamnus purshiana* (Rhamnacées).

Prop. thérap. — Laxatif.

Prép. pharm. et posol. — Poudre, 0 gr., 50 à 0 gr., 75 centigr. en cachets. Extrait fluide (représentant son poids de plante) 6 à 8 gr. en potion.

ÉLIXIR.

Extrait fluide de cascara	90 gr.
Glycérine	90 —
Essence d'orange	VI gouttes
— de cannelle	II —
Alcool à 90°	200 gr.
Sirop de sucre	400 —
Eau	Q. s.

Pour faire un litre.

1 *verre à liqueur à chaque repas.*

POTION LAXATIVE.

Extrait fluide de cascara sagrada	8 gr.
Sirop simple	30 —

M. 3 à 4 cuillerées à café par jour.

POTION STOMACHIQUE ET LAXATIVE.

Teinture de noix vomique	2 gr.
Extrait fluide de cascara	20 —
Sirop simple	15 —
Eau de laurier-cerise	15 —
Eau distillée	100 —

M. 3 à 4 cuillerées à café par jour.

CASCARILLE. — *Croton elutheria* (Euphorbiacées). *Syn.* Chacrille, quinquina aromatique.

Part. empl. — Ecorce.

Prop. thérap. — Tonique, excitant, fébrifuge, antiémétique.
Prép. pharm. et posol. — *A l'int.* Poudre 1 à 4 gr. — Teinture 4 à 30 gr. — Infusé 10 p. 1000.

MIXTURE CONTRE LES SUEURS DES PHTHISIQUES (Graves).

Infusion de cascarille	90 gr.
Sulfate de quinine	0 — 10 centigr.
Acide sulfurique dilué	2 gr.
Teinture de jusquiame	1 — 50 centigr.

F. s. a. à donner en 3 fois dans la journée.

CASSE. — *Cassia fistula* (Légumineuses).
Part. empl. — Pulpe du fruit.
Prop. thérap. — Laxatif.
Prép. pharm. et pos. — Extrait de casse, 20 à 30 gr. — conserve de casse 30 à 60 gr. — pulpe 40 à 60 gr.

TISANE DE CASSE.

Extrait de casse	10 gr.
Eau	1000 —

M. à prendre par tasses.

CASTOREUM. — Produit odorant solide provenant du Castor, *Castor fiber.*
Prop. thérap. — Antispamodique, emménagogue.
Prép. pharm. et pos. — *A l'int.* Poudre 0 gr., 05 à 1 gr. 50 centigrammes — teinture alcool. 2 à 5 gr. — teinture éthérée, 2 à 5 gr., — hydrolat 10 à 60 gr. — *A l'ext.* Huile en onctions.

ÉLIXIR FÉTIDE DE FULDE.

Alcool rectifié		150 gr.
Castoreum		20 —
Asa fœtida		10 —
Esprit de corne de cerf	āā	5 —
Opium	āā	5 —

F. digérer 4 jours. Filtrez. 4 gr. en potion.

POUDRE ANTISPASMODIQUE.

Poudre de castoreum	5 gr.
— de cannelle	1 —
— sucre	10 —

F. s. a. 20 paquets.

CEDRON. — *Quassia Cedron.* Rutacées.
Part. employées. — Semences.
Prép. — Fébrifuge.
Pos. — Poudre 0 gr. 50 à 1 gr. en cachets.
Princ. actif. — Cedrine (Tauret).
Une espèce voisine, le *Simaba waldivia*, renferme la waldivine (toxique).

CENTAURÉE (petite). — *Erythræa centaurium* (Gentianées).
Syn. Herbe au centaure, herbe à Chiron, herbe à la fièvre.
Part. empl. — Sommités fleuries.
Princ. act. — Erythrocentaurine.
Prop. thérap. — Tonique, stomachique, fébrifuge.
Prép. pharm. et pos. — Extrait 2 à 4 gr., infusé 10 p. 1000. Poudre 2 à 10 gr.

APOZÈME TONIQUE AMER.

Gentiane	āā	5 gr.
Centaurée	āā	5 gr.
Eau		500 —
Sirop de quinquina		50 —

M. à prendre par petites tasses.

ÉLECTUAIRE FÉBRIFUGE.

Poudre de centaurée	āā	50 gr.
— de quina jaune	āā	50 gr.
— d'absinthe	āā	50 gr.
Sirop de menyanthe		Q. s.

F. s. a. 5 gr. matin et soir.

CÉRAT (Codex). — Cire blanche, 100 gr.; — huile d'amandes douces, 400 gr.; — eau distillée de roses, 300 gr. — Le cérat jaune est fait avec la cire *jaune ;* le cérat *simple* ou *sans eau* avec : *huile d'amandes* 30; *cire blanche* 10. — Pour tous les autres cérats médicamenteux, voir au nom de la *substance.*

CERFEUIL. — *Chærophyllum cerefolium* (Ombellifères).
Part. empl. — Toute la plante.
Prop. thérap. — Diurétique, emménagogue, antihémorrhoïdal.
Prép. pharm. et pos. — Décocté 10 p. 1000 par tisane, 20 p. 1000 pour injections.

CERISES. — Fruit du cerisier. *Cerasus vulgaris* (Rosacées).
Part. empl. — Fruits et pédoncules.
Prop. thérap. — Diurétique.
Prép. pharm. — *A l'int.* Sirop de cerises; — tisane de queues de cerises, 10 p. 100.

CÉRUSE. — V. *Carbonate de plomb.*

CÉTRARIN ou **CÉTRARINE.** — V. *Lichen d'Islande.*

CÉVADILLE. — *Schœnocaulon officinale* (Colchicacées).
Part. empl. — Fruit et semences.
Princ. act. — Vératrine.
Prop. thér. — Excitant, irritant, vénéneux, parasiticide. (Inusité.)
Prép. pharm. et posol. — *A l'int.* 0 gr., 10 à 0 gr., 30 centigr. (V. *Vératrine.*) — *A l'ext.* poudre (poudre des capucins).

POMMADE DE SIGMUND.

Poudre de cévadille	40 gr.
Axonge	Q. s.

M. s. a.

CHANVRE INDIEN. — *Cannabis indica* (Urticées).
Part. empl. — Sommités fleuries.
Princ. act. — Cannabine ou haschischine (?).
Prop. thérap. — Hypnotique (?), antispasmodique : anesthésique local.
Prép. pharm. — Extrait 0 gr., 05 à 0 gr., 50 centigr. en pilules — teinture 2 à 10 gr. en potion.

POTION CALMANTE (Berthier).

Extrait alcoolique de chanvre Indien	0 gr. 25 centigr.
Infusion légère de café	60 —
Sucre	Q. s.

M. à prendre en 2 ou 3 fois le soir.

POTION (Michel).

Teinture de chanvre indien	2 gr.
Sirop de sucre	30 —
Eau	120 —

M. 1 cuillérée à bouche toutes les 5 ou 6 heures contre les métrorrhagies.

SOLUTION DE CANNABINE.

Cannabine	1 gr.
Alcool	9 —

Pour badigeonner la gencive avant l'avulsion d'une dent.

TOPIQUE CONTRE LES CORS ET VERRUES.

Acide salicylique	1 gr.
Cannabine	0 — 25 centigr.
Alcool à 90°	1 —
Ether à 62°	2 — 50 —
Collodion élastique	5 —

CHARBON. — Charbon végétal (seul employé en médecine). Le charbon animal est utilisé comme *décolorant* et *désinfectant*.

Prop. thérap — Absorbant, antiputride, désinfectant.

Prép. pharm. et posol. — *A l'int.* poudre, 1 cuillerée. — *A l'ext.* poudres et opiats dentifrices, cataplasmes.

CATAPLASME DE CHARBON (Cazenave).

On soupoudre un cataplasme de farine de lin avec du charbon ou un mélange de charbon et de quinquina pulvérisés.

ÉLECTUAIRE CARBONÉ.

Charbon de bois lavé et porphyrisé	10 gr.
Magnésie calcinée	1 —
Miel blanc	Q. s.

M. 4 à 25 gr.

MÉLANGE POUR ANTISEPSIE INTESTINALE (Bouchard).

Charbon	50 gr.
Sucre	25 —
Naphtol β.	2 — 50 centigr.
Salicylate de bismuth	2 — 50 —

Granulez.
A prendre dans les 24 heures.

OPIAT DENTIFRICE.

Charbon de saule pulvérisé	2 gr.
Chlorate de potasse pulvérisé	1 —
Hydrolat de menthe	Q. s.

M. contre gingivite chronique.

POUDRE CONTRE PYROSIS (Heim).

Charbon pulvérisé	25 gr.
Quassia pulvérisé } āā	4 —
Magnésie calcinée }	

F. s. a. 2 cuillerées à café par jour.

AUTRE.

Charbon pulvérisé	10 gr.
Magnésie calcinée	5 —
Poudre noix vomique	0 — 40 centigr.

F. s. a. 20 paquets. 2 par jour.

POUDRE DENTIFRICE (Codex).

Charbon pulvérisé	20 gr.
Quinquina gris pulvérisé	10 —
Essence de menthe	1 —

M. contre gingivite chronique.

TABLETTES DE CHARBON (Cod.).

0 gr. 25 centigr. par tablette : dose 5 à 20

CHARDON-BÉNIT. — *Centaurea benedicta* (Composées).

Part. empl. — Sommités fleuries.

Princ. act. — Cnicin, vomitif inusité.

Prop. thérap. — Amer, stomachique.

Prép. pharm. et posol. — Infusion 15 à 30 gr. p. 1000. Poudre 1 à 4 gr.

CHAULMOOGRA. — V. à *Gynocardia*.

CHAUX. — V. *Calcium* (oxyde de).

CHÉLIDOINE. — *Chelidonium majus* (Papavéracées). *Syn.* herbe à l'hirondelle, grande éclaire, felouque.

Part. empl. — Suc de toute la plante, surtout de la racine.

Princ. act. — Chélidonine ($C^{19}H^{17}Az^3O + H^2O$).

Prop. thérap. — Purgatif, escharotique.

Prép. pharm. et posol. — *A l'int.* Extrait 0 gr. 25 centigr. à 1 gr. — poudre de racine 2 à 3 gr. — *A l'ext.* suc de la plante, hydrolat.

PILULES PURGATIVES (Rath.).

Extrait de chélidoine } āā	0 gr. 75 centigr.
Extrait de rhubarbe }	
Calomel à la vapeur	0 gr. 15 centigr.
Résine de jalap	0 — 40 —
Poudre de rhubarbe	Q. s.

F. s. a. 15 pilules. 5 toutes les heures jusqu'à effet (Bouch.).

CHÊNE. — *Quercus robur* (Amentacées).

Part. empl. — Ecorce. — Voir à *Tan.*

Princ. act. — Tannin.

Prop. thérap. — Astringent.

Prép. pharm. et posol. — *A l'ext.* Décocté (50 p. 1000). Gargarismes, injections, lotions.

Incompat. — Comme le tannin.

CHÉNOPODE. — *Chenopodium ambrosioïdes* (Chénopodées). *Syn.* Thé du Mexique, ambroisie du Mexique.

Part. empl. — Sommités fleuries.

Prop. thérap. — Antispasmodique.

Prép. pharm. et posol. — *A l'int.* Infusion, 8 à 10 p. 1000.

TISANE DE CHÉNOPODE (Rilliet, Barthez).

Chenopodium ambrosioïdes	4 gr.
F. infuser dans eau	500 —

Ajoutez :

Sirop de fleurs d'oranger	50 gr.

Contre la chorée de l'enfance.

CHICORÉE. — *Chicorium Intybus* (Composées). *Syn.* Intybe.

Part. empl. — Feuilles fraîches et sèches, racine.

Prop. thérap. — Amer, dépuratif, tonique, stomachique.

Prép. pharm. et posol. — *A l'int.* Extrait 1 à 5 gr. — Infusé feuilles 10 p. 1000, racines 20 p. 1000, — sirop simple et composé 10 à 50 gr. — suc dépuré 50 à 250 gr.

CHIENDENT. — *Triticum repens* (Graminées). *Syn.* petit chiendent.

Part. empl. — Rhizome.

Princ. act. — Sels de potasse.

Prop. thérap. — Diurétique.

Prép. pharm. et posol. — *A l'int.* Extrait, *ad libitum*, infusé 20 p. 1000.

CHLORAL. (C^2HCl^3O.) — Aldéhyde trichlorée, trichloraldéhyde. Très soluble, eau, alcool, éther.

Prop. thérap. — Caustique.

Prép. pharm. et posol. — Inusité.

— **CHLORAL (ALCOOLATE de).** — Mêmes propriétés et mode d'emploi que l'hydrate; la saveur est un peu moins âcre.

— **CHLORAL (HYDRATE de).** — $C^2HCl^3H^2O$. Très soluble dans l'eau.

Prop. thérap. — Hypnotique, anesthésique, antiputride.

Prép. pharm. et posol. — 1 à 5 gr. en potion, solution, le soir dans un grog ou une tasse de thé au rhum, — sirop, 1 gr. pour 20 ; — capsules et perles gélatineuses. — *A l'ext.* 2 p. 100, en lotions, injections, lavements.

Incompt. — Alcalis et carbonates alcalins.

COLLUTOIRE (Jeannel).

Hydrate de chloral	4 gr.
Glycérine pure	20 —

M.

COLLUTOIRE CONTRE GINGIVITE.

Alcoolat de cochlearia	15 gr.
Hydrate de chloral	5 —

M.

HUILE DE FOIE DE MORUE AU CHLORAL.

Hydrate de chloral	10 gr.
Huile de foie de morue	100 —

M. 1 à 2 cuillerées le soir.

INJECTION ANTIBLENNORRHAGIQUE (Pasqua).

Hydrate de chloral	1 gr. 50 centigr.
Hydrolat de roses	125 — —

M. Deux injections par jour.

INJECTION INTRAVEINEUSE (Oré, Vulpian).

Chloral hydraté 10 gr.
Eau 10 à 100 —
M.

INJECTION CONTRE LE CANCER UTÉRIN (Martineau).

Hydrate de chloral 10 gr.
Essence d'eucalyptus 1 —
Alcool 50 —
Eau 1000 —
M.

INJECTION CONTRE L'OZÈNE (Créquy).

Hydrate de chloral 5 gr.
Eau 500 —
M.

LAVEMENT CONTRE LES CONVULSIONS.

Musc 0 gr. 20 centigr.
Camphre 1 —
Hydrate de chloral 0,50 centig. à 1 gr.
Jaune d'œuf n° 1.
Eau 150 gr.
F. s. a.

LAVEMENT (Dujardin-Beaumetz).

Chloral hydraté 5 gr.
Eau 50 —
Dans un verre de lait additionné d'un jaune d'œuf.

LAVEMENT (Gallois).

Hydrate de chloral 2 à 5 gr.
Hydrolat de laitue 150 —
Mucilage de gomme adragante Q. s.
F. s. a.

LOTION CONTRE LE PITYRIASIS (Martineau).

Hydrate de chloral 30 gr.
Liqueur de Van-Swieten 100 —
Eau 500 —
Quand le prurigo a disparu.
Hydrate de chloral 25 —
Eau 500 —
M. s. a.

LOTION CONTRE LE PRURIT (Vidal).

Hydrate de chloral. 5 à 10 gr.
Eau 250 —
M.

LOTION CONTRE LE PRURIT VULVAIRE (Gellé).

Chloral hydraté 10 gr.
Eau distillée 1000 —
M. s. a.

LOTION CONTRE LES SUEURS FÉTIDES (Ortega).

Hydrate de chloral 1 gr.
Eau distillée 100 —
M. s. a.

POMMADE CONTRE LE PRURIT (Bulkley).

Camphre 4 gr.
Hydrate de chloral 4 —
Onguent rosat 30 —
F. s. a.

POMMADE CONTRE L'URTICAIRE (Bulkley).

Hydrate de chloral, Gomme pulvérisée, Camphre pulvérisé, āā 4 gr.
Cérat 30 —
F. s. a.

POTION ANESTHÉSIQUE (Bouchut).

Hydrate de chloral 2 à 4 gr.
Sirop de groseilles, Eau, āā 25 —
M. à prendre en une fois.

POTION ANESTHÉSIQUE (Trélat).

Hydrate de chloral 4 gr.
Sirop de morphine 40 —
M. à prendre 35 à 40 minutes avant une opération.

POTION CALMANTE (Dieulafoy).

Sirop de chloral, Sirop de morphine, Eau distillée de tilleul, 30 gr.
Eau de fleur d'oranger 10 —
M.
Une cuillerée à bouche toutes les 3 heures.

POTION CONTRE LA COQUELUCHE (Lorey).

Hydrate de chloral 5 gr.
Sirop d'écorces d'oranges amères 15 —
Eau distillée 150 —
De 1 à 3 petites cuillerées par jour selon l'âge de l'enfant.

POTION CONTRE PALPITATIONS CHEZ LES ARTÉRIOSCLÉREUX (Smakovsky).

Hydrate de chloral, Bromure de sodium, āā 4 gr.
Codéine 0 gr. 10 centig.
Eau, Sirop d'ec. d'oranges am., āā 45 gr.
M. par cuill. à bouche toutes les 2 heures jusqu'à obtention de calme.

POTION HYPNOTIQUE

Hydrate de chloral 2 à 5 gr.
Bromure de sodium 1 à 3 —
Sirop de codéine, — de laurier-cerise, 15 à 20 —
Eau 100 —
A prendre en une ou deux fois.

SIROP DE FOLLET.

Hydrate de chloral 60 gr.
Alcool à 65° 50 —
Eau distillée 380 —
Sucre blanc 760 —
Essence de menthe XX gouttes

M. s. a. chaque cuillerée à bouche contient 1 gr. de chloral, chaque cuillerée à café 0 gr. 25 centigr. 1 à 5 cuillerées par jour.

SOLUTION ANTISEPTIQUE (Martineau).

Solution d'hydrate de chloral au 100e	500 gr.
Alcoolé d'essence d'eucalyptus	50 —

M.

SOLUTION CONTRE LE CANCER UTÉRIN (Fleischer).

Hydrate de chloral	8 gr.
Eau distillée	90 —

M.

SOLUTION CONTRE LES ULCÈRES ATONIQUES (Vallin).

Hydrate de chloral	1 gr.
Glycérine	30 —
Eau distillée	20 —

M. s. a.

SUPPOSITOIRES AU CHLORAL (vaginaux ou rectaux).

Hydrate de chloral	1 gr.
Beurre de cacao	3 —
Extrait de jusquiame	0,01 centigr. à 0,02.

SUPPOSITOIRES AU CHLORAL (Mayet).

Hydrate de chloral	2 à 3 gr.
Blanc de baleine	2 à 3 —
Beurre de cacao	2 —

— **CHLORAL CROTONIQUE.** ($C^4H^5Cl^3O$.) *Syn.* Croton chloral. En présence de l'eau il donne comme le chloral un hydrate solide, peu soluble dans l'eau froide, assez soluble dans l'eau chaude, soluble dans l'alcool et l'eau additionnée de glycérine.

Prop. thérap. — Anesthésique du cerveau, hypnotique.

Prép. pharm. et posol. — *A l'int.* 0 gr. 50 à 1 gr.

Incompat. — Comme le chloral.

MIXTURE ANTINÉVRALGIQUE (Bardet).

Croton-chloral	4 gr.
Alcool à 90°	40 —
Eau de laurier-cerise	30 —
Essence de menthe	IV gouttes
Eau distillée	50 gr.

M. 1/4 dans un lait de poule sucré, ou bien par cuillerées à café toutes les 1/2 heures dans du lait sucré.

PILULES (Weill).

Croton-chloral Poudre de réglisse Conserve de roses	ãã	1 gr.

Pour 20 pilules, à prendre en 4 ou 5 fois.

POTION (Worms).

Croton-chloral	1 gr.
Glycérine pure	60 —
Eau	60 —
Essence de menthe	III gouttes
Sirop simple	25 gr.

Triturez le croton chloral dans la glycérine et dans l'eau.

Par cuillerées à café toutes les 1/2 heures.

CHLORALAMIDE. — *Syn.* Chloralformamide, cristaux incolores, solubles dans 10 parties d'eau, 1 partie 1/2 d'alcool.

Prop. thérap. — Succédané du chloral.

Prép. pharm. et posol. — En potion ou en poudre. Dose de 2 à 3 gr. en une seule fois.

CHLORALOSE. — ($C^8H^{11}Cl^3O^6$.) *Syn.* Anhydroglucochloral : préparé par MM. Hanriot et Richet en combinant poids égaux de chloral anhydre et de glucose sec. On obtient ainsi deux corps le *Chloralose* et le *Parachloralose*. Le premier seul est employé. Il cristallise en fines aiguilles fusibles de 184 à 186°, peu solubles dans l'eau froide, assez solubles dans l'eau chaude et l'alcool.

Prop. thérap. — Hypnotique.

Dos. — 0 gr. 20 à 0 gr. 75 centigr.
On ne constate au réveil ni troubles digestif ni céphalalgie.

CHLORATE DE POTASSE (ClO^3K). Une partie se dissout dans 17 d'eau à 15°; 30, 3 de glycérine; insoluble, alcool, éther, chloroforme. *Syn.* Sel de Berthollet.

Prop. thérap. — Employé contre le scorbut, croup, salivation mercurielle, etc.

Prép. pharm. et posol. — *A l'int.* 0 gr., 5 à 4 et 8 gr. — tablettes contenant 0 gr. 10 centigr. de sel. — *A l'ext.* en solution.

COLLUTOIRE AU CHLORATE DE POTASSE.

Chlorate de potasse	5	gr.
Sirop de mûres	50	—

F. s. a.

GARGARISME (Cod.).

Chlorate de potasse	5	gr.
Eau	250	—
Sirop de mûres	50	—

GARGARISME (Griffith).

Chlorate de potasse	8	gr.
Teinture de perchlorure de fer	15	—
Sirop simple	90	—
Eau distillée	60	—

F. s. a. 1 cuillerée à café dans un verre d'eau.

GARGARISME ANTISEPTIQUE (Jeannel).

Chlorate de potasse	10	gr.
Eau	250	—
Mellite de roses	50	—
Acide chlorhydrique	2	—

M.

GARGARISME CONTRE STOMATITE MERCURIELLE (Gosselin).

Chlorate de potasse pulv.	10	gr.
Laudanum de Sydenham	1	—
Hydrolat de laurier-cerise	15	—
Eau distillée	100	—

F. s. a. agitez.

GARGARISME CONTRE STOMATITE ULCÉRO-MEMBRANEUSE (Jaccoud).

Chlorate de potasse	6	gr.
Alcoolat de cochléaria	30	—
Sirop de quinquina	60	—
Décoction de quinquina	250	—

F. s. a. : toutes les 2 ou 3 heures.

GLYCÉRÉ DE CHLORATE DE POTASSE (Martinet).

Glycérine	10	gr.
Chlorate de potasse pulvérisé	1	—

M. agitez.

OPIAT DE CHLORATE DE POTASSE (Dethan).

Phosphate de chaux pulvérisé	8	parties
Crème de tartre pulvérisée	4	—
Alun pulvérisé	1	—
Chlorate de potasse pulvérisé	2	—
Iris pulv.	2	—
Carmin	} ãã	Q. s.
Miel		
Essence de menthe		

F. s. a.

PASTILLES DE CHLORATE DE POTASSE (Dethan).

Chlorate de potasse	20	gr.
Sucre aromatisé au tolu	100	—
Carmin	Q. s.	

F. s. a. 100 pastilles 10 à 20 par jour.

POTION CONTRE ANGINE SCARLATINEUSE (Roger).

Chlorate de potasse	1	gr.
Sirop de mûres	30	—
Hydrolat de laitue	60	—

F. s. a. à prendre dans la journée.

POTION CONTRE DIPHTHÉRIE (Waldenburg).

Chlorate de potasse	5	gr.
Teinture éthérée de perchlorure de fer	5	—
Sirop de framboises	25	—
Eau	150	—

POTION CONTRE CROUP (Hôp. des enfants).

Emétique	0 gr. 10 centigr.
Sirop d'ipéca	30 —
Oxymel scillitique	10 —
Chlorate de potasse	4 —
Infusion de polygala	150 —

M. par cuillerées à bouche.

POTION CONTRE PHAGÉDÉNISME (Gallois).

Chlorate de potasse	2	gr.
Iodure de potassium	10	—
Sirop de quinquina	50	—
Eau distillée	150	—

F. dissoudre. 1 à 2 cuillerées par jour.

POTION CONTRE STOMATITE MERCURIELLE (Herpin).

Chlorate de potasse	2 à 6	gr.
Sirop de limons ou de framboises	30	—
Eau simple	150	—

F s. a.

POUDRE CONTRE L'OZÈNE (Debout).

Sous-nitrate de bismuth	10	gr.
Chlorate de potasse	1	—

M.

SOLUTION CONTRE ACNÉ ROSACEA (Gallois).

Chlorate de potasse 4 gr.
Eau distillée 100 —

F. dissoudre : humecter les pustules cautérisées préalablement avec :

Acide chlorhydrique 2 gr.
Alcool rectifié 5 à 20 —

SOLUTION CONTRE L'OZÈNE.

Chlorate de potasse 5 gr.
Acide borique 5 gr.
Eau 150 —

F. dissoudre, aspirations fréquentes.

TABLETTES DE CHLORATE DE POTASSE (Yvon).

Chlorate de potasse pulv. 95 gr.
Gomme adragante 5 —

Pour 100 tablettes.

— **CHLORATE DE SOUDE.** — Mêmes propriétés et modes d'emploi que le sel de potasse — beaucoup plus soluble dans l'eau, 2 parties d'eau. Dose : 2 à 5 gr. par jour (Brissaud).

CHLORE (Cl). — 1 litre d'eau en dissout 2 lit. 156 à 20°. C'est le chlore liquide employé en médecine.

Prop. thérap. — Désinfectant.

Prép. pharm. et posol. — *A l'int.* 10 gr. en potion. — *A l'ext.* 50 gr. p. 1000.

FOMENTATION CONTRE ENGELURES

Chlore liquide 50 gr.
Eau de fontaine 1000 —

M.

POTION AU CHLORE.

Chlore liquide 20 gr.
Eau filtrée 200 —
Sirop de sucre blanc 50 —

M. à prendre par cuillerées.

CHLORHYDRIQUE (acide) (HCl). — *Syn.* Acide Muriatique. 1 litre d'eau dissout 460 litres de gaz chlorhydrique.

Prop. thérap. — Excitant, tonique, antiseptique, caustique.

Prép. pharm. et posol. — *A l'int.* 1 à 2 gr., en solution — en limonade 2 p. 1000. — *A l'ext.* 2 à 4 gr. en gargarisme — 2 p. 100 en pédiluves.

Incompat. — Alcalis et leurs carbonates, sels d'argent, de plomb, protosels de mercure.

BAIN ACIDE.

Acide chlorhydrique 1 kilogr.
Eau pour un bain Q. s.

M.

COLLUTOIRE (Storck).

Miel rosat 60 gr.
Sirop de violettes 30 —
Acide chlorhydrique XXX gouttes

M.

COLLUTOIRE CHLORHYDRIQUE.

Acide chlorhydrique 1 gr.
Miel rosat 10 —

M.

GARGARISME CHLORHYDRIQUE.

Acide chlorhydrique 1 gr.
Miel rosat 30 —
Eau 250 —

M.

LIMONADE CHLORHYDRIQUE.

Acide chlorhydrique 2 à 4 gr.
Sirop de sucre 60 —
Eau 940 —

LOTION CHLORHYDRIQUE (Cazenave).

Acide chlorhydrique } āā XXV gouttes
Acide nitrique }
Eau distillée 300 —

M. contre lichen, eczéma.

PÉDILUVE (Codex 66).

Acide chlorhydrique 100 gr.
Eau chaude 6 litres.

M. engorgements du foie et de la rate.

POTION ANTIDYSPEPTIQUE (Trousseau).

Potion gommeuse 125 gr.
Acide chlorhydrique 1 —

M. par cuillerées.

CHLOROFORME ($CHCl^3$). — *Syn.* Formène trichloré ; chlorure de méthyle bichloré, peu soluble, eau 1 p. 100, soluble, alcool et éther, toutes proportions : insoluble glycérine.

Prop. thérap. — Anesthésique, antispasmodique.

Prép. pharm. et posol. — *A l'int.* 1 à 4 gr. en potions. — *A l'ext.* en liniments, en pommades.

ANESTHÉSIQUE LOCAL DE PARSONS

Chloroforme	10 gr.
Teinture d'aconit	12 —
— de capsicum	4 —
— de pyrèthre	2 —
Essence de girofles	2 —
Camphre	2 —

F. s. a.

BAUME ANTINÉVRALGIQUE

Chlorhydrate de morphine	1 gr.
Chloroforme	10 —
Teinture de benjoin	20 —
Teinture de digitale	20 —
Alcool à 80°	60 —

M. s. a : placer un tampon imbibé dans l'oreille.

CHLOROFORME AMMONIACAL (Richardson.)

Chloroforme Alcoolé d'ammoniaque } ãã	P. E.

M. en inhalations.

CHLOROFORME GÉLATINISÉ (Ruspini).

Chloroforme Blanc d'œuf } ãã	P. E.

Agitez.

EAU CHLOROFORMÉE (Vigier).

Eau distillée	1000 gr.
Chloroforme	10 —

M. 100 à 150 gr.

CHLOROFORMÉE (eau) SATURÉE. — Agitez de l'eau avec du chloroforme ; décantez (Regnauld et Lasègue).

Eau chloroformée saturée Eau } ãã	150 gr.

1 *cuillerée à bouche le matin, à midi et le soir.*

Eau chloroformée saturée	150 gr.
Eau de menthe	30 —
Eau	120 —

Par cuillerée à bouche.

Eau chloroformée saturée	150 —
Teinture de badiane	5 —
Eau	145 —

Par cuillerées à bouche.

ÉLIXIR CHLOROFORMIQUE (Bouchut).

Chloroforme	1 gr.
Alcool à 85°	8 —
Sirop simple	30 gr.

M. 20 à 60 gr.

GLYCÉROLÉ DE CHLOROFORME (Debout).

Chloroforme Teinture de safran } ãã	1 gr.
Glycérine	50 —

LAVEMENT AU CHLOROFORME (Bouchut).

Chloroforme	2 gr.
Alcool à 85°	10 —
Eau	250 —

M.

LAVEMENT AU CHLOROFORME (Aran).

Chloroforme	1 à 2 gr.
Gomme arabique pulvérisée	8 —
Jaune d'œuf n° 1	
Eau	125 —

Délayer le chloroforme dans le jaune d'œuf, la gomme dans l'eau et mélanger.

LINIMENTS ANTINÉVRALGIQUES (Gallois).

1. Huile morphinée	22 gr.
Teinture d'aconit	5 —
Chloroforme	3 —

M. et agitez.

2. Chloroforme	15 gr.
Teinture d'aconit	15 —
Teinture d'opium camphrée	15 —
Alcool camphré	5 —

M. agitez.

3. Chloroforme	3 gr.
Extrait de belladone	2 —
Glycérine	15 —

F. s. a. agitez.

LINIMENT AU CHLOROFORME.

Baume de Fioravanti	32 gr.
Chloroforme	8 —

M.

LINIMENT CALMANT.

Chloroforme	10 gr.
Laudanum de Rousseau	10 —
Baume de Fioravanti	80 —

LINIMENT CHLOROFORMÉ (Cod.

Chloroforme	1 gr.
Huile d'amandes	9 —

LINIMENT CHLOROFORMÉ RÉVULSIF (Laborde).

Essence de térébenthine 250 gr.
Chloroforme } ãã 8 —
Laudanum de Rousseau }

M. en agitant.

MÉLANGE POUR ANESTHÉSIE LOCALE (Dobisch).

Chloroforme 10 gr.
Ether 15 —
Menthol 1 —

En pulvérisations avec l'appareil de Richardson. — L'anesthésie persiste de 2 à 6 minutes.

MIXTURE ODONTALGIQUE (Magitot).

Chloroforme }
Créosote } ãã 2 gr.
Laudanum de Sydenham }
Teinture de benjoin 10 —

M. s. a. Contre les caries douloureuses.

MIXTURE CONTRE FISSURES A L'ANUS (Trousseau).

Alcool 5 gr.
Chloroforme 10 —

M.

LINIMENT RUBÉFIANT ET CALMANT (Mayet).

Ammoniaque liquide. 5 gr.
Chloroforme 10 —
Camphre 15 —
Teinture d'opium 5 —
Alcool à 90° 75 —

POMMADE AU CHLOROFORME (Cod.).

Chloroforme 2 gr.
Cire blanche 1 —
Axonge 17 —

F. s. a. Contre le prurit.

POTION (Tourasse).

Chloroforme 1 gr.
Alcool à 90° 8 —
Hydrolat de laurier-cerise 10 —
Hydrolat de laitue 120 —
Sirop de fleurs d'oranger 30 —

F. s. a. Par cuillerées.

POTION AU CHLOROFORME CONTRE LARYNGITE STRIDULEUSE

Chloroforme V à X gouttes.
Glycérine 5 gr.
Eau 25 —

F. s. a. A prendre par cuillerée à café toutes les demi-heures.

POTION AU CHLOROFORME (Bennett).

Chloroforme 0 gr. 50 centigr.
Camphre 0 25 —
Ether sulfurique 1 — 50 —
Teinture de myrrhe 1 — 50 —
Mucilage de gomme arabique 8 —
Eau camphrée 50 —

M. A prendre par cuillerées (ténesme utérin) (Bouch.).

POTION CALMANTE POUR LES ENFANTS.

Eau chloroformée saturée 50 gr.
Eau de fleur d'oranger 50 —
Eau de tilleul 50 —
Bromure de potassium 1 —
Bromure de sodium 1 —
Sirop diacode 20 —

POTION CONTRE LE HOQUET.

Huile d'amandes douces 60 gr.
Sirop diacode 30 —
Chloroforme XX gouttes
Sirop de menthe 12 gr.

M. Par cuillerées à café.

POTION NARCOTIQUE (de Beurmann).

Eau chloroformée saturée 60 gr.
Eau de fleur d'oranger 60 —
Sirop de morphine 30 —

SIROP DE CHLOROFORME.

Chloroforme pur 5 gr.
Alcool à 60 45 —
Sirop simple 450 —

M. s. a. 1 à 3 cuillerées à bouche dans un peu d'eau sucrée. Chaque cuillerée contient 0 gr. 15 centigr. de chloroforme.

CHROMIQUE (acide) (CrO^3). — Très soluble eau.
Incompat. — Alcool — substances organiques.
Prop. thérap. — Caustique.
Prép. pharm. et posol. — *A l'ext.* Solution aqueuse à P. E. God.) ou le deliquium — solution faible à 1/10.

BICHROMATE DE POTASSE. Voir à *potasse*.

CHRYSOPHANIQUE (acide). — *Syn.* Acide rhubarbarique, acide rhéique, rhéine, lapathine, chrysarobine (Voir à *Poudre de Goa)* : peu soluble eau, soluble alcool, éther, chloroforme.
Prop. thérap. — Purgatif énergique, inusité. Parasiticide.

Prép. pharm. et posol. — *A l'ext.* En solution chloroformique ou éthérée, en pommade.

COLLODION CONTRE PSORIASIS CIRCINÉ (E. Besnier).

Acide chrysophanique 5 gr.
— pyrogallique 5 —
Eau et alcool q. s. pour liquéfier
Collodion 100 —

INJECTION HYPODERMIQUE.

Acide chrysophanique 0 gr. 0005 à 0 gr. 001 mil.
Eau distillée 1 —

M. Eczéma, psoriasis.

POMMADE CHRYSOPHANIQUE.

Acide chrysophanique 3 à 6 gr.
Axonge benzoïnée ou vaseline 100 —

M. Psoriasis.

POMMADE CONTRE LES ÉPHÉLIDES DE LA GROSSESSE (Neumann).

Acide chrysophanique 1 gr.
Axonge ou vaseline 40 —

M.

SOLUTION CHLOROFORMIQUE (Besnier).

Acide chrysophanique 10 gr.
Chloroforme 100 gr.

Agitez. Psoriasis.

SOLUTION CONTRE LES ÉPHÉLIDES ET DÉMANGEAISONS DU CUIR CHEVELU (Yvon).

Acide chrysophanique 0 gr. 15 centigr.
Sublimé corrosif 0 — 30 —
Alcool à 60° 150 —
Essence de bergamote 2 —

M. et filtrez.

TRAUMATICINE SIMPLE (Codex).

Gutta-percha 10 gr.
Chloroforme 90 —

Faites dissoudre. Décantez.

TRAUMATICINE A L'ACIDE CHRYSOPHANIQUE.

Acide chrysophanique 10 gr.
Traumaticine simple 90 —

Agitez.

On peut aussi faire une dissolution saturée (1/30) d'acide chrysophanique dans l'éther : après application et évaporation on recouvre de traumaticine simple (E. Besnier).

CIGUË. — Ombellifère. *Conium maculatum*, ciguë.
Part. empl. Feuilles et fruits.
Princ. act. Cicutine ou conicine.
Prop. thérap. — Fondant.
Prép. pharm. et posol. — *A l'int.* Poudre 0,05 cent. à 1 gr. — extrait aqueux 0 gr. 05 à 0 gr. 25 centigr. — extrait avec fécule 0,05 à 20 centigr. — extrait alcoolique 0, 05 à 0, 15 centigr. — teinture alcoolique X à XXX gouttes — alcoolature et teinture éthérée, V à XX gouttes. — *A l'ext.* les préparations précédentes — emplâtre par coction — avec l'extrait 3/4 — infusé 25 à 50 p. 1000.

BAUME CICUTÉ.

Ether cicuté 100 gr.
Axonge 200 —

F. évaporer l'éther et incorporez le résidu à l'axonge.

CATAPLASME DE CIGUË (Trousseau).

Poudre de ciguë 200 gr.
Eau chaude Q. s.

F. s. a. Phthisie pulmonaire.

EMPLATRE DE CIGUË (Planche).

Extrait alcoolique de ciguë 45 gr.
Résine élémi 10 —
Cire blanche 5 —

F. s. a.

EMPLATRE DE RANQUE.

Emplâtre de ciguë 50 gr.
— de diachylon gommé 50 —

Ramollissez, ajoutez :

Poudre de thériaque 40 gr.
Camphre 10 —
Soufre en poudre 2 —

F. s. a.

PILULES DE CIGUË (Stork).

Extrait de suc non dépuré de ciguë 5 gr.
Poudre de feuilles de ciguë 5 —

F. s. a. 50 pilules. 1 à 4 par jour.

PILULES DE CIGUË IODURÉES.

Extrait de suc non dépuré de ciguë 5 gr.
Iodure de potassium 10 —
Poudre de guimauve Q. s.

F. s. a. 50 pilules toluisées. 1 à 4 par jour.

PILULES DE CIGUË IODO-FERRÉES.

Même formule en remplaçant l'iodure de potassium par 5 gr. d'iodure de fer.

PILULES DE CIGUË (Velpeau).

Poudre de semences de ciguë	2 gr.
Thridace	6 —
Réglisse pulvérisée	Q. s.

F. s. a. 50 pilules. 2 à 8 par jour.

PILULES CICUTÉES (Guillermond).

Pilules dragéifiées faites avec les semences de ciguë.

PILULES FONDANTES (Laboulbène).

Poudre de ciguë	1 gr.
Extrait de ciguë	1 —
Excipient	Q. s.

F. s. a. 20 pilules. 3 à 6 par jour.

POMMADE CALMANTE.

Extrait de ciguë		4 gr.
Extrait de stramonium	āā	2 —
— de jusquiame	āā	2 —
— de belladone		1 —
Onguent populeum		30 —

POMMADE DE LABOULBÈNE.

Extrait de suc dépuré de ciguë	10 gr.
Cérat	40 —

M.

POMMADE FONDANTE (Bazin).

Extrait de ciguë	āā	7 gr.
Iodure de plomb	āā	7 gr.
Axonge		60 —

M. Ganglions engorgés et douloureux.

POMMADE FONDANTE (J. Simon).

Extrait de ciguë	āā	4 gr.
— de belladone	āā	4 gr.
Iodure de potassium	āā	4 gr.
Axonge		32 —

F. s. a. En frictions sur les ganglions strumeux engorgés.

SOLUTION POUR INJECTIONS.

Alcool de semences de ciguë	100 gr.
Eau de chaux	900 —

Filtrez.

CICUTINE. ($C^{16}H^{17}Az.$) — *Syn.* Conicine, peu soluble eau, soluble alcool et éther.

Prop. thérap. — Stupéfiant, antispasmodique.

Prép. pharm. et posol. — 1 à 5 milligr. — granules à 1 milligr.

BAUME DE CONICINE.

Cicutine.	XX gouttes.
Chl. de morphine	0 gr. 10 centigr.
Baume Nerval	45 —

En frictions.

MIXTURE DE CONICINE.

Conicine	III gouttes.
Alcool à 60°	15 gr.

M. V à XV gouttes. 3 fois par jour.

— **CICUTINE (BROMHYDRATE DE)** ($C^{16}H^{17}AzHBr.$). Soluble 2 parties d'eau et alcool.

Prop. thérap. — Antispasmodique.

Prép. pharm. et posol. — 1 à 10 centigr. en potions ou en granules. — 1 à 2 centigr. en injections hypodermiques.

GRANULES.

Bromhydrate de cicutine		2 gr.
Sucre de lait	āā	Q. s.
Sirop de gomme	āā	Q. s.

F. s. a. 1000 granules. Chaque granule contient 2 milligr. de sel.

INJECTION (Duj.-Beaumetz).

Bromhydrate de cicutine cristallisé	0 gr. 50 centigr.
Alcool	1 — 50 —
Eau de laurier-cerise	23 —

M.

SIROP (Duj.-Beaumetz).

Bromhydrate de cicutine	1 gr.
Sirop simple	999 —

10 gr. renferment 0 gr. 01 centigr. de sel. 2 à 4 cuillerées à café en 24 heures.

SOLUTION.

Bromhydrate de cicutine	0 gr. 20 centigr.
Eau de menthe	50 —
Eau distillée	250 —

M. Une cuillerée à bouche renferme 1 centigr. de sel.

CINABRE. — Voir *Sulfure rouge* de mercure.

CINCHONIDINE. — Voir *Quinquina.*

CITRIQUE (acide) ($C^6H^8O^7,H^2O$.). — Soluble dans son poids d'eau froide, soluble alcool.

Prop. thérap. — Tempérant.

Prép. pharm. et posol. — 2 à 6 gr. en limonade, potion, sirop 10 p. 1000.

Incompat. — Alcalis, carbonates alcalins, émulsions, lait, etc.

LIMONADE CITRIQUE.

Sirop d'acide citrique	100 gr.
Eau	900 —

M.

LIMONADE CITRIQUE.

Acide citrique	1 gr.
Eau aromatique de citrons	30 —
Sirop simple	60 —
Eau	900 —

M.

LIMONADE CITRIQUE (H. P.).

Sirop d'acide citrique gommeux	60 gr.
Eau	1000 —
Alcoolat de citrons	1 —

M.

LIMONADE SÈCHE (Guib.).

Acide citrique	5 gr.
Sucre	150 —
Essence de citrons	X gouttes

M. Une cuillerée par verre d'eau.

LIMONADE VINEUSE.

Limonade citrique contenant 250 gr. de vin rouge par litre.

SIROP CITRIQUE GOMMEUX (H. P.).

Acide citrique	2 gr.
Gomme arabique	6 —
Eau distillée	10 —
Sirop de sucre	82 —

F. s. a. 50 à 60 gr. pour 1000 gr.

CITRON. — *Citrus limonium.* (Rutacées.)

Part. empl. — Fruit.

Princ. act. — Acide citrique, huile essentielle.

Prop. thérap. — Rafraîchissant, astringent, antiseptique.

Prép. pharm. et posol. — Alcoolature de zestes de citrons, 2 à 15 gr., — suc de citron 60 à 120 gr., — oléosaccharure 1/10.

Incompat. — Comme l'acide citrique.

CITRONADE ORDINAIRE.

2 citrons pour 1000 gr. d'eau.

LIMONADE CUITE.

2 citrons p. 1000 gr. d'eau bouillante.

COALTAR. — Goudron extrait de la houille.

Prop. thérap. — Désinfectant.

Prép. pharm. et posol. — Lotions, injections, poudre.

COALTAR SAPONINÉ (Le Beuf et Codex).

Coaltar	100 gr.
Teinture de saponine	2400 —

F. s. a. Désinfectant : pur, à 1/5, ou à 1/20.

COALTAR PULVÉRISÉ (Magnes Lahens).

Coaltar	1 partie
Charbon de bois en poudre fine	2 —

GLYCÉRÉ DE COALTAR (Chausit).

Coaltar	1 gr.
Glycérine	10 —

F. digérer pendant 1 heure.

COALTAR SAPONIFIÉ (Demeaux).

Coaltar, Savon coupé, Alcool à 85° — āā P. E.

F. chauffer au B.-M. jusqu'à solution.

POUDRE DE COALTAR (Corne, Demeaux).

Plâtre ou farine	100 parties
Coaltar	1 à 4 —

M.

POUDRE (Devergie).

Coaltar	1 partie
Amidon	30 —

M. contre la sueur fétide des pieds.

COCA. — *Erythroxylum coca* (Erythroxylées).

Part. empl. Feuilles.

Princ. act. — Cocaïne.

Prop. thérap. — Stomachique, calmant et nutritif.

Prép. pharm. et posol. — *A l'int.* Poudre de feuilles, 4 à 6 gr. en électuaire, en pastilles, cachets — extrait hydro-alcoolique 2 à 4 gr., en potion — teinture alcoolique 5 à 15 gr. — élixir et vin 15 à 30 gr., — infusion 5 à 10 p. 1000.

ÉLIXIR DE COCA (Fournier).

Feuilles de coca pulvérisées 10 gr.
Alcool à 85° 70 —
Sucre blanc 30 —
Eau 30 —
M.

GARGARISME ANALGÉSIQUE (Ruault).

Phénol absolu 3 gr.
Teinture de coca | ãã 5 —
— de Benjoin |
Infusion de coca à 2 p. 100 290 —

POTION CONTRE PARAPLÉGIE (Verardini).

Feuilles de coca 2 à 5 gr.
Seigle ergoté 1 à 2 —
F. infuser dans :
Eau bouillante 100 gr.
Passez et ajoutez :
Sirop d'écorces d'oranges 25 —

VIN DE COCA COMPOSÉ (Yvon).

Feuilles de coca 50 gr.
Thé noir 10 —
Eau bouillante 200 —
Vin de Lunel 1800 —
Sirop simple 100 —
Alcool à 90° 60 —

VIN DE COCA.

Teinture de coca 100 gr.
Frontignan 900 —
M. 1 verre à bordeaux avant le repas.

COCAINE ($C^{17}H^{21}AzO^{4}$), peu soluble eau, soluble alcool et éther, huiles et vaseline. On emploie le chlorhydrate et le sulfate qui sont très solubles dans l'eau

Prop. thérap. — Anesthésique, analgésique.

Prép. pharm. et posol. — *A l'int.* 0 gr. 02 à 0 gr. 10 centigr. en solution, injection hypodermique. — *A l'ext.* Solution de 2 à 10 p. 100.

BOULETTES DE COCAÏNE CONTRE LE MAL DE DENTS

Chlorhydrate de cocaïne 1 gr.
Opium pulvérisé 4 —
Menthol 1 —
Poudre de guimauve et mucilage de gomme Q. s.
F. s. a. Boulettes de 3 centigrammes à mettre dans la dent creuse.

COLLYRE ANTISEPTIQUE A LA COCAÏNE (Jeannel).

Chlorhydrate de cocaïne 0 gr. 50 centigr.
Bichlorure de mercure 0 — 002 milligr.
Eau distillée chaude 10 —
F. dissoudre, filtrez. Instillations, badigeonnages entre les paupières.

GARGARISME ANALGÉSIQUE.

Feuilles de coca 2 gr.
Eau bouillante 200 —
Laissez infuser, passez, ajoutez :
Chlorhydrate de cocaïne 0 gr. 10 à 0 gr. 30 centigr.
Miel rosat 20 —

SOLUTION DE CHLORHYDRATE DE COCAÏNE (forte).

Chlorhydrate de cocaïne 1 gr.
Eau distillée 24 —
F. dissoudre. Anesthésie locale.

SOLUTION DE CHLORHYDRATE DE COCAÏNE (faible). (Codex).

Chlorhydrate de cocaïne 1 gr.
Eau distillée 49 —
F. dissoudre. Injections hypodermiques.

SOLUTION CONTRE ÉPISTAXIS (Ruault).

Solution titrée d'ergot 4 gr.
Chlorhydrate de cocaïne 1 —
Imprégner légèrement une boulette de coton qu'on introduit dans la narine

VASELINE A LA COCAÏNE.

Vaseline 20 gr.
Cocaïne 1 —
M.

PHÉNATE DE COCAINE, préconisé par *Von Defele*, comme anesthésique local plus actif que le chlorhydrate, on l'emploie sous forme de solutions *alcooliques* ou *éthérées* à 1/10e pour applications locales : les injections hypodermiques sont à 1 pour 100.

TROPOCOCAINE, alcaloïde extrait des feuilles de la coca à *petites feuilles* et obtenu synthetiquement par Liebermann : le chlorhydrate agit comme anesthésique local égal si non supérieur à la cocaïne et a doses plus faibles. Maximum 0 gr. 025 milligr.

Le soluté conserve longtemps ses propriétés.

COCHLEARIA. — *Cochlearia officinalis.* (Crucifères.) *Syn.* Herbe au scorbut, h. aux cuillers.

Part. empl. — Feuilles, sommités fleuries, semences.

Prop. thérap. — Antiscorbutique, stimulant.

Prép. pharm. et posol. — *A l'int.* Alcoolat simple et composé 10 à 30 gr., — conserve 50 gr., — eau distillée Q. V. — extrait 2 à 5 gr., — infusé 20 à 50 p. 1000, — sirop 20 à 60 gr., — suc exprimé 30 à 200 gr., — teinture 10 à 30 gr., — vin 30 à 100 gr.

BIÈRE ANTISCORBUTIQUE-SAPINETTE (Cod.).

Cochléaria	30 gr.
Raifort récent	60 —
Bourgeons de sapin	30 —
Bière nouvelle	2000 —

F. macérer pendant 3 ou 4 jours, filtrez.

GARGARISME ANTISCORBUTIQUE (Cod. 66).

Espèces amères	5 gr.
Eau bouillante	250 —
Mellite simple	60 —
Teinture antiscorbutique	30 —

MIXTURE ANTISCORBUTIQUE.

Sirop antiscorbutique	50 gr.
Alcoolat de cochléaria } ãã	10 —
Teinture de quinquina }	

M.

CODÉINE. — V. *Opium.*

COING (Fruit du Cognassier). — *Cydonia vulgaris.* (Rosacées.)

Part. empl. — Semences.

Prop. thérap. — Astringent léger.

Prép. pharm. et posol. — *A l'int.* Mucilage de semences dans quantité suffisante d'eau pour boisson, — sirop 50 à 100 gr.

COLCHIQUE. — *Colchicum autumnale.* (Colchicacées.) *Syn.* Narcisse d'automne, safran bâtard ou des prés.

Part. empl. — Bulbes, semences, fleurs.

Princ. act. — Colchicine.

Prop. thérap. — Drastique, diurétique, antigoutteux, antirhumatismal.

Prép. pharm. et posol. — *A l'int.* alcoolature de bulbe 2 à 5 gr., — alcoolature de fleurs 2 à 5 gr., — extrait de semences 0 gr. 01 à 0 gr. 10 centigr., — poudre 0 gr. 05 à 0 gr. 30 centigr., — sirop 10 à 30 gr., — teinture de semences 1 à 5 gr., — vin de bulbe 10 à 20 gr., — vin de semences 5 à 10 gr., — vinaigre colchique 5 à 10 gr.

EAU DIURÉTIQUE GAZEUSE (Deschamps).

Sulfate de magnésie } ãã	4 gr.
Vinaigre de colchique }	

Introduisez dans une bouteille munie d'un siphon que vous remplirez d'eau gazeuse. 2 à 5 verres par jour.

EAU MÉDICINALE (Husson).

Bulbes de colchique frais	50 gr.

F. macérer pendant 5 à 6 jours dans

Alcool à 36° ou vin de Xérès	100 gr.

Filtrez et conservez. XX à LX gouttes dans un verre d'eau sucrée à prendre dans la journée.

EXTRAIT ACÉTIQUE DE COLCHIQUE (Ph. Lond.).

Bulbes frais de colchique	370 gr.

Acide pyroligneux 75 gr.

Pilez les bulbes, ajoutez peu à peu l'acide; passez, exprimez; filtrez, faites évaporer au B.-M. — 0,05 à 0,20 centigr. en pilules.

LAVEMENT A LA TEINTURE DE COLCHIQUE (Fontaine).

Teinture de colchique	6 à 8 gr.
Eau distillée	150 —

M.

MIXTURE ANTIGOUTTEUSE (Fiévée).

Teinture de bulbes de colchique	10 gr.
Teinture de semences de colchique	5 —
Sirop de limons ou autre	100 —

M. Par cuillerées à bouche dans une tasse d'infusion de mélisse. Médicament actif; à surveiller.

MIXTURE ANTIGOUTTEUSE (Giordano).

Vin de semences de colchique	12 gr.
Teinture d'opium	2 —

M. XX gouttes 3 fois par jour.

MIXTURE DIURÉTIQUE (Hildebrand).

Teinture de semences de colchique	10 gr.
— de digitale	10 —
Ether nitrique alcoolisé	2 —

M. X à XX gouttes toutes les 3 heures.

MIXTURE ANTIGOUTTEUSE (Charrier).

Alcoolature de fleurs de colchique	ãã P. E.
Rhum ou cognac	

2 à 10 gr. par jour.

PILULES ANTIGOUTTEUSES (Bouchardat).

Extrait de coloquinte composé	0 gr. 60 centigr.
Extrait acétique de colchique	0 — 60 —
Extrait d'opium	0 — 06 —

F. s. a. 10 pilules. 1 à 5 par jour.

PILULES ANTIGOUTTEUSES (Becquerel).

Sulfate de quinine	0 gr. 15 centigr.
Extrait de digitale	0 — 02 —
Semences de colchique pulvérisées	0 — 05 —

Pour 1 pilule. 2 a 3 par jour.

PILULES ANTIGOUTTEUSES (Gallois).

Sulfate de quinine	3 gr.
Extrait alcoolique d'aconit	0 — 50 centigr.
Extrait de semences de colchique	0 gr. 50 centigr.
— de belladone	0 — 20 —

M. et F. 20 pilules. 1 à 4 par jour.

PILULES ANTIGOUTTEUSES (Halford).

Extrait acétique de colchique	ãã 0 gr. 10 centigr.
Extrait de coloquinte composé	
Poudre de Dower	

M. pour 1 pilule. 1 pilule matin et soir (Cad.).

PILULES ANTIGOUTTEUSES (Hayet).

Sulfate de quinine	1 gr. 20 centigr.
Poudre de digitale	0 — 50 —
Extrait de colchique	2 —
Poudre de quinquina	Q. s.

F. s. a. 40 pilules : 1 pilule matin et soir.

PILULES D'EXTRAIT DE COLCHIQUE (Scudamore).

Extrait acétique de colchique	10 gr.
Poudre de guimauve	Q. s.

Pour 100 pilules. 1 à 2 par jour jusqu'à 3 ou 4 en surveillant.

POTION ANTIRHUMATISMALE (Delioux).

Teinture de semences de colchique	5 gr.
Alcoolature d'aconit	2 —
Sirop d'opium	30 —
Eau gommeuse 5/100	170 —

M. 2 à 4 cuillerées à bouche pendant la nuit.

POTION ANTIRHUMATISMALE (Jeannel).

Iodure de potassium	2 gr.
Teinture de colchique	2 —
Sirop de fleurs d'oranger	30 —
Eau distillée	90 —

M. Par cuillerées dans la journée.

POTION COLCHIQUE.

Infusé de sureau	120 gr.
Teinture de semences de colchique	2 à 5 —
Eau distillée de laurier-cerise	5 —
Sirop diacode	30 —

M. 1 cuillerée à bouche toutes les 2 heures.

POTION DIURÉTIQUE (Graves).

Vinaigre de colchique	5 à 10 gr.
Acétate de morphine	0 — 03 centigr.
Nitrate de potasse	2 —
Hydrolat de laitue	100 —
— de laurier-cerise	10 —
Sirop simple	30 —

F. s. a. 1 cuillerée toutes les heures.

POTION CONTRE GOUTTE AIGUË (Gallois).

Teint. de semences de colchique X à XV gouttes
Teinture de digitale X —
Alcoolature d'aconit XV —
Hydrolat de laitue 80 gr.
Sirop des cinq racines 20 —

M. Par cuillerées toutes les 2 heures.

POUDRE DE PISTOÏA contre goutte (Chastaing).

Poudre de bulbes de colchique 20 gr.
— racine de bryone 10 —
— bétoine 50 —
— gentiane 10 —
— camomille commune 10 —

F. s. a.
Divisez en paquets de 2 gr.
1 à 2 par jour pendant 3 ou 6 mois.

POTION CONTRE GOUTTE AIGUË (Charcot).

Vin de colchique 4 gr.
Eau distillée 120 —

M. A prendre en 3 fois dans les 24 heures.

POUDRE ANTIGOUTTEUSE (Haden).

Poudre de semences de colchique 3 gr.
Sulfate de potasse 4 —
Bicarbonate de potasse 3 —

M. pour 20 paquets. 1 à 2 par jour.

SACCHARURE DE COLCHIQUE.

Suc de fleurs ou de bulbes de colchique 1 gr.
Sucre 3 —

Faites sécher à l'étuve : pulvérisez : 2 à 10 gr. par jour.

SIROP ANTIGOUTTEUX (Gallois).

Extrait de gaïac 10 gr.
Teint. alcool. de semences de colchique } āā 5 —
Teint. de digitale }
Sirop de sucre 1000 —

F. s. a. 2 ou 3 cuillerées à bouche dans un verre d'infusion de feuilles de frêne. Augmenter la dose jusqu'à 12 cuillerées.

SPÉCIFIQUE ANTIGOUTTEUX (Reynold).

Vin de Xérès 500 gr.
Bulbes de colchique 250 —
Rhum 30 —

XX gouttes dans un verre d'eau.

TEINTURE DE COLCHIQUE COMPOSÉE (Blasius).

Teinture de semences de colchique } āā 12 gr.
— de gaïac }

XXX à XL gouttes. Rhumatismes chroniques.

VIN ANTIGOUTTEUX (Tapret).

Bulbes de colchique 100 gr.
Feuilles d'aconit 1 —
— de digitale 0 — 50 décigr.
Extrait de feuilles de frêne 20 —
Extrait de racines de fraisier 20 —
Vin de Malaga Q. s. pour retirer 1 litre.

Dose : 1 à 2 cuillerées à dessert par jour.

VIN ANTIRHUMATISMAL (Delioux).

Teint. de semences de colchique 25 gr.
Teint. de feuilles d'aconit 12 —
— de digitale 5 —
Vin blanc 1000 —

M. filtrez 8 à 30 gr. matin et soir dans une tasse de thé.

VIN CONTRE LA GOUTTE (d'Anduran).

Alcoolat. de bulbes de colchique 5 gr.
Vin blanc 100 —

M. 10 à 20 gr. par jour.

VIN DE COLCHIQUE (F. H. M.).

Teint. de semences de colchique 1 gr.
Vin blanc 100 —

M.

COLCHICINE. — Glucoside cristallisé et pur (Houdé). — Soluble alcool et chloroforme, insoluble eau.

Prop. thérap. — Antigoutteux, antirhumatismal.

Prép. pharm. et posol. — *A l'int.* 0 gr. 001 à 0 gr. 006 milligr.

GRANULES DE COLCHICINE (Houdé).

Colchicine cristallisée 0 gr. 060 milligr.
Sucre de lait 4 —
Gomme arabique 0 — 50 centigr.
Sirop de sucre 1 —

M et F. s. a. 60 granules. 4 à 6 dans les 24 heures.

SOLUTION HYPODERMIQUE (Houdé).

Colchicine cristallisée 0 gr. 05 centigr.
Alcool à 21° 20 gr.

F. s. a. Un cent. cube contient deux milligr. et demi de colchicine.

VIN DE COLCHICINE CRISTALLISÉE (Houdé).

Colchicine cristallisée 0 gr. 050 milligr.
Vin de grenache 230 —

F. dissoudre. Une cuillerée à café renferme. 0 gr. 001 milligr. de colchicine : 2 à 5 par jour.

COLCOTHAR. — V. *Oxyde rouge de fer* ou ferrique.

COLD-CREAM. — V. page 63.

COLLODION. — Solution de fulmi-coton dans un mélange d'alcool et d'éther. (Codex.)

Prop. thérap. — Agglutinatif, antiphlogistique, excipient de médicaments actifs. Le collodion élastique contient 1/15 de son poids d'huile de ricin.

COLLODION ÉLASTIQUE (Yvon).

Fulmi-coton	30	gr.
Ether à 62°	330	—
Térébenthine de Venise	15	—
Huile de ricin	20	—
Alcool à 90°	125	—

COLOMBO. — *Chasmanthera palmata.* (Ménispermacées.)

Part. empl. — Racine.

Princ. act. — Colombine, berbérine.

Prop. thérap. — Tonique, stomachique puissant.

Prép. pharm. et posol. — *A l'int.* extrait 0 gr. 20 à 1 gr., — infusé 10 p. 1000, — poudre 0 gr. 50 à 4 gr., — teinture 5 à 15 gr., — vin 50 à 100 gr.

APOZÈME CONTRE LA DYSENTERIE CHRONIQUE (Delioux).

Racine de colombo	4	gr.
Racine de rhubarbe	1	—
Eau bouillante	200	—

F. infuser 12 heures. A prendre à jeun.

MIXTURE ANTIGASTRALGIQUE (J. Simon)

Teinture de colombo	10	gr.
— de belladone	5	—
— d'aconit	5	—
Elixir parégorique	5	—

M. V à X gouttes avant chaque repas.

MIXTURE CONTRE L'INAPPÉTENCE.

Alcoolé de colombo	30	gr.
Alcoolé de noix vomique	5	—

M. Une cuillerée à café dans de l'eau à chacun des principaux repas.

PILULES (Ewald).

Extrait de colombo	ãã	4	gr.
— fiel de bœuf			
Poudre de rhubarbe			

F. s. a. 100 pilules. 6 à 10 par jour.

POTION (Wendt).

Extrait de colombo	1 à 2	gr.
Décoction de jalap	1 p. 100	—
Sirop de fenouil	50	gr.

Par cuillerées à café. Diarrhée chronique des enfants

POTION AU COLOMBO (Gallois).

Colombo pulvérisé	4	gr.
Laudanum de Sydenham	1	—
Sirop de coings	30	—
Eau	150	—

Infusez le colombo dans l'eau bouillante, filtrez et ajoutez le laudanum et le sirop. — A prendre par cuillerées dans la journée contre la diarrhée.

POUDRE STOMACHIQUE (Ph. Wurtemb.).

Colombo	ãã p. E.
Oléo-saccharure de cannelle	

Pulvérisez, M. 1 à 2 gr. avant les repas.

TISANE DE COLOMBO.

Colombo	4	gr.
Eau bouillante	500	—
Sirop d'écorces d'oranges amères	50	—

VIN TONIQUE AMER.

Extrait de colombo	2	gr.
— de quassia	2	—
Vin de Malaga ou de Madère	500	—

Dissolvez et filtrez, 2 cuillerées une demi-heure avant chacun des deux principaux repas, pour stimuler l'appétit.

COLOPHANE. — Résidu de la distillation de la térébenthine. Insoluble eau, soluble alcool, éther, benzine.

Prop. thérap. — Hémostatique, sert à la confection d'emplâtres.

Prép. pharm. et posol. — *A l'ext.* Poudre.

POUDRE HÉMOSTATIQUE (Bonafoux).

Colophane en poudre 100 gr.
Gomme arabique pulv. } āā 25 —
Poudre de cachou }
M.

SPARADRAP A LA COLOPHANE (V. Garn.).

Emplâtre simple 1000 gr.
Colophane 300 —
Huile d'amandes douces 300 —

F. chauffer jusqu'à coloration jaune foncé.

COLOQUINTE. — Fruit du *Citrullus colocynthis*. (Cucurbitacées.)

Part. empl. — Fruit.

Princ. act. — Colocynthine.

Prop. thérap. — Purgatif, drastique très violent.

Prép. pharm. et posol. — *A l'int.* extrait 0,10 à 0,30 centigr., — poudre 0,20 à 0,60 centig. — *A l'ext.* infusion, en lavement; — teinture 3 à 5 gr. en liniments.

Incompat. — Alcalis, sels de fer.

EXTRAIT DE COLOQUINTE COMPOSÉ (Ewald).

Extrait alcoolique de coloquinte 3 gr.
Aloès pulvérisé 10 —
Résine de scammonée 8 —
Extrait de rhubarbe 5 —

0 gr. 10 centigr. à 0 gr. 50 centigr. en pilules comme purgatif.

EXTRAIT DE COLOQUINTE COMPOSÉ (Ph. Lond.).

Pulpe de coloquinte 36 gr.
Aloès pulvérisé 74 —
Scammonée pulvérisée 25 —
Semences de cardamone pulv. 25 —
Savon médicinal 15 —
Alcool à 56° 700 —

F. un extrait au B.-M. avec la dissolution filtrée de toutes les substances dans l'alcool. — 0 gr. 10 centigr. à 0 gr. 60 centigr. en pilules comme purgatif énergique.

LINIMENT DE COLOQUINTE (Heim).

Teinture de coloquinte 15 gr.
Huile de ricin 45 —

M. Une cuillerée à café soir et matin en onctions sur le ventre pour obtenir un effet purgatif.

LIQUEUR CONTRE LA GOUTTE (Laville).

Vin de Malaga 800 gr.
Alcool pur 100 —
Extrait alcoolique de coloquinte 10 —
Quinium 15 —

F. s. a. 2 à 15 gr. dans un demi-verre d'eau sucrée.

PILULES ANTIBILIEUSES (Barclay).

Extrait de coloquinte composé 8 gr.
Résine de jalap 4 —
Savon amygdalin 6 gr.
Gayac 12 —
Emétique 0 — 4 décigr.
Essence de genièvre }
— de carvi } āā IV gouttes
— de romarin }
Sirop de nerprun Q. s.

F. s. a. des pilules, de 0 gr. 20 cent. 5 à 6 par jour.

PILULES DE COLOQUINTE COMPOSÉES (Trousseau).

Extrait de coloquinte }
Aloès } āā 1 gr.
Gomme-gutte }
Extrait de jusquiame 0 — 25 centigr.

F. s. a. 20 pilules : 1 le soir.

PILULES COLOQUINTE COMPOSÉES (Codex).

Chaque pilule contient 0 gr. 05 centigr. de coloquinte : 1 à 4 par jour.

AUTRES (Ewald).

Extrait de coloquinte composé } āā 2 gr.
Savon médicinal }
Essence de camomille II gouttes.

F. s. a. 30 pilules. 1 à 2 par jour.

AUTRES (Fothergill).

Extrait de coloquinte }
Aloès } āā 3 gr.
Scammonée }
Tartre stibié 0 — 20 centigr.

F. s. a. 50 pilules. 1 par jour.

PILULES PURGATIVES DIURÉTIQUES (Franck).

Extrait de coloquinte composé 1 gr.
Poudre de gomme-gutte 1 —
Calomel pulvérisé 0 — 30 centigr.
Sirop de gingembre Q. s.

M. et F. 12 pilules. 6 le matin et 6 le soir dans l'hydropisie (Bouch.).

POMMADE COLOQUINTE (Chrestien).

Axonge 30 gr.
Coloquinte en poudre 2 à 5 —

M. en frictions sur l'abdomen pour purger.

TEINTURE DE COLOQUINTE ANISÉE (Dahlberg).

Coloquinte 8 gr.
Badiane 1 —
Alcool 100 —

X à XX gouttes.

VIN DE COLOQUINTE (Bouchardat).

Coloquinte 5 gr.
Vin de Malaga 150 —

F. macérer pendant 4 jours. 1 cuillerée toutes les heures jusqu'à effet purgatif.

CONCOMBRE. — *Cucumis sativus.* (Cucurbitacées.)
Part. empl. — Pulpe.
Prop. thérap. — Adoucissant.
Prép. pharm. et posol. — *A l'ext.* Suc en pommade.

POMMADE DE CONCOMBRES (Codex).

Emolliente, adoucissante.

— **CONCOMBRE SAUVAGE OU PURGATIF.** — *Ecballium elaterium* (Cucurbitacées). *Syn.* Giclet.
Part empl. — Fruit dont on exprime le suc.
Princ. act. — Elatérine.
Prop. thérap. — Purgatif violent.
Prép. pharm. et posol. — *A l'int.* extrait d'elaterium avec fécule (formule française) 0 gr. 05 à 0 gr. 10 centigr. extrait de suc pur (formule anglaise) 0 gr. 005 mill. à 0 gr. 015 mill.

PILULES DRASTIQUES OPIACÉES (Langley).

Extrait d'elaterium 1 gr.
Opium pulvérisé 1 —

F. s. a. 50 pilules. 1 toutes les heures contre les coliques saturnines (surveiller).

— **ÉLATÉRINE** ($C^{20}H^{28}O^{5}$). Insoluble eau, peu soluble éther, soluble alcool éthylique bouillant, sulfure de carbone, chloroforme.
Prop. thérap. — Purgatif drastique.
Prép. pharm. et posol. — *A l'int.* teinture XX à XL gouttes.

PILULES COMPOSÉES.

Élatérine 0 gr. 005 milligr. à 0 gr. 01 cent.
Aloès 0 — 05
Extrait de jusquiame 0 — 20

M. pour une pilule.

POUDRE D'ÉLATÉRINE (Bright).

Élatérine 0 gr. 10 centigr.
Crème de tartre soluble 20 —

M. et F. 30 paquets. 1 toutes les 3 ou 4 heures pour obtenir une purgation sans coliques.

POUDRE D'ÉLATÉRINE COMPOSÉE (Ph. Angl.).

Élatérine 1 partie
Sucre de lait 39 —

M. après avoir pulvérisé. 0 gr. 03 centigr. à 0 gr. 30 centigr. par jour.

TEINTURE D'ÉLATÉRINE (Morus).

Élatérine 0 gr. 05 centigr.
Alcool 30 —
Acide nitrique 0 — 20 —

F. s. a. XX à XL gouttes dans un demi-verre d'eau sucrée.

CONSOUDE. — *Symphytum officinale* ou *consolida* (Borraginées). *Syn.* grande consoude, oreilles d'âne ou de vache, langue de vache, herbe aux coupures.

Part. empl. — Racine.
Princ. act. — Tannin (en très petite quantité).
Prop. thérap. — Astringent léger.
Prép. pharm. et posol. — *A l'int.* infusé 20 p. 1000, sirop *ad libitum.*

CONVALLARIA MAIALIS. — Voir *Muguet.*

COPAHU. — *Syn.* Baume de copahu, provient d'incisions faites dans le tronc de plusieurs arbres de la famille des Cæsalpiniées et du genre Copaifera, mais surtout du *Copaifera officinalis.*
Princ. act. — Acide copahivique et huile essentielle.
Prop. thérap. — Anticatarrhal. Antiblennorrhagique.
Prép. pharm. et posol. — *A l'int.* opiat au baume de copahu (Codex) — 5 à 20 gr. — capsules, pilules, potions, etc. — *A l'ext.* baume de copahu en pansements, — eau distillée de copahu, en injections.

BOLS ASTRINGENTS FERRUGINEUX (Soc. de pharm. de Bord.).

Copahu solidifié par la magnésie	ãã 0 gr. 25 centigr.
Poudre de cubèbe	
Goudron	ãã 0 — 05 —
Ethiops martial	
Magnésie calcinée	Q. s.

M. pour 1 bol. 10 à 40 par jour en 6 ou 8 fois.

BOLS ASTRINGENTS SIMPLES (Soc. de pharm. de Bord.).

Copahu solidifié par la magnésie	ãã 0 gr. 25 centigr.
Poudre de cubèbe	
Goudron	0 — 05 —
Magnésie calcinée	Q. s.

M. pour 1 bol. 10 à 40 par jour en 4 ou 8 fois.

BOLS BALSAMIQUES (Debreyne)

Copahu	ãã 0 gr. 20 centigr.
Oléo-résine de térébenthine	
Cachou	ãã 0 — 25 —
Extrait de quinquina.	
Poudre de réglisse	Q. s.

M. pour 1 bol. 6 à 18 par jour en 6 fois.

BOLS DE COPAHU AU MATICO (Favrot).

Copahu	1 gr.
Essence de matico	0 — 05 centigr.
Magnésie calcinée	Q. s.

F. un bol gélatinisé. 5 à 20 par jour en 6 fois.

CAPSULES DE COPAHU (Raquin).

Copahu	0 gr. 30 centigr.
Magnésie calcinée	Q. s.

Pour une capsule entourée de gluten. 10 à 30 par jour en 6 ou 8 fois.

CAPSULES COPAHU GOUDRON (Ricord, Favrot).

Copahu pur	220 gr.
Goudron de Norwège	20 —
Magnésie calcinée	15 —

F. s. a. 400 capsules. 15 par jour.

COPAHU SOLIDIFIÉ.

Baume de copahu	16 gr.
Magnésie hydratée	1 —

M. 10 à 20 gr. par jour en 3 fois.

EAU DISTILLÉE DE COPAHU (Dorvault).

Copahu	Q. v.
Eau commune	Q s.

Distillez jusqu'à ce que l'essence cesse de passer; séparez l'essence par décantation. 150 à 200 gr. par jour en injections.

ÉLECTUAIRE DE COPAHU FERRÉ.

Copahu	ãã 50 gr.
Poivre cubèbe pulv.	
Hydrocarbonate de magnésie	3 —
Oxyde noir de fer	1 —

M. le copahu avec l'oxyde de fer, ajoutez les deux autres substances. 10 à 40 gr. en 6 ou 8 fois.

ÉMULSION COPAHU (Le Beuf, Codex).

Baume de copahu	20 gr.
Alcool à 90°	100 —
Teinture de Panama	100 —
Eau	780 —

ÉMULSION COPAHU (H. P.).

Copahu	ãã 30 gr.
Eau distillée de laitue	
— — de fleur d'oranger	
Sirop diacode	
Gomme arabique pulvérisée	8 —

F. s. a. 3 à 6 cuillerées par jour en 3 fois.

ÉMULSION COPAHU OFFICIN. (Jeannel).

Oléo-résine de copahu 40 gr.
Carbonate sodique cristallisé 20 —
Eau distillée 140 —

M. agitez. 5 à 15 gr. par jour en 6 ou 8 fois.

INJECTION BALSAMIQUE ANTIBLENNORRHAGIQUE (Jeannel).

Émulsion de copahu officinale 25 gr.
Eau distillée 75 —
Laudanum de Sydenham XII gouttes

M.

INJECTION COPAHU (Clerc).

Copahu 1 gr.
Eau 120 —
Jaune d'œuf Q. s.

Pour faire une émulsion. 5 ou 6 injections par jour.

INJECTIONS D'EAU DISTILLÉE DE COPAHU CONTRE BLENNORRHÉE (Langlebert).

1. Eau distillée de copahu 100 gr.
Teinture d'iode XV à XX gouttes

M. 3 injections par jour.

2. Eau distillée de copahu 100 gr.
Sulfate de zinc 0 — 40 centigr.
Oxyde de zinc porphyrisé 4 à 6 —

F. s. a. Une solution trouble. 4 ou 6 injections par jour.

LAVEMENT AU COPAHU (Velpeau, Ricord).

Copahu 15 à 30 gr.
Jaune d'œuf no 1
Décocté de guimauve 200 —
Laudanum de Sydenham 1 —

Dans le cas où le copahu ne peut pas être donné par la bouche.

OPIAT ANTIBLENNORRHAGIQUE (Beyran).

Copahu pur 30 gr.
Magnésie calcinée 3 —
Cachou pulvérisé 5 —
Cubèbe en poudre 40 —
Essence de menthe } āā V gouttes
— de cannelle }

M. De 1/2 à 4 cuillerées à café par jour (Ewald).

OPIAT COPAHU ET CUBÈBE.

Oléo-résine de copahu 25 gr.
Poivre cubèbe pulvérisé 50 —
Essence de menthe 1 —

M. 12 à 30 gr. par jour en 6 ou 7 fois.

OPIAT COPAHU ET FER.

Copahu 10 gr.
Poivre cubèbe 20 —
Tartrate ferrico-potassique 2 —
Sirop de ratanhia Q. s.

F.s.a. 5 à 20 gr. Blennorrhagie avec anémie.

OPIAT DE LARREY.

Térébenthine de copahu } āā 200 gr.
Sucre }
Gomme arabique 50 —
Laque carminée 5 —
Eau de menthe poivrée Q. s.

F. s. a. 5 à 10 gr. matin et soir. Gonorrhées rebelles.

PILULES DE GALL, CONTRE CATARRHE VÉSICAL (Foy).

Copahu } āā 10 gr.
Térébenthine de Bordeaux }
Magnésie Q. s.

F. 100 pilules. 9 à 12 par jour en 3 fois.

PILULES DE COPAHU (F. H. M. Cod. 66).

Oléo-résine de copahu 16 gr.
Magnésie calcinée 1 —

M. 4 à 20 gr. en bols de 0 gr. 4 décigr. à 0 gr. 5 décigr.

POTION ANTIBLENNORRHAGIQUE (Langlebert).

Eau distillée de copahu 300 gr.
— — de laurier-cerise 10 —
Sirop simple Q. s.

M. A prendre en 1 ou 2 jours.

POTION DE CHOPPART (Codex).

3 ou 6 cuillerées par jour. Chaque cuillerée contient 3 gr. de copahu.

POTION CONTRE DIPHTÉRIE (Bergeron).

Baume de copahu 0 gr. 50 centigr. à 2 gr.
Alcool 10 —
Hydrolat de menthe 100 —
Sirop d'écorces d'oranges amères 20 —

F. s. a. Par cuillerée toutes les 2 heures.

POTION ÉMULSIVE AU COPAHU (Dorvault).

Eau distillée de menthe 125 gr.
Carbonate sodique cristallisé 2 —
Copahu 30 —
Sirop de gomme 30 —
Ether sulfurique 2 —

M. et agitez, une cuillerée à bouche 6 à 8 fois par jour.

SUPPOSITOIRE AU COPAHU (Colombat).

Copahu solidifié } āā 3 gr.
Beurre de cacao }
Extrait d'opium 0 — 02 centigr.

Pour un suppositoire. 1 le matin et 1 le soir. Blennorrhées et leucorrhées chroniques (Ewald).

COQUE DU LEVANT. — Fruit de l'*Anamirta cocculus* (Ménispermées).

Part. empl. — Fruit.

Princ. act. — Picrotoxine.

Prop. thérap. — Antiépileptique, anthelminthique, parasiticide.

Prép. pharm. et posol. — Préparations de picrotoxine : — 1 à 2 milligr. pour les enfants — 3 à 6 milligr. pour les adultes, en granules ou solution.

SOLUTION.

Picrotoxine	0 gr. 03 centigr.
Alcool	10 —
Eau distillée	110 —

M. Une demi-cuillerée à café en deux fois.

TEINTURE (Planat de Voloriville).

Coque du Levant	100 gr.
Alcool rectifié	500 —

F. s. a. II gouttes par jour, en augmentant jusqu'à XXX.

COQUELICOT. — *Papaver rhæas* (Papavéracées). *Syn.* Pavot rouge, ponceau.

Part. empl. — Fleurs.

Prop. thérap. — Béchique, adoucissant.

Prép. pharm. et posol. — *A l'int.* conserve, — infusé 5 à 10 p. 1000. — Sirop, 10 à 50 gr.

CORAIL. — *Corallium rubrum* (Coralliens, zoophytes).

Prop. thérap. — Employé comme dentifrice.

Prép. pharm. et posol. — *A l'ext.* poudre.

POUDRE DENTIFRICE DÉCOLORANTE.

Chlorure de chaux	5 gr.
Phosphate de chaux	30 —
Poudre de savon	10 —
Corail pulvérisé	10 —

M. exactement.

CORIANDRE. — *Coriandrum sativum* (Ombellifères).

Part. empl. — Séminoïdes.

Prop. thérap. — Carminatif, excitant, stomachique.

Prép. pharm. et posol. — Infusé 10 p. 1000.

ESPÈCES CARMINATIVES OU QUATRE SEMENCES CHAUDES (Cod.).

Fruits d'anis	ãã	P. E.
— de carvi		
— de coriandre		
— de fenouil		

M. 10 gr. pour 1 litre de tisane.

CORNE DE CERF du *Cervus elaphus.* (Mammifères ruminants.) *Syn.* bois de cerf, cornichon de cerf.

Princ. act. — Gélatine, phosphate de chaux.

Prop. thérap. — Adoucissant, antidiarrhéique.

Prop. thérap. et posol. — *A l'int.* corne de cerf *râpée ;* — gelée (Codex) ; — corne de cerf *calcinée,* — on emploie de préférence le phosphate de chaux, tribasique.

DÉCOCTION BLANCHE DE SYDENHAM.

Corne de cerf calcinée porphyrisée	10 gr.
Mie de pain blanc	20 —
Gomme arabique	10 —
Sucre blanc	60 —
Eau distillée de fleur d'oranger	10 gr.
Eau	1000 —

F. s. a., antidiarrhéique. Dose ad libitum. Le Codex remplace la corne de cerf par le phosphate tri-calcique.

GELÉE DE CORNE DE CERF (Codex).

250 gr. de corne de cerf râpée pour 2000 gr. d'eau.

Dose ad libitum.

COTO. — *Palicurea densiflora.* (Rubiacées.)

Part. empl. — Écorce.

Princ act. — Cotoïne.

Prop. thérap. — Stimulant stomachique.

Prép. pharm. et posol. — *A l'int.* Poudre de cotoïne 0,15 à 0,20 centigr., — teinture de coto au dixième, IV à X gouttes par heure chez l'enfant, XV à XXX gouttes chez l'adulte.

PILULES DE COTOÏNE.

Poudre de cotoïne	1 gr. 20 centigr.
Extrait de gentiane	4 —
Poudre de réglisse	Q. s.

F. 40 pilules. 4 à 6 par jour.

POTION DE TEINTURE DE COTO.

Eau.	100 gr.
Eau de laurier-cerise	20 —
Jaune d'œuf nº 1.	
Teinture de coto	LX gouttes
Sirop simple	20 gr.

M. s. a. par cuillerées à bouche en 24 heures.

POUDRE DE COTOÏNE.

Poudre de cotoïne 0 gr. 20 centigr.

Divisez en 4 doses. 1 toutes les 3 heures.

COUMARINE. — V. *Faham et fève tonka.*

COURGE. — V. *Potiron.*

COUSSO OU KOUSSO. — *Hagenia abyssinica : brayera anthelminthica.* Rosacées.

Part. empl. — Fleurs.

Princ. act. — Koussine.

Prop. thérap. — Tæniafuge par excellence,

Prép. pharm. et posol. — *A l'int.* poudre de fleurs 15 à 20 gr. en infusion, — résine 0,50 à 2 gr.

APOZÈME DE COUSSO (Cod.).

20 gr. de poudre pour 150 gr. d'eau.

A prendre en une fois sans avoir passé.

COUSSO GRANULÉ.

Cousso en poudre	16 gr.
Sucre	32 —

Granulez

DÉCOCTION DE COUSSO (F. H. M.)

Fleurs de cousso	40 gr.
Sucre blanc	30 —
Eau	1000

F. sécher le cousso ; pulvérisez avec le sucre.

F. bouillir à petit feu jusqu'à réduction à 500.

Passez, exprimez. A prendre en 2 ou 3 fois.

CRÉOLINE. — *Syn. Crésyl.* Liquide brun foncé, à réaction alcaline, retiré du goudron par un procédé tenu secret ; on trouve sous ce nom plusieurs liquides dont la composition ne paraît pas identique ; ils donnent, par simple mélange avec l'eau, une émulsion qui est employée aux mêmes usages que l'eau phéniquée.

CREOSOTE. — Produit de la distillation du goudron de hêtre.

La créosote officinale est constituée par un mélange de *Gaiacol*, de *Créosol*. et de *Cresylol* (ou *Crésol*).

Une partie est soluble dans 300 à 400 gr. d'eau à 15° (dans 100 parties d'après M. Catillon) ; facilement soluble et en toutes proportions dans l'alcool, l'éther et les huiles grasses et dans la glycérine. La saponine facilite la dissolution de la créosote dans l'eau. (Bouchard.)

D'après M. Catillon la créosote médicinale doit présenter les caractères suivants : densité 1080. Entièrement volatile de 200 à 212 degrés

— soluble en toutes proportions dans la glycérine — doit être incolore et rester telle fort longtemps, même à la lumière — doit être neutre, ne pas coaguler le collodion (absence d'acide phénique).

Prop. thérap. — Antiémétique, antispasmodique, antiexpectorant, astringent, stimulant, parasiticide, odontalgique.

Prép. pharm. et posol. — *A l'int.* 1 à 2 gr. — *A l'ext.* 0,50 p. 100.

Incompat. — Eau albumineuse.

BAUME ACOUSTIQUE CRÉOSOTÉ (Bouch.).

Alcoolat de mélisse composé 10 gr.
Huile d'amandes douces 20 —
Fiel de bœuf 40 —
Créosote X gouttes

F. s. a.

COLLUTOIRE A LA CRÉOSOTE (Pauleon).

Infusion de sauge 200 gr.
Créosote 1 —

M. en agitant. Pour toucher les ulcérations accompagnant la salivation mercurielle.

EAU CRÉOSOTÉE.

Créosote 1 gr.
Eau 100 —

Filtrez pour séparer l'excès de créosote, M. Pansement des plaies.

ÉLIXIR CRÉOSOTÉ (Codex)

Syn. Rhum Créosoté.

Créosote officinale 15 gr.
Rhum 975 —

Une cuillerée à bouche renferme environ 0 g. 20 de créosote.

ÉLIXIR CRÉOSOTÉ.

Créosote 10 gr.
Alcool à 80° 300 —
Sirop de gentiane 700 —

ÉLIXIR CRÉOSOTÉ (Dujardin-Beaumetz).

Créosote 3 gr.
Alcool 100 —
Vin de Banyuls 300 —
Sirop de sucre 100 —

M. 1 cuillerée à bouche matin et soir dans un verre d'eau édulcorée avec du sirop de groseilles.

GARGARISME CRÉOSOTÉ (Green).

Créosote 1 gr.
Alcoolé de lavande composé 12 —
— de myrrhe 12 —
— de capsicum annuum 6 —

M. et ajoutez :

Sirop simple 24 —
Eau 150 —

GLYCÉRINE CRÉOSOTÉE.

Créosote pure 1 gr.
Alcool 4 —
Glycérine 60 —

Attouchement dans la laryngite tuberculeuse.

HUILE DE FOIE DE MORUE CRÉOSOTÉE.

Créosote 15 gr.
Huile de foie de morue 975 —

M. 1 à 2 cuillerées à bouche par j. Une cuillerée à bouche contient 0 g. 20 de créosote.

INJECTION HYPODERMIQUE (Gimbert).

Créosote officinale 1 gr.
Huile d'olives ou d'amandes douces lavée à l'alcool puis stérilisée à 250° 14 —

Le Dr Burlureau emploie la même formule.

Dose de 10 à 100 gr. par jour et même 200 gr. progressivement en injectant très lentement 20 gr. par heure au moyen d'un appareil spécial.

LOTION CONTRE LA FIÈVRE TYPHOÏDE (Laveran).

Créosote 5 gr.
Eau 500 —

M. en agitant.

ONGUENT CRÉOSOTÉ.

Créosote 0 gr. 025 à 0 gr. 050 milligr.
Vaseline 60 —

Triturez et M. Pansement des plaies de mauvaise nature.

PILULES DE CRÉOSOTE (Yvon.).

Créosote de hêtre 10 gr.
Poudre de savon séchée à l'étuve 10 —
Phosphate de chaux précipité 5 —

Pour 100 pilules contenant 0 gr. 10 centigr. de créosote.

PILULES CRÉOSOTÉES (Fuchs).

Créosote 1 gr.
Acétate de plomb } āā 0 — 30 centigr.
Poudre d'opium }
Extrait de quinquina Q. s.

Pour 50 pilules. 2 à 4 par jour (Phthisie).

PILULES CRÉOSOTÉES (Bouchard. Codex.)

Créosote de hêtre 10 gr.
Savon amygdalin desséché et pulvérisé. Q. S. environ 25 gr.

Pour 100 pilules, contenant 0 gr. 10 centigr. de créosote.

POMMADE CONTRE ENGELURES (Devergie).

Axonge 30 gr.
Créosote }
Sous-acétate de plomb liquide } āā X gouttes.
Extrait thébaïque 0 gr. 10 centigr.

F. s. a.

POMMADE CRÉOSOTÉE (Ph. Lond.).

Créosote 1 gr.
Axonge 15 —

M. Ulcères putrides.

POTION CONTRE TYPHUS EXENTH. (Murchisson).

Créosote } ãã 0 gr. 40 centigr.
Acide acétique }
Ether sulfurique alcoolisé } ãã 15 —
Sirop de sucre }
Eau 210 —

Par cuillerée à bouche.

RHUM CRÉOSOTÉ (Reliquet).

Créosote au hêtre 7 gr.
Rhum 500 —

SUPPOSITOIRE A LA CRÉOSOTE (Catillon).

Créosote 0 gr. 50 centigr.
Beurre de cacao 3 —
Cire blanche 0 — 50 centigr.
pour 1 suppositoire.

N. B. — L'addition de la cire est inutile même en été.

VIN CRÉOSOTÉ (Bouchard-Gimbert).

Créosote 13 gr. 50 centigr.
Teinture de gentiane 20 —
Alcool de Montpellier 250 —
Vin de Malaga pour faire un litre Q. s.

M. 1 à 2 cuillerées à soupe dans un verre d'eau le matin à jeun, et le soir : 0,20 par cuill. à bouche.

VIN CRÉOSOTÉ (Dujardin-Beaumetz).

Créosote 18 gr.
Alcool de Montpellier 250 —
Sirop de sucre 100 —
Vin de Malaga Q. s. pour faire un litre.

M. Chaque cuillerée contient 0 gr. 30 centigr. de créosote; à donner dans un verre d'eau sucrée.

CRESALOL $C^{14}H^6(C^{14}H^6O^6)$. *Syn.* Salicylate de crésylol, paracrésalol : corps cristallisé, insipide, odeur analogue à celle du salol, insoluble eau, peu soluble alcool fond à 36°.

Prop. thérap. — Succédané du salol préconisé par Nencki pour pratiquer l'antisepsie intestinale.

Dose. — De 2 à 8 gr. par jour en cachets.

CRESOL. *Syn.* Acide cresylique, cresylol, para cresylol. — Phénol cresylique.

Le cresol, homologue des phénols, est un des principes constituants du goudron de Houille, on le trouve aussi dans *la Créosote*. On peut le préparer également au moyen du toluène. Le cresol (para) pur cristallisé en prismes incolores, fondant à 36° et bouillant à 202° à odeur mixte de Creosote et de Phenol. Le produit commercial est le plus souvent liquide, cependant on commence à le trouver dans le commerce sous forme de gros cristaux; il est alors obtenu synthétiquement (Choay). Il est très peu soluble dans l'eau, mais se dissout avec facilité dans la glycérine et surtout dans l'alcool. D'après M. Delplanque il serait beaucoup plus antiseptique que l'acide phénique et moins toxique.

On peut l'employer en solutions antiseptiques en le solubilisant dans l'eau au moyen du savon (1/2 de son poids); M. Choay propose la formule suivante :

Paracresol cristallisé 30 gr., poudre de savon amygdalin 15 gr., eau 1,000 gr.

CRESSON. — *Nasturtium officinale.* (Crucifères.) *Syn.* Cresson de fontaine.

Part. empl. — Feuilles.
Princ. act. — Huile essentielle.
Prop. thérap. — Antiscorbutique, sialagogue.
Prép. pharm. et posol. — *A l'int.* suc 100 à 150 gr.

— **CRESSON DE PARA**. *Spilanthus oleraceus.* (Composées.) *Syn.* Spilanthe.

Part. empl. — Capitules.
Prop. thérap. — Odontalgique, sialagogue, antiscorbutique.
Prép. pharm. et posol. — *A l'int.* alcoolat et alcoolature 5 à 10 gr.

PARAGUAY-ROUX.

Feuilles de cresson de Para 40 gr.
Feuilles d'inula bifrons 10 —
Pyrèthre 16 —
Alcool à 80° 80 —

F. macérer 15 jours dans l'alcool. Exprimez et filtrez.—Odontalgique.

CROTON TIGLIUM. (Euphorbiacées.) *Syn.* Graine de Tilly, des Moluques, petits pignons d'Inde.

Part. empl. — Semences.

Princ. act. — Crotonol, acide crotonique.

Prop. thérap. — Purgatif très violent, anthelminthique, révulsif énergique.

Prép. pharm. et posol. — *A l'int.* huile I ou II gouttes. — *A l'ext.* huile III à VI gouttes, en frictions.

CRAYON D'HUILE DE CROTON.

Huile de croton 20 gr.
Cire 10 —
Beurre de cacao 10 —

EMPLATRE DE CROTON (Chomel).

Emplâtre diachylon gommé 8 gr.
Huile de croton 2 —

F. s. a.

ÉMULSION PURGATIVE.

Huile de croton I à II gouttes.
— de ricin 10 —
Gomme arabique 5 —
Sirop d'orgeat 25 —
Eau 100 —

F. s. a.

LAVEMENT DE TABAC ET DE CROTON

Huile de croton tiglium I à III gouttes
Feuilles de tabac sèches 5 gr.
Gomme arabique 10 —
Eau bouillante 150 —

F. infuser le tabac dans l'eau pendant 10 minutes ; passez. F. un mucilage avec la gomme et Q. s. d'infusé. — Ajoutez l'huile de croton. M. peu à peu le reste de l'infusé.

LINIMENT PURGATIF (Bouch.).

Carbonate de soude 0 gr. 50 centigr.

Triturez dans un mortier de verre. Ajoutez peu à peu :

Alcoolat de menthe 10 gr.
Huile de croton 0 — 50 centigr.

En frictions sur l'abdomen.

LINIMENT RÉVULSIF.

Huile de croton 1 gr.
Huile d'olives 5 —

M.

LOOCH PURGATIF.

Looch blanc 120 gr.
Huile de croton I à II gouttes

M. 1 cuillerée à bouche d'heure en heure.

MIXTURE PURGATIVE (Chomel).

Huile d'amandes douces 60 gr.
Sirop de gomme 60 gr.
Huile de croton (II gouttes) 0 — 05 centigr.

PILULES CROTON.

Huile de croton (I goutte) 0 gr. 025 milligr.
Mie de pain Q. s.

M. pour 1 pilule.

PILULES DRASTIQUES.

Huile de croton I à II gouttes.
Savon amygdalin, Poudre de guimauve ãã 1 gr.

Pour 10 pilules.

PILULES HYDRAGOGUES (Schlessier).

Huile de croton IV gouttes
Gomme-gutte, Extrait coloquinte ãã 0 gr. 10 centigr.
Guimauve pulv. Q. s.

Pour 10 pilules. 1 à 2 par jour.

POTION PURGATIVE (Bossu).

Résine de scammonée, Résine de jalap ãã 0 gr. 25 centigr.
Huile de croton II gouttes
Sirop de chicorée composé 40 gr.
Eau distillée de menthe 100 —
Eau distillée de fleurs d'oranger. 4 —

M. par trituration les résines et l'huile avec le sirop : ajoutez peu à peu les eaux distillées. Par cuillerées à bouche toutes les 1/2 heures.

TEINTURE D'HUILE DE CROTON TIGLIUM (Bouch.).

Huile de croton 1 gr.
Alcool rectifié 30 —

F. s. a. XV à XX gouttes dans un véhicule convenable. XXX gouttes contiennent à peu près une goutte d'huile.

CROTON CHLORAL. — V. *Chloral.*

CUBÈBE. — *Piper cubeba* ou *Cubeba officinarum* (Piperacées). *Syn.* Poivre à queue.

Part. empl. — Fruit.

Princ. act. — Cubébine et huile essentielle.

Prop. thérap. — Stimulant, stomachique, antigonorrhéique, antiblennorhagique.

Prép. pharm. et posol. — *A l'int.* extrait oléo-résineux 1 à 3 gr. — infusé 20 p. 1000, — opiat 10 à 25 gr., — poudre 8 à 30 gr.

NOTA. — Pour un certain nombre de formules, où l'on peut faire entrer le cubèbe nous renvoyons à l'art. *Copahu*.

BOLS DE CUBÈBE.

Cubèbe pulvérisé	1 gr.
Cire fondue	Q. s.

ÉLECTUAIRE ANTIBLENNORRHAGIQUE.

Poudre de cubèbe	100 gr.
Copahu	Q. s. 30 à 50 —
Essence de menthe	2 —

M. 10 gr. par jour en 3 fois dans du pain azyme.

ÉLECTUAIRE DE CUBÈBE (Fournier).

Cubèbe pulvérisé	16 à 30 gr.
Sirop de goudron	Q. s.

F. des bols à prendre en 6 ou 8 fois dans la journée.

ESSENCE CONCENTRÉE DE CUBÈBE.

Alcool rectifié à 33°	300 gr.
Extrait oléo-résineux de cubèbe	100 —

M. 5 à 15 gr. en perles.

EXTRAIT ALCOOLIQUE DE CUBÈBE (Puche).

Cubèbe pulvérisé	q. v.
Alcool à 22°	q. s.

F. s. a. pour obtenir un poids d'extrait liquide égal à celui de la poudre employée.

INJECTION DE CUBÈBE (Will).

Cubèbe concassé	30 à 60 gr.
Eau bouillante	500 —

F. infuser et filtrez. Ajoutez :

Extrait de belladone	0 — 20 centigr.

Faire dissoudre. 3 à 4 injections par jour.

LAVEMENT DE CUBÈBE (Velpeau).

Cubèbe en poudre	25 gr.
Décocté de racine de guimauve	250 —

M.

OPIAT ANTIBLENNORRH. (Diday).

Baume de copahu	12 gr.
Poivre cubèbe	18 —
Poudre de jalap	3 —
Gomme-gutte	0 — 20 centigr.
Sirop de roses pâles	Q. s.

M. f. s. a. un opiat à prendre en 2 ou 3 fois dans la journée.

PILULES CONTRE BLENNORRHÉE ET POLLUTIONS (Sigmund).

Camphre	0 gr. 40 centigr.
Extrait de cubèbes	5 —
Poudre —	Q. s.

Pour 50 pilules, 3 matin et soir.

SACCHARURE DE CUBÈBE (Delpech).

Extrait oléo-résineux de cubèbe	1 partie
Sucre	9 —

M. 2 gr. par jour dans du lait. Contre croup (Bergeron, J. Moreau).

SIROP DE CUBÈBE (Puche).

Sirop simple	300 gr.
Extrait alcool. liquide de cubèbe (Puche)	300 —

M. 120 gr. par jour, ou 6 cuillerées à bouche.

CUIVRE (acétate de) composition variable. *Syn.* Sous-acétate de cuivre, acétate basique de cuivre, verdet gris. Une partie est incomplètement soluble dans 13 d'eau à 15°, 15 d'alcool à 90°, 10 de glycérine, insoluble éther et chloroforme.

Prop. thérap. — Escharotique.

Prép. pharm. et posol. — *A l'int.* 0 gr., 005 milligr. à 0 gr. 01 centig. — *A l'ext.* poudre en emplâtres, etc.

COLLYRE AZURÉ (Scarpa).

Acétate de cuivre cristallisé	0 gr. 10 centigr.
Chlorhydrate d'ammoniaque	1 — 20 —
Eau de chaux	125 —

F. dissoudre. Filtrez. 2 instillations par jour (Foy).

EMPLATRE D'ACÉTATE DE CUIVRE, CIRE VERTE (Codex).

25 gr. de verdet sur 200 gr. de préparation, employé contre les cors.

EMPLATRE CONTRE CORS (Baudot).

Cire blanche pure	16 parties
Emplâtre de poix	8 —
Galbanum en larmes	8 —

F. fondre, passez, ajoutez :

Acétate de cuivre porphyrisé 8 —
Essence de térébenthine 1 —
Créosote 2 —

Délayez ces 3 substances dans l'emplâtre retiré du feu, agitez. En applications sur le cor trempé et coupé.

MIEL ESCHAROTIQUE. ONGUENT EGYPTIAC (Codex).

1 *partie de sous-acétate de cuivre pour* 1 *de vinaigre et* 2 *de miel.*

MIXTURE CATHÉRÉTIQUE OU COLLYRE DE LANFRANC (Codex).

Aloès } ãã 5 gr.
Myrrhe
Verdet 10 —
Sulfure jaune d'arsenic 15 —
Eau distillée de rose 380 —
Vin blanc 1000 —

Agitez. Pour toucher les ulcérations.

POUDRE ESCHAROTIQUE DE HUNTER (Ph. Esp.).

Verdet pulvérisé } ãã P. E.
Sabine pulvérisée

M. Couvrir les végétations des organes génitaux.

SOLUTION D'ACÉTATE DE CUIVRE (Lafargue).

Acétate de cuivre cristallisé 0 gr. 10 centigr.
Eau distillée 300 gr.

F. dissoudre. Prurigo, hypéresthésie générale de la peau. 1 *cuillerée à bouche représente* 0 *gr.* 005 *milligrammes d'acétate.* 1 *cuillerée dans de l'eau sucrée une heure avant chaque repas.*

TOPIQUE ANTISYPHILITIQUE (Cirillo).

Miel égyptiac 10 gr.
Délayez dans :
Eau 80 —

En applications 2 *ou* 3 *fois par jour au moyen d'une compresse sur les ulcères syphilitiques.*

— CUIVRE (oléo-stéarate de).

POMMADE DE JEANNEL.

Oléo-stéarate de cuivre 1 gr.
Axonge 40 —

M. Impetigo, en onctions sur les parties malades du cuir chevelu.

— CUIVRE (oxyde noir de). — *Syn.* Bioxyde de cuivre.

Prop. thérap. — Fondant, tænifuge (?).

Prép. pharm. — *A l'int.* poudre 0 gr., 20 à 0 gr., 80 centigr. (Inusité en France.) — *A l'ext.* poudre 0 gr., 50 à 1 gr. en frictions.

POMMADE (Mosler).

Oxyde noir de cuivre 10 gr.
Vaseline 50 —

M. 2 *frictions par jour contre l'induration chronique des glandes.*

POMMADE CONTRE AMAUROSE (Sichel).

Oxyde noir de cuivre 1 gr.
Axonge 10 —

M. 4 *onctions par jour sur le front et les tempes.*

POMMADE CONTRE ZONA (Glones).

Oxyde noir de cuivre 0 gr. 75 centigr. à 4 gr.
Pommade rosat 30 —

M. Onctions légères soir et matin.

— CUIVRE (phosphate de). — Préconisé contre tuberculose (Luton) : est obtenu par double décomposition dans les préparations suivantes :

MIXTURE POUR INJECTIONS HYPODERMIQUES (Luton).

Phosphate de cuivre récemment précipité 1 gr.
Glycérine 3 —
Eau 2 —

1 *injection par jour.*

PILULES D'ACÉTO-PHOSPHATE DE CUIVRE (Luton)

Acétate neutre de cuivre 0 gr. 01 centigr.
Phosphate de soude cristallisé 0 gr. 05 centigr.
Glycérine et poudre de réglisse Q. s.

Pour 1 *pilule : dose* 4 *à* 6 *par jour.*

POTION (Luton).

Acétate de cuivre 0 gr. 05 centigr.
Phosphate de soude 0 — 50 —
Potion gommeuse 125 —

F. s. a. par cuillerée.

— CUIVRE (sulfate de) (SO^4Cu+5H^2O). — *Syn.* Couperose bleue, vitriol bleu. Une partie est soluble dans 4 d'eau à 15° ; 3,33 de glycérine, insoluble alcool et éther.

Prop. thérap. — Antispasmodique, fébrifuge, vomitif, astringent, caustique.

Prép. pharm. et posol. — *A l'int.* 0 gr.,005 millig. à 0 gr., 02 cent. (antispasmodique, fébrifuge), — 0 gr., 10 à 0 gr., 30 centigr. (vomitif). — *A l'ext.* 0 gr., 05 à 0,20 centigr. p. 20 gr. en pommades, solutions, collyres, etc.

Incompat. — Sulfures, sels de plomb, décoctés astringents, borax, alcalis et leurs carbonates.

COLLYRE ASTRINGENT RÉSOLUTIF (Debreyne).

Sulfate de cuivre 1 gr.
Eau distillée de roses 130 —
Sulfate de morphine 0 — 10 centigr.

F. dissoudre. 1 instillation par jour.

COLLYRE.

Sulfate de cuivre crist. 0 gr. 20 centigr.
Eau distillée 120 —

COLLYRE CONTRE CONJONCTIVITES CHRONIQUES (Sichel).

Sulfate de cuivre 0 gr. 05 centigr.
Eau distillée 10 —
Laudanum de Sydenham VI gouttes

M.

COLLYRE DÉTERSIF (Helvetius).

Sulfate de cuivre }
Alun cristallisé } āā 1 gr.
Azotate de potasse }
Camphre pulvérisé 0 — 04 centigr.
Eau distillée 00 —

F. dissoudre en triturant ; filtrez.

COLLYRE PIERRE DIVINE.

Pierre divine 1 gr.
Eau de roses 250 —

COLLYRE SULFATE DE CUIVRE (Debreyne).

Sulfate de cuivre 0 gr. 25 centigr. à 1 gr.
Eau distillée 30 —

F. dissoudre.

COLLYRE SULFATE DE CUIVRE (F. H. M.).

Sulfate de cuivre 1 gr.
Teinture d'opium 4 —
Eau distillée 300 —

F. dissoudre. M.

CRAYONS CAUSTIQUES (Bouillon).

Sulfate de cuivre pulv. }
Gutta-percha } āā P. E.

F. fondre la gutta-percha, et ajoutez le sulfate.

CRAYONS ESCHAROTIQUES (H. P.).

Sulfate de cuivre pulv. 10 gr.
Alun pulv. }
Azotate de potasse pulv. } āā 5 —

M. F. fondre et coulez dans une lingotière.

CRAYONS SULFATE DE CUIVRE (F. H. M.).

Sulfate de cuivre en poudre fine 15 gr.
Gomme du Sénégal blanche et choisie 1 —
Eau distillée 1 —

F. avec la gomme et l'eau une solution épaisse, incorporez le sulfate de cuivre.

EAU STYPTIQUE D'ALIBOUR (Cad.).

Sulfate de cuivre 10 gr.
— de zinc 35 —
Camphre 3 —
Safran en poudre 2 —
Eau de pluie ou de rivière 11 litres

M., agitez, laissez reposer 24 heures, décantez. Ophtalmies chroniques. Souvent on ajoute de l'eau.

GLYCÉROLÉ AU SULFATE DE CUIVRE.

Glycérolé d'amidon 50 gr.
Sulfate de cuivre 0 gr. 50 à 1 —

M.

INJECTION ANTICATARRHALE (Triquet).

Sulfate de cuivre 1 gr.
Miel rosat 30 —
Eau distillée de roses 100 —

F. dissoudre, catarrhe aigu de l'oreille.

INJECTION ANTILEUCORRHÉIQUE (Nélaton).

Sulfate de cuivre cristallisé 1 gr.
Eau commune 200 —

F. dissoudre.

LIQUEUR DE SCHMALZ.

Sulfate de cuivre }
— de zinc } āā 3 gr.
Verdet }
Mellite de roses 20 —
Eau 40 —

F. dissoudre dans l'eau les sulfates; triturez le verdet avec la solution; ajoutez le mellite. Cathérétique. Injections dans les trajets fistuleux.

LIQUEUR DE VILLATE (Codex).

Sous-acétate de plomb liquide 30 gr.
Sulfate de cuivre }
— de zinc } āā 15 —
Vinaigre blanc 200 —

Agitez ; comme la liqueur précédente.

PIERRE DIVINE (Codex).

Azotate de potasse 100 gr.
Sulfate de cuivre 100 —
Alun 100 —
Camphre pulvérisé 5 —

POMMADE ANTI-OPHTALMIQUE (Desmares).

Sulfate de cuivre 1 gr.
Beurre frais ou Vaseline 20 —
Camphre 2 —

M. sur le porphyre. 1 onction par jour.

POMMADE SULFATE DE CUIVRE.

Sulfate de cuivre 2 à 8 gr.
Beurre frais ou Vaseline 100 —
Camphre pulvérisé 1 —
Extrait d'opium 0 — 20 centigr.

M. sur un phorphyre.

POTION CONTRE BRONCHITE FIBRINEUSE (Sauer).

Eau 180 gr.
Sulfate de cuivre 0 — 50 centigr.
Extrait d'opium 0 — 03 —

M. Par cuillerées à bouche toutes les heures.

POTION VOMITIVE.

Sulfate de cuivre 0 gr. 10 centigr.
Eau 100 —
Sirop de menthe 25 —

M. par cuillerée à bouche toutes les 10 minutes contre le croup.

POUDRE ANTIDIARRHÉIQUE (Esenman).

Sulfate de cuivre 0 gr. 015 milligr.
Opium 0 — 005 —
Sucre en poudre Q. s.

M. pour 1 paquet. 3 par jour.

POUDRE HÉMOSTATIQUE.

Sulfate de cuivre 25 gr.
Kino } ãã 5 —
Alun }
Colophane 20 —

SOLUTION ASTRINGENTE ESCHAROTIQUE (Heine).

Sulfate de de cuivre } ãã 6 gr.
Sulfate de zinc }
Eau distillée 125 —

F. dissoudre pour remplacer la liqueur de Villate.

— **CUIVRE (SULFATE DE) AMMONIACAL.** $(SO^4Cu\ (AzH^3)^4 + H^2O.)$ 1 partie soluble 1 part. 5 d'eau.

Prop. thérap. — Astringent, diurétique, antispasmodique.

Prép. pharm. et posol. — *A l'int.* 0 gr., 15 à 0 gr., 20 centigr.

Incompat. — Comme pour le sulfate de cuivre.

PILULES CONTRE L'ÉPILEPSIE (Biett).

Sulfate de cuivre ammoniacal 1 gr.
Extrait de valériane 5 —

F. s. a. 60 pilules. 1 à 4 par jour.

PILULES CUIVRIQUES (Swediaur).
PILULES BLEUES ALLEMANDES.

Mie de pain 3 gr.
Sulfate de cuivre ammoniacal 0 — 40 centigr.

F. 18 pilules. 2 ou 3 par jour.

POTION CONTRE LA NÉVRALGIE FACIALE ÉPILEPTIFORME (Féréol).

Eau distillée 100 gr.
Sirop de fleurs d'oranger 30 —
Sulfate de cuivre ammoniacal 0 gr. 15 centigr.

F. s. a. 3 à 4 cuillerées à chaque repas, le reste dans l'intervalle.

SOLUTION (Neumann).

Sulfate de cuivre ammoniacal 1 gr. 50 centigr.
Eau distillée 25 —

II à V *gouttes par jour. Epilepsie chorée.*

SOLUTION DE TROUSSEAU.

Sulfate de cuivre Ammoniacal 2 gr.
Eau 100 —
Sirop de sucre 40 —
Laudanum de Sydenham 5 —

F. s. a. 2 à 3 cuillerées à café par jour

CUMIN. — *Cuminum cyminum* (Ombellifères).

Part. empl. — Séminoïdes.

Prop. thér. — }
Prép. pharm. et posol. — } Comme l'anis.

CURCUMA. — *Curcuma longa* (Amomées). *Syn.* Souchet ou safran des Indes, racine de safran.

Part. empl. — Rhizome.

Prop. thér. — Aromatique, excitant, diurétique.

Prop. thérap. — *A l'int.* Poudre (inusité).

CYANHYDRIQUE (acide) CyH. Soluble eau et alcool. *Syn.* Acide prussique.

Prép. thér. — Sédatif.

Prép. pharm. et posol. — *A l'int.* Solution officinale au 1/100, V à XV gouttes. *A l'ext.* solution 1/100, 2 à 4 gr. pour 25 à 400.

N. B. L'acide cyanhydrique du Codex de 1884 est au *centième*. Celui du Codex de 1866 était au *dixième*.

Incompat. — Chlore et la plupart des sels métalliques, sulfures, oxydes, etc.

MÉLANGE POUR LOTIONS (Magendie).

Acide hydrocyanique médicinal 1/100e	40 gr.
Eau distillée de laitue	500 —

AUTRE.

Acide cyanhydrique à 1/100e	20 gr.
Lait d'amandes	250 —

POTION PRUSSIQUE.

Infusion d'espèces béchiques	100 gr.
Sirop de Tolu	20 —
Acide cyanhydrique méd.	XII gouttes

M. A prendre par cuillerées.

POTION PECTORALE (Magendie).

Acide prussique médicinal	XV gouttes
Infusion de lierre terrestre	100 gr.
Sirop de gomme	30 —

M. Par cuillerée toutes les 3 heures.

SIROP D'ACIDE CYANHYDRIQUE (Codex 1866).

1 gr. d'acide à 1/10 pour 199 gr. de sirop de sucre. 30 gr. dans une potion. N'est pas inscrit au nouveau Codex.

CYANURE DE ZINC $(CAz)^2Zn$. Insoluble eau et alcool, soluble ammoniaque.

Prop. thérap. — Sédatif.

Prép. pharm. et posol. — *A l'int.* 0 gr., 05 à 0 gr., 10 centigr. — *A l'ext.* 0 gr., 20 centigr. p. 10 en pommade.

Incompat. — Acides, iodures, etc.

PILULES DE CYANURE DE ZINC (Luton).

Cyanure de zinc	1 gr.
Guimauve en poudre	5 —
Sirop de gomme	Q. s.

F. s. a. 40 pilules. 1 à 4 par jour.

POMMADE DE CYANURE DE ZINC (Cunier).

Cyanure de zinc	0 gr. 20 centigr.
Graisse Beurre de cacao	āā 5 gr.

F. s. a. En frictions tous les 1/4 d'heure.

POUDRE ANTISPASMODIQUE.

Cyanure de zinc	0 gr. 02 centigr.
Magnésie calcinée	0 — 20 —
Cannelle pulvérisée	0 — 15 —

M. A prendre en 1 fois.

CYANURE DE POTASSIUM (KCy). Très soluble eau, soluble 83 parties d'alcool à 90° et 3,12 de glycérine.

Prop. thérap. — Comme l'acide cyanhydrique.

Prép. pharm. et posol. — *A l'int.* 0 gr., 01 à 0 gr., 05 centigr. — *A l'ext.* en collyre 0 gr., 20 p. 30 ; — en lotions, 1 p. 40.—N. B. Ce sel est très facilement altérable, ne l'employer qu'avec prudence, action inconstante.

Incompat. — Acides, iodures, sels de fer et de mercure.

CÉRAT CALMANT.

Cyanure de potassium	0 gr. 10 centigr.
Cérat	30 —

M.

COLLYRE.

Cyanure de potassium	0 gr. 10 centigr.
Eau de laurier-cerise	0 —

F. s. a.

MÉLANGE POUR LOTIONS (Biett).

Cyanure de potassium 0 gr. 50 cent. à 1 gr.
Emulsion d'amandes amères 100 —
M.

MIXTURE PECTORALE (Magendie).

Eau distillée de laitue 60 gr.
Cyanure de potassium 0 — 05 centigr.
Sirop de guimauve 30 —

M. Par cuillerées à café toutes les heures (Bouch.).

PILULES CALMANTES.

Chlorhydrate de morphine 0 gr. 25 centigr.
Cyanure de potassium 0 — 20 —
Asa fœtida 4 —
Savon médicinal Q. s.

Pour 30 pilules. 1 à 2 au coucher.

POMMADE CONTRE LES DÉMANGEAISONS (Hardy).

Cyanure de potassium 0 gr. 05 centigr. à 10 centigr.
Vaseline 30 gr.
M.

POMMADE AU CYANURE DE POTASSIUM

Huile d'amandes douces 10 gr.
Cyanure de potassium 6 —
Axonge 60 gr.

POTION SÉDATIVE (Magendie).

Cyanure de potassium 0 gr. 10 centigr.
Eau distillée de laitue 60 —
Sirop de guimauve 30 —

M. 1 cuillerée à café toutes les 2 heures. Surveiller.

SOLUTION DE CYANURE DE POTASSIUM (Roger).

Cyanure de potassium 0 gr. 20 centigr.
Eau distillée 100 —

F dissoudre. En compresses.

CYNOGLOSSE. — *Cynoglossum officinale* (Borraginées).
Sans propriétés thérapeutiques : a donné son nom aux pilules suivantes :

PILULES DE CYNOGLOSSE OPIACÉES (Codex).

La pilule de 0 gr. 20 centigr. contient 0 gr. 02 centigr. d'extrait d'opium.

CYNORRHODON. — Voy. *Rosier sauvage.*

D

DAPHNE MEZEREUM. (*Daphnacées.*) — *Syn.* Mezéréon bois gentil.

Part. empl. — Écorce.

Princ. act. — Daphnéine.

Prop. thérap. — Antiherpétique, antipsorique, antisyphilitique.

Prép. pharm. et posol. — *A l'int.* écorce 4 à 5 gr. ; — Extrait alcoolique 0 gr., 08 à 0 gr., 12 centigr.

MIXTURE ANTISYPHILITIQUE (Cazenave).

Sirop de daphné mezereum 100 gr.
Sirop de Tolu 250 —
Sous-carbonate d'ammoniaque 10 —

M. Une cuillerée matin et soir.

SIROP DE DAPHNÉ MEZEREUM (Cazenave).

Extrait alcoolique de daphné mezereum 0 gr. 10 centigr.
Sirop de sucre 500 —

F. s. a. 40 à 60 gr. par jour.

TISANE SUDORIFIQUE (Biett).

Gaïac râpé	30 gr.
Sassafras	10 —

F. bouillir dans 1 litre 1/2 d'eau jusqu'à réduction à 1 litre. Ajoutez à la fin de l'ébullition :

Daphné mezereum	2 gr.

2 verres matin et soir.

DATTIER. — *Phœnix dactylifera.* (Palmiers.)

Part. empl. — Fruits.

Prop. thérap. — Adoucissant, béchique, fait partie de quatre fruits pectoraux.

Prép. pharm. et posol. — *A l'int.* décocté 50 p. 1000, — pulpe *ad libitum.*

DATURA STRAMONIUM. — (*Solanées.*) *Syn.* Stramoine, pomme épineuse.

Part. empl. — Racine, feuilles, semences.

Princ. act. — Daturine.

Prop. thérap. — Narcotique, antispasmodique.

Prép. pharm. et posol.—*A l'int.* alcoolature V à XXX gouttes ; — extrait alcoolique 0 gr., 01 à 0 gr., 10 centigr. ; — extrait aqueux 0 gr., 02 à 0 gr., 20 centigr. ;—poudre 0 gr., 05 centigr. à 1 gr. ;—sirop 10 gr. à 30 gr. ;—teinture alcoolique V à XXX gouttes ;— teinture éthérée V à XXX gouttes.— *A l'ext.* huile Q. v. — Infusé 10 à 50 pour 1000.

CÉRAT DE DATURA.

Extrait de datura	1 gr.
Cérat	9 —

M.

CIGARETTES DE STRAMOINE (Codex).

1 gr. de feuilles par cigarette.

EMPLATRE DE DATURA (Planche).

Extrait alcoolique de datura	9 gr.
Résine élémi	3 —
Cire blanche	1 —

F. s. a.

PILULES ANTINÉVRALGIQUES (Oesterlen).

Semences de stramonium	ãã	1 gr.
— de belladone		
Sulfate de quinine		

F. s. a. 50 pilules. 1 à 4 par jour.

PILULES ANTINÉVRALGIQUES (Trousseau).

Extrait de stramoine	0 gr. 50 centigr.
Extrait d'opium	0 gr. 50 centigr.
Oxyde de zinc	8 —

F. s. a. 40 pilules. De 1 à 8 en 24 heures.

PILULES CONTRE L'ÉPILEPSIE (Leurel).

Extrait de stramonium	1 gr.
Extrait de belladone	1 —
Camphre	0 — 50 centigr.
Opium	0 — 50 —

F. s. a. 100 pilules. 1 par jour en augmentant jusqu'à 15 et 20.

SIROP DE DATURA (Codex).

5 gr. de ce sirop contiennent 0 gr. 37 centigr. de teinture de datura.

DERMATOL. ($C^7H^2O^5Bi,2H^2O$). *Gallate basique de bismuth, sous-gallate de bismuth.* Poudre insoluble de couleur jaune soufre, inodore, insoluble eau, alcool, éther, préconisée comme succadané de l'*Iodoforme*, de l'*Iodol*, de l'*Aristol*, est employé aux mêmes doses et aux mêmes usages.

POMMADE CONTRE L'ACNÉ SÉBACÉ (Barthélémy)

Dermatol	2 gr.
Oxyde de zinc	5 —
Talc	10 gr.
Vaseline	20 —
Lanoline	10 —

En application le soir.

DEXTRINE $C^6H^{10}O^5$. Soluble dans l'eau, l'alcool dilué ; insoluble dans l'alcool anhydre.

Prop. thérap. — Délayée avec quantité suffisante d'eau, elle peu servir à la confection des appareils inamovibles; a été employée contre l'eczéma.

SOLUTION CONTRE L'ECZÉMA (Devergie).

Dextrine	125 gr.
Eau bouillante	1000 —

F. dissoudre. En compresses imbibées de la solution.

DIACHYLON (emplâtre). — V. *Codex.*

Prop. thérap. — Adhésif.

La formule des hôpitaux de Paris est la suivante :

Emplâtre simple	48 gr.
Cire jaune	3 —
Térébenthine	3 —
Poix blanche	3 —
Gomme ammoniaque	1 —
Bdellium	1 —
Galbanum	1 —
Sagapenum	1 —

DIASCORDIUM (électuaire). (Codex.)

Prop. thérap. — Antidiarrhéique.

Prép. pharm. et posol. — *A l'int.* 1 à 10 gr. en bols.

Pour les formules voir à *Bismuth.*

DIASTASE. — V. *Malt* et *Maltine.*

DICTAME. — *Dictamnus origanum* (Labiées).

Part. empl. — Feuilles.

Prop. thérap. — Excitant, emménagogue, fait partie du diascordium et de la thériaque.

Prép. pharm. et posol. — *A l'int.* poudre (inusité).

DIGITALE. — *Digitalis purpurea* (Scrofulariées). *Syn.* grande digitale, digitale pourprée, gantelée, doigtier, gants de Notre-Dame.

Part. empl. — Feuilles.

Princ. act. — Digitaline : *amorphe* et *cristallisée.*

Prop. thérap. — Sédatif énergique du cœur, diurétique puissant.

Prép. pharm. et posol. — *A l'int.* alcoolature V à XXX gouttes; — extrait alcoolique 0 gr., 05 à 0 gr., 20 centigr.; — extrait aqueux 0 gr., 10 à 0 gr., 30 centigr. ; —infusé 1 gr. à 5 gr. p. 1000 ; — macéré de 0 gr., 10 à 0 gr., 50 centigr. pour 150 gr. d'eau et plus, en surveillant ; — poudre 0 gr., 05 centigr. à 1 gr. ; — sirop 10 à 50 gr., (20 gr. = 0 gr., 50 centigr. de teinture); teinture alcoolique X à XL gouttes ; — teinture éthérée X à XL gouttes ; — vin (Hôtel-Dieu et Trouseau) 20 gr. contiennent 0 gr., 10 centigr. de digitale ; — dose 10 à 50 gr. — *A l'ext.* infusé 20 p. 1000.

Teinture alcoolique. }
Teinture éthérée. } en compresses ou lotions.

Incompat. — Sels de fer, d'argent et de plomb, décoctés astringents.

CONSERVE DE DIGITALE.

Feuilles fraîches de digitale	1 gr.
Sucre blanc	3 —

Triturez; faites sécher à l'étuve. Dose 0 gr. 50 centigr. à 4 gr.

EMPLATRE DE DIGITALE (Codex).

FRICTIONS DIURÉTIQUES (Bouchardat).

Teinture de digitale	ãã	50 gr.
Teinture de scille		

M. En frictions sur l'abdomen.

INFUSION DE DIGITALE (Hirtz).

Poudre de feuilles 1 gr. 50 centigr.
Eau à 70° 1000 —

F. infuser une 1/2 heure. A prendre dans la journée.

INFUSION DE DIGITALE (Jaccoud).

Poudre de feuilles 0 gr. 50 centigr.
Eau chaude 120 —
Sirop de digitale 30 —

F. infuser une 1/2 heure. A prendre dans la journée.

LAVEMENT DE DIGITALE.

Poudre de digitale 0 gr. 25 centigr. à 2 gr.
Eau bouillante Q. s

F. infuser une 1/2 heure.

LAVEMENT DIURÉTIQUE (Bouchardat).

Digitale } ãã 2 gr.
Scille }

F. bouillir pendant 10 minutes dans :

Eau Q. s.

Passez, ajoutez :

Laudanum de Rousseau VI gouttes.

MACÉRATION DIURÉTIQUE (Hérard).

Digitale en poudre 0 gr. 25 centigr.
Eau froide 200 —

F. macérer 12 heures et filtrez. A prendre en 5 ou 6 fois dans la journée.

MIXTURE DIURÉTIQUE (Halle).

Vin de colchique 6 gr.
Teinture de digitale 15 —
Iodure de potassium 10 —
Sirop de salsepareille composé 50 —
Eau distillée 75 —

F. s. a. 3 à 4 cuillerées à café par jour.

OXYMEL DIURÉTIQUE (Gubler).

Teinture alcoolique de digitale 10 gr.
Extrait aqueux de seigle ergoté 10 —
Acide gallique 5 —
Bromure de potassium 30 —
Hydrolat de laurier-cerise 30 —
Sirop de cerises 400 —
Oxymel scillitique 515 —

F. s. a 2 ou 3 cuillerées par jour dans de l'eau.

PILULES CONTRE MÉNINGITE TUBERCULEUSE (Golis).

Poudre de digitale 0 gr. 10 centigr.
Calomel 0 gr. 06 centigr.
Oxyde de zinc 0 — 12 —
Extrait de chiendent Q. s.

Pour 12 pilules. 6 à 12 par jour.

PILULES CONTRE LA PNEUMONIE (Millet).

Kermès }
Extrait alcoolique de digitale } ãã 0 gr. 20 centigr.

Pour 20 pilules. 1 toutes les heures.

PILULES DIURÉTIQUES HYDRAGOGUES (Bouch.).

Digitale }
Scille } ãã 5 gr.
Scammonée }
Sirop de gomme Q. s.

F. s. a. 100 pilules. 2 à 12 par jour.

PILULES DIURÉTIQUES (Oesterlen).

Feuilles de digitale 1 gr.
Extrait de scille } ãã 1 — 50 centigr.
Térébenthine }
Poudre de réglisse. Q. s.

Pour 50 pilules. 1 à 10 par jour.

PILULES DE SCILLE ET DIGITALE.

Poudre de scille }
— de digitale } ãã 2 gr.
Extrait de genièvre }

F. s. a. 40 pilules. 2 à 6 par jour.

AUTRES (Chomel).

Poudre de digitale } ãã 1 gr.
— de scille }
Fer porphyrisé 2 —
Extrait quina Q. s.

Pour 20 pilules. 2 à 6 par jour Albuminurie chlorotique.

POTION (Schonlein).

Feuilles de digitale 2 gr.

Faites infuser dans :

Eau 200

Passez et ajoutez :

Azotate de potasse 4 —
Teinture de bulbes de colchique 8 —
Sirop des cinq racines 30 —

Par cuillerées. Rhumatismes et affections cardiaques.

POTION CONTRE HÉMOPTYSIES (Lebert).

Digitale 1 gr. 50 centigr.
Faites inf. dans eau 150 —
Extrait de ratanhia 2 à 4 —
— d'opium 0 — 05 —
à 0 gr. 10 centigr.
Sirop citrique 30 —

Par cuillerées.

POTION CONTRE TOUX CONVULSIVE ET ASTHME (Choulant).

Digitale 2 gr.
Ipéca 1 —

Faites infuser dans :

Eau 120 —

Ajoutez :

Sirop de guimauve 25 —
Liqueur ammoniacale anisée 2 — 50 centigr.

Par cuillerés.

POTION DIURÉTIQUE SÉDATIVE (Bouchardat).

Digitale pourprée 5 gr.
Eau bouillante 200 —

F. infuser, passez, ajoutez :

Nitrate de potasse 8 —
Eau de laurier-cerise 10 —
Sirop de guimauve 40 —

M. 1 cuillerée toutes les 2 heures.

POTION EXCITANTE (Harless).

Feuilles de digitale 2 gr.
Ecorce de cascarille concassée 5 —
Eau bouillante 150 —

F. infuser, passez, ajoutez :

Esprit de Mindererus } āā 20 —
Sirop de sucre }

M. 3 à 4 cuillerées par jour.

POTION SÉDATIVE.

Teinture de digitale X à XXX gouttes
— d'opium X à XV —
Sirop de fleurs d'oranger 30 gr.
Infusé de tilleul 120 —

M. Par cuillerées dans la journée.

POUDRE DIURÉTIQUE.

Poudre de scille 1 gr. 50 centigr.
Poudre de feuilles de digitale 1 — 50 —
Nitrate de potasse pulvérisé 20 —

M. et divisez en 15 paquets. — 1 ou 2 par jour.

POUDRE DIURÉTIQUE ET LAXATIVE.

Sulfate de potasse pulvérisé 6 gr.
Crème de tartre soluble 6 —
Nitrate de potasse pulvérisé 6 —
Feuilles de digitale pulvérisées 1 —

M. et divisez en 20 paquets. 1 à 3 par jour.

POUDRE DIURÉTIQUE (Szerlecki).

Poudre de digitale 1 gr.
Poudre de scille 1 —
Oléo-saccharure de genièvre 10 —

F. s. a. 20 doses. 1 toutes les heures. (Bouch.)

SIROP DE DIGITALE (Codex).

20 gr. correspondent à 50 centigr. de teinture ou à 33 milligr. d'extrait alcoolique. 15 à 60 gr. par jour.

SIROP DE DIGITALE (Labélonye).

Extrait hydro-alcoolique de feuilles sèches de digitale 2 gr.
Sirop de sucre 1200 —

F. s. a. 30 gr. de ce sirop contiennent 0 gr. 05 centigr. d'extrait.

TEINTURE COMPOSÉE (Hildebrand).

Teinture de digitale } āā 10 gr.
— de bulbes de colchique }
Ether nitrique alcoolisé 1 gr. 50 centigr.

XX gouttes matin et soir (Hydrothorax).

VIN ANTHYDROPIQUE (Bouyer).

Ecorce moyenne de sureau 50 gr.
Feuilles sèches de digitale 8 —
Acétate de potasse 15 —

F. macérer 48 heures dans :

Alcool Q. s.

Ajoutez :

Vin blanc 800 gr.

Clarifiez, filtrez, ajoutez :

Sirop des 5 racines 130 —

2 à 6 cuillerées à bouche dans la journée.

VIN DIURÉTIQUE DE L'HOTEL-DIEU OU TROUSSEAU (Cod.).

Digitale 5 gr.
Scille 15 —
Baies de genièvre 25 —
Acétate de potasse 50 —
Alcool 100 —
Vin blanc 900 —

20 gr. contiennent 1 gr. d'acétate de potasse et 0 gr. 10 centigr. de digitale.

VIN DIURÉTIQUE (Gallois).

Feuilles de diosma crenata 30 gr.
Feuilles sèches de digitale 10 —
Acétate de potasse 30 —
Vin blanc 1000 —

F. macérer les feuilles dans le vin pendant 8 jours, passez avec expression, faites fondre le sel de potasse, filtrez.

1 à 3 cuillerées dans de l'eau sucrée.

VIN DIURÉTIQUE (Granel).

Squames de scille } āā 8 gr.
Feuilles de digitale }
Cannelle fine 12 —
Acétate de potasse 15 —
Vin de Madère 500 —

F. s. a. 1 *à* 4 *cuillerées à bouche le matin à jeun.*

VINAIGRE DE DIGITALE (Boruss).

Feuilles de digitale 30 gr.
Vinaigre fort 250 —

F. digérer 3 *jours, filtrez.* X *à* LX *gouttes.*

DIGITALINE. — *Amorphe* et *cristallisée.* On emploie surtout la première qui est presque insoluble dans l'eau, soluble dans l'alcool et le chloroforme, insoluble dans l'éther.

Prop. thérap. — Ralentit les battements du cœur, antiaphrodisiaque, diurétique.

Prép. pharm. et posol. — *A l'int.* 1 milligr. à 5 milligr. pour la digitaline *amorphe* non chloroformique; 1/2 milligr. à 1 milligr. 1/2 pour la digitaline *chloroformique* du Codex et *Homolle* et *Quevenne*, d'après Bardet : 1/4 milligr. à 1 milligr. pour la digitaline *cristallisée* (Nativelle). Le Codex de 1884 qui inscrit la *digitaline amorphe* et *soluble dans le chloroforme* et la *digitaline cristallisée*, fait doser les granules à 1 milligr.; c'est une imprudence le dosage à 1 milligr. ne peut s'appliquer qu'à la digitaline amorphe non *entièrement soluble dans le chloroforme.* Pour la digitaline cristallisée le supplément au Codex de 1884 prescrit le dosage des granules à 1/10e de milligr.; celui de la digitaline amorphe entièrement soluble dans le chloroforme doit être à très peu près identique. La société de pharmacie de Paris avait même, dans un but de prudence, proposé le même dosage antérieurement.

N. B. En cas de non-indication, le pharmacien doit toujours délivrer la digitaline amorphe chloroformique. D'après Bardet la digitaline amorphe du Codex, *bien préparée* et *entièrement soluble dans le chloroforme* renfermerait plus de 9 dixièmes de digitaline cristallisée : sa posologie serait donc à peu près la même.

Légalement le pharmacien ne doit plus faire usage de *Digitaline amorphe alcoolique, non entièrement soluble dans le chloroforme.*

A l'ext 0 gr., 05 centigr. pour 10 gr. d'axonge, en pommade.

Incompat. — Comme la digitale.

GOUTTES DE DIGITALINE.

Digitaline amorphe chloroformique 0 gr. 01 centigr.
Alcool à 90° 3 — 50 —

XX gouttes contiennent 1 milligr.

GRANULES DE DIGITALINE CRISTALLISÉE

A un milligramme (Codex 1884).

A un dixième de milligramme (supplément au Codex de 1884).

GRANULES DE DIGITALINE CRISTALLISÉE (Nativelle).

A 1/4 de milligr. de 1 à 4 et 6.

PILULES DE DIGITALINE ET DE SCILLE. (Bouch.).

Digitaline amorphe 0 gr. 05 centigr.
Poudre de scille 5 —
Scammonée d'Alep pulvérisée 5 —
Sirop de gomme Q. s.

Mêlez. F. s. a. 100 *pilules.*

2, *puis* 4, 6, 8 *par jour.*

SIROP DE DIGITALINE (Homolle et Quevenne).

Digitaline amorphe chloroformique 0 gr. 10 centigr.
Alcool pour dissoudre la digitaline Q. s.
Sirop de sucre 1500 gr.

15 *gr. ou une cuill. à bouche, contiennent* 1 *milligr. de digitaline.* 2 *à* 5 *cuillerées à bouche par jour.*

SOLUTION DE DIGITALINE CRISTALLISÉE (A. Petit-Codex.)

Digitaline cristallisée. 0 gr. 1 décigr.
Glycérine D = 1250 33 cent. c. 3.
Eau 14 — 6.
Alcool à 95° Q. s. p. f. 100 c. c.

Cette solution est au millième. 50 *gouttes ou* 1 *gramme contiennent* 1 *milligr. de digitaline cristallisée.* *Dose* XX *à* L *gouttes* (Potain-Huchard)

DIURÉTINE. — V. *à Théobromine.*

DOUCE-AMÈRE. — *Solanum dulcamara* (Solanées). *Syn.* Morelle grimpante, vigne de Judée.

Part. empl. — Tige.
Princ. act. — Solanine et dulcamarine, dulcamarétine (Geissler).
Prop. thérap.— Diaphorétique, diurétique, dépuratif, sudorifique.
Prép. pharm. et posol. — *A l'int.* Extrait, 2 à 4 gr.; infusé 20 p. 1000; — sirop 20 gr. à 100 gr.

DRACONTIUM FŒTIDUM. — (Aroïdées).
Part. empl. — Rhizome.
Prop. thérap. — Narcotique, stimulant, antispasmodique.
Prép. pharm. et posol. — *A l'int.* Poudre 0 gr. 60 centigr. 1 gr. 20 centigr. 3 ou 4 fois par jour.

DROSERA. — *Drosera rotundifolia.* Rosolis (Droséracées).
Part. empl. — Plante entière.
Prop. thérap. — Antispasmodique; employée contre la coqueluche, a été essayée contre la phthisie.
Prép. pharm. et posol. — *A l'int.* extrait, inusité; teinture et alcoolature V à XX gouttes.

DUBOISIA MYOPOROIDES. — (Solanacées.)
Part. empl. — Feuilles.
Princ. act. — Duboisine.
Prop. thérap. — Succédané de l'atropine, conseillée contre le goitre exophtalmique et les phénomènes nerveux de la maladie de Basedow.
Prép. pharm. et posol. — On emploie le sulfate de duboisine: *A l'int.* de 1/4 de milligr. à 1 milligr. *A l'ext.* 5 centigr. pour 10 gr. d'eau en collyre.

COLLYRE (Galezowski).

Sulfate de duboisine 0 gr. 05 centigr.
Eau distillée bouillie 10 —

GRANULES.

Sulfate de duboisine 0 gr. 005 milligr.
F. s. a. 10 granules de 1/2 milligr.

INJECTION HYPODERMIQUE (Dujardin-Beaumetz).

Sulfate de duboisine 0 gr. 01 centigr.
Eau distillée bouillie 20 —

Chaque centimètre cube renferme 1/2 milligr. de sulfate de duboisine.

E

EAU-DE-VIE ALLEMANDE. — V. *Jalap.*

ÉCREVISSES. — *Astacus fluvialis* (Crustacés décapodes).
Part. empl. — Concrétions calcaires de l'estomac, dites yeux d'écrevisses.
Prop. thérap. — Antiacide.
Prép. pharm. et posol. — *A l'int.* poudre, 4 à 6 gr. (inusitée aujourd'hui et remplacée par le phosphate tribasique de chaux).

ÉLÉMI. — Résine extraite de diverses espèces de *Burseracées*, surtout du *Canarium commune.*
Prop. thérap. — Entre dans la composition d'un grand nombre d'emplâtres et de baumes.
Prép. pharm. et posol. — *A l'ext.* employée par les pharmacopées étrangères en onguents à la dose de 1 partie pour 4 d'axonge.

ONGUENT (Ph. Brit.).

Élémi	1 partie
Axonge	4 —

M. Stimulant : en application sur les ulcères anciens et indolents.

ONGUENT (Ph. Germ.).

Élémi	1 partie
Essence de térébenthine	1 —
Axonge	4 —

M.

ELLÉBORE BLANC. — *Veratrum album* (Colchicacées). *Syn.* Vératre, Varaire.

Part. empl. — Racine.

Princ. act. — Vératrine, contient en outre de la jervine et de l'acide jervique.

Prop. thérap. — Purgatif violent, émétique, sternutatoire, antirhumatismal, employé contre les maladies de peau.

Prép. pharm. et posol. — *A l'int.* poudre 0 gr., 03 à 0 gr., 10 cent. ; — teinture X à XXX gouttes. — *A l'ext.* poudre 0 gr., 20 à 0 gr. 50 centigr. pour 30 gr. d'axonge.

LOTION CONTRE EXANTHÈMES CHRONIQUES.

Ellébore	25 gr.
F. infuser dans :	
Eau chaude	500 —
Passez et ajoutez :	
Teinture de capsicum	10 —

LOTION D'ELLÉBORE (Swediaur).

Ellébore blanc	120 gr.
F. infuser dans :	
Eau bouillante	2000 —

Passez. — Contre la gale, contre la teigne.

POMMADE D'ELLÉBORE SOUFRÉE.

Ellébore pulvérisé	4 gr.
Nitrate de potasse	0 — 50 centigr.
Soufre sublimé	āā 12 —
Savon noir	
Axonge	30 —

POMMADE DE PRINGLE (Bouch.).

Racine d'ellébore blanc pulvérisée	10 gr.
Hydrochlorate d'ammoniaque	5 —
Axonge	80 —

Gale et prurigo.

— **VÉRATRINE** ($C^{32}H^{52}Az^{2}O^{8}$). Insoluble eau à 15°, 1 partie se dissout dans 1000 d'eau à 100°, dans l'alcool en toutes proportions, dans 6,06 d'éther, dans 1,72 de chloroforme, dans 100 de glycérine.

Prop. thérap. — Antigoutteux, antirhumatismal, ralentit le pouls.

Prép. pharm. et posol. — *A l'int.* 10 à 25 milligr. — *A l'ext.* en liniments, en pommades, etc.

Incompat. — Incompatibles généraux des alcaloïdes, tannin, iode, chlore, brome, iodures, etc.

FRICTIONS C. CHOLÉRA (Nogatchevsky).

Vératrine	1 gr. 80 centigr.
Acétate de morphine	0 gr. 25 —
Chloroforme	6 —
Glycérine	90 —

F. s. a. en frictions sur l'abdomen après un bain de sel à 35 à 40 degrés.

PILULES DE VÉRATRINE (Magendie).

Vératrine	0 gr 10 centigr.
Poudre de guimauve	4 —
Extrait de chiendent	Q. s.

F. s. a. 25 pilules. 1 à 3 par jour. Chaque pilule contient 4 milligr. de vératrine. En ajoutant 0 gr. 25 centigr. d'extrait d'opium à la formule précédente, on obtient les pilules de vératrine opiacées.

POMMADE CONTRE CARDIALGIE (Bohin).

Vératrine	0 gr. 15 centigr.
Extrait thébaïque	0 — 75 —
Essence de térébenthine	2 —
Essence de menthe	X gouttes
Axonge	30 gr.

F. s. a.

POMMADE CONTRE INCONTINENCE D'URINE (Rennard).

Sulfate de morphine	0 gr. 50 centigr.
Vératrine	0 — 50 —
Axonge	30 —

M.

POMMADE CONTRE NÉVRALGIES.

Vératrine 0 gr. 05 centigr.
Bisulfate de quinine 1 —
Vaseline 15 —
M.

POMMADE DE VÉRATRINE.

Vératrine 0 gr. 05 centigr.
Axonge 10 —
M.

POTION A LA VÉRATRINE (Aran).

Vératrine 0 gr. 05 centigr.
Alcool à 85° c. Q. s.
Eau distillée 70 gr.
Sirop simple 50 —
Hydrolat de fleurs d'oranger 30 —

F. dissoudre. M. 1 cuillerée à bouche toutes les 2 heures. A surveiller.

TEINTURE DE VÉRATRINE.

Vératrine 1 gr.
Alcool à 85° c. 100 —

F. dissoudre. 1 gr. représente 1 centigr. de vératrine. 0 gr. 30 centigr. à 3 gr. en potion. Par cuillerées toutes les 2 ou 3 heures.

— **ELLÉBORE NOIR.** — *Helleborus niger* (Renonculacées). *Syn.* Rose de Noël, d'hiver, herbe de feu.

Part. empl. — Racine.

Princ. act — Elléborine, elléboréine.

Prop. thérap. — Emménagogue, purgatif, drastique violent, vermifuge.

Prép. pharm. et posol. — *A l'int.* Poudre | 0 gr. 25 à 1 gr.
Teinture | Inusité.

PILULES DE BACHER (Anc. Cod.).

Racine sèche d'ellébore noir 500 gr.
Carbonate de potasse pulvérisé 125 —
Alcool à 21° 2000 —
Vin blanc 2000 —

F. s. a. extrait ferme, et prenez

Extrait ci-dessus 64 gr.
— de myrrhe 64 —
Poudre de chardon bénit 32 —

F. s. a. des pilules de 0 gr. 20 centigr. 1 à 2 (tonique), 3 à 5 (purgatif drastique).

— **ELLÉBORE VERT.** *Helleborus viridis* (Renonculacées).

Part. empl. — Feuilles.

Princ. act. — Vératrine et elléborine.

Prop. thérap. — A été employé contre les maladies de la peau, ralentit le pouls.

Prép. pharm. et posol. — *A l'int.* extrait alcoolique, 0 gr., 02 à 0 gr., 04 centigr. (Oulmont.) Inusité. — *A l'ext.* Inusité.

ÉMÉTIQUE ($C^4H^4O^6$), $(SbO)K + H^2O$. — *Syn.* Tartrate de potasse et d'antimoine, tartre stibié. 1 partie est soluble dans 14 d'eau froide, dans 19 de glycérine; insoluble alcool, éther, chloroforme.

Prop. thérap. — Vomitif, purgatif, contro-stimulant, rubéfiant.

Prép. pharm. et posol. — *A l'int.* poudre 0 gr., 03 centigr. à 0 gr., 20 centigr., vomitif (dans un peu d'eau); — 0 gr., 05 centigr. à 0 gr., 10 centigr., purgatif (dans beaucoup d'eau); — 0 gr., 40 centigr. à 0 gr., 75 centigr., contro-stimulant. — *A l'ext.* poudre (action prolongée), en pommades et emplâtres, pommades à 1/4 (Codex).

Incompat. — Acides et sels acides, alcalis, carbonates, sulfates alcalins, astringents, infusions astringentes, quinquina, rhubarbe, cachou, tannin, sirop de gomme, eau de chaux, eau calcaire. L'opium diminue son action.

BOUILLON ÉMÉTO-CATHARTIQUE.

Émétique 0 gr. 05 à 0 gr. 10 centigr.
Sulfate de soude 20 — à 30 —
Bouillon aux herbes 1000 —

F. dissoudre. Par demi-tasse toutes les heures.

EAU DE BANARÈS (Ph. Esp.).

Sulfate de magnésie 11 gr.
Émétique 0 — 05 centigr.
Sulfate ferreux 0 — 30 —
Tartrate de potasse et de soude 0 — 60 —
Eau commune 1380 —

F. dissoudre. Filtrez. 100 à 200 gr. (résolutif), 200 à 360 gr. (laxatif).

EAU DE TREVEZ (Cadet).

Sulfate de magnésie 30 gr.
Émétique 0 — 025 milligr.

Dissolvez dans :

Eau 1000 —

EAU PURGATIVE (Vogt).

Tartre stibié 0 gr. 05 centigr.
Sulfate de magnésie 50 —
Sirop de nerprun 25 —
Eau 200 —

Purgatif énergique employé dans les affections cérébrales.

EAU PURGATIVE ÉMÉTISÉE (F. H. M).

Sulfate de soude 30 gr.
Eau 500 —
Émétique 0 — 05 centigr.

F. dissoudre. — Par verres.

ÉMÉTIQUE CONTRE CROUP (Larroque).

Émétique 0,05 centigr. ou 0,10 à 0,15.
Eau 100 gr.

A prendre dans l'espace d'une heure

EMPLATRE STIBIÉ

Il renferme 0 gr. 20 centigr. à 2 gr. d'émétique étendu sur un emplâtre de poix de Bourgogne.

EMPLATRE STIBIÉ (Ricard).

Emplâtre de ciguë (largeur de la main).

Saupoudrez avec :

Émétique 1 à 2 gr.

JULEP CONTRE LE CROUP (Jourd.).

Tartre stibié 0 gr. 10 centigr.
Sirop d'ipéca 60 —
Oxymel scillitique 12 —
Infusion de polygala 125 gr.

Par cuillerées à café.

JULEP CONTRO-STIMULANT (Laennec).

Émétique 0 gr. 30 centigr.
Infusion de feuilles d'oranger 130 —
Sirop de gomme 40 —

Par cuillerées tous les 1/4 d'heures.

JULEP ÉMÉTISÉ (Rasori).

Émétique 0 gr. 30 centigr.
Infusion de feuilles d'oranger 150 gr.
Sirop de sucre 40 —

1 cuillerée toutes les heures.

LAVEMENT PURGATIF

Feuilles de séné 15 gr.
Sulfate de soude cristallisé 20 —
Émétique 0 — 20 centigr
Eau Q. s.

Pour 500 gr. de colature. F. bouillir le séné et le sulfate de soude avec l'eau; passez, exprimez, ajoutez l'émétique.

LAVEMENT STIBIÉ (Young).

Émétique 5 centigr. à 10 centigr.
Eau tiède ou mieux infusion d'arnica 200 gr.

F. dissoudre.

LIMONADE STIBIÉE.

Limonade tartrique 1000 gr.
Émétique 5 centigr. à 10 centigr.

F. dissoudre. 1/2 verre toutes les 1/2 heures ou toutes les heures.

MÉDECINE DE NAPOLÉON (Corvisart).

Crème de tartre soluble 30 gr.
Émétique 0 — 025 milligr.
Sucre 60 —
Eau 1000 —

F. s. a. A prendre par verres.

PILULES ÉMÉTIQUE ET ALOÈS (Schroder).

Tartre stibié 0 gr. 25 centigr.
Aloès 4 —

F. s. a. 60 pilules. Dose 2 à 3.

PILULES STIBIÉES.

Émétique 0 gr. 10 centigr.
Gomme-gutte 0 — 20 —
Poudre de séné 1 — 50 —
Extrait de rhubarbe Q. s.

Pour 30 pil. Dose : 1 à 3.

POTION CONTRE BRONCHITE.

Émétique	0 gr. 05 centigr.
Sel ammoniac	5 —
Extrait de jusquiame	0 — 10 —
Suc de réglisse	10 —
Eau	200 —

Par cuillerées.

POTION CONTRE LA CHORÉE (Gillette).

Potion gommeuse	125 gr.
Émétique	20 centigr. à 50 centigr.

M. Par cuillerées à café toutes les heures ou toutes les 2 heures.

POTION CONTRE PNEUMONIE.

Émétique	0 gr. 10 centigr.
Sirop de Desessartz	30 —
Oxymel scillitique	10 —
Infusion de polygala	150 —

M. Par cuillerées.

POTION CONTRO-STIMULANTE.

Tartre stibié	0 gr. 30 centigr.
Sirop de polygala }	ãã 25 —
— diacode }	
Infusion de feuilles d'oranger	200 —

POTION ÉMÉTISÉE (Jaccoud).

Émétique	femmes	0 gr. 30 centigr. à 0 — 40 —
	hommes	0 — 40 — à 0 — 60 —

Dans une potion de 120 gr. Par cuillerées à bouche (à surveiller). Pneumonie, pleurésie.

POTION STIBIÉE (Louis).

Émétique	0 gr. 30 centigr.
Infusion de tilleul orangé	150 —
Sirop diacode	30 —

M. Par cuillerée toutes les heures.

POTION STIBIÉE (Rayer).

Solution de gomme	125 gr.
Tartre stibié	0 — 15 centigr.
Sirop diacode	16 —

M. Une cuillerée à bouche toutes les 2 heures.

POTION STIBIO-OPIACÉE (Peysson).

Émétique	0 gr. 05 à 0 gr. 50 centigr.
Teinture d'opium	XXX gouttes
Eau	240 gr.
Sirop de fleurs d'oranger	20 —

F. s. a. Par cuillerée toutes les 1/2 heures.

POTION VOMITIVE

Émétique	0 gr. 10 centigr
Alcoolat de menthe	5 —
Eau	100 —
Sirop d'ipécacuanha	60 —

M. En 3 fois, à 10 m. d'intervalle

POUDRE STIBIÉE EXPECTORANTE.

Émétique	0 gr. 05 centigr.
Sel ammoniac	5 —
Suc de réglisse pulv.	10 —

Divisez en 10 doses.

POUDRE STIBIO-OPIACÉE.

Extrait d'opium en poudre }	0 gr. 10 centigr.
Émétique }	
Sucre	120 —

Divisez en 12 paquets. 1 le matin et 1 le soir dans un verre d'eau.

POUDRE VOMITIVE.

Ipécacuanha	1 gr. 50 centigr.
Émétique	0 gr. 05 à 0 — 10 —

M. et divisez en 3 paquets. 1 toutes les 10 minutes.

SEL DE GUINDRE (Cadet).

Sulfate de soude effleuri	25 gr.
Nitrate de potasse	0 — 50 centigr.
Émétique	0 — 025 milligr.

M. En une fois le matin à jeun.

SPARADRAP STIBIÉ (Mialhe).

Poix blanche		40 gr.
Colophane }	ãã	20 —
Cire }		
Térébenthine }	ãã	5 —
Huile d'olive }		
Émétique		10 —

F. s. a.

VIN ANTIMONIÉ-STIBIÉ (Cod.).

Émétique	1 gr.
Vin Malaga	300 —

15 gr. contiennent 0 gr. 05 centigr. (un grain) d'émétique.

ENCENS. — Fourni par le *Boswellia carteri* (Térébinthacées). Soluble en partie seulement dans alcool, soluble éther. *Syn.* Oliban.

Prop. thérap. — Entre dans la composition des pilules de cynoglosse et de la thériaque ; en poudre, employé contre la pustule maligne ; en fumigations contre les rhumatismes.

Prép. pharm. et posol. — *A l'int.* poudre 1 gr. — *A l'ext.* poudre en fumigations et en pâtes.

ÉLECTUAIRE ANTIBLENNORRHAGIQUE.

Oliban pulvérisé	āā	15 gr.
Baume de copahu		
Conserve de cynorrhodons		30 —
Sirop de baume de tolu		Q. s.

F. s. a. un électuaire, dont on prendra 16 gr. en 2 ou 3 fois.

ONGUENT DE L'ABBAYE DU BEC

Poix de Bourgogne		200 gr.
Cire jaune		100 —
Poix-résine	āā	80 —
Poix navale		
Axonge		240 —
Oliban en poudre		20 —

M. Contre les ulcères indolents.

ÉPINE-VINETTE. — *Berberis vulgaris* (Berbéridées).

Part. empl. — Racines, feuilles, fruits.

Princ. act. — Berbérine.

Prop. thérap. — Fébrifuge.

Prép. pharm. et posol. — *A l'int.* extrait hydro-alcoolique (fait partie de la quinoïde Armand), sirop *ad libitum*, suc *ad libitum*.

ÉPONGE FINE. — *Spongia officinalis* et *usitatissima* (Zoophytes spongiaires).

Princ. act. — Iode.

Prop. thérap. — Préconisée contre le goitre : sert à dilater les plaies et certaines cavités naturelles.

Prép. pharm. et posol. — *A l'int.* éponge torréfiée 1 à 2 gr. — *A l'ext.* éponge à la cire, éponge à la ficelle.

BOLS ANTISCROFULEUX (Bailly).

Éponge calcinée	1 gr.
Sulfate de potasse	1 —
Baume de soufre simple	0 — 60 centigr.

F. s. a. 10 *pilules.* 2 *à* 4 *par jour* (Cad.).

COLLIER DE MORAND (Cad.).

Hydrochlorate d'ammoniaque	āā 50 gr.
Sel décrépité	
Éponge calcinée	

Pulvérisez et M. répandez sur une corde de coton disposée en cravate contre le goitre.

POUDRE CONTRE LE GOITRE.

Poudre d'éponges torréfiées	20 gr.
Chlorhydrate d'ammoniaque	1 —
Charbon végétal	2 —

M. 3 *gr. par jour par prises de* 1 *gr.*

ERGOT DE SEIGLE. — *Mycelium* du *Claviceps purpurea* (Champignons). *Syn.* Seigle ergoté.

Prop. thérap. — Provoque les contractions utérines, hémostatique, antipyrétique.

Prép. pharm. et posol. — *A l'int.* extrait et ergotine, 0 gr. 50 cent. à 4 gr. ; — poudre 2 à 6 gr. (antipyrétique), — 2 gr. à 4 gr. (hémostatique), — 0 gr., 50 centigr. à 4 gr. (obstétrical).

BOLS SÉDATIFS (Desruelles).

Seigle ergoté	1 gr.
Extrait de jusquiame	0 — 05 centigr.
Nitrate de potasse	1 —
Camphre	0 — 15 —

F. s. a. 40 *bols.* 2 *toutes les* 2 *heures* (Bouch.).

EAU HÉMOSTATIQUE.

Seigle ergoté concassé	100 gr.
Eau bouillante	500 —

Traitez par lixiviation. Ajoutez :

Alcoolat de citron	5 —

En applications.

LAVEMENT AU SEIGLE ERGOTÉ.

Seigle ergoté 5 à 10 gr.
F. bouillir 10 minutes dans :
Eau 300 —
Passez.

MIXTURE AU SEIGLE ERGOTÉ (Dufrémy).

Élixir de Garus ou Chartreuse 50 gr.
Eau 50 —
Poudre récente d'ergot de seigle 2 à 4 —
M. s. a. 1 cuillerée à bouche toutes les 4 heures. Agitez.

MIXTURE DE DEWES.

Seigle ergoté pulvérisé } ãã 2 gr.
Cannelle }
Sucre 10 —
M. En 3 fois dans un peu d'eau à 10 minutes d'intervalle pour exciter les contractions utérines, le col étant suffisamment dilaté.

PAQUETS DE CHARCOT.

Poudre récente de seigle ergoté
0 gr. 20 à 0 gr. 30 centigr.
Pour un paquet.

PILULES ANTIHÉMOPTOIQUES (G. de Mussy).

Ext. de ratanhia pulv. 4 gr.
Ergot de seigle 3 —
Digitale pulv. 0 — 50 centigr.
Extrait de jusquiame 0 — 25 —
F. s. a. 20 pilules. 4 à 6 par jour.

PILULES ANTIHÉMORRHAGIQUES (Hérion).

Ergot de seigle pulvérisé 1 gr.
Acide tannique 0 — 30 centigr.
Digitaline amorphe 0 — 01
F. s. a. 10 pilules. 5 par jour.

PILULES D'ERGOT ET DE DIGITALE.

Poudre de digitale 1 gr.
— de seigle ergoté 4 —
Extrait de chiendent Q. s.
F. s. a. 30 pilules. 6 à 8 par jour.

PILULES D'ERGOT ET DE FER (Grimaud).

Limaille de fer 2 gr. 50 centigr.
Ergot de seigle 0 — 30 —
M. pour 10 pilules.

PILULES DE SEIGLE ERGOTÉ.

Poudre récente de seigle ergoté 2 gr.
Beurre de cacao Q. s.
M. et F. 10 pilules. 2 par jour.

PILULES DE SEIGLE ERGOTÉ (Robert).

Seigle ergoté 0 gr. 10 centigr.
Camphre 0 — 05 —
Savon médicinal Q. s.
M. p. 1 pilule.

PILULES HÉMOSTATIQUES (Aran).

Digitale pulvérisée 1 gr.
Seigle ergoté 4 —
Sirop simple Q. s.
F. s. a. 28 pilules. 6 à 10 par jour.

POTION CONTRE L'HÉMOPTYSIE (Lange).

Seigle ergoté (extrait) 1 gr. 50 centigr.
Acide tannique ou *gallique* 2 —
Eau distillée 180 —
Sirop simple 30 —
F. s. a. Par cuillerées dans les 24 heures.

POTION HÉMOSTATIQUE.

Seigle ergoté 4 gr.
F. infuser dans :
Eau bouillante 100 —
Sirop de digitale 20 —
Sirop de Ratanhia 30 —
M. Par cuillerée toutes les demi-heures.

POUDRE CONTRE LEUCORRHÉE.

Seigle ergoté pulv. 4 gr.
Carbonate de fer 5 —
Poudre de cannelle } ãã 1 —
Sucre vanillé }
M. et divisez en 20 paquets. 2 par jour, soir et matin.

POUDRE CONTRE LES HÉMOPTYSIES.

Seigle ergoté pulvérisé 5 gr.
Acide tannique 2 — 50 centigr.
M. et divisez en 10 paquets. 1 paquet matin et soir.

POUDRE CONTRE LA MÉTRITE CHRONIQUE (Gallard).

Seigle ergoté pulvérisé 20 centigr. à 25 centigr.
Carbonate de fer }
Colombo pulvérisé } ãã 0 gr. 10 centigr.
Cannelle pulvérisée }
M. pour 1 paquet. 1 ou 2 par jour.

POUDRE OCYTIQUE (Schmidt).

Seigle ergoté }
Borate de soude } ãã 0 gr. 50 centigr.
Oleo saccharure de camomille }
F. s. a. et divisez en 6 paquets, tous les 1/4 d'heure.

PRISES CONTRE LES HÉMOPTYSIES (Gimbert).

Sulfate de quinine 0 gr. 50 centigr.
Seigle ergoté pulv. 2 —

M. et divisez en 10 prises. 1 toutes les heures.

SIROP CONTRE LA COQUELUCHE (Greepenkerl).

Seigle ergoté concassé 0 gr. 50 centigr. à 2 gr.

F. bouillir dans q. s. d'eau pour obtenir 32 gr. de colature. Ajoutez:

Sucre blanc pulvérisé 48 gr.

F. s. a. 1 cuillerée à café toutes les 2 heures.

VIN DE BALARDINI

Seigle ergoté en poudre. 2 à 5 gr.
Vin blanc ou d'Espagne 100 —

M. et agitez chaque fois. 1 cuillerée toutes les 10 minutes.

ERGOTINE. — Extrait aqueux de seigle ergoté repris par l'alcool.

Prop. thérap. — Comme l'ergot de seigle.

Prép. pharm. et posol. — 0 gr., 50 centigr. à 4 gr.

COLLUTOIRE CONTRE LA PHARYNGITE CHRONIQUE (Darney).

Ergotine 1 gr. 20 centigr.
Teinture d'iode 3 —
Glycérine 24 —

F. dissoudre.

INJECTION HYPODERMIQUE (Bernard).

Ergotine 2 gr.
Eau 15 —
Glycérine 15 —

F. dissoudre.

INJECTION HYPODERMIQUE ANTIHÉMORRHAGIQUE (Lucas-Championnière).

Ergotine 2 gr.
Glycérine 15 —
Hydrolat de laurier-cerise 15 —

F. dissoudre.

INJECTION HYPODERMIQUE CONTRE LE PROLAPSUS DU RECTUM (Vidal).

Ergotine 1 gr.
Hydrolat de laurier-cerise 5 —

F. dissoudre.

LINIMENT CONTRE LA MÉTRITE (Dabney).

Ergotine 2 gr.
Extrait de belladone 0 — 30 centigr.
Glycérine pure } āā 16 —
Eau distillée }

F. s. a.

OXYMEL DIURÉTIQUE (Gubler).

Teinture alcoolique de digitale 10 gr.
Extrait aqueux de seigle ergoté 10 —
Acide gallique 5 —
Bromure de potassium 30 —
Hydrolat de laurier-cerise 30 —
Sirop de cerises 400 gr.
Oxymel scillitique 515 —

F. s. a. 2 ou 3 cuillerées par jour dans de l'eau.

PILULES CONTRE HÉMOPTYSIES (Lebert).

Ergotine } āā 1 gr. 20 centigr.
Tannin }
Extrait d'opium 0 — 30 —

Pour 20 pilules. Dose 2 à 10, dans la journée.

PILULES D'ERGOTINE (Arnal).

Ergotine 5 gr.
Poudre de réglisse Q. s.

F. s. a. 60 pilules. 6 à 10 par jour

PILULES D'ERGOTINE ET DE RATANHIA.

Extrait aqueux de seigle ergoté 2 gr.
Extrait de ratanhia 4 —

F. s. a. 24 pilules. A prendre dans la journée.

PILULES D'ERGOTINE ET DE FER.

Tartrate de fer } āā 0 gr. 20 centigr.
Extrait aqueux d'ergot }

F. s. a. 4 pilules. A prendre dans la journée.

PILULES D'ERGOTINE ET DE FER (Gallard).

Carbonate de fer } āā 5 gr.
Ergotine }
Extrait gommeux d'opium 0 — 25 centigr.

F. s. a. 50 pilules. 4 par jour.

POTION D'ERGOTINE.

Ergotine 1 à 4 gr.

Vin cordial 100 gr.
Sirop d'éc. d'orang. amères 30 —

F. s. a. Par cuillerées dans la journée.

POTION CONTRE LA CYSTITE HÉMORRHOÏDALE (Molfese).

Ergotine 1 gr.
Eau distillée 100 —
Sirop d'écorces d'oranges 50 —

F. s. a. 1 cuillerée à bouche toutes les 1/2 heures.

POTION CONTRE LA MÉTRORRHAGIE.

Ergotine 1 gr.
Teinture de digitale XV gouttes
Infusion de roses de Provins 90 gr.
Sirop de ratanhia 30 —

F. s. a. Par cuillerées toutes les 1/2 heures.

POUDRE CONTRE LA LEUCORRHÉE (Guipon).

Sulfate de fer pulvérisé 8 gr.
Sous-carbonate de fer 12 —
Quinquina rouge pulvérisé 4 —
Cannelle pulvérisée 4 —

Ergotine 4 gr

F. s. a. 1 ou 2 pincées avant les principaux repas.

SIROP D'ERGOTINE.

Sirop de fleurs d'oranger 200 gr.
Ergotine 5 —

F. s. a. 2 à 4 cuillerées à bouche par jour. Contient 0 gr. 50 d'ergotine par cuillerée.

SIROP HÉMOSTATIQUE (Lange).

Ergotine 5 gr.
Tannin 2 —
Sirop de consoude 200 —

Par cuillerées à bouche.

SOLUTION TITRÉE D'ERGOT OU D'ERGOTINE POUR INJECTIONS HYPODERMIQUES.

Ergot récent 100 gr.

Après traitement par l'eau acidulée (acide tartrique) précipitation par l'alcool, etc. (Voir Journal de Pharmacie 1877), on obtient 100 centimètres cubes d'un liquide inaltérable qui représente son poids d'ergot, et renferme le principe obstétrical et hémostatique de cette substance.

— **ERGOTININE.** — Alcaloïde cristallisé extrait de l'ergot par Tanret.

Dose 1/4 de milligr. jusqu'à 1 milligr.

SIROP D'ERGOTININE (Tanret).

Ergotinine 0 gr. 05 centigr.
Acide lactique 0 — 10 —
Eau distillée 5 — 00 —
Sirop de fleurs d'oranger 995 — 00 —

1/4 de milligr. d'ergotinine par cuillerée à café.

SOLUTION D'ERGOTININE POUR INJECTIONS HYPODERMIQUES (Tanret).

Ergotinine 0 gr. 01 centigr.
Acide lactique 0 — 02 —
Eau distillée de laurier-cerise 10 —

1 milligr. par centim. cube.

ERIGERON CANADENSE. (Composées.)

Part. empl. — Feuilles et sommités fleuries.

Prop. thérap. — Antidiarrhéique. — Antihémorrhagique.

Prép. pharm. et posol. — *A l'int.* infusion 1 gr., 50 centigr. pour 100 d'eau ; poudre 0 gr., 05 à 0 gr., 10 centigr. toutes les heures.

ERYSIMUM. — *Sisymbrium* ou *Erysimum officinale* (Crucifères). *Syn.* Velar, tortelle, herbe aux chantres.

Part. empl. — Feuilles et plante fleurie.

Prop. thérap. — Stimulant béchique, antiscorbutique, résolutif.

Prép. pharm. et posol. — *A l'int.* infusion 10 p. 1000 — sirop 30 à 60. gr.

SIROP D'ERYSIMUM COMPOSÉ (Cod.).

20 *à* 100 *gr. (bronchites chroniques, enrouements).*

ERYTHROPHLEUM. — *Judiciale :* Légumineuse originaire d'Afrique dont le principe actif l'**Erythrophléine** a été préconisé comme remplaçant la cocaïne dans la thérapeutique oculaire; mais elle est parfois irritante, douloureuse et moins active que la cocaïne.

ESCARGOT OU LIMAÇON. — *Helix pomatia.* (Mollusque gastéropode.)

Prop. thérap. — Préconisé contre les affections de poitrine et les dartres.

Prép. pharm. et posol. — *A l'int. :*

Bouillon	Pâte	
Gelée	Saccharolé	*ad libitum* (peu employé).
Pastilles	Sirop (Codex)	

ESCULINE. — V. *Marronnier d'Inde.*

ÉSÉRINE. — V. *Fève de Calabar.*

ESSENCE DE TÉRÉBENTHINE ($C^{10}H^{16}$). *Syn.* Huile essentielle de térébenthine, du *Pinus maritima* (Conifères). Insoluble eau, peu soluble alcool, très soluble éther, miscible aux huiles grasses et volatiles. — V. à *Térébenthine.*

Prop. thérap. — Stimulant énergique, vermifuge; conseillée contre le tétanos, la péritonite puerpérale, la salivation mercurielle; antidote du phosphore, révulsif, rubéfiant.

Prép. pharm. et posol. — *A l'int.* 4 à 8 gr. en capsules, perles; antidote du phosphore jusqu'à 30 gr. et 40 gr. — *A l'ext.* en liniments.

ÉMULSION.

Essence de térébenthine	5 à 10 gr.
Jaune d'œuf	n° 1
Sirop de menthe	50 gr.
Eau	100 —

Par cuillerées à bouche.

ÉMULSION.

Essence de térébenthine	5 à 15 gr.
Poudre de gomme arabique	5 à 15 —
Sucre pulvérisé	50 —
Eau de menthe poivrée	100 —

Par cuillerées à bouche.

MIXTURE DE DURANDE OU DE WHYTT.

Essence de térébenthine	15 gr.
Ether sulfurique	30 —

2 à 4 gr. par jour.

MIXTURE ANTI-ODONTALGIQUE ANGLAISE.

Essence de térébenthine	30 gr.
Camphre	8 —

MIXTURE TÉRÉBENTHINÉE (Rayer).

Emulsion d'amandes	60 gr.
Sirop diacode	20 —
Essence de térébenthine	1 à 4 —

ÉTAIN. — *Stannum* (Sn).

Prop. thérap. — Anthelminthique.

Prép. pharm. et posol. — *A l'int.* Limaille } 5 à 30 gr.
poudre } inusité.

AMALGAME D'ÉTAIN.

Etain pur	3 gr.
Mercure	1 —

F. fondre l'étain. Ajoutez le mercure. Pulvérisez après refroidissement. Employé jadis comme tænifuge à la dose de quelques centigr. à 4 gr. par jour.

—**ETAIN (CHLORURE D')** ($SnCl^4$). Liqueur fumante de *Libavius. Syn.* Chlorure stannique.

Prop. thérap. — Antiseptique, employé contre les ulcères cancéreux.
Prép. pharm. et posol. — *A l'ext.* pommade, solution aqueuse.

POMMADE.		SOLUTION (Nauche).	
Chlorure stannique	5 à 10 gr.	Chlorure stannique	0 gr. 025 milligr
Axonge	30 —	Eau distillée	500 —
M.			
En 8 doses. 1 par jour en frictions.			

ÉTHER ACÉTIQUE

ÉTHER ACÉTIQUE ($C^2H^3O^2, C^2H^5$). Soluble 14 parties d'eau, soluble alcool et éther en toutes proportions.

Prop. thérap. — Comme l'éther sulfurique.

Prép. pharm. et posol. — *A l'int.* comme l'éther sulfurique (peu usité). — *A. l'ext.* en frictions, embrocations.

BAUME ACÉTIQUE CAMPHRÉ (Pelletier).		LOTION CONTRE CÉPHALALGIE.	
Savon animal	4 gr.	Éther acétique	10 gr.
Ether acétique	30 —	Eau	190 —
F. dissoudre au B.-M., ajoutez :		POTION D'ÉTHER ACÉTIQUE.	
Camphre	4 gr.	Potion gommeuse	n° 1
Huile volatile de thym	0 — 4 décigr.	Ether acétique	X à XXX gouttes
Filtrez.		*M. A prendre en 3 fois.*	
En frictions.			

ÉTHER AZOTEUX

ÉTHER AZOTEUX (AzO^2, C^2H^5). *Syn* — Ether nitrique, peu soluble eau (1/50), très soluble alcool et éther ordinaires.

Prop. thérap. — Excitant, nervin, carminatif, diurétique, anesthésique.

Prép. pharm. et posol. — *A l'int.* X à LX gouttes. On l'emploie surtout mélangé à son volume d'alcool (éther nitrique alcoolisé). Sous cette forme, les Anglais l'emploient jusqu'à la dose de 30 gr. comme diurétique.

ÉTHER BROMHYDRIQUE.

ÉTHER BROMHYDRIQUE. ($C^2H^5Br.$) *Syn.* Bromure d'éthyle. Insoluble eau, soluble en toutes proportions dans l'alcool et l'éther ordinaires.

Prop. thérap. — Anesthésique, antihystérique, antiépileptique.

Prép. pharm. et posol. — *A l'int* en inhalations réitérées (bon anesthésique général). — *A l'ext.* en pulvérisations (anesthésie locale) est le seul anesthésique local qui permette l'emploi du thermo-cautère; on continue la pulvérisation pendant l'opération (Terrillon et Yvon).

ÉTHER IODHYDRIQUE

ÉTHER IODHYDRIQUE (C^2H^5I). *Syn.* Iodure d'éthyle insoluble eau, très soluble alcool et éther.

Prop. thérap. — Antiasthmatique.

Prép. pharm. et posol. — *A l'int.* X à XL gouttes en inspirations; plusieurs fois par jour.

ÉTHER SULFURIQUE

ÉTHER SULFURIQUE ($C^4H^{10}O$). *Syn.* Éther hydrique, éther vinique, oxyde d'éthyle. — 1 partie est soluble dans 9 parties d'eau à 15°, en toutes proportions dans l'alcool, insoluble chloroforme et glycérine.

Prop. thérap. — Excitant diffusible très énergique, antispasmodique, anesthésique général et local.

Prép. pharm. et posol. — *A l'int.* X à XL gouttes, en potion, sirop à 2 0/0 (Codex), perles; pur en injections hypodermiques. — *A l'ext.* en pulvérisations.

LAVEMENT D'ÉTHER.

Ether sulfurique	4 gr.
Jaune d'œuf nº 1.	
Eau fraîche	125 —

M.

LIQUEUR D'HOFFMANN. ÉTHER ALCOOLISÉ (Codex).

P. E. d'éther et d'alcool.
Même emploi et mêmes doses que l'éther.

POTION ANTISPASMODIQUE.

Eau	100 gr.
Sirop de fleurs d'oranger	15 —
Sirop diacode	20 —
Ether	2 —

M. 1 cuillerée toutes les heures.

POTION ANTISPASMODIQUE CALMANTE.

Sirop de morphine	20 à 40 gr.
Eau distillée de tilleul	150 —
Ether sulfurique	2 —

M. A prendre par cuillerée.

POTION ANTISPASMODIQUE (Cod.).

gr. d'éther pour 150.
Par cuillerées à bouche.

POTION ANTISPASMODIQUE OPIACÉE (F. H. M.).

Eau aromatique de menthe	60 gr.
Sirop simple	30 —
Ether sulfurique alcoolisé	2 —
Vin d'opium composé	0 — 60 centigr.

F. s. a. Par cuillerée à bouche à intervalles plus ou moins éloignés.

POTION ANTISPASMODIQUE OPIACÉE (F. H. P.).

Sirop d'opium	15 gr.
— de sucre	10 —
Eau de fleurs d'oranger	15 —
Ether sulfurique	1 —
Eau	100 —

M. Par cuillerée toutes les heures.

POTION DE RIVIÈRE ÉTHÉRÉE OPIACÉE (Guibourt).

Sirop de limons	30 gr.
Suc de citron	15 —
Eau distillée de fleurs d'oranger	15 —
— de tilleul	60 —
Laudanum de Sydenham	XV gouttes
Ether sulfurique	1 gr.

M. ajoutez :

Bicarbonate de potasse	2 —

A prendre en 3 ou 4 fois.

ETHIOPS MINÉRAL. — V. *Sulfure de Mercure.*

— **MARTIAL.** V. *Fer. Oxyde ferroso-ferrique.*

EUCALYPTUS. — *Eucalyptus globulus* (Myrtacées). *Syn.* Arbre à la fièvre.

Part. empl. — Feuilles.

Princ. act. — Eucalyptol. Essence d'eucalyptus.

Prop. thérap. — Fébrifuge, antiphthisique, anticatarrhal.

Prép. pharm. et posol. — *A l'int.* alcoolature 4 à 16 gr. ; — extrait alcoolique 0 gr., 50 centigr. à 2 gr. ; — infusion 20 p. 1000 ; — perles d'essence 4 à 10 ; — poudre 4 à 16 gr. ; — sirop 30 à 100 gr. — teinture alcoolique 1 à 10 gr. — *A l'ext.* infusion 10 p. 1000 ; — teinture alcoolique 5 à 10 gr.

CIGARETTES D'EUCALYPTUS.

Q. v.

INHALATIONS D'EUCALYPTUS.

Huile essentielle d'eucalyptus	5 gr.
Alcool à 90°	25 —
Eau	100 —

M. VI à LX gouttes dans la diphthérie laryngée.

INHALATIONS CONTRE LA LARYNGITE CHRONIQUE (Mosler).

Essence de feuilles d'eucalyptus	3 à 5 gr.
Alcool rectifié	75 —
Eau distillée	170 —

M. en agitant. 3 ou 4 pulvérisations de 10 à 15 minutes par jour.

PESSAIRES (Ploan).

Essence d'eucalyptus 5 gr.
Huile d'olives 21 —
Cire blanche 14 —
Beurre de cacao 14 —

Pour 12 pessaires. Stimulant utérin et antiputride.

POTION CONTRE LA GANGRÈNE PULMONAIRE (Bucquoy).

Alcoolature d'eucalyptus 2 gr.
Julep diacodé 120 gr.

M. Par cuillerées dans les 24 heures.

SOLUTION ANTISEPTIQUE (Martineau).

Solution d'hydrate de chloral au 100e 500 gr.
Alcoolé d'essence d'eucalyptus 50 —

M.

VIN D'EUCALYPTUS (Codex).

300 à 15 gr.

— **EUCALYPTOL.** ($C^{20}H^{18}O^{2}$). Liquide mobile incolore, odeur mixte de camphre et de menthe, bouillant à 174°, insoluble eau; soluble alcool, ether, huiles fixes et volatiles.

— **ESSENCE D'EUCALYPTUS.** — Mêmes propriétés que l'essence de cajeput et s'emploie comme elle.

Prop. thérap. — Stimulants, employés contre les bronchites chroniques.

Prép. pharm. et posol. — *A l'int.* 0 gr. 75 centigr. à 3 gr., en perles.

POMMADE CONTRE BLÉPHARITE CILIAIRE (Hubert).

Huile de bouleau	ãã	0 gr. 50 centigr.
Essence d'eucalyptus		
Vaseline		10 —

F. s. a.

EUPATORIUM PERFOLIATUM. — (Synanthérées.)

Syn. herbe à la fièvre, herbe parfaite.

Part. empl. — Feuilles.

Prop. thér. — Tonique, purgatif, diurétique, sudorifique (États-Un.).

Prép. pharm. et posol. — *A l'int.* Décoction 30 gr. p. 750 d'eau, 120 à 150 gr. (éméto-cathartique) — poudre 0 gr. 30 centigr. à 2 gr. (tonique).

EUPHORBE (gomme résine d'). — Provenant de 1° *Euphorbia officinale, Euphorbia officinarum*; 2° *Euphorbe des Canaries, Euphorbia canariensis*; 3° *Euphorbe des anciens, Euphorbia antiquorum* (Euphorbiacées).

Prop. thérap. — Purgatif, drastique violent, rubéfiant, vésicant, sternutatoire.

Prép. pharm. et posol. — *A l'int.* Poudre. — *A l'ext.* Alcool et teinture 1 à 2 gr. sur un emplâtre. Poudre.

EMPLATRE D'EUPHORBE.

Poix blanche 10 gr.
Térébenthine 3 —
Euphorbe pulvérisée 4 —

F. s. a.

POMMADE D'EUPHORBE (Néligan).

Euphorbe pulvérisée 1 gr.
Axonge 20 —

M. pour enduire les mèches à introduire dans les trajets fistuleux.

— **EUPHORBIA PILULIFERA** (Euphorbiacées).

Part. empl. — Plante entière.

Prop. thérap. — Antidyspnéique.

Prép. pharm. et posol. — *A l'int.* décocté 15 gr. p. 2000 + 50 gr. d'alcool; — extrait aqueux 0 gr., 04 à 0 gr., 10 centigr. extrait fluide 2 à 4 gr.; — teinture alcoolique X à XXX gouttes.

POTION ANTI-ASTHMATIQUE (Blair).

Extrait fluide d'Euphorbia pilulifera	ããã	15 gr.
— — de grindelia robusta		
Sirop de cannelle		
Azotate de Strychnine		0 gr. 005 milligr.

F. s. a. 2 cuillerées à café par jour.

ÉVONYMINE. — Extrait hydro-alcoolique de l'*Evonymus atropurpureus* (Celastracées). — 3 variétés : brune, verte, liquide. On emploie surtout la brune.

Prop. thérap. — Laxatif, cholagogue.

Prép. pharm. et posol. — *A l'int.* 0 gr., 05 à 0 gr., 15 centigr.

PILULES.

Evonymine brune 1 gr.
Extrait de jusquiame 0 — 20 centigr.

Pour 20 pilules contenant chacune 0 gr. 05 centigr. 1 à 2 tous les soirs.

PILULES (Blondeau).

Evonymine brune 0 gr. 05 centigr.
Extrait de jusquiame 0 — 05 —

Pour 2 pilules. 1 le matin et 1 le soir.

EXALGINE. — Voir à *Méthylacétanilide*.

F

FAAM. — *Angrœcum fragrans* (Orchidées). *Syn.* Faham, thé de l'île Bourbon ou de Madagascar.

Part. empl. — Feuilles.

Princ. act. — Coumarine.

Prop. thérap. — Excitant.

Prép. pharm. et posol. — *A l'int.* Infusion théiforme, 4 gr. p. 250 gr.

FARINES. — V. au nom de la plante d'où est extraite la farine.

FARINES ÉMOLLIENTES (Anc. Cod.).

Farine de lin
— de seigle
— de riz
— d'orge
} ãa P. E.

FARINES RÉSOLUTIVES (Anc. Cod.).

Farine de fenugrec
— de fèves
— d'orobe
— de lupin
} ãa P. E.

FÉCULE DE POMME DE TERRE. — V. *Pomme de terre*.

FENOUIL. — *Fœniculum vulgare* (Ombellifères).

Part. empl. — Feuilles, racines, séminoïdes.

Prop. thérap. — Apéritif, carminatif, diurétique, parasiticide (?).

Prép. pharm. et posol. — *A l'int.* Huile volatile I à X gouttes; — hydrolat 25 gr., à 50 gr. ; — infusion 10 p. 1000. — *A l'ext.* poudre 1 à 5 gr. — feuilles en cataplasmes — huile essentielle en pommade — poudre.

POMMADE.

Huile essentielle de fenouil XXX gouttes
Axonge 120 gr.
M.

POMMADE.

Poudre de semences de fenouil 4 gr.
Axonge 30 gr.
M.

SIROP DES 5 RACINES (Cod.).

100 gr. de racine de fenouil pour 3000 de sirop.
100 gr. par jour pour tisane.

FER (Fe.).

Prop. thérap. — Spécifique de la chlorose.

Prép. pharm. et posol. — *A l'int.* Fer réduit par l'hydrogène, 0 gr., 05 à 0 gr., 50 centigr. — Limaille de fer. 0 gr., 10 centigr. à 1 gr.

Incompat. — Tannin, écorce de chêne, cannelle, quinquina, cachou, alcalis et leurs carbonates.

CHOCOLAT AU FER (Quévenne).

Fer réduit 25 gr.
Chocolat fin 5000 —

M. s. a. et F. des tablettes de 40 gr. renfermant 0 gr. 20 centigr. de fer réduit.

CHOCOLAT FERRUGINEUX (Cod.)

10 gr. de limaille de fer, pour 500 de chocolat.

DRAGÉES AU FER RÉDUIT (Bretonneau).

Fer réduit 0 gr. 16 centigr.
Sulfate de quinine 0 — 01 —
Gingembre pulvérisé 0 — 01 —
Extrait de quinquina jaune 0 — 03 —
Extrait de rhubarbe composé 0 — 03 —
Aloès socotrin 0 — 004 millig.

M. pour 1 dragée. — 1 à 6 par jour.

DRAGÉES AU FER RÉDUIT (Quévenne).

Fer réduit 2 gr.
Sucre blanc 18 —

F. s. a. 40 dragées contenant 0 gr. 05 à 5 par jour.

PILULES FERRUGINEUSES ALOÉTIQUES.

Limaille de fer porphyrisée 10 gr.
Aloès socotrin pulvérisé 5 gr.
Savon médic. Q. s.

F. s. a. 100 pilules 2 à 10 par jour.

PILULES FERRUGINEUSES (Andral).

Poudre de digitale 0 gr. 60 centigr.
Limaille de fer 2 —
Thridace 2 —

F. s. a. 30 pilules. 2 à 3 par jour.

PILULES MARTIALES.

Limaille de fer porphyrisée 4 gr.
Extrait de quassia 2 —
Extrait d'absinthe Q. s.

F. s. a. 40 pilules. 4 à 6 par jour, en 2 fois.

POUDRE DE MARSEILLE (Dorvault).

Cachou, Fer porphyrisé, Sucre ãã 10 gr.

M. 2 à 5 gr.

POUDRE DE RHUBARBE FERRUGINEUSE

Limaille de fer, Poudre de rhubarbe, — de quinquina ãã 5 gr.

F. s. a. et divisez en 30 prises. Une prise par jour, jusqu'à 3 et 4.

— **ACÉTATE DE FER** (Pharm. allem., belge et russe).

TEINTURE ÉTHÉRÉE D'ACÉTATE DE FER.

Acétate de fer 9 parties (en poids).
Alcool rectifié 2 —
Ether acétique 1 —

— **ARSÉNIATE DE FER** (AsO^4HFe). *Syn.* Arséniate ferreux. — insoluble eau, soluble pyrophosphate de soude ou d'ammoniaque et dans le citrate des mêmes bases.

Prop. thérap. — Antichlorotique.

Prép. pharm. et posol. — *A l'int.* 0 gr., 01 à 0 gr., 20 centigr. (Duparc) en pilules de 0 gr., 01 centigr.; — en granules de 0 gr., 001 millig.

SIROP ARSENICAL FERRUGINEUX (Yvon).

Pyrophosphate de fer et de soude 12 gr.
Arséniate de soude 0 — 12 centigr.
Eau de fleurs d'oranger 50 —
Alcool à 90° 50 —
Sirop simple 2400 —

Par cuillerée à bouche, 0 gr. 10 centigr. de sel de fer et 0 gr. 001 millig. d'arséniate. Dose 2 à 4 cuillerées par jour.

— **BROMURE DE FER** (FeBr). *Syn.* Proto-Bromure de fer — Bromure ferreux. Mêmes propriétés que le chlorure et l'iodure de fer ; est employé aux mêmes doses et dans les mêmes formules.

— **BROMURE DE FER** (Sesqui). Sel amorphe, déliquescent contient pour 100 : 19 de fer et 81 de brome, reconstituant, sédatif, dose : 0,10 à 0,50.

DRAGÉES DE SESQUI — BROMURE DE FER. (Dr Hecquet).

Sesqui Bromure de fer 5 gr.
Poudre, réglisse et sirop Q. s.

Pour pilules dragéifiées contenant 0,05 de sel de fer. Dose : 4 à 10 par jour.

— **SOUS-CARBONATE DE FER.** (*Syn.* Sesquioxyde de fer hydraté.) (V. ce mot.)

— **CARBONATE DE FER** ($Fe\,CO^3$). *Syn.* Proto-carbonate ferreux. Insoluble eau pure : est obtenu par double décomposition dans les Pilules de Blaud et de Vallet; dans les autres formules on emploie le sous-carbonate de fer.

Prop. thérap. — Ferrugineux insoluble très employé.

Posol. — 0 gr. 20 centigr. à 1 gr.

PILULES AU CARBONATE DE FER (de Vallet, Cod.).

2 à 10 par jour.

PILULES DE BLAUD.

Sulfate de fer pur	15 gr.
Carbonate de potasse	15 —
Miel	Q. s.

F. s. a. 100 pilules.

PILULES EMMÉNAGOGUES.

Sous-carbonate de fer	4 gr.
Poudre de safran	6 —
— d'aloès	4 —
Extrait d'armoise	Q. s.

F. s. a. 80 pilules. — 2 à 10 par jour.

PILULES EMMÉNAGOGUES (Sichel).

Gomme ammoniaque		
Sous-carbonate de fer	ãã	5 gr.
Aloès socotrin		

F. s. a. 50 pilules. 2 à 6 par jour.

POUDRE CONTRE AMÉNORRHÉE.

Sous-carbonate de fer		5 gr.
Poudre de quinquina		
Poudre de cannelle	ãã	2 —
Magnésie calcinée		

2 à 4 gr. par jour.

SIROP FERRUGINEUX (Ricord).

Sirop de tolu		500 gr.
Sous-carbonate de fer	ãã	10 —
Extrait de ratanhia		

M. 4 à 6 cuillerées.

— **CHLORURES DE FER.**

—1° *Chlorure ferreux* ($FeCl^2 + 4H^2O$). *Syn.* Protochlorure de fer.

Prop. thérap. — Très bon ferrugineux.

Prép. pharm. et posol. — *A l'int.* 0 gr., 10 à 0 gr. 30 centigr. en pilules de 0 gr. 10 centigr. (Codex).

Incompat. — Alcalis, carbonates alcalins.

MIXTURE TONIQUE DE HERBT (Bouch.).

Protochlorure de fer	0 gr. 20 centigr.
Musc	0 — 25 —
Eau distillée	60 —
Sirop d'écorces d'oranges	30 —

F. s. a. 1 cuillerée toutes les heures.

PILULES.

Protochlorure de fer	4 gr.
Aloès	0 — 50 centigr.
Extrait de quinquina	4 —
Savon médicinal	Q. s.

F. s. a. 40 pilules. 4 à 10 par jour.

PILULES.

Protochlorure de fer sec	10 gr.
Guimauve pulvérisée	5 —
Extrait de chiendent	Q. s.

F. s. a. 100 pilules. Toluiser.

SIROP.

Protochlorure de fer	5 gr.
Sirop de gomme	950 —
Sirop de fleurs d'oranger	45 —

M. 20 gr. contiennent 0 gr. 10 centigr. de sel.

2° *Chlorure ferrique* (Fe^2Cl^6) *Syn.* Sesquichlorure, perchlorure de fer. Soluble dans 2 parties d'eau, 4 d'alcool à 90° et 4 d'éther.

Prop. thérap. — Tonique, hémostatique puissant, coagulant.

Prép. pharm. et posol. — La solution officinale de perchlorure de fer, marque 1,26 au densimètre (30° Baumé) et renferme : eau 74 chlorure ferrique anhydre 26. — *A l'int.* 1 gr. à 4 gr. — *A l'ext.* Solution aqueuse de 1 à 20 p. 100. On emploie très rarement la solution officinale pure.

Incompat. — Alcalis et leurs carbonates, infusés astringents, tannin, gomme, mucilages, albumine, sels de mercure et d'argent, arséniates, arsénites, kermès, émétique.

COLLODION FERRUGINEUX (Aran).

Perchlorure de fer	10 gr.
Collodion élastique	90 —

M.

COTON HÉMOSTATIQUE (Jordan).

Coton en rame	Q. v.
Solution offic. de perchlorure de fer	Q. s.

INJECTION COAGULANTE.

Solution au maximum de concentration.

INJECTION DE PERCHLORURE DE FER (Deleau).

Perchlorure de fer à 30°	1 à 40 gr.
Eau	1 litre

LAVEMENT DE PERCHLORURE DE FER.

Perchlorure de fer à 30°	1 à 2 gr.
Eau	250 à 500 —

LIQUEUR DE PIAZZA.

Perchlorure de fer à 30° } ãã	1 gr.
Chlorure de sodium }	
Eau distillée	4 —

M. En injections interstitielles.

LOTION HÉMOSTATIQUE (H. P.).

Solution de perchlorure de fer	1 gr.
Eau	10 —

M.

PILULES DE PERCHLORURE DE FER (Deleau).

Perchlorure de fer liquide	5 gr.
Poudre de guimauve	Q. s.

F. s. a. 100 pilules.

POMMADE DE PERCHLORURE DE FER.

Perchlorure de fer liquide à 30°	1 à 6 gr.
Axonge benzoïnée ou vaseline	30 —

M.

POTION ASTRINGENTE (F. H. M.).

Solution de perchlorure de fer à 30°	0 gr. 50 centigr.
Sirop simple	30 —
Eau distillée	100 —

M.

POTION DE PERCHLORURE DE FER.

Solution de perchlorure de fer D. 1,26.	1 à 4 gr.
Eau distillée	120 —
Sirop de fleurs d'orang	30 —

F. s. a. par cuillerées.

POTION CONTRE CROUP (Aubrun).

Solution de perchlorure de fer	XX à XL gouttes
Eau	1 verre

M. 1 cuillerée à dessert toutes les 5 minutes.

POTION HÉMOSTATIQUE.

Perchlorure de fer	4 gr.
Eau de Rabel	2 à 5 —
Sirop d'opium	30 —
Eau	120 —

Par cuillerées.

SIROP DE PERCHLORURE DE FER (Codex).

1 cuillerée à bouche représente environ 0 gr. 30 centigr. de perchlorure de fer liquide.
20 à 100 gr.

SOLUTION DE PERCHLORURE DE FER (Ph. Germ.).

Perchlorure de fer cristallisé	2 gr.
Eau distillée	1 —

SOLUTION DE PERCHLORURE CONTRE CHANCRE (Rollet).

Eau	24 gr.
Perchlorure de fer à 30°	12 —
Acide citrique	4 —

F. s. a.

SOLUTION DE PERCHLORURE CONTRE ZONA (Lailler).

Perchlorure de fer sublimé	10 gr.
Alcool à 90°	40 —

SOLUTION DE PERCHLORURE DE FER POUR INHALATION (Fieber).

Perchlorure de fer D. 1.26	0 gr. 10 centigr. à 2 gr.
Eau distillée	100 —

M.

TEINTURE ALCOOLIQUE DE PERCHLORURE.

Perchlorure de fer anhydre	1 gr.
Alcool à 80° c.	4 —

F. dissoudre.

TEINTURE DE BESTUCHEF.

Perchlorure de fer desséché	1 gr.
Liqueur d'Hoffmann	7 —

M.

TOPIQUE CONTRE CHANCRE (Rollet).

Acide chlorhydrique }	
Acide citrique } ãã	4 gr.
Perchlorure de fer }	
Eau distillée	30 —

F. s. a.

3° *Chlorure ferrico-ammonique* ($Fe^2Cl^64AzH^4Cl+2H^2O$).

PILULES (Frerichs).

Chlorure de fer ammoniacal	2 gr.
Sulfate de quinine	2 — 50 centigr.
Aloès	1 — 25 —
Extrait de chiendent	Q. s.

Pour 60 pilules. Dose 4 à 6 par jour.

PILULES CONTRE CHLOROSE (Behrends)

Chlorure de fer ammoniacal } Galbanum }	ãã 3 gr.
Asa fœtida	6 —
Castoréum	1 —
Extrait de gentiane	Q. s.

Pour 100 pilules. 3 à 6 matin et soir.

— CITRATES DE FER.

— 1° *Ferrique*. Citrate de sesquioxyde de fer. Soluble eau, quand il est récent.

Prép. pharm. et posol. — *A l'int.* 0 gr., 25 centigr. à 2 gr. peu usité, on emploie le citrate ammoniacal.

PASTILLES DE CITRATE DE FER (Bouch.).

Citrate de fer } Acide citrique }	ãã 10 gr.
Essence de citron	XX gouttes
Sucre granulé	200 gr.
Eau	Q. s.

F. s. a. des pastilles à la goutte de 0 gr. 50 centigr. 5 à 6 par jour.

PILULES DE CITRATE DE FER.

Citrate de fer	10 gr.
Extrait de rhubarbe	4 gr.
Poudre de cannelle	Q. s.

F. s. a. 100 pilules. 2 à 6 par jour.

POUDRE FERRUGINEUSE ALCALINE.

Citrate de fer	2 gr.
Bicarbonate de soude } Sucre vanillé }	ãã 1 —

Divisez en 10 doses. 2 par jour.

— 2° *Citrate de fer ammoniacal.* Soluble eau, toutes proportions, insoluble alcool.

Ce sel prend très facilement l'humidité : ne doit pas tre prescrit en *paquets*.

Prép. pharm et posol. — *A l'int.* 0 gr., 30 à 1 gr., 50 centigr.

Incompat. — Acides minéraux, alcalis, astringents végétaux.

ÉLIXIR AU CITRATE DE FER (Ph. de Bord.).

Citrate de fer ammoniacal	3 gr.
Lactate ferreux	1 —
Elixir de Garus	200 —

F. dissoudre. 10 à 40 gr.

PASTILLES (Béral).

Sucre vanillé en poudre	100 gr.
Citrate de fer ammoniacal	2 —
Mucilage	Q. s.

F. s. a. 100 Pastilles.

PILULES.

Citrate de fer ammoniacal } Extrait de quinquina }	10 gr.
Glycérine	XX gouttes.

F. s. a. 100 pilules argentées ou toluisées. 4 à 10.

SIROP DE CITRATE DE FER AMMONIACAL.

Citrate de fer	10 gr.
Teinture de noix vomique	5 —
Sirop d'écorces d'oranges amères	385 gr.

F. s. a. 2 cuillerées par jour.

SIROP DE CITRATE DE FER AMMONIACAL (Codex).

1 cuillerée renferme 0 gr. 50 centigr. de citrate. 1 à 3 cuillerées.

VIN FERRUGINEUX (Cod.).

20 gr. représentent 0 gr. 10 centigr. de citrate. 20 à 60 gr.

VIN FERRUGINEUX BROMURÉ (Siredey).

Citrate de fer ammoniacal	2 gr.
Bromure de potassium	4 —
Vin de Malaga	100 —

F. dissoudre. 1 cuillerée matin et soir.

VIN FERRUGINEUX (Whithe et Draper)

Citrate de fer ammoniacal	105 gr.
Citrate d'ammoniaque	39 —
Sherry	5000 —

F. dissoudre, filtrez. 20 à 50 gr.

— 3° *Citrate de fer et de quinine* (Ph. Brit., Belge, Germ.).
Prop. thérap. — Celles du fer et de la quinine.
Prép. pharm. et posol. — *A l'int.* 0 gr. 30 à 0 gr. 60 centigr. en solution ou en pilules.
Incompat. — Alcalis et leurs carbonates, acide tannique, astringents végétaux.

— **HYDRATE FERRIQUE.** — V. *Oxyde de fer hydraté.*

— **HYPOPHOSPHITE DE FER.** — V. *Phosphates de fer.*

— **IODURE DE FER.** — V. *Iode.*

— **LACTATE DE FER** $(C^3H^5O^3)^2Fe+3H^2O$. Soluble 50 parties eau et 6 parties glycérine, insoluble alcool concentré.
Prép. pharm. et posol. — *A l'int.* 0 gr., 1 décigr. à 1 gr.
Incompat. — Alcalis et leurs carbonates, sulfures solubles, tannin, décoctés astringents.

DRAGÉES DE LACTATE DE FER.

Lactate de fer	0 gr. 05 centigr.
Sucre pulvérisé	Q. s.

Pour 1 dragée. 1 à 6 matin et soir avant les repas.

PASTILLES DE LACTATE DE FER (Cod.)

Lactate de fer pulvérisé	5 gr.
Sucre pulvérisé	100 —
Sucre vanillé	3 —
Mucilage de gomme adragante	Q. s.

F. 100 pastilles. 1 à 6.

PILULES DE LACTATE DE FER.

Lactate de fer	5 gr.
Aloès	0 gr. 50 centigr.
Extrait de rhubarbe	Q. s.

Pour 50 pilules 2 à 6 par jour.

POUDRE.

Lactate de fer Poudre de calamus — de sucre	āā 3 gr.

Pour 10 doses. 1 à chaque repas.

SIROP DE LACTATE DE FER.

Lactate de fer	5 gr.
Sirop de gentiane	250 —

F. s. a. 2 à 4 cuillerées par jour.

— **OXYDES DE FER.**

— 1° *Ferrique* (Fe^2O^3). *Syn.* Sesquioxyde ou peroxyde de fer, oxyde rouge de fer, colcothar. Insoluble dans les dissolvants ordinaires.
Prép. pharm. et posol. — *A l'int.* 0 gr., 10 à 0 gr., 30 centigr., peu employé. — *A l'ext.* fait partie de l'onguent de Canet.

ONGUENT DE CANET (Codex).

100 gr. de colcothar pour 400. Pansement des ulcères atoniques.

— 2° *Ferrique hydraté. Syn.* Safran de Mars apéritif, improprement sous-carbonate de fer. Mélange d'hydrate ferrique et de sous-carbonate de peroxyde de fer. — Voir à *Carbonate de fer.*
Prép. pharm. et posol. — *A l'int.* 0 gr. 10 à 0 gr., 50 centigr.

BOLS FERRUGINEUX (Velpeau).

Safran de Mars apéritif	0 gr. 10 centigr.
Extrait de valériane	1 —
Racine de valériane pulvérisée	Q. s.

M. pour 1 bol. 2 à 6 par jour.

ÉLECTUAIRE FERRUGINEUX

Safran de Mars apéritif	3 gr.
Cannelle pulvérisée	1 —
Quinquina jaune pulvérisé	2 gr.
Miel blanc	24 —

Une cuillerée à café avant chaque repas.

PILULES TONIQUES ANTILEUCORRHÉIQUES (Debreyne).

Safran de Mars apéritif	0 gr. 10 centigr.
Cachou	0 — 10 —
Aloès	0 — 025 milligr.
Térébenthine de Venise	Q. s.

M. pour 1 pilule. 1 à 6 par jour.

— 3° *Hydrate ferrique* ($Fe^2O^3 3H^2O$). Insoluble.

Prop. thérap. — Contrepoison de l'acide arsénieux.

Prép. pharm. et posol. — *A l'int.* N'est plus employé aujourd'hui. On le remplace par la magnésie.

— 4° *Ferroso-ferrique* (FeO, Fe^2O^3). *Syn.* Oxyde noir de fer, éthiops martial. Insoluble.

Prép. pharm. et posol. — *A l'int.* 0 gr., 10 centigr. à 1 gr.

ÉLECTUAIRE FERRUGINEUX LAXATIF.

Ethiops martial		10 gr.
Cannelle pulvérisée	ãã	5 —
Quinquina jaune pulvérisé		
Racine de Jalap pulvérisée		2 —
Miel blanc		120 —
Cannelle pulvérisée		1 gr.
Miel de Narbonne		25 —

M. 5 à 10 gr. par jour avant les repas.

OPIAT ANTICHLOROTIQUE.

Ethiops martial	1 gr.
Cannelle pulvérisée	1 gr.
Miel de Narbonne	25 —

M. 1 à 4 cuillerées à café par jour avant les repas.

PILULES.

Oxyde de fer noir	5 gr.
Extrait de rhubarbe	2 —
Poudre de rhubarbe	Q. s.

M. et divisez en 40 pilules. 2 à 4 avant les repas.

— **PHOSPHITE et PHOSPHATES DE FER.** Au nombre de trois : hypophosphite, phosphate ferreux, pyrophosphates.

— 1° *Hypophosphite de fer* (FeO^2) (PhO^2)^2. Très soluble eau.

Prép. pharm. et posol. — *A l'int.* 0 gr., 25 à 0 gr., 50 cent.

SIROP (Wood).

Sulfate de fer granulé	31 gr.
Hypophosphite de chaux pulv.	21 —
Acide phosphorique dilué	24 —
Eau	46 —
Sirop simple	Q. s.

F. dissoudre le sulfate dans l'acide mêlé avec l'eau, triturez, exprimez. Filtrez et ajoutez 7 fois le volume de sirop simple.

SIROP (Hardy).

Hypophosphite de baryte	71 gr.
Acide sulfurique à 66°	25 gr.
Limaille de fer	Q. s.
Eau distillée	250 gr.
Sucre	600 —

F. s. a.

SIROP (Carles).

Sulfate de fer	15 gr.
Hypophosphite de chaux	9 — 17 centigr.
Eau distillée bouillie	350 —
Sucre	660 —

— 2° *Phosphate ferreux* (PhO^4)^2 Fe^3. Insoluble eau. *Syn.* protophosphate de fer, phosphate ferroso-ferrique.

Prép. pharm. et posol. — *A l'int.* 0 gr., 25 à 0 gr., 50 centigr. On l'emploie surtout en dissolution dans l'acide chlorhydrique, sous forme de chlorhydrophosphate.

PILULES DE PHOSPHATE DE FER.

Phosphate de soude sec	ãã	10 gr.
Sulfate de fer		
Miel		Q. s.

F. 100 pilules. 1 à 10 par jour.

SIROP DE CHLORHYDRO-PHOSPHATE DE FER

Chlorure ferreux	5 gr.
Acide phosphorique médicinal	5 —
Eau distillée	350 —
Sucre concassé	640 —

Dissolvez le chlorure dans l'eau, ajoutez l'acide phosphorique et faites fondre le sucre. 20 gr. représentent 0 gr. 10 centigr. de sel de fer. 3 à 4 cuillerées à bouche.

SOLUTION DE CHLORHYDRO-PHOSPHATE DE FER.

Chlorure ferreux	5 gr.
Acide phosphorique médicinal	5 —
Eau distillée	Q. s.

Pour 1 litre, 20 gr. renferment 0 gr. 10 centigr. de sel de fer.

— 3° *Pyrophosphate de fer citro-ammoniacal.* Soluble eau, toutes proportions.

Prép. pharm. et posol. — *A l'int.* 0 gr., 10 à 0 gr., 50 centigr.

DRAGÉES ET PILULES FERRUGINEUSES (Robiquet).

Pyrophosphate de fer citro-ammoniacal	0 gr. 10 centigr.
Sucre pulvérisé	Q. s.

P. 1 dragée ou pilule enrobée suivant besoin dans tolu ou sucre : 1 ou 2 matin et soir avant le repas.

DRAGÉES FERRUGINEUSES-MANNO-BISMUTHÉES (Foucher d'Orléans).

Pyrophosphate de fer citro ammoniacal	0 gr. 05 centigr.
Sous-nitrate de bismuth	0 — 05 —
Manne en larmes purifiée	0 — 25 —

Pour 1 dragée. 2 à 10 par jour.

SIROP FERRUGINEUX (Robiquet et Cod.).

Pyrophosphate de fer citro-ammoniacal	10 gr.
Sirop simple	900 gr.
Sirop de fleurs d'oranger	100 —

F. s. a. 2 à 3 cuillerées par jour.

SIROP DE PYROPHOSPHATE DE FER (Cod.).

20 gr. représentent 0 gr. 20 centigr. de sel de fer. 10 à 80 gr.

SOLUTION FERRUGINEUSE (Robiquet).

Pyrophosphate de fer citro-ammoniacal	1 gr.
Sucre	15 —
Eau distillée	75 —
Alcool à 90°	10 —

F. s. a. 2 à 3 cuillerée par jour.

VIN DE QUINQUINA FERRUGINEUX (Robiquet).

Pyrophosphate de fer citro-ammoniacal	10 gr.
Extrait de quinquina gris	5 —
Vin blanc	1000 —

F. s. a. 1 à 2 cuillerées à bouche.

— 4° *Pyrophosphate de fer et de soude.* Soluble eau, toutes proportions.

Prép. pharm. et posol. — *A l'int.* 0 gr., 20 centigr. à 1 gr.

SIROP DE QUINQUINA FERRUGINEUX (Grimault).

Pyrophosphate de fer et de soude	1 gr.
Eau distillée	30 —
Sucre blanc	70 —

F. dissoudre le sel; F. un sirop par solution au B.-M.

Extrait hydro-alcoolique de quinquina rouge	1 gr.
Alcool à 60°	10 —

F. dissoudre. Filtrez, et mêlez au sirop.

20 gr. représentent 0 gr. 20 centigr. de sel de fer. 20 à 100 par jour.

— **SULFATE DE FER** (SO^4Fe+7H^2O). *Syn.* Sulfate ferreux, couperose verte, vitriol vert. Une partie est soluble dans 2 parties d'eau à 15°, 4 de glycérine, insoluble alcool, chloroforme, éther.

Prop. thérap. — Astringent, tonique.

Prép. pharm. et posol. — *A l'int.* 0 gr., 05 à 0 gr., 50 centigr. — *A l'ext.* p. 100, collyres, injections, etc.

Incompat. — Tannin, alcalis et carbonates, sels formant des sulfates insolubles, sulfures solubles, savons.

EAU CHALYBÉE.

Sulfate de fer cristallisé	0 gr. 05 centigr.

F. dissoudre dans :

Eau privée d'air	500 —

Par petits verres.

MIXTURE OXALICO-MARTIALE (Gamburini).

Sulfate de fer	0 gr. 50 centigr.
Acide oxalique	0 — 25 —
Eau distillée	180 —
Sirop de menthe	30 —

Par cuillerées.

PILULES ALOÉTIQUES FERRUGINEUSES (Éd.).

Sulfate ferreux 6 gr.
Aloès } ãã 2 —
Poudre de cannelle }
Extrait de rhubarbe Q. s.

F. s. a. 80 pilules. Dose 1 à 4.

PILULES DE KAMPF.

Sulfate de fer 4 gr.
Myrrhe } ãã 6 gr.
Galbanum }
Extrait d'écorces d'oranges amères Q. s.

Pour 120 pilules. 2 à 6 par jour.

PILULES FÉBRIFUGES DE MARC.

Myrrhe pulvérisée 10 gr.
Carbonate de soude } ãã 5 —
Sulfate de fer }
Sirop Q. s.

M. et F. des pilules de 0 gr. 15 centigr. 3 à 8 par jour.

PILULES DE FER ET MANGANÈSE.

Sulfate de fer cristallisé 75 gr.
— de manganèse 25 —
Carbonate de soude cristallisé 120 —
Miel 60 —
Sirop de sucre Q. s.

F. s. a. pilules de 0 gr. 20 centigr. 2 à 10 par jour.

PILULES TONI-ANTISPASMODIQUES.

Extrait de valériane }
Protosulfate de fer } ãã 5 gr.
Carbonate de potasse }
Sulfate de quinine 2 —
Poudre de valériane Q. s.

F. s. a. 50 pilules. 1 à 4 par jour.

PILULES TONI-PURGATIVES (Beasley).

Sulfate de fer desséché 2 gr.
Extrait de rhubarbe 5 gr.
Conserve de roses 2 — 50 centigr.

M. et divisez en 40 pilules. 1 à 3 par jour.

PILULES TONI-PURGATIVES (Brandes).

Sulfate de fer 1 gr. 25 centigr.
Carbonate de potasse 1 — 25 —
Myrrhe 4 —
Aloès socotrin 2 —

M. et F. 30 pilules. 2 à 3 par jour.

POMMADE DE SULFATE DE FER.

Sulfate de fer 0 gr. 50 centigr. à 2 gr.
Axonge 30 —

F. s. a.

POUDRE VERMIFUGE FERRUGINEUSE.

Sulfate de fer } ãã 0 gr. 50 centigr.
Santonine }
Sucre vanillé 5 —

Pour 10 doses. 1 le matin.

SIROP FERRUGINEUX (Lebert).

Sulfate de fer 1 gr. 50 centigr.
Iodure de potassium 2 —
Eau de cannelle 25 —
Sirop de sucre 150 —

2 à 3 cuillerées.

SOLUTION CONTRE MENTAGRE (Dauvergne)

Sulfate de fer cristallisé 1 à 2 gr.
Eau 8 —

F. dissoudre.

SOLUTION FERRUGINEUSE CONTRE ÉRYSIPÈLE (Velpeau).

Sulfate de fer 60 gr.
Eau 1000 —

F. fondre.

— **SULFURE DE FER.** — Voir à *Soufre*.

— **TARTRATES DE FER.**

— 1° *Tartrate ferreux.* Peu soluble eau.

Prép. pharm. et posol. — *A l'int.* Peu employé; entre dans la composition du vin chalybé des anciennes pharmacopées.

POUDRE GAZÉIFÈRE FERRUGINEUSE DE QUÉNESVILLE (Codex).

20 grammes pour 1 litre d'eau ou 1 cuillerée à café pour 250 gr.

— 2° *Tartrate ferrico-ammonique* ($C^4H^4O^6$ FeO $AzH^4 + 2H^2O$). Soluble dans l'eau en toutes proportions.

Prép. pharm. et posol. — *A l'int.* 0 gr., 50 centigr. à 4 gr.

SIROP (Codex).

1 cuillerée à bouche renferme 0 gr. 50 centigr. de tartrate. 10 à 40 gr.

TABLETTES (Codex).

Chaque tablette renferme 0 gr. 05 centigr. de tartrate de fer.

— 3° *Tartrate ferrico-potassique* ($C^4H^4O^6$ FeOK). Soluble eau, toutes proportions; insoluble alcool.

Prép. pharm. et posol. — *A l'int.* 0 gr., 50 à 4 gr.

Incompat. — Acides minéraux, eau de chaux, préparations végétales astringentes.

BOULES DE NANCY (Codex).

Représentent un composé de tartrate de potasse, de tartrate ferreux et de tartrate ferrique, outre l'extrait des plantes aromatiques.

EAU DE BOULES DE NANCY.

Boule de Nancy	n° 1
Eau	1000 gr.

3 ou 4 verres par jour à l'int. — en lotions, fomentations à l'ext.

EAU FERRÉE GAZEUSE (Mialhe).

Tartrate ferrico-potassique	1 gr.
Bicarbonate de soude	5 —
Acide citrique	4 —
Eau commune	650 —

Introduisez dans l'eau le bicarbonate et le tartrate. Ajoutez l'acide. Bouchez, ficelez. 200 à 500 gr. par repas.

PILULES FERRUGINEUSES.

Tartrate ferrico-potassique	15 gr.
Extrait de ratanhia	5 —
Conserve de roses	Q. s.

F. 100 pilules. 1 à 10 par jour.

PILULES TARTRATE FERRICO-POTASSIQUE.

Tartrate ferrico-potassique	10 gr.
Rhubarbe	10 —

F. s. a. 100 pilules. 1 à 10.

PILULES FER ET QUINA.

Tartrate de fer et de potasse	10 gr.
Extrait de quinquina	10 —
Miel	Q. s.

Pour 100 pilules.

POTION TARTRATE FERRICO POT. ET QUINA.

Extrait de gentiane	5 gr.
Teinture de gentiane	15 —
Tartrate ferrico-potassique	10 —
Sirop simple	70 —
Acide citrique	0 — 30 centigr.
Eau distillée	200 —

F. s. a. 1 cuillerée 1/2 heure avant chaque repas.

SIROP FERRUGINEUX (Mialhe).

Tartrate ferrico-potassique }	ãã 15 gr.
Eau de cannelle }	
Sirop de sucre blanc	500 —

M. 1 à 2 cuillerées.

SIROP FERRUGINEUX (Prof. Jaccoud).

Tartrate ferrico potassique	2 gr. 50 centigr.
Rhum }	ãã 100 —
Sirop d'écorces d'oranges amères }	

F. dissoudre. 1 ou 2 cuillerées.

SIROP FERRUGINEUX AU TARTRATE FERRICO-POTASSIQUE (Codex).

Chaque cuillerée à bouche contient 0 gr. 50 centigr. de sel.

SOLUTÉ DE TARTRATE FERRICO POTASSIQUE (Codex). Teinture de mars tartarisée.

Tartrate ferrico-potassique pur	10 gr.
Eau distillée	40 —

F. s. a.

N.-B. Le Codex de 1866. prescrivait de faire bouillir la limaille de fer (100 gr.) avec la crème de tartre (250 gr.) dans 3000 gr. d'eau et après réduction d'ajouter 50 gr. d'alcool.

SOLUTION FERRIQUE (Ricord).

Eau distillée	200 gr.
Tartrate ferrico-potassique	30 —

M.

VIN FERRUGINEUX OU CHALYBÉ.

Tartrate ferrico-potassique	5 gr.
Vin blanc ou autre.	1000 —

Par petits verres.

— **VALÉRIANATE DE FER.**

Prop. thérap. — Celles de la valériane et des ferrugineux.

Prép. pharm. et posol. — *A l'int.* 0 gr., 10 à 0 gr., 50 centigr.

PILULES DE VALÉRIANATE DE FER.

Valérianate de fer	āā	1 gr.
Castoréum		
Extrait de rhubarbe		Q. s.

F. s. a. 20 pilules. 2 à 10 par jour.

PILULES DE VALÉRIANATE DE FER CONTRE LA CHORÉE.

Extrait de jusquiame	2 gr.
Valérianate de fer.	4 —

F. s. a. 40 pilules. 3 par jour.

FÈVE DE CALABAR. — *Physostigma venenosum* (Légumineuses). *Syn.* Fèves d'épreuve.

Part. empl. — Graine.

Princ. act. — Ésérine ou calabarine.

Prop. thérap. — Déprime les fonctions de la moelle, diminue la sensibilité réflexe, paralyse le cœur et les muscles inspirateurs, antimydriatique puissant, antagoniste de l'atropine.

Prép. pharm. et posol. — *A l'int.* poudre 0 gr., 05 à 0 gr., 20 cent. — *A l'ext.* extrait alcoolique 0 gr. 02 à 0 gr. 15 centigr. en collyre.

GLYCÉRÉ D'EXTRAIT DE CALABAR (Giraldès).

Extrait de calabar	1 gr.
Glycérine	5 —

F. dissoudre. 1 goutte en instillation.

PAPIER DE CALABAR (F. H. M.) (Hamburg).

Extrait alcoolique de calabar	0 gr. 20 centigr.
Eau distillée	2 —
Acide acétique	XX gouttes

F. dissoudre. Plongez un carré de papier Berzelius de 0 m. 1 décim. de côté ; laissez sécher, replongez et faites de nouveau sécher à l'air libre. Quadrillez le papier en autres carrés, dont chacun représentera 0 gr. 002 milligr. d'extrait. 1/5 ou 1/4 de cent. carré détermine une forte contraction de la pupille.

PAQUETS.

Extrait de fève de Calabar	0 gr. 05 centigr.
Bromure de potassium	5 —
Sucre de lait	5 —

Pour 10 doses. 1 à 2 par jour.

ÉSÉRINE. — Peu soluble eau, soluble alcool, éther, chloroforme.

Prop. thérap. — Contracte la pupille comme la fève de Calabar.

Prép. pharm. et posol. — On emploie le bromhydrate, le sulfate neutre et le salicylate. — *A l'int.* bromhydrate 0 gr., 002 à 0 gr., 006 milligr. ; ésérine 0 gr., 001 à 0 gr., 004 milligr. ; — sulfate 0 gr., 001 à 0 gr., 004 mil. — *A l'ext.* bromhydrate 1 gr. pr 100 ; — ésérine 1 gr. p. 200 ; — sulfate 1 gr. p. 200 en collyre.

COLLYRE CONTRE MYDRIASE (Cusco).

Sulfate d'ésérine	0 gr. 05 centigr.
Eau distillée.	10 —

M. I goutte dans l'œil malade.

COLLYRE CONTRE MYDRIASE (De Arlt).

Sulfate d'ésérine	0 gr. 05 centigr.
Eau distillée	5 —

M. VI à VIII gouttes par jour.

COLLYRE AU SULFATE D'ÉSÉRINE

Sulfate d'ésérine	0 gr. 10
Eau distillée	20 —

F. dissoudre.

COLLYRE CONTRE L'HÉMÉRALOPIE (Galezowski).

Bromhydrate d'ésérine	0 gr. 10 centigr.
Eau distillée de roses	10 —

F. dissoudre. 1 ou 2 instillations par jour.

FÈVE DE SAINT-IGNACE. — *Strychnos Ignatii* (Loganiacées).

Part. empl. — Semence.

Princ. act. — Strychnine, brucine, igasurine.

Prop. thérap. — Comme la noix vomique.

Prép. pharm. et posol. — Comme la noix vomique à doses plus faibles, 0 gr. 01 à 0 gr. 15 centigr. — V. *Noix vomique*.

FEVE TONKA, semence du *Coumarouna odorata* (Leg.), renferme de la *Coumarine*. Cette dernière substance peut servir à désodoriser l'Iodoforme. (Voir à ce mot.)

FIEL DE BŒUF. — *Syn.* Bile ou amer de bœuf.

Prop. thérap. — Amer, stomachique, vermifuge.

Prép. pharm. et posol.— *A l'int.* 1 à 10 gr. en pilules. Peu usité.

FIGUIER. — *Ficus carica* (Urticées)

Part. empl. — Fruit.

Prop. thérap. — Pectoral, émollient, laxatif. Fait partie des fruits pectoraux.

Prép. pharm. et posol. — *A l'int.* Décocté 50 p. 1000.

FLEURS PECTORALES. — Espèces pectorales; infusé 5 gr. p. 1000. Les fleurs pectorales sont ainsi composées : fleurs de mauve; pied de chat; pas-d'âne ; pétales de coquelicot ; fleurs de bouillon blanc ; guimauve ; violettes. Parties égales.

FLUORHYDRIQUE. *Acide.* — Préconisé en inhalations contre la phthisie (Bergeon): au moyen de divers appareils: on fait barboter de l'air dans un flacon en gutta-percha contenant de l'acide fluorhydrique étendu de deux fois son volume d'eau ; on emmagasine cet air dans des salles d'inhalation ou bien on le fait aspirer au malade au moyen d'un ajutage spécial.

FLUOSILICATE DE SOUDE, antiseptique. On emploie la solution aqueuse à 1 gr. pour 200 gr. (Dr Thomson).

FOIE DE SOUFRE. — Trisulfure de potassium. V. à *Soufre*.

FOUGÈRE MALE. — *Aspidium* ou *Nephrodium Filix mas. Fougères.*

Part. empl. — Rhizome.

Princ. act. — Matière grasse, soluble dans l'éther.

Prop. thérap. — Antihelminthique.

Prép. pharm. et posol. — *A l'int.* Huile éthérée 2 gr. à 8 gr. — poudre 30 gr. à 50 gr.

BOLS VERMIFUGES (Peschier).

Extrait oléo-résineux de fougère mâle	0 gr. 2 décigr.
Racine de fougère mâle pulvérisée	0 — 5 —
Conserve de roses	Q. s.

M. pour 1 bol. 10 bols en une seule fois.

CAPSULES D'EXTRAIT OLÉO RÉSINEUX DE FOUGÈRE MALE (Trousseau).

Extrait oléo-résineux de fougère mâle	0 gr. 5 décigr.

Pour 1 capsule. 6 à 10 capsules. 1 capsule de 10 en 10 minutes.

CAPSULES (Crequy).

Extrait éthéré de fougère mâle	8 gr.
Calomel	0 — 80 centigr.

En capsules Le Huby.

MÉLANGE TÆNIFUGE (Hérard).

Extrait éthéré de fougère mâle	8 gr.
Gomme arabique pulvérisée	8 —
Sirop d'éther	40 —
Eau distillée de menthe	100 —

Mêlez : à prendre en 1 ou 2 fois; on donne ensuite 40 à 50 gr. d'huile de ricin.

MIEL DE FOUGÈRE (Dunglison).

Extrait éthéré de fougère mâle	2 gr.
Miel rosat	16 —

Mêlez.

TÆNIFUGE FRANÇAIS (Dr Duhourcau de Cauterets)

Extrait vert de fougère mâle	1 gr. 20
Chloroforme pur	3 — 60
Huile de Ricins	4 — 80
— Croton	1/2 goutte

Pour 12 capsules à prendre en 20 minutes, action prompte et sure, — inutile d'administrer un purgatif.

TÆNIFUGE NOUFFER.

Poudre de fougère mâle 6 à 12 gr.
Eau 125 —

M. En 1 fois le matin à jeun.
Une heure après, administrez le bol purgatif ci-après :

Calomel à la vapeur 0 gr. 6 décigr.
Scammonée pulvérisée 0 — 6 —
Gomme-gutte 0 — 3 —
Miel Q. s.

M. pour 4 bols (Jourd.).

TEINTURE DE BOURGEONS DE FOUGÈRE MALE (Peschier).

Bourgeons récents de fougère m. 500 gr.
Ether sulfurique 1000 gr.

8 gr. dans un verre d'eau sucrée.

TISANE DE FOUGÈRE MALE (H. P.).

Préparation par infusion 20/1000

TRAITEMENT DU TÆNIA PAR L'HUILE ÉTHÉRÉE DE FOUGÈRE (Coindet, Trousseau).

Huile éthérée de fougère mâle 2 gr. 5 décigr.
Calomel à la vapeur 2 — 5 —
Poudre de fougère récente Q. s.

F. s. a. pilules de 30 centigr.
Deux heures après la dernière dose on prescrit 60 gr. d'huile de ricin.

FRAGON ÉPINEUX. — *Ruscus aculeatus* (Asparaginées). *Syn.* Petit houx.

Part. empl. — Rhizome.

Prop. thérap. — Diurétique léger, fait partie des cinq racines apéritives.

Prép. pharm. et posol. — *A l'int.* Décocté 20 p. 1000.

FRAISIER. — *Fragaria vesca* (Rosacées).

Part. empl. — Rhizome, fruit.

Prop. thérap. — Astringent, diurétique, stimulant, aromatique.

Prép. pharm. et posol. — *A l'int.* Alcoolat de fraises, 10 gr. à 30 gr. — décocté de rhizome 20 p. 1000 — sirop de fraises, *ad libitum*.

FRAMBOISIER. — *Rubus idæus* (Rosacées Fragariées).

Part. empl. — Fruit.

Prop. thérap. — Laxatif, diurétique, rafraîchissant.

Prép. pharm. et posol. — *A l'int.* Alcoolat 10 gr. à 30 gr., — sirop *ad libitum*, — suc *ad libitum*.

SIROP DE VINAIGRE FRAMBOISÉ (Cod.).

P. E. de sirop de vinaigre et de sirop de framboises.
20 à 30 gr. en gargarismes, tisanes.

VINAIGRE DE FRAMBOISES.

Framboises 3 parties
Vinaigre blanc 2 —

F. macérer 10 jours. Filtrez.
20 à 30 gr. en gargarismes, tisanes.

FRÊNE. — *Fraxinus excelsior* (Jasminées).

Part. empl. — Feuilles, écorce des rameaux.

Princ. act. — Mannite, fraxinine.

Prop. thérap. — Purgatif, fébrifuge.

Prép. pharm. et posol. — *A l'int.* Infusé de feuilles 15 à 25 p. 1000 (purgatif) — infusé d'écorce 10 à 15 p. 1000 (fébrifuge), — poudre de feuilles 1 gr.

FRUITS PECTORAUX. — Dattes, jujubes, figues sèches, raisins secs, à part. *ég.* — décocté 50 p. 1000.

FUCUS CRISPUS. — V. *Carragaheen.*

— VESICULOSUS (Algues).

Part. empl. — Plante entière.

Prop. thérap. — Préconisé contre l'obésité (Duchesne-Duparc).

Prép. pharm. et posol. — *A l'int.* Décocté 10 à 20 p. 1000, — extrait alcoolique 0 gr., 05 centigr. à 0 gr., 25 centigr. en pilules.

FULIGOKALI. — Préparé comme l'anthrakokali en substituant la suie au charbon.

Prop. thérap. — Antiscrofuleux, antipsorique.

Prép. pharm. et posol. — *A l'int.* Fuligokali simple ou sulfuré, 0 gr., 10 centigr. à 0 gr., 50 centigr. en pilules ou en sirop.

FUMETERRE. — *Fumaria officinalis* (Papavéracées. Fumariées).

Part. empl. — Plante fleurie.

Prop. thérap. — Tonique, dépuratif.

Prép. pharm. et posol. — Extrait 2 gr. à 10 gr. — infusé 20 p. 1000, — sirop 20 à 100, — suc dépuré 50 gr. à 250 gr.

SUC D'HERBES ORDINAIRE DÉPURATIF.

Feuilles de chicorée		
— de fumeterre	ãã	P. E.
— de cresson		
— de laitue		

Q. s. pour obtenir 120 gr. de suc d'herbes. Le matin à jeun en 1 fois.

TISANE DE FUMETERRE (Codex).

10 *gr. pour* 1000.

A prendre par verres.

FUCHSINE. — Chlorhydrate de rosaniline ($C^{40}H^{19}AzH^{3}Cl$). Soluble eau, peu soluble alcool, insoluble éther.

Prop. thérap. — Préconisé contre l'albuminurie.

Prép. pharm et posol. — *A l'int.* 0 gr., 05 à 0 gr. 40 centigr., suivant l'âge.

PILULES.

Fuchsine 0 gr. 05 centigr. à 10 centigr.	
Extrait de chiendent	Q. s.
Poudre de guimauve	Q. s.

Pour 1 pilule.

POTION CONTRE L'ALBUMINURIE (Bouchut).

Julep gommeux	100 gr.
Fuchsine	0 — 15 centigr.
Essence de menthe ou de badiane	Q. s.

M. à prendre par cuillerées à café dans les 24 heures.

G

GAÏAC ou GAYAC. — *Guajacum officinale* (Rutacées). *Syn.* Jasmin d'Afrique.

Part. empl. — Bois du tronc, résine.

Princ. act. — Acide gayacique.

Prop. thérap. — Stimulant, diaphorétique, antigoutteux, antirhumatismal.

Prép. pharm. et posol. — *A l'int.* Décocté 50 p. 1000 — extrait 1 gr. à 5 gr. — poudre 2 gr. à 10 gr. — sirop 20 gr. à 60 gr. — *A l'ext.* teinture (eau-de-vie) 5 gr. à 10 gr. Dentifrice.

APOZÈME DE GAÏAC.

Bois de gaïac râpé		25 gr.
Follicules de séné	ãã	5 —
Semences de fenouil		
Réglisse		10 gr.

Eau Q. s. *pour* 500 *gr. de décocté. A prendre dans la journée.*

BOLS CONTRE LE RHUMATISME.

Bois de gaïac	6 gr. 00 centigr.
Poudre d'ipéca	0 — 30 —
Extrait d'opium	0 — 30 —
Conserve de cynorrhodons	Q. s.

F. s. a. 6 bols. 1 bol 2 fois par jour.

ÉLECTUAIRE ANTIRHUMATISMAL.
(Ph. Britann.).

Résine de gaïac	4 gr.
Racine de rhubarbe	8 —
Soufre sublimé	60 —
Muscade n° 1.	
Crème de tartre	30 —
Miel blanc	500 —

M. 10 à 30 gr. par jour, en 2 fois.

ÉLECTUAIRE DE GAÏAC COMPOSÉ (A. Fernandez).

Résine de gaïac	15 gr.
Rhubarbe pulvérisée	10 —
Crème de tartre pulvérisée	25 —
Soufre sublimé et lavé	50 —
Muscade pulvérisée n° 1.	
Miel blanc	Q. s.

M. 15 à 20 gr. matin et soir.

ÉLIXIR ANTIARTHRITIQUE (île de France).

Myrrhe	3 gr
Résine de gaïac	4 —
Aloès socotrin	4 —
Alcool à 52° C.	300 c.c.

F. dissoudre séparément chaque substance dans 100 c.c. d'alcool. Mêlez les alcoolés ; filtrez ; 10 à 30 gr. tous les matins.

ÉLIXIR ANTIARTHRITIQUE. RATAFIA DES CARAÏBES. TEINTURE D'ÉMÉRIGON (Cadet).

Résine de gaïac	1 gr.
Tafia	45 —

F. dissoudre ; filtrez, 10 à 20 gr. tous les matins.

ÉLIXIR ANTIVÉNÉRIEN DE LEMORT (Cad.).

Résine de gaïac	10 gr.
Baume de copahu	30 —
Alcool à 90°	140 —
Essence de sassafras	2 —

4 à 10 gr. par jour dans un véhicule approprié.

ÉMULSION DE RÉSINE DE GAÏAC. LAIT DE GAÏAC.

Résine de gaïac pulvérisée	1 à 2 gr.
Gomme arabique	5 —
Sirop d'orgeat	30 —
Eau commune	100 —

Mêlez la résine avec la gomme. Ajoutez le sirop. en triturant, puis l'eau peu à peu. Une cuillerée à bouche toutes les 2 heures.

GOUTTES ANTIARTHRITIQUES (Græfe).

Alcoolé de potasse (pot. caustique 1. Alcool à 86° 6)	15 gr.
Teinture de gaïac ammoniacale	7 —
Opium brut	2 —

F. macérer 4 jours, filtrez. X à XX gouttes 3 fois par jour.

GOUTTES DES JÉSUITES OU DE WALKER (Élixir antivénérien).

Résine de gaïac	200 gr.
Sassafras	150 —
Baume du Pérou	10 —
Alcool rectifié	1000 —

F. s. a. une cuillerée à café dans un verre d'eau sucrée.

PILULES ANTIARTHRITIQUES (Græfe).

Kermès minéral	0 gr. 02 centigr.
Extrait d'aconit	0 — 02 —
— de douce-amère	0 — 4 décigr.
Résine de gaïac	0 — 4 —
Baume du Pérou	Q. s.

M. pour 1 pilule. 1 à 2 toutes les 3 ou 4 heures.

POUDRE ANTIRHUMATISMALE (Pereira).

Poudre de gaïac	4 gr.
Poudre de feuilles d'oranger	2 —
Acétate de morphine	0 — 04 centigr.

M. et divisez en 6 prises. 1 prise toutes les 2 heures.

SIROP ANTIARTHRITIQUE (Dubois).

D'une part :

Salsepareille coupée et fendue	60 gr.
Gaïac râpé	60 —
Eau	3000 —

F. bouillir jusqu'à réduction à 500 gr., ajoutez :

Sucre	1000 gr.

Faites un sirop.

D'autre part :

Extrait d'opium	0 gr. 6 décigr.
Résine de gaïac	16 —
Carbonate de potasse	12 —
Teinture de colchique à 1/3	5 —
Essence de citron	11 gouttes

Triturez ensemble ; ajoutez-les peu à peu au sirop refroidi ; filtrez. 20 à 60 gr.

SIROP DE QUINQUINA COMPOSÉ. SIROP ANTIRHUMATISMAL (Ph. Esp.).

Quinquina jaune gross. pulvérisé	90 gr.
Salsepareille fendue et coupée	90 —
Gaïac râpé	30 —
Santal rouge en copeaux	30 —
Eau	Q. s.

Pour obtenir 1 kilogr. 200 gr. de décocté :

Sucre blanc	2380 gr.

F. macérer l'écorce, la racine et les bois dans l'eau pendant 24 heures. F. bouillir 1 heure, passez à l'étamine; ajoutez le sucre et faites un sirop par coction et clarification. 20 à 80 gr.

TEINTURE DE GAÏAC AMMONIACALE
(Ph. Allem. Ewald).

Résine de gaïac	3 gr.
Alcool à 90° C.	10 —
Ammoniaque liquide D. 0,96	5 —

F. dissoudre la résine dans l'alcool. Ajoutez l'ammoniaque; filtrez. 1 à 4 gr. en potion.

TISANE DIAPHORÉTIQUE (Gimelle).

Eau bouillante	1250 gr.
Bois de gaïac râpé	15 —
Racine de réglisse	15 —
Fleurs sèches de sureau	5 gr
— de coquelicot	5 —

F. s. a. 4 verres par jour.

TISANE SUDORIFIQUE LAXATIVE
(Traitement de la Charité).

Gaïac râpé		30 gr.
Salsepareille } Sené }	ãã	15 —
Sassafras } Réglisse }	ãã	5 —
Eau		1000 —

Pour réduire à 500.

TISANE SUDORIFIQUE (Aliès).

Gaïac râpé	400 gr.
Eau	1500 —

F. bouillir jusqu'à réduction de moitié; passez; partagez en 6 doses. 3 par jour : 1 le matin, 1 à midi, 1 le soir.

GAÏACOL. ($C^{14}H^{8}O^{4}$). — Cristaux incolores. fusibles à 28°,5 en un liquide qui reste en surfusion; et bout à 205, soluble dans 60 fois son poids d'eau froide; très soluble alcool, éther, et acide acétique. Est, avec le *Créosol*, un des principes constituants de la *créosote de hêtre* et peut lui être substitué aux mêmes doses et dans les mêmes formules. Vient d'être préconisé en injection hypodermique par le Dr Picot (contre phthisie) associé à l'Iodoforme.

MIXTURE (Salhi).

Gaïacol	1 à 2 gr.
Alcool	20 —
Eau	180 —

F. s. a. à prendre dans la journée.

MIXTURE CONTRE PHTHISIE (Oliva).

Gaïacol	2 gr.
Alcool	20 —
Extrait de gentiane	4 —
— concentré de café	20 —
Eau Q. s. pour obtenir 200 cent. cubes.	

Dose 2 à 4 cuillerées par jour.

INJECTION HYPODERMIQUE (Picot).

Gaïacol	5 gr.
Iodoforme	1 —
Huile d'olive et vaseline liquide stérilisées	Q. s. pour 100cent. cube.

MIXTURE (Fraentzel).

Gaïacol	13 gr.
Teinture de gentiane	30 —
Alcool à 90°	190 —
Vin de Xérès ou autre Q. s. pour 1 litre.	

1 cuill. à bouche 2 ou 3 fois par jour.

— **BENZOATE DE GAÏACOL.** — *Syn.* Benzosol : obtenu en faisant réagir le chlorure de benzoïle sur le gaïacol potassé.

Prop. — Cristaux incolores, et à peu près inodores et insipides, très peu solubles dans l'eau et un peu plus dans l'alcool. Proposé pour remplacer le gaïacol et la créosote; employé par Sahli à la dose de 2 à 6 et même 10 gr. par jour : n'est pas décomposé dans l'estomac, mais seulement dans l'intestin : résultats peu marqués.

— **CARBONATE DE GAÏACOL.** — Obtenu par l'action de l'acide chlorocarbonique sur le gaïacol en solution alcaline. Produit bien défini, cristallisé fusible entre 86 et 90° inodore, insipide, insoluble dans l'eau, dépourvu d'action irritante sur les muqueuses, il n'est pas toxique.

Employé au lieu et place du gaïacol et de la créosote. — Dose 0 gr. 20 à 1 gr. par jour en capsules.

GALANGA. — Plusieurs espèces. 1° *Grand galanga* ou *galanga de l'Inde*, de Java; Galanga major ou *Alpinia galanga* (Amomées); 2° *Petit galanga* de l'Alpinia officinarum.

Part. empl. — Rhizomes.

Prop. thérap. — Excitant, aromatique, masticatoire.

Prép. pharm. et posol. — *A l'int.* Poudre 2 gr. à 4 gr. Peu usité, entre dans quelques composés officinaux.

GALBANUM. — *Peucedanum Galbanifluum* et *P. rubricaule* (Ombellifères).

Part. empl. — Gomme-résine.

Prop. thérap. — Stimulant et antispasmodique.

Prép. pharm. et posol. — *A l'int.* 0 gr., 50 centigr. à 2 gr. — *A l'ext.* Entre dans la composition d'un certain nombre de baumes et d'emplâtres (diascordium, thériaque, Fioravanti, etc.).

PILULES DE GALBANUM COMPOSÉES OU ANTIHYSTÉRIQUES (Murrez).

Galbanum	2 gr.
Myrrhe	3 —
Sagapenum	3 —
Asa fœtida	1 gr.
Savon	2 —
Sirop	Q. s.

F. s. a. pilules de 0 gr. 20 centigr. 3 à 4 par jour.

GALIPOT. — Du *Pinus maritima* (Conifères).

Part. empl. — Résine.

Prop. thérap. — Stimulant.

Prép. pharm. et posol. — *A l'ext.* Entre dans la préparation de quelques topiques composés.

GALIUM PALUSTRE. (Rubiacées.)

Prop. thérap. — Antiépileptique (?).

Prép. pharm. et posol. — *A l'int.* Suc, 2 cuillerées par jour.

GALLIQUE (acide) ($C^7H^6O^5$).

Prop. thérap. — Astringent.

Prép. pharm. et posol. — *A l'int.* 0 gr., 30 centigr. à 1 gr. en pilules ou en potion.

Fait partie de l'*Oxymel diurétique* de Gubler.

GARANCE. — *Rubia tinctorum* (Rubiacées).

Part. empl. — Racine.

Prop. thérap. — Employée contre le rachitisme, faisait partie des cinq racines apéritives mineures.

Prép. pharm. et posol. — *A l'int.* Décocté 20 p. 1000 — poudre 2 gr. à 4 gr.

GAROU. — *Daphne gnidium* (Thyméléacées). *Syn.* Sainbois.

Part. empl. — Feuilles, baies, écorce.

Princ. act. — Daphnine (dans l'écorce).

Prop. thérap. — Purgatif, diaphorétique, irritant.

Prép. pharm. et posol. — *A l'int.* Baies 4 à 10. — feuilles 2 gr. à 4 gr., — infusé de poudre d'écorce 1 à 2 p. 100. — poudre d'écorce 0 gr. 05 à 0 gr., 25 centigr. — *A l'ext.* Extrait éthéré, pommades et papiers épispastiques.

PAPIER ÉPISPASTIQUE (Cod.).

Se prépare avec l'extrait éthéro-alcoolique. Pansement des vésicatoires, dont on veut entretenir la suppuration.

POMMADE ÉPISPASTIQUE AU GAROU (F. H. M.).

Axonge	20 gr.
Cire jaune	2 —
Écorce sèche de garou	5 —
Alcool à 85° C.	Q. s.

GÉLATINE. — Facilement soluble eau bouillante, 3 espèces principales.

— 1° **GÉLATINE PURE** ou *Grénetine*. Base d'un grand nombre de gelées médicinales.

COLLES MÉDICAMENTEUSES D'UNNA

Gélatine	} āā	15 gr.
Oxyde de zinc		
Glycérine		25 gr.
Eau		45 —

Si les substances incorporées retardent la solidification de la gélatine, on prend la formule suivante :

Oxyde de zinc		10 gr.
Gélatine	} āā	30 —
Glycérine		
Eau		

Dans cette masse emplastique on incorpore les substances finement pulvérisées *(iodure de plomb, iodoforme, acide salicylique, etc.)*, en proportion variant de 5 à 10 p. 100 et jusqu'à 30 pour l'iodoforme.

— 2° **COLLE DE FLANDRE.**

Prop. thérap. — Employée en bains fortifiants.

Prép. pharm. et posol. — *A l'ext.* 500 à 1000 gr. pour un bain.

Incompat. — Alcool, tannin, décoctés astringents, quelques sels métalliques.

— 3° **COLLE DE POISSON.** *Syn.* Ichthyocolle.

Prop. thérap. — Adoucissant, sert à faire des gelées et le taffetas dit d'Angleterre.

Prép. pharm. et posol. — *A l'int.* Soluté 5 à 10 p. 100.

GELSEMIUM SEMPERVIRENS (*Loganiacées*). *Syn.* Jasmin de Caroline, jasmin jaune ou sauvage.

Part. empl. — Écorce de racine.

Princ. act. — Gelsémine. (Toxique.)

Prop. thérap. — Fébrifuge, antinévralgique.

Prép. pharm. et posol. — *A l'int.* Poudre, 0 gr. 05 à 0 gr. 20 et parfois jusqu'à 0 gr. 40 centigr. ; — teinture, X à L gouttes, soit 0 gr. 20 à 1 gr. (A surveiller.)

PILULES.

Poudre de gelsemium	5 gr.
Extrait de chiendent	Q. s.

Pour 100 pilules contenant 5 centigr. de plante.

Dose : 2 à 4 par jour.

SIROP (Eymery).

Teinture de gelsemium	5 gr.
Sirop simple	100 gr.

0 gr. 30 de teinture par cuillerée à café.

M. 2 à 3 cuillerées à café par jour.

TEINTURE.

Alcool à 60°	5 gr.
Racine de gelsemium	1 —

0 gr. 20 centigr. à 1 gr.

GELSEMINE. — L'alcaloïde pur est une poudre blanche

amorphe très active : en Amérique on désigne sous le même nom un mélange d'alcaloïde et de résines, ce qui explique les variations d'activité.

La *Gelsemine* pure s'emploie par milligrammes. — *Dangereux.*

GENÊT. — *Genista scoparia* (Légumineuses, Papilionacées).
Part. empl. — Fleurs.
Princ. act. — Spartéine et scoparine.
Prop. thérap. — Diurétique.
Prép. pharm. et posol. — *A l'int.* 15 à 30 gr. p. 1000.

TISANE CONTRE L'ALBUMINURIE (Cullen).

Fleurs de genêt	30 gr.
Baies de genièvre	10 —
Eau bouillante	1000 —
Sirop des cinq racines	50 —

F.

— **SPARTÉINE.** Alcaloïde liquide : on emploie le *sulfate*.

— **SULFATE DE SPARTÉINE.** ($C^{15}H^{26}Az^2H^2SO^4$). Cristaux incolores très solubles dans l'eau, solubles dans l'alcool, insolubles dans l'éther.

Posol. — 0 gr., 10 à 0 gr., 15 centigr. par jour.
Prop. thérap. — Dynamique et régularisateur du cœur (G. Sée).

PILULES.

Sulfate de spartéine	1 gr.
Poudre de guimauve	0 — 50 centigr.
Extrait de chiendent	Q. s.

Pour 20 pilules. Contiennent 0 gr. 05 centigr. de sel. 2 à 3 par jour.

POTION.

Sulfate de spartéine	0 gr. 30 centigr.
Sirop de Tolu	30 —
Eau distillée de tilleul	70 —

0 *gr.* 05 *de sel par cuillerée à bouche.* 2 *à* 3 *par jour.*

GENÉVRIER. — *Juniperus communis* ou *vulgaris* (Conifères).
Part. empl. — Fruit, bois, feuilles, sommités.
Prop. thérap. — Bois : sudorifique, antisyphilitique ; feuilles et sommités : purgatives ; fruits : stomachiques et diurétiques.
Prép. pharm. et posol. — *A l'int.* Extrait 2 à 5 gr., — huile volatile II à VI gouttes, — infusion de baies 20 p. 1000.

FUMIGATIONS DE GENIÈVRE.

Genièvre concassé	250 gr.

On met dans une bassinoire garnie de charbons ardents, et on la passe entre les draps.

POTION DIURÉTIQUE (Oppolzer).

Baies de genièvre	5 gr.
Faire infuser dans :	
Eau bouillante	180 —
Passez et ajoutez :	
Acétate de potasse	5 —
Oxymel scillitique	15 —

Par cuillerée à bouche.

POTION EXPECTORANTE.

Infusion d'hysope	150 gr.
Extrait de genièvre	10 —
Oxymel scillitique	30 —
Ad libit.	
Kermès	0 gr. 10 à 0 gr. 20 centigr.

M. à prendre par cuillerées.

VIN DIURÉTIQUE.

Azotate de potasse	15 gr.
Baies de genièvre concassées	30 —
Vin blanc	750 —

F. macérer 12 heures, filtrez. 2 cuillerées à bouche 2 ou 3 fois par jour.

GENTIANE. — *Gentiana lutea* (Gentianées). *Syn.* grande gentiane, gentiane jaune.

Part. empl. — Racine.

Prop. thérap. — Tonique, stomachique, fébrifuge.

Prép. pharm. et posol. — *A l'int.* Extrait 0 gr., 20 centigr. à 2 gr., — infusé 5 p. 1000, — poudre 0 gr., 50 centigr. à 5 gr., — sirop 10 à 100 gr., — teinture 2 à 50 gr., — vin 60 à 120 gr. — *A l'ext.* Pois à cautère, drains pour entretenir la suppuration de certaines plaies et pour dilater.

APOZÈME STOMACHIQUE (Lond.).

Gentiane	9 gr.
Gingembre	1 —
Rhubarbe	2 —
Écorces d'oranges amères	3 —
Eau bouillante	1000 —

Faites infuser 3 heures.

APOZÈME DE GENTIANE COMPOSÉ (Ph. Brit.).

Racine de gentiane divisée	7 gr.
Extrait d'oranges amères	2 —
Semences de coriandre	2 —
Alcool à 60°	52 —
Eau distillée	227 —

F. macérer 4 jours. Passez, filtrez. 100 à 200 gr.

BIÈRE STOMACHIQUE ANGLAISE (Cadet).

Racine de gentiane concassée	16 gr.
Écorce fraîche de citron	11 —
Cannelle concassée	1 —
Bière	1000 —

F. macérer 4 jours. Passez, filtrez. 100 à 500 gr. en 2 fois avant les repas.

ÉLIXIR AMER.

Gentiane	50 gr.
Écorces d'oranges amères	25 —
Calamus aromaticus	10 —
Alcool à 40°	600 —

Faites macérer 10 jours et ajoutez :

Sirop de quinquina	200 gr.

ÉLIXIR ANTISCROFULEUX DE PEYRILHE (Cod.).

Teinture de gentiane alcaline 10 à 50 gr.

ÉLIXIR DE GENTIANE (Deschamps).

Gentiane pulvérisée	80 gr.
Carbonate d'ammoniaque pulvérisé	16 —
Alcool à 82° C.	530 —
Eau	1050 —

F. macérer 8 jours. Passez.

Liqueur obtenue	2 parties
Sucre	1 —

Filtrez. 10 à 50 gr.

PILULES STOMACHIQUES (Recce).

Extrait de gentiane	7 gr. 50 centigr.
Carbonate de soude desséché	1 — 25 —
Gingembre pulvérisé	0 — 75 —

M. et F. 36 pilules. 2 soir et matin.

PILULES STOMACHIQUES (Schmidtan).

Fiel de bœuf épaissi } ãã	5 gr.
Extrait de gentiane }	
Rhubarbe	5 —
Carbonate de fer	2 —

F. s. a. 50 pilules. 8 à 12 dans la journée.

PILULES TONIQUES DE MOSCOU.

Extrait de colombo }	
— de gentiane } ãã	10 gr.
— de quassia }	
— de fiel de bœuf }	
Poudre de gentiane	Q. s.

F. s. a. pilules de 0 gr. 20 centigr. 1 après le repas.

POTION DE GENTIANE.

Gentiane	10 gr.
Camomille	2 —

Faire infuser dans :

Eau bouillante	125 —
Sirop d'écorces d'oranges	30 —
Elixir de Peyrilhe	10 —

SIROP ANTISCROFULEUX (Bouch.).

Sirop de gentiane }	
— de quinquina } ãã	500 gr.
— d'écorces d'oranges }	

M. 3 cuillerées dans la journée.

SIROP ANTISCROFULEUX (Debreyne).

Sirop de quinquina au vin	100 gr.
Sirop de rhubarbe	50 —
Teinture de gentiane	6 —

M. 2 cuillerées à café par jour.

SIROP DE GENTIANE AU VIN (Béral).

Vin de gentiane	100 gr.
Sucre	175 —

F. dissoudre : 30 à 90 gr.

TEINTURE DE GENTIANE COMPOSÉE AMMONIACALE. ÉLIXIR ANTISCROFULEUX (Anc. Cod.).

Gentiane	100 gr.
Carbonate d'ammoniaque	25 —
Alcool à 60°	2000 —

F. s. a. 10 à 50 gr.

TISANE DE GENTIANE (F. H. P.).

Racine de gentiane incisée 4 gr.
Eau bouillante 1000 —

F. infuser pendant 2 heures.
Le Codex prescrit 5 gr. de gentiane

VIN DE GENTIANE (F. H. M.).

Alcoolé de gentiane 8 gr.
Vin rouge 100 —

M. 50 à 150 gr.

VIN STOMACHIQUE (Gallois).

Extrait de gentiane 1 gr.
Sirop d'écorces d'orange am. 45 gr.
Vin de quinquina 150 —
Alcoolé de noix vomique V gouttes

F. dissoudre. M. 50 à 100 gr.
1/2 heure avant le repas.

AUTRE

Racine de gentiane 15 gr.
Écorces d'oranges am. 10 —
Xérès 500 —

GERMANDRÉE. — *Teucrium chamædrys* (Labiées). Syn. Petit chêne, chênette, chasse-lièvre.

Part. empl. — Sommités fleuries.

Prop. thérap. — Excitant, amer, tonique.

Prép. pharm. et posol. — *A l'int.* Extrait 2 à 4 gr., — infusé 10 à 20 p. 1000, — poudre 2 à 8 gr.

GINGEMBRE. — *Zingiber officinale* (Amomacées).

Part. empl. — Rhizome.

Prop. thérap. — Stimulant stomachique, révulsif (en cataplasmes).

Prép. pharm. et posol. — *A l'int.* Poudre 1 à 2 gr., — teinture 2 à 10 gr.

BIÈRE DE GINGEMBRE.

Gingembre concassé 10 gr.
Bière 450 —

F. macérer pendant 4 jours. Passez, exprimez, filtrez. 50 à 250 gr.

GARGARISME

Gingembre 25 gr.
Faire infuser dans :
Eau bouillante 250 —
Ajouter :
Teinture de capsicum 10 —

POTION STIMULANTE.

Gingembre 15 gr.
Calamus aromaticus 10 —
Cannelle 2 —
Faites infuser dans :
Eau bouillante 200 gr.
Passez et ajoutez :
Sirop d'écorces d'oranges amères 50 —

POUDRE DE GINGEMBRE ALCALINE.

Gingembre pulv. } ãã 5 gr.
Bicarbonate de soude pulv. }

Par 10 doses. 2 à 3 par jour.

TEINTURE DE GINGEMBRE COMPOSÉE.

Gingembre 15 gr.
Galanga }
Quinquina } ãã 5 —
Écorces d'oranges amères }
Alcool à 60° 250 —

F. s. a.

GINSENG. — *Panax quinquefolia* (Ombellifères).

Part. empl. — Racine.

Prop. thérap. — Aphrodisiaque (?), fébrifuge (?).

Prép. pharm. et posol. — *A l'int.* Poudre, 0 gr. 50 à 2 gr.

PASTILLES DE GINSENG OU DE RICHELIEU.

Ginseng 30 gr.
Vanille 60 —
Essence de cannelle X gouttes
Teinture d'ambre gris 2 gr.
Sucre 1000 —
Mucilage Q. s.

F. s. a. des tablettes de 0 gr. 60 centigr.

GIROFLES. — *Caryophyllus aromaticus* (Myrtacées). Syn. Clous de girofle, clous aromatiques.

Part. empl. — Fleur non développée ou bouton.

Princ. act. — Caryophylline. — Huile volatile et huile fixe (Eugénine).

Prop. thérap. — Excitant, stomachique, tonique, cordial.

Prép. pharm. et posol. — *A l'int.* Eau distillée 30 à 60 gr. —

huile volatile I à XII gouttes — infusé 1 à 10 p. 1000 — poudre 0 gr., 50 cent. à 2 gr. — teinture 10 gr. — *A l'ext.* Odontalgique.

CONFECTION AROMATIQUE (Ph. Lond.).

Girofle	30	gr.
Cannelle, Noix muscade ãã	60	—
Cardamome	15	—
Safran	60	—
Craie préparée	480	—
Sucre pulvérisé	740	—

A mesure du besoin, incorporez dans

Eau	Q.	s.

MIXTURE ANTI-ODONTALGIQUE.

1. Essence de girofle	2	gr.
Alcool camphré	10	—
2. Essence de girofle	4	gr.
Alcoolat de cochléaria	10	—
Chloroforme	5	—

POUDRE AROMATIQUE (Ph. Brit.).

Girofle	42	gr.
Cannelle	113	—
Muscade	85	—
Safran	85	—
Cardamome	28	—
Sucre	453	—

F. s. a. 2 à 5 gr.

GLYCÉRINE. — Soluble eau et alcool, insoluble éther.

Prop. thérap. — Préconisé contre dysenterie, acné, glycosurie. Usages externes très nombreux.

Prép. pharm. et posol. — *A l'int.* 10 à 60 gr. — *A l'ext.* Sert à préparer des pommades, des liniments: — en lavement, 10 à 60 gr. — Glycéré d'amidon (Cod.) 1 pour 14 gr.

Incompat. — Acide chromique, bichromate et permanganate de potasse.

ANISETTE A LA GLYCÉRINE POUR DIABÉTIQUES (Yvon).

Essence d'anis	VII	gouttes
— de badiane	VIII	—
Essence de carvi	IV	—
Teinture d'oranges	3	gr.
— de vanille	4	—
Eau distillée de roses	15	—
Eau de fleurs d'oranger	15	—
Eau	70	—
Glycérine	550	—
Alcool à 90°	680	—

Préparez de même les liqueurs à divers aromes.

CONSERVES A LA GLYCÉRINE (Yvon).

Suc de coings	500	gr.
Agar-agar ou colle du Japon 2 gr. 50 centigr. à	3	—
Glycérine	500	—

On peut remplacer le suc de coings par tout autre suc.

LAVEMENT A LA GLYCÉRINE.

Glycérine	10 à 30	gr.
Eau	150	—

2 lavements par jour.

LOTION DE GLYCÉRINE (Stralin).

Biborate de soude	2	gr.
Glycérine	30	—
Eau de roses	120	—

M.

POTION DE GLYCÉRINE CONTRE LE DIABÈTE SUCRÉ (Schultzen).

Glycérine pure	20 à 30	gr.
Eau distillée	64	—
Acide citrique ou tartrique	1 à 2	—

F. dissoudre. A prendre dans la journée.

SIROP ANTIPHTHISIQUE (Frejoy).

Glycérine, Sirop d'iodure de fer ãã	100	gr.
Sirop de morphine	200	—

Par cuillerées.

SUPPOSITOIRES A LA GLYCÉRINE.

Beurre de cacao	8	gr.
Glycérine	4	—

Pour 3 suppositoires.

GOA (poudre de). — *Syn.* Araroba. Poudre résineuse de couleur jaune se fonçant à l'air comme la rhubarbe; provient du Brésil et est retirée d'un arbre, de l'*Angelim amargosa*, elle est constituée en grande partie (80 p. 100) par de l'acide chrysophanique ou un composé la *Chrysarobine* qui se transforme à l'air en acide chrysophanique. (Voir ce mot pour les formules.)

GOMME ADRAGANTE. — Produite par l'*Astragalus verus*, *astragalus creticus*, *A. aristatus*, *A. gummifer* (Légumineuses).

3 variétés: 1° gomme A. vermicellée; 2° gomme A en plaque; 3° gomme A. en grains.

Prop. thér. — Adoucissant, sert à la confection des mucilages.

— **AMMONIAQUE.** Gommerésine du *Dorema ammoniacum* (Ombellifères). Soluble en partie dans eau, alcool et éther — 2 variétés: 1° gomme ammoniaque en larmes; 2° gomme ammoniaque en sorte.

Prop. thérap. — Tonique, excitant, antispasmodique, emménagogue, anticatarrhal, expectorant, stomachique, fondant, résolutif.

Prép. pharm. et posol. — *A l'int.* 0 gr. 50 centigr. à 2 gr. — *A l'ext.* entre dans la composition de divers emplâtres.

PILULES CONTRE EMPHYSÈME PULMONAIRE (Romberg).

Gomme ammoniaque pulvérisée	1 gr.
Poudre d'ipéca	0 — 20 centigr.
Acétate de morphine	0 — 10 —
Carbonate d'ammoniaque	1 —
Mucilage de gomme	Q. s.

F. s. a. 20 *pilules.* 2 *à* 6 *par jour.*

PILULES EXPECTORANTES CONTRE CATARRHE PULMONAIRE CHRONIQUE.

Acide benzoïque	2 gr.
Gomme ammoniaque	2 —
Savon médicinal	Q. s.

F. s. a. 20 *pilules.* 4 *à* 8 *dans les* 24 *heures.*

POTION ANTICATARRHALE.

Infusion de lierre terrestre	100 gr.
Extrait thébaïque	0 gr. 05 centigr.
Gomme ammoniaque	0 gr. 50 centigr. à 1 gr.
Jaune d'œuf	n° 1
Sirop de fleurs d'oranger	32 gr.

F. s. a. Par cuillerée, d'heure en heure.

POTION CONTRE LA GRIPPE.

Infusion de polygala	100 gr.
Gomme ammoniaque	2 —
Gomme arabique pulvérisée	4 —
Sirop thébaïque	25 —

F. s. a. 1 *cuillerée toutes les heures.*

POTION EXPECTORANTE.

Gomme ammoniaque	2 gr.
Emulsion d'amandes douces	90 —
Sirop de sulfate de morphine	20 —

F. s. a. Par cuillerée d'heure en heure.

— **ARABIQUE.** *Acacia vera, A. Arabica, A. Adansonii, A. Albida, A. vereck* (Légumineuses), soluble eau.

Prop. thérap. — Adoucissante, base des pâtes pectorales, des mucilages.

Prép. pharm. et posol. — *A l'int.* Eau ou tisane de gomme, 20 p. 1000. — Tablettes à 0, 10 centigr. de gomme.

Incompat. — Borax, perchlorure de fer, alcool, acétate de plomb.

PATE DE GOMME ARABIQUE DITE DE GUIMAUVE (Cod.).

Gomme arabique	500 gr.
Sucre blanc	500 —
Eau commune	500 —
Eau de fleur d'oranger	50 —
Blanc d'œuf	n° 6

POTION BÉCHIQUE (Cod.).

Sirop de gomme	30 gr.
Infusé d'espèces béchiques	120 —

F. s. a.

POTION GOMMEUSE (Codex).

Gomme arabique pulvérisée	10 gr.
Sirop de sucre	30 —
Eau de fleurs d'oranger	10 —
Eau	100 —

Par cuillerée.

POUDRE DES VOYAGEURS (Cod.).

Poudre de gomme	ãã	60 gr.
— sucre de lait		
— de réglisse		20 —
— de guimauve	ãã	10 —
— de nitrate de potasse		

10 *gr. pour* 1 *litre d'eau.*

TISANE RAFRAICHISSANTE EN POUDRE.

Gomme arabique		1500 gr.
Sucre de lait	ãã	1000 —
Sucre		
Extrait sec de chiendent		250 —

Pulv. et M. — 15 *gr. pour* 1 *litre d'eau.*

— **GUTTE** du *Garcinia Hamburii* (Clusiacées).

Prop. thérap. — Purgatif, drastique violent, anthelminthique.
Prép. pharm. et posol. — *A l'int.* 0 gr. 1 à 0 gr. 3 décigr.

BOLS PURGATIFS (Ph. Lond.).

Gomme-gutte pulvérisée	0 gr. 10 centigr.
Bitartrate de potasse pulvérisé	0 — 30 —
Gingembre pulvérisé	0 — 02 —
Sirop simple	Q. s.

M. pour 1 bol. 1 bol toutes les 1/2 heures jusqu'à effet purgatif.

PAQUETS PURGATIFS.

Gomme gutte } ãã	1 gr.
Calomel }	
Poudre de jalap	3 —
Oléo-saccharure de fenouil	8 —

Divisez en 10 doses. 1 par jour.

PILULES GOMME-GUTTE COMPOSÉES (Ph. Lond.).

Gomme-gutte	0 gr. 05 centigr.
Aloès socotrin	0 — 04 —
Gingembre pulvérisé	0 gr. 02 centigr.
Savon médicinal	0 — 08 —

M. pour 1 pilule. 2 à 6 avant les repas.

PILULES DE GOMME-GUTTE OPIACÉES (Malgaigne).

Gomme-gutte	0 gr. 02 centigr.
Extrait d'opium	0 — 01 —

F. s. a. 1 pilule. 3 à 6 dans les 24 heures.

SAVON DE GOMME-GUTTE (Soub.).

Gomme-gutte	1 gr.
Savon médicinal	2 —
Alcool à 56° C.	Q. s.

F. dissoudre. Distillez au B. M. pour retirer l'alcool. F. évaporer en consistance pilulaire. 0 gr. 30 centigr. à 1 gr. par jour, en pilules.

GOUDRON DE HOUILLE. — V. *Coaltar.*

— VÉGÉTAL.

— Du *Pinus maritima* (Conifères). *Syn.* Goudron de Norwège, goudron officinal. Soluble alcool, éther, huiles fixes et volatiles, cède à l'eau un certain nombre de produits.

Prop. thérap. — Stimulant, diaphorétique, diurétique énergique.
Prép. pharm. et posol. — *A l'int.* 0 gr., 25 à 0 gr., 60 centigr., — eau de goudron 5 p. 1000, — sirop 10 p. 3000. — *A l'ext.* 1 partie p. 3 en pommade, — emplâtre du pauvre homme à 1/3.

BOLS DE GOUDRON (Ph. Ital.).

Goudron de bois } ãã	0 gr. 15 centigr.
Baume du Pérou }	
Racine de réglisse pulvérisée	0 — 30 —
Iris pulvérisé	0 — 10 —

M. pour 1 bol gélatinisé. 10 à 40 par jour.

EAU DE GOUDRON (Magne-Lahens).

Goudron de bois	1 gr.
Sciure de bois de pin	3 —
Eau distillée froide	200 —

F. macérer 24 heures. Filtrez.

ÉLECTUAIRE DE GOUDRON (Mignot).

Goudron	15 gr.
Baume du Pérou	15 —
Iris de Florence	12 —

F. s. a. 2 à 8 gr. par jour.

EMPLATRE DE GOUDRON (Van Mons).

Poix noire	8 gr.
Cire jaune	90 —
Goudron	125 —

F. s. a.

ÉMULSION DE GOUDRON (Le Bœuf, Cod.).

Cette émulsion contient 2 p. 100 de goudron. — Sert à préparer l'eau de goudron, l'injection, l'inhalation, etc.

ÉMULSION DE GOUDRON VÉGÉTAL (Adrian).

Goudron choisi	100 gr.
Jaune d'œuf	150 —
Eau	700 —

F. s. a.

FUMIGATION DE GOUDRON (Soubeiran).

Goudron	100 gr.
Eau	1000 —

F. bouillir 1/2 heure, dans la chambre du malade, 3 ou 4 fois par jour.

GLYCÉRÉ DE GOUDRON (Lecocq, Codex).

Goudron	1 gr.
Glycéré d'amidon	3 —

M.

GOUDRON GLYCÉRINÉ (Adrian).

Goudron de bois	1 gr.
Jaune d'œuf	1 —
Glycérine	2 —

M.

PILULES BALSAMIQUES (Prof. Bouchard).

Goudron	5 gr.
Baume de tolu	5 —
Benzoate de soude	4 —

Pour 40 pilules : 4 par jour.

POMMADE ANTIPSORIQUE.

Goudron Soufre sublimé	ãã 15 gr.
Savon noir Eau chaude	ãã 50 —

POMMADE AU GOUDRON (Leydan).

Goudron de bois Savon vert Alcool ou eau de Cologne	ãã P. E.

M.

POMMADE CONTRE PRURIGO (Giroux de Buzareingues).

Goudron	15 gr.
Laudanum de Rousseau	2 —
Axonge	60 —

M.

POMMADE DE GOUDRON CAMPHRÉE.

Pommade au goudron — camphrée	ãã P. E.

POMMADE DE GOUDRON (N. Guillot).

Axonge	30 gr.
Carbonate de soude Huile de cade Goudron	ãã 2 à 4 —

M.

SOLUTION ALCALINE CONCENTRÉE DE GOUDRON (Adrian).

Goudron choisi	100 gr.
Soude liquide à 36°	50 —
Eau	850 —

GRATIOLE. — *Gratiola officinalis* (Scrofulariées). *Syn.* Herbe à pauvre homme, sené des prés.

Part. empl. — Plante fleurie.

Princ. act. — Gratioline.

Prop. thérap. — Purgatif énergique, antigoutteux.

Prép. pharm. et posol. — — *A l'int.* Poudre 0 gr. 50 à 1 gr. 50 centigr.

GRENADIER. — *Punica granatum* (Myrtacées).

Part. empl. — Ecorce de la racine, fleurs (balaustes), fruits (grenades) — écorce de grenade.

Princ. act. — Granatine, tannin, mannite, *Pelletiérine* et *Isopelletiérine* (Tanret).

Prop. thérap. — Astringent, vermifuge, tænifuge.

Prép. pharm. et posol. — *A l'int.* Extrait alcoolique, 10 à 20 gr. ; il est préférable d'employer les préparations suivantes :

APOZÈME TÆNIFUGE (Cod.).

Ecorce fraîche de racine de grenadier	60 gr.
Eau	750 —

F. macérer 6 heures. F. bouillir à feu doux pour réduire à 500. Passez. A prendre en 3 fois à une 1/2 heure d'intervalle.

DÉCOCTION TÆNIFUGE.

Ecorce de racine de grenadier	50 gr.
Eau Q. s. pour décocté	250 —

Passez et ajoutez :

Extrait de fougère mâle Gomme pulvérisée	ãã 2 —
Sirop de menthe	30 —

— **PELLETIÉRINE** ($C^{16}H^{15}AzO^2$) et isopelletiérine ($C^{16}H^{15}AzO^2$). On emploie les *tannates* que l'on prépare en décomposant les sulfates par le tannin : ils sont solubles dans l'eau acidulée par l'acide tartrique. Si l'on ne veut pas isoler les tannates, on peut avoir recours à la formule suivante (Béranger-Féraud) : Sulfates de pelletiérine et d'isopelletiérine de 0 gr. 35 à 0 gr. 40 centigr., tannin 1 gr. à 1 gr. 50 centigr.

sirop simple, quantité suffisante. M. Tanret conseille de ne pas administrer la pelletiérine aux jeunes enfants.

GRINDELIA-ROBUSTA. — Composée dont les capitules renferment une matière résineuse très employée en Californie comme *antiasthmatique* et *expectorant stimulant*.
Prép. pharm. — Extrait fluide (à parties égales).
Pos. — X à XX gouttes à la fois, au début de l'attaque, on peut réitérer toutes les heures ou deux heures.

GROSEILLE. — Fruit du groseillier rouge *Ribes rubrum* (Saxifragées, Grossulariées).
Pour les prop. thérap. et les prép. pharm. v. *Framboise*.

GRUAU. — V. *Avoine*.

GUARANA. — *Paullinia sorbilis* (Sapindacées).
Part. empl. — Semences.
Princ. act. — Tannin, caféine.
Prop. thérap. — Tonique, antidiarrhéique, antinévralgique.
Prép. pharm. et posol. — *A l'int.* Extrait alcoolique 0 gr. 30 cent. à 1 gr., — décocté 3 gr. p. 1 tasse, — poudre 0 gr., 20 centigr. à 2 gr. — teinture alcoolique 10 à 20 gr. en potion.

PASTILLES (Jeannel).

Guarana pulvérisé	1 gr.
Sucre vanillé	9 —
Mucilage	Q. s.

F. s. a. 10 *pastilles*.

SIROP.

Extrait alcoolique de guarana	1 gr.
Sirop simple	100 —

M. 2 *à* 5 *cuillerées*.

GUAYCURU. — *Statice Braziliensis* (Plombaginées).
Part. empl. — Racine.
Princ. act. — Tannin et guaycurine (?).
Prop. thérap. — Astringent.
Prép. pharm. et posol. — *A l'int.* Décoction (1 p. 1000), 30 gr., teinture (1 p. 10 d'alcool), 4 à 8 gr.

GUIMAUVE. — *Althæa officinalis* (Malvacées).
Part. empl. — Racine, feuilles, fleurs.
Prop. thérap. — Emolliente, adoucissante, béchique.
Prép. pharm. et posol. — *A l'int.* Infusion 20 p. 1000. — sirop 30 p. 1000, — tablettes 0 gr., 10 centigr. par tablette. — *A l'ext.* Décoction 20 p. 1000.

GARGARISME ÉMOLLIENT (H. P.).

Racine de guimauve concassée	8 gr.
Mellite simple	30 —

PATE DE GUIMAUVE OU GOMME (Cod.).
Doses : ad libitum.
V. à *Gomme arabique*.

SIROP PECTORAL ANGLAIS

Eau		8000 gr.
Dattes		1000 —
Jujubes		500 —
Racine de réglisse		200 —
— de guimauve	ãã	125 —
Capillaire du Canada	ãã	125 —
Têtes de pavot blanc	ãã	125 —

F. s. a. 30 *à* 60 *gr. par jour*.

GURGUM (Baume de). — Mêmes propriétés et posologie que le baume de Copahu.

POTION (Vidal).

Baume de gurgum	4 gr.
Poudre de gomme arabique	4 —
Sirop simple	12 —
Infusion de badiane	40 —

Contre blennorrhagie.

TAMPON CONTRE VAGINITE (Vidal).

Baume de gurgum	1 gr.
Eau de chaux	2 —

Mélangez.

GUTTA-PERCHA. — Produit extrait du *Dichopsis gutta* du *Sapota muelleri* et d'autres arbres de la famille des Sapotacées.

Prop. thérap. — Employé contre le psoriasis.

Prép. pharm. et posol. — *A l'ext.* En solution dans le chloroforme.

SOLUTION DE GUTTA-PERCHA (Traumaticine simple).

Gutta-percha	1 gr.
Chloroforme	9 —

M.

GYNOCARDIA ODORATA. (CHAULMOOGRA). — Bixacées.

Part. empl. — Semences.

Princ. act. — Acide gynocardique et palmitique.

Prop. thérap. — Antiscrofuleux (?), employé dans les affections cutanées.

Prép. pharm. et posol. — *A l'int.* Huile de gynocardia ou de chaulmoogra V à XXX gouttes (en capsules). — *A l'ext.* en applications.

EMPLATRE D'HUILE DE CHAULMOOGRA (Hop. St.-Louis).

Emplâtre simple	2000 gr.
Cire jaune	1000 —
Huile de chaulmoogra	3000 —

F. s. a.

H

HAMAMELIS VIRGINICA (Saxifragacées). — *Syn.* Noisetier de sorcière, aune mouchetée.

Part. empl. — Ecorce et feuilles fraiches.

Prop. thér. — Antihémorrhoïdale, hémostatique (action incertaine).

Prop. pharm. et posol. — *A l'int.* Extrait fluide (représentant son poids de plante) jusqu'à 20 gr. extrait sec (hamameline), 0 gr. 05 à 0 gr. 15 centigr.; Teinture à 1/5e 2 à 6 grammes; — *A l'ext.* pommade, teinture 1 pour 10 d'axonge.

DÉCOCTION.

Hamamelis 30 gr.
Eau 500 —

Un verre.

MÉLANGE (Ferrand).

Teinture d'hamamelis 20 gr.
Glycérine anglaise 60 —

Par cuillerées à café.

PILULES.

Extrait sec ou hamameline 0 gr. 30 centigr.

Pour 10 pilules. De 1 à 3.

POMMADE.

Extrait d'hamamelis 0 gr. 20 centigr.
Beurre de cacao 10 —
Huile d'amandes Q. s.

POTION (Dujardin-Beaumetz).

Extrait fluide d'hamamelis } ãã 50 gr.
Sirop d'écorces d'oranges amères }
Teinture de vanille XX gouttes

M. A prendre par petites cuillerées.

POMMADE.

Teinture d'hamamelis 3 gr.
Axonge 30 —

M.

SUPPOSITOIRE.

Extrait d'hamamelis (0 gr. 05 à 0 gr. 15
Beurre de cacao 5 —

HASCHISCH. — Préparation obtenue avec les feuilles du chanvre indien, *Cannabis Indica* (Urticées).

Princ. act. — Haschischine.

Prop. thérap. — Excitant.

Prép. pharm. et posol. — *A l'int.* Extrait gras de haschiesh, 2 à 4 gr. ; — haschichisne, 0 gr. 05 à 0 gr. 10 centigr. ; — teinture (haschischine 1, alcool à 90° 9), X à XL gouttes.

PILULES (Debout).

Extrait de chanvre indien 0 gr. 10 centigr.
Lupulin 20 —

F. s. a. 100 pilules. 2 à 3 tous les soirs.

PILULES CONTRE SUEURS DES PHTHISIQUES.

Extrait de chanvre indien 1 gr. 50 centigr.
Acide gallique 6 gr.

F. s. a. 50 pilules. 2 à 4 le soir.

POUDRE CONTRE CHORÉE (Frerichs).

Extrait de chanvre indien } ãã 3 gr.
Lupulin récent }
Sucre }

F. s. a. 10 doses. 1 matin et soir.

HASSELTIA ARBOREA (Apocynacées).

Part. empl. — Suc laiteux extrait du tronc.

Prop. thérap. — Drastique puissant, anthelminthique.

Prép. pharm. et posol. — *A l'int.* Suc laiteux (médicament dangereux).

HAZIGNE. — Nom malgache du *Symphonia fasciculata* (Clusiacées).

Part. empl. — Graines.

Princ. act. — Graisse.

Prop. thérap. — Employé contre les rhumatismes et les contusions.

Prép. pharm. et posol. — *A l'int.* Graisse de graines, en frictions.

HEDYOSMUM NUTANS (Pipéracées).

Part. empl. — Feuilles.

Prop. thérap. — Antinévralgique.

Prép. pharm. et posol. — *A l'int.* Huile volatile. — *A l'ext.* Feuilles, en applications locales.

HEDYSARUM GANGETICUM. — Légumineuses (Papilionacées).

Part. empl. — Racine.

Prop. thérap. — Antidysentérique.

Prép. pharm. et posol. — *A l'int.* Racine pulv. 5 à 10 gr. en décoction à prendre en 4 à 5 fois par jour.

HÉLÉNINE (C^7H^9O). — *Syn.* Camphre d'aunée. Presque insoluble alcool, soluble eau.

Prop. thérap. — Signalé comme spécifique du microbe de la tuberculose.

HELLÉBORE. — V. *Ellébore.*

HEMIDESMUS INDICUS (Asclépiacées). — *Syn.* Naunari.

Part. empl. — Racine.

Prop. thérap. — Tonique, diurétique, diaphorétique.

Prép. pharm. et posol. — *A l'int.* infusion, 5 à 10 gr. par 100.

INFUSION.

Racine concassée	32 gr.
Eau bouillante	300 —

60 *à* 90 *gr.* 3 *fois par jour.*

SIROP.

Racine	120 gr.
Sucre blanc	840 —
Eau bouillante	500 —

F. infuser la racine dans l'eau, ajoutez le sucre. 30 *à* 60 *gr. par jour.*

HÉMOGLOBINE.

Prop. thérap. — Ferrugineux.

Prép. pharm. et posol. — *A l'int.* 3 à 10 gr.

DRAGÉES D'HÉMOGLOBINE.

Chaque dragée renferme 0 *gr.* 25 *centigr. d'hémoglobine.* 3 *à* 6 *par jour.*

SIROP.

Hémoglobine	15 gr.
Sirop de sucre	Q s. pour 1 litre

M. 2 *à* 4 *cuillerées.*

Chaque cuillerée renferme 0 *gr.* 25 *centigr. d'hémoglobine.*

VIN.

Hémoglobine	15 gr.
Vin blanc d'Espagne	Q. s. pour 1 litre

M. 2 *à* 3 *verres à madère.*

Chaque verre renferme 0 *gr.* 25 *centigr. d'hémoglobine.*

HENNÉ-ALHENNA. — *Lawsonia Inermis* (Salicariées). Très employé dans la médecine arabe.

Princ. actif. — Acide hennotannique.

Part. emp. — Racines, feuilles et fleurs.

Propriét. — La racine est astringente. Les feuilles sont employées en topique contre les ulcères et servent à teindre les ongles des pieds et des mains en jaune-orange, et à dorer les cheveux ; une application successive de feuilles d'indigo fait virer la couleur au noir.

Les fleurs sont réputées emménagogues.

HERACLEUM LANATUM (Ombellifères).

Part. empl. — Racine.

Prop. thérap. — Stimulant et carminatif — antiépileptique.

Prép. pharm. et posol. — *A l'int.* 6 à 9 gr.

HÊTRE. — *Fagus sylvatica* (Castanéacées).

Part. empl. — Ecorce,

Prop. thérap. — Astringent, fébrifuge (?).
Prép. pharm. et pos. — *A l'int.* Décoction 30 gr. pour 180.

HIÈBLE. — *Sambucus ebulus* (Rubiacées).
Part. empl. — Baies, racine.
Princ. act. — Hiéblin (surtout dans la racine).
Prop. thérap. — Purgatif violent.
Prép. pharm. et posol. — *A l'int.* Suc de baies (inusité).

HOANG-NAN. — Poussière rougeâtre provenant de l'écorce du Strychnos Gaulteriana.
Princ. act. — Brucine, strychnine (F. Wurtz).
Prop. thérap. — Employé contre maladies de peau.
Prép. pharm. et posol. — *A l'int.* 0 gr. 05 à 0 gr. 25 centigr.

PILULES.

Alun	1/5
Réalgar naturel	2/5
Hoang-nan	2/5

Doses : 0 gr. 05 centigr. et 0 gr. 20 centigr. à 1 gr. 50 centigr., progressivement et en surveillant l'action.

HOMATROPINE. ($C^{16}H^{21}AzO^3$) combinaison d'atropine et d'acide oxytoluique, peu soluble eau. On emploie aussi le bromhydrate.
Prop. thérap. — Dilate la pupille.
Prép. pharm. et posol. — *A l'ext.* 0 gr. 05 centigr. p. 10 gr. en collyre. A peu près inusité.

COLLYRE.

Homatropine	0 gr. 05 centigr.
Eau distillée	10 —

1 *goutte en instillation.*

HOPEINE. — Prétendu alcaloïde qu'on a dit retiré du houblon d'Amérique ; les échantillons examinés ne renfermaient que de la morphine aromatisée avec de l'essence de houblon.

HOUBLON. — *Humulus lupulus* (Ulmacées).
Part. empl. — Fleurs.
Princ. act. — Lupulin. Huile essentielle.
Prop. thérap. — Tonique amer, narcotique, sédatif.
Prép. pharm. et posol. — *A l'int.* Houblon, extrait 0 gr. 30 centigr. à 2 gr. — infusion 10 p. 1000 — sirop 20 à 100 gr. ; — lupulin 0 gr. 50 centigr. à 2 gr. — *A l'ext.* Houblon en cataplasmes lupulin en pommade.

ALCOOLÉ DE LUPULIN (Personne).

Lupulin	1 gr.
Alcool à 90°	4 —

F. digérer 8 jours. Passez. 2 à 4 gr. M. Pour 1 cataplasme (Foy).

PILULES CONTRE POLLUTIONS NOCTURNES (Sigmund).

Lupulin et extrait de houblon	ãã 1 gr. 50 centigr.
Camphre et extrait d'opium	0 gr. 07 centigr. à 0 gr. 15 centigr.

F. s. a. 15 pilules. 1 à 2 par jour.

AUTRE (Frerichs).

Lupulin	7 gr. 30 centigr.
Extrait de chanvre indien	ãã 0 — 50 —
Aloès	ãã 0 — 50 —
Extrait de belladone	0 — 40 —
— de réglisse	Q. s.

Pour 80 pilules. Dose 2 à 4 gr.

PILULES CONTRE SATYRIASIS

Lupulin	2 gr.
Bromure de potassium	2 —
Extrait de nymphæa	Q. s.

Par 20 pilules. 2 toutes les heures.

HOUX. — *Ilex aquifolium* (Ilicinées). — *Syn.* Houx commun.

Part. empl. — Feuilles, baies.

Princ. act. — Ilicine.

Prop. thérap. — Sudorifique fébrifuge (feuilles), purgatif (baies).

Prép. pharm. et posol. — *A l'int.* Décoction de feuilles fraîches 30 à 60 gr. p. 1000 — poudre, 6 gr. — *A l'ext.* Feuilles en lavement

JULEP FÉBRIFUGE (Magendie).

Feuilles de houx	20 gr.
Eau	200 —

F. bouillir jusqu'à réduction d'un sixième, passez, ajoutez :

Sirop de gentiane	50 gr.

A prendre en 2 fois dans la journée

VIN DE HOUX (Rousseau).

Feuilles de houx en poudre	10 gr.
Vin blanc	200 —

F. infuser 12 heures. 100 *à* 200 *gr.*

HYDRANGEA ARBORESCENS (Saxifragacées).

Part. empl. — Racine.

Prop. thérap. — Employée contre la gravelle et les maladies des voies urinaires.

Prép. pharm. et posol. — *A l'int.* Décoction 15 gr. p. Q. s. d'eau — Extrait fluide 2 gr.; — poudre 2 gr. toutes les 2 heures; — sirop 20 gr.

HYDRASTIS CANADENSIS (Renonculacées).

Part. empl. — Racine.

Princ. act. — Berbérine, hydrastine, xanthopuccine.

Prop. thérap. — Tonique, antipériodique, diurétique, préconisé contre l'hémorrhagie utérine.

Prép. pharm. et posol. — *A l'int.* Décoction 60 p. 1000 — extrait fluide, LXXX gouttes (en 4 fois) — hydrastine 0 gr 05 à 0 gr. 20 centigr. — teinture (1 p. 10), XX à XXX gouttes.

ÉLIXIR D'HYDRASTIS.

Teinture d'hydrastis	10 gr.
Elixir de Garus	100 —

1 gr. par cuillerée.

HYDRASTINE. ($C^{42}H^{21}AzO^{12}$), cristaux prismatiques incolores et brillants, insolubles dans l'eau, solubles dans 120 parties d'alcool. Dose 5 à 20 centigr. par jour en plilules de 0 gr. 05 centigr.

L'*Hydrastine impure* et le produit cristallisé désigné sous le nom d'*Hydrastine* (mélange du *Chlorhydrate*, de *Berberine* et d'*Hydrastine)* ont la même posologie.

HYDRASTININE. ($C^{22}HAz^{13}O^{6}$), obtenue en oxydant l'hydrastine par l'acide azotique : poudre blanche, peu soluble dans l'eau, soluble alcool et éther, préconisée contre hémorrhagies, métrorrhagie métrite. Dose 5 à 10 centigr. en injections hypodermiques. On emploie le *Chlorhydrate* — toxique à doses plus élevées.

HYDROCOTYLE ASIATIQUE. *Hydrocotyle asiatica* (Ombellifères).

Part. empl. — Plante entière.

Prop. thérap. — Employée contre les ulcérations non spécifiques, et certaines maladies de la peau.

Princ. act. — Vellarine (?).

Prép. pharm. et posol. — *A l'int.* Poudre 0 gr. 50 à 1 gr. 50 centigr. en 3 fois. — *A l'ext.* Feuilles en cataplasmes

PILULES (Lépine).

Extrait d'hydrocotyle 5 gr.
Poudre de guimauve Q. s.

Pour 100 pilules contenant chacune 0 gr. 05 centigr. d'extrait.

SIROP (Lépine).

Extrait d'hydrocotyle 2 gr.
Sirop simple 1000 —

0 gr. 05 centigr. d'extrait par cuillerée.

TISANE D'HYDROCOTYLE.

Hydrocotyle 8 à 30 gr
Eau 2000 —

F. bouillir jusqu'à réduction à 1000. — 3 verres par jour.

HYDROGALA. — *Lait* 125 gr., eau 1000 gr. : ou lait 250 gr., eau 750 gr. (F. H. P.)

HYDROMEL. — *Miel* 100 gr., eau 1000 gr.

HYOSCIAMINE. — V. *Jusquiame.*

HYOSCINE. — Isomère de l'*atropine* et de *hyosciamine*, le chlorhydrate a été proposé par le Dr Gley comme *mydriatique*, et comme *hypnotique*. — *Posologie :* en collyre comme l'atropine : usage interne. — Dose de 1/2 à 3 m. m. *progressivement.*

HYPNAL (MONOCHLORAL ANTIPYRINE). Combinaison à équivalents égaux de chloral et d'antipyrine, produit cristallisé, fondant à 68°; soluble dans 15 parties d'eau, plus soluble dans l'alcool. (H.)

Prop. thérap. — Hypnotique et analgésique, sans saveur désagréable et non irritant.

Posologie. — Dose moyenne 1 gr. (en 1 ou 2 fois) pouvant être portée jusqu'à 2 gr., en cachets, capsules, potion, sirop, élixir.

HYPNONE (C^8H^8O). — *Syn.* Méthyl-benzoïle, méthylacétone, acétophénone. Insoluble eau, soluble alcool, éther, glycérine, huiles et essences.

Prop. thérap. — Anesthésique, narcotique. *Contre indication*, affections cardiaques.

Prép. pharm. et pos. — *A l'int.* 0 gr. 50 centigr. au maximum. La dose habituelle est de IV à VIII gouttes (0 gr. 10 à 0 gr. 20 centigr.) dans une infusion théiforme.

CAPSULES GÉLATINEUSES D'HYPNONE

Huile 1 gr.
Hypnone 0 — 30 centigr.

M. et F. 5 capsules gélatineuses. A prendre en 2 ou 3 fois.

PERLES D'HYPNONE.

Les perles d'hypnone préparées par les droguistes contiennent 0 gr. 05 centigr. à 0 gr. 10 centigr. d'hypnone.

SIROP.

Hypnone XX gouttes
Sirop de fleurs d'oranger 25 gr.

IV gouttes par cuillerée à café. De 1 à 3 cuillerées.

HYSOPE. *Hyssopus officinalis* (Labiées).

Part. empl. — Sommités fleuries.

Prop. thérap. — Stimulant, béchique, expectorant, stomachique, carminatif.

Prép. pharm. et posol. — *A l'int.* Eau distillée 50 à 100 gr. — Infusion 10 p. 100 — Sirop 30 à 60 gr.

I

ICHTHYOCOLLE. — V. *Gélatine*.

ICHTHYOL. — Produit de la distillation d'une roche bitumineuse trouvée dans les environs de Seefeld (Tyrol). Un peu soluble, éther et alcool, miscible à la vaseline et aux huiles, s'émulsionne avec l'eau.

Prop. thérap. — Préconisé dans le psoriasis et autres maladies de la peau, et contre les douleurs rhumatismales (Unna).

Prép. pharm. et posol. — *A l'ext.* En applications.

ICHTHYOL CONTRE ANTHRAX (Dr Félix).

Ichthyol	4	gr.
Cérat camphré	15	—

POMMADE.

Ichthyol	10	gr.
Axonge	100	—

M.

POMMADE.

Litharge	10	gr.
Vinaigre	30	—

F. bouillir jusqu'à réduction 30 gr.

Ajoutez :

Huile d'olive	ãã	10 gr.
Axonge		
Ichthyol		

SOLUTION.

Ichthyol	20	gr.
Huile de ricin	20	—
Alcool	100	—

M. pour la tête.

SOLUTION

Ichthyol	5	gr.
Alcool	50	—
Ether	50	—

M. pulvérisations dans l'angine catarrhale.

INGA. — Du *Mimosa cochleocarpa* (Mimosées).

Part. empl. — Ecorce.

Prop. thérap. — Tonique, astringent, fébrifuge.

Prép. pharm. et posol. — *A l'int.* Extrait 0 gr. 50 centigr. à 2 gr. — *A l'ext.* décoction Q. v.

Incompat. — Sels de fer, de plomb, gélatine.

INGLUVINE. — Matière extraite des gésiers d'oiseaux : analogue à la pepsine.

Prép. pharm. et posol. — *A l'int.* Poudre 0 gr. 50 à 1 gr. 50 centigr. sur du pain après le repas.

IODE — I — 1 partie est soluble dans 7000 parties d'eau à 10°, et 52, 63 de glycérine, 12 parties d'alcool, 20 parties d'éther, et de chloroforme. Soluble dans huiles, graisses, vaseline.

Prop. thérap. — Fondant, résolutif, révulsif, antiscrofuleux.

Prép. pharm. et posol. — *A l'int.* 0 gr. 01 à 0 gr. 05 centigr. — (sirop raifort iodé, 0 gr. 02 centigr. d'iode par cuillerée.) — *A l'ext.* Iode, en pommade — teinture d'iode (1 p. 12 d'alcool).

Incompat. — Gomme, amidon, tannin et substances qui en contiennent ; alcaloïdes et leurs préparations ; alcalis et carbonates alcalins ; sels métalliques.

BAIN IODURÉ (Cod. 66 : H. P.).

Iode	10	gr.
Iodure de potassium	20	—
Eau	250	—

F. dissoudre, ajoutez à l'eau du bain.

COLLYRE IODÉ (Boinet).

Eau distillée de roses	25	gr.
Tannin	0	— 10 centigr.
Teinture d'iode	10	—

F. s. a.

COLLODION IODÉ.

Iode 1 gr.
Collodion élastique 30 —

COLLUTOIRE IODÉ (Mandl).

Iode }
Acide phénique } āā 0 gr. 50 centigr.
Iodure de potassium 1 —
Glycérine 50 —

Contre pharyngite granuleuse.

COTON IODÉ (Méhu).

Coton cardé sec 25 gr.
Iode pulvérisé 2 —

Mêlez ; placez dans un flacon fermé, chauffez à 100° pendant une heure.

EMBROCATION RÉVULSIVE (Todd).

Iode 4 gr.
Iodure de potassium 2 —
Alcool 30 —

F. dissoudre.

GARGARISME IODÉ.

Teinture d'iode }
Glycérine } āā 10 gr.
Décocté de roses de Provins 200 —

GARGARISME ANTISYPHILITIQUE (Langlebert).

Teinture d'iode 4 gr.
Eau distillée 400 —
Sirop de mûres 40 —

F. s. a.

GARGARISME OU LOTION IODURÉE (Ricord).

Eau distillée 200 gr.
Iodure de potassium 0 — 50 centigr.
Teinture d'iode 4 — —

GLYCÉRÉ D'IODE (Foucher).

Teinture d'iode 2 à 4 gr.
Glycérine 15 —

M.

GLYCÉRÉ D'IODE (Auspitz).

Iode 1 gr.
Glycérine 200 —

F. dissoudre.

GLYCÉRÉ D'IODE PHÉNIQUÉ (Mandl).

Iode 1 gr.
Iodure de potassium 2 —
Acide phénique 1 —
Glycérine 100 —

F. dissoudre.

GOUTTES CONTRE PHTHISIE (Rosemberg.)

Teinture d'iode 20 gr.
Menthol 4 —

F. s. a. V à XX gouttes par jour.

HUILE DE FOIE DE MORUE IODÉE.

Iode 1 gr.
Huile de foie de morue 1000 —

INJECTION CONTRE CYSTITE (Mallez).

Teinture d'iode 3 gr.
Iodure de potassium 1 —
Eau distillée 300 —

F. s. a. Pour 3 injections. — 1 par jour.

INJECTION (EMPYÈME) (Hérard).

Teinture d'iode 20 à 40 gr.
Iodure de potassium 4 —
Eau 100 —

F. dissoudre.

INJECTION CONTRE MÉTRORRHAGIE (Dupierris).

Teinture d'iode 15 gr.
Iodure de potassium 0 — 50 centigr.
Eau distillée 30 —

F. s. a.

INJECTION CONTRE VAGINITE (Langlebert).

Eau distillée 1000 gr.
Teinture d'iode 20 à 40 —
Iodure de potassium Q. s.

Pour empêcher la précipitation de l'iode.

INJECTION DE BOYS.

Teinture d'iode 3 gr.
Glycérine 30 —
Eau 150 —
Acide phénique liquide I goutte

INJECTION DÉTERSIVE (Mallez).

Teinture d'iode 3 gr.
Iodure de potassium 1 —
Eau 300 —

F. dissoudre. — Injections de 100 gr. par jour.

INJECTION IODÉE (Boinet).

Teinture d'iode 150 gr.
Iodure de potassium 4 —
Eau distillée 150 à 500 —

F. s. a.

INJECTION IODO-TANNIQUE (Boinet).

Teinture d'iode 2 gr.
Tannin 5 —
Eau distillée 300 —

INJECTION IODURÉE (Cod. 66).

Iode 5 gr.
Iodure de potassium 5 —
Alcool à 90° C. 50 —
Eau distillée 100 —

F. dissoudre l'iode et l'iodure dans l'eau ; ajoutez l'alcool.

IODE CAUSTIQUE (Rieseberg).

Iode pulvérisé 1 gr.
Glycérine 2 —

Agitez. Etendre tous les 2 jours avec un pinceau.

LAVEMENT IODÉ (Delioux).

Teinture d'iode X à XX gouttes
Iodure de potassium 0 gr. 50 centigr.

Pour dissoudre :

Eau 250 gr.

Dysenterie chronique.

LINIMENT VÉSICANT (Neligan).

Iode 10 gr.
Iodure de potassium 4 —
Camphre 2 —
Alcool 60 —

F. dissoudre.

MIXTURE IODÉE (Mayet).

Sirop antiscorbutique 30 gr.
Sirop de quinquina 30 —
Vin de quinquina 140 —
Teinture d'iode 1 —

M. filtrez.

PILULES EMMÉNAGOGUES (Brera).

Iode 0 gr. 05 centigr.
Réglisse pulvérisée 1 — 20 —
Rob de sureau Q. s.

F. s. a. 8 pilules. — En donner de 4 à 8 par jour.

POMMADE CONTRE CHUTE DES CHEVEUX (Bouchut).

Extrait de jusquiame 5 gr.
Teinture d'iode 5 —
Moelle de bœuf 30 —
Essence de bergamote Q. s.

F. s. a. une pommade. — Frictionner le cuir chevelu matin et soir.

POMMADE CONTRE OPHTALMIE SCROFULEUSE (Lugol).

Iode 0 gr. 60 centigr.
Iodure de potassium 4 —
Vaseline 50 —

F. s. a. (Ewald).

POMMADE CONTRE TUMEURS BLANCHES.

Iode 1 gr.
Iodure de potassium 6 —
Teinture d'opium 8 —
Axonge 60 —

(Ewald).

POMMADE IODÉE.

Iode 1 gr.
Axonge ou vaseline 30 —

Mêlez.

POTION IODÉE (Jeannel).

Teinture d'iode 6 gr.
Iodure de potassium 1 —
Sirop simple 60 —
Eau distillée 500 —

M. 1 cuillerée à bouche toutes les heures.

POTION IODÉE (Schmitt).

Teinture d'iode XV gouttes
Hydrolat de menthe 60 gr.
Eau distillée 60 —
Sirop simple 30 —

M. 1 cuillerée à bouche toutes les 2 heures.

SIROP IODO-FERRÉ (Fournier).

Iode 0 gr. 50 centigr.
Peroxyde de fer 2 — 50 —
Sirop Raifort composé 1000 —

SIROP IODO-TANNIQUE (Guillermond).

Iode 2 gr.
Extrait de ratanhia soluble 8 —
Eau et sucre Q. s.

F. s. a. 1 kilo de sirop. 1 cuillerée à bouche 2 fois par jour.

SIROP DE RAIFORT IODÉ (Grimault).

Le Codex indique :

Iode 1 gr.
Alcool à 90° 15 —
Sirop de raifort composé 985 —

20 gr. contiennent 2 centigr. d'iode.

SOLUTÉ-IODURÉ CAUSTIQUE (Lugol).

Iode } āā 1 gr.
Iodure de potassium }
Eau distillée 2 —

F. dissoudre.

SOLUTÉ-IODURÉ SUBSTITUTIF (Guibourt).

Iode } āā 1 gr.
Iodure de potassium }
Alcool à 90° C. 10 —
Eau distillée 18 —

F. dissoudre.

SOLUTION CONTRE PRURIT VULVAIRE (Hancke).

Iode 1 gr.
Iodure de potassium 2 — 50 centigr.
Alcool 30 —
Eau 250 —

SOLUTION IODÉE CONTRE ABCÈS DES ARTICULATIONS (Bonnet).

Iode 5 gr.
Iodure de potassium 10 —
Eau 40 —

M.

SOLUTION IODÉE CONTRE LUPUS (Auspitz).

Iode 1 gr.
Glycérine 200 —
F. dissoudre.

SOLUTION IODÉE CAUSTIQUE A L'IODURE DE POTASSIUM (F. H. P.).

Iode | ãã 10 gr.
Iodure de potassium |
Eau distillée 20 —
F. dissoudre.

SOLUTION IODÉE CAUSTIQUE A L'IODURE DE POTASSIUM (Hardy).

Iode pur 3 à 4 gr.
Iodure de potassium 8 —
Eau distillée 30 —
F. dissoudre.

SOLUTION IODÉE A L'IODURE DE POTASSIUM POUR BOISSON (H. P.).

Iode 0 gr. 20 centigr.
Iodure de potassium 0 — 40 —
Eau distillée 1000 —
F. dissoudre.

SOLUTION IODO-TANNIQUE NORMALE (Guillermond).

Iode 5 gr.
Tannin 45 —
Eau 1000 —
F. s. a.

SOLUTION CONTRE OZÈNE (Miot.)

Teinture d'iode 10 gr.
Iodure de potassium 1 —
Eau 10 —
Laudanum Sydenham 3 —
Pour applications après avoir préalablement badigeonné avec une solution de chlorhydrate de cocaïne à 1/20e.

TAMPON VAGINAL (Chéron).

Teinture d'iode | ãã 40 gr.
Tannin |
Glycérine 150 —
Q. s. pour imbiber un tampon.

TEINTURE D'IODE IODURÉE.

Teinture d'iode 30 gr.
Iodure de potassium 4 —
M.

TEINTURE D'IODE MORPHINÉE (Mackenzie).

Teinture d'iode 4 gr.
Chlorhydrate de morphine 0 — 20 centigr.
F. dissoudre.

TOPIQUE IODÉ (Casten).

Gelée d'amidon 200 gr.
Teinture d'iode 8 —
M. pour pansements (Bouch.).

TOPIQUE IODÉ (Chaberly).

Amidon en poudre 60 gr.
Iode en poudre 0 — 50 centigr.
Acétate de morphine 0 — 45 —
M.

TOPIQUE IODÉ (Schœbein).

Sel marin 100 gr.
Sulfate de magnésie 50 —
Teinture d'iode 2 —
Eau 500 —
F. dissoudre (Dorvault).

TOPIQUE RÉSOLUTIF ET SÉDATIF (Diday).

Teinture d'iode 6 gr.
Extrait de belladone 6 —
M.

— ACIDE IODHYDRIQUE — HI —.

Prop. thérap. — Employé comme les autres préparations d'iode, mais rarement.

Prép. pharm. et posol. — *A l'int.* X à XL gouttes de la solution officinale de Buchanam.

ACIDE IODHYDRIQUE (Buchanam).

Acide tartrique 13 gr. 20 centigr.
Iodure de potassium 15 — 50 —
F. dissoudre séparément dans 16 gr. d'eau distillée. M. en agitant, et passez. Ajoutez q. s. d'eau pour avoir 200 gr. de liquide. X à XL gouttes dans un verre d'eau.

SIROP D'ACIDE IODHYDRIQUE (Murdoch).

Sirop de sucre 80 gr.
Solution de Buchanam 20 —
M. 1 cuillerée à café.

— ACIDE IODIQUE. — Très soluble eau.

Prop. thérap. — Antigoitreux, antiscrofuleux.

Prép. pharm. et posol. — *A l'int.* Solution à 1/5e, 1 à 2 gr.

INJECTION HYPODERMIQUE (Luton).

Acide iodique	2 gr.
Eau	10 —

F. dissoudre. 1 à 2 gr. en injection.

— **IODATE DE POTASSE.** — Mêmes propriétés et mode d'emploi que le *Chlorate de potasse à doses plus faibles.*

— **IODATE DE SOUDE.** — Mêmes propriétés et mode d'emploi que le *Chlorate de soude*, à doses plus faibles cependant.

IODOFORME (CHI^3). — Insoluble eau, soluble dans 80 parties d'alcool à 90° à froid, dans 12 parties d'alcool bouillant, et dans 6 parties d'éther ; soluble dans chloroforme, benzine, huiles fixes et volatiles, insoluble glycérine.

Prop. thérap. — Anesthésique, cicatrisant, désinfectant, antisyphilitique, antigoitreux, antiscrofuleux.

Prép. pharm. et posol. — *A l'int.* Poudre 0 gr. 10 à 0 gr. 60 centigr. — *A l'ext.* Poudre en applications.

CHLOROFORME IODOFORMIQUE.

Dissolution d'iodoforme à 1/10 ou à saturation.

COLLODION IODOFORMÉ.

Iodoforme	0 gr. 25 centigr.
Collodion élastique	4 —

F. dissoudre.

COTON IODOFORMÉ.

Coton	Q. v.
Solution éthérée d'iodoforme	Q. s.

CRAYONS D'IODOFORME (Cod.).

Iodoforme	10 gr.
Gomme pulvérisée	0 — 50 centigr.

M. ajoutez q. s. d'eau et de glycérine pour faire une masse pilulaire que l'on roule en crayons.

ÉTHER IODOFORMÉ.

Iodoforme	5 gr.
Ether sulfurique	100 —

ÉTHER IODOFORMÉ POUR PULVÉRISATIONS CONTRE ULCÉRATION DE LA GORGE ET DU VAGIN (Dujardin-Beaumetz).

Iodoforme	1 gr.
Ether sulfurique	100 —

FORMULES POUR MASQUER L'ODEUR DE L'IODOFORME.

1. Iodoforme	2 parties
Café pulvérisé	1 —
2. Acide phénique cristallisé	1 gr.
Iodoforme	10 —
3. Iodoforme	10 gr.
Acide phénique	0 — 05 centigr.
Essence de menthe	I ou II gouttes
4. Camphre	5 gr.
Essence de menthe	2 gr.
Iodoforme	—
5. Iodoforme	100 gr.
Essence de menthe	5 —
— de néroli	1 —
— de citron	2 —
Teinture de benjoin	1 —
6. Iodoforme	5 gr.
Essence de roses	II gouttes
7. Iodoforme	5 gr.
Coumarine	1 —

GLYCÉRÉ D'IODOFORME (Bilroth).

Iodoforme	1 gr.
Glycérine	10 —

M.

HUILE IODOFORMÉE (Moretin).

Iodoforme	5 gr.
Huile d'amandes douces	1000 —
Essence d'amandes amères	III gouttes

F. dissoudre. Filtrez. 1 à 3 cuillerées à bouche.

HUILE DE FOIE DE MORUE IODOFORMÉE (Fonssagrives).

Huile de foie de morue blonde	100 gr.
Iodoforme	0 — 25 centigr.
Essence d'anis	X gouttes

M.

HUILE DE FOIE DE MORUE IODOFORMÉE (Purdon).

Iodoforme	1 gr.
Huile de foie de morue	250 —
Essence d'anis	3 —

M. 2 cuillerées à bouche.

INJECTION CONTRE BLENNORRHAGIE.

Acide tannique 2 gr. 50 centigr.
Iodoforme 2 — 50 —
Glycérine 31 —
Eau 94 —

F. s. a.

Faites d'abord passer un courant d'eau à 40° dans l'urèthre (jusqu'à 1 litre), puis faites l'injection précédente.

INSUFFLATIONS D'IODOFORME.

Iodoforme 2 parties
Amidon pulvérisé 1 —

M.

LINIMENT A L'IODOFORME.

Alcool à 85° 30 gr.
Savon animal 4 —
Iodoforme 1 —
Huile volatile de menthe 1 —

M. F. dissoudre au B.-M. En frictions.

LINIMENT A L'IODOFORME (Gallois).

Iodoforme 1 partie
Baume du Pérou 3 —
Esprit-de-vin ou glycérine 12 —

M.

MÉLANGE GLYCÉRINÉ D'IODOFORME CONTRE MÉTRITE (Kisch).

Iodoforme 30 gr.
Glycérine 100 —
Essence de menthe poivrée 3 —

M.

MÉLANGE GLYCÉRINÉ D'IODOFORME POUR INJECTION HYPODERMIQUE DANS LA SYPHILIS (Lipp.).

Iodoforme 6 gr.
Glycérine 20 —

M. 0 gr. 30 centigr à 0 gr. 75 centigr. en injection.

MÉLANGE GLYCÉRINÉ D'IODOFORME POUR INJECTION INTERSTITIELLES DANS LE GOITRE (Mosetig).

Iodoforme 1 gr
Glycérine 20 gr.

M.

MÉLANGE POUR INJECTION INTERSTITIELLE CONTRE LE GOITRE (Mosetig).

Iodoforme 1 gr.
Benzol 9 —
Huile de vaseline 10 —
Huile de gaultheria II gouttes

M.

ONCTIONS CONTRE CATARRHE CHRONIQUE DU NEZ (Eberlé).

Iodoforme 4 gr.
Essence solide de géranium 0 — 50 centigr.
Acide phénique liquide XV gouttes
Vaseline 32 gr.

F. s. a.

PASTILLES D'IODOFORME.

Iodoforme 5 gr.
Sucre vanillé 100 —
Coumarine 1 —
Mucilage de gomme adragante 1 —

F. s. a. 100 pastilles 5 à 6 par jour.

PERLES D'IODOFORME.

Solution éthérée d'iodoforme à saturation.

F. s. a. des perles contenant 0 gr. 25 centigr. de dissolution. 1 à 2 par jour.

PILULES D'IODOFORME.

Iodoforme } āā 6 gr.
Extrait de quinquina }
Essence de menthe II gouttes.

Pour 50 pilules contenant chacune 0 gr. 10 centigr. d'iodoforme.

PILULES D'IODOFORME.

Iodoforme 0 gr. 10 centigr.
Sucre de lait 0 — 05 —
Mucilage Q. s.

Pour 1 pilule. 2 à 3 par jour.

PILULES D'IODOFORME (Bouchardat).

Iodoforme 5 à 10 gr.
Extrait d'absinthe Q. s.
Essence de roses I à II gouttes

F. s. a. 50 pilules. 2 à 5 par jour.

PILULES D'IODOFORME (Greenhalgh).

Iodoforme 0 gr. 10 centigr.
Racine de guimauve pulvérisée } āā Q. s.
Miel blanc }

M. pour 1 pilule. 1 à 3, trois fois par jour.

PILULES D'IODOFORME CONTRE DIABÈTE (Moleschott).

Iodoforme 1 gr.
Extrait de lactucarium 1 —
Coumarine 0 — 10 centigr

Pour 20 pilules. 2 à 8 par jour.

PILULES D'IODOFORME CONTRE NÉVRALGIES SYPHILITIQUES (Zeissel, Mauriac).

Poudre d'iodoforme 1 gr. 50 centigr.
Extrait et poudre de gentiane Q. s.

F. 20 pilules. 2 à 3 par jour.

PILULES D'IODOFORME CONTRE PHTHISIE (Chiarenelli).

Iodoforme 0 gr. 10 centigr.
Poudre de lycopode 0 — 50 —
Extrait de gentiane 0 — 50 —
Pour 1 pilule. 2 à 6 par jour.

PILULES D'IODOFORME ET CRÉOSOTE (Legroux).

1. Créosote 5 gr.
Iodoforme 5 —
Terpine 5 —
Acide benzoïque 2 —
Térébenthine de mélèze 2 —
Poudre de guimauve 6 —
Magnésie légère 6 —
Pour 100 *pilules.* 4 *à* 10 *par jour.*

2. Iodoforme 5 gr.
Créosote 2 — 50 centigr.
Térébenthine 2 —
Magnésie légère 3 —
Poudre de guimauve 3 —
Pour 100 *pilules.* 4 *à* 10 *par jour.*

3. Iodoforme 3 gr.
Terpine 3 —
Térébenthine de mélèze 2 —
Poudre de guimauve 1 — 50 centigr.
Acide benzoïque 2 —
Magnésie légère 1 — 50 —
Pour 60 *pilules.* 4 *à* 10 *par jour.*

4. Iodoforme 5 gr.
Créosote 5 —
Térébenthine 2 —
Acide benzoïque 2 —
Guimauve pulvérisée 6 —
Magnésie 6 —
Pour 100 *pilules.* 4 *à* 10 *par jour.*

POMMADE D'IODOFORME.

Iodoforme pulvérisé 3 parties
Café pulvérisé 1 —
Paraffine 30 —
M.

POMMADE D'IODOFORME.

Iodoforme 2 à 4 gr.
Cérat simple ou vaseline 30 —
Essence de roses II à IV gouttes
M.

POMMADE D'IODOFORME CONTRE BLÉPHARITE CILIAIRE (Hayer).

Iodoforme 1 gr.
Vaseline 4 —
M.

POMMADE D'IODOFORME CONTRE CHANCRES

Iodoforme 1 gr.
Baume du Pérou 3 —
Vaseline 8 —
M.

POMMADE D'IODOFORME CONTRE FISSURES A L'ANUS.

Iodoforme 4 gr.
Axonge benzoïnée 20 —
F. s. a.

POMMADE D'IODOFORME CONTRE HÉMORRHOÏDES (Sabal).

Iodoforme 4 gr.
Opium pulvérisé 1 —
Vaseline 4 —
F. s. a.

POMMADE D'IODOFORME CONTRE L'ORCHITE (Alvarez).

Iodoforme 1 à 2 gr.
Axonge 30 —
M.

POMMADE D'IODOFORME CONTRE L'ORCHITE (Bourdeaux).

Iodoforme 4 gr.
Vaseline 30 —
M.

POMMADE D'IODOFORME CONTRE L'OZÈNE (Lennox-Brown).

Iodoforme 0 gr. 50 centigr.
Vaseline 30 —
M.

POMMADE D'IODOFORME CONTRE L'OZÈNE (Lennox-Brown).

Iodoforme 0 gr. 30 à 0 gr. 50 centigr.
Ether sulfurique 3 à 5 —
Vaseline 30 —
Essence de roses V à VIII gouttes
F. s. a.

POMMADE D'IODOFORME CONTRE LE PRURIGO (Hillairet).

Iodoforme 5 gr.
Axonge 45 —
M.

POMMADE D'IODOFORME CONTRE LES ULCÈRES CHRONIQUES (Wyndham Cottle).

Iodoforme 1 gr. 20 centigr.
Axonge 28 —
M.

POMMADE D'IODOFORME CONTRE LE VAGINISME (Gallard).

Iodoforme pulvérisé } āā 2 gr.
Beurre de cacao }
Axonge 15 —
M.

POUDRE CONTRE CATARRHE NASAL (Beverley).

Iodoforme pulvérisé 4 gr.
Camphre pulvérisé 4 —
Gomme pulvérisée 8 —
M.

POUDRE ABSORBANTE ANTISEPTIQUE (Lucas-Championnière)

Poudre d'iodoforme	}	
— de quinquina gris	}	āā 100 gr.
— de benjoin	}	
— de carbonate de magnésie	}	
Essence d'eucalyptus		12 gr. 50

F. s. a.

POUDRE CONTRE BUBON SUPPURÉ (Dr Cavazani).

Iodoforme	22 gr.
Acide salicylique	10 —
Sous-nitrate de bismuth	10 —
Camphre pulvérisé	3 —

F. s. a. Pour saupoudrer les plaies résultant de l'incision.

POUDRE DÉSINFECTANTE CONTRE CANCER UTÉRIN (Gillette).

Iodoforme	18 gr.
Sulfate de quinine	3 —
Charbon pulvérisé	15 —
Essence de menthe	XL gouttes

M. En applications.

PRISES D'IODOFORME CONTRE NÉVRALGIES SYPHILITIQUES (Zeissel).

Iodoforme	1 gr. 50 centigr.
Sucre pulvérisé	3 —

M. et F. 20 prises. 3 par jour.

SOLUTION ANTISYPHILITIQUE (Iznard).

Iodoforme	3 gr.
Alcool rectifié	10 —
Glycérine pure	30 —

F. dissoudre.

SOLUTION ALCOOLIQUE D'IODOFORME.

Iodoforme		10 gr.
Ether sulfurique	} āā	20 —
Alcool	}	

SOLUTION ÉTHÉRÉE D'IODOFORME CONTRE ULCÈRES SYPHILITIQUES (Iznard).

Iodoforme	2 gr.
Ether sulfurique	40 —

F. dissoudre.

SOLUTION ÉTHÉRÉE D'IODOFORME POUR PANSEMENTS (Gubler).

Iodoforme cristallisé	1 gr.
Ether	6 —

F. dissoudre.

SUPPOSITOIRE D'IODOFORME (Reliquet).

Iodoforme	0 gr. 05	0 gr. 20 centigr.
Extrait jusquiame		0 — 05 —
Beurre de cacao		Q. s.

F. 1 suppositoire.

SUPPOSITOIRE D'IODOFORME (Morelin).

Iodoforme	1 gr. 20 centigr.
Beurre de cacao	30 —

F. s. a. 6 suppositoires.

SUPPOSITOIRE D'IODOFORME CONTRE CANCER UTÉRIN (Pardon).

Iodoforme	1 gr.
Beurre de cacao	25 —

F. s. a. 5 suppositoires.

VASELINE IODOFORMÉE.

Vaseline	5 gr.
Iodoforme	1 à 2 —

M.

— **IODOL** (C^4I^4AzH). — Insoluble eau, un peu soluble alcool chaud, soluble éther, acide acétique, huiles grasses.

Prop. thérap. — Antiseptique, anesthésique local (?).

Prép. pharm. et posol. — N'ont pas encore été nettement indiquées ; peut être administré à la dose de 0 gr. 10 à 0 gr. 15 centigr. maximum. 1 gr. par jour en 5 fois. Pour usage externe, même mode d'emploi que l'iodoforme.

COLLODION.

Iodol	10 gr.
Alcool à 75°	16 —
Ether	64 —
Coton poudre	4 —
Huile de ricin	6 —

GAZE A L'IODOL.

Iodol	1 gr.
Résine	1 —
Glycérine	1 —
Alcool	10 —

F. s. a. pour imprégner la gaze.

MÉLANGE CONTRE OZÈNE (Turban).

Iodol	}	
Tannin	} āā	5 gr.
Borax	}	

Mêlez et prisez de 3 à 6 fois par jour.

SOLUTION.

Iodol	1 gr.
Alcool	16 —
Glycérine	34 —

— IODURE D'AMIDON. — Deux variétés : iodure d'amidon insoluble et iodure d'amidon soluble.

Prop. thérap. — Antiscrofuleux.

Prép. pharm. et posol. — *A l'int.* Iodure d'amidon insoluble, 1 à 5 gr. ; iodure d'amidon soluble, 0 gr. 50 centigr. à 2 gr.

SIROP D'IODURE D'AMIDON SOLUBLE (Soubeiran).

Iodure d'amidon soluble	1 gr.
Eau distillée	35 —
Sucre blanc	64 —

20 à 60 gr. : 0 gr. 20 centigr. par cuillerée à bouche.

— IODURE D'AMMONIUM (AzH^4I). — Très soluble eau et alcool, insoluble éther.

Prop. thérap. — Antiscrofuleux, antisyphilitique, employé contre affections cutanées.

Prép. pharm. et posol. — *A l'int.* 0 gr. 10 centigr. à 2 gr. — *A l'ext.* En pommade.

Incompat. — Acides, alcalis et leurs carbonates, sels d'argent, d'or, de mercure, de plomb, tannin, graisse rance.

HUILE A L'IODURE D'AMMONIUM (Gamberini).

Iodure d'ammonium	0 gr. 15 centigr.
Huile d'olive	30 —

F. s. a. En embrocations.

PILULES D'IODURE D'AMMONIUM (Richardson).

Iodure d'ammonium	2 gr.
Extrait de gentiane	Q. s.

F. s. a. 20 pilules toluisées. 1 à 3 par jour.

POMMADE A L'IODURE D'AMMONIUM (Biett).

Iodure d'ammonium	1 gr.
Graisse de mouton	20 —
Huile d'amandes douces	5 —

F. s. a.

— IODURE D'ARSENIC. — Voir à *Arsenic*.

Prop. thérap. — Employé contre les dartres rongeantes tuberculeuses (Biett).

Prép. pharm. et posol. — *A l'int.* 0 gr. 005 à 0 gr. 015 milligr. — *A l'ext.* 0 gr. 05 centigr. p. 4 gr. d'axonge.

PILULES D'IODURE D'ARSENIC (Green).

Iodure d'arsenic	0 gr. 18 centigr.
Extrait de ciguë	2 —

F. s. a. 30 pilules. 1 à 3 par jour.

SOLUTION DE DONOVAN.

Iodure d'arsenic	0 gr. 20 centigr.
Bi-iodure de mercure	0 gr. 40 centigr.
Iodure de potassium	4 —
Eau	125 —

Dose : 0 gr. 50 centigr. à 5 gr. ; 4 gr. contiennent 6 milligr. d'iodure d'arsenic et 12 milligr. de bi-iodure mercure.

— IODURE DE BARYUM (BaI^2).

Prop. thérap. — Antiscrofuleux.

Prép. pharm. et posol. — *A l'int.* 0 gr. 10 centigr. ; ne s'emploie pas à hautes doses ; toxique. — *A l'ext.* En pommade.

POMMADE D'IODURE DE BARYUM CONTRE ENGORGEMENTS SCROFULEUX.

Iodure de baryum	0 gr. 20 centigr.
— de potassium	2 —
Axonge	20 —

M. 2 à 4 gr. en frictions.

TISANE D'IODURE DE BARYUM.

Iodure de baryum	0 gr. 10 centigr.
Eau	950 —
Sirop de fleurs d'oranger	

M. A prendre dans la journée.

— **IODURE DE CALCIUM** (CaI^2).
Prép. thérap. — Antiscrofuleux, antiphthisique
Prop. pharm. et posol. — *A l'int.* 0 gr. 50 centigr. à 1 gr. — *A l'ext.* 0 gr. 20 centigr. p. 20 gr. en pommade.

ÉLIXIR A L'IODURE DE CALCIUM

Iodure de calcium sec	15 gr.
Teinture de vanille	10 —
Alcool à 90°	100 —
Eau	125 —
Sirop d'écorces d'oranges am.	250 —

0 gr. 50 centigr. par cuillerée à bouche.

SIROP D'IODURE DE CALCIUM
(Stanislas-Martin).

Chaux éteinte lavée	5 gr.
Iode	2 gr.
Sucre blanc	200 —
Eau distillée	100 —
Alcoolature d'écorces d'oranges	1 —

F. 20 à 60 gr.

TISANE D'IODURE DE CALCIUM.

Iodure de calcium	0 gr. 10 centigr.
Tisane	1 litre

M. A prendre dans la journée.

— **IODURE D'ÉTHYLE.** — V. *Éther iodhydrique.*

— **IODURE DE FER** (FeI^2). — Très soluble eau et alcool.
Prop. thérap. — Tonique, antiscrofuleux, fondant.
Prép. pharm. et posol. — *A l'int.* 0 gr. 10 centigr. à 1 gr. ; pilules contenant 0 gr. 05 centigr. de sel ; sirop, 20 gr. contiennent 0 gr. 10 centigr. de sel — *A l'ext.* Bains, injections ; pommades, 4 gr. pour 30.
Incompat. — Iodure de potassium (s'il est alcalin), acides, alcalis, sulfates, tannin, et substances qui en contiennent.

BAIN AVEC IODURE DE FER (Soub.).

Iodure de fer	60 à 120 gr.
F. dissoudre dans :	
Eau	500 —

Versez dans le bain.

BOLS DE FER ET QUINA.

Iodure de fer }	
Extrait de quinquina }	5 gr.
— de rhubarbe }	
Poudre de cannelle	Q. s.

F. s. a. 100 bols toluisés : 1 à 4 par jour.

DRAGÉES D'IODURE DE FER ET DE MANNE.

Iodure de fer	5 gr.
Limaille de fer porphyrisée	2 —
Manne	90 —

Pour 100 dragées contenant 0 gr. 05 centigr. d'iodure de fer. Dose : 4 à 8.

EMPLATRE D'IODURE DE FER IODURÉ.

Iodure de fer	4 gr.
Iodure de potassium	4 —
Emplâtre de diachylon	60 —
Térébenthine	Q. s.

F. s. a.

HUILE D'IODURE DE FER (Gille).

Iode pur	2 gr. 25 centigr.
Limaille de fer	15 —
Huile d'amandes douces	800 —

Triturez l'iode et le fer ; ajoutez : d'abord 30 gr. d'huile, triturez ; puis ajoutez le reste de l'huile (Dorvault).

INJECTION CONTRE BLENNORRHAGIE
(Ricord).

Eau distillée	200 gr.
Protoiodure de fer	10 centigr. à 2 —

F. dissoudre.

LOTION A L'IODURE DE FER.

Iodure de fer	2 à 5 gr.
Eau	1000 —

PASTILLES D'IODURE DE FER (Bouchardat).

Iode	20 gr.
Limaille de fer	10 —
Eau	200 —

M. F. chauffer au B. M. jusqu'à décoloration. Filtrez, ajoutez :

Sucre granulé	1000 gr.
Essence de menthe	5 —
Eau distillée de menthe	Q. s.

F. s. a. des pastilles à la goutte de 0 gr. 50 centigr. 5 à 20 par jour.

PILULES D'IODURE DE FER (Blancard) (Cod.).

Chaque pilule représente 0 gr. 05 centigr. d'iodure de fer. 2 à 10 par jour.

PILULES D'IODURE DE FER ET DE QUINQUINA.

Iodure de fer	5 gr.
Limaille de fer	2 —
Extrait de quinquina	6 —
Rhubarbe	Q. s.

Pour 100 pilules toluisées. Dose : 4 à 6 par jour.

PILULES IODURE DE FER ET CACAO (Vezu).

Protoiodure de fer	5 gr.
Fer réduit	5 —
Beurre de cacao	20 —

F. s. 100 pilules. Chaque pilule contient 0 gr. 05 centigr. de protoiodure, et de fer réduit.

PILULES IODURE DE FER ET DE MERCURE.

Protoiodure de fer	5 gr.
Protoiodure de mercure	2 — 50 centigr.
Extrait de gentiane	Q. s.

F. s. a. 100 pilules. 2 à 3 par jour.

SACCHARURE D'IODURE DE FER (Ph. Germ., Bav.).

Limaille de fer	2 gr.
Iode	4 —
Eau distillée	5 —

M. et agitez dans un ballon jusqu'à décoloration. Filtrez, ajoutez :

Sucre de lait pulvérisé	12 gr.

SIROP ANTIHERPÉTIQUE (Duchesne-Duparc).

Iodure de fer	4 gr.
Extrait de petite centaurée, de fumeterre, de douce-amère, de rhubarbe	ãã 4 gr.
Sirop de sucre	500 —

2 à 6 cuillerées par jour.

SIROP DÉPURATIF FERRUGINEUX.

Sirop de salsepareille	300 gr.
— de gentiane	200 —
Iodure de fer	5 —

F. s. a. 0,20 par cuillerée.

SIROP D'IODURE DE FER (Codex).

20 gr. contiennent 0 gr. 10 centigr. d'iodure de fer. 20 à 100 gr. par jour.

SIROP D'IODURE DE FER (Ricord).

Sirop sudorifique	500 gr.
Protoiodure de fer	4 —

F. dissoudre. 2 à 6 cuillerées par jour.

SIROP D'IODURE DE FER ET DE POTASSIUM

Iodure de fer	5 gr.
— de potassium	12 — 50 centigr.
Sirop de fleurs d'oranger	50 —
Sirop de gomme	450 —

On peut remplacer le sirop de gomme par celui de gentiane ou de salsepareille.

SIROP DE RAIFORT IODO-FERRÉ.

Teinture d'iode	12 gr.
Iodure de fer	5 —
Sirop de raifort composé	1000 —

2 à 4 cuillerées par jour.

— IODURE DE FER ET DE QUININE.

Prop. thérap. — Fébrifuge, antiscrofuleux, antichlorotique.

Prép. pharm. et posol. — *A l'int.* 0 gr. 10 à 0 gr. 50 centigr.

PILULES PROTOIODURE DE FER ET QUININE.

Protoiodure de fer	5 gr.
Sulfate de quinine	1 —
Miel	1 —
Poudre de réglisse	Q. s.

F. s. a. 50 pilules. 2 à 6 par jour.

SIROP D'IODURE DE FER ET DE QUININE.

Iode	5 gr.
Fer	2 gr.
Eau	20 —

F. digérer au B.-M. jusqu'à décoloration ; filtrez ; ajoutez :

Sirop de sucre	1120 gr.
Sulfate de quinine	1 —
Dissous dans :	
Eau acidulée	10 —

Par cuillerées.

— IODURE DE PLOMB (PbI^2). — Soluble 1300 parties d'eau

Prop. thérap. — Antiscrofuleux, fondant.

Prép. pharm. et posol. — *A l'int.* 0 gr. 10 à 0 gr. 50 centigr. (peu employé). — *A l'ext.* 4 gr. pour 30 en pommade et à 1/10e (Cod.).

EMPLATRE FONDANT (Ricord).

Emplâtre de ciguë	250 gr.
Iodure de plomb	30 —

M.

PILULES D'IODURE DE PLOMB (Cottereau).

Iodure de plomb	2 gr.
Conserve de roses	Q. s.

F. s. a. 144 pilules, 2 par jour et plus.

POMMADE IODURE DE PLOMB (Codex).

5 gr. pour 45 d'axonge.

POMMADE D'IODURE DE PLOMB CONTRE FIBROMES UTÉRINS (Gallard).

Extrait de jusquiame	3 gr.
Iodure de plomb	6 —
Axonge	50 —

F. s. a.

POMMADE D'IODURE DE PLOMB CONTRE SICOSIS (Bazin).

Iodure de plomb } āā	1 gr.
Extrait de ciguë }	
Axonge	30 —

M.

POMMADE D'IODURE DE PLOMB FONDANTE RÉSOLUTIVE (Langlebert).

Iodure de plomb	1 gr.
Extrait de ciguë	3 —
Axonge récente	20 —

M.

POMMADE D'IODURE DE PLOMB FONDANTE RÉSOLUTIVE (Voillemier).

Iodure de plomb	2 gr.
Onguent napolitain	3 —
Axonge	10 —

M.

— **IODURE DE POTASSIUM** (KI). — Soluble dans 0 partie 8 dixièmes d'eau froide, dans 18 parties d'alcool froid à 90°, dans 6 parties d'alcool bouillant, dans 2 gr. 5 décigr. de glycérine.

Prop. thérap. — Antisyphilitique, fondant, antiasthmatique (etc.), fondant résolutif.

Prép. phar. et posol. — *A l'int.* 0 gr. 50 centigr. à 10 gr.; — sirop, 0 gr. 50 centigr. par cuillerée. — *A l'ext.* Pommade, 4 gr. pour 30 et à 1/10°.

Incompat. — Sels de plomb, de mercure, d'argent; acides, sels acides, chlore, brome, graisse rance, iodures métalliques (à cause de l'alcalinité de l'iodure de potassium).

BAIN IODURÉ (Dorvault).

Iodure de potassium	50 gr.
Eau distillée	450 —

Versez dans eau Q. s. pour un bain.

BAUME IODURÉ (Schaeuffèle).

Savon animal	60 gr.
Iodure de potassium	42 —
Alcool à 85° C.	500 —
Essence de citron	4 —

F. dissoudre dans l'alcool l'iodure, puis le savon. Ajoutez l'essence. Filtrez.

BAUME IODURÉ

Iodure de potassium	10 gr.
Glycérine	25 —
Baume Nerval	75 —

Dissolvez à chaud. M.

BISCUITS IODÉS (Dorvault).

Iodure de potassium	0 gr. 10 centigr.
Pâte	Q. s.

M. Pour 1 biscuit, 1 à 5. (Iodognosie.)

BOUGIES IODURÉES (Dorvault).

Gélatine } āā	2 gr.
Gomme }	
Sucre	1 —
Eau de rose	4 —

F. fondre au B.-M. Ajoutez :

Iodure de potassium	1 —

Pour recouvrir des mandrins appropriés.

COLLYRE IODURÉ (Desmarres).

Eau distillée	50 gr.
Iodure de potassium	0 — 20 centigr.

F. s. a. Ophtalmies purulentes.

EAU IODURÉE GAZEUSE (Mialhe).

Iodure de potassium	1 gr.
Bicarbonate de soude	4 —
Acide citrique	5 —
Eau commune	650 —

F. dissoudre les sels. Ajoutez l'acide. Bouchez. Par verres en mangeant.

EMPLATRE IODURÉ (Gueneau de Mussy).

Iodure de potassium pulv.	5 gr.

Emplâtre de ciguë } ãã 25 gr.
— de diachylum }

F. s. a.

EMPLATRE COMPOSÉ (Ph. Lond.).

Iodure de potassium pulvérisé 15 gr.
Cire jaune 12 —
Oliban 90 —
Huile d'olive 4 —

F. fondre les matières grasses. Ajoutez l'iodure dissous dans son poids d'eau. M.

GARGARISME IODURÉ.

Iodure de potassium 5 gr.
Infusion de feuilles de sauge 200 —

F. s. a. Angines syphilitiques.

GARGARISME IODURÉ (Cullerier).

Iodure de potassium 1 gr.
Sirop de miel 30 —
Décoction d'orge 125 —

F. dissoudre.

GLYCÉRÉ D'IODURE DE POTASSIUM (H. P.).

Iodure de potassium 2 gr.
Eau 2 —
Glycéré d'amidon 12 —

F. dissoudre. M.

GLYCÉRÉ D'IODURE DE POTASSIUM (Cod.).

Iodure de potassium 4 gr. Eau 4 gr. pour 22 gr. de glycéré d'amidon.

INJECTION D'IODURE DE POTASSIUM IODÉ (H. P.).

Iodure de potassium } ãã 1 gr.
Iode }
Alcool à 90° C. 10 —
Eau distillée 20 —

F. dissoudre l'iode et l'iodure dans l'eau ; ajoutez l'alcool.

INJECTION SOUS-CUTANÉE D'IODURE DE POTASSIUM MERCURILE (Ragazzionni).

Eau distillée 2 gr.
Iodure de potassium 2 —
Biiodure de mercure 0 — 02 centigr.

F. s. a. 2 injections par jour.

INJECTION SOUS-MUQUEUSE D'IODURE DE POTASSIUM IODURÉ (Zakubowitz).

Iodure de potassium 2 gr. 40 centigr.
Iode 0 — 10 —
Eau distillée 30 —

F. s. a. 2 ou 3 injections par semaine.

LAIT IODURÉ (lait chloro-bromo-ioduré).

Crème de lait fraîche 100 gr.
Iodure de potassium } ãã 0 gr. 50 centigr.
Bromure de potassium }
Chlorure de sodium 1 —
Sucre vanillé 10 —

M. Pour une dose.

LAVEMENT ANTIDYSENTÉRIQUE (Palm.).

Iodure de potassium 1 gr.
Iode 0 — 60 centigr.
Eau distillée 60 —

F. dissoudre.

LOTION RÉSOLUTIVE IODURÉE (F. H.).

Iodure de potassium } ãã 1 gr.
Chlorhydrate d'ammoniaque }
Eau-de-vie camphrée 40 —

F. dissoudre.

MIXTURE IODURÉE (Lebert).

Iodure de potassium 4 gr. à 8 gr.
Teinture de bulbes de colchique X à XV gouttes.
Eau 200 gr.

1 à 2 cuillerées dans la journée.

PILULES ANTISCROFULEUSES IODURÉES

Iodure de potassium } ãã 2 gr.
Extrait de feuilles de noyer }
Poudre de feuilles de noyer Q. s.

Pour 10 pilules toluisées. 5 à 10 par jour.

POMMADE ANTIHÉMORRHOÏDALE (E. Barré).

Iodure de potassium 2 gr.
Extrait de ratanhia 4 —
Laudanum de Sydenham } ãã 0 — 50 centigr.
Extrait de belladone }
Axonge 30 —

F. s. a. Une onction matin et soir.

POMMADE FONDANTE RÉSOLUTIVE (Langlebert).

Iodure de potassium 1 gr.
Extrait de ciguë 3 —
Axonge récente 20 —

M. Une onction matin et soir.

POMMADE A L'IODURE DE POTASSIUM (Codex).

1 gr. d'iodure pour 10 d'axonge.

AUTRE :

Iodure de potassium 10 gr.
Vaseline ou lanoline 50 —

F. s. a.

POMMADE IODURE DE POTASSIUM IODURÉE.

Iodure de potassium 5 gr.
Iode 1 —
Axonge benzoïnée 40 —

F. s. a.

POMMADE IODURE DE POTASSIUM IODURÉE (F. H. M.).

Iodure de potassium 3 gr.
Iode 1 —
Axonge 25 —
Eau distillée 3 —

F. dissoudre l'iodure dans l'eau, ajoutez l'iode, mêlez avec l'axonge.

POMMADE IODURÉE (Bouchardat).

Iodure de potassium 1 gr.
Eau de roses 1 —
Axonge balsamique 10 —
Essence de roses II gouttes

F. s. a.

POMMADE IODURÉE

Iodure de potassium 4 gr.
Extrait de ciguë 4 —
Axonge 32 —

F. s. a.

POMMADE IODURÉE OPIACÉE (Lemasson).

Iodure de potassium 5 gr.
Iode 1 —

M. Ajoutez :

Axonge 100 —
Laudanum de Rousseau 10 —

F. s. a.

POMMADE ANTIOPHTALMIQUE (Lohsse).

Iodure de potassium 1 gr. 25 centigr.
Iode 0 — 08 —
Axonge récente 15 —

F. s. a.

POTION ANTISCROFULEUSE (Guibourt).

Iodure de potassium 2 gr.
Teinture d'iode 1 —
Tannin 1 —
Sirop de quinquina 50 —
Julep gommeux 150 —

F. s. a. Par cuillerées.

POTION CONTRE AMÉNORRHÉE (Gallois).

Iodure de potassium 8 gr.
Vin de colchique 4 —
Sirop de salsepareille 100 —
Eau distillée 50 —

M. 3 cuillerées à café par jour.

POTION CONTRE ASCITE, ASTHME (Huchard).

Iodure de potassium } ãã 10 gr.
Teinture de lobélie }
— de polygala }
Extrait d'opium 0 — 10 centigr.
Eau 300 —

1 cuillerée matin et soir.

POTION CONTRE ASTHME (Dujardin-Beaumetz).

Iodure de potassium } ãã 15 gr.
Teinture de lobelia }
Eau 250 —

F. s. a. 2 cuillerées à bouche par jour.

POTION CONTRE DYSPNÉE CARDIAQUE (G. Sée).

Iodure de potassium 1 gr. 25 centigr. à 2 gr.
Hydrate de chloral 2 à 4 —
Julep gommeux 120 —

F. s. a. Une cuillerée toutes les 2 heures.

POTION CONTRE ASTHME (Rokitansky)

Hydrate de chloral } ãã 2 gr.
Iodure de potassium }
Eau 150 —
Sirop d'écorces d'oranges amères 20 —

F. s. a. 2 à 5 cuill. à bouche par jour

POTION CONTRE HYPERTROPHIE DU CŒUR (H. Green).

Iodure de potassium 10 gr.
Teinture de digitale 12 —
— de jusquiame 12 —
Sirop de salsepareille composé 100 —

F. s. a. 1 cuillerée à café matin et soir.

POTION CONTRE RHUMATISME (Bogros).

Iodure de potassium 4 gr.
Teinture de digitale 2 —
Hydrolat de tilleul 150 —
Sirop de morphine 32 —

F. s. a. 1 cuillerée toutes les 3 heures.

POTION CONTRE RHUMATISME

Iodure de potassium 2 gr.
Salicylate de soude 1 —
Sirop de menthe 20 —
Eau distillée 120

A prendre chaque jour en 2 ou 3 fois.

POTION CONTRE SCROFULE (Gallois).

Iodure de potassium	4 gr.
Extrait de quinquina	2 —
Infusion de pensées sauvages	80 —
Sirop antiscorbutique	20 —

F. s. a. Prendre le 1/4 de la potion le matin à jeun.

POTION CONTRE SCROFULE (Gallois).

Iodure de potassium	6 gr.
Iode	0 — 40 centigr.
Teinture de cardamome	25 —
Sirop de salsepareille composé	75 —

F. s. a. 2 à 3 cuillerées à café par jour.

POTION CONTRE SCROFULE (Guépin).

Iodure de potassium	5 gr.
Chlorhydrate d'ammoniaque	3 —
Sirop antiscorbutique	45 —
Hydrolat de tilleul	100 —

F. s. a. Une cuillerée à café matin et soir.

POTION IODURÉE

Iodure de potassium	1 à 2 gr.
Infusion légère de café	100 —
Sirop de sucre	20 —

F. s. a. Prendre en 3 fois dans la journée.

POTION IODURÉE ANTIÉMÉTIQUE
(Becquerel).

Eau	120 gr.
Iodure de potassium	0 — 50 centigr.
Teinture d'iode	XX gouttes
Sirop	30 gr.

F. s. a. Par cuillerées.

POTION IODURÉE AVEC DIGITALE (Bouch.).

Iodure de potassium	0 gr. 15 centigr.
Teinture de digitale	XV gouttes
Potion gommeuse	150 gr.

F. s. a. En 3 fois dans la journée.

POUDRE CONTRE GOITRE (Fabre).

Iodure de potassium pulvérisé	5 gr.
Réglisse pulvérisée	10 —

M. En frictions sur la langue.

POUDRE D'IODURE DE POTASSIUM
(Legroux).

Iodure de potassium pulvérisé	1 gr.

Dans un petit tube en verre. On verse dans la première cuillerée de potage (en voyage).

SALSEPAREILLE IODURÉE.

Iodure de potassium	2 à 5 gr.
Essence de salsepareille	100 —

1 à 2 cuillerées dans les 24 heures.

SIROP A L'IODURE DE POTASSIUM.

Iodure de potassium	25 gr.
Sirop d'écorce d'orange amère	500 —

F. dissoudre. 1 à 4 cuillerées à bouche, contenant chacune 1 gr. d'iodure.

SIROP A L'IODURE DE POTASSIUM (Ricord).

Sirop de salsepareille	500 gr.
Iodure de potassium	16 —

M. s. a. 3 à 12 cuillerées par jour dans une infusion.

SIROP ANTISCROFULEUX (Boinet).

Sirop de gentiane	ãã	300 gr.
— de quinquina		
— d'écorce d'orange		
Iodure de potassium		15 —
Tartrate de fer ammoniacal		18 —

F. s. a. 3 cuillerées par jour dans une infusion.

SIROP ANTISCROFULEUX (Verneuil).

Iodure de potassium	ãã	2 gr.
Teinture d'iode		
Sirop de gentiane	ãã	125 —
Sirop de quinquina		

M. 1 à 2 cuillerées à café par jour.

SIROP D'IODURE DE POTASSIUM (Codex).

20 gr. contiennent 0 gr. 50 centigr. d'iodure. 2 à 10 cuillerées.

SOLUTÉ D'IODURE DE POTASSIUM IODURÉ
(Lugol).

Iodure de potassium	2 gr.
Iode	1 —
Eau distillée	20 —

F. dissoudre. X à XL gr. par jour en 3 fois.

SOLUTION IODURÉE DE BOUCHARDAT.
(Réactif des alcaloïdes.)

Iodure de potassium	20 gr.
Iode	10 —
Eau distillée	500 —

SOLUTION IODO-IODURÉE.

Iodure de potassium	5 à 10 gr.
Iode	2 —
Eau distillée	250 —

M. F. dissoudre. Une cuillerée à café 2 à 3 fois par jour.

SOLUTION IODURÉE (Ricord).

Iodure de potassium	15 gr.
Eau	250 —

F. dissoudre. 2 cuillerées.

SOLUTION IODURÉE (Velpeau).

Iodure de potassium	15 gr.
Eau distillée	500 —

F. dissoudre. 2 cuillerées à bouche.

SOLUTION IODURÉE ATROPHIQUE (Magendie).

Iodure de potassium	15 gr.
Sirop de gomme	50 —
Eau de laitue	250 —
Eau de fleurs d'oranger	5 —
Teinture de digitale	10 —

F. s. a. Une cuillerée à bouche matin et soir. (Bouch.)

SOLUTION IODURÉE CAUSTIQUE (F. H. P.)

Iodure de potassium } ãã	10 gr.
Iode }	
Eau distillée	20 —

F. dissoudre.

SOLUTION IODURÉE CONTRE ANGINE SCARLATINEUSE (Reevers).

Iodure de potassium	1 gr.
Iode	0 — 10 centigr.
Chlorate de potasse	4 —
Nitrate de potasse	6 —
Bicarbonate de potasse	2 —
Eau	240 —

F. s. a. Une cuillerée à café toutes les 4 heures. (Bouch.)

SOLUTION IODURÉE CONTRE ASTHME

Iodure de potassium	15 gr.
Eau	250 —

F. dissoudre. 2 cuillerées à café ou à bouche.

SOLUTION IODURÉE CONTRE ASTHME (Trousseau).

Iodure de potassium	10 gr.
Eau	250 —

F. dissoudre. Une cuillerée à café après dîner.

AUTRE :

Iodure de potassium	25 centigr. à 2 gr.
Infusion de polygala	50 —

F. dissoudre. A prendre chaque jour.

SOLUTION IODURÉE CONTRE PNEUMONIE (Schwertz).

Iodure de potassium	5 gr.
Eau distillée	200 —

F. dissoudre. Une cuillerée à bouche toutes les 2 heures.

SOLUTION IODURÉE CONTRE RHUMATISME MUSCULAIRE CHRONIQUE (Magendie, Delioux, Trastour).

Iodure de potassium	10 gr.
Iode	1 —
Eau distillée	300 —

F. s. a. 3 cuillerées à café par jour.

SOLUTION IODURÉE CONTRE TACHES DE LA CORNÉE (Armieux).

Eau distillée	30 gr.
Iodure de potassium	5 —
Teinture d'iode	XXX gouttes

F. s. a. En instillations sur la cornée.

SOLUTION IODURÉE CONTRE TACHES DE LA CORNÉE (Kemmerer).

Eau distillée	50 gr.
Iodure de potassium	2 —
Bicarbonate de soude	1 —

F. s. a.

SOLUTION IODURÉE POUR BOISSON (H.P.).

Iodure de potassium	0 gr. 40 centigr.
Iode	0 — 20 —
Eau distillée	1000 —

F. s. a. Par verres.

SOLUTION IODURÉE POUR INHALATIONS CONTRE PHAGÉDÉNISME DE LA BOUCHE (Fournier).

Iodure de potassium	4 gr.
Eau distillée	250 —

F. dissoudre.

SOLUTION IODURÉE POUR INJECTIONS (Codex).

5 gr. d'iode et d'iodure pour 30 d'alcool et 90 d'eau.

SOLUTION IODURÉE RUBÉFIANTE (F. H. P.).

Iodure de potassium	20 gr.
Iode	10 —
Eau distillée	120 —

F. dissoudre par trituration.

SOLUTION IODURÉE RUBÉFIANTE (Lugol).

Iode	3 gr.
Iodure de potassium	6 —
Eau	41 —

SOLUTION IODURÉE SULFUREUSE (Baumès)

Iodure de potassium	3 gr.
Sulfure de potasse	5 —
Eau distillée	200 —

F. s. a. en lotions.

TABLETTES IODURE DE POTASSIUM

Iodure de potassium	ãã	5 gr.
Bicarbonate de soude		
Sucre vanillé en poudre	120	—
Mucilage adragant	Q. s.	

F. s. a. 100 tablettes. Chaque tablette contient 0 gr. 05 centigr. d'iodure.

TISANE IODURÉE (Ricord).

Infusion de saponaire	1000 gr.
Iodure de potassium	2 à 8 —
Sirop de sucre	60 —

F. s. a. A prendre dans la journée

VIN IODURÉ (Boinet).

Iodure de potassium	5 gr.
Vin blanc ou de Madère	500 —

F. dissoudre. 3 cuillerées à bouche.

— IODURE DE SODIUM (NaI).

Prop. thérap. — Comme l'iodure de potassium; de plus employé contre l'angine de poitrine.

Prép. pharm. et posol. — Comme l'iodure de potassium, mais peut être prescrit à doses plus élevées.

POTION CONTRE L'ANGINE DE POITRINE (Huchard).

Iodure de sodium	20 gr.
Eau distillée	300 —

F. dissoudre. 2 cuillerées par jour.

— IODURE DE SOUFRE (SI^2). Insoluble.

Prop. thérap. — Antidartreux, antiscrofuleux, employé contre la morve farcineuse.

Prép. pharm. et posol. — *A l'int.* 0 gr. 20 centig. — *A l'ext.* 1 gr. pour 20 d'axonge en pommade.

Incompat. — Comme pour l'iode.

PILULES IODURE DE SOUFRE (Devergie).

Iodure de soufre	1 gr.
Soufre	0 — 30 centigr.
Savon médicinal	Q. s.

F. 20 pilules toluisées.

POMMADE IODURE DE SOUFRE.

Iodure de soufre	1 gr. à 2 gr.
Vaseline	30 —

M.

— IODURE DE ZINC (ZnI^2).

Prop. thérap. — Comme l'iodure de potassium, peu usité à l'intérieur à cause de ses propriétés vomitives et toxiques.

Prép. pharm. et posol. — *A l'ext.* 1 gr. p. 8 en pommade.

POMMADE IODURE DE ZINC.

Iodure de zinc	4 gr.
Vaseline	30 —

M. 4 à 8 gr. En frictions.

SIROP (Deschamps).

Iodure de zinc	1 gr.
Sirop simple	400 —

0 gr. 05 centigr. de sel par cuillerée à bouche.

IPÉCACUANHA. — Annelé ou officinal (*Cephælis ipecacuanha*). Rubiacées.

Part. empl. — Racine.

Princ. act. — Émétine.

Prop. thérap. — Vomitif, tonique, expectorant.

Prép. pharm. et posol. — *A l'int.* extrait alcoolique 0 gr., 10 à 0 gr. 30 centigr.; — extrait aqueux 0 gr. 25 centigr. à 0 gr. 75; — infusé 2 p. 100; — pastilles à 0 gr., 01 centigr. 2 à 10; — poudre 0 gr. 5 à 1 gr., 5 décigr. (vomitif); — 0 gr., 03 à 0 gr. 30 centigr. (tonique); — 2 à 10 gr. en lavement; — sirop 10 à 50 gr., 20 gr. contiennent 0 g., 20 centigr. d'extrait; — teinture alcoolique 5 à 10 gr.

Incompat. — Substances tannantes, infusés astringents, sels de plomb, de mercure, acides végétaux.

INFUSÉ D'IPÉCA CONTRE BRONCHITE ET TOUX CONVULSIVE.

Ipéca 0 gr. 30 centigr.
Faites infuser dans :
Eau 120 —
Ajoutez :
Chlorhydrate de morphine 0 — 03 —
Eau distillée d'amandes amères 20 —
Par cuillerées.

JULEP ANTIDIARRHÉIQUE.

Ipécacuanha gris concassé 2 à 5 gr.
F. bouillir un 1/4 d'heure dans :
Eau 150 —
Passez ; ajoutez :
Sirop citrique 50 —
Par cuillerées toutes les 10 minutes.

LAVEMENT D'IPÉCA (Bourdon).

Ipéca concassé 5 à 10 gr.
Eau d'amidon 250 —
F. 3 décoctions, chacune avec le 1/3 de l'eau. Réduisez à 200 gr. pour un lavement. Ajoutez :
Laudanum de Sydenham V à X gouttes.

MIXTURE AU VIN D'IPÉCA (Cheyne).

Vin d'ipéca 10 gr.
Sirop de baume de tolu 15 —
Mucilage de semences de coings 25 —
M. Une cuillerée à café toutes les heures ou toutes les 2 heures.

MIXTURE DIAPHORÉTIQUE ET EXPECTORANTE (Dickson).

Poudre d'ipéca 4 gr.
Teinture d'opium camphrée 6 —
Infusion de racine de serpentaire 130 —
M. 4 à 12 gr. toutes les 1/2 heures, ou toutes les 2 heures.

PILULES D'IPÉCA ET DE SCILLE (Ph. Brit.).

Poudre d'ipéca 3 gr.
Scille pulvérisée 1 —
Gomme ammoniaque pulvérisée 1 —
Mélasse Q. s.
F. s. a. 30 pilules : de 2 à 4.

POTION ANTIDYSENTÉRIQUE (Spielmann).

Ipécacuanha 8 gr.
Eau 400 —
Partagez l'eau en 3 parties. F. une décoction avec chacune d'elles, et réduisez le tout à 200. Ajoutez :
Sirop de gomme 60 gr.
A prendre en 3 fois à 8 heures d'intervalle.

POTION DIAPHORÉTIQUE.

Ipéca 0 gr. 50 centigr.
Fleurs de sureau 2 —
Faites infuser dans :
Eau 150 —
Ajoutez :
Acétate d'ammoniaq. 10 —

POTION VOMITIVE.

Ipéca pulvérisé 1 g. à 1 gr. 50 centigr.
Émétique 0 — 05 —
Oxymel scillitique } āā 15 —
Sirop d'ipéca }
Eau 50 —
F. s. a. A prendre en 3 fois.

POUDRE CONTRO-STIMULANTE.

Ipéca pulvérisé 1 gr.
Kermès minéral 0 — 50 centigr.
Camphre pulvérisé 1 —
Sucre de lait pulvérisé 10 —
M. et divisez en 10 paquets. 1 paquet toutes les 2 heures.

POUDRE IPÉCA ET DIGITALE.

Poudre d'ipéca 0 gr. 03 centigr.
— de digitale 0 — 05 —
— de sucre 0 — 50 —
Pour 1 paquet.

POUDRE VOMITIVE.

Ipécacuanha 1 gr. 50 centigr.
Émétique 0 — 05 —
M. et divisez en 3 paquets. 1 paquet tous les 5 à 10 minutes.

SIROP D'IPÉCACUANHA (Codex).

On le prépare avec l'extrait d'ipécacuanha. 20 gr. renferment 0 gr. 20 centigr. d'extrait alcoolique. Dose : 10 à 50 gr.

SIROP D'IPÉCACUANHA COMPOSÉ (Cod. ou Desessartz).

On le prépare avec l'ipécacuanha concassé : dose 20 à 60 gr.

SIROP D'IPÉCACUANHA (F. H. M.).

Extrait alcoolique d'ipéca 1 gr.
Alcool à 60° C. 3 —
Sirop de sucre 96 —
F. dissoudre l'extrait dans l'alcool au B.-M. Ajoutez au sirop : dose 10 à 60 gr.

TABLETTES D'IPÉCACUANHA (Cod.).

Chaque tablette contient 1 cen-

tigr. de poudre d'ipécacuanha. 2 *à* 10.

VIN D'IPÉCACUANHA (Ph. Belge).

Ipécacuanha pulvérisé	6 gr.
Alcool à 85° C.	10 —
Vin de Malaga	90 —

F. par déplacement 100 *de teinture vineuse. En potion :* 10 *à* 30 *gr. (vomitif).* 1 *à* 5 *gr. (expectorant).* 2 *à* 12 *gr. (contro-stimulant).*

VIN D'IPÉCACUANHA (Ph. Brit.).

Racine d'ipéca concassée	30 gr.
Vin de Xérès	500 —

F. Macérer ; filtrez. Doses : comme ci-dessus.

IRIS. — *Iris florentina* (Iridées).

Part. empl. — Rhizome.

Prop. thérap. — A l'état frais, émétique ; sert à la fabrication des pois à cautère.

— **IRISINE** ou **IRIDINE.** Extrait pulvérulent tiré de la racine de l'*Iris versicolor* ou glaïeul bleu (Iridées).

Prop. thérap. — Cathartique, altérant, diurétique.

Prép. pharm. et posol. — *A l'int.* 0 gr., 25 centigr. (purgatif).

PILULES.

Iridine	0 gr. 10 centigr
Extrait de jusquiame	Q. s.

Pour 1 pilule. 2 à 3 pour purger.

J

JABORANDI. — *Pilocarpus pinnatus* (Rutacées).

Part. empl. — Feuilles et tige.

Princ. act. — Pilocarpine.

Prop. thérap. — Sudorifique, sialagogue.

Prép. pharm. et posol. — *A l'int.* extrait alcoolique 0 gr., 25 à 0 gr., 75 ; — extrait aqueux 0 gr., 50 à 1 gr. 25 centigr. ; — extrait fluide 0 gr., 60 centigr. à 6 gr. ; — infusion théiforme 2 à 4 gr. ; — pilocarpine, v. ci-dessous ; sirop 1 à 4 cuillerées ; teinture (1 gr. pour 5) 5 à 20 gr.

SIROP DE JABORANDI (Cod.).

0 gr. 50 de feuilles environ par cuillerée à bouche.

SIROP DE JABORANDI (O. Simon).

Feuilles de jaborandi	3 parties
Eau	15 —
Sucre	18 —

F. s. a. 2 à 3 cuillerées par jour.

— **PILOCARPINE** ($C^{11}H^{16}Az^2O^2$). Soluble eau, plus soluble alcool benzine et chloroforme.

Prop. thérap. — Puissant sudorifique et sialagogue.

Prép. pharm. et posol. — *A l'int.* 0 gr., 005 mil. à 0 gr., 02 centigr. On emploie surtout le chlorhydrate et le nitrate de pilocarpine.

COLLYRE.

Nitrate ou chlorhydrate de pilocarpine	0 gr. 05 centigr.
Eau distillée bouillie	10 —

INJECTION HYPODERMIQUE DE PILOCARPINE.

Eau distillée	30 gr.

Nitrate de pilocarpine 0 gr. 30 centigr.
F. dissoudre. 1 gr. par jour.

INJECTION HYPODERMIQUE DE PILOCARPINE CONTRE LE PRURIGO (O. Simon).

Chlorhydrate de pilocarpine 0 gr. 05 centigr.
Eau distillée 10 —
F. dissoudre. 1 gr. par jour.

LAVEMENT DE PILOCARPINE (Dujardin-Beaumetz).

Eau distillée 150 gr.
Nitrate de pilocarpine 0 — 02 centigr.
F. dissoudre.

LOTION CONTRE CHUTE DES CHEVEUX.

Eau de Cologne 200 gr.
Glycérine 25 —
Teinture de Cantharides 10 —

Nitrate de pilocarpine 0 gr. 50 centigr.
F. s. a.

POTION DE PILOCARPINE CONTRE DIPHTHÉRIE (Delhio).

Chlorhydrate de pilocarpine 02 centigr. à 0 gr. 06 centigr.
Eau distillée 50 —
Vin d'Espagne 50 —
F. s. a.

POTION DE PILOCARPINE CONTRE DIPHTHÉRIE (Guttman).

Chlorhydrate de pilocarpine 03 centigr. à 0 gr. 04 centigr.
Pepsine 6 à 8 —
Acide chlorhydrique XII gouttes
Eau 80 gr.
F. s. a. Une cuillerée à café toutes les heures.

JALAP tubéreux ou officinal. — *Exogonium jalapa* (Convolvulacées).

Part. empl. — Racine.

Princ. act. — Résine (convolvuline et jalapine).

Prop. thérap. — Purgatif drastique.

Prép. pharm. et posol. — *A l'int.* extrait 0 gr., 25 centigr. à 1 gr.; — infusé 5 p. 100; — poudre 1 à 4 gr.; — résine 0 gr., 20 centigr., 0 gr., 50 centigr. à 0 gr., 80 centigr.; — teinture 5 à 20 gr.

BISCUITS PURGATIFS.

Résine de jalap 0 gr. 10 centigr.
Pâte à biscuit Q. s.
M. pour 1 biscuit. 1 à 4.

CHOCOLAT PURGATIF DE MONTPELLIER (Cadet).

Pâte de chocolat 3 gr. 50 centigr.
Poudre de jalap 0 — 30 —
Calomel à la vapeur 0 — 20 —
M. pour 1 pastille. 1 à 4 pastilles.

EAU-DE-VIE ALLEMANDE (Teint. de Jalap comp.) (Cod.).

Jalap 80 gr.
Turbith 10 —
Scammonée d'Alep 20 —
Alcool à 60° 960 —
F. s. a. 10 à 40 gr.

ÉLECTUAIRE HYDRAGOGUE DE FOUQUIER (Cad.).

Jalap } āā 15 gr.
Scammonée d'Alep }
Scille en poudre 10 —
Résine de jalap 5 —
M. et ajoutez :
Sirop de nerprun Q. s.
0 gr. 60 à 1 gr. 40 centigr. par jour.

ÉLECTUAIRE PURGATIF.

Poudre de jalap }
Crème de tartre soluble } āā 10 gr.
Sucre vanillé }
Miel Q. s.
Dose : 6 à 15 grammes.

ÉLIXIR ANTIBILIEUX D'ÉTIENNE (Dorv.).

Jalap 150 gr.
Ipécacuanha 25 —
Scammonée 45 —
Rhubarbe 50 —
Safran } āā 10 —
Ecorce de sureau }
F. macérer dans 2 litres d'eau-de-vie et ajoutez 1500 gr. de sirop de roses pâles. Par grandes cuillerées.

ÉLIXIR TONIQUE CONTRE LES GLAIRES (Dorvault).

Jalap pulvérisé 1500 gr.
Colombo pulvérisé 90 —
Iris — 60 —
Gentiane — 8 —
Aloès — 12 —
Safran — 60 —
Santal — 30 —
Sulfate de quinine 15 —
Emétique 12 —

Azotate de potasse 15 gr.
Sirop de sucre très cuit et caramélisé 11000 —
Alcool Montpellier à 28° 22 litres
Eau distillée 22 —

F. s. a. 15 à 45 gr.

ÉMULSION PURGATIVE.

Résine de jalap 0 gr. 20 à 0 gr. 50 centigr.
Sucre 5 —
Lait 120 —

F. s. a.

ÉMULSION PURGATIVE (Codex 66).

Renferme 0 gr. 50 centigr. de résine de jalap. A prendre en une fois.

ÉMULSION PURGATIVE (Ph. Pruss).

Résine de jalap 0 gr. 40 centigr.
Scammonée 0 — 30 —
Sucre blanc 25 —
Lait d'amandes 120 —
Alcoolature de citron X gouttes

F. s. a. A prendre en 1 ou 2 fois.

MIXTURE DRASTIQUE (Andral).

Eau-de-vie allemande } āā 10 à 30 gr.
Sirop de nerprun }

M. A prendre en une fois le matin à jeun.

PILULES ANTICHORÉIQUES DE RASORI (Bouch.).

Extrait de jalap } āā 0 gr. 15 centigr.
Scammonée }

M. Pour 2 pilules 1 tous les jours.

PILULES DE JALAP (Mialhe).

Résine de jalap 4 gr.
Savon médicinal 2 —
Alcool Q. s.

F. s. a. 10 pilules.

PILULES DRASTIQUES.

Poudre de jalap 2 gr.
— de scammonée 1 —
Savon Q. s.

F. s. a. 15 pilules. 2 à 6 par jour.

PILULES PURGATIVES A LA RÉSINE DE JALAP.

Résine de jalap 0 gr. 50 centigr.
Savon amygdalin 0 — 30 —
Magnésie calcinée 0 — 40 —
Eau distillée Q. s.

M. Pour 10 pilules. 4 à 10.

POTION PURGATIVE.

Feuilles de séné 10 gr.
Eau bouillante 120 gr.

F. infuser 1/4 d'heure, passez, ajoutez :

Manne } āā 15 gr.
Sulfate de soude }
Poudre de jalap 1 —

En 2 fois le matin à jeun.

POTION PURGATIVE.

Eau-de-vie allemande 10 gr.
Sirop de nerprun 20 —
Limonade citrique 200 —

M. En 1 fois le matin à jeun.

POUDRE CATHARTIQUE (Bouchardat).

Jalap 10 gr.
Scammonée 10 —
Crème de tartre 20 —

M. 2 à 4 gr.

POUDRE CONTRE HÉMORRHOÏDES.

Poudre de jalap 10 gr.
— de rhubarbe } āā 5 —
Oléo-saccharure de citron }
Crème de tartre } āā 20 —
Soufre lavé }

1 cuillerée à café par jour.

POUDRE DE JALAP COMPOSÉE (Ph. Esp.).

Jalap }
Crème de tartre } āā P. E.
Magnésie calcinée }

M. 2 à 6 gr.

POUDRE D'IROÉ (L. Daille).

Poudre de jalap 200 gr.
Résine de jalap 100 —
Laque carminée 5 —
Turbith en poudre 100 —
Iris pulvérisé 50 —
Sucre 45 —

Pulvérisez. M. Divisez en prises de 5 gr. : Dose 1/3 de prise jusqu'à 2 suivant l'âge.

POUDRE DU BARON DE CASTELET. POUDRE D'AILHAUD (Guibourt).

Jalap 72 gr.
Résine de gaïac 18 —
Scammonée 6 —
Aloès 3 —
Gomme-gutte 4 —
Séné 400 —

Pulvérisez. M. 1 à 2 gr.

POUDRE PURGATIVE.

Poudre de Jalap 1 gr. 50 centigr.
Sulfate de soude 20 —

Divisez en 3 prises. 1 toutes les 1/2 heures.

POUDRE PURGATIVE.

Poudre de jalap	1	gr.
Calomel	0	— 50 centigr.
Sucre vanillé	5	—

Divisez en 10 doses : 2 à 4 suivant l'âge.

POUDRE PURGATIVE (Copland).

Poudre de jalap	12	gr.
Calomel à la vapeur	4	—
Gingembre pulvérisé	1	—

M. 0 gr. 40 centigr. à 1 gr.

SAVON DE JALAP (Ph. Germ.).

Résine de jalap en poudre	5	gr.
Savon médicinal râpé	10	—

F. dissoudre au B.-M. dans :

Alcool à 32°	Q. s.

Evaporez jusqu'à consistance pilulaire 0 gr. 50 centigr. à 1 gr. pour les enfants.

SIROP ANTIGOUTTEUX DE BOUDÉE.

Extrait de gaïac Extrait alcool de salsepareille	āā	10	gr.
Résine de jalap		10	—

Délayez avec soin dans :

Alcool à 21°	100	—
Essence de moutarde	X	gouttes

Versez dans :

Sirop de salsepareille	1000	gr.

F. s. a. Par cuillerées dans un verre d'eau jusqu'à effet purgatif.

SUCRE ORANGÉ PURGATIF (Cadet).
Saccharolé de jalap composé.

Essence d'oranges	8	gr.
Sucre	448	—
Poudre de jalap	64	—
Crème de tartre soluble	16	—

M. 8 gr. dans 500 gr. d'orangeade.

VIN HYDRAGOGUE (A. F. H. D.).

Iris de Florence Ecorce intérieure de sureau	āā	30	gr.
Racine d'aunée Feuilles de séné	āā	50	—
Racine de jalap		10	—
Vin blanc		1000	—

F. macérer 8 jours. Filtrez. 1 verre le matin à jeun.

VIN HYDRAGOGUE MAJEUR (Debreyne).

Jalap concassé	8	gr.
Scille concassée	8	—
Nitrate de potasse	15	—
Vin blanc	1000	—

F. tremper pendant 24 heures. 3 à 9 cuillerées par jour, 2 heures avant les repas.

JEQUIRITY. — *Abrus precatorius* (Légumineuses papilionacées). *Syn.* manne à réglisse, réglisse sauvage de la Jamaïque.

Princ. act. — Jequiritvzymase.

Part. empl. — Graines.

Prop. thérap. — Employé contre la conjonctivite granuleuse chronique.

Prép. pharm. et posol. — *A l'ext.* macération 10 p. 500.

LOTION DE JEQUIRITY.

Graines	10	gr.
Eau	500	—

F. macérer 24 heures. Filtrez, plusieurs lotions.

JUGLANDIN. — Extrait retiré de la résine du *Juglans cinerea* soluble alcool et éther.

Prop. thérap. — Succédané de la rhubarbe, cholagogue.

Prép. pharm. et posol. — *A l'int.* 0 gr., 15 à 0 gr., 30 centigr.

JUJUBES. — Fruits du *Zizyphus vulgaris* (Rhamnacées).

Prop. thérap. — Adoucissants, béchiques et pectoraux. Font partie des quatre fruits pectoraux.

Prép. pharm. et posol. — *A l'int.* décocté 50 p. 1000 ; pâte ad libitum.

JUSÉE. — Résidu liquide des tanneries.

Prop. thérap. — Antiphthisique (?).

Prép. pharm. et posol. — *A l'int.* extrait 0 gr., 20 centigr. à 1 gr. (Barruel, Vigla).

JUSQUIAME. — *Hyoscyamus niger* (Solanées). *Syn.* potélée, hannebane, porcelet, herbe aux engelures.

Part. empl. — Feuilles, racines, semences.

Princ. act. — Hyosciamine. — Hyoscine. V. *ce mot.*

Prop. thérap. — Narcotique analogue à la belladone, s'associe aux purgatifs énergiques pour en diminuer l'âcreté et en faciliter l'action.

Prép. pharm. et posol. — *A l'int.* Alcoolature 1 à 4 gr.; — extrait aqueux 0 gr., 10 à 0 gr., 30 centigr.; — infusion 1 p. 100; — poudre 0 gr., 20 à 0 gr., 50 centigr.; — sirop 20 à 60 gr.; — teinture alcoolique 1 à 4 gr.; — teinture éthérée 1 à 4 gr. — *A l'ext.* Décocté 50 p. 1000; — glycéré d'extrait à 1/10; — huile à 1/3.

BAUME TRANQUILLE (HUILE DE JUSQUIAME COMPOSÉE) (Codex).

Renferme P. E. de feuilles de jusquiame de belladone, de stramonium, etc.

CATAPLASME CALMANT (Codex 1866).

Renferme 50 gr. de feuilles de jusquiame.

EAU BRUNE (Warlomont).

Borate de soude	10 gr.
Extrait de jusquiame	5 —
Décoction d'althæa	180 —

F. dissoudre. En application sur les paupières.

EMPLATRE DE JUSQUIAME.

Extrait de jusquiame	90 gr.
Résine de pin	10 —
Emplâtre de diachylum	20 —

EMPLATRE JUSQUIAME OPIACÉ.

Emplâtre de jusquiame	10 gr.
Extrait d'opium	2 —

M.

LINIMENT ANTINÉVRALGIQUE (Ricord).

Glycérine	30 gr.
Extrait de jusquiame	4 —
Extrait de belladone	4 —

F. dissoudre.

LINIMENT CALMANT.

Huile de jusquiame	80 gr.
Chloroforme	5 —
Teinture d'opium	10 —

M.

LINIMENT SÉDATIF (Ricord).

Huile de jusquiame	200 gr.
Camphre	ãã 4 gr.
Laudanum de Rousseau	
Extrait de belladone	
Chloroforme	

M.

LOTION CALMANTE.

Extrait de jusquiame	10 gr.
Glycérine	50 —
Eau pure	450 —

LOTION NARCOTIQUE.

Jusquiame	ãã 5 gr.
Morelle	
Stramoine	
Belladone	

F. bouillir dans un litre d'eau.

ONGUENT ANTIHÉMORRHOÏDAL.

Extrait de jusquiame	5 gr.
Tannin	
Onguent populeum	90 —

M. s. a.

ONGUENT POPULEUM (Codex).

Renferme P. E. de feuilles de jusquiame, de belladone, de pavot et de morelle, etc.

PILULES ANTINÉVRALGIQUES (Green).

Extrait de jusquiame	1 gr. 50 centigr.
Valérianate de zinc	1 —

F. s. a. 30 pilules. 2 à 3 par jour.

PILULES ANTINÉVRALGIQUES (Neligan).

Extrait de jusquiame	0 gr. 50 centigr.
Valérianate de zinc	1 —

F. s. a. 20 pilules. 2 à 3 par jour.

PILULES DE MÉGLIN (Codex).

Renferment P. E. (0,05 centigr.) d'extrait de jusquiame, de valériane, d'oxyde de zinc. D'abord 1 par jour.

PILULES DE JUSQUIAME ET CIGUË (Bouch.).

Extrait de suc dépuré de jusquiame	1 gr.
Extrait de ciguë	1 —
Poudre de réglisse	Q. s.

F. s. a. 30 pilules. 1 à 2.

PILULES JUSQUIAME ET DIGITALE (Oesterlen).

Extrait de jusquiame	2 gr.
Poudre de jusquiame	2 —
— de digitale	1 —

Pour 80 pilules. Dose : 4 à 5 par jour contre toux convulsive.

POMMADE ANTIRHUMATISMALE (Guéneau de Mussy).

1. Extrait de belladone	4 gr.
— de jusquiame	6 —
— d'opium	2 —
Axonge	50 —
2. Extrait de jusquiame / Extrait de belladone } āā	3 gr.
Extrait de ciguë	4 gr.
Axonge	40 —

M.

POMMADE CALMANTE.

Extrait de jusquiame	2 gr.
Extrait de belladone	2 —
Onguent populeum	20 —

F. s. a.

POMMADE CALMANTE (Ricord).

Extrait de belladone / — de jusquiame } āā	4 gr.
Onguent napolitain	30 —

SUPPOSITOIRE CALMANT (Reliquet).

Extrait de jusquiame	0 gr. 07 centigr.
Laudanum Sydenham	IV gouttes.
Beurre de cacao	3 gr.

Pour 1 suppositoire.

SUPPOSITOIRE FONDANT (Stafford).

Iodure de potassium	0 gr. 80 centigr.
Extrait de jusquiame	0 — 30 —
— de ciguë	0 — 30 —
Beurre de cacao	5 —

F. s. a. Un suppositoire.

— **HYOSCIAMINE.** — Amorphe et cristallisée. Pr. act. de la jusquiame. Soluble eau, éther, chloroforme.

Prop. thérap. — Comme la jusquiame.

Prép. pharm. et posol. — *A l'int.* Hyos. liquide 0 gr. 002 milligr. à 0 gr. 010 milligr. : il est prudent de ne pas dépasser 0 gr. 005 milligr. — Hyos. cristallisée 1/2 à 1 milligr. et jusqu'à 2 milligr. en surveillant. On emploie l'hyosciamine amorphe et son sulfate en granules à 1 milligr. Les granules d'hyosciamine cristallisée sont dosés à 1/2 milligr.

INJECTION HYPODERMIQUE.

Sulfate d'hyosciamine	0 gr. 01 centigr.
Eau distillée	10 —

F. dissoudre 1 gr. de cette solution représente 0 gr. 001 milligr. de sulfate d'hyosciamine.

GRANULES D'HYOSCIAMINE.

Hyosciamine	0 gr. 10 centigr.
Poudre de guimauve	1 gr.
Excipient	Q. s.

F. s. a. 100 granules. 1 à 4 par jour.

SIROP D'HYOSCIAMINE.

Hyosciamine	0 gr. 05 centigr.
Eau distillée	10 —

F. dissoudre. Ajoutez :

Sirop de sucre	1000 gr.

10 à 30 gr.

N. B. Ces formules se rapportent à l'Hyosciamine amorphe ou liquide.

— **HYOSCINE.** V. *ce mot.*

K

KAIRINE. — Dérivé de la quinoléine ; c'est le chlorhydrate d'oxyhydrométhylquinoléine — très soluble eau et alcool ; soluble glycérine, insoluble éther.

Prop. thérap. — Antithermique.

Posol. — Par doses de 0 gr. 50 centigram., toutes les heures en cachets ou en solution : ne pas dépasser 2 grammes : *médicament dangereux.*

KALADANA. — Grains du *Pharbitis Nil.* (Convolvulacées.

Princ. act. — Résine.

Prop. thérap. — Cathartique, succédané du Jalap.

Prép. pharm. et posol. — *A l'int.* Extrait alcoolique, 0 gr. 30 à 0 gr. 40 centigr. — Teinture alcoolique, 4 gr. à 6 gr.

POUDRE COMPOSÉE.

Poudre de graines de kaladana	5 parties
Bitartrate de potasse	6 —

F. s. a. Dose : 3 à 4 gr.

KAMALA. — Poudre fournie par l'*Echinus philippinensis* (Euphorbiacées).

Part. empl. — Cette poudre est contenue dans des vésicules qui recouvrent le fruit.

Prop. thérap. — Tænifuge.

Prép. pharm. et posol. — *A l'int.* Poudre, 6 à 12 gr. — Teinture (une partie de poudre pour 5 d'alcool à 60°) 4 à 8 gr.

ÉLECTUAIRE TÆNIFUGE (Du Plessis).

Poudre de kamala	6 à 12 gr.
Pulpe de tamarin	30 a 40 —
Suc de citron	Q. s.

A prendre en une fois, le matin à jeun.

POTION TÆNIFUGE (Davaine).

Teinture de kamala	20 gr.
Eau aromatique	120 —
Sirop d'écorces d'oranges	20 —

A prendre en 4 fois d'heure en heure.

KAWA-KAWA. — Liqueur obtenue avec la racine du *Piper methysticum* (Pipéracées).

Part. empl. — Racine.

Princ. act. — Résines. α. β. γ.

Prop. thérap. — Antigonorrhéique.

Prép. pharm. et posol. — *A l'int.* Extrait hydro-alcoolique, 1 à 2 gr. en pilules de 0 gr. 10 centigr.

POTION (Roch.).

Extrait	20 gr.
Glycérine	64 —

1 gr. par cuillerée à café.

Une cuillerée à café dans un verre d'eau après chaque repas.

KÉFIR. — Boisson alimentaire préparée avec le lait de vache dont on détermine la fermentation par un procédé particulier. Le ferment est contenu dans un champignon désigné sous le nom de *grains de kéfir.* La préparation est d'autant plus riche en alcool qu'on a laissé la fermentation durer plus longtemps. Après 24 heures on a le kéfir faible, après 48 heures le kéfir moyen et au bout de 3 jours le kéfir fort. — Dose depuis 1 à 2 verres jusqu'à 3 bouteilles par jour.

KÉRATINE. — Résidu de la digestion artificielle des matières cornées (corne, os rapés et surtout tiges de plumes). Cette matière est insoluble dans les acides et très soluble dans les alcalis. Cette propriété a été utilisée par le Dr Unna pour protéger contre l'action du suc gastrique les médicaments qui ne doivent agir que sur l'intestin. Dans ce but il les administre sous forme de pilules qu'il fait recouvrir d'une couche de *Kératine*.

Pour *kératiniser* les pilules, on dissout la kératine dans 4 parties d'ammoniaque; on enrobe les pilules avec cette solution et on laisse évaporer; l'enduit devient noir et luisant.

KERMÈS MINÉRAL. — *Syn.* Oxysulfure d'antimoine hydraté, poudre des chartreux, alkermès. — Insoluble eau et alcool.

Prop. thérap. — Stimulant, émétique, diaphorétique, expectorant, contro-stimulant.

Prép. pharm. et posol. — *A l'int.* 0 gr. 10 cent. à 0 gr. 20 centigr. — 1 à 2 gr. (contro stimulant).

Incompat. — Acides et sels acides, crème de tartre, sulfates et chlorures solubles.

LOOCH KERMÉTISÉ.

Looch blanc du Codex 150 gr.
Kermès minéral 0 — 10 centigr. à 0 — 30 —
M. 1 cuillerée toutes les 2 heures.

PILULES EXPECTORANTES

Kermès 0 gr. 50 centigr.
Gomme ammoniaque 2 — 50 —
Extrait de digitale 0 — 15 —
Pour 25 pilules. 4 à 10 par jour.

POTION KERMÉTISÉE.

Gomme adragante en poudre 0 gr. 50 centigr.
Kermès minéral 0 — 10 — à 0 — 50 —
Triturez avec :
Sirop de tolu 50 —
Ajoutez :
Infusion d'hysope 200 —
Une cuillerée toutes les heures.

POTION KERMÉTISÉE.

Kermès 0,10 centigr. à 0 gr. 20 centigr.
Sucre 5 gr.
Eau distillée de laurier-cerise 10 —
Sirop de tolu 30 —
Infusé polygala 2 p. 100 150 —
F. s. a. Par cuillerées.

POTION KERMÉTISÉE CONTRO-STIMULANTE.

Infusion de feuilles d'oranger 200 gr.
Gomme adragante 0 — 50 centigr.
Kermès minéral 1 —
Sirop de sucre 20 —
Sirop diacode 20 —
A prendre par cuillerées.

POUDRE CONTRE LA COQUELUCHE.

Kermès 0 gr. 10 centigr.
Ipécacuanha en poudre 0 — 20 —
Racine de belladone pulvérisée 0 — 05 —
M. et divisez en 6 paquets. 1 paquet toutes les 4 heures.

TABLETTES DE KERMÈS (Codex).

Chaque tablette renferme 0 gr. 01 centigr. de kermès. 2 à 10 par jour.

KINO. — Suc concentré, analogue aux cachous, provenant d'un certain nombre de végétaux. Les principales sortes commerciales sont :

1° Kino d'Afrique ou du Sénégal, *Pterocarpus erinaceus* (Légumineuses);

2° Kino de la Jamaïque, *Coccoloba uvifera* (Polygonées);

3° Kino de l'Australie ou de Botany-Bay, *Eucalyptus rostrata, corymbosa, citriodora* (Myrtacées);

4° Kino d'Amboine, de l'Inde ou vrai, *Pterocarpus marsupium Butea frondosa* (Légumineuses, Papillionacées).

Prop. thérap. — Astringent, tonique (peu employé).

Prép. pharm. et posol. — *A l'int.* Poudre 0 gr. 50 cent. à 8 gr. — Teinture 2 à 30 gr. — *A l'ext.* En injection.

Incompat. Emétique, acides, gélatine, sels d'argent et de fer: comme le tannin.

POUDRE DE KINO COMPOSÉE (Ph. Lond.).

Kino	15 gr.
Cannelle	4 —
Opium brut	1 —

Pulvérisez. M. 1 gr. toutes les 3 heures.

KOLAS AFRICAINS. — *Cola acuminata* (Malvacées).

Part. empl. — Graines.

Princ. act. — Caféine, théobromine, tannin.

Prop. thérap. — Tonique : diarrhées chroniques.

Prép. pharm. et posol. — *A l'int.* Extrait alcoolique (une partie pour 5 d'alcool) 5 à 10 gr. — Poudre (torréfiée) 5 à 10 gr. en infusion.

Incompat. — Comme les alcaloïdes et le tannin.

PILULES (Heckel).

Extrait alcoolique de kola	10 gr.
Poudre de kola	Q. s.

F. s. a. 100 pilules. 8 à 15 par jour.

POTION (Heckel).

Eau	50 gr.
Teinture de kola (au 1/5)	10 —
Teinture de vanille	0 gr. 50 centigr.
Sirop simple	15 —

M. à prendre dans la journée.

VIN DE KOLA.

Semences fraîches de kola	50 à 100 gr.
Vin blanc doux	1000 —

F. macérer 15 jours.

L

LACTIQUE (acide) $C^3H^6O^3$. — *Syn.* Acide galactique ; soluble en toutes proportions eau et alcool.

Prop. thérap. — Tempérant, employé contre les dyspepsies, dissolvant des fausses membranes diphthéritiques, employé contre les ulcérations du cancer, la phthisie laryngée, la diarrhée verte des enfants. (Hayem.)

Prép. pharm. et posol. — *A l'int.* 2 à 4 grammes par jour. — *A l'ext.* en gargarismes, en applications.

GARGARISME ANTIDIPHTHÉRIQUE (Kline).

Acide lactique	ãã	XX gouttes
Ether		
Glycérine		45 gr.

LIMONADE LACTIQUE (Hôpital des enfants).

Eau commune	1000 gr.
Sirop simple	60 —
Acide lactique	4 à 8 —

M. Par verre après le repas.

LIMONADE LACTIQUE (Duj.-Beaumetz).

Acide lactique pur	5 à 20 gr.
Eau aromatique	20 à 30 —
Eau de fontaine	1000 —

Prendre 100 gr. environ par jour.

POTION LACTIQUE (Hayem).

Acide lactique	2 à 4 gr.
Potion	100 —

M. Diarrhée verte des enfants.

LACTATE DE FER. — V. *Fer.*

— **LACTATE DE MAGNÉSIE.** ($C^3H^5O^3$,Mg.)

— **LACTATE DE SOUDE.** — ($C^3H^5O^3$,Na). Très solubles eau.

Prop. thérap. — Antidyspeptiques.

Prép. pharm. et posol. — *A l'int.* 0 gr. 10 à 0 gr. 50 centigr.

PASTILLES DE LACTATE DE SOUDE ET DE MAGNÉSIE (Petrequin, Burin).

Lactate de magnésie pulvérisé	1 gr.
Saccharure de lactate de soude	4 —
Sucre pulvérisé	95 —
Mucilage de gomme adragante	Q. s.

F. 100 pastilles. 20 à 10 par jour.

SIROP DE LACTATE DE SOUDE.

Lactate de soude	5 gr.
Sirop de fleurs d'oranger	200 —

0 gr. 50 centigr. de sel par cuillerées à bouche.

— **LACTATE DE QUININE.** — V. *Quinine.*

— **LACTATE DE ZINC** $(C^3H^5O^3)^2Zn + 3H^2O$. — Soluble dans 58 parties d'eau froide.

Prop. thérap. — Antiépileptique, antihystérique.

Prép. pharm. et posol. — *A l'int.* 0 gr. 10 centigr. à 2 gr.

POUDRE ANTIÉPILEPTIQUE (Hart).

Lactate de zinc	0 gr. 20 centigr.
Extrait de belladone	0 — 05 —

M. Pour 1 pilule. 1 pilule avant chaque repas.

LACTOPHOSPHATE DE CHAUX. — V. *Calcium.*

LACTOSE. — *Syn.* Sucre de lait : constitue d'après G. Sée, le plus puissant et le plus inoffensif diurétique connu : la quantité d'urine varie de 2 litres 1/2 à 4 litres 1/2.

Dose. — 100 grammes par 24 heures ; soit 50 grammes par litre d'eau ou de tisane dont on fait prendre 2 litres.

LACTUCARIUM. — V. *Laitue.*

LAITUE. — *Lactuca sativa* ou *capitata ; Lactuca virosa* (Composées).

Part. empl. — Suc épaissi ou lactucarium, feuilles.

Princ. act. — Lactucine (dans le lactucarium).

Prop. thérap. — Feuilles émollientes et sédatives ; lactucarium, hypnotique, calmant.

Prép. pharm. et posol. — *A l'int.* Eau distillée de feuilles, *ad libitum.* — Extrait (THRIDACE), 0 gr. 20 centigr. à 2 gr. — Sirop (thridace), 30 à 50 gr. — Lactucarium, 0 gr. 10 à 0 gr. 50 centigr. — Extrait alcoolique, 0 gr. 10 à 0 gr. 20 centigr. — Sirop de lactucarium, 30 à 50 gr.

Incompat. — Alcalis.

PATE DE LACTUCARIUM.

Masse de pâte de jujubes	1000 gr.
Extrait alcoolique de lactucarium	1 —
Teinture de baume de tolu	2 —

F. s. a. 30 à 60 gr.

POUDRE SÉDATIVE (Gumprecht).

Lactucarium	0 gr. 20 centigr.
Sucre de lait	3 —

F. s. a. une poudre. Divisez en 4 doses. Une dose toutes les 2 heures.

SIROP DE LACTUCARIUM (Aubergier).

Extrait alcoolique de lactucarium	0 gr. 75 centigr.
Sucre	1000 —
Eau distillée	500 —
Eau de fleurs d'oranger	20 —

F. s. a.

SIROP DE LACTUCARIUM OPIACÉ (Codex).

20 gr. représentent 0 gr. 005 milligr. d'extrait d'opium et 0 gr. 01 centigr. d'extrait alcoolique de lactucarium. 20 à 100 gr. par jour, c'est-à-dire 1 à 5 cuillerées.

SIROP DE LACTUCARIUM OPIACÉ (Falières).

Teinture de lactucarium opiacée 80 gr.
Sirop de fleurs d'oranger 240 —
Sirop de sucre 3680 —
Acide citrique 1 —

F. s. a. 20 à 100 gr. par jour, ou 1 à 5 cuillerées.

SIROP DE THRIDACE (Codex).

20 gr. représentent 0 gr. 50 centigr. de thridace. 1 à 5 cuillerées.

TEINTURE DE LACTUCARIUM OPIACÉE (Falières).

Extrait hydro-alcoolique de lactucarium pulvérisé 2 gr.
Extrait d'opium 1 gr.
Alcool à 50° C. 80 —

F. macérer 8 jours. Filtrez. Lavez le filtre avec de l'alcool à 26° pour compléter 80 gr. de teinture.

LAMINAIRE. — *Laminaria digitata* (Algues).

Part. empl. — Tige.

Prop. thérap. — Sert à dilater, et remplace l'éponge à la cire ou à la ficelle.

LANOLINE. — Corps extrait du *suint* de la laine de mouton. Excipient pour les pommades : même mode d'emploi que la vaseline.

Lanoline boriquée à 10 p. 100.
Lanoline caoutchoutée à 8 p. 100 (Portes).
Lanoline phéniquée à 5 p. 100.
Lanoline salicylée à 2 p. 100.
Lanoline hydrargyrique 50 p. 100.

LAUDANUM. — V. *Opium*.

LAURIER-CERISE. — *Cerasus lauro-cerasus* (Amygdalées-rosacées). *Syn.* L. amandier, L. officinal, L. de Trébizonde.

Part. empl. — Feuilles.

Princ. act. — Acide cyanhydrique, huile volatile.

Prop. thérap. — Calmant, sédatif, antiprurigineux, anticancéreux.

Prép. pharm. et posol. — *A l'int.* Eau distillée, 1 à 15 gr. — Huile volatile, 1 à II gouttes. — *A l'ext.* Infusion de feuilles, 20 gr. pour 1000 gr.

L'eau distillée contient par 10 gr. 5 milligr. d'acide cyanhydrique.

LOTION ANTICANCÉREUSE (Cheston).

Feuilles fraîches de laurier-cerise 125 gr.
Eau tiède 1000 —

F. infuser 1/2 heure. Ajoutez :

Mellite simple 125 —

M.

LOTION CALMANTE.

Eau distillée de laurier-cerise 50 gr.
Teinture de coca 10 —
Eau 200 —

MIXTURE DE KROYHER.

Eau distillée de laurier-cerise 4 gr.
Teinture de noix vomique II gouttes

M. X gouttes.

MIXTURE DE PIGEAUX.

Alcool à 32° 180 gr.
Eau distillée de laurier-cerise 16 —
Eau 240 —
Sucre 120 gr.

M. Une cuillerée à bouche après chaque repas.

POTION CALMANTE.

Eau distillée de laurier-cerise 5 à 15 gr.
Eau distillée de laitue 100 —
Sirop de codéine 20 gr. à 40 —

M. A prendre par cuillerées.

POMMADE DE JAMES (Bouch.).

Essence de laurier-cerise 10 gr.
Axonge 80 —

M.

SIROP CONTRE ENROUEMENT (Mialhe).

Eau de laurier-cerise } āā 10 gr.
Azotate de potasse }
Sirop de tolu } āā 50 —
Sirop de capillaire }
Sirop de gomme 150 —

M. Par cuillerées dans une tasse d'infusion chaude.

SIROP DE LAURIER-CERISE (Codex).

10 à 50 gr.

LAURIER COMMUN. — *Laurus nobilis* (Laurinées). *Syn.* Laurier noble, laurier-sauce, laurier d'Apollon.

Part. empl. — Feuilles, fruits.

Princ. act. — Huile grasse.

Prop. thérap. — Tonique, excitant.

Prép. pharm. et posol. — *A l'ext.* Feuilles, en pommade. — Huile, en pommade ou pure.

POMMADE DE LAURIER.

Feuilles récentes de laurier	500	gr.
Baies de laurier	500	—
Axonge	1000	—

F. s. a.

LAVANDES (Labiées). Trois espèces.

1° Lavande commune ou officinale.

Part. empl. — Fleurs.

2° Grande lavande. *Lavandula spica. Syn.* Spic, aspic, faux nard.

Part. empl. — Huile volatile.

3° Lavande stœchas.

Prop. thérap. — Sert surtout en parfumerie.

Prép. pharm. et posol. — *A l'int.* Teinture composée, 10 à 30 gr. — *A l'ext.* Alcoolat. — Essence de lavande ou huile d'aspic en frictions.

TEINTURE DE LAVANDE COMPOSÉE (Ph. Brit.).

Essence de lavande	5	gr.
Essence de romarin	1	—
Cannelle	10	—
Muscade	10	—
Santal rouge	10	—
Alcool à 85° C.	944	—

F. Macérer les espèces pendant 8 jours. Passez, exprimez, ajoutez sur le marc q. s. d'alcool à 85° pour compléter les 944 de teinture. Ajoutez les essences. 10 *à* 30 *gr. en potion.*

AUTRE :

Essence de lavande	20 gr.	
— de bergamote	5 —	
Teinture de musc	1 —	50 centigr.
Alcool à 50°	500	

VINAIGRE DE LAVANDE ANTISEPTIQUE.

Alcoolat de lavande	ãã	100 gr.
Vinaigre très fort		
Acide salicylique		5 —

Filtrez.

LEPTANDRA VIRGINICA (Scrofulariacées).

Part. empl. — Rhizome.

Princ. act. — Leptandrin.

Prop. thérap. — Cholagogue, laxatif, tonique.

Prép. pharm. et posol. — *A l'int.* Leptandrin commercial 0 gr. 15 centigr. à 0 gr. 30 centigr.

LICHEN D'ISLANDE. — *Cetraria islandica* (Lichénées). — *Syn.* Mousse d'Islande.

Part. empl. — Plante.

Princ. act. — Lichénine, cétrarine.

Prop. thérap. — Analeptique, pectoral.

Prép. pharm. et posol. — *A l'int.* Gelée, 50 à 100 gr. — Pastilles, 5 à 20 gr. — Pâte, *ad libitum.* — Poudre 2 à 10 gr. — Saccharure, 20 à 50 gr. — Sirop, 20 à 100 gr. — Tisane, 10 gr. pour 1250 réduits à 1000, couper avec du lait.

GELÉE DE LICHEN AMÈRE.

Lichen d'Islande	60 gr.
Sucre	125 —
Colle de poisson	4 —
Eau	Q. s.

Pour 250 gr. de gelée.

GELÉE DE LICHEN AU QUINQUINA (Cod. 66).

Saccharolé de lichen	75 gr.
Sirop de quinquina	110 —
Eau	115

F. s. a.

LICHEN PULMONAIRE. — *Lobaria pulmonaria* (Lichénées).

Part. empl. — Plante.

Prop. thérap. — Succédané du lichen d'Islande.

LIERRE. — *Hedera helix* (Ombellifères). — *Syn.* Lierre commun ou grimpant.

Part. empl. — Suc de la tige, écorces, feuilles, baies.

Princ. act. — Résine connue sous le nom d'*hédérine*.

Prop. thérap. — Vulnéraire et détersif, préconisé contre syphilis, affections dartreuses. — Baies purgatives.

Prop. pharm. et posol. — Inusité.

LIERRE TERRESTRE. — *Glechoma hederacea* (Labiées). — *Syn.* Rondote, herbe de Saint-Jean.

Part. empl. — Plante fleurie.

Prop. thérap. — Vulnéraire, béchique.

Prép. pharm. et posol. — *A l'int.* Infusion (10 gr. pour 1000) 30 à 60 gr. — Sirop 30 à 60 gr.

LIMAÇON. — V. *Escargot.*

LIMON. — V. *Citron.*

LIN. — *Linum usitatissimum* (Linées).

Part. empl. — Semences.

Princ. act. — Mucilage.

Prop. thérap. — Tempérant, adoucissant, contre la constipation rebelle.

Prép. pharm. et posol. — *A l'int.* Graines, 2 cuillerées par jour. — Infusion, 10 à 20 gr. pour 1000. — *A l'ext.* Farine en cataplasmes.

LIN PURGATIF. — *Linum catharticum* (Linées). — *Syn.* Lin sauvage, linet.

Part. empl. — Plante.

Princ. act. — Linine.

Prop. thérap. — Purgatif.

Prép. pharm. et posol. — *A l'int.* Extrait aqueux 0 gr. 25 à 30 centigr. — Infusion 15 pour 120 gr. — Poudre 6 gr.

LIQUIDAMBAR. — V. *Styrax.*

LIS BLANC. — *Lilium album* (Liliacées).

Part. empl. — Bulbe, fleur.

Prop. thérap. — Emollient.

Prép. pharm. et posol. — *A l'ext.* Bulbes, en cataplasmes. — Huile (faite avec les fleurs), en applications.

LISIANTHUS PENDULUS (Gentianacées).

Part. empl. — Racines.

Prop. thérap. — Fébrifuge.

Prép. pharm. et posol. — *A l'int.* Décoction, 20 gr. pour 500.

LITHARGE. — V. *Plomb.*

LITHINE (Benzoate de) ($C^7H^5O^2Li + H^2O$). — Très soluble eau, 3 fois et demi son poids.

Prop. thérap. — Celles de l'acide benzoïque et de la lithine, employé contre la gravelle urique.

Prép. pharm. et posol. — *A l'int.* 0 gr. 20 centigr. à 2 gr. en paquets ou cachets.

— **LITHINE** (borate de). — (BoO^2Li).

Prop. thérap. — Employé contre la gravelle.

Prép. pharm. et posol. — 0 gr. 25 à 0 gr. 50 cent.

POTION CONTRE LA GRAVELLE.

Borate de lithine 0 gr. 50 centigr.
Bicarbonate sodique 0 — 60 —
Eau gazeuse 150 —
Sirop d'écorces d'oranges 30 gr.

A prendre en 1 ou 2 fois.

— **LITHINE** (bromure de). (LiBr.) Très soluble eau, alcool.

Prop. thérap. — Hypnotique.

Prép. pharm. et posol. — *A l'int.* 0 gr. 25 à 0 gr. 80 centigr.

SIROP.

Bromure de lithium 10 gr.
Sirop de fleurs d'oranger 190 gr.

1 gr. par cuillerée à bouche.

— **LITHINE** (carbonate de). CO^3Li^2. — Soluble dans 100 parties d'eau froide.

Prop. thérap. — Antigoutteux.

Prép. pharm. et posol. — *A l'int.* 0 gr. 10 centigr. à 0 gr. 50 centigr.

EAU GAZEUSE ANTIGOUTTEUSE (Garrod).

Bicarbonate de soude 0 gr. 50 centigr.
Carbonate de lithine 0 — 20 —
Eau chargée d'acide carbonique 1000 —

F. s. a. — 2 à 6 verres par jour.

EAU GAZEUSE ANTIGOUTTEUSE (Stricker).

Bicarbonate de soude 0 gr. 25 centigr.
Carbonate de lithine 0 — 10 —
Eau chargée d'acide carbonique 500 —

M. A prendre dans la journée.

PILULES DE CARBONATE DE LITHINE CONTRE DIABÈTE (P. Vigier).

Carbonate de lithine 0 gr. 10 centigr.
Arséniate de soude 0 gr. 003 milligr.
Extrait de gentiane 0 — 05 centigr.

Pour une pilule. 1 à 3 dans les 24 heures.

POMMADE ANTIGOUTTEUSE (Limousin).

Glycéré d'amidon 30 gr.
Carbonate de lithine 4 —

M.

SOLUTION ANTIGOUTTEUSE (Limousin).

Glycérine 30 gr.
Carbonate de lithine 4 —

M. s. a.

SELS EFFERVESCENTS.

Carbonate de lithine 10 gr.
Bicarbonate de soude 50 —
Acide citrique 40 —

— **LITHINE** (citrate de). ($C^6H^5O^7, Li^3, 2H^2O$.) — Soluble dans 25 parties d'eau froide.

— **LITHINE** (hydrate de). — Employé contre la gravelle urique.

Posol. — 0 gr. 05 à 0 gr. 15 centigr.

SIROP DE LITHINE (Duquesnel).

Hydrate de lithine 1 gr.
Sirop de sucre ou autre 200 gr.

F. dissoudre. Filtrez 20 à 40 gr.

— **LITHINE** (iodure de). (LiI.) — Très soluble eau et alcool.
Prop. thérap. — Succédané de l'iodure de potassium.
Prép. pharm. et posol. — *A l'int.* 1 à 2 gr.

PILULES D'IODURE DE LITHINE (Zeisst).

Iodure de lithium 0 gr. 75 centigr.
Extrait de quassia } āā Q. s.
Poudre de quassia }
Pour 1 pilule toluisée.

SIROP.

Iodure de lithium 10 gr.
Sirop de gentiane ou d'écorces d'oranges amères 100 —
1 gr. par cuillerée à bouche.

— **LITHINE** (salicylate de) ($C^7H^5O^3Li$). — Soluble eau et alcool.
Prop thérap. — Employé contre la gravelle urique.
Posol. — 0 gr. 50 centigr. à 2 gr. en prises ou cachets.

LOBÉLIE ENFLÉE. — *Lobelia inflata* (Campanulacées-Lobeliées).

Part. empl. — Plante.
Princ. act. — Lobéline. Inflatine
Prop. thérap. — Antiasthmatique, antidyspnéique.
Prép. pharm. et posol. — *A l'int.* Teinture à 1 pour 5 : 1 à 4 gr.

MIXTURE ANTIASTHMATIQUE (Green).

Décocté de polygala 3/00 100 gr.
Iodure de potassium 8 —
Teinture de Lobélie 25 —
— d'opium camphrée 25 —
M. 4 à 16 gr. en 4 ou 5 fois.

MIXTURE CONTRE ASTHME (Duj.-Beaumetz).

Iodure de potassium } āā 10 gr.
Teinture de lobélie }
Eau 550 —
M. Par cuillerées à café.

TEINTURE ÉTHÉRÉE (Ph. Brit.).

Lobélie en poudre 1 partie
Ether 5 —
F. macérer. F. s. a. 0 gr. 60 centigr. à 2 gr.

VINAIGRE DE LOBÉLIE (E. U.).

Lobélie 125 gr.
Acide acétique dilué 600 —
F. s. a. 0 gr. 40 centigr. à 2 gr.

— **LOBELIA DELESSEA.**
Part. empl. — Racine.
Prop. thérap. — Les mêmes que la lobélie enflée.
Prép. pharm. — Décocté 30 p. 1000.

POTION.

Décoction à 3 p. 100 250 gr.
Elixir parégorique 2 —
Teinture éthérée de digitale XX gouttes
Par cuillerées toutes les 2 heures.

— **LOBÉLIE SYPHILITIQUE.** — *Lobelia syphilitica.* — *Syn.* Mercure végétal, cardinale bleue.
Part. empl. — Racine.
Prop. thérap. — Antisyphilitique, antidartreux.
Prép. pharm. et posol. — *A l'int.* Décoction (150 gr. pour 6000 réduits à 4000 gr.) 500 à 1000 gr.

LUPULIN. — V. *Houblon.*

LYCOPODE. — *Lycopodium clavatum* (Lycopodiacées). — *Syn.* Pied ou griffe de loup, soufre végétal, poudre de vieux bois.

Part. empl. — Microspores.

Prop. thérap. — Diurétique, antirhumatismal, siccatif.
Prép. pharm. et posol. — *A l'int.* Décocté 5 à 10 gr. pour 1000, inusité. — *A l'ext.* Poudre.

M

MAGNÉSIUM (chlorure de). ($MgCl^2$.) Hydraté ou anhydre. Le chlorure hydraté est soluble dans 0 gr. 66 parties d'eau froide. 5 parties d'alcool à 90°.
Prop. thérap. — Purgatif, cholagogue (?).
Prép. pharm. et posol. — *A l'int.* 10 à 30 gr.

MAGNÉSIUM (oxyde de). (MgO.) *Syn.* Magnésie calcinée; presque insoluble eau.
Prop. thérap. — Antiacide, antilithique, purgatif.
Prép. pharm. et posol. — *A l'int.* 1 à 2 gr. (antiacide). — 2 à 12 gr. (purgatif). — 25 à 30 gr. (antidote de l'acide arsénieux).

CHOCOLAT A LA MAGNÉSIE.

Chocolat	40 gr.
Magnésie lourde	10 —

F. s. a. 2 tablettes. Dose 1 tablette.

CHOCOLAT A LA MAGNÉSIE (Soc. de pharm. de Bord.).

Magnésie calcinée	4 gr.
Scammonée pulvérisée	0 — 20 centigr.
Pâte de chocolat	30 —

Pour 1 tablette. 1 à 2 tablettes.

LAIT DE MAGNÉSIE (Mialhe).

Magnésie calcinée	10 gr.
Eau	80 —
Eau distillée de fleurs d'oranger	10 —

F. bouillir l'eau et la magnésie; passez, ajoutez l'eau de fleurs d'oranger.

MAGNÉSIE GRANULÉE.

Magnésie calcinée	1 gr.
Sucre	3 —

Granulez s. a. — 4 cuillerées à café (purg.). 1/2 à 1 cuillerée à café (antiacide, laxatif).

POTION ABSORBANTE ALCALINE (Fonssagrives).

Magnésie calcinée	4 gr.
Eau de chaux } ãã	60 —
Eau distillée }	
Sirop de fleurs d'oranger	30 —

F. s. a. Par cuillerée toutes les heures.

POTION A LA MAGNÉSIE (Codex).

Renferme 8 gr. de magnésie. A prendre en une fois.

POTION ANTIDYSPEPTIQUE (Fonssagrives).

Magnésie calcinée	4 gr.
Eau de chaux	60 —
Hydrolat de menthe	60 —
Sirop de fleurs d'oranger	30 —

F. s. a. Par cuillerées d'heure en heure.

POTION CARMINATIVE (Paris).

Magnésie calcinée	2 gr
Alcoolat de lavande composé	2 —
Alcoolat de carvi	10 —
Sirop de gingembre	12 —
Hydrolat de menthe poivrée	8 —

M. A prendre en une ou 2 fois après le repas.

POUDRE ANTIDYSPEPTIQUE (Guipon)

Magnésie calcinée	0 gr. 30 centigr.
Fer réduit par l'hydrogène	0 — 20 —
Rhubarbe de Chine pulvérisée	0 — 20 —

M. Pour 1 prise. A prendre après le repas.

POUDRE ANTIDYSPEPTIQUE (Guipon).

Magnésie	4 à 8 gr.
Crème de tartre soluble	12 —
Jalap pulvérisé	1 à 2 —

M. En une fois.

POUDRE ANTIGASTRALGIQUE.

Magnésie 5 gr.
Cannelle pulv. 2 —
Opium brut 0 — 05 centigr.

M. divisez en 12 paquets. 1 ou 2 avant le repas.

POUDRE CONTRE LA CONSTIPATION (Coutaret).

Magnésie calcinée 10 gr.
Soufre sublimé et lavé 10 gr.
Sucre de lait pulvérisé 10 —

M. Une cuillerée à café le soir en se couchant. (Bouch.)

POUDRE CONTRE INTERTRIGO DES ENFANTS

Magnésie calcinée 5 gr.
Talc 10 —
Acide salicylique 2 —
Essence de lavande X gouttes

MAGNÉSIE (acétate de).
Prop. thérap. — Purgatif.
Posol. — *A l'int.* 15 gr. inusité.

— **MAGNÉSIE** (carbonate de) $(CO^3)^3Mg^3,MgO + 4H^2O$. — *Syn.* Magnésie carbonatée, magnésie blanche, hydrocarbonate de magnésie, presque insoluble eau, insoluble éther et alcool.
Prop. thérap. — Absorbant, antiacide.
Posol. — *A l'int.* 1 à 10 gr. (antiacide).
Incompat. — Acides et sels acides.

MAGNÉSIE EFFERVESCENTE (Moxon).

Carbonate de magnésie
Sulfate de magnésie
Bicarbonate de soude
Tartrate de potasse et de soude
Acide tartrique } ãã 10 gr.

Pulv. Mêlez. 1 cuillerée à café dans un verre d'eau. (Angl.)

MIXTURE CARMINATIVE (Dewees).

Magnésie carbonatée 4 gr.
Teinture d'asa fœtida 1 — 50 centigr.
— d'opium camphrée XX gouttes
Sucre pulvérisé 8 gr.
Eau distillée 50 —

M. XX à XXX gouttes.

OPIAT LAXATIF SULFURO-MAGNÉSIEN (Mialhe).

Soufre sublimé et lavé 1 gr.
Carbonate de magnésie 2 —
Miel blanc 6 —

M. 10 à 40 gr.

POTION CONTRE PYROSIS (Berends).

Carbonate de magnésie 4 gr.
Eau de menthe 100 —
Sirop d'écorce d'orange amère 15 —

F. s. a.

POUDRE DE MAGNÉSIE ET DE RHUBARBE (Ph. Germ.).

Hydrocarbonate de magnésie 60 gr.
Sucre pulvérisé 40 —
Racine de rhubarbe pulvérisée 15 —
Essence de fenouil 1 —

M. 2 à 12 gr. (laxatif).

POUDRE POUR LES ENFANTS (Rosentein).

Safran en poudre 0 gr. 40 centigr.
Carvi
Magnésie carbonatée } ãã 5 —
Iris de Florence 4 — 50
Réglisse 6 —

F. s. a. Et divisez en doses plus ou moins fortes suivant l'âge.

TABLETTES DE MAGNÉSIE (Codex).

Chaque tablette renferme 0 *gr.* 20 *centigr. de carbonate.*

— **MAGNÉSIE** (citrate de) $(C^6H^5O^7)^2Mg^3 + 14H^2O$. Peu soluble, eau froide.
Prop. thérap. — Purgatif.
Posol. — *A l'int.* 30 à 60 gr.

CITRATE DE MAGNÉSIE GRANULÉ EFFERVESCENT.

Carbonate de magnésie 23 gr.
Bicarbonate de soude 91 —
Acide citrique pulvérisé 117 —
Sucre pulvérisé 21 gr.
Eau distillée
Alcool à 60° C. } ãã Q. s.

F. s. a. 30 *à* 60 *gr. dans une bouteille d'eau sucrée. Par verres toutes les* 1/2 *heures.*

LIMONADE AU CITRATE DE MAGNÉSIE (F. H. M.).

Acide citrique	30	gr.
Carbonate de magnésie	16	—
Eau chaude	400	—
Sirop simple	60	—
Eau aromatique de citron	30	—
Bicarbonate de soude	4	—

F. réagir la magnésie, l'acide et l'eau dans un vase en grès; filtrez dans une bouteille en verre épais; après refroidissement, ajoutez le sirop, l'eau aromatique, et le bicarbonate de soude. Bouchez, ficelez. Par verres toutes les 1/2 heures.

LIMONADE PURGATIVE SÈCHE (Codex).

Représente 50 gr. de citrate de magnésie, par bouteille. A prendre en 3 ou 4 verres, à une 1/2 h. d'intervalle.

LIMONADE PURGATIVE (Codex).

Représente 50 gr. 40 gr. ou 30 gr. de citrate de magnésie, par bouteille.

POTION PURGATIVE (Guibout).

Acide citrique	30	gr.
Carbonate de magnésie	18	—
Sirop de cerises	30	—
Eau	120	—

F. s. a. Une potion non gazeuse. Purgatif très agréable.

POUDRE PURGATIVE (Dorvault).

Citrate de magnésie	30	gr.
Carbonate de magnésie	4	—
Acide citrique pulvérisé	8	—
Sucre pulvérisé aromatisé au citron	50	—

M. Pour une bouteille d'eau. 1 verre toutes les 1/2 heures.

TABLETTES CITRATE MAGNÉSIE (Marchand)

Citrate de magnésie	50	gr.
Sucre aromatisé au citron ou à l'orange	50	—
Mucilage	Q.	s.

F. s. a. 100 tablettes.

— **MAGNÉSIE** (hydrate de). (MgH^2O^2).

Prop. thérap. — Comme la magnésie calcinée; est préférable comme antidote de l'acide arsénieux.

Posol. — Comme la magnésie calcinée.

— **MAGNÉSIE** (sulfate de). ($SO^4Mg, 7H^2O$). *Syn.* Sel de Sedlitz, sel d'Epsom; soluble dans son poids d'eau froide, insoluble alcool et éther.

Prop. thérap. — Purgatif.

Posol. — *A l'int.* 15 à 60 gr.

Incompat. — Alcalis et leurs carbonates, phosphates solubles, sels dont la base peut former un sulfate insoluble.

EAU DE SEDLITZ (Codex).

Renferme 30 gr. de sulfate de magnésie par bouteille. Par verres.

EAU DE SEDLITZ (F. H. M.).

Sulfate de magnésie	30	gr.
Bicarbonate de soude	7	—
Acide tartrique cristallisé	6	—
Eau	600	—

F. s. a. Par verres.

EAU SALINE PURGATIVE (Codex).

30 gr. de sulfate de magnésie pour 650 d'eau gazeuse simple. En 3 ou fois.

LAVEMENT PURGATIF.

Sulfate de magnésie / Séné	āā	15	gr.
Eau		250	—

PURGATIF (Yvon).

Sulfate de magnésie	30	gr.
Eau	60	—
Essence de menthe	II	gouttes

Agit très rapidement.

SEL DE CHELTENHAM COMPOSÉ (Lond.).

Sulfate de magnésie	100	gr.
Sulfate de soude	100	—
Sel commun	100	—

F. s. a. 20 à 40 gr. comme purgatif.

— **MAGNÉSIE** (tartrate de). — Mêmes propriétés et même posologie que le citrate.

LIMONADE PURGATIVE AU TARTRATE DE MAGNÉSIE (Garnier).

Carbonate de magnésie	15 gr.
Acide tartrique	22 —
Eau	600 gr.

F. dissoudre. Filtrez. Édulcorez avec 60 gr. de sirop tartrique aromatisé avec du citron ou de l'orange.

MAÏS. — *Zea maïs* (Graminées).

Part. empl. — Stigmate.

Prop. thérap. — Tempérant, diurétique.

Prép. pharm. et posol. — *A l'int.* Tisane, 10 gr. pour 1000.

MALT. — Orge germée concassée.

Prop. thérap. — Antidyspeptique.

Prép. pharm. et posol. — *A l'int.* Malt pulvérisé, 2 à 4 gr.

BIÈRE OU SIROP DE MALT.

Farine de malt	250 gr.
Eau à 50°	1000 —

M. F. digérer 1/4 d'heure ; passez, exprimez ; délayez le résidu avec 200 gr. d'eau tiède ; passez ; exprimez ; réunissez les liqueurs pour compléter 1 litre de dissolution ; filtrez, ajoutez :

Sucre blanc	1900 gr.

F. dissoudre à 50°. 1 à 2 cuillerées à bouche avant ou après le repas.

POUDRE DIGESTIVE.

Malt pulvérisé	1 gr.
Pepsine acide amylacée	0 — 50 centigr.
Chlorure de sodium	0 — 20 —

M. Pour 1 paquet. 1 ou 2 avant ou après le repas.

— **MALTINE** ou **DIASTASE.** — Mêmes propriétés, mais plus active que le malt. Poudre amorphe de couleur blanc jaunâtre ou lamelles translucides, en partie soluble dans l'eau, un peu soluble dans l'alcool faible et insoluble dans l'alcool fort : transforme l'amidon en *dextrine* et en *maltose.*

Titre : Le diastase médicinale doit transformer en *sucre réducteur* 30 fois son poids d'amidon.

Prép. pharm. et posol. — *A l'int.* 0 gr. 10 centigr. à 0 gr. 50 centigr.

POUDRE ANTIDYSPEPTIQUE.

Maltine	0 gr. 05 centigr.
Bicarbonate de soude pulvérisé	0 — 05 —
Magnésie calcinée	0 — 10 —
Sucre blanc	0 gr. 50 centigr.

M. Pour 1 paquet. 1 paquet après chaque repas.

On peut l'associer à la pepsine dans ses diverses préparations.

MANÇONE. — *Erythrophlœum guineense* (Légumineuses cæsalpiniées).

Part. empl. — Écorce.

Princ. act. — Erytrophlœine ou mieux substance amère.

Prop. thérap. — Essayé contre les affections mitrales et l'hydropisie cardiaque.

Prép. pharm. et posol. — *A l'int.* Teinture (1 pour 10) 0 gr. 30 à 0 gr. 60 centigr.

MANGANATES. — V. à MANGANÈSE.

MANGANÈSE (carbonate de) ($MnCO^3$). — Insoluble eau et alcool.

Prop. thérap. — Tonique, emménagogue, succédané du fer ou employé concurremment.

Prép. pharm. et posol. — *A l'int.* 0 gr. 10 à gr. 30 centigr. en pilules.

PILULES DE CARBONATE DE MANGANÈSE ET DE FER (Burin-Dubuisson).

Sulfate de manganèse 2 gr. 50 centigr.
— de fer 7 — 50
Carbonate de soude 12 —
F. dissoudre dans :
Eau Q. s.
Précipitez, lavez et ajoutez :
Miel 6 gr.
F. s. a. des pilules de 0 gr. 20 centigr. 2 à 10 par jour.

PILULES DE CARBONATE DE MANGANÈSE

Sulfate ferreux 16 gr.
Sulfate manganeux 7 —
Carbonate de soude cristallisé 35 gr.
Sirop simple } āā Q. s.
Miel blanc }
F. s. a. des pilules de 0 gr. 20 centigr. 2 à 4 par jour.

POUDRE POUR EAU GAZEUSE (Pétrequin).

Bicarbonate sodique 20 gr.
Acide tartrique 25 —
Sucre pulvérisé 50 —
Sulfate ferreux pulvérisé 1 — 50 centigr.
Sulfate manganeux 0 — 75 —
M. Une cuillerée à café par verre d'eau et de vin.

— **MANGANÈSE** (iodure de) (MnI^2).

Prop. thérap. — Succédané de l'iodure de fer. — Voir à ce mot.

Prép. pharm. et posol. — *A l'int.*

PILULES D'IODURE MANGANEUX.

Iodure de potassium 20 gr.
Sulfate manganeux 20 —
M. exactement. Ajoutez :
Miel et poudre de réglisse Q. s.
F. s. a. des pilules de 0 gr. 20 centigr. 1 à 6 par jour.

SIROP D'IODURE MANGANEUX (Hanes).

Carbonate de manganèse 4 gr.
Acide iodhydrique Q. s.
Sirop de gaïac 500 gr.
2 à 4 cuillerées par jour.
On associe très souvent l'iodure de manganèse à celui de fer : soit en sirop, soit en pilules. Même dosage que pour les préparations ferrugineuses simples.

— **MANGANÈSE** (peroxyde de) (MnO^2). *Syn.* Pyrolusite; insoluble.

Prop. thérap. — Antichlorotique, emménagogue, employé contre la diarrhée atonique, sert à la préparation des manganates.

Prép. pharm. et posol. — *A l'int.* 0 gr. 10 cent. à 0 gr. 50 cent. en pilules.

— **PERMANGANATE DE POTASSE** (MnO^4K^2). — Soluble 15 parties d'eau froide.

Prop. thérap. — Désinfectant, préconisé contre les affections diphthéritiques.

Posol. — *A l'int.* 0 gr. 10 à 0 gr. 20 cent. p. 1000 d'eau. — *A l'ext.* Solution au 1/500 ou au 1/1000 en lotions, injections.

Incompat. — Toutes les substances organiques : alcool, glycérine, sucre; toutes les infusions végétales, etc.

INJECTION ANTIPUTRIDE (Melez).

Permanganate de potasse 1 gr.
Eau distillée 100 —
F. dissoudre. 1 ou 2 injections par jour.

INJECTION CONTRE LA BLENNORRHAGIE.

Permanganate de potasse 1 gr.
Eau distillée 2000 gr.
F. dissoudre.

INJECTION CONTRE LA BLENNORRHAGIE (Diday).

Permanganate de potasse 0 gr. 20 centigr.
Eau distillée 200 —
F. dissoudre.

MÉLANGE CONTRE LA SUEUR DES PIEDS (St-Martin).

Permanganate de potasse	1 gr.
Eau distillée	100 —
Thymol	0 — 50 centigr.

F. s. a.

SOLUTION CONTRE LA SEPTICÉMIE (Corput).

Permanganate de potasse	20 centigr. à 0 gr. 50 centigr.
Eau distillée	120 —

F. dissoudre. Par cuillerées à bouche dans les 24 heures.

— **MANGANÈSE** (sulfate de) ($MnSO^4 + 4H^2O$). Soluble dans 1 partie d'eau à 50°; peu soluble alcool.

Prop. thérap. — Antichlorotique, emménagogue.

Posol. — *A l'int.* 0 gr. 05 centigr. à 0 gr. 50 cent., en pilules. — *A l'ext.* 4 pour 30 en pommade.

Incompat. — Sels solubles de chaux, alcalis et leurs carbonates, sulfures.

PILULES DE SULFATE DE MANGANÈSE.

Sulfate ferreux	4 gr.
Sulfate manganeux	4 —
Extrait de chiendent	Q. s.

F. s. a. 120 pilules. 2 à 4 par jour.

POMMADE DE HOPPE (Bouch.).

Sulfate de manganèse	4 gr.
Axonge	30 —

F. s. a.

MANIGUETTE. — *Ammomum Maleguета* (Amomacées).

Prop. thérap. — Excitant général, succédané de la cannelle.

Prép. pharm. et posol. — Inusité en France.

MANNE. — Suc concret extrait du *Fraxinus ornus* et du *Fraxinus ornus rotundifolia* (Oléacées). Deux sortes : manne en larmes et manne en sorte.

Princ. act. — Mannite.

Prop. thérap. — Purgatif doux (médecine des enfants). la manne en sorte est plus active.

Prép. pharm. et posol. — *A l'int.* 10 à 50 gr.

ÉLECTUAIRE ANTIHÉMORRHOÏDAL (Reuss).

Manne en larmes		60 gr.
Sulfate de potasse	ãã	10 —
Nitrate de potasse		
Soufre		
Miel blanc		Q. s.

F. s. a. 8 à 15 gr. par jour. (Dorv.)

ÉLECTUAIRE LAXATIF (Ferrand).

Manne en larmes	ãã	100 gr.
Miel blanc		
Magnésie calcinée		15 —

M. 20 gr. le matin à jeun. (Dorv.)

ÉMULSION LAXATIVE (Ph. Italienne).

Manne en larmes	60 gr.
Emulsion simple	180 —
Eau distillée de cannelle	4 —

F. dissoudre à froid. M. En 1 *ou* 2 *fois.*

INFUSION DE MANNE CARMINATIVE (Ph. Esp.).

Manne	30 gr.
Séné	7 —
Tartrate de potasse	4 —
Semences d'anis	4 —
Eau	350 —

F. infuser le séné et l'anis dans l'eau bouillante; ajoutez la manne et le tartrate de potasse. Passez. Un demi-verre toutes les 1/2 heures.

LAIT PURGATIF A LA MANNE.

Manne en larmes	60 gr.
Lait chaud	200 —

F. dissoudre. En une fois.

MARMELADE LAXATIVE AU CAFÉ.

Manne en larmes	ãã	50
Beurre frais		
Sucre blanc concassé		

Infusion concentrée de café	75 gr.

F. fondre la manne dans l'infusion de café; passez; ajoutez les autres substances. M. 2 cuillerées à café matin et soir.

MARMELADE DE TRONCHIN.

Manne	125 gr.
Pulpe de casse	30 —
Huile d'amandes	15 —
Sirop de violettes	15 —
Eau de fleurs d'oranger	8 —

F. s. a.

PASTILLES DE MANNE ET DE CRÈME DE TARTRE (Spielmann).

Bitartrate de potasse	1 gr.
Manne	25 —
Eau	60 —

F. dissoudre la manne dans l'eau chaude; ajoutez le sel. Passez. F. évaporer jusqu'à consistance convenable, et F. des pastilles de 0 gr. 50 centigr. à la goutte. 20 à 60 pastilles.

POTION LAXATIVE DE BEAL.

Manne en larmes	30 gr.
Crème de tartre	15 —
Petit-lait	200 —

POTION PURGATIVE A LA MANNE.

Manne en larmes	50 gr.
Petit-lait	100 —

F. dissoudre. En une fois.

POTION PURGATIVE A LA MANNE (F. H. M.).

Feuilles de séné	10 gr.
Sulfate de soude	15 —
Manne en sorte	60 —
Eau bouillante	110 —

F. infuser le séné; ajoutez le reste. En 1 ou 2 fois.

POTION PURGATIVE A LA MANNE (F. H. P.).

Feuilles de séné	8 gr.
Sulfate de soude cristallisé	16 —
Manne	60 —
Eau bouillante	96 —

F. infuser le séné; ajoutez les autres substances. Passez. En 1 ou 2 fois.

SIROP DE MANNE ET DE SÉNÉ (Ph. Germ.).

Feuilles de séné	10 gr.
Fruits de fenouil	1 —

Contusez. Ajoutez :

Eau bouillante	50 —

F. infuser jusqu'à refroidissement. Ajoutez :

Manne	15 gr.

F. dissoudre; passez; prenez :

De la solution ainsi obtenue	55 —
Sucre blanc	50 —

F. dissoudre. 30 à 100 gr.

SIROP DE MANNE ET DE SÉNÉ (Ph. Lond.).

Séné	75 gr.
Fruits de fenouil concassés	40 —
Eau bouillante	Q. s.

Pour obtenir 300 gr. d'infusé. F. infuser jusqu'à refroidissement passez; exprimez; ajoutez :

Manne	100 gr.
Sucre	500 —

F. dissoudre au B.-M. Passez. 30 à 100 gr.

TABLETTES DE MANNE (Codex).

Chaque tablette renferme 0 gr. 20 centigr. de manne. 6 à 10.

TABLETTES DE MANNE COMPOSÉES (Manfrédi).

Racine de guimauve	90 gr.
Eau	2000 —
Manne	375 —

F. bouillir la racine dans l'eau pendant 10 minutes; ajoutez la manne. Passez. Ajoutez :

Sucre	3000 gr.
Extrait d'opium	0 — 60 centigr.
Eau distillée de fleurs d'oranger	90 —
Essence de bergamote	XV gouttes

F. évaporer en consistance convenable. F. des tablettes de 1 gr.: 8 à 12 par jour.

TISANE LAXATIVE A LA MANNE.

Manne en larmes	100 gr.
Eau chaude	1000 —

F. dissoudre. Passez. Par verres.

— **MANNITE** ($C^6H^{14}O^6$), soluble 7 parties d'eau, peu soluble alcool froid.

Prop. thérap. — Purgatif, moins énergique que la manne.
Posol. — *A l'int.* 10 gr. à 20 gr.

POTION A LA MANNITE.

Mannite	10 à 20 gr.
Eau	100 —

F. dissoudre. Ajoutez :

Sucre	20 gr.
Alcoolat de citron ou autre	VI gouttes

Filtrez. En une fois.

MARJOLAINE. — *Origanum majorana* (Labiées).

Part. empl. — Sommités fleuries.

Princ. act. — Huile essentielle odorante.

Prop. thérap. — Considéré autrefois comme stimulant et anti-catharral, sternutatoire.

Prép. pharm. et posol. — *A l'int.* Inusitée.

POUDRE STERNUTATOIRE (Codex).

P. E. de feuilles d'asarum, de betoine, de marjolaine et de fleurs de muguet.

MARRONNIER. — *Æsculus hippocastanum* (Acérinées). — *Syn.* Châtaignier d'Inde.

Part. empl. — Semences, jeunes branches, écorce.

Princ. act. — Esculine, huile grasse.

Prop. thérap. — Décocté de jeunes branches proposé comme succédané du quinquina, fébrifuge, antiseptique.

Prép. pharm. et posol. — *A l'int.* Décocté, 15 à 30 gr. p. 1000. — *A l'ext.* Décocté 50 p. 1000.

TEINTURE DE MARRONNIER (Jobert).

Écorce de marronnier d'Inde	100 gr.
Alcool à 21°	400 —

F. macérer 15 jours. Filtrez. 1 cuillerée à bouche dans un 1/4 de verre de décoction de chicorée sauvage.

HUILE GRASSE.

Employée en frictions contre la goutte.

— **ESCULINE** ($C^{15}H^{16}O^{9} + 12H^{2}O$). — Insoluble eau froide.

Prop. thérap. — Fébrifuge, antinévralgique.

Posol. — *A l'int.* 1 à 2 gr.

SIROP D'ESCULINE (Mouchon).

Esculine	1 gr. 25 centigr.
Alcool à 56°	25 —
Sirop	80 —

0 gr. 25 centigr. par cuillerée à bouche.

MARRUBE BLANC. — *Marrubium vulgare* (Labiées).

Part. empl. — Plante fleurie.

Princ. act. — Marrubine (Thorel).

Prop. thérap. — Remède populaire contre la toux, antihystérique (?), antiscorbutique (?), antispasmodique, stimulant (Gubler).

Prép. pharm. et posol. — *A l'int.* Extrait alcoolique, 1 à 2 gr. — Poudre 4 à 8 gr.

MASTIC. — Du *Pistacia lentiscus* (Térébinthacées).

Part. empl. — Résine. — Deux variétés : 1° mastic commun en masse; 2° mastic en larmes.

Prop. thérap. — Tonique, astringent, employé contre la diarrhée des enfants, en infusion; préconisé contre l'incontinence d'urine. — Masticatoire. Sert de base à plusieurs ciments pour plomber les dents.

Prép. pharm. et posol. — *A l'int.* 2 à 8 gr. par jour.

BAUME DENTAIRE.

Mastic	5 gr.
Alcool	15 —
F. dissoudre et évaporer à	10 —
Ajoutez :	
Essence de cannelle	X gouttes

MASTICATOIRE IRRITANT DE BUTLER.

Mastic	6 gr.
Liquidambar	3 —
F. fondre au B.-M. Ajoutez :	
Racine de pyrèthre pulvérisée	2 —
Piment pulvérisé	1 —
F. s. a. 2 à 5 gr.	

MATÉ. — *Syn.* Thé du Paraguay. *Ilex paraguayensis* (Ilicinées).

Princ. act. — Caféine, acide matétannique.

Prop. thérap. — Aliment d'épargne, digestif, stimulant, vomitif à haute dose.

Prép. pharm. et posol. — *A l'int.* Infusion, 30 à 40 p. 1000.

MATICO. — *Piper angustifolium, cordulatum, aduncum, lancœfolium* (Pipéracées).

Part. empl. — Feuilles.

Princ. act. — Maticine, acide arthantique, tannin, huile essentielle.

Prop. thérap. — Astringent, hémostatique, antiblennorhagique.

Prép. pharm. et posol. — *A l'int.* Huile essentielle, 0 gr. 25 centigr. à 1 gr. — Infusé, 10 p. 1000. — *A l'ext.* Eau distillée, en injections.

BOLS DE COPAHU AU MATICO (Favrot).

Copahu	1 gr.
Essence de matico	0 — 05 centigr.
Magnésie calcinée	Q. s.

F. s. a. 1 bol gélatinisé. 5 à 20 par jour.

ÉLECTUAIRE DE COPAHU AU MATICO.

Copahu	15 gr.
Cubèbe pulvérisé	22 —
Essence de matico	1 —
Sucre blanc pulvérisé	Q. s.

F. s. a. 20 à 40 gr. en 6 ou 8 bols.

INJECTION.

Eau distillée de matico 150 gr.
Sulfophénate de zinc
0 gr. 20 centigr. à 0 — 50 centigr.

SIROP DE MATICO (Dorvault).

Matico incisé	100 gr.
Eau	1000 —

Distillez 100 parties de produit. Retirez le résidu de la cucurbite, exprimez le matico, ajoutez à la colature 700 parties de sucre. Faites rapprocher de façon qu'en ajoutant l'hydrolat vous ayez un sirop au degré ordinaire.

MATRICAIRE. — *Pyrethrum parthenium* (Composées). — *Syn.* Malherbe, herbe à vers.

Prop. thérap. — Stimulant léger, stomachique, carminatif, antispasmodique.

Prép. pharm. et posol. — *A l'int.* Eau distillée, 30 à 100 grammes en potion. — Huile essentielle, II à VI gouttes en potion. — Infusion, IV à X gouttes p. 1000. — *A l'ext.* Décoction et infusion, 10 à 30 gr., pour 1000, en fomentations, injections.

MAUVE. — *Malva sylvestris* (Malvacées). — *Syn.* Mauve sauvage, grande mauve, fromageon.

Part. empl. — Feuilles, fleurs.

Prop. thérap. — Béchique, adoucissant.

Prép. pharm. et posol. — *A l'int.* Infusion de fleurs, 10 p. 1000. — *A l'ext.* Décocté de feuilles, 25 à 50 p. 1000, en lavements.

ESPÈCES PECTORALES.

Fleurs de mauve Pied-de-chat Pas-d'âne Pétales de coquelicot Fleurs de bouillon blanc Guimauve Violettes	āā	P. E.

MÉLILOT. — *Melilotus officinalis* (Légumineuses).

Part. empl. — Sommités fleuries.

Princ. act. — Coumarine.

Prop. thérap. — Adoucissant, béchique, légèrement astringent.

Prép. pharm. et posol. — *A l'int.* Infusé 10 à 20 gr. en lavements. — *A l'ext.* Eau distillée en collyre, lotions, — Infusé 10 p. 1000.

MÉLISSE. — *Melissa officinalis* (Labiées). *Syn.* Citronnelle.

Part. empl. — Plante fleurie.

Prop. thérap. — Excitant, cordial, sudorifique, antispasmodique.

Prép. pharm. et posol. — *A l'int.* Eau distillée. — Infusion, 10 p. 1000.

ALCOOLAT DE MÉLISSE COMPOSÉ. EAU DE MÉLISSE DES CARMES (Codex).

5 à 20 gr. dans de l'eau sucrée, à l'intérieur; en frictions, à l'extérieur.

ÉLIXIR DE LA GRANDE-CHARTREUSE (Dorvault).

Renferme 8 gr. de feuilles fraîches de mélisse, d'hysope, d'angélique pour 125 d'alcool, 2 gr. de cannelle Ceylan, et 0 gr. 60 de muscade et de safran.

INFUSION DE MÉLISSE COMPOSÉE (Copland).

Feuilles de mélisse sèches	10 gr.
Réglisse	10 —
Fruits d'anis	5 —
— de fenouil	5 —
— de coriandre	5 —
Eau bouillante	1 litre.

F. infuser 1 heure. Passez. Par verres.

MENTHES. — Plusieurs espèces.

— MENTHE POIVRÉE. — *Mentha piperita* (Labiées).

Part. empl. — Sommités fleuries.

Prop. thérap. — Stimulant diffusible, stomachique, antispasmodique.

Prép. pharm. et posol. — *A l'int.* Alcoolat, 2 à 10 gr. — Esprit, huile volatile, II à X gouttes. — Hydrolat, 20 à 100 gr. — Infusion, 10 p. 1000. — Pastilles, Q. V. — Sirop, 20 à 100 gr.

SUCCÉDANÉS :

1° Menthe crépue. *Mentha crispa.*

Part. empl. — Sommités fleuries.

2° Menthe verte, *Mentha viridis*.

Part. empl. — Sommités fleuries.

3° Menthe aquatique, *Mentha aquatica*. — *Syn.* Menthe blanche, baume d'eau.

Part. empl. — Sommités fleuries.

4° Menthe pouliot. *Mentha pulegium*.

Part. empl. — Sommités fleuries.

ALCOOLAT DE MENTHE COMPOSÉ (Spielmann).

Menthe crêpue fraîche	750 gr.
Absinthe	90 —
Basilic	60 —
Menthe pouliot	60 —
Romarin } ãã	8 —
Lavande }	
Cannelle Ceylan	15 —
Girofle	4 —
Coriandre	4 —
Alcool à 85°	4800 —
Eau distillée de menthe	1875 —

Contusez les plantes. F. macérer 8 jours dans l'alcool. Ajoutez l'eau distillée de menthe. Distillez au B.-M. jusqu'à siccité. 8 à 30 gr. en potion.

EAU AROMATIQUE DE MENTHE, HYDROLÉ DE MENTHE (F. H. M.).

Huile volatile de menthe	1 gr.
Sucre blanc	5 —
Alcool à 95° C.	5 —
Eau distillée	1000 —

Triturez l'huile et le sucre; ajoutez en triturant l'alcool, puis l'eau. Filtrez. 30 à 100 gr. comme véhicule de potions.

MÉLANGE STIMULANT.

Alcool de menthe	20 gr.
Sirop de gomme	100 gr.
Eau de cannelle	50 —

Par cuillerées.

POTION STOMACHIQUE.

Alcoolat de menthe }	ãã	15 gr.
— d'anis }		
Sirop de cannelle		30 —
Eau de tilleul		120 —

Par cuillerées.

TEINTURE DE MENTHE (Ph. Brit.).

Alcool à 50° C.	500 gr.
Essence de menthe	15 —
Feuilles fraîches d'épinards	10 —

F. macérer. Passez. Exprimez. Filtrez. 2 à 5 gr. dans un verre d'eau sucrée.

TISANE DE MENTHE COMPOSÉE (Ph. Lond.).

Feuilles de menthe	8 gr.
Eau bouillante	250 —

F. infuser un 1/4 d'heure. Passez. Ajoutez :

Sucre	8 gr.
Teinture de cardamome composée	15 —

M. A prendre en 2 fois.

— **MENTHOL.** ($C^{20}H^{20}O^2$) — Camphre de l'essence de menthe du *Mentha arvensis*, variété *purpurescens*. — Cristaux transparents et incolores fusibles à 42°. Solubles alcool, éther, chloroforme peu solubles dans l'eau.

Prop. thérap. — Antinévralgique, antiseptique.

Prép. pharm. et posol. — *A l'ext.* En applications. — Crayons migraine.

MÉLANGES ANTISEPTIQUES POUR CALMER LES DOULEURS DE DENTS.

1. Menthol }	ãã	P. E.
Thymol }		
2. Menthol }	ãã	P. E.
Acide phénique }		
3. Menthol }	ãã	P. E.
Hydrate de chloral }		
4. Menthol		3 parties
Camphre		2 gr.
5. Menthol		2 gr.
Croton chloral		1 —

Ces mélanges sont également préconisés pour le traitement des affections du nez et de la gorge.

POMMADE CONTRE MIGRAINE

Menthol	2 gr.
Huiles d'olives	1 —
Lanoline	4 — 50 centigr.

F. s. a.

MÉNYANTHE. — *Menyanthus trifoliata* (Gentianées). — *Syn.* Trèfle d'eau, des marais, de castor.

Part. empl. — Feuilles.

Princ. act. — Ményanthine.

Prop. thérap. — Tonique, fébrifuge, antiscorbutique, fait partie du sirop antiscorbutique.

Prép. pharm. et posol. — *A l'int.* Extrait, 1 à 4 gr. — Infusé, 10 p. 1000. — Sirop de raifort composé ou antiscorbutique.

MERCURE (Hg). — Insoluble eau et alcool.
Prop. thérap. — Antisyphilitique, résolutif.
Prép. pharm. et thérap. — *A l'int.* 0 gr. 05 à 0 gr. 10 centigr. — *A l'ext.* 1 partie pour 1 ou 2 d'axonge, en pommade, emplâtre, etc.

BAUME MERCURIEL DE PLENCK.

Mercure	8	gr.
Oléo-résine de thérébenthine	4	—
Axonge	24	—
Onguent d'Arcæus	54	—
Calomel à la vapeur	1	—

Eteignez le mercure dans la térébenthine; ajoutez par trituration les autres substances.

CÉRAT MERCURIEL (Codex).

Parties égales d'onguent mercuriel et de cérat de Galien. En pansements.

DIGESTIF MERCURIEL (Cod. 66).

Onguent mercuriel	ãã	P. E.
Digestif simple		

M.

EAU MERCURIELLE SIMPLE.

Mercure	60	gr.
Eau	2000	—

F. bouillir 2 heures, et décantez. En lotions, ou 30 gr. contre les oxyures à l'intérieur.

EMPLATRE CALMANT RÉSOLUTIF.

Emplâtre de Vigo	20	gr.
— de belladone	10	—

EMPLATRE CONTRE DOULEURS OSTÉOCOPES, PÉRIOSTOSES, EXOSTOSES, SARCOCÈLES SYPHILITIQUES (Ricord).

Emplâtre de Vigo	ãã	20	gr.
— de ciguë			
— d'opium		10	—

EMPLATRE DE VIGO CUM MERCURIO (Codex).

En applications.

ETHIOPS ANTIMONIAL (Guibourt.

Mercure	10	gr.
Sulfure d'antimoine	20	—

M. exactement.

HUILE GRISE (P. Vigier).

Onguent mercuriel (Codex)	1	gr.
Mercure	19 — 50	centigr.
Vaseline solide	9 — 50	—
Huile de vaseline	20	—

Contient 40 p. 100 de mercure.

LANOLINE MERCURIELLE.

Mercure	100	gr.
Lanoline	100	—

F. s. a.

MERCURE AVEC CRAIE (Ph. Brit.).

Mercure	28	gr.
Craie	56	—

M.

MERCURE AVEC LA MAGNÉSIE (Dorvault).

Mercure	2	gr.
Manne	2	—
Magnésie carbonatée	1	—

Triturez le mercure avec la manne et quelques gouttes d'eau; ajoutez 1/3 de la magnésie. et triturez jusqu'à extinction. Traitez trois fois par l'eau, et ajoutez au dépôt le reste de la magnésie.

MERCURE GOMMEUX.

Mercure	1	gr.
Gomme arabique	2	—

F. un mucilage.

MERCURE GOMMEUX DE PLENCK (Cod.).

Mercure	1	gr.
Gomme arabique pulvérisée	3	—
Sirop diacode	4	—

Triturez jusqu'à extinction du mercure. 2 gr. par jour.

MERCURE SACCHARIN (Soubeiran).

Mercure	1	gr.
Sucre blanc très sec	2	—

Triturez.

MERCURE SOLUBLE DE MASCAGNI.

Mercure doux	1	gr.
Eau de chaux	100	—

F. bouillir, lavez et séchez.

ONGUENT MERCURIEL BELLADONÉ.

Onguent mercuriel double	40	gr.
Extrait de belladone	6	—

F. s. a.

ONGUENT MERCURIEL AU GOUDRON.

Onguent mercuriel	20	gr.
Pommade au goudron	10	—

ONGUENT MERCURIEL SOUFRÉ.

Onguent mercuriel 50 gr.
Soufre 20 —
Vaseline 20 —

F. s. a.

PILULES ANTIICTÉRIQUES (Storck).

Extrait de ciguë 5 gr.
Masse de Belloste 1 —

F. s. a. 60 pilules. 1 à 2 par jour (Bouch.).

PILULES ANTISYPHILITIQUES (Laboulbène).

Onguent mercuriel double 4 gr.
Savon amygdalin 2 —
Extrait de quinquina 1 —
— gommeux d'opium 1 —
Guimauve pulvérisée Q. s.

M. pour 40 pilules. 1 à 3 par jour.

PILULES CONTRE L'ECZÉMA

Masse de Belloste 2 gr.
Arséniate de fer 0 — 40 centigr.
Extrait de fumeterre Q. s.

M. et F. 40 pilules. 2 par jour.

PILULES DE BELLOSTE (Codex).

Chaque pilule contient 0 gr. 05 centigr. de mercure, autant d'aloès, et 0 gr. 017 milligr. de scammonée. 2 par jour.

PILULES DE MERCURE. — PILULES BLEUES (Cod.).

Mercure 2 gr.
Conserves de roses 3 —
Réglisse pulvérisée 1 —

F. s. a. 40 pilules, contenant 5 centigr. de mercure.

PILULES DE PLENCK (Planche).

Mercure } āā 6 gr.
Extrait de ciguë }
Miel }
Poudre de réglisse } āā 10 —

M. jusqu'à extinction du mercure, et F. des pilules de 0 gr. 10 centigr. 2 à 6 par jour.

PILULES DE MERCURE ET QUINQUINA.

Mercure 2 gr.
Styrax 2 —
Extrait de quinquina 4 —
Guimauve pulvérisée Q. s.

Pour 100 pilules, contenant 2 centigr. de mercure. Dose : 4 à 8 par jour.

PILULES MERCURIELLES.

Onguent mercuriel 10 gr.
Extrait d'opium 1 gr.
Magnésie calcinée Q. s.

M. et F. 100 pilules, contenant 5 centigr. de mercure. 1 à 5 par jour.

PILULES MERCURIELLES DE SEDILLOT (Codex).

Chaque pilule contient 0 gr. 05 centigr. de mercure. 2 à 3 par jour.

PILULES NAPOLITAINES (Martin-Solon).

Onguent mercuriel 5 gr.
Extrait de ciguë 3 —
— d'opium 2 —

M. F. 100 pilules, contenant 0 gr. 025 de mercure. 2 à 8 par jour. (Dorv.)

POMMADE DE FOURNIER.

Onguent mercuriel double 50 gr.
Onguent basilicum 25 —
Poudre de cantharides 0 — 50 centigr.

F. s. a.

POMMADE DE MERCURE ET D'IODURE DE PLOMB.

Onguent mercuriel double 40 gr.
Iodure de plomb 5 —

F. s. a.

POMMADE MERCURIELLE (Guib.).

Mercure métallique 50 gr.
Huile d'amandes douces 10 —
Beurre de cacao 40 —

POMMADE MERCURIELLE BELLADONÉE OPIACÉE.

Onguent mercuriel double 30 gr.
Extrait de belladone 4 —
— d'opium 1 —

M.

POMMADE MERCURIELLE COMPOSÉE.

Onguent mercuriel 12 gr.
Cire jaune 6 —
Huile d'olives 6 —
Camphre 3 —

F. s. a.

POMMADE MERCURIELLE COMPOSÉE (Hôp. de Toulon).

Onguent napolitain 15 gr.
Chaux hydratée 4 —
Chlorhydrate d'ammoniaque pulvérisé 2 —
Soufre sublimé 2 —

Triturez, en frictions.

POMMADE OU ONGUENT MERCURIEL DOUBLE, ONGUENT NAPOLITAIN (Cod.).

P. E. de mercure et d'axonge benzoïnée. 1 à 5 gr. en frictions.

POMMADE MERCURIELLE AU SAVON (Yvon).

Mercure 1 kilogr.
Savon noir ou blanc aussi neutre que possible 1 —

Soluble dans l'eau.

POMMADE MERCURIELLE OPIACÉE.

Extrait d'opium 1 gr.
Pommade mercurielle au savon 30 —

M. 4 gr. 2 fois par jour en frictions.

POMMADE MERCURIELLE RÉSOLUTIVE (Dupuytren).

Sel ammoniac en poudre 5 gr.
Pommade mercurielle 100 —

M. En frictions matin et soir.

POMMADE MERCURIELLE SIMPLE (ONGUENT GRIS) (Codex).

1 partie de mercure pour 7 d'axonge. En frictions.

POMMADE ANTIOPHTALMIQUE

Onguent napolitain 20 gr.
Extrait d'opium 1 —
Extrait de jusquiame 5 —

M. 5 ou 6 frictions par jour sur le front.

POMMADE OPHTALMIQUE (Sichel).

Onguent napolitain 16 gr.
Extrait de belladone 8 —

En frictions sur le front. 5 ou 6 fois par jour.

POMMADE RÉSOLUTIVE (Langlebert).

Onguent napolitain 20 gr.
Extrait de belladone 3 à 5 —

M.

POUDRE MERCURIELLE D'HAHNEMANN (Jourdan).

Opium pulvérisé 1 gr.
Mercure soluble d'Hahnemann 1 —
Gomme adragante 10 —

M. 0 gr. 30 centigr. par jour, en plusieurs fois.

SIROP MERCURIEL GOMMEUX (Lagneau et Cadet).

Mercure 1 gr.
Gomme arabique pulvérisée 30 —
Sirop de rhubarbe composé 70 —

Contient un centième de son poids de mercure.

SUPPOSITOIRE MERCURIEL.

Onguent mercuriel 3 gr.
Axonge benzoïnée 1 —
Cire blanche 0 — 50 centigr.
Beurre de cacao 4 —

F. fondre la cire; ajoutez le beurre de cacao, puis l'axonge. F. refroidir. Ajoutez l'onguent mercuriel. Pour 2 suppositoires.

SUPPOSITOIRE MERCURIEL BELLADONÉ.

Onguent mercuriel 3 gr.
Extrait de belladone 0 — 05 centigr.
Cire blanche 0 — 20 —
Beurre de cacao 4 —

F. s. a. 2 suppositoires.

TABLETTES DE MERCURE (Lagneau).

Sucre en poudre 280 gr.
Mercure 60 —
Gomme arabique pulvérisée 20 —

M. et triturez jusqu'à extinction du mercure. Ajoutez :

Vanille en poudre 2 gr.
Eau Q. s.

F. s. a. Des tablettes de 0 gr. 60 centigr. 1 à 2 par jour. (Dorv.)

— **ACÉTATE MERCUREUX** ($C^2H^3O^2)Hg^2$. — *Syn.* Acétate de protoxyde de mercure. — Terre foliée mercurielle. Soluble 333 parties eau, insoluble alcool.

Prop. thérap. — Antisyphilitique.

Posol. — *A l'int.* 0 gr. 01 à 0 gr. 05 centigr. (inusité).

DRAGÉES DE KEYSER.

Acétate de protoxyde de mercure 0 gr. 60 centigr.
Manne en larmes 12 —

F. s. a. 72 pilules. 2 matin et soir.

— **AZOTATES DE MERCURE.** — Azotates mercureux ; — azotate mercurique.

— **1° AZOTATES MERCUREUX.**

a. Azotate de protoxyde de mercure cristallisé $(AzO^3)^2Hg^2 + 2H^2O$. — Soluble eau (petite quantité). — *Syn.* Protonitrate.

Prop. thérap. — Antisyphilitique, antidartreux.
Posol. — *A l'int.* (peu employé) comme le sublimé. — *A l'ext.* gr. pour 30 en pommade.
Incompat. — Eau, alcalis et carbonates, chlorures, sulfures, iodures solubles.

PILULES D'AZOTATE DE MERCURE.

Protonitrate de mercure cristallisé	1 gr.
Extrait de quinquina	4 —
Poudre de cannelle	Q. s.

M. F. 100 *pilules.* 2 *à* 5 *par jour.*

POMMADE ANTIHERPÉTIQUE (Dupuytren).

Protonitrate de mercure	20 gr.
Axonge	80 —
Huile rosat	10 —

M.

POMMADE CITRINE (onguent citrin) (Cod.).

Axonge	400 gr.
Huile d'olive	400 gr.
Mercure	40 —
Acide nitrique à 1,42	80 —

F. s. a.

POMMADE CONTRE L'ECZÉMA DES PAUPIÈRES (Hardy).

Axonge	10 gr.
Protonitrate de mercure	0 gr. 01 à 0 gr. 03 centigr.

M.

POMMADE PROTONITRATE DE MERCURE

Protonitrate de mercure	1 gr.
Vaseline	30 —

M

β. *Azotate basique* $(AzO^3)^2(Hg^2)Hg^2O.H^2O$. — *Syn.* Sous-nitrate, turbith nitreux. Insoluble eau, soluble potasse.
Prop. thérap. — Résolutif, fondant, antiherpétique.
Posol. — *A l'ext.* 1 gr. p. 30, en pommade.

POMMADE AU TURBITH.

Turbith nitreux	2 gr.
Axonge	80 —
Essence de bergamote	2 —

F. s. a. contre pellicules.

POMMADE CONTRE LA BLÉPHARITE REBELLE (Macnaughton Jones).

Onguent au nitrate de mercure.

Poudre de turbith nitreux	0 gr. 20 centigr.
Acide arsénieux	0 — 02 —
Huile d'amandes douces	XX gouttes.
Vaseline	30 gr.

F. s. a.

— 2° **AZOTATE MERCURIQUE** $(AzO^3)^2Hg + 2H^2O$. — *Syn.* Nitrate acide de mercure.
N. B. — On n'emploie pas le sel isolé ; mais une solution renfermant un excès d'acide azotique, obtenue avec mercure 100 gr., acide azotique 165 gr., eau 35 gr. : faites réduire à 225 gr.
Prop. thérap. — Caustique puissant, contre dartres, ulcères syphilitiques.
Posol. — *A l'ext.* En applications, en pommade.

POMMADES CONTRE LES DARTRES.

Vaseline	80 gr.
Nitrate acide de mercure	X à XX gouttes.

— **CHLORO-IODURE MERCUREUX.** — *Syn.* Sel de Boutigny, iodo-calomel — obtenu en mélangeant du calomel et de l'iode et est constitué par un mélange à équivalents égaux de bi-odure et de bi-chlorure de mercure.
Prop. thérap. — Antisyphilitique, antidartreux.
Posol. — *A l'int.* 0 gr. 0025 dix-milligrammes à 0 gr. 01 centigr. — *A l'ext.* 0 gr. 25 à 0 gr. 75 cent. p. 30, en pommade.

LOTION ANTIDARTREUSE.

Chloro-iodure de mercure 0 gr. 50 centigr.
Iodure de potassium 0 — 50 —
Eau distillée 200 —

PILULES (Rochard-Boutigny)

Iodure chlorure mercureux 0 gr. 25 centigr.
Gomme arabique 1 —
Mie de pain Q. s.
Eau de fleurs d'oranger Q. s.

F. s. a. 100 pilules. 1 à 4 par jour.

POMMADE (Rochard-Boutigny).

Iodure chlorure mercureux 0 gr. 25 à 0 gr. 50 centigr.
Axonge 30 —

F. s. a. 1 friction par jour pendant 3 jours.

— BI-CHLORO-IODURE DE MERCURE. — Ce sel obtenu en triturant équivalents égaux de biiodure et de bichlorure de mercure est le même que le précédent.

— CHLORURE MERCUREUX. — CALOMEL. (HCl). — *Syn.* Protochlorure de mercure, mercure doux.

Prop. thérap. — Antisyphilitique, vermifuge, purgatif. — Voir à **CALOMEL** pour les formules *vermifuges* et *purgatives*.

Posol. — *A l'int.* 0 gr. 01 à 0 gr. 05 centigr. (antisyphilitique). — *A l'ext.* En collyre sec, en pommades au 1/10.

— CHLORURE MERCUREUX PRÉCIPITÉ. — PRÉCIPITÉ BLANC. — Plus actif que le précédent. C'est du protochlorure de mercure préparé par voie humide; on le réserve pour l'usage externe; le calomel est préparé par voie sèche.

Posol. — *A l'int.* Inusité. — *A l'ext.* En pommade au 1/10.

Incompat. — (V. *Calomel.*)

BOUGIES AU CALOMEL (Beral).

Calomel 1 gr.
Cire blanche 24 —

F. s. a.

CALOMEL CONTRE OPHTHALMIE (G. Teulon).

Projeter, à l'aide d'un petit pinceau qu'un coup sec sur le doigt met en vibration, une pincée de calomel en poudre impalpable.

CÉRAT AU CALOMEL.

Calomel 4 gr.
Cérat de Galien 30 —

M. En frictions à la dose de 2 à 3 gr.

CÉRAT AU PRÉCIPITÉ BLANC.

Cérat 30 gr.
Précipité blanc 2 —
Acide chrysophanique 0 — 25 centigr.

M.

COLLYRE SEC CONTRE TAIES DE LA CORNÉE (Dupuytren).

Calomel à la vapeur, Sucre candi, Tuthie } āā 5 gr.

Pulvérisez et mêlez. Insufflez une pincée entre les paupières écartées.

EAU PHAGÉDÉNIQUE NOIRE (Rustius).

Calomel 4 gr.
Opium en poudre 2 —
Eau de chaux 375 —

M. et agitez chaque fois; en lotions.

EMPLATRE AU CALOMEL (Hôp. St.-Louis) (Portes et Quinquaud).

Emplâtre diachylon 300 gr.
Calomel 100 —
Huile de Ricin 30 —

GLYCÉRÉ AU CALOMEL (Vidal).

Calomel, Tannin } āā 1 gr.
Glycérolé d'amidon 30 —

Contre eczéma sec.

GLYCÉRÉ AU CALOMEL (Hôp. St.-Louis).

Glycéré d'amidon 88 gr.
Calomel 12 —

F. s. a.

INJECTION AU CALOMEL (Foy).

Calomel 4 gr.
Gomme arabique 8 —
Eau 250 —

LOTION MERCURIELLE.

Calomel 2 gr.
Décoction de guimauve 250 —

Agitez.

MÉLANGE ANTISCROFULEUX DE GRAETE.

Calomel, Soufre doré d'antimoine, Poudre de ciguë, āā 0 gr. 60 centigr.
Sucre 6 —

Pour 12 paquets. Un le matin.

MÉLANGE POUR INJECTIONS HYPODERMIQUES.

Calomel 0 gr. 50 centigr.
Vaseline liquide 25 cent. c.

Un centigr. de calomel par 1/2 centimètre cube. Agitez.

MIEL AU CALOMEL.

Calomel 0 gr. 25 centigr. à 1 gr.
Miel 10 —
Sucre vanillé 2 —

PASTILLES DE CALOMEL.

Celles du Codex contiennent 5 centigr., on en fait également à 1 centigr.

PILULES CONTRE AFFECTIONS CHRONIQUES DES INTESTINS (Ewald).

Calomel 1 gr.
Extrait de noix vomique 0 — 50 centigr.
Extrait de rhubarbe 3 —
Poudre — Q. s.

F. s. a. 50 pilules. 1 matin et soir.

PILULES ANTIDYSENTÉRIQUES (Boudin).

Ipécacuanha 0 gr. 30 centigr.
Calomel 0 — 03 —
Extrait d'opium 0 — 06 —

F. 3 pilules. 1 toutes les heures.

PILULES DE CALOMEL COMPOSÉES (Ricord).

Calomel à la vapeur 1 gr.
Poudre de ciguë, Savon médicinal āā 2 —

F. 20 pilules. 1 à 6 par jour.

PILULES CIGUË ET CALOMEL.

Extrait de ciguë 2 gr.
Protochlorure de mercure 1 —

F. s. a. 40 pilules toluisées. 1 à 6 par jour.

PILULES CALOMEL ET JALAP.

Calomel
Résine de jalap, Savon médicinal āā 2 gr.

F. s. a. 50 pilules. 2 à 4 par jour.

PILULES DE PLUMMER COMPOSÉES (Edimb.).

Soufre doré d'antimoine, Calomel āā 2 gr.
Résine de gaïac 4 —
Sirop de gomme Q. s.

F. s. a. pilules de 0 gr. 30 centigr. 2 à 4 par jour.

PILULES DE SEGOND.

Ipécacuanha en poudre 0 gr. 40 centigr.
Calomel 0 — 20 —
Extrait aqueux d'opium 0 — 05 —
Extrait de rhubarbe Q. s.

F. s. a. 6 pilules. 1 toutes les 2 heures.

PILULES DE CALOMEL OPIACÉES.

Calomel 1 gr.
Opium 0 — 20 centigr.

F. s. a. 10 pilules. 1 toutes les 2 ou 3 heures.

PILULES MERCURIELLES DIURÉTIQUES (Cruveilhier).

Calomel 1 gr.
Poudre de scille 0 — 50 centigr.
Extrait de genièvre Q. s.

F. s. a. 12 pilules. 1 à 2 par jour.

PILULES MINEURES D'HOFFMANN.

Calomel, Mie de pain āā 2 gr.
Eau Q. s.

M. et F. 72 pilules.

PILULES SUÉDOISES (Guibourt).

Calomel 6 gr.
Sulfure noir de mercure 5 —
Kermès minéral 4 —
Mie de pain Q. s.

F. 144 pilules. 3 à 4 par jour.

PILULES TROUSSEAU (antidiarrhéiques).

Calomel 0 gr. 50 centigr.
Extrait d'opium 0 — 25 —

F. s. a. 25 pilules. 2 à 4 par jour.

POMMADE ANTIHERPÉTIQUE (Gibert).

Précipité blanc 2 gr.
Cinabre 1 —
Chlorhydrate de morphine 0 — 25 centigr.
Cérat ou vaseline 30 —

F. s. a.

POMMADE ANTIDARTREUSE AU BEURRE DE CACAO (Corbel-Lagneau).

Précipité blanc 1 gr.
Baume du Pérou 4 —
Beurre de cacao 30 —

M. s. a.

POMMADE ANTIHERPÉTIQUE (Hôp. Paris).

Calomel 5 gr.
Soufre sublimé 5 —
Eau distillée laurier-cerise 5 —
Axonge 40 —

En frictions.

POMMADE CONTRE CHANCRES INDURÉS (Ewald).

Calomel 1 gr.
Camphre 0 — 50 centigr.
Cérat 15 —

POMMADE AU PRÉCIPITÉ BLANC (Cod.).

Précipité blanc 1 gr.
Axonge récente ou vaseline 9 —

POMMADE AU CALOMEL (F. H. P.).

Mercure doux à la vapeur 1 gr.
Axonge 30 —

Mêlez par trituration.

POMMADE AU CALOMEL CAMPHRÉE.

Calomel à la vapeur 2 gr.
Camphre 0 — 50 centigr.
Axonge 25 —

Mêlez.

POMMADE CONTRE ECZÉMA (Oppolzer).

Calomel 1 gr.
Sous-nitrate de bismuth 2 —
Cérat ou vaseline 25 —

POMMADE CONTRE L'ECZÉMA DES PAUPIÈRES (Galezowski).

Calomel 0 gr. 25 à 0 gr. 50 centigr.
Glycérolé d'amidon 10 —

M.

POMMADE CONTRE BLÉPHARITE CILIAIRE (Hubert).

Précipité blanc 0 gr. 50 centigr.
Oxyde de zinc 0 — 50 —
Vaseline 10 —

F. s. a.

POMMADE DE HEBRA.

Précipité blanc 2 gr. 50 centigr.
Onguent populeum 20 —

F. s. a. contre psoriasis et prurigo.

POMMADE DE SCARPA.

Calomel } ãã 0 gr. 10 centigr.
Aloès }
Oxyde de zinc 3 —
Cérat sans eau 12 —

Contre ophtalmies scrofuleuses.

POMMADE AU PRÉCIPITÉ BLANC (Ricord).

Cérat opiacé 30 gr.
Précipité blanc 2 —
Extrait de ratanhia 4 —

M. s. a.

POMMADE RÉSOLUTIVE (Biett).

Protochlorure de mercure 3 gr.
Acétate de plomb 3 —
Axonge purifiée 20 —
Camphre 0 — 5 décigr.

M. Comme résolutif. (Bouch.)

POUDRE CONTRE CROUP (Weber).

Calomel 0 gr. 50 centigr.
Magnésie calcinée 0 — 50 —
Sucre 1 —

M. En 2 fois à 1/2 heure d'intervalle.

POUDRE CONTRE OZÈNE (Trousseau).

Calomel 4 gr.
Précipité rouge 4 —
Sucre 15 —

F. s. a. une poudre impalpable. En prises 5 à 6 fois par jour.

POUDRE DE PLUMMER (Guibourt).

Calomel porphyrisé 1 gr.
Soufre doré d'antimoine 1 —

M. 0 gr. 30 centigr. à 0 gr. 50 centigr. par jour.

POUDRE CONTRE CORYZA.

Calomel 0 — 50 centigr.
Carbonate de bismuth 5 —
Benjoin pulvérisé 2 —
Chlorhydrate de morphine 0 — 05 —

F. s. a.

POUDRE PURGATIVE.

Calomel 0 gr. 20 centigr. à 0,50 centigr.
Poudre de jalap de 1 à 2 gr.

POUDRE FUMIGATOIRE MERCURIELLE (Foy).

Mercure doux 5 gr.
Sucre en poudre } ãã 20 —
Benjoin }

M. 5 à 10 gr. pour une fumigation.

SOLUTION POUR INJECTION HYPODERMIQUE (Heisser).

Calomel } āā 5 parties
Chlorure de sodium }
Eau distillée 50 —
Mucilage de gomme arabique, 5 parties

F. s. a. On injecte 1 fois par semaine 0 gr. 10 centigr. de calomel. 4 à 6 injections.

— **CHLORURE MERCURIQUE** ($HgCl^2$). — *Syn.* Bichlorure, deutochlorure de mercure, sublimé corrosif. — Soluble 15 parties d'eau; 4 parties d'alcool à 90°; 4 parties d'éther; 14 parties glycérine.

Prop. thérap. — Antisyphilitique, antiseptique, désinfectant énergique, escharotique.

Posol. — *A l'int.* 0 gr. 030 à 0 gr. 050 milligr. — *A l'ext.* Solutions et injections jusqu'à 2 pour 1000.

Incompat. — Alcalis, carbonates et sulfures, iodures, bromures alcalins, savons, émétique, métaux, décoctés astringents, albumine, matières animales.

BAIN MERCURIEL (Cod.).

Bichlorure de mercure } āā 20 gr.
Chlorhydrate d'ammoniaque }
Eau distillée 200 —

Pour un bain (baignoire en bois).

BAIN SUBLIMÉ.

Sublimé 10 à 20 gr.
F. dissoudre dans :
Eau de Cologne 50 —
Versez dans une baignoire en bois contenant :
Eau Q. s.

BICHLORURE DE MERCURE ANIMALISÉ (mercure animalisé).

Blancs d'œufs n° 2
Délayez dans :
Eau distillée 500 gr.
Versez :
Solution aqueuse renfermant sublimé corrosif 5 —

Recueillez le précipité ; lavez-le, et faites-le sécher à l'étuve : doser à chaque opération la quantité de mercure.

CATAPLASME MERCURIEL (Hamilton-Foy).

Deutochlorure de mercure 0 gr. 10 centigr.
F. dissoudre dans :
Eau distillée Q. v.

F. s. a. un cataplasme avec q. s. de mie de pain

CÉRAT ÉMULSO-MERCURIEL (Dorvault).

Huile d'amandes 250 gr.
Cire blanche 80 —
Lait d'amandes amères 180 gr.
Sublimé corrosif 0 — 80 centigr.
Alcool pour dissoudre ce dernier Q. s.

F. s. a.

CHOCOLAT ANTISYPHILITIQUE.

Bichlorure de mercure 0 gr. 50 centigr.
Blanc d'œuf n° 1
Chocolat 100 —
Sucre vanillé 25 —

M. et F. 100 tablettes contenant chacune 5 milligr. de bichlorure.

CIGARETTES MERCURIELLES (Trousseau).

Sublimé } āā 1 gr.
Azotate de potasse }
Eau 20 —

F. dissoudre. Etendez sur un papier. Divisez. Roulez en 20 cigarettes.

COLLODION MERCURIEL (Deboul).

Collodion 30 gr.
Sublimé corrosif 1 —

F. dissoudre. Contre pustules varioliques.

COLLODION MERCURIEL (Delioux).

Collodion du Codex 60 gr.
Térébenthine de Venise 3 —
Sublimé corrosif 0 gr. 40 à 0 — 60 centigr.

F. s. a.

COLLYRE DE CONRADI (Ewald).

Bichlorure de mercure 0 gr. 05 centigr.
Eau distillée de roses 150 —
Laudanum de Sydenham 1 — 50 —

M. et F. dissoudre.

COLLYRE ANTISYPHILITIQUE.

Sublimé corrosif 0 gr. 05 centigr. à 0 — 10 —
Eau de roses 200 —
F. dissoudre.

COLLYRE CONTRE BLÉPHARITE (Sichel).

Sublimé 0 gr. 05 centigr.
F. dissoudre dans :
Eau distillée 120 —
Ajoutez :
Laudanum de Sydenham 0 — 50 centigr.
Mucilage de coings 10 —
I ou II gouttes 3 fois par jour.

COLLYRE CONTRE CONJONCTIVITES CHRONIQUES (Jüngken).

Sublimé 0 gr. 06 centigr.
Eau distillée de roses, Eau distillée de laurier-cerise ãã 15 —
F. s. a.

COSMÉTIQUE OU ÉMULSION AU SUBLIMÉ.

Amandes douces 30 gr.
— amères 15 —
Eau distillée de laurier-cerise 50 —
Eau 250 —
F. une émulsion. Ajoutez :
Sublimé 0 gr. 25 centigr.
Teinture de benjoin 20 —
F. s. a.

EAU CONTRE CORYZA (Schrötter).

Sublimé 0 gr. 05 centigr.
Eau distillée de laurier-cerise, Laudanum de Sydenham ãã 1 —
Eau 250 —

EAU PHAGÉDÉNIQUE (Cod.).

Deutochlorure de mercure 0 gr. 40 centigr.
F. dissoudre dans :
Eau pure 12 —
Ajoutez :
Eau de chaux 125 —
Agitez chaque fois. En lotions.

EAU COSMÉTIQUE DE GUERLAIN.

Bichlorure de mercure 0 gr. 10 centigr.
Eau distillée de laurier-cerise 10000 —
Extrait de Saturne 125 —
Teinture de benjoin 15 gr.
Alcool 60 —
F. s. a. (Dorv. supprime le sublimé.)

ÉLIXIR ANTIVÉNÉRIEN DE WRIGHT (Cad.).

Résine de gaïac pulvérisée 72 gr.
Serpentaire de Virginie concassée 12 —
Piment en poudre 8 —
Opium coupé en petits morceaux 4 —
F. macérer 3 jours dans :
Alcool à 32° 1000 —
Passez ; F. ensuite dissoudre :
Deutochlorure de mercure 2 —
Filtrez. 30 gr. par jour dans un litre de tisane de salsepareille.

ÉMULSION MERCURIELLE (Hebra).

Emulsion d'amandes amères 300 gr.
F. dissoudre :
Deutochlorure de mercure 0 — 05 centigr.
et ajoutez :
Teinture de benjoin 5 —

GARGARISME ANTISYPHILITIQUE.

Décoction de guimauve 200 gr.
Miel rosat 40 —
Liqueur de van Swieten 30 —
F. s. a. 5 ou 6 fois par jour.

GARGARISME ANTISYPHILITIQUE.

Sublimé 0 gr. 10 à 0 gr. 15 centigr.
Décoction légère de lin 200 —
Sirop diacode 50 —
F. s. a.

GARGARISME AU SUBLIMÉ (Ricord).

Décoction ciguë et morelle 250 gr.
Deutochlorure de mercure 0 — 15 centigr.
F. s. a. 5 ou 6 fois par jour.

GOUTTES ANTIVÉNÉRIENNES (Ph. Brit.).

Perchlorure de fer cristallisé, Bichlorure de mercure ãã 1 gr.
Eau distillée 1000 —
F. dissoudre. Filtrez. 10 à 30 gr. dans du lait.

INJECTION ANTISYPHILITIQUE (F. H. M.).

Bichlorure de mercure 0 gr. 10 centigr.
Eau distillée 100 —
F. dissoudre.

INJECTION DE STERN (Ewald).

Bichlorure de mercure 0,20 centigr. à 0 gr. 25 centigr.
Chlorure de sodium 2 gr. à 2 — 50 —
Eau distillée Q. s.

Pour faire 50 cent. cubes contenant chacun 4 à 5 milligr. de sublimé. Pour injections sous-cutanées.

AUTRE (Ewald) :

Bichlorure de mercure 1 gr.
Urée 0 — 50 centigr.
Eau distillée Q. s.

Pour 100 *cent. cubes.*

INJECTION SOUS-CUTANÉE AU SUBLIMÉ (Liégeois).

Eau distillée 90 gr.
Sublimé corrosif 0 — 20 centigr.
Chlorhydrate de morphine 0 — 10 —

F. s. a. 2 injections par jour.

LAVEMENT CONTRE LES ASCARIDES (Kopp).

Sublimé 0 gr. 015 milligr.
Décocté de graine de lin 60 —

LIQUEUR DE GOWLAND.

Sublimé 0 gr. 10 centigr. à 0 — 40 —
Sel ammoniac 0 — 10 — à 0 — 40 —
Emulsion d'amandes amères 200 —

F. s. a

LIQUEUR DE VAN SWIETEN (Codex).

Au millième.

Chaque cuillerée renferme 15 milligr. de deutochlorure de mercure. 1 cuillerée dans un verre d'eau sucrée.

LOTION ANTIPARASITAIRE.

Sublimé corrosif 0 gr. 20 centigr.
Eau de Cologne 10 —
Eau distillée 120 —

F. dissoudre.

LOTION CONTRE LE PITYRIASIS DU CUIR CHEVELU ET L'ÉRYTHÈME CUTANÉ (Martineau).

Hydrate de chloral 25 gr.
Eau distillée 500 —
Liqueur de van Swieten 100 —

F. s. a. Pour frictions : une tous les jours avec une cuillerée à bouche de la solution chauffée.

LOTION CONTRE LE PRURIGO (Doyon).

Eau distillée 100 gr.
Sublimé 1 —
Alcool Q. s.

F. s. a. 1 cuillerée à café pour une lotion. 3 lotions par jour.

LOTION CONTRE PRURIT ANAL (Ohmann Dumesnil).

Sublimé corrosif 0 gr. 03 centigr.
Chlorhydrate d'ammoniaque 0 — 12 —
Acide phénique 4 —
Glycérine 60 —
Eau distillée de Roses 115 —

En application matin et soir.

LOTION CONTRE LES ÉPHÉLIDES (Yvon).

Acide chrysophanique 0 gr. 15 centigr.
Sublimé 0 — 30 —
Essence de bergamote 2 —
Alcool à 60° 150 —

F. s. a. Lotions matin et soir.

LOTION CONTRE L'INTERTRIGO.

Eau distillée 100 gr.
Alcool à 90° 10 —
Sublimé 1 —

F. s. a.

LOTION MERCURIELLE.

Sublimé corrosif 0 gr. 50 centigr.
Eau distillée 150 —
Alcoolat de lavande 10 —

F. s. a.

LOTION MERCURIELLE COSMÉTIQUE.

Bichlorure de mercure 0 gr. 10 centigr.
Chlorhydrate d'ammoniaque 2 —
Alcool 15 —
Hydrolat d'amandes amères 15 —

F. dissoudre. Ajoutez :

Emulsion d'amandes amères 500 gr.

LOTION PARASITICIDE (Hallopeau).

Alcool camphré 420 gr.
Glycérine 100 —
Essence de térébenthine 80 —
Sublimé corrosif 0 gr. 60 centigr.

F. s. a.

PAPIER AU SUBLIMÉ (Balme).

Sublimé corrosif } ãã 5 gr.
Chlorure de sodium }
Eau distillée 15 —

Imbibez avec XXV gouttes normales de ce soluté du papier (pur chiffon) découpé en bandes de 0 m. 10 sur 0 m. 04, séchez à l'étuve, chaque feuille doit porter les mots : Sublimé 0 gr. 25 *(au carmin d'indigo) et* Poison *(en rouge).*

PILULES ALTÉRANTES (Ewald).

Sublimé 0 gr. 60 centigr.
Opium pulvérisé 0 — 30 —
Extrait de réglisse Q. s.

Pour 100 *pilules.*

PILULES ANTISYPHILITIQUES (Dupuytren).

Chaque pilule contient 0 gr. 01 centigr. de sublimé corrosif, et 0 gr. 02 centigr. d'extrait gommeux d'opium. 1 à 3 par jour. (Cod.)

PILULES DE SUBLIMÉ (Simonet).

Extrait thébaïque 0 gr. 75 centigr
Glycérine 1 — 50 —

Faites dissoudre et mélangez avec :

Gluten 7 — 50 —

Ajoutez ensuite :

Sublimé corrosif } ãã 1 —
Chlorure de sodium }

Dissous dans :

Eau distillée 3 —

F. s. a. 100 *pilules toluisées contenant chacune un centigr. de sublimé.*

PILULES MAJEURES D'HOFFMANN.

Sublimé corrosif 1 gr.
Mie de pain 10 —
Eau distillée Q. s.

F. 216 *pilules.* 1 *matin et soir.*

POUDRE POUR ANTISEPSIE OBSTÉTRICALE

Sublimé corrosif pulv. 0 gr. 25 centigr.
Acide tartrique pulv. 1 —
Rouge de Bordeaux 1 milligr.
ou Carmin d'Indigo 1 —
ou Bleu Coupier 2 —

N.-B. — Le Codex prescrit le carmin d'indigo.

Us. ext.

P. faire dissoudre dans un litre d'eau

POMMADE CONTRE LA MENTAGRE (Thomson).

Bichlorure de mercure 0 gr. 40 centigr.
Axonge 30 —

F. dissoudre le bichlorure dans q. s. d'eau et incorporez à l'axonge.

POMMADE CONTRE L'ESTHIOMÈNE (Duchesne-Duparc).

N° 1. Styrax liquide 90 gr.
Axonge lavée 90 —
Sublimé 4 —
Emétique 4 —
Teinture de cantharides 2 —
Poudre d'euphorbe 2 —

F. s. a. pommade homogène.

N° 2. Styrax liquide 120 gr.
Axonge lavée 60 —
Sublimé 8 —
Emétique 8 —
Teinture de cantharides 4 —
Poudre d'euphorbe 4 —

F. s. a. pommade homogène. (Dorv.)

POMMADE DE CIRILLO (Anc. Cod.).

Sublimé corrosif 4 gr.
Axonge 32 —

F. s. a.

POMMADE DE HUFELAND.

Bichlorure de mercure } ãã 3 gr.
Sel ammoniac }
Axonge 24 —

M. avec soin.

SIROP COMPOSÉ DE LARREY.

Sirop dépuratif de Larrey 500 gr.
Deutochlorure de mercure }
Hydrochlorate d'ammoniaque } ãã 0 — 25 centigr.
Extrait aqueux d'opium }

Ad libitum :

Liqueur d'Hoffmann 2 —

M. 20 *à* 60 *gr.*

SIROP MERCURIEL ARSÉNICAL (Devergie).

Iodure de fer 2 gr.
Iodure de potassium 10 —
Bichlorure de mercure 0 — 10 centigr.
Solution de Fowler 1 — 50 —
Sirop de sucre 500 —

F. s. a.

SIROP MERCURIEL (Devergie).

Iodure de fer 2 gr.
Iodure de potassium 10 —
Bichlorure de mercure 0 — 12 centigr.
Sirop de sucre 500 —

F. s. a.

AUTRE :

Bichlorure de mercure } ãã 0 gr. 25 centigr.
Sel ammoniac }
Sirop de cuisinier 500 —

Un centigr. par cuillerée.

SOLUTION ANTISEPTIQUE POUR LA CHIRURGIE OCULAIRE (Panas).

Eau	1000 gr.
Sublimé	0 — 10 centigr.
Chlorhydrate d'ammoniaque	4 —

F. s. a.

SOLUTION POUR ANTISEPTIE CHIRURGICALE.

Sublimé	1 gr.
Eau distillée	1000 —

SOLUTION CONTRE L'ALOPÉCIE DES PAUPIÈRES.

Eau distillée	100 gr.
Chlorhydrate ammoniqué	2 —
Sublimé	0 — 01 centigr.

F. s. a.

SOLUTION DE BICHLORURE DE MERCURE (Ph. Lond.).

Bichlorure de mercure	ãã	1 gr.
Chlorhydrate d'ammoniaque		
Eau distillée		1000 —

F. dissoudre. Filtrez. 10 à 30 gr. par jour.

SOLUTION DE BICHLORURE DE MERCURE POUR BAIN (Codex).

20 gr. de bichlorure pour 200 d'eau et 20 de chlorhydrate d'ammoniaque.

SOLUTION DE BICHLORURE DE MERCURE POUR INJECTION HYPODERMIQUE (Wecker).

Bichlorure de mercure	1 gr.
Chlorure de sodium	2 gr.
Chlorhydrate de morphine	0 — 20 centigr.
Eau distillée	100 —

F. dissoudre. Filtrez. 0 gr. 50 centigr. à 1 gr.

SOLUTION DE SUBLIMÉ POUR INJECTION HYPODERMIQUE (Kæder, Kratschmer).

Sublimé corrosif	1 gr.
Chlorure de sodium	6 —
Eau distillée	100 —

F. s. a.

SOLUTION DE SUBLIMÉ ANTISEPTIQUE (Laplace).

Sublimé corrosif	1 gr.
Acide tartrique	6 —
Eau	1000 —

TROCHISQUES ESCHAROTIQUES (Cod. 66).

Sublimé corrosif	8 gr.
Amidon	4 —
Mucilage de gomme adragante	Q. s.

F. s. a. des trochisques de 0 gr. 15 centigr.

VASELINE AU SUBLIMÉ (Codex).

Sublimé finement pulv.	0 gr. 10 centig.
Vaseline	100 —

Étiquetez : Vaseline au sublimé à 1 millième (pour antisepsie obstétricale).

— **CYANURES DE MERCURE.** — 1° Cyanure de mercure ; — 2° Cyanhydrargyrate de potassium ; — 3° sulfocyanure.

1° *Cyanure de mercure* ($HgCy^2$). — Soluble dans 8 parties d'eau froide, 20 d'alcool, 4 de glycérine.

Prop. thérap. — Réputé autrefois le plus puissant antisyphilitique ; presque inusité aujourd'hui.

Posol. — Comme le sublimé corrosif. Plus toxique que lui.

Incompat. — Acides, sels acides, sels métalliques.

2° *Cyanhydrargyrate de potassium* ($HgCy^2KI$). Mélange de deux solutions équivalentes de cyanure mercurique et d'iodure potassique.

Prop. thérap. — Antisyphilitique.

Posol. — Inusité.

3° *Sulfocyanure de mercure.* — Inusité.

Prop. thérap. — Antisyphilitique.

Posol. — *A l'ext.* En pommade comme le sublimé.

CÉRAT OPIACÉ AU CYANURE DE MERCURE.

Cérat 30 gr.
Cyanure de mercure de 0 gr. 05 à 0 gr. 10 centigr.
Eau laurier-cerise / Laudanum Rousseau ãã 2 —

M. s. a.

COLLYRE AU CYANURE DE MERCURE (Desmarres).

Eau distillée 100 gr.
Cyanure de mercure 0 — 05 centigr.

F. dissoudre.

PILULES DE CYANURE DE MERCURE (Parent).

Cyanure de mercure 1 gr.
Extrait de buis 50 —
— d'aconit / Sel ammoniac ãã 10 —
Essence d'anis XXIV gouttes

M. et F. 400 *pilules.* 1 *matin et soir* (Bouch.).

PILULES DE CYANURE OPIACÉES (Parent).

Cyanure de mercure 0 gr. 30 centigr.
Opium brut 0 gr. 00 centigr.
Mie de pain / Miel ãã Q. s.

M. et F. 96 *pilules* (Guib.).

POMMADE AU CYANURE DE MERCURE (Cazenave).

Cyanure de mercure 0 gr. 30 centigr.
Vaseline 30 —

M.

POMMADE AU SULFOCYANURE DE MERCURE (Lutz).

Sulfocyanure de mercure 0 gr. 1 décigr.
Axonge 5 —

Mêlez.

SOLUTION CYANURÉE.

Cyanure de mercure 0 gr. 50 centigr.
Eau distillée 500 —

F. dissoudre. 5 *à* 10 *gr. par jour dans un verre de lait.*

SOLUTION POUR INJECTION HYPODERMIQUE (Mandelbaum).

Cyanure de mercure 0 gr. 15 centigr.
Eau 20 —

OXYCYANURE DE MERCURE. — Préconisé par le Dr Chibret comme antiseptique. — Les solutions sont moins irritantes que celles du sublimé et n'attaquent pas les instruments.

On l'emploie en solution aqueuse titrant de 1 à 5 gr. 1000.

— **IODURE MERCUREUX** (Hg^2I^2). — *Syn.* Proto-iodure de mercure. Presque insoluble eau, insoluble alcool.

Prop. thérap. — Antisyphilitique.

Posol. — *A l'int.* 0 gr. 01 à 0 gr. 10 centigr. — *A l'ext.* 0 gr. 50 centigr. à 1 gr. p. 20 en pommade.

Incompat. — Lumière, alcalis, sulfures, iodures, chlorures solubles.

PASTILLES DE PROTOIODURE DE MERCURE

Protoiodure de mercure 1 gr.
Chlorate de potasse 10 —
Sucre vanillé 90 —
Mucilage Q. s.

F. 100 *pastilles.* 1 *à* 5 *par jour.*

PILULES.

Protoiodure de mercure 2 gr. 50 centigr.
Extrait thébaïque 1 — 00 —
Extrait de gaïac 1 — 50 —

Pour 100 *pilules toluisées contenant chacune* 0 *gr.* 025 *milligr. de protoiodure.*

PILULES.

Protoiodure de mercure 5 gr.
Extrait thébaïque 1 —
Extrait de gaïac 2 —

Pour 100 *pilules toluisées contenant chacune* 0 *gr.* 05 *centigr. de protoiodure.*

PILULES (A. Fournier).

Protoiodure de mercure 5 gr.
Extrait d'opium 1 —

Pour 100 *pilules contenant* 0 *gr.* 05 *centigr. de protoiodure.*

PILULES (de Montfumat).

Protoiodure de mercure 5 gr.
Extrait d'opium 1 —
Extrait de quinquina 10 —

Pour 100 *pilules contenant* 0 *gr.* 05 *centigr. de protoiodure.*

PILULES PROTOIODURE DE MERCURE (Ricord).

Protoiodure de mercure / Thridace / Poudre de feuilles de belladone ãã 3 gr.
Extrait thébaïque 1 —

M. F. s. a. 100 *pilules.* 1 *le soir.* 0 *gr.* 05 *centigr. de protoiodure par pilule.*

PILULES PROTOIODURE DE MERCURE OPIACÉES (Ricord).

Protoiodure de mercure } ãã 3 gr.
Thridace }
Extrait thébaïque 1 —
— de ciguë 0 —

F. s. a. 60 pilules. 1 le soir. 0 gr. centigr. de sel par pilule.

PILULES PROTOIODURE DE MERCURE OPIACÉES (Codex).

Chaque pilule contient 0 gr. 05 centigr. de protoiodure de mercure. 1 à 2 par jour.

POMMADE CONTRE ALOP. VÉNÉRIENNE (Langlebert).

Protoiodure de mercure 1 gr.
Axonge 20 —
Teinture de cantharides 3 à 5 —

M. 2 onctions par jour.

POMMADE CONTRE BUBONS (Pelletan).

Protoiodure de mercure 0 gr. 30 centigr.
Chlorhydrate de morphine 0 gr. 25 centigr.
Axonge 25 —

F. s. a.

POMMADE CONTRE LE PSORIASIS (Boinet).

Protoiodure de mercure 2 gr.
Axonge 32 —

M. 1 friction par jour.

POMMADE CONTRE L'OTORRHÉE CHRONIQUE (Ménière).

Protoiodure de mercure 1 gr.
Chlorhydrate de morphine 0 — 2 décigr.
Pommade de concombres 20 —

M. Frictionnez l'intérieur de l'oreille avec un bourdonnet de coton enduit de cette pommade.

POMMADE CONTRE PITYRIASIS (Mialhe).

Axonge 60 gr.
Protoiodure de mercure 1 gr. 30 centigr.
Bisulfure de mercure 0 — 25 —
Essence de roses V gouttes

F. s. a.

POMMADE PROTOIODURE DE MERCURE (Cod. 66).

Protoiodure de mercure 1 gr.
Axonge benzoïnée 20 —

M.

— **IODURE MERCURIQUE** (HgI^2). — *Syn.* Biiodure, deutoiodure de mercure, iodure rouge de mercure ; très peu soluble eau ; 4 centigr. par litre, et 0 gr. 08 centigr. dans l'eau contenant 10 pour 100 d'alcool à 90°. Soluble alcool et éther.

Prop. thérap. — Antisyphilitique, à dose plus faible que le protoiodure.

Posol. — *A l'int.* 0 gr. 005 milligr. à 0 gr. 025. — *A l'ext.* 0 gr. 05 à 0 gr. 50 pour 30 en pommade.

Incompat. — Lumière vive, alcalis et leurs carbonates, iodures et chlorures solubles.

CRAYONS DE BIIODURE DE MERCURE (Dubrisay).

Biiodure de mercure 1 gr. à 1 gr. 50 centigr.
Beurre de cacao 25 —
Cire blanche 25 —
Huile d'amandes douces 50 —

Traitement de la teigne.

LOTION CONTRE CREVASSES DU MAMELON (Dr Lepage).

Glycérine 250 gr.
Eau stérilisée 225 gr.
Alcool 25 —
Bi-iodure de mercure 0 gr. 05 à 0 — 10 centigr.
Iodure de potassium Q. s.

F. s. a. En lotions préventives, puis en compresses s'il survient des crevasses.

PILULES DE DEUTOIODURE DE MERCURE.

Deutoiodure de mercure 0 gr. 50 centigr.
Extrait d'opium 0 — 25 —
Poudre de réglisse 1 —
Extrait de chiendent Q. s.

M. et F. 50 pilules : 2 à 4 par jour.

PILULES DEUTOIODURE IODURÉ DE MERCURE (Gibert).

Biiodure de mercure 0 gr. 10 centigr.
Iodure de potassium 5 —
Gomme arabique pulvérisée 0 — 50 —
Miel Q. s.

F. s. a. 20 pilules. 2 pilules le matin à jeun.

POMMADE CONTRE ENGORGEMENTS GLANDULAIRES.

Deutoiodure de mercure 0 gr. 25 centigr.
Hydriodate de potasse 5 —
Axonge 25 —

M. 2 frictions par jour.

POMMADE CONTRE LUPUS (Blasius).

Biiodure de mercure 1 gr.
Vaseline 15 —

POMMADE CONTRE LUPUS (Cazenave).

Biiodure de mercure 20 gr.
Axonge } ãã 10 —
Huile d'olive }

M. sur le porphyre. En applications tous les 6 ou 8 jours avec un pinceau.

SIROP ANTISYPHILITIQUE.

Biiodure de mercure 0 gr. 20 centigr.
Iodure de potassium 15 —
Sirop de cuisinier 500 —

F. s. a. 2 à 4 cuillerées par jour.

SIROP DE DEUTOIODURE IODURÉ DE MERCURE (Gibert-Boutigny).

Biiodure de mercure 1 gr.
Iodure de potassium 50 —
Eau 50 —

Dissolvez ; filtrez ; ajoutez :

Sirop de sucre 2400 —

1 cuillerée à bouche.

On peut remplacer le sirop de sucre par celui de gentiane.

SOLUTION IODURE MERCURIQUE. POUR INJECTIONS HYPODERMIQUES (Panas).

Bi-iodure de mercure 0 gr. 15 centigr.
Huile d'olives stérélisée 30 cent. cubes.

F. s. a.

1 cent. cube renferme 5 milligr. de bi-iodure : à injecter tous les jours ou tous les deux jours.

SOLUTION POUR ANTISEPSIE INTRA-OCULAIRE (Panas).

Biiodure de mercure 0 gr. 05 centigr.
Alcool à 90° 20 —
Eau distillée bouillie 1000 —

F. s. a. Filtrez.

SOLUTION POUR INJECTION HYPODERMIQUE (Ragazzioni).

Eau distillée 2 gr.
Iodure de potassium 2 —
Biiodure de mercure 0 — 03 centigr.

F. s. a. 2 injections par jour.

AUTRE (Yvon).

Biiodure de mercure 1 gr.
Iodure de potassium 1 —
Phosphate tribasique de soude 2 —
Eau distillée Q. s.

Pour 50 cent. cubes.

2 centigr. de biiodure par cent. cubes.

Cette solution ne coagule pas l'albumine et est absorbée très rapidement.

— IODHYDRARGYRATE D'IODURE DE POTASSIUM.

Combinaison du biiodure de mercure avec l'iodure de potassium.

Prop. thérap. — Antisyphilitique, très sûr.

Posol. — *A l'int.* 0 gr. 025 à 0 gr. 150 milligr. — *A l'ext.* 1 à 4 gr. pour 400, en pommade. — 1 pour 1000, en gargarisme.

GARGARISME.

Iodhydrargyrate 1 gr.
Décocté de guimauve 1000 —
Sirop de salsepareille 100 —

F. s. a.

PILULES.

Iodhydrargyrate 1 gr.
Extrait de quinquina 2 —
— d'opium 0 — 10 centigr.
Poudre de cannelle Q. s.

F. s. a. 50 pilules. 1 à 8 par jour. 0 gr. 02 centigr. par pilules.

PILULES (Puche).

Biiodure de mercure } ãã 0 gr. 40 centigr.
Iodure de potassium }
Poudre de guimauve 1 gr.
Mucilage Q. s.

F. s. a. 32 pilules toluisées. 1 à 4 par jour.

POMMADE.

Iodhydrargyrate 1 à 2 gr.
Vaseline 40 —

F. s. a.

SIROP ANTISYPHILITIQUE COMPOSÉ.

Iodhydrargyrate 1 gr.
Iode 0 — 50 centigr.
Iodure de potassium 20 —
Sirop de salsepareille 480 —

F. s. a. 25 à 60 gr. par jour.

AUTRE :

Iodhydrargyrate 1 gr.
Iodure de potassium 10 —
Tartrate de fer et de potasse 10 —
Sirop de cuisinier 480 gr.

F. s. a. 1 à 3 cuillerées par jour.

— **OXYDES DE MERCURE**. — Oxyde mercureux. — Oxyde mercurique.

1° *Oxyde mercureux* (Hg^2O). — *Syn*. Protoxyde. Inusité aujourd'hui.

2° *Oxyde mercurique* (HgO). — *Syn*. Bioxyde. 2 variétés. — 1° Par voie sèche, oxyde rouge, précipité rouge, deutoxyde. — 2° Par voie humide: oxyde jaune ou oxyde précipité par la potasse. Très peu soluble eau, insoluble alcool.

Prop. thérap. — Antisyphilitique, employé contre les ulcères vénériens et les taches de la cornée.

Posol. — *A l'int.* 0 gr. 003 milligr. à 0 gr. 01 cent. (peu usité). — *A l'ext.* 1 à 2 gr. pour 15, en pommade.

Incompat. — Graisse rance, sulfures, chlorures, iodures, acides, sels acides.

CÉRAT AU PRÉCIPITÉ ROUGE (Gibert).

Précipité rouge 1 gr.
Cérat opiacé 50 —

COLLYRE SEC (Dupuytren).

Sucre blanc 10 gr.
Deutoxyde de mercure 0 — 5 décigr.
Tuthie 1 —

F. s. a. une poudre très ténue et bien homogène.

MÉLANGE MERCURIEL (Wendt).

Oxyde rouge de mercure 0 gr. 10 centigr. à 0 gr. 15 centigr.
Opium pulvérisé 0 — 20 — à 0 — 30 —
Sucre blanc 10 —

M. Divisez en 10 paquets. 1 à 4 paquets par jour. (Syphilis secondaire.)

ONGUENT BRUN DE LARREY (Cod.).

Onguent basilicum 45 gr.
Précipité rouge 3 —

Mêlez. Comme stimulant, et légèrement cathérétique. (Ne se conserve pas.)

N. B. *Pour toutes ces pommades on remplace avec avantage l'axonge et le beurre par la* VASELINE *et l'oxyde* ROUGE *par le* JAUNE.

POMMADE ANTIOPHTALMIQUE DE JUNDGKEN.

Oxyde rouge de mercure 0 gr. 40 centigr.
Poudre d'opium 0 — 30 —
Onguent rosat 6 —

AUTRE :

Oxyde jaune de mercure 0 gr. 20 centigr.
Sulfate de zinc 0 — 50 —
Vaseline 30 —

AUTRE :

Oxyde de mercure 0 gr. 10 centigr.
Camphre 0 — 20 —
Vaseline 10 —

F. s. a. : en porphyrisant le camphre avec soin.

POMMADE ANTIOPHTALMIQUE (Régent).

Oxyde rouge de mercure 10 gr.
Acétate de plomb cristallisé 10 —
Camphre 1 —
Vaseline 180 —

M. et broyez sur le porphyre.

POMMADE ANTIOPHTALMIQUE (St-Yves).

Précipité rouge 3 gr.
Oxyde de zinc 1 —
Camphre 1 —

M. Et incorporez dans :

Cire 5 —
Beurre frais ou vaseline 30 —

F. s. a. (Cad.).

POMMADE ANTIOPHTALMIQUE (Desault).

Oxyde rouge de mercure 1 gr.
Oxyde de zinc sublimé 1 —
Alun calciné 1 —
Acétate de plomb 1 —
Deutochlorure de mercure 0 — 15 centigr.
Pommade rosat 8 —

M. et broyez sur le porphyre.

POMMADE CATHÉRÉTIQUE (Wecker).

Oxyde rouge de mercure 2 gr.
Sous-acétate de plomb 20 —
Huile d'amandes 40 —
Axonge 120 —

Porphyrisez longuement. Onction légère sur les bords libres des paupières.

POMMADE CONTRE LA BLÉPHARITE (Desmarres).

Précipité rouge 0 gr. 15 centigr.
Camphre 0 — 15 —
Huile d'olives 1 goutte.
Beurre lavé 3 gr.

F. s. a.

POMMADE CONTRE LA BLÉPHARITE CILIAIRE (Galezowski).

Précipité rouge 0 gr. 10 centigr.

Acétate de plomb cristallisé 0 gr. 05 centigr.
Axonge 5 —
Huile d'amandes douces V gouttes

F. s. a. Une application le soir.

POMMADE CONTRE ECZÉMA (Brocq).

Oxyde jaune de mercure 0 gr. 50 à 1 gr.
Huile de cade vraie 1 — à 4 —
Vaseline 20 —

En application sur les plis.

POMMADE CONTRE L'ECZÉMA PAPULEUX (Gabey).

Pommade soufrée 30 gr.
Oxyde rouge de mercure 8 —
Térébenthine de Venise 4 —
Acide sulfurique pur XXX gouttes

F. s. a. 2 onctions par jour avec gros comme une noisette.

POMMADE CONTRE ORGELET ET FURONCLES (Jorisenne.)

Précipité rouge 0 gr. 10 centigr.
Lanoline 10 —

F. s. a.

POMMADE MERCURIELLE.

Bioxyde de mercure 0 gr. 25 centigr.
Onguent napolitain 2 —
Vaseline 5 —

On en applique 2 ou 3 fois par jour, gros comme une tête d'épingle.

POMMADE ANTIOPHTALMIQUE (Cod. 66).

Onguent rosat 15 gr.
Précipité rouge 1 —

M.

POMMADE ANTIOPHTALMIQUE (Cunier).

Précipité rouge 0 gr. 2 décigr.
Huile de foie de morue 4 —
Cérat 2 —

Mêlez.

POMMADE ANTIOPHTALMIQUE (Sichel).

Axonge 2 gr.
Précipité rouge 0 — 20 centigr.

Mêlez. Ajoutez dans quelques cas :

Sulfate de cadmium 0 gr. 1 décigr.

F. s. a.

POMMADE D'OXYDE DE MERCURE, POMMADE DE LYON (Cod.).

Oxyde *rouge* ou *jaune* de mercure 1 gr.
Vaseline 15 —

POMMADE DE L'HÔTEL-DIEU DE LYON.

Précipité rouge 4 gr.
Cinabre 2 —
Beurre frais 250 —

POMMADE SAINT-ANDRÉ DE BORDEAUX.

Acétate de plomb cristallisé 5 gr. 20 centigr.
Chlorhydrate d'ammoniaque 0 — 60 —
Tuthie 0 — 30 —
Oxyde rouge de mercure 5 — 20 —
Beurre lavé à l'eau de rose 30 — 00

Porphyrisez.

POUDRE CAUSTIQUE (Plenck).

Oxyde rouge de mercure pulvérisé } āā 10 gr.
Alun calciné pulvérisé }
Sabine pulvérisée 40 —

M. exactement. (Dorv.)

— **PEPTONATE DE MERCURE.** — *Syn.* Peptone mercurique. Soluble eau.

Pro. thérap. — Antisyphilitique.

Posol. — *A l'int.* Quantité correspondante à 0 gr. 005 ou 0 gr. 010 milligr. de bichlorure ou de biiodure en injection hypodermique ou en pilules.

PEPTONATE DE MERCURE POUR INJECTION HYPODERMIQUE (Bamberger).

Peptone de viande 1 gr.
Eau 50 —

Filtrez. Ajoutez :

Solution de sublimé à 5 p. 100 20 gr.
Solution de sel marin à 20/00 16 —
Eau distillée pour faire 100 c. c. Q. s.

Chaque centimètre cube contient 0 gr. 01 centigr. de sel de mercure.

SOLUTION DE PEPTONATE DE MERCURE POUR INJECTION HYPODERMIQUE (Yvon).

1. Blanc d'œuf nº 2
Pepsine Q. s.

2. Bichlorure de mercure 10 gr.
Chlorure de sodium 5 —

Pour 1 litre. 1 centim. cube contient 1 centigr. de bichlorure peptonisé.

PEPTONE MERCURIQUE AMMONIQUE POUR INJECTION HYPODERMIQUE (Delpech).

Peptone sèche pulvérisée } āā 15 gr.
Chlorhydrate d'ammoniaque }
Bichlorure de mercure 10 —

M.

Prenez du mélange ci-dessus 1 gr.
Eau distillée 25 —
Glycérine 5 —

F. dissoudre. Filtrez. 0 gr. 50 centigr. à 1 gr. en injection hypodermique : cette solution contient environ 8 milligr. de sublimé par cent. c.

PILULES DE PEPTONE MERCURIQUE (Delpech).

Poudre de peptone mercurique 2 gr.
Poudre d'opium 0 — 50 centigr.
— de gaïac 2 —
— de guimauve Q. s.

F. s. a. 100 pilules. Chaque pilule renferme 0 gr. 005 milligr. de sublimé.

SOLUTION DE PEPTONE MERCURIQUE (Delpech).

Poudre de peptone mercurique 1 gr.
Eau distillée 200 —
Glycérine 50 —

SOLUTION POUR INJECTION HYPODERMIQUE.

Peptone 0 gr. 30 centigr.
Chlorure d'ammonium pur 0 — 30 —
Sublimé 0 — 20 —
Glycérine 5 —
Eau 15 —

F. s. a. 1 injection tous les jours ou tous les 2 jours.

— **PHÉNATE DE MERCURE.**

Prop. thérap. — Antisyphilitique.

Prép. pharm. et posol. — En pilules de 2 centigr. Dose : de 2 à 6 en augmentant graduellement. Au delà de 6, il y a phénomènes d'intolérance.

— **SALICYLATE DE MERCURE.** — La rapidité d'action de ce sel est comparable à celle des frictions d'onguent napolitain.

PILULES (Dr Schwimmer).

Salicylate de mercure 1 gr.
Laudanum de Sydenham X gouttes
Extrait de gentiane Q. s.
Pour 20 pilules.
2 à 3 par jour.

NOTA. — Il existe *quatre* salycilates de mercure (Grandval et Lajoux) : les sels mercuriques renferment de 42 à 59 p. 100 de mercure ; la posologie varie suivant le sel employé.

— **SULFATE MERCURIQUE** (SO^4Hg). — On emploie en médecine le sous-sulfate de bioxyde de mercure, ou *turbith minéral.*

— **TURBITH MINÉRAL.** — Peu soluble eau 12000 ; insoluble alcool.

Prop. thérap. — Violent émétique et purgatif (inusité) ; antiherpétique.

Posol. — *A l'int.* (inusité). — *A l'ext.* 1 gr. pour 30 à 50 en pommade.

POMMADE ANTIDARTREUSE.

Turbith minéral 1 gr.
Huile d'amandes douces 5 —
Axonge ou vaseline 30 —
M.

POMMADE ANTIHERPÉTIQUE (Cullerier-Biett).

Turbith minéral } ãã 1 gr.
Laudanum }
Soufre sublimé 2 —
Axonge 30 —

M. En onctions.

POMMADE MERCURIELLE GOUDRONNÉE (Ricord).

Cérat soufré 30 gr.
Turbith minéral 1 —
Goudron 4 —

POUDRE CONTRE OZÈNE.

Turbith 1 gr.
Poudre d'azarum 6 —

F. s. a. 10 prises. Us. ext.

— **SULFURES DE MERCURE.** — Le bisulfure seul est employé. Il se présente sous deux états : sulfure noir, ou éthiops minéral ; — sulfure rouge, cinabre ou vermillon.

1° *Sulfure noir.* — *Syn.* Poudre hypnotique de Jacobi.

Prop. thérap. — Vermifuge, antiscrofuleux.

Posol. — *A l'int.* 0 gr. 25 à 1 gr. 50 cent.

BOLS D'ANTIMOINE MERCURIELS (Cheyne).

Sulfure d'antimoine } āā 1 gr.
Sulfure de mercure noir }

M. et F. s. a. 2 bols. A prendre 1 le matin et 1 le soir. (Bouch.)

PILULES DE KOPP (Ewald).

Sulfure de mercure noir } āā 6 gr.
Extrait de douce-amère }

F. s. a. 100 pilules.

2° *Sulfure rouge.*

Prop. thérap. — Excitant ou antispasmodique (peu usité); employé contre les affections cutanées vermineuses.

Posol. — *A l'int.* 0 gr. 20 à 1 gr. 50. — *A l'ext.* 4 à 30 gr. en fumigations.

EMPLATRE ROUGE CONTRE L'IMPÉTIGO SCROFULEUX (Vidal).

Emplâtre de diachylon	520 gr.
Minium	50 —
Cinabre	30 —

F. s. a.

FUMIGATION DE CINABRE

Cinabre	100 gr.
Encens pulvérisé	50 —

POMMADE ANTIPSORIQUE DE WILLAN MODIFIÉE.

Carbonate de potasse	5 gr.
Sulfure rouge de mercure	5 —
Soufre sublimé	10 —
Axonge	50 —
Huile d'amandes	10 —
Essence de lavande	5 —

F. s. a.

POMMADE CONT. ULCÈRES VARIQUEUX (Hardy).

Cérat	30 gr.
Minium	2 —
Cinabre	2 —

F. s. a.

POMMADE AU SULFURE DE MERCURE.

Sulfure de mercure	1 à 2 gr.
Vaseline	30 —

F. s. a.

TROCHISQUES DE CINABRE ARSÉNICAUX (Polak).

Sulfure rouge de mercure	10 gr.
Acide arsénieux	0 — 30 centigr.
Fibres d'armoise	40 —

F. s. a. 8 trochisques.

— **TANNATE DE MERCURE.**

Propt. hérap. — Antisyphilitique.

Posol. — *A l'int.* 0 gr. 20 à 0 gr. 30 centigr.

PILULES (Casanova).

Tannate de mercure	3 gr.
Extrait de poudre de réglisse	Q. s.

F. s. a. 60 pilules. 2 par jour. Après les repas.

MERCURIALE ANNUELLE. — *Mercurialis annua* (Euphorbiacées). — *Syn.* Foirolle, caquenlit, Vignoble.

Part. empl. — Plante.

Prop. thérap. — Emollient, laxatif, purgatif populaire.

Prép. pharm. et posol. — *A l'int.* Décocté 20 pour 1000, en lavement. — Mellite 100 gr. pour 400, en lavement.

— **MERCURIALE VIVACE.** — *Mercurialis perennis* (Euphorbiacées). — *Syn.* Mercuriale des bois, ou de chien.

Part. empl. — Plante.

Prop. thérap. — Celles de la précédente, mais plus actives.

MÉTHACÉTINE. — *Syn.* Acet.-paraanisidine. La méthacétine est une *Paraoxymethylacétanilide* que l'on obtient en chauffant l'*anisidine* avec l'*acide acetique*. L'anisidine est obtenue par réduction du *nitroanisol* dérivé du *paranitrophénol*. Poudre cristalline, inodore, légèrement rosée, soluble dans l'eau et l'alcool.

Antithermique dont l'action est analogue à celle de la phénacétine; elle paraît surtout bien réussir chez les enfants.

Dose, 0 gr. 15 à 0 gr. 30 pour les enfants ; 0 gr. 25 à 1 gr. pour les adultes en plusieurs fois.

MÉTHYLACÉTANILIDE ($C^9H^{11}AzO$). — *Syn.* Exalgine. C'est un dérivé méthylé de l'*acétanilide*, petits cristaux en aiguilles ou larges tablettes; blancs; saveur légèrement amère; solubles dans 60 parties d'eau, très solubles dans l'eau légèrement alcoolisée et dans l'alcool.

Prop. thérap. — Analgésique puissant, supérieur à l'antipyrine et agissant à doses moitié plus faibles, ne produit pas de troubles circulatoires (Duj.-Beaumetz et Bardet) et est facilement supportée par l'estomac et le tube digestif. Préconisée contre les névralgies, surtout faciales, les douleurs qui précèdent l'apparition des règles et la paralysis agitans (Desnos).

Posol. — 0 gr. 25 centigr. à gr. 40 centigr. en une fois ou 0 gr. 40 centigr. à 0 gr. 80 centigr en 2 fois dans les 24 heures. Le Dr Desnos va jusqu'à 1 gr. 50 centigr. en 24 heures par doses de 0 gr. 25 centigr.

Prép. pharm. — En paquets, ou cachets, ou en potion alcoolisée.

Exalgine	1	gr.
Alcool à 90°	5	—
Sirop d'écorces d'oranges	20	—
Eau	40	gr.

Contient 0 gr. 25 d'exalgine par cuillerée.

METHYLAL ($C^3H^8O^2$). — *Syn.* Diméthylate de méthylène, éther diméthylaldéhydique. Soluble eau, alcool, éther, chloroforme, huiles fixes et volatiles.

Prop. thérap. — Hypnotique puissant, antidote de la strychnine, anesthésique.

Prop. pharm. et posol. — *A l'int.* 0 gr. 50 à 1 gr. — *A l'ext.* 1 gr. à 5 gr.

LAVEMENT AU MÉTHYLAL.

Eau gommeuse	125	gr.
Méthylal	1	—

LINIMENT.

Huile d'amandes douces	85	gr.
Méthylal	15	—

LINIMENT.

Alcool à 80°	110	gr.
Essence de lavande	5	—
Méthylal	10	—

MIXTURE ODONTALGIQUE.

Teinture de coca	8	gr.
Méthylal	2	—

MIXTURE ANTIOTALGIQUE.

Baume tranquille	8	gr.
Méthylal	2	—

POMMADE.

Axonge	30	gr.
Cire	3	—
Méthylal	3	—

POTION.

Sirop de groseille	40	gr.
Méthylal	1	—
Eau distillée	110	—

SIROP.

Méthylal	1 gr. 50 centigr.
Sirop simple	100 —

MÉTHYLE (Chlorure de) (CH^3Cl). — Préconisé contre la sciatique par le Dr Debove : on l'emploie en pulvérisations, il produit sur la peau un abaissement considérale (—13°) de température.

MEZEREUM. — V. *Daphne mezereum.*

MIEL. — De l'*Apis mellifera* (Hyménoptères).

Prop. thérap. — Émollient, rafraîchissant; à hautes doses, laxatif. C'est la base de tous les mellites.

Prép. pharm. et posol. — *A l'int.*, en lavements. — En suppositoires.

MELLITE SIMPLE (Codex).

4 parties de miel pour 1 d'eau. On fait réduire jusqu'à 1,27 de densité.

MILLE-FEUILLE. — *Achillea millefolium* (Composées). — *Syn.* Herbe aux coupures, herbe aux charpentiers.

Part. empl. — Sommités fleuries.

Prop. thérap. — Excitant, tonique, vulnéraire, emménagogue, antihémorrhoïdal.

Prép. pharm. et posol. — *A l'int.* Infusé, 20 pour 1000.

MILLEPERTUIS. — *Hypericum perforatum* (Hypéricacées). — *Syn.* Chasse-diable, Trascalan.

Part. empl. — Sommités fleuries.

Prop. thérap. — Excitant, anthelmintique, vulnéraire.

Prép. pharm. et posol. — *A l'int.* Infusé, 20 pour 1000. — *A l'ext.* Huile; entre dans la compostion du Baume du commandeur.

MINIUM. — V. *Plomb.*

MOELLE DE BŒUF. — Graisse solide contenue dans la cavité des os du *Bos Taurus* (Ruminants).

Prop. thérap. — Sert à la confection de différentes pommades, cosmétiques.

MOLÈNE. — *Verbascum thapsus* (Scrofulariées). — *Syn.* Bouillon blanc, cierge Notre-Dame, fleur de grand chandelier, herbe de Saint-Fiacre.

Part. empl. — Fleurs, feuilles.

Prop. thérap. — Adoucissant et pectoral.

Prép. pharm. et posol. — *A l'int.* Infusé de fleurs, 20 pour 1000. — *A l'ext.* Feuilles en cataplasmes.

MONESIA - BURANHEM. — *Chrysophyllum glycyphlœum* (Sapotacées).

Part. empl. — Écorce.

Princ. act. — Monésine, acide tannique.

Prop. thérap. — Astringent, stomachique, préconisé contre les diarrhées, l'hémoptysie, la métrorrhagie, contre les ulcères cutanés, les hémorrhoïdes, les fissures à l'anus.

Prép. pharm. et posol. — *A l'int.* Extrait, 0 gr. 50 centigr. à 4 gr. — Monésine, 0 gr. 03 centigr. — Sirop, 0 gr. 50 centigr. par cuill. — *A l'ext.* Extrait, en poudre, en pommade. — Monésine, en applications.

PILULES DE MONÉSIA.

Extrait de monésia	5 gr.

F. s. a. 25 *pilules contenant* 0 *gr.* 20 *centigr. d'extrait.* 5 *à* 10 *par jour.*

POMMADE DE MONÉSIA.

Extrait de monésia	5 gr.
Glycérine	5 —
Axonge	35 gr.

F. s. a.

POTION ASTRINGENTE.

Extrait de monésia	ãã	2 gr.
— de ratanhia		
Sous-nitrate de bismuth	2 gr. à	4 —
Elixir parégorique		10 —
Sirop de gomme		30 —
Eau de tilleul		120 —

MORELLE. — *Solanum nigrum* (Solanées) — *Syn.* Crève-chien, raisin de loup.

Part. empl. — Plante.

Princ. act. — Solanine.

Prop. thérap. — Narcotique, émollient, sédatif.

Prép. pharm. et posol. — *A l'int.* (Inusité.) — *A l'ext.* Décocté 50 pour 1000, en injections. — Huile (peu usitée).

FOMENTATION AVEC LA MORELLE ET LE PAVOT (H. P.).

Feuilles sèches de morelle	15 gr.
Capsules de pavot	15 —
Eau bouillante	1000 —

F. infuser 1 heure. Passez, exprimez.

INJECTION DE FEUILLES DE MORELLE.

Feuilles sèches de morelle	1 gr.
Eau bouillante	20 —

F. infuser 1 heure. Passez, exprimez.

— **SOLANINE.** — Peut être également retirée de la *douce-amère* et des *germes de pommes de terre :* petits prismes incolores; saveur faiblement amère, un peu soluble dans l'eau; plus soluble dans l'alcool.

Prop. thérap. — Nervin, analgésique, utile dans les cas de névralgie ancienne, surtout s'il existe de la névrite, calme très bien les douleurs fulgurantes et surtout les phénomènes d'excitation motrice. (Sarda.)

Prép. pharm. et posol. — (D'après Sarda.) En cachets de 0 gr. 05 centigr., de 2 à 4 et jusqu'à 6 cachets, soit de 0 gr. 10 à 0 gr. 30 centigr. dans les 24 heures.

N. B. — L'activité de la solanine est peut-être variable suivant son origine (morelle ou pomme de terre), et il nous semble prudent de commencer par des doses moindres (granules à 0 gr. 01 centigr.).

MORPHINE. — V. *Opium.*

MORUE. — Huile de foie de morue : aliment reconstituant doit être administrée à hautes doses, 50 à 100 gr. par jour.

EMPLATRE D'HUILE DE FOIE DE MORUE (Hôp. St-Louis).

Emplâtre simple	3000 gr.
Cire jaune	1250 —
Huile de foie de morue	1750 —

F. s. a.

MOUSSE DE CORSE. — *Gigartina helminthocorton* (Algues).

Part. empl. — Plante.

Prop. thérap. — Vermifuge.

Prép. pharm. et posol. — *A l'int.* Décoction, 5 à 20 gr. — Gelée 20 à 60 gr. — Poudre, 1 à 10 gr. — Sirop, 20 à 60 gr.

LAVEMENT VERMIFUGE.

Mousse de Corse	15 gr.
Semen contra	10 —
Eau	200 —

F. bouillir 10 minutes.

POTION VERMIFUGE (F. H. M.).

Mousse de Corse	30 gr.
Sirop simple	30 —
Eau bouillante	Q. s. p. 100 —

F. infuser 1 heure, passez, exprimez, ajoutez le sirop. A prendre en 2 ou 3 fois.

SIROP DE MOUSSE DE CORSE (Cod.).

20 à 60 gr.

SIROP VERMIFUGE (Boullay).

Mousse de Corse	160 gr.
Eau	1000 —

F. bouillir jusqu'à réduction de moitié; ajoutez :

Calamus aromaticus		
Angélique	ãã	30 gr.
Séné		

F. infuser; ajoutez :

Sucre	1000 —

1 cuillerée à bouche pendant 3 jours pour les enfants de 2 à 4 ans.

MOUSSENA. — *Albizzia anthelminthica* (Légumineuses). Mimosées.

Part. empl. — Ecorce. — Succédané du Cousso, inusité.

MOUTARDES. — Deux variétés. — M. blanche. — M. noire.

— 1° **MOUTARDE BLANCHE.** — *Sinapis alba* (Crucifères). —
Part. empl. — Semences.
Princ. act. — Sinapisine. Myrosine.
Prop. thérap. — Laxatif.
Posol. — *A l'int.* Une demi-cuillerée à bouche à chaque repas.

— 2° **MOUTARDE NOIRE.** — *Sinapis nigra* (Crucifères). —
Part. empl. — Semences.
Princ act. — Myrosine et myronate de potasse donnant huile volatile.
Prop. thérap. — Excitant, antiscorbutique, rubéfiant, révulsif.
Prép. pharm. et posol. — *A l'int.* Poudre (farine) 2 à 10 gr. — *A l'ext.* Essence de moutarde, quelques gouttes. — Poudre (farine) 125 pour un sinapisme ou un pédiluve.
Incompat. — Chaleur supérieure à 40°, alcalis, acides, alcools.

BAIN SINAPISÉ (F. H. P.).

Farine de moutarde	1000 gr.
Eau tiède	Q. s.

Placez la farine dans un linge.

CATAPLASME SINAPISÉ.

Cataplasme de farine de lin saupoudré avec de la farine de moutarde.

ÉPITHÈME RUBÉFIANT (Faure).

Essence de moutarde	20 gr.
Alcool à 30°	300 —

Imbibez un morceau de flanelle et appliquez sur la partie douloureuse. (Bouch.)

GARGARISME SINAPISÉ.

Essence de moutarde	II à V gouttes.
Sirop de vinaigre	30 gr.
Eau chaude	200 —

Filtrez. 7 à 8 gargarismes par jour.

LINIMENT RÉVULSIF.

Essence de moutarde	2 gr.
Alcoolat de fioravanti	100 —

En frictions.

PÉDILUVE SINAPISÉ (F. H. P. et Cod.).

Farine de moutarde	150 gr.
Eau à 40°	6000 —

F. s. a.

SINAPISME (Codex).

200 gr. de farine de moutarde pour sinapisme.

SINAPISME EN FEUILLES.

Papier saupoudré de farine de moutarde préalablement privée d'huile grasse.

TEINTURE D'ESSENCE DE MOUTARDE (Ph. Germ.).

Essence de moutarde	1 gr.
Alcool à 85° C.	49 —

M. Inusité en France.

TISANE DE MOUTARDE.

Graine de moutarde noire contusée	10 gr.

Faites macérer une heure dans :

Eau	1000 —

Passez. A prendre par verres dans la journée.

VIN DE MOUTARDE (Thilenius).

Semences de moutarde contusées	30 gr.
Vin blanc	400 —

F. macérer 5 jours et ajoutez :

Sirop antiscorbutique	50 —

VINAIGRE DE MOUTARDE (Beral).

Semences de moutarde contusées	10 gr.
Vinaigre	20 —

Distillez après 8 jours de macération.

MUGUET. — *Convallaria maïalis* (Liliacées).
Part. empl. — Fleurs et plante entière.
Princ. act. — Convallarine, convallamarine.
Prop. thérap. — Sternutatoire, légèrement purgatif. — employé contre affections cardiaques.
Prép. pharm. et posol. — *A l'int.* Extrait aqueux 1 à 3 gr. — Extrait avec le suc, 1 à 3 gr. — Poudre 2 à 10 gr. — Tisane 10 à 20 gr. par jour.

PILULES.

Extrait de muguet	10 gr.
Poudre de muguet	Q. s.

Pour 100 pilules contenant chacune 0 gr. 10 centigr. d'extrait.

SIROP.

Extrait de muguet	10 gr.
Sirop d'écorces d'oranges amères	200 —
Sirop diacode	30 —

Environ 1 gr. d'extrait par cuillerée à bouche.

— CONVALLAMARINE. — On l'administre en pilules ou en solution alcoolique. Dose de 1 à 5 centigr. et jusqu'à 10 chez l'adulte.

MURIATIQUE (acide). — V. *Chlorhydrique* (acide).

MURIER NOIR. — *Morus nigra* (Morées).

Part. empl. — Fruit, écorce.

Prop. thérap. — Suc acidule et légèrement astringent : l'écorce de la racine passe pour tænifuge.

Prép. pharm. et posol. — *A l'ext.* Sirop en gargarismes.

MUSC. — Du chevrotin porte-musc. *Moschus moschiferus* (Ruminants).

Prop. thérap. — Stimulant diffusible, antispasmodique puissant.

Prép. pharm. et posol. — *A l'int.* Musc, 0 gr. 05 cent., à 4 gr. — Teinture alcoolique, 0 à 10 gr. — Teinture éthérée, 1 à 4 gr.

Incompat. — Amandes amères, eau de tilleul, de laurier-cerise, préparations prussiques, farine et essence de moutarde, soufre doré d'antimoine, kermès.

LAVEMENT AU MUSC.

Racine de guimauve 4 gr.
Eau commune Q. s.

Pour 200 gr. de décocté.

Musc 0 gr. 50 centigr. à 2 gr.
Jaune d'œuf nº 1.

F. s. a.

LAVEMENT AU MUSC ET CHLORAL.

Musc 1 à 2 gr.
Jaune d'œuf nº 1.
Décoction de guimauve 200 gr.

F. s. a. Ajoutez :

Hydrate de chloral 2 à 4 —

LAVEMENT MUSQUÉ CAMPHRÉ.

Musc, Camphre āā 1 gr.

Délayez dans :

Jaune d'œuf nº 1.

Ajoutez :

Décoction de lin 250 —

PILULES ANTISPASMODIQUES.

Musc, Extrait de valériane āā 0 gr. 10 centigr.
Extrait d'opium 0 — 05 —

M. Pour 1 pilule. 1 à 2.

PILULES MUSQUÉES CAMPHRÉES.

Musc 1 gr.
Camphre 0 — 50 centigr.
Extrait de quinquina Q. s.

M. Pour 10 pilule. 1 à 10.

POTION AU MUSC.

Musc 0 gr. 50 centigr. à 2 gr.
Carbonate d'ammoniaque 3 —
Gomme arabique 5 gr.
Eau de cannelle 150 —
Sirop d'écorces d'oranges 50 —

F. s. a. M. 1 cuillerée à bouche toutes les heures.

POTION MUSQUÉE (Guibourt).

Infusé de valériane 90 gr.
Musc 0 gr. 50 centigr. à 1 —
Sirop de fleurs d'oranger 30 —

M. 1 cuillerée à bouche toutes les heures.

POTION MUSQUÉE (Ph. Esp.).

Fleurs d'oranger, Safran incisé āā 1 gr.
Eau bouillante 145 —
Sirop simple 45 —
Musc 0 — 30 centigr.
Carbonate d'ammoniaque 0 — 15 —

F. infuser les fleurs d'oranger et le safran dans l'eau ; filtrez ; triturez le musc et le carbonate d'ammoniaque. Ajoutez peu à peu le sirop en triturant. M. Par cuillerées à bouche.

POTION MUSQUÉE CAMPHRÉE (Ewald).

Musc 0 gr. 50 centigr.
Camphre 1 —
Gomme arabique 3 —
Eau distillée de menthe 100 —
Sirop de gingembre 25 —

POUDRE MUSC ET VALÉRIANE.

Musc pulvérisé 1 gr.
Valériane pulvérisée 1 —
Opium 0 — 15 centigr.

Divisez en 20 paquets. 2 à 10 paquets par jour.

MUSCADE et MACIS. — *Myristica moschata* (Myristicées).

Part. empl. — Semences, dont l'arille porte le nom de *macis*.

Princ. act. — Huile grasse aromatique (*beurre de muscade*).

Prop. thérap. — Tonique, excitant aromatique; employé surtout comme condiment.

Prép. pharm. et posol. — *A l'int.* Poudre, 0 gr. 20 cent., à 4 gr. — *A l'ext.* Beurre de muscade, et baume nerval (Codex) en frictions.

CÉRAT DE MUSCADE (Ph. Germ.).

Cire jaune	1	gr.
Huile d'olive	2	—
Beurre de muscade	6	—

F. fondre; coulez dans des capsules de papier. En onctions.

LINIMENT DE ROSEN (Codex).

Beurre de muscade	āā	5	gr.
Essence de girofles			
Alcoolat de genièvre		90	—

Agitez.

MYRRHE. — Gomme-résine du *Balsamodendron Opobalsamum* (Térébinthacées).

Prop. thérap. — Excitant, tonique, emménagogue, entre dans la composition du baume de Fioravanti.

Prép. pharm. et posol. — *A l'int.* Poudre, 0 gr. 50 cent. à 4 gr. — Teinture, 2 à 8 gr. — *A l'ext.* Poudre, Q. v. — Teinture, en collutoire.

COLLUTOIRE A LA MYRRHE TONIQUE ET ANTISEPTIQUE.

Eau de chaux	45	gr.
Teinture de myrrhe	8	—
Miel rosat	8	—

M.

EAU DE CHAUX A LA MYRRHE (Delioux).

Myrrhe pulvérisée	2	gr.
Eau de chaux	100	—

F. digérer 8 jours. Filtrez.

GARGARISME ANTISCORBUTIQUE.

Teinture de myrrhe	8	gr.
— antiscorbutique	20	—
Décoction de quinquina	180	—

GARGARISME CONTRE LES APHTHES.

Teinture de myrrhe	20	gr.
— d'opium camphrée	5	—
Miel rosat	30	—
Décoction d'orge	150	—

M.

GARGARISME DÉTERSIF (Ewald).

Teinture de myrrhe	8	gr.
Acide sulfurique dilué	20	—
Infusé de sauge	200	—

F. s. a.

LOTION BALSAMIQUE A LA MYRRHE (Kirkland).

Teinture de myrrhe	āā	60	gr.
Eau de chaux			

M.

PILULES ANTIASTHMATIQUES.

Extrait de suc de belladone	1	gr.
Myrrhe pulvérisée	2	—
Ipéca	2	—

F. s. a. 30 pilules. 3 par jour.

PILULES ANTICATARRHALES (Ewald).

Myrrhe	10	gr.
Kermès	1	—
Poudre de scille	2	—
Extrait douce-amère	Q.	s.

Pour 100 pilules. 2 à 6 par jour.

PILULES ANTICHLOROTIQUES, EMMÉNAGOGUES (Oesterlen).

Myrrhe	āā	4	gr.
Aloès			
Fer réduit			
Extrait de valériane		Q.	s.

Pour 100 pilules. 4 à 6 par jour.

PILULES STOMACHIQUES (Tronchin).

Myrrhe	10	gr.
Extrait de petite centaurée	5	—
Baume du Pérou	2	—

F. s. a. des pilules de 0 gr. 15 centigr. 8 à 12 par jour.

POUDRE CONTRE ULCÈRES CANCÉREUX (Rust.).

Camphre	āā	8	gr.
Myrrhe			
Poudre de quinquina jaune		16	gr.
Charbon végétal		32	—

F. s. a. (Bouch.)

TEINTURE ANTISCORBUTIQUE (Copland).

Cachou	25	gr.
Myrrhe	15	—
Quinquina gris	8	—
Baume du Pérou	6	—
Alcoolat de raifort	45	—
Esprit-de-vin rectifié	300	

F. macérer dans l'esprit-de-vin pendant 15 jours. Ajoutez l'alcoolat. Filtrez.

VIN ANTIGASTRALGIQUE (Delioux).

Myrrhe	20 gr.
Écorce d'oranges amères	15 —
Vin de Grenache	1 litre

2 cuillerées à bouche 2 fois par jour.

TEINTURE BALSAMIQUE (Codex).

Baume du commandeur de Permes.

MYRTILLE. — V. *Airelle.*

N

NAPELLINE. — Alcaloïde extrait de l'aconit napel.

Prop. thérap. — Propriétés de l'aconitine cristallisée, mais moins marquées; en plus action hypnotique assez intense (Laborde, Baudin).

Posol. — *A l'int.* 1 pour 100 en injection hypodermique. Dose jusqu'à 0 gr. 040 milligr. en 24 heures.

SOLUTION POUR INJECTION HYPODERMIQUE.

Napelline	0 gr. 05 centigr.
Eau distillée	5 —

Substance dont l'action est encore peu connue et qui demande à être employée avec la plus grande réserve.

NAPHTALINE. — Insoluble eau froide, soluble alcool, éther, huiles grasses et essentielles, acides acétique, chlorhydrique.

Prop. thérap. — Désinfectant dans les maladies intestinales (Rossbach); expectorant (Bouchardat); employée contre le psoriasis.

Posol. — *A l'int.* 0 gr. 50 à 5 gr. — *A l'ext.* 2 pour 30 en pommade.

NAPHTALINE DÉSODORISÉE.

Naphtaline	1500 gr.
Camphre	500 —
Coumarine	1 —
Nitrobenzine	5 —
Essence de Néroli	0 — 50 centigr.

POMMADE CONTRE PSORIASIS (Emery).

Naphtaline	2 gr.
Axonge	0 gr. 30 centigr.

POUDRE (Rossbach).

Naphtaline purifiée	5 gr.
Sucre blanc	5 —
Essence de bergamote	1 goutte

Divisez en 20 paquets. 5 à 20 par jour.

NAPHTOL α ($C^{20}H^8O^2$). — *Syn.* Naphtylol α. Aiguilles brillantes, incolores, à odeur légère de phénol, fusibles à 96° et bouillant à 279, à peu près insoluble dans l'eau froide, très soluble alcool, éther, chloroforme et benzine, mêmes propriétés et même posologie que le Naphtol β, serait même plus antiseptique et moins toxique.

NAPHTOL β. ($C^{20}H^8O^2$). — *Syn.* Iso-naphtol : obtenu par l'action de la potasse en fusion sur les sulfo-naphtalates β.

Petites lamelles cristallines d'un blanc nacré ou poudre cristalline, saveur âcre et très piquante, odeur très légère de phénol, fusibles à 123° bouillant à 286°, peu soluble dans l'eau 1/1000e et dans 75 parties d'eau chaude (une partie exigerait 5000 parties d'eau à 18° pour se dissoudre (Desesquelle), soit 0 gr. 20 centigr. par litre) très soluble alcool, éther et chloroforme; légèrement soluble dans la glycérine et la vaseline liquide.

Prop. thérap. et posol. — Parasiticide, désinfectant, antiseptique (Bouchard). — *Us. int.* 0 gr. 50 centigr. à 2 gr. 50 centigr. par jour. — *Us. ext.* de 3 à 4 gr. pour 30 de vaseline ou d'axonge.

Prép. pharm. — En granules, paquets ou cachets. — M. le professeur Bouchard prescrit le naphtol β précipité. Pour l'*usage externe:* en solution dans l'alcool à 60° de 5 à 30 gr. par litre.

FORMULES POUR L'ADMINISTRATION DU NAPHTOL (Bouchard, Charrin, Hanot, Joffroy).

Naphtol β précipité	ãã 0 gr. 20 centigr.
Salicylate de bismuth	à 0 — 30 —

Pour un cachet.
Dose : 4 à 10 par jour.

Naphtol β précipité	ãã 0 gr. 20 centigr.
Salicylate de bismuth	à 0 — 30 —
Magnésie ou rhubarbe	

Pour un cachet.
Dose : 4 à 10 par jour.

Naphtol β précipité	8 à 12 gr.
Magnésie	6 à 10 —
Extrait de belladone	0 — 10 centigr. à 0 — 15 —

Pour 50 cachets.
Dose : 4 à 10 par jour.

Naphtol β précipité	12 gr. 50 centigr.
Bi-carbonate de soude	15 —
Sous-nitrate ou salicylate de bismuth	2 — 50 —

Pour 40 cachets.
Dose : 2 à 6 par jour.

Naphtol β précipité	de 5 à 10 gr.
Magnésie	
Salicylate de bismuth	
Charbon	

Pour 30 cachets.
Dose : 4 à 10 par jour.

EAU NAPHTOLÉE (Bouchard).

Naphtol β	0 gr. 20 centigr
Eau distillée bouillie	1 litre

NAPHTOL CAMPHRÉ (Desesquelles).

Naphtol β	10 gr.
Camphre	20 —

NAPHTOL CAMPHRÉ IODÉ (Périer).

Naphtol camphré	9 gr.
Iode	1 —

POMMADE CONTRE FAVUS ET PELADE. (V. Bellarerra).

Naphtol β	14 gr.
Baume du Pérou	1 —
Vaseline	100 —

F. s. a.

POMMADE CONTRE LA GALE (Dr Josias)

Naphtol β	10 gr.
Vaseline	90 —

Dissoudre le naphtol dans l'éther et incorporer ensuite dans la vaseline en frictions MATIN *et* SOIR.

N.-B. Le naphtol α peut être substitué au β dans toutes ces formules.

NARCÉINE. — V. *Opium.*

NARCISSE DES PRÉS. — *Narcissus pseudo-narcissus* (Narcissées).

Part. empl. — Bulbes, fleurs.

Prop. thérap. — Les bulbes passent pour purgatifs et émétiques et les fleurs pour antispasmodiques. Inusité.

NÉNUPHAR. — V. *Nymphæa.*

NERPRUN. — *Rhamnus catharticus* (Rhamnées). Syn. Bourguépine.

Part. empl. — Baies, écorce.

Prop. thérap. — Purgatif hydragogue.

Prép. pharm. et posol. — *A l'int.* Baies, n° 20 à 30. — Sirop 10 à 50 gr.

MIXTURE PURGATIVE.

Eau-de-vie allemande	10 à 20 gr.
Sirop de nerprun	20 à 40 —

A prendre dans une tasse de thé.

POTION PURGATIVE.

Feuilles de séné	10 gr.
Sulfate de soude cristallisé	15 —
Sirop de nerprun	30 —
Eau bouillante	110 gr.

F. s. a. A prendre en 1 ou 2 fois.

POTION PURGATIVE (Beasley).

Sirop de nerprun	15 gr.
Teinture de séné	ãã 4 —
— de rhubarbe	
Eau distillée d'aneth	15 —

M. A prendre en une fois.

NICOTIANE. — *Nicotiana tabacum* (Solanacées). *Syn.* Tabac.

Part. empl. — Feuilles.

Princ. act. — Nicotine.

Prop. thérap. — Narcotique, irritant, purgatif; employé en lavement contre les ascarides; conseillé contre la teigne, la gale.

Prép. pharm. et posol. — *A l'int.* Infusion, jusqu'à 1 gr. pour 100 en lavements. Très rarement jusqu'à 5 pour 100. — Poudre, 0 gr. 05 cent. à 0 gr. 10 cent. — *A l'ext.* Décoction, 10 pour 1000 en lotions.

FOMENTATION DE TABAC (H. M.).

Feuilles de nicotiane	60	gr.
Eau commune	300	—

F. bouillir. En applications contre la gale.

LAVEMENT DE TABAC (Abercrombie).

Feuilles sèches de tabac	1 à 3	gr.
Eau bouillante	250	—

F. infuser.

LAVEMENT CONTRE ÉTRANGLEMENTS HERNIAIRES (Ewald).

Feuilles de tabac	2	gr.
Valériane } āā	4	—
Séné }		

F. infuser dans :

Eau bouillante	100	—

et ajoutez :

Huile de camomille } āā	25	—
Vinaigre }		
Jaune d'œuf	n° 1	

PAQUETS CONTRE LA COQUELUCHE (Woisheim).

Extrait de nicotiane	0 gr. 10 centigr. à 0 — 50 —
Oléo-saccharure de fenouil	5 —

F. s. a. 20 doses; 4 à 6 par jour.

POTION CONTRE PARALYSIE (Fischer).

Racine d'angélique	10	gr.
Feuilles de nicotiane	5	—
Réglisse	15	—
Eau bouillante	250	—

F. infuser. 1 cuillerée à bouche toutes les 1/2 heures (Bouch.).

NICOTINE.

Prop. thérap. — Vantée contre le tétanos, employée contre la paralysie de la vessie.

Prép. pharm. et posol. — *A l'int.* 1 à III gouttes. — *A l'ext.* 0 gr. 60 cent. pour 300 en injections.

INJECTION DE NICOTINE (Pavési).

Nicotine	0 gr. 60 cent.
Eau distillée	300 —
Mucilage	30 —

15 gr. puis 30 gr. par jour.

TEINTURE DE NICOTINE (Gowe).

Nicotine	1	gr.
Alcool faible	30	—

En compresses.

NITRATES. — V. aux *Bases.*

NITRE. — V. *Potasse* (nitrate ou azotate de).

NITRIQUE (acide). — V. *Acide Azotique.*

NITRITE D'AMYLE ($C^5H^{11}AzO^2$). *Syn.* Éther amylnitreux.

Prop. thérap. — Accélère les battements du cœur, congestionne la face, le cerveau, utile dans les syncopes et les affections cardiaques qui produisent l'anémie cérébrale.

Posol. — *A l'int.* Quelques gouttes en inhalations. — On conserve dans de petites ampoules scellées à la lampe.

NITRITE DE SODIUM.

Prop. thérap. — Antiasthmatique.

Posol. — *A l'int.* 0 gr. 10 à 0 gr. 30 centigr.

POTION AU NITRITE DE SODIUM (Huchard).

Nitrite de sodium	1 gr.
Eau distillée	100 —
Sirop d'écorces d'oranges	25 —

F. dissoudre. M. 1 à 2 cuillerées à bouche par jour.

NITRO-GLYCÉRINE. — Voir *Trimtrine*.

NOIX D'AREC. — Fruit de l'*areca catechu* (*Palmiers*). *Tænifuge* douteux et incertain : dose 4 à 8 gr. — *Principe actif.*

— **ARECALINE.** — Un des trois alcaloïdes contenus dans la noix d'arec : présente des analogies avec la *pelletiérine*, c'est un liquide alcalin, huileux, volatil. — *Toxique*, INUSITÉ.

NOIX DE GALLE. — Excroissance produite sur le *Quercus Lusitania* (Amentacées), par suite de la piqûre du *Cynips gallæ tinctoriæ*, insecte hyménoptère.

Princ. act. — Tannin, acide gallique.

Prop. thérap. — Astringent, antidote de l'émétique et des poisons végétaux à alcaloïdes.

Prép. pharm. et posol. — *A l'int.* Extrait, 0 gr. 20 centigr. à 1 gr. — Poudre, 0 gr. 50 cent. à 2 gr. — *A l'ext.* Décocté. 20 p. 1000. — Poudre, 2 pour 20 en pommade. — Teinture, en injections et lavements.

Incompat. — Alcalis, carbonates, sels métalliques, surtout ceux de fer et d'antimoine, albumine, gélatine, émulsions, etc.

GARGARISME ASTRINGENT.

Noix de galle concassée	5 gr.
Eau	250 —

F. bouillir 20 minutes. Passez ; ajoutez :

Miel rosat	50 gr.

POMMADE ANTIHÉMORRHOÏDALE ASTRINGENTE.

Poudre de noix de galle	5 gr.
Extrait de ratanhia	2 —
Axonge	40 —

M.

POMMADE ANTIHÉMORRHOÏDALE.

Poudre de noix de galle	10 gr.
Camphre	5 —
Onguent populeum	40 —
Extrait d'opium	0 gr. 50 centigr.

F. s. a. frictions légères. Soir et matin.

POMMADE ASTRINGENTE CONTRE HÉMORRHOÏDES.

Noix de galle finement pulvérisée	5 gr.
Axonge benzoïnée	32 —

M.

POMMADE VIRGINALE A LA COMTESSE.

Sulfate de zinc		40 gr.
Noix de galle		20 —
Noix de cyprès pulv.	āā	20 —
Écorce de grenades pulv.		
Feuilles de myrte pulv.	āā	30 —
Sumac pulv.		
Onguent rosat		400 —

Dorvault supprime le sulfate de zinc.

NOIX VOMIQUE. — Semence du *Strychnos nux vomica* (Loganiacées).

Part. empl. — Semence, écorce.

Princ. act. — Brucine, strychnine.

Prop. thérap. — Mêmes propriétés que la brucine et la strychnine (voir ci-dessous), employée dans le traitement des paralysies ne dépendant pas de lésions organiques, et des gastralgies chroniques.

Prép. pharm. et posol. — *A l'int.* Extrait alcoolique, 0 gr.

02 cent. à 0 gr. 15 cent. — Poudre, 0 gr. 025 milligr. à 0 gr. 30 cent. Teinture, 0 gr. 50 cent. à 2 gr. — *A l'ext.* Teinture en frictions.

GOUTTES AMÈRES DE BAUMÉ (Cod.).

I à VIII gouttes dans un verre de tisane amère ou un peu d'eau.

GOUTTES ANTIDIARRHÉIQUES (Ewald).

Teinture de noix vomique	3 gr.
— de rhubarbe	15 —
Laudanum de Sydenham	2 —

M. X à XXX gouttes.

GOUTTES ANTIGASTRALGIQUES (Niemeyer).

Teinture de noix vomique	4 gr.
— de castoreum	4 —

M. XII gouttes dans une 1/2 tasse d'infusion de valériane.

LINIMENT CONTRE PARALYSIE.

Baume de Fioravanti	100 gr.
Teinture de noix vomique	100 —
Ammoniaque	10 —

F. s. a.

PAQUETS ANTIGASTRALGIQUES (Vogt).

Extrait de noix vomique, Sous-nitrate de bismuth	ãã 0 gr. 30 centigr.
Carbonate de magnésie	2 —
Sucre pulvérisé	6 —

Pour 10 paquets. 2 par jour.

PILULES CONTRE INAPPÉTENCE (Fonssagrives).

Extrait alcoolique de noix vomique	0 gr. 20 centigr.
Extrait de gentiane	2 —
Poudre de gentiane	Q. s.

F. s. a. 20 pilules. 1 avant chaque repas.

PILULES CONTRE INCONTINENCE D'URINE (Grisolle).

Extrait de noix vomique	0 gr. 20 centigr.
Oxyde noir de fer	3 —
Poudre de quassia	3 —
Sirop d'absinthe	Q. s.

F. s. a. 20 pilules. 1 à 3 par jour.

PILULES CONTRE MÉNORRHAGIE (Raciborski)

Extrait alcoolique de noix vomique	0 gr. 75 centigr.
Fer réduit par l'hydrogène	4 —
Mucilage de gomme arabique	Q. s.

F. s. a. 60 pilules. 2 à 4 matin et soir.

POTION ANTIGASTRALGIQUE.

Teinture de noix vomique	XX gouttes
Carbonate de magnésie	2 gr.
Sirop de fleurs d'oranger	20 —
Eau de tilleul	80 —

F. s. a.

POTION CONTRE L'ANOREXIE (Fonssagrives).

Extrait de quinquina	2 gr.
Teinture alcoolique de noix vomique	V gouttes
Vin de Bordeaux	250 gr.
Sirop d'écorces d'oranges amères	50 —

F. dissoudre. A prendre en 3 ou 4 fois avant les repas.

POUDRE ANTIDYSPEPTIQUE (Trastour).

Poudre de noix vomique	1 à 3 gr.
— de quassia	2 —
Carbonate de chaux	2 —

M. et F. 20 paquets. 1 à 2 par jour (Bouch.)

POUDRE CONTRE LA DYSPEPSIE (Hérard).

Noix vomique pulvérisée	1 gr.
Rhubarbe pulvérisée	4 —
Carbonate de chaux préparé	3 —
Oléo-saccharure de menthe	4 —

M. et divisez en 20 paquets. 1 avant chaque repas.

POUDRE DIGESTIVE.

Poudre de noix vomique	1 gr.
Poudre d'yeux d'écrevisses	5 —
Poudre de codéine	0 — 25 centigr.

M. et F. 30 paquets. 3 par jour. Un quart d'heure avant le repas.

— **BRUCINE** ($C^{23}H^{26}Az^2O^4 + 4H^2O$). Soluble 850 parties eau froide, très soluble alcool, insoluble éther.

Prop. thérap. — Comme la strychnine. (V. ci-dessous.)

Prép. pharm. et posol. — Comme la strychnine (peu usitée).

Incompat. — Les mêmes que la strychnine.

— **STRYCHNINE** ($C^{21}H^{22}Az^2O^2$). Soluble dans 700 parties d'eau froide, 106 d'alcool à 95°, 165 de benzine; très soluble chloroforme, presque insoluble éther.

Prop. thérap. — Médicament tétanique, employé contre les paralysies ne dépendant pas de lésions organiques; excitant de l'estomac.

Prép. pharm. et posol. — *A l'int.* 0 gr. 005 à 0.015 milligr. — Granules contenant un milligr. — *A l'ext.* 0,10 pour 30 d'eau en collyre. — 1 pour 30 en pommade.

Incompat. — Ceux des alcaloïdes.

COLLYRE D'HENDERSON (Foy).

Strychnine	0 gr. 10 centigr.
Acide acétique dilué	4 —
Eau distillée	32 —

F. s. a.

GRANULES DE STRYCHNINE (Codex).

Chaque granule renferme 0 gr. 001 milligr. de strychnine. 1 à 10 avant chaque repas.

HUILE STRYCHNINÉE.

Huile d'olive	100 gr.
Strychnine	0 — 10 centigr.

M. frictions.

LINIMENT STIMULANT (Neligan).

Strychnine	1 gr.
Huile d'olive	25 —

F. dissoudre. XII gouttes en frictions 3 ou 4 fois par jour.

LINIMENT STRYCHNINÉ DE FURNARI (Bouch.).

Huile d'olive	120 gr.
Ammoniaque liquide	8 —
Baume de Fioravanti	15 —
Strychnine	0 — 30 centigr.

F. s. a. En frictions sur les tempes.

PILULES ANTICHLOROTIQUES.

Tartrate de fer et de potasse	10 gr.
Extrait de quinquina	10 —
Strychnine	0 gr. 05 centigr.

F. s. a. 100 pilules. 2 à 4 aux repas

PILULES ANTIGASTRALGIQUES.

Strychnine	0 gr. 05 centigr.
Pepsine extractive	5 —
Poudre de cannelle	Q. s.

Pour 50 pilules, 1 à 2 aux repas.

PILULES STRYCHNINE (Magendie).

Strychnine	0 gr. 10 centigr.
Conserve de roses rouges	2 —

F. s. a. 24 pilules. 1 à 2 matin et soir.

POMMADE ANTIOPHTALMIQUE (Sichel).

Cérat }	
Pommade au garou } āā	1 gr.
Strychnine	0 — 05 centigr.

M. Pansement des vésicatoires du front.

POMMADE STRYCHNINE (Sandras).

Strychnine	1 gr.
Axonge	30 —

M. s. a. En frictions. (Bouch.)

TEINTURE DE STRYCHNINE (Magendie).

Strychnine	1 gr.
Alcool à 90 C.	200 —

XII gouttes contiennent un milligr. de strychnine.

— **ARSÉNIATE DE STRYCHNINE.** — Soluble eau et alcool. Mêmes propriétés et posologie que le sulfate.

— **AZOTATE DE STRYCHNINE** ($C^{21}H^{22}Az^2O^2AzO^3H$). Soluble eau, peu soluble alcool, insoluble éther.

Prop. thérap. — Comme le sulfate de strychnine (v. plus loin), mais plus actif. Employé surtout en pommade.

Posol. — *A l'ext.* 1 gr. pour 80 en pommade.

POMMADE.

Baume Nerval	8 gr.
Nitrate de strychnine	0 — 10 centigr. à 0 gr. 20 centigr.

M. s. a. 4 gr. en frictions sur la colonne vertébrale.

— **IODURE D'IODHYDRATE DE STRYCHNINE.** — (Bouchardat.)

Prop. thérap. — Moins vénéneux que la strychnine, avec une action plus persistante.

Posol. — *A l'int.* 0 gr. 01 cent. par jour.

PILULES (Bouch.).

Iodure d'iodhydrate de strychnine	0 gr. 30 centigr.
Conserve de roses	Q. s.

F. s. a. 30 pilules. 1 par jour.

— **SULFATE DE STRYCHNINE** $(C^{21}H^{22}Az^2O^2)^2SO^4H^2+5H^2O$. — Soluble 10 parties d'eau, 75 d'alcool à 90°.

Prop. thérap. — Tonique amer, régulateur des fonctions de la moelle.

Ce sel étant très soluble est plus actif que la strychnine et s'emploie à doses moindres.

Posol. — *A l'int.* 0 gr. 001 à 0 gr. 010 milligr. (tonique amer). granules à un milligr. — Sirop : cinq milligr. par cuillerée à bouche. — 0 gr. 002 à 0 gr. 010 milligr. (régulateur des fonctions de la moelle). — *A l'ext.* En injection à 1 pour 100.

GOUTTES DE STRYCHNINE (Ruault).

Sulfate de strychnine	0 gr. 05 cent.
Eau salicylée (à saturation.)	10 —
4 gouttes contiennent	1 milligr.

GRANULES DE SULFATE DE STRYCHNINE.

Chaque granule renferme un milligr. 1 à 8 par jour.

INJECTION VÉSICALE.

Sulfate de strychnine	0 gr. 025 milligr.
Eau	100 —

F. dissoudre.

PILULES DE SULFATE DE STRYCHNINE.

Sulfate de strychnine	0 gr. 001 milligr.
Conserve de roses	Q. s.

M. pour 1 pilule. 1 à 8 par jour.

POTION ANTIGASTRALGIQUE (Guibout).

Sulfate de Strychnine	0 gr. 05 centigr.
Sirop de menthe	50 —
Eau distil. de menthe	200 —

Une cuillerée avant les repas. Environ 1 milligr. par cuillerée.

SIROP (Codex).

20 gr. représentent 0 gr. 005 milligr. de sel. 10 à 40 gr. en 2 à 8 fois.

SOLUTION POUR INJECTION HYPODERMIQUE.

Sulfate de strychnine	0 gr. 50 centigr.
Eau distillée	100 —

F. dissoudre X à XX gouttes.

XX gouttes représentent 0 gr. 005 milligr. de sel.

NOYER. — *Juglans regia* (Juglandées).

Part. empl. Feuilles, péricarpe, huile exprimée de la graine.

Princ. act. — Tannin, matière âcre, amère.

Prop. thérap. — Feuilles astringentes, toniques, antiscrofuleuses; écorce, conseillée contre ictère, exanthèmes, pustule maligne; péricarpe ou *brou de noix* préconisé comme antiscrofuleux, antirachitique, stomachique.

Prép. pharm. et posol. — *A l'int.* Infusé de feuilles ou de péricarpe 20 pour 1000. — *A l'ext.* Décocté 50 pour 1000 en injections; lotions; huile; entre dans la préparation de quelques onguents.

Incompat. — Sels de fer, gélatine, comme pour les substances tannantes.

DÉCOCTION ANTISCROFULEUSE.

Feuilles de noyer }	āā 25 gr.
Fleurs de pensées sauvage }	
Sené	5 —

5 gr. par tasse.

DÉCOCTION DE NOYER POUR LOTIONS.

Feuilles sèches de noyer	20 à 30 gr.
Eau bouillante	1000

F. bouillir.

EXTRAIT DE NOYER.

On prépare un extrait aqueux et un extrait alcoolique. 2 à 4 gr.

INJECTION.

Feuilles sèches de noyer	30 à 50 gr.
Eau bouillante pour 1000 gr. de décoction	Q. s.

POMMADE DE NOYER.

Extrait de noyer	20 gr.
Baume nerval	40 —
Huile d'amandes douces	10 gr

F. s. a.

POTION ANTISCROFULEUSE.

Feuilles de noyer	10 gr
Eau bouillante	200 —

F. infuser 1/2 heure, passez et ajoutez :

Iodure de potassium	2 à 4 gr

SIROP DE NOYER (Négrier).

Extrait de feuilles de noyer	10 gr
Sirop de sucre	190 —

1 gramme d'extrait par cuillerée à bouche.

TISANE DE FEUILLES DE NOYER.

Feuilles sèches de noyer	10 gr
Eau	1000 —

VIN DE NOYER.

Feuilles de noyer	50 gr
Vin blanc	500 —

F. m. 8 jours.

NYMPHÆA ALBA (Nymphéacées). — *Syn.* Nénufar, lis des étangs, lune ou volant d'eau.

Part. empl. — Fleurs, racines.

Prop. thérap. — Antiaphrodisiaque (?) calmant.

Prép. pharm. et posol. — *A l'int.* Infusion, 10 pour 1000. — Sirop, 50 à 100 gr.

SIROP ALCALIN DE NYMPHÆA (Ricord).

Sirop de nymphæa	100 gr.
Bicarbonate de soude pulvérisé	5 —

F. dissoudre. Pour édulcorer les tisanes.

O

ŒILLET ROUGE. — *Dianthus caryophyllus* (Caryophyllées).

Part. empl. — Pétales.

Prop. thérap. — Tonique, antispasmodique léger.

Prép. pharm. et posol. — *A l'int.* Sirop, 15 à 60 gr.

ŒUF DE POULE.

Part. empl. — Jaune et blanc. (Voy. *Albumine.*)

Prop. thérap. — Sert surtout pour les émulsions. Aliment complet.

Posol. — *A l'int.* Jaune 1 à 2 en potion ou en lavement.

LAIT DE POULE.

Jaune d'œuf	nº 1
Sucre	20 gr.
Eau tiède	200 —
Eau de fleurs d'oranger	10 —

LAVEMENT ANALEPTIQUE.

Jaune d'œuf	nº 1
Salep pulvérisé	1 à 2 gr.
Bouillon de viande sans sel	125 —

F. bouillir le salep avec le bouillon, battez le jaune d'œuf.

POTION ANALEPTIQUE (Sainte-Marie).

Jaune d'œuf	nº 2
Crème	180 gr.
Eau distillée de cannelle	20 —
Sucre blanc	30 —

M. ad libitum.

OIGNON COMMUN. — *Allium cepa* (Liliacées).

Part. empl. — Bulbe.

Prop. thérap. — Rubéfiant.

Prép. pharm. et posol. — *A l'ext.* Pulpe, en cataplasme.

OLIVIER. — *Olea europæa* (Oléacées).

Part. empl. — Huile extraite du péricarpe du fruit, feuilles, écorce.

Prop. thérap. — Huile alimentaire, laxatif, sert à la préparation de liniments, d'emplâtres ; écorce et feuilles fébrifuges (Faucher).

Princ. act. — Olivite ou olivine.

Prép. pharm. et posol. — *A l'int.* Extrait hydro-alcoolique de l'écorce et des feuilles, 1 à 2 gr. (fébrifuge). — Huile 30 à 60 gr. (laxatif).

On obtient l'*huile d'olive stérilisée*, en lavant plusieurs fois l'huile avec de l'alcool à 90° jusqu'à ce que ce dissolvant ne se colore plus. Après séparation on chauffe l'huile à 120 degrés et on filtre.

OPIUM. — Suc épaissi provenant d'incisions faites aux capsules du Pavot officinal, *Papaver somniferum*, variété *Album* (Papavéracées). *Syn. Thébaïque* au lieu d'opium.

Plusieurs sortes d'opium :

1° *Opium de Smyrne ;* 2° *de Constantinople ;* 3° *d'Égypte ;* 4° *de l'Inde ;* 5° *de Perse et de Chine ;* 6° *opium indigène*, différant par la quantité de morphine qu'ils renferment. — Soluble eau et alcool, en partie.

Princ. act. — Morphine, codéine, narcotine, narcéine, papavérine.

Prop. thérap. — Sédatif par excellence, hypnotique, parfois excitant, sert à faire tolérer par l'estomac les médicaments énergiques.

Prép. pharm. et posol. — *A l'int.* Elixir parégorique 2 à 20 gr. — Extrait, 0 gr. 01 à 0 gr. 10 cent. — Gouttes noires anglaises contiennent 50 p. 100 d'opium de I à V gouttes. — Laudanum Sydenham, V à XL gouttes. — Laud. Rousseau, II à XX gouttes. — Poudre 0 gr. 05 à 0 gr. 20 cent. — Sirop (extrait 1/500) 5 à 50 gr. — Teinture d'extrait 1/12, V à XXX gouttes. — *A l'ext.* Emplâtre d'extrait d'opium 3/4 d'extrait. — Glycéré d'extrait d'opium, 1/10 d'extrait. — Laudanum Sydenham et Rousseau, teinture, etc., doses doubles.

Incompat. — Alcalis et leurs carbonates, sels d'argent, de mercure, de fer, de plomb ; tannin et substances qui en contiennent ; iode, chlore, etc.

ALCOOLÉ D'OPIUM (Ph. Brit.).

Opium coupé	41 gr.
Alcool à 60° C.	500 —

F. macérer l'opium avec 250 gr. d'alcool pendant 2 jours ; passez ; exprimez. F. macérer le résidu avec 250 gr. d'alcool pendant 2 jours. Passez, exprimez. Réunissez les 2 liqueurs. Filtrez. 0 gr. 50 centigr. à 3 gr.

ALCOOLÉ D'OPIUM BRUT (Ph. Germ.).

Opium brut séché et divisé	1 gr.
Alcool à 91° C.	10 —

F. macérer 8 jours. Filtrez. 0 gr. 50 centigr. à 2 gr. en potion.

BAUME ANODIN DE BATH. (Brit.)

Savon blanc 60 gr.
Opium brut 15 —
Alcool 500 —
Camphre 30 —
Essence de romarin 10 —

8 à 16 gr. en frictions.

BOLS DIAPHORÉTIQUES OPIACÉS.

Rob sureau 10 gr.
Extrait d'opium 0 — 10 centigr.
Carbonate d'ammoniaque 2 —

M. Divisez en 10 bols : 1 à 5 à prendre chaque soir.

CATAPLASME OPIACÉ (F. H. M.).

Cataplasme émollient 200 gr.
Teinture d'extrait d'opium 2 à 4 —

F. s. a.

CÉRAT LAUDANISÉ (F. H. P. et Cod.).

Cérat de Galien 90 gr.
Laudanum de Sydenham 10 —

CÉRAT OPIACÉ (Cod. 66).

Extrait d'opium 1 gr.
Dissolvez dans eau 1 —

Incorporez :

Cérat de Galien 98 —

COLLUTOIRE CALMANT.

Extrait d'opium 0 gr. 1 à 0 gr. 2 décigr.

F. dissoudre dans :

Glycérine 10 —

Ajoutez :

Mucilage de semences de coings 60 —

COLLUTOIRE OPIACÉ (F. H. M.).

Alcoolé d'opium 1 gr.
Mellite simple 25 —

M.

COLLYRE OPIACÉ (F. H. P. Cod. 66).

Eau de roses 100 gr.
Extrait d'opium 0 — 2 décigr.

F. dissoudre. Filtrez.

DIGESTIF OPIACÉ (F. H. P.).

Digestif simple 100 gr.
Laudanum de Sydenham 10 —

ÉLIXIR PARÉGORIQUE (Dublin. Codex).

Extrait d'opium 3 gr.
Acide benzoïque 3 —
Camphre 2 gr.
Huile essentielle d'anis 3 —

Faites digérer pendant 7 à 8 jours dans :

Alcool à 60° 650 gr.

10 *grammes contiennent* 5 *centigr. d'extrait d'opium, soit* 2 *centigr. et demi par cuillerée à café.*

Dose : 5 à 20 gr.

ÉLIXIR PARÉGORIQUE (Edimbourg).

Opium 2 gr.
Safran 12 —
Acide benzoïque 12 —
Essence d'anis 2 —
Ammoniaque liquide 150 —
Alcool à 86° 350 —

F. macérer 8 jours, séchez.

10 *grammes contiennent* 0 *gr.* 075 *d'extrait d'opium, soit environ* 4 *centigr. par cuillère à café.*

ÉLIXIR PARÉGORIQUE (New-York ou États-Unis).

Opium 3 gr. 88
Camphre 2 — 58
Acide benzoïque 3 — 88
Essence d'anis 3 — 11
Miel 62 —
Alcool faible 946 —

10 *gr. contiennent* 2 *centigr. d'extrait d'opium, soit* UN *centigr. par cuillerée à café.*

EMPLATRE CALMANT.

Extrait d'opium — de jusquiame — de ciguë } āā 5 gr.
Emplâtre diachylum 50 —
Térébenthine Q. s.

F. s. a.

EMPLATRE D'EXTRAIT D'OPIUM (Cod.).

9 *gr. d'extrait d'opium sur* 12.

FOMENTATION DE VIN AROMATIQUE AVEC L'OPIUM (Ricord).

Vin aromatique 250 gr.
Extrait d'opium 2 —

GARGARISME CALMANT.

Décocté d'orge 200 gr.
Mellite simple 40 —
Teinture d'opium 2 à 5 —

F. s. a.

GARGARISME OPIACÉ (F. H. M.).

Alcoolé d'extrait d'opium 1 gr.
Mellite simple 30 —
Décoction émolliente 100 —

M.

AUTRE :

Extrait d'opium	0 gr. 05 à 0 gr. 15 centig.
Chlorate de potasse	4 —
Sirop de mûres	30 —
Décocté de guimauve	200 —

F. s. a.

GLYCÉRÉ DE LAUDANUM.

Laudanum de Sydenham ou de Rousseau	1 gr.
Glycéré d'amidon	10 —

M. En pansements.

GLYCÉRÉ D'EXTRAIT D'OPIUM (Codex).

En pansements : 1/10 d'extrait.

GOUTTES ANGLAISES NOIRES DES QUAKERS (Codex).

Opium de Smyrne	100 gr.
Noix muscade	25 —
Safran	8 —
Vinaigre distillé	600 —
Sucre	50 —

Laissez le tout en contact pendant 1 mois, passez, évaporez, jusqu'à réduction à 200 gr. et filtrez. Cette préparation représente la moitié de son poids d'opium. Dose : II à VI gouttes dans une potion.

GOUTTES ANTICHOLÉRIQUES (Monod).

Teinture d'opium — d'aconit — d'aloès	āā	15 gr.

F. s. X à XXX gouttes par jour.

GOUTTES D'OPIUM ANISÉES (P. Vigier).

Extrait d'opium Acide benzoïque Camphre Essence d'anis	āā 0 gr. 50 centigr.
Alcool à 80°. Q. S. pour faire	10 gr.

Filtrez. I goutte représente X gouttes de l'élixir parégorique du Codex.

GOUTTES ROUGES (Lecointe).

Camomille	60 gr.
Opium à 10 p. 100	8 —
Safran	2 —
Girofle	1 —
Cannelle	1 —
Alcool à 80°	300 —

F. s. a. De V à XX gouttes.

INJECTION CALMANTE (F. H. M.).

Alcoolé d'extrait d'opium	1 gr.
Décoction émolliente	160 —

M.

INJECTION OPIACÉE.

Eau ordinaire	250 gr.
Opium brut	3 —

Faites macérer et filtrez.

INJECTION SÉDATIVE.

Extrait d'opium	0 gr. 1 décigr.
— de jusquiame	0 — 2 —
Eau de roses	180 —

F. s. a.

JULEP CALMANT (F. H. P.).

Sirop d'opium	15 gr.
Sirop de sucre	10 —
Fleurs de tilleul	4 —
Eau bouillante	150 —

F. s. a. A prendre par cuillerée.

JULEP CALMANT. POTION CALMANTE (Cod.).

150 gr. renferment 10 gr. de sirop d'opium. A prendre en 2 ou 3 fois.

JULEP GOMMEUX CALMANT.

Julep gommeux	150 gr.
Sirop d'opium	10 à 30 —
Eau distillée de laurier-cerise	5 à 10 —

M. à prendre par cuillerée.

LAVEMENT AMIDON LAUDANISÉ.

Lavement d'amidon	200 gr.
Laudanum	V à XX gouttes.

M.

LAVEMENT ASTRINGENT LAUDANISÉ.

Laudanum de Sydenham	XX gouttes.
Décoction de ratanhia	200 gr.

F. s. a.

LAVEMENT LAUDANISÉ.

Laudanum de Sydenham	X à XXX gouttes.
Décoction de guimauve ou de lin	250 gr.

On ajoute fréquemment 10 gr. d'amidon.

LAVEMENT OPIACÉ (F. H. M.).

Alcoolé d'extrait d'opium	1 gr.
Décoction émolliente	500 —

M.

LAUDANUM DE ROUSSEAU (Codex).

XXXV gouttes pèsent un gr., — 4 gr. représentent 1 gr. d'opium brut, ou 0 gr. 50 centigr. d'extrait d'opium. Dose : 0 gr. 20 centigr. à 1 gr.

LAUDANUM DE SYDENHAM (Codex).

XXXIII gouttes pèsent un gr., 4 gr.,

représentent 0 gr. 50 d'opium brut 0 gr. 25 d'extrait. Dose : 0 gr. 50 à 2 gr.

LINIMENT CALMANT

Baume tranquille	60 gr.
Chloroforme	10 —
Laudanum Sydenham	10 —

LINIMENT CALMANT

Extrait d'opium	1 gr.
— de belladone	2 —
Glycérine	20 —
Huile de camomille camphrée	60 —

LINIMENT CALMANT (Jeannel).

Baume tranquille	25 gr.
Cérat de Galien } ãã	6 —
Extrait de belladone }	
Laudanum de Sydenham }	
Chloroforme }	

F. dissoudre l'extrait dans le laudanum ; ajoutez le cérat, le baume tranquille, le chloroforme.

LINIMENT CALMANT, MIXTURE NARCOTIQUE.

Extrait d'opium	1 gr.
— de belladone	4 —
Eau dist. de laurier-cerise	20 —

F. dissoudre. M. En lotions.

LINIMENT NARCOTIQUE CALMANT (Cod. 66).

1 gr. de laudanum sur 10. En onctions.

LINIMENT OPIACÉ (F. H. M.).

Teinture d'extrait d'opium	5 gr.
Huile d'arachides	30 —

M.

LOOCH OPIACÉ

Looch blanc	150 gr.
Sirop d'opium	10 à 30 —

M. A prendre par cuillerée.

LOTION CALMANTE ANTICANCÉREUSE

Feuilles de ciguë	20 gr.

F. bouillir dans :

Eau	500 —

Passez et ajoutez :

Teinture d'opium	5 —
Eau distillée de laurier cerise	10 —

F. s. a.

LOTION OU FOMENTATION NARCOTIQUE OPIACÉE (F. H. P.).

Opium brut	8 gr.
Eau bouillante	1000 —

Laissez infuser 2 heures en agitant de temps en temps, passez, laissez déposer, décantez.

MIXTURE ANTIDIARRHÉIQUE.

Extrait d'opium	0 gr. 05 à 0 gr. 15 centigr.
Extrait de ratanhia	5 —
Sous-nitrate de bismuth	10 —
Sirop de consoude	100 —

Par cuillerées dans une tasse de thé chaud.

MIXTURE CALCAIRE OPIACÉE.

Carbonate de chaux lavé	20 gr.
Eau distillée de cannelle	60 —
Sirop de gomme	40 —
Elixir parégorique	10 à 20 —

F. s. a. une mixture. A prendre par cuillerée dans la journée.

MIXTURE CONTRE LES MAUX DE DENTS.

Extrait d'opium	1 gr. 00
Camphre	0 — 50 centigr.
Alcool }	5 —
Essence de girofles }	
Teinture de Myrrhe }	

MOUCHES CALMANTES OPIACÉES (Schaeuffele).

Extrait d'opium	3 gr.
Solution d'ichtyocolle à 1/30	30 —

F. dissoudre ; étendez sur du taffetas de 1 décim. de côté.

ONGUENT DIGESTIF LAUDANISÉ (F. H. P.)

Onguent digestif simple	9 gr.
Laudanum de Sydenham	1 —

PILULES ANTIDIARRHÉIQUES

Extrait thébaïque	0 gr. 20 centigr.
Tannin	2 —
Extrait de ratanhia	2 gr.

F. s. a. 20 pilules ; 1 toutes les 2 heures.

PILULES BÉCHIQUES (Ewald).

Poudre d'opium	0 gr. 60 centigr.
— de digitale } ãã	1 —
— d'ipéca }	
Extrait d'aunée	Q. s.

Pour 50 pilules : dose : 2 à 4 par jour.

PILULES CALMANTES.

Extrait d'opium	0 gr. 20 centigr.
— de ciguë	0 — 40
Poudre de valériane	Q. s.

Pour 20 pilules. — 2 à 6 par jour.

PILULES CONTRE TOUX.

Opium pulvérisé } āā 0 gr. 50 centigr.
Ipéca —
Extrait de jusquiame 1 —
Chlorure d'ammonium 3 —

F. s. a. 50 pilules. 2 à 4 par jour.

PILULES D'EXTRAIT D'OPIUM (F. H. M.).

Extrait d'opium 0 gr. 05 centigr.

F. 1 pilule. 1 à 2 par jour.

PILULES EXPECTORANTES.

Poudre d'opium 0 gr. 25 centigr.
Kermès } āā 0 — 50
Extrait de polygala

F. s, a. 50 pilules. 2 à 6 par jour.

PILULES DE CYNOGLOSSE OPIACÉES (Codex).

Chaque pilule renferme 0 gr. 02 centigr. d'extrait d'opium. 2 à 4 par jour.

PILULES NARCOTIQUES (Barthez et Rillet)

Extrait d'opium 0 gr. 20 centigr.
— de belladone 0 — 20 —
Thridace 0 — 30 —
Poudre de guimauve Q. s.

F. s. a. 24 pilules. 3 par jour.

PILULES OPIACÉES CAMPHRÉES (Ricord).

Camphre 3 gr.
Extrait d'opium 0 — 4 décigr.
Mucilage Q. s.

F. s. a. 16 pilules. 2 ou 3 tous les soirs.

PILULES OPIUM ET JUSQUIAME.

Extrait d'opium 0 gr. 30 centigr.
— de jusquiame 0 — 60 —
Poudre de cannelle Q. s.

F. s. a. 30 pilules.

POMMADE ANTISYPHILITIQUE.

Pommade mercurielle 30 gr.
Extrait d'opium 1 —
Glycérine 5 —

F. s. a,

POMMADE CONTRE GOUTTE, RHUMATISME AIGU.

Extrait d'opium 3 gr.
— de jusquiame 2 —
Lanoline 30 —

F. s. a. 2 à 3 gr. en onctions.

POTION CALMANTE.

Sirop d'opium 10 à 30 gr.
Sirop de laurier-cerise 20 gr.
Eau distillée de tilleul 120 —

F. s. a. Par cuillerées toutes les heures.

POTION CALMANTE (Duménil et Lailler).

Extrait d'opium
0 gr. 02 centigr. à 0 gr. 05 centigr.
Teinture de digitale
0 gr. 50 centigr. à 1 —
Sirop simple 30 —

M. Par cuillerées à bouche.

POTION CALMANTE, JULEP CALMANT OU OPIACÉ (H. P.).

Sirop d'opium 15 gr.
— de sucre 10 —
Fleurs de tilleul 15 —
Eau bouillante 150 —

F. infuser le tilleul; passez; ajoutez les sirops. Par cuillerées à bouche.

POTION CARMINATIVE.

Laudanum de Sydenham XV gouttes.
Sirop d'écorces d'oranges amères 30 gr.
Infusé d'espèces carminatives 120 —

1 cuillerée tous les 1/4 d'heure.

POTION CONTRE COLIQUES.

Sirop d'opium } āā 10 gr.
— d'anis
— d'éther
Eau de menthe } āā 50 —
Eau ordinaire

M. à prendre en 2 ou 3 fois à 1/4 d'heure d'intervalle.

POTION CONTRE DIARRHÉE.

Sous-nitrate de bismuth } āā 4 gr.
Carbonate de chaux
Teinture de cannelle 0 —
Extrait d'opium 0 — 05 centigr.
à 0 gr. 10 centigr.
Sirop de ratanhia 40 —
Eau 120 —

Par cuillerées toutes les heures.

POTION CONTRE DYSPEPSIE.

Colombo 5 gr.

F. infuser dans :

Eau 150 —

Passez et ajoutez :

Acide chlorhydrique V gouttes.
Laudanum de Sydenham X —
Sirop diacode 30 gr.

2 à 3 cuillerées avant le repas.

POTION GOMMEUSE OPIACÉE
(F. H. M.).

Potion gommeuse n° 1
Teinture d'extrait d'opium XXX gouttes.

Par cuillerées à bouche.

POUDRE ANTIDIARRHÉIQUE.

Sous-nitrate de bismuth 10 gr.
Poudre de cannelle 2 —
— d'opium 0 — 20 centigr.

Divisez en 10 paquets. 1 toutes les heures.

AUTRE (Dorvault).

Alun 0 gr. 60 centigr.
Opium pulvérisé 0 — 15 —
Sucre 10 —

Divisez en 12 prises. Une toutes les 3 ou 4 heures.

POUDRE CALMANTE ANTISPASMODIQUE
(Debreyne).

Colombo pulvérisé 1 gr.
Extrait d'opium sec pulvérisé 0 — 01 centigr.

M. pour 1 paquet. 3 par jour.

POUDRE DIAPHORÉTIQUE
(Richter).

Opium pulvérisé 0 gr. 60 centigr.
Ipéca — 1 — 20 —
Sucre — 5 —

Divisez en 10 paquets. De 2 à 4.

SIROP CONTRE COQUELUCHE
(Boullay).

Sirop d'opium 50 gr.
— de quinquina au vin 50 —
— d'ipécacuanha 50 —

M. A prendre par cuillerée à café matin et soir.

SIROP CONTRE GASTRALGIE.

Sirop de laurier-cerise 100 gr.
Extrait aqueux d'opium 0 — 10 centigr.

Une cuillerée à café après le repas.

SIROP DE KARABÉ (Codex).

Sirop thébaïque avec teinture de succin. 10 à 40 gr.

SIROP DIACODE (Codex).

20 gr. représentent 0 gr. 01 centigr. d'extrait d'opium. 20 à 100 gr.

SIROP PECTORAL (Cod. 66).

Infusé d'espèces pectorales 120 gr.
Sucre 200 —

F. s. a. et ajoutez :

Eau de fleurs d'oranger 5 gr.
Extrait d'opium 0 — 03 centigr.

Par cuillerée à bouche.

AUTRE (Yvon).

Extrait d'opium 0 gr. 04 centigr.
— d'ipéca 0 — 03 —
Teinture de belladone 1 — 25 —
Alcoolature d'aconit 2 — 50 —
Sirop de laurier-cerise 10 —
— de coquelicot 10 —
— de baume de tolu 80 —

Par cuillerée à bouche.

SIROP TEMPÉRANT.

Sirop d'opium 50 gr.
— de tolu 100 —
— d'orgeat 250 —
Nitrate de potasse 10 —

F. s. a. par cuillerée dans un verre d'eau. (Blennorrhagie.)

SIROP THÉBAÏQUE (Codex).

20 gr. représentent 0 gr. 04 centigr. d'extrait d'opium. 10 à 40 gr.

SOLUTION ANTINÉVRALGIQUE.

Extrait d'opium } ãã 1 gr.
— de belladone }
— de datura }
Eau distillée de laurier-cerise 12 —

F. dissoudre. Filtrez. VI à XX gouttes en potion.

TEINTURE D'OPIUM AMMONIACALE DE WARNER (Jourdan).

Opium } ãã 24 gr.
Savon }
Muscade 4 —
Camphre 8 —
Alcoolé d'ammoniaque 270 —

F. macérer 10 jours.

TEINTURE D'OPIUM CAMPHRÉE.

Camphre 12 gr.
Opium 4 —
Alcool à 40° 200 —

TISANE ALBUMINEUSE OPIACÉE.

Eau albumineuse 1 litre
Teinture d'opium X à XX gouttes

VINAIGRE D'OPIUM, GOUTTES NOIRES OU DINAIRES (Ph. Brit.).

Opium brut divisé 1 gr.
Vinaigre distillé 4 —

F. digérer 8 jours. Filtrez. 0 gr. à 0 gr. 4 décigr. en potion.

Soubeiran indique :

Opium 1 gr.
Vinaigre 8 —

CODÉINE. ($C^{18}H^{21}AzO^3 + H^2O$). — Soluble eau froide (60 parties), très soluble alcool et éther.

Prop. thérap. — Hypnotique.

Prép. pharm. et posol. — *A l'int.* 0 gr., 01 à 0 gr., 05 centigr.

Incompat. — V. *Morphine.*

PILULES DE CODÉINE.

Codéine } āā 0 gr. 20 centigr.
Thridace }

F. s. a. 10 pilules. 1 à 2 par jour.

PILULES DE CODÉINE.

Codéine cristallisée	0 gr. 01 centigr.
Poudre guimauve	0 — 01 —
Miel	Q. s.

M. pour 1 pilule. 2 à 5.

POTION DE CODÉINE.

Sirop de codéine	30 gr.
Infusion de feuilles d'oranger	100 —

M. Par cuillerées toutes les heures.

SIROP DE CODÉINE (Codex).

20 *gr. contiennent* 0 *gr.* 04 *centigr. de codéine.* 10 *à* 40 *gr. par jour.*

— **PHOSPHATE DE.** — Très soluble dans l'eau. En injections sous-cutanées, 0 gr. 01 à 0 gr. 05 centigr.

MORPHINE ($C^{17}H^{19}AzO^3 + H^2O$). — Soluble dans 1000 parties d'eau froide, 40 parties d'alcool à 90°; assez soluble éther acétique, presque insoluble éther, chloroforme, huiles essentielles.

Prop. thérap. — Hypnotique puissant, sédatif.

Prép. pharm. et posol. — *A l'int.* 0 gr. 01 à 0 gr. 05 centigr.

Incompat. — Tannin, iodure de potassium ioduré, et incompatibles généraux des alcaloïdes.

HUILE DE MORPHINE.

A. 1/1000e.

PILULES DE MORPHINE.

Morphine	0 gr. 1 décigr.
Poudre de réglisse	1 gr.
Poudre de gomme	Q. s.

F. s. a. 10 *pilules.* 1 *ou* 2 *chaque soir.*

— **ACÉTATE DE MORPHINE.** — Très soluble eau, peu usité.

Prop. thérap. — Sédatif, hypnotique, narcotique.

Prép. pharm. et posol. — *A l'int.* — 0 gr., 01 à 0 gr., 05 centigr.

Incompat. — V. *Morphine.*

GOUTTES DE GRINDLE CONTRE TOUX.

Acétate de morphine	1 gr.
Acide acétique	III gouttes
Alcool	5 gr.
Eau	50 —

X à XX gouttes.

LAVEMENT MORPHINÉ (Bailly).

Amidon	10 gr.
Délayez dans eau	500 —

Ajoutez :

Acétate de morphine	0 — 02 centigr.

MIXTURE ANTIODONTALGIQUE.

Acétate de morphine	0 gr. 10 centigr.
Acide acétique	II gouttes.
Teinture de Benjoin	5 —

SIROP D'ACÉTATE DE MORPHINE.

Acétate de morphine	0 gr. 05 centigr.
Sirop simple	100 —

1 *centigr. de sel de morphine par cuillerée à bouche.*

— **BROMHYDRATE DE MORPHINE** ($C^{17}H^{19}AzO^3HBr^2 + 2H^2O$). soluble 25 parties d'eau froide.

Prop. thérap. — Narcotique.

Prép. pharm. et posol. — *A l'int.* 0 gr. 005 milligr., à 0 gr., 03 centigr.

Incompat. — Comme le chlorhydrate.

— **CHLORHYDRATE DE MORPHINE** ($C^{17}H^{19}AzO^3HCL + 3H^2O$).— Soluble 20 parties d'eau, 50 parties alcool, 5 glycerine.

Prop. thérap. — Comme la morphine.

Posol. — *A l'int.* 0 gr., 01 à 0 gr., 05 cent. — *A l'ext.* en pommade à 1/10e ou 1/20e.

Prép. pharm. — Sirop, 1 centigr. par 20 gr., 10 à 50 gr., solution pour inj., hyp., 1/25e.

Incompat. — Généraux des alcaloïdes.

COLLODION MORPHINÉ.

Collodion élastique	30 gr.
Chlorhydrate de morphine	0 gr. 25 à 0 — 50

F. dissoudre.

COLLYRE MORPHINÉ.

Eau distillée de roses	20 gr.
Hydrochlorate de morphine	0 — 05 centigr.

GOUTTES BLANCHES (Gallard).

Chlorhydrate de morphine	0 gr. 10 centigr.
Eau distillée laurier-cerise	5 —

I ou II gouttes sur un morceau de sucre avant chaque repas.

GRANULES DE CHLORHYDRATE DE MORPHINE (Cod.).

0 *gr.* 001 *milligr. par granule.* 5 *à* 30.

MÉLANGE ANTIGASTRALGIQUE (Gallois).

Sirop d'écorce d'orange	ãã P. E.
— de chlorhydrate de morphine	ãã P. E.
— d'éther	ãã P. E.

M. 2 *cuillerées à café toutes les* 1/2 *heures.*

MIXTURE ANTIODONTALGIQUE (Ewald).

Chlorhydrate de morphine	0 gr. 50 centigr.
Acide acétique	0 — 15 —
Créosote	0 — 50 —
Chloroforme	10 —

MIXTURE DE GRAVES (Bouch.).

Teinture de colombo	ãã 50 gr.
— quassia	ãã 50 gr.
— gentiane	ãã 50 gr.
— quinquina	ãã 50 gr.
Chlorhydrate de morphine	1 —

2 *centigr. et demi de sel de morphine par cuillerée à café.*

Dose : 1 à 2 cuillerées à café dans une tasse de thé.

Ewald indique seulement 0 gr. 20 centigr. de sel de morphine au lieu de 1 gr. ; la cuillerée à café contient alors 5 milligrammes de morphine.

PASTILLES MORPHINÉES.

Chlorhydrate de morphine	0 gr. 50 centigr.
Sucre vanillé	490 —
Mucilage	10 —

P. s. 500 *pastilles contenant* 1 *milligramme.*

PILULES CALMANTES.

Chlorhydrate de morphine	0 gr. 10 centigr.
Extrait de jusquiame	0 — 25 —
— de belladone	0 — 25 —
Baume de tolu	3 —

F. s. 50 *pilules. Une toutes les* 2 *ou* 3 *heures.*

PILULES CHLORHYDRATE DE MORPHINE.

Chlorhydrate de morphine	0 gr. 2 décigr.
Poudre de guimauve	1 —
Miel blanc	Q. s.

F. s. a. 20 *pilules contenant* 1 *centigr.*

POMMADE CALMANTE.

Chlorhydrate de morphine	1 gr.
Axonge benzoïnée	20 à 50 —

M.

POTION MORPHINÉE.

Sirop de morphine	20 à 40 gr.
Eau distillée de laurier-cerise	5 —
Eau de tilleul	100 —

En une ou deux fois

POUDRE ANTICATARRHALE (Ewald).

Chlorhydrate de morphine	ãã 0 gr. 06 centigr.
Tartre stibié	ãã 0 gr. 06 centigr.
Poudre de jusquiame	0 — 50 —
Sucre	10 —

P. 10 *paquets.* 2 *à* 4 *par jour.*

POUDRE ANTIDYSPEPTIQUE (Bonnet).

Sous-nitrate de bismuth 1 gr.
Chlorhydrate morphine 0 gr. 002 à 0 gr. 004 milligr.

M. pour 1 paquet. 1 paquet dans de l'eau sucrée avant chaque repas.

POUDRE NARCOTIQUE A PRISER (Raimbert).

Sucre porphyrisé 2 gr.
Chlorhydrate de morphine 0 — 02 centigr. à 0 — 10 —

M. Une pincée toutes les 2 ou 3 heures.

SIROP DE CHLORHYDRATE DE MORPHINE (Codex).

20 gr. représentent 0 gr. 01 centigr. de sel. 20 à 60 gr.

SOLUTION DE CHLORHYDRATE DE MORPHINE (Ph. Britt).

Chlorhydrate de morphine 2 gr.
Eau distillée 10 —
Alcool à 83° C. 5 —

F. dissoudre. II à VI gouttes en potion ou injection hypodermique.

SOLUTION DE CHLORHYDRATE DE MORPHINE ET DE CHLORAL POUR INJECTION HYPODERMIQUE (Vidal).

Eau distillée 1 gr.
Chlorhydrate de morphine 0 — 01 centigr.
Chloral hydraté 0 — 02 —

F. dissoudre.

SOLUTION POUR INJECTION HYPODERMIQUE. (Codex).

V gouttes représentant 0 gr. 01 centigr. de chlorhydrate de morphine. V à X gouttes.

AUTRE :

Chlorhydrate de morphine 1 gr.
Eau de laurier-cerise 4 —
Eau distillée 45 —

1 centigr. par 1/2 cent. cube.

SUPPOSITOIRE MORPHINÉ.

Beurre de cacao 5 gr.
Chlorhydrate de morphine pulvérisé 0 — 02 centigr.

F. fondre le beurre de cacao ; ajoutez le sel de morphine ; laissez refroidir à demi en remuant ; coulez ; pour un suppositoire.

— **SULFATE DE MORPHINE** $(C^{17}H^{19}AzO^{3})^{2}SO^{4}H^{2} + 5H^{2}O$. — Soluble 32 parties d'eau froide, peu soluble alcool.

Prop. thérap. — Narcotique.

Prép. pharm. et posol. — *A l'int.* 0 gr., 005 milligr., à 0 gr., 03 centigr.

Incompat. — Comme les autres sels de morphine

PILULES CONTRE INSOMNIE (Green).

Asa fœtida 4 gr.
Sulfate de morphine 0 — 20 centigr.

F. s. a. 30 pilules. 1 à 4 par jour

PILULES CALMANTES.

Sulfate de morphine 0 gr. 05 centigr.
Extrait de jusquiame 0 — 50 —
— de stramonium 0 — 25 —
Poudre de guimauve Q. s.

Pour 50 pilules. 2 à 6.

PILULES DE SULFATE DE MORPHINE.

Sulfate de morphine 0 gr. 50 centigr.
Extrait de laitue 2 —
Poudre de guimauve Q. s.

F. s. a 50 pilules. 1 le soir.

POTION CALMANTE.

Sulfate de morphine 0 gr. 03 centigr.
Eau de fleurs d'oranger 20 —
Eau de laitue 100 —
Sirop de laurier-cerise 30 —

Par cuillerées toutes les heures.

— **NARCÉINE** $(C^{23}H^{29}AzO^{9} + 2H^{2}O)$. — Soluble 1285 parties d'eau, très soluble dans les alcalis caustiques, insoluble éther.

Prop. thérap. — Narcotique, antinévralgique.

Prép. pharm. et posol. — *A l'int.* 0 gr., 02 à 0 gr., 10 centigr., en pilules.

Incompat. — V. *Morphine.*

PILULES DE NARCÉINE.

Narcéine	0 gr. 50 centigr.
Acide tartrique	0 — 20 —
Poudre de guimauve	1 —
Extrait de chiendent	Q. s.

Pour 25 pilules contenant 2 centigr. de narcéine. De 2 à 4.

SIROP DE NARCÉINE.

Narcéine	1 gr.
Acide chlorhydrique	1 —
Alcool à 90°	28 —
Sirop de sucre incolore	970 —

Deux centigr. par cuillerées à bouche.

— **MECO-NARCÉINE.** — Produit retiré de l'opium de Smyrne et constitué par de la *narcéine* réunie aux alcaloïdes restant encore dans l'opium lorsqu'on a retiré la morphine et les autres principes de la série toxique convulsivante (Duquesnel).

Prop. thérap. — *Soporifique analgésique.* Préconisée contre toux, bronchite, coqueluche (Laborde).

Prop. pharm. et posol. — Dose de 2 à 3 et même 4 centigr. en 24 heures, pour les adultes ; 2 à 5 milligr. pour les enfants : pilules contenant 0 gr. 005 milligr. ; sirop dosé à 0 gr. 005 par cuillerée à *bouche* ou 1 milligr. par cuillerée à café.

— **PAPAVÉRINE.**

Prop. thérap. — Soporifique.

Prép. pharm. et posol. — *A l'int.* 0 gr., 02 à 0 gr., 10 centigr., inusitée.

Incompat. — V. *Morphine.*

OR (Au).

Prop. thérap. — Préconisé comme antisyphilitique.

Prép. pharm. et posol. — *A l'int.* Poudre, 0 gr., 01 cent., à 0 gr. 20 centigr. — *A l'ext.* Poudre en pommade.

PILULES D'OR.

Or divisé	0 gr. 60 centigr.
Extrait de salsepareille	2 —
Poudre de salsepareille	Q. s.

F. s. a. 50 pilules. De 1 à 15 par jour.

POMMADE.

Or précipité	1 gr.
Axonge ou lanoline	30 —

M.

— **BROMURE D'OR.** — En granules de 5 à 10 milligr. Voir *Chlorure d'or.* — Préconisé dans les cas où le bromure de potassium est inefficace ; en granules à 0 gr. 001 ou en solution.

Bromure d'or	0 gr. 20
Bromure de sodium	0 — 20
Eau distillée	500 —

2 mm. par cuillerée à café.

— **CHLORURE D'OR** ($AuCl^3$). — Très soluble eau, alcool, éther.

Prop. thérap. — Antisyphilitique ; caustique (le déliquium ne laisse pas de cicatrices).

Prép. pharm. et posol. — *A l'int.* 0 gr., 005 milligr. à 0 gr., 015 milligr. — *A l'ext.* — En pommades ou comme caustique.

Incompat. — Alcalis, sucs végétaux acides, sucres et extractifs ; protoxyde de fer et d'étain.

CAUSTIQUE DE RÉCAMIER.

Chlorure d'or	0 gr. 30 centigr.
Eau régale	30 —

POMMADE CHLORURE D'OR (Chrestien).

Hydrochlorate d'or	0 gr. 60 centigr.
Axonge	30 —

M. 1 gr. en frictions. (Bouch.)

— **CHLORURE D'OR ET D'AMMONIUM.**

Prop. thérap. — Employé contre l'aménorrhée et la dysménorrhée.

Prép. pharm. et posol. — *A l'int.* 0 gr., 005 à 0 gr., 010 milligr.

GRANULES.

Chlorure d'or et d'ammoniaque	0 gr. 20 centigr.
Poudre de guimauve	1 gr.
Extrait de chiendent	Q. s.

Pour 100 granules contenant 2 milligr. de sel.

— **CHLORURE D'OR ET DE SODIUM** ($AuNaCl^4 + 2H^2O$). — *Syn.* Sel de Chrestien. Soluble eau, alcool, éther.

Prop. thérap. — Antisyphilitique.

Prép. pharm. et posol. — *A l'int.* 0 gr., 01 à 0 gr., 03 centigr. — *A l'ext.* 0 gr., 50 pour 15, en pommade.

Incompat. — Comme le chlorure d'or.

GRANULES

Chlorure d'or et de sodium	0 gr. 20 centigr.
Poudre de guimauve	2 —
Extrait de chiendent	Q. s.

Pour 100 granules contenant 2 milligr. de sel d'or.

PILULES CHLORURE D'OR ET DE SODIUM (Chrestien).

Chlorure d'or et de sodium	0 gr. 50 centigr.
Fécule de pomme de terre	5 —
Mucilage de gomme arabique	Q. s.

F. s. a. 120 *pilules.* 1 *à* 15 *par jour.*

POMMADE CHLORURE D'OR ET DE SODIUM (Niel).

Chlorure d'or et de sodium	0 gr. 50 centigr.
Axonge	15 —

M. (Soub.)

POUDRE MURIATE D'OR ET DE SOUDE (Chrestien).

Lycopode ou iris lavé à l'alcool	0 gr. 10 centigr.
Muriate d'or et de soude	0 — 05 —

Divisez en 15 *paquets.* 1 *friction par jour sur la langue avec un paquet.* (Bouch.)

— **CYANURE D'OR** ($AuCy^3$).

Prop. thérap. — Comme le chlorure, mais moins employé.

Posol. — Comme le chlorure.

Incompat. — Comme le chlorure.

— **OXYDE D'OR.**

Prop. thérap. — Comme le chlorure.

Posol. — *A l'int.* 0 gr. 005 milligr. à 0 gr., 04 centigr.

Incompat. — Comme le chlorure.

PILULES D'OXYDE D'OR (Pierquin).

Oxyde d'or	0 gr. 50 centigr.
Poudre de guimauve	1 —
Extrait de chiendent	Q. s.

F. s. a. 10 *pilules contenant* 5 *milligr. d'oxyde d'or.*

ORANGER AMER. — *Citrus vulgaris* (Aurantiacées). *Syn.* Bigaradier.

Part. empl. — Feuilles, fleurs, fruit, épicarpe ou zeste.

Prop. thérap. — Comme l'oranger vrai.

Prép. pharm. et posol. — Comme l'oranger vrai.

— **ORANGER DOUX.** — *Citrus aurantium* (Aurantiacées).

Part. empl. — Feuilles, fleurs, fruits.

Prop. thérap. — Antispasmodique, diaphorétique léger.

Prép. pharm. et posol. — *A l'int.* Eau distillée de fleurs Q. s

— Huile volatile, II à V gouttes. — Infusé de feuilles, 5 pour 100. — Poudre de feuilles, 2 à 10 gr. — Sirop de fleurs, Q. v.

Pour les formules, voir après, *Orange*.

— **ORANGE**. — Fruit du *Citrus aurantium*.

Prop. thérap. — Antispasmodique, rafraîchissant.

Prép. pharm. et posol. — *A l'int.* Alcoolature, 5 à 20 gr. — Huile volatile, II à V gouttes. — Limonade crue ou cuite 2 oranges par litre. — Sirop, Q. v. — Ecorce d'orange, 2 à 10 gr. — Suc, Q. v.

— **ORANGE AMÈRE**. — Fruit du Bigaradier.

Part. empl. — Zeste.

Prop. thérap. — Tonique, amer.

Prép. pharm. et posol. — *A l'int.* Sirop.

CONFECTION D'ÉCORCES D'ORANGES (H. M.).

Écorces d'oranges fraîches râpées	1	gr.
Sucre	3	—

M. en broyant. 5 à 20 gr. avant chaque repas.

ELIXIR VISCÉRAL D'HOFFMANN (*Elixir d'oranges composé*. Codex 1866.

Zestes d'oranges	60	gr.
Cannelle	20	—
Carbonate de potasse	10	—
Extrait de cascarille } ãã	10	gr.
— menyanthe }		
— gentiane }		
— d'absinthe }		
Vin d'Espagne	480	

Dose : 5 à 10 gr. par jour. Stomachique, — vermifuge, — fébrifuge.

GELÉE A L'ORANGE (Soubeiran).

Grénétine	23	gr.
Eau	750	—

F. dissoudre à chaud ; ajoutez :

Sucre	375	—
Acide citrique	2	—

F. bouillir; clarifiez au blanc d'œuf ; ajoutez :

Teinture d'orange	25	gr.

M.

LIMONADE A L'ORANGE (Codex).

100 gr. de sirop d'orange pour 900 d'eau.

MIXTURE ANTIDYSPEPTIQUE.

Infusion d'écorce d'orange amère 2/100	125	gr.
Bicarbonate de soude	2	—
Teinture de rhubarbe	2	—
Teinture de cascarille	10	—
Sirop de sucre	30	—

M. Une cuillerée toutes les 2 heures.

SIROP D'ÉCORCE D'ORANGE AMÈRE (Codex).

20 à 100 gr.

TEINTURE D'ÉCORCE D'ORANGES (Ph. Brit.).

Écorce d'orange amère concassée	1	gr.
Alcool à 60°	9	—

Opérez par macération et déplacement ; ajoutez au résidu :

Alcool à 60°	Q. s.	

Pour obtenir 9 d'alcoolé. 10 à 40 gr.

TILLEUL ORANGER (H. P.).

Fleurs de tilleul } ãã	4	gr.
Feuilles d'oranger }		

F. infuser dans :

Eau	1000	—

Ajoutez :

Sirop de sucre	60	—

TISANE ANTISPASMODIQUE.

Fleurs de tilleul }		
Fleurs de camomille } ãã	2	gr.
Feuilles d'oranger }		

F. infuser dans :

Eau	1000	—

Ajoutez :

Sirop de sucre	100	—

Une tasse toutes les heures.

TISANE D'ÉCORCE D'ORANGE AMÈRE (H. Paris).

Infusion 10/1000. A prendre par verres.

TISANE D'ÉCORCE D'ORANGE COMPOSÉE, APOZÈME STOMACHIQUE (Ph. Britann.).

Écorce d'orange amère sèche	15	gr.
Écorce de citron fraîche	8	—
Girofle	4	—
Eau bouillante	500	—

F. infuser jusqu'à refroidissement. Passez. 3 tasses par jour.

ORGE. — *Hordeum vulgare* (Graminées). 2 variétés : 1° dépouillée de ses glumes (orge mondé) ; 2° décortiquée, et réduite à son endosperme amylacé (orge perlé).

Prop. thérap. — Adoucissant et rafraichissant.

Prép. pharm. et posol. — *A l'int.* Décocté, 20 pour 1000. — Malt (v. ce mot). — Orge miellée, décocté édulcoré avec 60 gr. de miel.

ORIGAN. — *Origanum vulgare* (Labiées).

Part. empl. — Sommités.

Prop. thérap. — Excitant.

Prép. pharm. et posol. — *A l'int.* Décocté 20 pour 1000.

ORME. — *Ulmus campestris* (Ulmacées).

Part. empl. — Ecorce des rameaux privée du périderme (écorce d'orme pyramidal).

Princ. act. — Ulmine.

Prop. thérap. — Préconisé contre les affections de peau et l'ascite.

Prép. pharm. et posol. — *A l'int.* Décocté 20 pour 1000.

SIROP D'ORME PYRAMIDAL (Soubeiran).

Extrait hydro-alcoolique d'orme pyramidal	20 gr.
Sirop de sucre	980 —

F. s. a. 2 à 6 cuillerées par jour.

PILULES

Extrait d'orme pyramidal	10 gr.
Poudre d'orme	Q. s.

Pour 50 pilules. 5 à 10 par jour.

PILULES COMPOSÉES.

Arséniate de soude	0 gr. 10 centigr.
Extrait d'orme pyramidal	5 gr.

Pour 50 pilules contenant chacune 2 milligr. d'arséniate de soude.

TISANE D'ORME PYRAMIDAL (Biett).

Écorce d'orme pyramidal	30 gr.
Eau	1000 —

Edulcorez avec le sirop d'orme. F. réduire à moitié. 2 à 4 verres par jour.

— **ORME FAUVE.** — *Ulmus fulva* (Ulmacées).

Part. empl. — Ecorce des rameaux.

Prop. thérap. — Employé contre les maladies inflammatoires.

Pharm. et posol. — *A l'int.* Infusé, 10 pour 1000. — *A l'ext.* En lotions et cataplasmes.

ORPIMENT. — Voir à *Arsenic*.

ORTIE BLANCHE. — *Lamium album* (Labiées).

Part. empl. — Fleurs.

Prop. thérap. — Astringent léger, remède populaire contre la leucorrhée, hémostatique léger.

Prép. pharm. et posol. — *A l'ext.* Infusé 10 pour 1000, en injections. — *A l'int.* Sirop d'extrait d'ortie (Florain). Teinture d'ortie blanche, 100 gr. ; — sirop simple, 50 gr. ; — eau, 25 gr. Par cuillerée à soupe toutes les 1/2 heures.

ORTIE BRULANTE. — *Urtica urens* (Urticées).

Part. empl. — Feuilles.

Prop. thérap. — Employée pour flageller les membres atteints de paralysie et de rhumatismes ; suc préconisé comme hémostatique interne.

Prép. pharm. et posol. — *A l'int.* Suc. 50 à 150 gr.

— **ORTIE** (grande). — *Urtica dioica* (Urticées).

Part. empl. — Feuilles.

Prop. thérap. — Préconisée contre les affections dartreuses.

Prép. pharm. et posol. — *A l'int.* Suc, 30 à 100 gr. — *A l'ext.* Infusé.

OSEILLE COMMUNE. — *Rumex acetosa* (Polygonées).

Part. empl. — Racine, plante fraîche.

Princ. act. — Oxalate de potasse.

Prop. thérap. — Acidule, rafraichissant, diurétique (racine).

Prép. pharm. et posol. — Infusé 10 pour 1000.

APOZÈME D'OSEILLE COMPOSÉ.
Bouillon aux herbes.

Oseille		40 gr.
Laitue, Poirée, Cerfeuil	ãã	20 —
Eau		1250 gr

F. cuire. Ajoutez :

Beurre	5 —
Sel	2 —

OSMIQUE (acide) (OsO^4). — *Syn.* Tetraoxyde d'osmium, anhydride osmique. Soluble eau, mais lentement.

Ses vapeurs sont toxiques.

Prop. thérap. — Antinévralgique.

Prép. pharm. et posol. — *A l'int.* 0 gr. 005 milligr., à 0 gr., 01 cent.

SOLUTION POUR INJECTIONS HYPODERMIQUES.

Acide osmique	1 partie
Eau distillée	100 —

F. dissoudre. 1 cent. cube ; en injection.

Doit être conservé en vase clos et à l'abri de la lumière.

OXALIQUE (acide) ($C^2H^2O^4 + 2H^2O$) — Soluble 15 parties d'eau, soluble alcool.

Prop. thérap. — Tempérant, rafraichissant. — Toxique à doses relativement peu élevées.

Prép. pharm. et posol. — *A l'int.* 0 gr., 10 à 1 gr.

LIMONADE.

Acide oxalique	1 gr.
Sucre aromatisé au citron	60 —
Eau	940 —

F. s. a.

PASTILLES CONTRE LA SOIF (Soubeiran).

Acide oxalique	5 gr.
Sucre	250 —
Essence de menthe	X gouttes
Mucilage de gomme adragante	Q. s.

F. s. a. des tablettes de 0 gr. 50 centigr.

— **OXALATE DE CERIUM.** — Insoluble eau.

Prop. thérap. — Contre pyrosis, dyspepsie.

Posol. — *A l'int.* 0 gr. 05 à 0 gr. 10 cent., en pilules.

— **OXALATE DE FER.** — Insoluble eau.

Prop. thérap. — Tonique ferrugineux.

Prép. pharm. et posol. — *A l'int.* 0 gr. 10 à 0 gr. 20 cent. en pilules ou pastilles.

— **OXALATE DE MERCURE.** — Insoluble eau.

Prop. thérap. et posol. — Comme le calomel.

— **OXALATE DE POTASSE** (Bi-) ($C^2O^4KH + H^2O$). — *Syn.* Oxalate acide de potasse, sel de potasse, sel d'oseille, 1 gr. soluble dans 40 gr. d'eau, insoluble alcool.

Prop. thérap. — Astringent, rafraîchissant, léger, caustique. — Toxique comme l'acide oxalique.

Prép. pharm. et posol. — *A l'int.* 0 gr. 50 centigr. à 1 gr.

Incompat. — Sels de chaux.

PASTILLES.

Oxalate de potasse	12 gr.
Sucre pulvérisé	500 —
Mucilage de gomme adrag.	Q. s.
Essence de citron	XX gouttes

F. s. a. Des pastilles de 0 gr. 60 (anc. Cod.).

OXYGÈNE (O).

Prop. thérap. — Préconisé contre l'asthme, la débilité, les ulcères, le scorbut, la scrofule, le choléra, le diabète, la dyspepsie, la chlorose, l'anémie, etc., contre la gangrène.

Prép. pharm. et posol. — *A l'int.* En inhalations. — *A l'ext.* En applications.

— **EAU GAZEUSE**, improprement dite *eau oxygénée.* — Eau chargée d'oxygène sous une pression de 4 à 5 atmosphères et renfermée dans des siphons.

— **EAU OXYGÉNÉE** ou bioxyde d'hydrogène. — Oxydant, décolorant et désinfectant énergique. L'eau oxygénée contient de 5 à 10 fois son volume d'oxygène. Pour l'usage médical elle doit être aussi neutre que possible; on l'emploie pour pansements, lotions ou injections: pure ou étendue d'eau. Le Codex prescrit l'eau renfermant 10 volumes d'oxygène.

P

PALAMOUD. — V. *Riz.*

PALOMMIER. — *Gaultheria procumbens* (Ericinées). — *Syn.* Gaulthérie, thé du Canada, thé rouge.

Princ. act. — Essence de winter-green (salicylate de méthyle).

Prop. thérap. — Stimulant.

Prép. pharm. et posol. — *A l'int.* Infusé 10 p. 1000. L'essence de winter-green est antiseptique, et employée pour parfumer les solutions de phénol.

PANAMA. — V. *Quillaya.*

PANCRÉATINE. — Poudre de couleur blanc jaunâtre, à peu près entièrement soluble dans l'eau, dissout et peptonise, en *solution neutre* les matières albuminoïdes et saccharifie l'amidon.

Titre. — La pancréatine officinale doit dissoudre et peptoniser 50 fois son poids de fibrine, et saccharifier 40 fois son poids d'amidon.

Prop. thérap. — Antidyspeptique.

Posol. — *A l'int.* 0 gr. 50 centigr. à 2 gr. en pilules, en solution vineuse. — La pancréatine émulsionne et dédouble le corps gras. On prépare une émulsion pancréatique d'huile de foie de morue. Pour les autres préparations voir les formules de la *Pepsine*.

PAPAVÉRINE. — V. *Opium*.

PARAFFINE. — Sert à la confection des appareils inamovibles.

PARAGUAY-ROUX. — Préparation pour calmer les douleurs de dents.

PARAGUAY-ROUX.

Feuilles et fleurs d'inula bifrons	10 gr.
Fleurs de cresson de Para	40 —
Racine de pyrèthre	10 —

F. macérer 15 jours dans :

Alcool à 33°	80 —

Exprimez et filtrez.

PARAGUAY-ROUX CRÉOSOTÉ.

Paraguay-Roux	10 gr.
Créosote	15 —

M.

PARALDÉHYDE ($C^4H^4O^2$). *Syn.* Elaldéhyde. — Liquide incolore, neutre, à odeur éthérée spéciale, saveur brulante; sodifiable à + 12° : soluble dans 8 fois son poids d'eau froide; miscible à l'alcool et à l'éther.

Prop. thérap. — Hypnotique.

Prép. pharm. et posol. — *A l'int.* 2 à 4 gr. en une fois.

ÉLIXIR (Yvon).

Paraldéhyde	10 gr.
Alcool à 90°	48 —
Teinture de vanille	2 —
Eau bouillie	30 —
Sirop simple	60 —

F. s. a. Une cuillerée renferme 1 gr. de paraldéhyde. 1 à 2 cuillerées.

LAVEMENT (Keraval).

Paraldéhyde	2 gr.
Jaune d'œuf	n° 1
Eau de guimauve	120 gr.

F. s. a. pour 1 lavement.

POTION (Yvon).

Paraldéhyde	2 gr.
Eau de tilleul	70 —
Teinture de vanille	XX gouttes
Sirop de laurier-cerise	30 gr.

F. s. a.

SOLUTION.

Paraldéhyde	15 gr.
Eau bouillie	250 —

F. dissoudre. Chaque cuillerée renferme 1 gr. de paraldéhyde. 2 à 3 cuillerées.

SOLUTION POUR INJECTION HYPODERMIQUE (Keraval).

Paraldéhyde	5 gr.
Eau distillée de laurier-cerise	5 —
Eau distillée bouillie	15 —

Chaque gramme renferme 0 gr. 20 centigr. de paraldéhyde.

PAREIRA BRAVA. — *Chondodendron tomatosum* (Ménispermées).

Part. empl. — Racine.

Princ. act. — Bébéerine.

Prop. thérap. — Diurétique assez énergique.

Prép. pharm. et posol. — *A l'int.* Infusion, 20 p. 1000.

PARIÉTAIRE. — *Parietaria officinalis* (Urticées). — *Syn.* Perce-muraille, aumure, herbe aux murailles.

Part. empl. — Plante.

Princ. act. — Azotate de potasse.

Prop. thérap. — Diurétique, émollient.

Prép. pharm. et posol. — *A l'int.* Infusion, 20 p. 1000.

POTION DIURÉTIQUE.

Infusion de pariétaire	100 gr.
Acétate de potasse	10 —
Sirop des cinq racines	40 —
Oxymel de colchique	10 gr.
Alcool nitrique.	2 —

F. s. a.

PARTHENIUM HYSTEROPHORUS. (Composées.)

Part. emp. — Plante entière.

Princ. act. — Parthénine (substance complexe.)

Prop. thérap. — Antinévralgique, fébrifuge (?).

Prép. pharm. — Parthénine de 0.10 centigr. à 1 gr. (antinévralgique); infusion de la plante 10 p. 1000 comme digestif.

PAS-D'ANE. — V. *Tussilage.*

PATIENCE. — *Rumex acutus* ou *patientia* (Polygonées). — *Syn.* Rhubarbe sauvage.

Part. empl. — Racine.

Princ. act. — Rumicine.

Prop. thérap. — Dépuratif, antiscorbutique ; employé dans le traitement des affections cutanées.

Prép. pharm. et posol. — *A l'int.* Extrait (inusité) ; — infusé, 20 à 30 p. 1000 ; — poudre (inusitée).

PAULLINIA. — V. *Guarana.*

PAVOT. — *Papaver somniferum* (Papavéracées). — 2 variétés. Pavot blanc, pavot noir.

Part. empl. — Feuilles fraiches ; capsules.

Princ. act. — Alcaloïdes de l'opium.

Prop. thérap. — Capsules, sédatif et narcotique léger ; — feuilles, narcotiques.

Prép. pharm. et posol. — *A l'int.* Extrait alcoolique. 0 gr. 10 à 0 gr. 40 centigr. (inusité) ; — infusion (sans les graines), 10 p. 1000 ; — sirop, 10 à 40 gr. — *A l'ext.* Décocté, 20 p. 1000, en lotions, fomentations.

FOMENTATION NARCOTIQUE.

Espèces narcotiques	50 gr.
Eau bouillante	1000 —

F. infuser 1 heure, passez, exprimez.

GARGARISME CALMANT.

Têtes de pavot concassées	n° 1
Graine de lin	5 gr.

F. bouillir dans :

Eau	200 —

Passez, ajoutez :

Sirop diacode	40 —

LAVEMENT DE PAVOT (H. P.).

Capsules de pavot	20 gr.
Eau bouillante	500 —

Ad libitum.

Amidon	15 gr.

F. infuser 2 heures, passez.

LAVEMENT DE PAVOT LAUDANISÉ.

Tête de pavot n° 1.

F. bouillir dans :

Eau	250 gr.

Ajoutez laudanum Sydenham X à XX gouttes.

SIROP DE PAVOT BLANC (Codex).

20 gr. renferment 0 gr. 20 centigr. d'extrait de pavot. 10 à 40 gr.

PÊCHER. — *Prunus persica* (Rosacées).

Part. empl. — Fleurs.

Prop. thérap. — Laxatif léger.

Prép. pharm. et posol. — *A l'int.* Infusion, 10 à 20 p. 1000; — sirop, 10 à 60 gr.

PELLETIÉRINE. — V. *Grenadier*.

PENSÉE SAUVAGE. — *Viola tricolor arvensis* (Violacées).

Part. empl. — Plante fleurie et fleurs.

Prop. thérap. — Dépuratif, antiscrofuleux ; à haute dose, purgatif et même vomitif.

Prép. pharm. et posol. — *A l'int.* Infusion, 10 p. 1000; — sirop, 30 à 120 gr.

PENTAL. Voir **Amylène pur**.

PEPSINE. — Principe actif du suc gastrique.

Prop. thérap. — Employé contre apepsie, dyspepsie, lientérie, anorexie, maladies débilitantes, convalescences lentes.

Deux formes de *pepsine* : 1° *pepsine extractive*, dont 0 gr., 20 centigr. peptonisent 10 gr. de fibrine ; 2° *pepsine médicinale* ou *amylacée*, mélange de la précédente avec de l'amidon ou du sucre de lait dont 0 gr. 50 centigr. peptonisent 10 gr. de fibrine.

Prép. pharm. et posol. — *A l'int.* 0 gr. 50 cent. à 4 gr. de pepsine amylacée en paquets, cachets, etc. Elixir (1 gr. pour 20), de 20 à 50 gr. ; — vin (1 gr. pour 20), de 20 à 50 gr.

ÉLIXIR DE PEPSINE (Corvisart).

Sirop de cerises	60	gr.
Alcoolat de Garus	45	—
Eau distillée	45	—

Pepsine acidifiée Q. s. pour faire 10 *doses. Agitez souvent, après* 24 *heures filtrez.* 1 *verre à liqueur pendant le repas.*

ÉLIXIR DE PEPSINE (Mialhe).

Pepsine amylacée	6	gr.
Eau distillée	24	gr.
Vin blanc de Lunel	54	—
Sucre blanc	30	—
Esprit-de-vin fin à 33°	12	—

M. Filtrez. 1 *cuillerée à bouche après chaque repas.*

ÉLIXIR DE PEPSINE DU CODEX.

Cet élixir qu'on aromatise ad libitum *contient par cuillerée à bouche* 1 *gr. de pepsine amylacée ou* 0 *gr.* 40 *centigr. de pepsine extractive.*

PASTILLES LACTATES ET PEPSINE (Pétrequin).

Lactate de soude	ãã 2	gr.
— de magnésie		
Pepsine amylacée	8	—
Sucre	70	—

F. s. a. des tablettes de 1 *gr.*

PILULES DE PEPSINE.

Pepsine extractive	10 gr.
Acide citrique	0 gr. 50 centigr.
Poudre de guimauve	Q. s.

Pour 100 *pilules toluisées.*

VIN DE PEPSINE.

Le Codex fait employer le vin de Lunel ou de Grenache ; on peut aussi le préparer avec du Malaga. Même dosage que l'Elixir.

PEPTONES. Voir page 426.

On désigne sous le nom de *peptones* le produit de la digestion artificielle de la viande par la *pepsine* en présence d'un acide (chlorhydrique ou tartrique) (ou la *pancréatine*), et avec le concours d'environ 50 degrés de chaleur. La peptonisation terminée on neutralise presque complètement l'excès d'acide avec du bi-carbonate de soude.

On concentre de manière à ce que la solution représente environ 3 fois son poids de viande, on obtient ainsi la *peptone liquide* : si on évapore à siccité, à une température ne dépassant pas 60° et de préférence dans le vide ou à la *peptone sèche* représentant 6 fois son poids de viande environ.

Suivant le ferment qui a servi à les préparer, les peptones sont désignées sous le nom de *pepsiques* ou *pancréatiques*. Les premières sont préférables.

On administre les peptones en solution dans du bouillon ou dans du lait. Dose : 2 à 4 cuillerées à bouche de peptone liquide.

Les peptones sont surtout utiles pour les préparations des lavements nutritifs (page 426).

PEPTONATE DE MERCURE. Voir à Mercure.

PERSIL. — *Petroselinum sativum* (Ombellifères).

Part. empl. — Racine, fleurs, feuille fraiche.

Princ. act. — Apiol (v. ce mot).

Prop. thérap. Racine excitante, apéritive : fait partie des cinq racines ; feuilles résolutives et stimulantes; fruits carminatifs.

Prép. pharm. et posol. — *A l'int.* Infusion de racine. 15 à 20 p. 1000 ; — poudre de feuilles, 2 gr. ; sirop, 3 à 4 cuillerées à café ; — suc exprimé, 100 à 120 gr.

PERVENCHES (Grande et petite). — *Vinca major* et *minor* (Apocynées). — *Syn.* Violette des sorciers.

Part. empl. — Plante.

Prop. thérap.— Vulnéraire, astringent léger, antilaiteux, populaire.

Prép. pharm. et posol. — *A l'int.* Infusé, 10 p. 1000.

PETIT-CHÊNE. — V. *Germandrée.*

PETIT-HOUX. — V. *Fragon épineux.*

PETITE-CENTAURÉE. — V. *Centaurée.*

PÉTROLE (Huile de). — Huile de Gabian.

Prop. thérap. — Fortifiant, antispasmodique, fébrifuge, antipsorique.

Posol. — *A l'int.* V à XXV gouttes et plus en *capsules* ou *perles*. — *A l'ext.* 60 à 100 gr. en pommades, liniments excitants.

LINIMENT ANTIPSORIQUE (Bellencontre).

Pétrole	100 gr.
Huile d'amandes	100 —
Laudanum de Sydenham	5 —
Essence de romarin — de lavande — de citron	ãã 3 gr

M.

LINIMENT ANTIPSORIQUE (Hebra).

Huile de pétrole légère, Alcool à 90° C.	ãã 60 gr.
Baume du Pérou	8 —

SAVON ANTIPSORIQUE (C. Paul).

Savon de Marseille	100 gr.
Pétrole	50 —
Alcool	50 —
Cire	40 —

3 à 4 *savonnages par jour.*

PÉTROLEÏNE. — *Syn.* Vaseline, Petréoline. — Mélange d'huiles lourdes, résidu de la distillation du pétrole, convenablement purifié et décoloré par filtration chaude sur le noir animal.

La *Pétroléine* est *rouge, blonde* ou *blanche*, sa densité varie de 0,835 à 0,860 : elle fond vers 40 degrés et distille vers 200. — On lui ajoute souvent de 5 à 10 p. 100 de cire pour lui donner une consistance plus ferme.

Elle est neutre, insipide, non saponifiable, résiste à l'action des acides et des alcalis; elle est insoluble dans l'eau, la glycérine, très peu soluble dans l'alcool, et seulement en partie dans l'éther à froid. Elle est inaltérable et constitue par suite un excellent excipient pour pommades. Elle dissout le brome, l'iode, les alcaloïdes, un peu l'acide phénique et quelques sels et oxydes métalliques.

Sous le nom d'*huile de vaseline*, on désigne une vaseline liquide à la température ordinaire.

MÉLANGE CONTRE OZÈNE (Ruault).

Vaseline liquide	20 gr.
Salol	0 — 25 centigr.
Essence de géranium rosat	1 goutte.

En pulvérisation dans les fosses nasales

POMMADES DIVERSES (Hôp. St.-Louis).

Vaseline au *turbith*	65 p. 1000
— à *l'oxyde de zinc*	50 —
— au *calomel*	20 —
— à *l'iodure de potassium*	100 —
— *soufrée*	65 —
— *boriquée*	50 —
— *iodée*	20 —

PEUPLIER. — *Populus nigra* (Salicinées).

Part. empl. — Bourgeons.

Princ. act. — Acides gallique, malique; salicine.

Prop. thérap. — Balsamique, vulnéraire, antihémorrhoïdal.

Prép. pharm. et posol. — *A l'ext.* Onguent populeum.

POMMADE ANTIHÉMORRHOÏDALE.

Onguent populeum	50 gr.
Extrait de saturne	5 —
Ad libit. Laudanum Syd.	5 —

PHELLANDRIE. — *Œnanthe phellandrium* (Ombellifères). — *Syn.* Ciguë aquatique, persil d'eau.

Part. empl. — Fruit.

Princ. act. — Phellandrine.

Prop. thérap. — Narcotique, diurétique, fébrifuge, préconisée contre le squirrhe, la gangrène et la phthisie pulmonaire.

Prép. pharm. et posol. — *A l'int.* Poudre, 1 à 3 gr.

ÉLECTUAIRE DE PHELLANDRIE (Sandras).

Fruits de phellandrie en poudre	1 à 2 gr.
Miel blanc	Q. s.

A prendre matin et soir.

PILULES DE PHELLANDRIE (Rothe).

Fruits de phellandrie pulvérisés	0 gr. 06 centigr.
Chlorhydrate d'ammoniaque	0 — 02 centigr.
Extrait de chardon bénit	Q. s.

M. pour 1 pilule. 4 à 12 par jour.

POTION DE PHELLANDRIE (Ewald).

Semences de phellandrie	0 gr. 50 centigr.
Racine de réglisse	10 —
Faites infuser dans:	
Eau bouillante	200 —
Passez et ajoutez:	
Laudanum de Sydenham	2 gr.

Par cuillerées à bouche.

PHÉNACETINE. ($C^{10}H^{13}AzO^2$) — *Syn.* Para-acetphénétidine, phénédine, découverte en 1887 par **Kast** et **Hinsberg**. C'est un dérivé acétique de la *phénétidine* (éther éthylique du paraamidophénol): on prépare les *para-meta* et *orthophénacetine*; on emploie habituellement la première.

Poudre blanche, inodore, insipide; soluble dans 1500 parties d'eau froide; soluble dans 118 fois son poids d'alcool, à 95° un peu soluble dans l'eau acidulée par l'*acide lactique.*

Prop. thérap. — Antithermique: le maximum d'action se produit de 1 heure à 1 heure 1/2 après l'ingestion; la durée de l'action est d'environ 4 heures. — Préconisée dans la *fièvre palustre*, la *pneumonie*, le *rhumatisme*, et surtout contre les *névralgies* et les douleurs vagues *hystériformes*.

Prép. pharm. et posol. — La Phénacétine, étant insoluble, ne peut être administrée qu'en *poudre*, *cachets* ou *pilules* : doses de 0,25 à 0,30 centigr. plusieurs fois répétées; en dose massive 0,50 à 1 gr., 2 gr. au maximum.

PHENEDINE. Voir Phénacétine.

PHÉNIQUE (acide) (C^6H^5OH). — *Syn.* Phénol, acide carbolique. — 1 gr. se dissout dans 17 d'eau froide (solubilité pratique 5 p. 100), très soluble alcool, glycérine, éther, huiles fixes et volatiles.

N. B. — Sous le nom commercial de *Phénol absolu* on désigne de l'acide phénique très pur et à odeur franche. On trouve aujourd'hui du *phénol synthétique* dont les solutions sont inodores.

Prop. thérap. — Agent antiseptique, antiputride, antipsorique, antipyrétique, caustique.

Prép. pharm. et posol. — *A l'int.* Acide phénique, 0 gr. 10 centigr. à 1 gr. ; — eau phéniquée (1/1000), 1000 gr. ; — sirop phéniqué au millième, 20 à 60 gr. — *A l'ext.* Acide phénique liquide (acide phénique 1, alcool 9); — eau phéniquée (1/20 ou 1/40); — huile phéniquée (1/100); — vinaigre phéniqué (1/100).

ACIDE PHÉNIQUE ALCOOLISÉ.

Alcool à 90°	ãã P. É.
Acide phénique	

M.

CATGUT; LIGATURE ANTISEPTIQUE (Lister).

Acide phénique cristallisé	10 gr.
Eau distillée	1 —
Huile d'olive	3 gr.
Corde à boyau récente	Q. s.

M. l'acide avec l'eau; ajoutez l'huile; immergez la corde.

CÉRAT PHÉNIQUÉ (Reliquet).

Cérat à l'eau commune	100 gr.
Acide phénique	0 — 30 centigr.

COLLUTOIRE PHÉNIQUÉ (Illingworth).

Acide phénique	1 gr.
Tannin	5 —
Glycérine	20 —

Pour toucher les surfaces ulcérées de la gorge dans la scarlatine.

EMPLATRE PHÉNIQUÉ (Lister).

Huile d'olives	120 gr.
Litharge	120 —
Cire	30 —
Acide phénique cristallisé	25 —

F. s. a.

GARGARISME PHÉNIQUÉ (Mackenzie).

Acide phénique	1 gr.
Glycérine	12 —
Eau	250 —

GLYCÉRINE PHÉNIQUÉE. — (LIQUIDE ANTISEPTIQUE DE PONCET.)

Glycérine pure chauffée à 140°	150 gr.
Acide phénique	5 —

F. s. a.

GLYCÉRÉ CAUSTIQUE IODO-PHÉNIQUÉ (Declat).

Acide phénique	ãã	1 gr.
Iode		
Glycérine		5 —

M.

HUILE PHÉNIQUÉE (Lister).

Huile d'olive	19 gr.
Acide phénique	1 —

M.

LAVEMENT PHÉNIQUÉ.

Acide phénique	0 gr. 10 centigr. à 1 gr.
Décocté de graines de lin	Q. s.

Pour 1/4 ou 1/2 lavement.

LIMONADE PHÉNIQUÉE.

Acide phénique
0 gr. 25 centigr. à 0 gr. 50 centigr.
Limonade simple 1000 —

MÉLANGE ANTISEPTIQUE (Yvon).

Phénol synthétique	2 gr.
Hydrate de chloral	10 —
Eau de botot	500 —

1 cuill. à café dans un verre d'eau pour les soins de la bouche.

MIXTURE DE ROTHE.

Acide phénique	1 gr.
Alcool	1 —
Teinture d'iode	1 —
Essence de térébenthine	2 —
Glycérine	5 —

En badigeonnage sur les plaques érysipélateuses.

PHÉNOL CAMPHRÉ.

Acide phénique	2 gr.
Camphre	1 —

Ou :

Acide phénique	1 gr.
Camphre	1 —

Laissez liquéfier et filtrez ; en application : n'est pas caustique.

PILULES DE WADENBERG (Ewald).

Acide phénique	0 gr. 20 centigr.
Tannin	2 — 50 —
Opium	0 — 20 —
Poudre de guimauve	2 —
Extrait de chiendent	Q. s.

Pour 50 pilules. 2 à 6 par jour : contre diarrhée des phtisiques.

POTION CONTRE LA FIÈVRE TYPHOÏDE (Villemin).

Acide phénique 0 gr. 50 centigr. à	1 gr.
Alcoolature d'aconit	1 —
Potion gommeuse	125 —

M.

AUTRE (Rothe) :

Acide phénique } ãã	1 gr.
Alcool }	
Teinture d'iode	X gouttes.
Teinture d'aconit	XXX —
Sirop d'écorce d'orange amère	15 gr.
Eau de menthe	110 —

F. s. a. Par cuillerées.

POUDRE ANTISEPTIQUE POUR LA CONSERVATION DES CADAVRES (Codex).

20 kilos pour un cadavre.

POUDRE CONTRE PURIGO (Lassar).

Acide phénique	1 gr.
Talc	50 —

M. s. a.

SIROP D'ACIDE PHÉNIQUE.

Acide phénique	1 gr.
Alcool	10 —
Sirop de goudron	990 —

M. 2 à 6 cuillerées.

SOLUTION ANTISEPTIQUE PHÉNIQUÉE-IODÉE (Percy, Boulton).

Acide phénique liquide	VI gouttes
Alcoolé d'iode	3 gr.
Glycérine	30 —
Eau distillée	150 —

M. En injections.

SOLUTION D'ACIDE PHÉNIQUE (Cod.).

Acide phénique	1 gr.
Eau	1000 —

F. dissoudre. A prendre par cuiller.

SOLUTION D'ACIDE PHÉNIQUE POUR BADIGEONNAGES DANS LA DIPHTÉRIE (Gaucher)

Acide phénique	5 gr.
— tartrique	1 —
Alcool à 90°	10 —
Camphre	20 —
Huile d'amandes douces	15 —

En grattage avec un pinceau dur, puis lavage toutes les 2 heures avec eau phéniquée à 1/100e.

AUTRE (Berlioz et Ruault).

Phénol absolu	10 gr.
Acide sulforicinique	20 —

Même mode d'emploi.

SOLUTION D'ACIDE PHÉNIQUE POUR INJECTION HYPODERMIQUE (Duj.-Beaumetz).

Eau distillée	94 gr.
Glycérine pure	5 —
Acide phénique	1 —

5 centimètres cubes en injection.

AUTRE :

Acide phénique	1 gr.
Glycérine	de 2 à 9 —

Suivant indication.

SOLUTION FAIBLE D'ACIDE PHÉNIQUE (Lister).

Acide phénique	25 gr.
Alcool ou glycérine	25 —
Eau	950 —

(*Solution au 1/40.*)

SOLUTION FORTE D'ACIDE PHÉNIQUE (Lister).

Acide phénique	50 gr.
Alcool ou glycérine	50 —
Eau	900 —

(*Solution au 1/20.*)

N. B. — *Dans ces solutions on peut supprimer l'alcool ou la glycérine.*

VASELINE PHÉNIQUÉE.

Acide phénique	1 gr.
Vaseline	100 —

On peut aromatiser avec quelques gouttes d'essence de winter-green.

VINAIGRE PHÉNIQUÉ (Codex).

En lotions.

VINAIGRE PHÉNIQUÉ CAMPHRÉ (H. P.).

Acide phénique cristallisé	10 gr.
Camphre	1 —
Alcool à 90° C.	10 —
Acide pyroligneux	80 gr.

F. dissoudre le camphre dans l'alcool; ajoutez l'acide phénique et l'acide pyroligneux.

PHÉNATE DE SOUDE.—*Syn.* Phénol Sodé, vulg. *Phénol*.

Prop. thérap. — Désinfectant, antiparasitaire, antihémorrhagique.

Prép. pharm. et posol.—*A l'ext.* Pommade 1/10; —la solution du Codex est au dixième.

POMMADE PHÉNATÉE.

Phénate soude	1 gr.
Vaseline	10 —

M.

SOLUTION PHÉNATE DE SOUDE

Cette solution est au dixième.

PHÉNÉDINE. — V. *Phénacétine.*

PHÉNOCOLLE. (Chlorhydrate de). — *Syn.* Amido-acet-paraphénétidine : combinaison de *phénétidine* et de *glycocolle.*

Le chlorhydrate de phénocolle cristallise en aiguilles ou cubes incolores, solubles dans environ 16 fois leur poids d'eau.

Prop. thérap. — Antithermique et analgésique (Kobert-Méring), nervin, et antirhumatismal (Hertels, Herzog) antimalarique (Cervello).

Doses de 1 à 5 gr. en cachets (antithermique et antirhumatismal).
— de 1 à 2 gr. nervin et antinévralgique, antimalarique.

PHÉNOLSALYL. — Sous ce nom le Dr de Christmas a préconisé le mélange suivant :

Acide phénique	9 gr.
— salicylique	1 —
— lactique	2 —
Menthol	0 — 10 centigr.
Essence d'eucalyptus	0 — 50 —

Très soluble dans la glycérine et dans 3 pour 100 d'eau, son pouvoir antiseptique est plus grand que celui de l'acide phénique et il est moins toxique. — Solution à 1 pour 100 pour injections vaginales ou obstétricales et stérilisation des instruments.

PHOSPHORE (Ph). — Insoluble eau, peu soluble alcool éther, très soluble sulfure de carbone, chloroforme.

Prop. thérap. — Excitant, aphrodisiaque dangereux, prescrit contre les fièvres adynamiques, la paralysie musculaire et surtout l'ataxie locomotrice.

Prép. pharm. et posol. — *A l'int.* 0,001 à 0,010 milligr.; — huile phosphorée 1/1000. — *A l'ext.* En frictions (pommades); — huile phosphorée à 1/100.

N. B. — Pour l'usage interne, l'emploi du phosphure au zinc est préférable, voir plus loin.

CAPSULES D'HUILE PHOSPHORÉE.

Chaque capsule renferme environ 1 milligr. de phosphore. 1 à 5.

ÉTHER PHOSPHORÉ DE LABELIUS (Jourdan).

Phosphore 0 gr. 10 centigr.
Ether 15 —
Essence de menthe XXIV gouttes.

F. dissoudre : II gouttes sur du sucre toutes les 2 heures.

HUILE DE FOIE DE MORUE PHOSPHORÉE

Huile phosphorée à 1/1000e 100 gr.
— de foie de morue 900 —

2 milligr. de phosphore par cuillerée.

HUILE DE FOIE DE MORUE PHOSPHORÉE CRÉOSOTÉE.

Huile phosphorée à 1/1000e 100 gr.
Créosote de hêtre 10 —
Huile de foie de morue 890 —

Par cuillerée, 2 milligr. de phosphore et 0 gr. 20 centigr. de créosote.

HUILE PHOSPHORÉE (Cod.).

1 *gr. de phosphore p.* 100, *usage ext.*
1 *gr. de phosphore p.* 1000, *usage int.*

LINIMENT PHOSPHORÉ (Tavignot).

Huile d'amandes douces 100 gr.
Naphte 25 gr.
Phosphore 0 — 20 centigr.

En frictions sur le front.

PILULES DE PHOSPHORE (Dannecy).

Phosphore 1 gr.
Sulfure de carbone 10 —
Beurre de cacao 100 —
Poudre de réglisse Q. s.

F. dissoudre le phosphore dans le sulfure de carbone. M. au beurre de cacao. F. 1000 *pilules.* 1 *à* 5 *par jour.*

PILULES PHOSPHORE (Tavignot).

Phosphore 0 gr. 10 centigr.
Huile d'amandes douces 8 —
Beurre de cacao 8 —

F. dissoudre à 45°. *Ajoutez :*

Poudre de guimauve Q. s.

F. s. a. 100 *pilules.* 4 *à* 6.

POTION PHOSPHORÉE (Soubeiran).

Huile phosphorée 1/100e 1 gr.
Gomme arabique pulv. 8 —
Eau de menthe 100 —
Sirop de sucre 50 —

F. s. a. Par cuillerées toutes les heures.

PHOSPHURE DE ZINC (Ph^2Zn^3). — Insoluble eau. Complètement soluble acide chlorhydrique.

Prop. thérap. — Comme le phosphore.

Prép. pharm. et posol. — *A l'int.* 0 gr. 008 milligr. à 0 gr. 010 milligr.

N. B. — 8 milligrammes de phosphure de zinc représentent 1 milligramme de phosphore actif.

PILULES DE PHOSPHURE DE ZINC (Vigier).

Phosphure de zinc en poudre fine 0 gr. 80 centigr.
Poudre de réglisse 1 gr. 90 centigr.
Sirop de gomme 0 — 30 —

M. pour 100 *pilules.* 1 *à* 5 *par jour.*

PHOSPHORIQUE (acide) (PhO^4H^3 + eau). — *Syn.* Acide phosphorique officinal.

Prop. thérap. — Conseillé contre impuissance, gravelle phosphatique, typhus, scarlatine, variole, rachitisme, hémoptysie.

Prép. pharm. et posol. — *A l'int.* 0 gr. 20 centigr. à 3 gr.; limonade phosphorique, 2 gr. par litre.

Incompat. — Sels de chaux, de bismuth et de fer; alcalis et leurs carbonates.

BOISSON PHOSPHORIQUE (Hoffmann).

Décoction de salep (10 p.1000)	1000 gr.
Teinture d'opium	1 à 2 —
Sirop de Tolu	70 —
Eau distillée de laurier-cerise	5 —
Acide phosphorique sec	2 à 4 —

M. Par verres toutes les 2 heures.

LIMONADE PHOSPHORIQUE (Cod.).

1 *à 2 litres par jour.*

PILULES APHRODISIAQUES (Wulzer).

Acide phosphorique officinal.	āā 0 gr. 04 centigr.
Ecorce de quinquina pulv.	
Camphre pulv.	0 gr. 012 milligr.
Extrait de cascarille	Q. s.

M. pour 1 pilule. 4 à 15 par jour.

MIXTURE CONTRE MÉTRORRHAGIE.

Acide phosphorique	5 gr.
Sirop de framboises	50 —

F. s. a. 1 cuillerée à café toutes les heures dans un peu d'eau (Ewald).

POTION CONTRE HÉMOPTYSIE (Hoffmann).

Eau	150 gr.
Acide phosphorique liquide	4 —
Sirop de cerises	60 —

M. Par cuillerée d'heure en heure.

PHOSPHATES. — V. aux **BASES**.

— **HYPOPHOSPHITES DE CHAUX.** — V. *Chaux*.

— **HYPOPHOSPHITE DE SOUDE** (PhO^2,NaH^2). — Soluble 2 parties d'eau et 15 parties alcool à 90°.

Prop. thérap. — Antiphthisique.

Prép. pharm. et posol. — *A l'int.*

SIROP D'HYPOPHOSPHITE DE SOUDE (Codex).

5 *gr. de sel pour* 500. 0 *gr.* 20 *centigr. par cuillerée à bouche.*

SOLUTION D'HYPOPHOSPHITE DE SOUDE.

Hypophosphite de soude.	5 à 10 gr.
Eau distillée	150 —

F. dissoudre. Filtrez. 10 *à* 15 *gr. par jour.*

PHYLLANTHUS NIRURI (Euphorbiacées).

Part. empl. — Feuilles.

Prop. thérap. — Employé contre la blennorrhagie, l'hydropisie.

Prép. pharm. et posol. — *A l'int.* Infusion de feuilles, 10 p. 1000 ; — poudre, 4 gr.

PHYTOLACCA DECANDRA (Phytolaccées).

Part empl. — Racine, fruits.

Princ. act. — Tannin, phytolaccine, acide phytolaccique.

Prop. thérap. — Emétique, purgatif, un peu narcotique.

Prép. pharm. et posol. — *A l'int.* Décoction de racine (10 p. 1,000) dose suivant effet voulu ; — poudre, 0 gr. 5 décigr. à 2 gr. (émétique), 0 gr. 05 à 0 gr. 40 centigr. (altérant) ; — teinture de fruits, 4 gr.

PICHI. — *Fabiana imbricata* (Solanacées).

Part. empl. — Branches, rameaux.

Princ. act. — Fabianine (Lyons). Résine amère.

Prop. thérap. — Employé dans les maladies de l'appareil urinaire et du foie.

Prép. pharm. et posol. — *A l'int.* Décoction du bois, plusieurs verres ; — extrait fluide, 4 à 6 cuillerées.

PICRIQUE (acide). — *Syn.* Trinitrophénol, acide trinitrophénique. Soluble alcool et éther, soluble dans 86 parties d'eau.

Prop. thérap. — Employé sans succès comme fébrifuge, préconisé par Calvelli contre l'érysipèle.

Acide picrique	1 gr. 50 centigr.
Eau	250 —

En badigeonnages, 5 à 10 fois par jour.

PICROTOXINE. — V. *Coque du Levant.*
Prop. thérap. — Antiépileptique, antichoréique.
Posol. — *A l'int.* 1/2 à 3 milligr.

PIED-DE-CHAT. — *Antennaria dioïca* (Synanthérées.)
Part. empl. — Capitule.
Prop. thérap. — Faiblement aromatique et béchique.
Prép. pharm. et posol. — *A l'int.* Infusion, 10 p. 1000.

PILOCARPINE. — V. *Jaborandi.*

PIMENTS. — V. *Capsicum.*

PIN MARITIME. — *Pinus maritima* (Conifères).
Part. empl. — Bois, sève. Il fournit la térébenthine de Bordeaux, le galipot, l'essence de térébenthine, la poix résine, la poix noire et le goudron (voir ces mots).
Prop. thérap. — Antiphtisique.
Prép. pharm. et posol. — *A l'int.* Sève de pin, 1 à 4 verres par jour, ou par cuillerées à l'état de sirop.

— **PIN SAUVAGE.** — *Pinus sylvestris* (Conifères).
Part. empl. — Bourgeon, appelé à tort bourgeon de sapin.
Prop. thérap. — Excitant, béchique, diurétique, anticatarrhal.
Prép. pharm. et posol. — *A l'int.* Eau distillée, 150 à 1000 gr. ; — infusion, 30 p. 1000 ; — sirop, *ad libitum. A l'ext.* Laine de Pin Sylvestre.

SIROP DE BOURGEONS DE SAPIN (Sauvé).

Bourgeons de sapin	100 gr.
Eau	1000 —
Alcool à 60°	100 —
Sucre	Q. s.

F. s. a.

TISANE DIURÉTIQUE.

Bourgeons de sapin	10 gr.
Eau	500 —
F. infuser. Passez. Ajoutez :	
Vin blanc	250 —
Nitrate de potasse	1 —
Sirop de Tolu	50 —

PIPÉRAZIDINE ($C^4 H^2 Az^{10}$). *Syn.* Diéthylénimine: obtenue par synthèse et assimilée à tort à la spermine de Schreiner, c'est une base énergique, cristallisée et très soluble dans l'eau, ainsi que son *chlorhydrate* : Elle forme avec l'acide urique un urate très soluble (47 fois son poids d'eau), aussi l'utilise-t-on pour faciliter l'élimination de ce corps. Son action paraît être plus énergique que celle de la Lithine.

Posol : Piperazidine 0 gr. 05 à 0 gr. 10, chlorhydrate 0 gr. 10 à 40; on l'administre en injections hypodermiques :

INJECTIONS HYPODERMIQUES

Piperazidine	1 gr.
Eau distillée	9 —

F. s. a.

Chlorhydrate de Piperazidine	2 gr.
Eau distillée	8 —

F. s. a.

PIPÉRIN. — V. *Poivre.*

PISCIDIA ERYTHRINA (Légumineuses papilionacées). — *Syn.* Jamaïca Dogwood.

Part. empl. — Écorce de la racine.

Princ. act. — Piscidine ($C^{29}H^{24}O^{8}$).

Prop. thérap. — Sédatif.

Prép. pharm. et posol. — *A l'int.* Extrait fluide, représentant son poids de plante : 3 à 6 gr. ;— poudre, 4 gr. ; — teinture alcoolique à 1/5, 1 à 5 gr.

MÉLANGE (Huchard).

Teinture alcoolique de piscidia	ãã 50 gr.
Teinture de viburnum prunifolium	

XX à XL gouttes.

POTION.

Extrait fluide	20 gr.
Eau distillée	50 gr.
Sirop de sucre	50 —

2 à 6 cuillerées à café par jour.

SIROP.

Extrait fluide	10 gr.
Sirop d'écorce d'oranges amères	20 —

M. 1 à 3 cuillerées à café par jour. Chacune renferme 1 gr. 50 centigr. d'extrait.

PISSENLIT. — *Taraxacum dens leonis* (Synanthérées). — *Syn.* Dent de lion.

Part. empl. — Racine, feuille.

Prop. thérap. — Tonique, fondant, apéritif, diurétique.

Prép. pharm. et posol. — *A l'int.* Extrait aqueux, 1 à 5 gr.

PITURI. — *Duboisia Hopwoodii.* (Solanacées.)

Part. empl. — Feuilles.

Princ. act. — Piturine. (Peu connue.)

Prop. thérap. — Agit comme la duboisine sur le système nerveux, mais d'une façon opposée sur les sécrétions ; excite la sudation et la salivation comme la pilocarpine.

PLANTAINS (Plantaginées). — Trois espèces.

1° **PLANTAIN COMMUN.** — *Plantago major.* — *Syn.* Grand plantain.

2° **PETIT PLANTAIN.** — *Plantago lanceolata.*

3° **PLANTAIN MOYEN.** — *Plantago media.*

Part. empl. — Plantes fleuries.

Prop thérap. — Astringents légers.

Prép. pharm. et posol. — *A l'ext.* Eau distillée, en collyre.

PLATINE (Perchlorure de).

Prop. thérap. — Essayé comme antisyphilitique (Hœfer).

Prop. pharm. et posol. — *A l'int.* 0 gr. 10 centigr. en 24 heures.

PILULES PLATINIQUES.

Perchlorure de platine	0 gr. 50 centigr.
Extrait de gaïac	4 —
— de guimauve	Q. s.

F. s. a. 20 pilules. 1 à 4 matin et soir.

PLOMB (Acétate de) $(C^2H^3O^2)^2Pb + 3HO^2$. — *Syn.* Acétate neutre de plomb, sel de Saturne. Soluble dans 2 parties d'eau et 8 d'alcool.

Prop. thérap. — Employé contre les diarrhées colliquatives, les hémorrhagies passives, les sueurs des phthisiques; astringent, siccatif.

Posol. — *A l'int.* 0 gr. 01 à 0 gr. 20 centigr. — *A l'ext.* En pommade, collyres, injections.

Incompat. — Acides sulfurique, phosphorique, chlorhydrique, et leurs sels solubles; tannin, iodures alcalins, borax, aloès, eau commune, lait, préparations opiacées.

COLLYRE A L'ACÉTATE DE PLOMB.

Acétate de plomb 0 gr. 30 centigr.
Eau distillée de roses 100 —
Mucilage de semences de coings 15 —
F. s. a.

COLLYRE CONTRE CONJONCTIVITE (Sichel).

Acétate de plomb cristallisé 0 gr. 50 centigr.
Eau distillée 100 —
M.

FOMENTATION D'ACÉTATE DE PLOMB (Ricord).

Eau 250 gr.
Acétate de plomb 5 —
Ad libitum :
Laudanum de Sydenham 2 —
En lotions.

GARGARISME.

Acétate de plomb 0 gr. 25 centigr. à 0 gr. 50 centigr.
Glycérine 30 —
Sirop de mûres 50 —
Décocté feuilles de ronces 200 —
F. s. a.

GLYCÉRÉ ASTRINGENT (Müller).

Acétate de plomb cristallisé 1 gr.
Glycéré d'amidon 30 —

INJECTION VAGINALE D'ACÉTATE DE PLOMB

Acétate de plomb cristallisé 5 gr.
Décoction d'écorce de chêne 150 —
F. Dissoudre.

INJECTION A L'ACÉTATE DE PLOMB POUR LE VAGIN (Ricord).

Eau 1000 gr.
Acétate de plomb cristallisé 10 —
F. Dissoudre.

INJECTION A L'ACÉTATE DE PLOMB

Acétate de plomb 0 gr. 50 centigr.
Eau de laurier-cerise 10 —
Eau distillée 150 —

INJECTION D'ACÉTATE NEUTRE DE PLOMB.
INJECTION SATURNINE
(F. H. P. et H. M.).

Acétate de plomb cristallisé 1 gr.
Eau distillée 100 —
F. dissoudre. Filtrez.

INJECTION PLOMBIQUE COMPOSÉE.

Acétate de plomb 1 gr.
Sulfate de zinc 1 —
Tannin 2 —
Eau distillée de roses 150 —
F. s. a. Agitez.

LAVEMENT.

Acétate de plomb }
Laudanum de Sydenham } ãã 0 gr. 50 centigr.
Eau 200 —

ONGUENT D'ACÉTATE DE PLOMB.
(Ph. Esp.).

Acétate de plomb cristallisé }
Huile d'olive } ãã P. É.
F. Fondre le sel dans son eau de cristallisation ; ajoutez peu à peu l'huile en triturant.

PILULES D'ACÉTATE DE PLOMB.

Acétate de plomb 1 gr.
Extrait d'opium 0 — 25 centigr.
— ratanhia 5 —
F. s. a. 50 pilules. 2 à 6 par jour.

PILULES D'ACÉTATE DE PLOMB OPIACÉES.
(Ph. Brit.).

Acétate de plomb cristallisé 0 gr. 06 centigr.
Opium brut sec pulvérisé 0 — 01 —
Conserve de roses 0 — 01 —
M. pour 1 pilule. 1 à 4 le soir.

PILULES ANTIPHTHISIQUES (Oesterlen).

Acétate de plomb 0 gr. 50 centigr.
Opium pulvérisé 0 — 30 —
Digitale pulvérisée 0 — 50 —
Extrait de camomille Q. s.
Pour 50 pilules. 2 à 6 par jour.

PILULES CONTRE HÉMOPTYSIES

Extrait d'opium	0 gr. 05 centigr.
Acétate de plomb	0 — 20 —
Poudre de jusquiame	0 — 40 —

F. 8 pilules. 1 matin et soir.

PRISES CONTRE HÉMORRHAGIES PULMONAIRES (Ewald).

Acétate de plomb	0 gr. 25 centigr.
Poudre de digitale	0 — 30 —
— d'opium	0 — 15 —

F. s. a. 10 doses. 2 à 6 par jour.

POMMADE ANTIBLÉPHARIQUE (Sichel).

Minium	1 gr.
Acétate neutre de plomb	3 —
Axonge	45 —
Cire blanche	15 —
Essence de roses	III gouttes

POMMADE ANTIOPHTALMIQUE (Desault).

Oxyde rouge de mercure	1 gr.
Oxyde de zinc	1 —
Acétate de plomb cristallisé	1 —
Alun calciné	1 —
Sublimé corrosif	0 — 15 centigr.
Pommade rosat	8 —

F. s. a.

POMMADE ANTIOPHTALMIQUE.

Beurre très frais ou Vaseline	5 gr.
Minium	1 —
Acétate de plomb cristallisé	3 —

F. s. a.

POMMADE CONTRE CALVITIE (Dupuytren).

Moelle de bœuf	300 gr.
Acétate de plomb cristallisé	5 —
Baume noir du Pérou	20 —
Alcool à 21°	50 —
Teinture de cantharides	2 —
— de girofle } ãã	X gouttes
— de cannelle }	

M. Onctions tous les soirs avec gros comme une noisette.

POMMADE CONTRE ENGELURES

Acétate de plomb	4 gr.
Extrait d'opium	0 — 20 centigr.
Baume du Pérou	10 —
Axonge	60 —

F. s. a.

POMMADE DE GIACOMINI.

Axonge récente	15 gr.
Eau de laurier-cerise	4 —
Acétate de plomb	4 —

F. s. a.

POMMADE DE SAINT-ANDRÉ DE BORDEAUX.

Acétate de plomb cristallisé	5 gr. 20 centigr.
Chlorhydrate d'ammoniaque	0 — 60 —
Tuthie	0 — 30 —
Oxyde rouge de mercure	5 — 20 —
Beurre frais ou Vaseline	30 —

POTION ANTIPHTHISIQUE (Amelong).

Acétate de plomb	0 gr. 10 centigr.
Extrait de jusquiame	0 — 05 —

F. dissoudre dans :

Eau distillée	200 —

Une cuillerée toutes les 2 heures.

POTION CONTRE PNEUMONIE CASÉEUSE (Oppolzer).

Digitale	0 gr. 05 centigr. à 0 — 30 —

F. infuser dans :

Eau bouillante	150 —

Passez et ajoutez :

Acétate de plomb }	ãã	0 — 25 centigr.
Teinture d'opium }		à 0 — 50 —

Par cuillerées à bouche.

POUDRE ANTIHÉMORRHAGIQUE.

Acétate de plomb	0 gr. 20 centigr.
Extrait d'opium	0 — 10 —
— de ratanhia sec	5 —

F. s. a. 10 prises. Une toutes les 2 heures.

POUDRE CONTRE LES SUEURS COLLIQUATIVES (Ph. Germ.).

Acétate de plomb cristallisé }	ãã	1 gr.
Opium brut sec }		
Sucre blanc		4 —

Pulvérisez. M. 0 gr. 10 centigr. à 0 gr. 40 centigr. matin et soir.

— SOUS-ACÉTATE DE PLOMB LIQUIDE. — *Syn.* Extrait de Saturne, acétate basique de plomb. Soluble eau et alcool.

Prop. thérap. — Résolutif, siccatif, astringent.

Prép. pharm. et posol. — *A l'ext.* Sous-acétate, en collyres, lotions, injections ; — eau blanche (20 p. 1000).

Incompat. — Comme le précédent, et en plus l'eau commune à moins d'indications spéciales (eau blanche) à cause de l'acide carbonique, des sulfates, phosphates, carbonates et bicarbonates qu'elle renferme.

CÉRAT SATURNÉ : CÉRAT DE GOULARD (Codex).

Sous-acétate de plomb liquide	1	gr.
Cérat de Galien	9	—

M.

CÉRAT SATURNÉ ET CAMPHRÉ (Ph. Lond.).

Cire	62	gr.
Sous-acétate de plomb liquide	31	—
Huile d'olives	125	—
Camphre	1	—

F. fondre à une douce chaleur la cire avec 100 gr. d'huile ; F. dissoudre le camphre dans le reste de l'huile ; M. l'huile camphrée au cérat. Ajoutez le sous-acétate de plomb.

COLLYRE.

Acétate de plomb liquide	X	gouttes.
Eau de roses	200	gr.
Mucilage de semences de coings	10	—

M.

COLLYRE RÉSOLUTIF (F. H. P.).

Eau de roses	120	gr.
Sous-acétate de plomb liquide	4	—
Alcoolat vulnéraire	8	—

EAU BLANCHE (Codex).

1 *gr. de sous-acétate de plomb pour* 49 *d'eau.*

EAU DE GOULARD (Codex).

Renferme de l'alcool vulnéraire 8 p. 100) *en plus que l'eau blanche.*

EAU VÉGÉTO-MINÉRALE (F. H. P.).

Sous-acétate de plomb liquide	5	gr.
Eau commune	1000	—

M.

FOMENTATION RÉSOLUTIVE.

Chlorhydrate d'ammoniaque	2	gr.
Eau	45	—
Alcool à 56° C.	8	—
Sous-acétate de plomb liquide	1	—

F. dissoudre le sel ammoniac dans l'eau ; filtrez ; ajoutez le reste.

FOMENTATION SATURNÉE.

Sous-acétate de plomb	25	gr.
Décocté d'écorces de chêne	500	—
Ad libitum :		
Teinture d'opium	2	—

INJECTION ANTIBLENNORRHAGIQUE.

Sous acétate de plomb	1 gr. à 2	gr.
Sous-nitrate de bismuth	4	—
Eau distillée de roses	150	—

F. s. a. Agitez.

INJECTION ANTIGONORRHÉIQUE.

Sous-acétate de plomb	ãã	1	gr.
Teinture d'opium			
Eau distillée		100	—

LAVEMENT CONTRE DYSENTERIE (Barthez).

De X à C gouttes d'extrait de Saturne p. 500 *gr. d'eau tiède.*

LOTION RÉSOLUTIVE.

Sous-acétate de plomb	10	gr.
Teinture d'arnica	30	—
Alcool camphré	10	—
Eau	500	—

F. s. a.

POMMADE CONTRE HÉMORRHOÏDES.

Sous-acétate de plomb	5	gr.
Extrait de jusquiame	2	—
Onguent populeum	30	—

F. s. a.

POMMADE CONTRE CONJONCTIVITE CHRONIQUE (Jungken).

Sous-acétate de plomb	0 gr. 30	centigr.
Extrait d'opium	0 — 10	—
Vaseline	6 —	

POMMADE SATURNÉE CAMPHRÉE (Baumès).

Axonge	30	gr.
Extrait de Saturne	10	—
Camphre	5	—

F. s. a.

TOPIQUE CONTRE ENGELURES (Mialhe).

Extrait de Saturne	ãã	30	gr.
Eau-de-vie camphrée			

M.

— **CARBONATE DE PLOMB** ($PbCO^3$). — *Syn.* Céruse, blanc de plomb, magistère de plomb. Insoluble eau et alcool.

Prop. thérap. — Siccatif et résolutif.

Posol. — *A l'ext.* Poudre, 10 à 20 p. 100 en pommade.

Incompat. — Sulfures, iodures.

LAVEMENT DE CÉRUSE (Devergie).

Acétate de plomb	1 gr. 10 centigr.
Carbonate de soude	0 — 80 —

F. dissoudre séparément dans un peu d'eau M. Ajoutez :

Décoction de lin	250 gr.
Laudanum de Rousseau	IV gouttes

Contre diarrhée des phthisiques.

POMMADE DE CARBONATE DE PLOMB
ONGUENT BLANC DE RHAZÈS (Cod.).

1 *gr. pour* 5 *d'axonge.*

— **IODURE DE PLOMB** — V. *Iode* et *Iodures.*

— **OXYDES DE PLOMB.**

— **PROTOXYDE DE PLOMB** (PbO). — 1° *Massicot* ou céruse jaune (inusité) ; — 2° *Litharge.*

Prop. thérap. — Base des emplâtres.

EMPLATRE SIMPLE (Codex).

Litharge pulv.	1000 gr.
Axonge	1000 —
Huile d'olives	1000 —
Eau	2000 —

F. s. a.

EMPLATRE BLANC (Hop. St.-Louis).

Emplâtre simple	2000 gr.
Cire jaune	1000 —
Huile blanche	2000 —

F. s. a.

— **DEUTOXYDE DE PLOMB** (Pb^3O^4). — *Syn.* Oxyde plombosoplombique, minium. Insoluble eau.

Prop. thérap. — Siccatif.

Prép. pharm. et posol. — *A l'ext.* 1 p. 8 en pommade.

CÉRAT DE MINIUM (Van Mons).

Minium	1 gr.
Cérat simple	8 —

M.

— **TANNATE DE PLOMB.**

Prép. thérap. — Siccatif.

Posol. — *A l'ext.* 10 p. 50, en pommade.

ONGUENT DE TANNATE DE PLOMB (Ph. Germ.).

Tannate de plomb humide	1 gr.
Axonge	2 —

POMMADE DE TANNATE DE PLOMB.

Sous-acétate de plomb	5 gr.
Tannin	2 —
Axonge balsamique	50 —

M.

TANNATE DE PLOMB HYDRATÉ (Ph. Germ.).

Écorce de chêne pulv.	8 gr.
Eau	Q. s.

F. bouillir 1/2 heure pour obtenir 50 de décocté; filtrez ; ajoutez :

Sous-acétate de plomb liquide	4 gr.

Séparez sur un filtre le précipité de tannate de plomb, qui doit peser environ 12 gr. ; versez-le dans une capsule; ajoutez :

Alcool à 85° C.	1 gr.

M.

PODOPHYLLE. — *Podophyllum peltatum* (Berbéridées).

Part. empl. — Racine.

Princ. act. — Podophylline ou podophyllin.

Prop. thérap. — Purgatif ; employé avec succès contre la constipation habituelle.

Prép. pharm. et posol. — *A l'int.* Podophyllin, 0 gr. 01 à 0 gr. 05 centigr. ; — poudre de podophylle, 0 gr. 50 centigr. à 1 gr. (Peu employée.)

PILULES ALTÉRANTES.

Podophylline	1 gr.
Aloës hépatique	4 —
Gomme-gutte	2 —

F. s. a. 40 pilules. 1 à 2 par jour.

PILULES CONTRE LA CONSTIPATION.

Podophyllin	0 gr. 45 centigr.
Extrait de belladone	0 — 15 —
— de jusquiame	0 — 30 —

Pour 30 pilules. De 1 à 3.

PILULES DE PODOPHYLLIN (C. Paul).

Podophyllin	0 gr. 03 centigr.
Poudre de gingembre	0 — 03 —
Miel	Q. s.

M. pour 1 pilule. 1 à 2 par jour.

PILULES DE PODOPHYLLIN (Van der Corput).

Podophyllin	0 gr. 02 centigr.
Savon médicinal	0 — 01 —

M. pour une pilule. 2 à 4.

PILULES PURGATIVES (Trousseau et Blondeau).

Podophylline	0 gr. 02 centigr.
Extrait de belladone } Racine de belladone pulvérisée }	ãã 0 gr. 01 centigr.

M. pour 1 pilule. 1 à 2 par jour.

POUDRE A LA PODOPHYLLINE.

Podophylline	1 gr.
Sucre blanc pulvérisé	19 —

M. 30 à 60 centigr. par jour.

SIROP CONTRE CONSTIPATION (Bouchut).

Podophylline	0 gr. 05 centigr.
Alcool rectifié	5 —
Sirop de guimauve	95 —

F. dissoudre. 1/2 cuillerée à un enfant, 1 cuillerée à un adulte.

TEINTURE PURGATIVE (Dobell).

Podophylline	0 gr. 12 centigr.
Teinture de gingembre	5 —
Alcool rectifié	60 —

F. dissoudre. 1 cuillerée à café dans un verre d'eau, tous les soirs en se couchant.

POIVRE LONG. — *Chavica officinarum* (Pipéracées).

Part. empl. — Chaton de fruits.

Prop. thérap. prép. pharm. et posol. — V. *Poivre noir*

Pour les formules, voir à la suite du poivre noir.

— POIVRE NOIR. — *Piper nigrum* (Piperacées).

Part. empl. — Fruit.

Princ. act. — Pipérin.

Prop. thérap. — Condiment, aphrodisiaque, rubéfiant, employé contre la teigne, stimulant, essayé comme fébrifuge.

Prép. pharm. et posol. — *A l'int.* 0 gr. 05 centigr. à 2 gr. — *A l'ext.* En pommade.

CONFECTION POIVRE (Ph. Lond.).

Poivre noir } Aunée }	ãã	370 gr.
Semences de fenouil		1110 —
Miel } Sucre purifié }	ãã	740 —

Pulv. les substances solides, et M. au miel au moment du besoin. 4 à 8 gr. 2 ou 3 fois par jour.

PILULES DE PIPÉRIN CONTRE CONSTIPATION HABITUELLE.

Piperin } Calomel }	ãã	0 gr. 75 centigr.
Extrait de noix vomique		0 — 20 —
Sulfate de quinine		1 — 50 —
Extrait de chiendent		Q. s.

Pour 30 pilules. 1 matin et soir.

POMMADE AU POIVRE (Soubeiran).

Poivre en poudre	10 gr.
Axonge	40 —

M.

POTION EXPECTORANTE.

Poivre long concassé.	2 gr.
Eau	200 —

F. infuser. Passez; ajoutez :

Oxyde blanc d'antimoine	2 gr.
Sirop de polygala	30 —

A prendre par cuillerées toutes les 1/2 heures. Agitez.

POUDRE DE CURRIE OU KARI (Dorvault).

Curcuma	250 gr.
Coriandre	250 —
Poivre	150 —
Cannelle	15 —
Cumin	125 —
Capsicum	75 —
Cardamome	30 —
Poivre noir	30 —
Gingembre	30 —

M.

POIX BLANCHE. — Mélange de galipot avec la résine jaune ou la térébenthine de Bordeaux.

CÉRAT DE POIX BLANCHE (Ph. Germ.).

Cire jaune		4 gr.
Poix blanche		2 —
Suif de mouton	ãa	1 —
Oléo-résine de térébenthine	ãa	1 —

F. fondre.

— **POIX DE BOURGOGNE.** — *Syn.* Poix des Vosges, poix jaune. Térébenthine tirée de l'*Abies excelsa*, vulg. *piesse*, *épicea*.

Prop. thérap. — Entre dans la composition de différents emplâtres, et fait la base de celui de poix de Bourgogne ; employé comme dérivatif. On le saupoudre souvent d'émétique (emplâtre stibié).

— **POIX NOIRE.** — Provient de la combustion imparfaite des résidus de l'exploitation des diverses térébenthines.

Prop. thérap. — Entre dans la composition d'un assez grand nombre d'emplâtres pour leur donner de l'adhérence.

— **POIX RÉSINE.** — *Syn.* Résine jaune. Résidu de la distillation des térébenthines battu avec de l'eau.

Prop. thérap. — Entre dans la composition des emplâtres.

POLYGALA DE VIRGINIE. — *Polygala Senega* (Polygalacées).

Part. empl. — Racine.

Princ. act. — Saponine, isolucine. — Acide polygalique.

Prop. thérap. — Excitant, diurétique, incisif, béchique ; purgatif, vomitif à hautes doses.

Prép. pharm. et posol. — *A l'int.* Extrait alcoolique, 0 gr. 05 centigr. à 1 gr. ; — infusion, 1 p. 100 ; — poudre, 0 gr. 50 centigr. à 2 gr. ; — sirop, 20 à 60 gr. ; — teinture, 0 gr. 50 centigr. à 8 gr.

PILULES EXPECTORANTES.

Kermès minéral	0 gr. 50 centigr.
Extrait de polygala	5 —
Poudre d'iris	Q. s.

Pour 50 pilules toluisées. 2 à 10 par jour.

PILULES DE POLYGALA.

Extrait de polygala	2 gr.
— de jusquiame	0 — 20 centigr.
Poudre de scille	Q. s.

F. s. a. 40 pilules. 1 toutes les 2 heures.

POTION DE POLYGALA.

Polygala en poudre	5 à 10 gr.
Eau	150 —

F. infuser ; passez ; ajoutez :

Kermès	0 gr. 10 centigr.
Oxymel scillitique	30 —

A prendre par cuillerées.

POLYPODE COMMUN. — *Polypodium vulgare* (Fougères). — *Syn.* Polypode de chêne.

Part. empl. — Rhizome.

Prop. thérap. — Laxatif, apéritif, anticatarrhal.

Prép. pharm. et posol. — Peu usité.

POMME DE TERRE. —*Solanum Tuberosum* (Solanées). — *Syn.* Parmentière.

Part. empl. — Tubercules et fécule.

Prop. thérap. — Emollient.

Prép. pharm. et posol. — *A l'ext.* Fécule et pulpes, en cataplasmes.

POTASSE. — V. *Potassium* (oxyde de).

POTASSIUM (oxyde de — hydraté) (KHO). — *Syn.* Potasse caustique. Très soluble eau, alcool, insoluble éther. 2 variétés : l'potasse à l'alcool, potasse à la chaux.

Prop. thérap. — Quelquefois employée en solution très étendue comme lithontriptique, antiscrofuleux, diurétique.

Posol. — *A l'ext.* Comme caustique.

BOUGIES CAUSTIQUES A LA POTASSE (Bonnefont).

Silicate de potasse	30 gr.
Potasse caustique 0 gr. 1 décigr.	à 1 —
Extrait d'opium. 0 — 5 —	à 2 —

CAUSTIQUE DE POTASSE ET DE CHAUX CAUSTIQUE FILHOS (Cod.).

5 de potasse p. 1 de chaux vive.

PATE CAUSTIQUE (Pollau).

Potasse caustique pulv. } ãã	4 gr.
Savon médicinal sec }	
Chaux éteinte pulv.	30 —

M. Au moment de l'emploi, délayez avec q. s. d'alcool.

POUDRE DE VIENNE, CAUSTIQUE DE VIENNE (Cod.).

5 de potasse et 6 de chaux vive.

— ACÉTATE DE POTASSE ($C^2H^3O^2K$). — *Syn.* Terre foliée de tartre. Soluble eau, toutes proportions, très soluble alcool.

Prop. thérap. — Fondant, apéritif, diurétique.

Posol. — *A l'int.* 1 à 10 gr.

Incompat. — Acides, sels acides, sels d'argent, de mercure, persels de fer, fruits acides.

LIMON. C. RHUMAT. (Nicholson).

Acétate de potasse	4 à 5 gr.
Limonade	500 —

POTION DIURÉTIQUE.

Infusion de pariétaire (30 p. 1000)	100 gr.
Acétate de potasse	10 —
Sp. des 5 racines apéritives	40 —
Oxymel de colchique	10 —
Alcool nitrique	2 —

M. Par cuillerées dans la journée.

POTION DIURÉTIQUE.

Acétate de potasse } ãã	5 à 10 gr.
Extrait de genièvre }	
Ether nitrique alcoolisé	5 —
Eau	200 —

Par cuillerée toutes les heures.

POTION CONTRE HYDROPISIE (Ewald).

Feuilles de digitale	1 gr.
Faites infuser dans :	
Eau bouillante	150 —
Passez et ajoutez :	
Acétate de potasse	5 à 10 gr.
Oxymel scillitique	50 —

Par cuillerée toutes les deux heures.

SOLUTION D'ACÉTATE DE POTASSE (Ph. Germ.).

Acide acétique dilué (D. 1,040)	100 gr.
Bicarbonate de potasse	48 —
F. chauffer au B.-M.; neutralisez la liqueur ; ajoutez :	
Eau distillée	Q. s.

Pour obtenir 142 gr. de produit.

TISANE DIURÉTIQUE.

Décoction de chiendent	1000 gr.
Acétate de potasse	2 à 4 —
Sirop des 5 racines	50 —

M. Par petites tasses.

TISANE DIURÉTIQUE (Foy).

Infusé des 5 racines (60 p.1000)	900 gr.
Mellite scillitique	100 —
Acétate de potasse	5 à 10 —

F. dissoudre. M. 1 litre par jour.

— **AZOTATE DE POTASSE** (AzO^3K). — *Syn.* Nitrate de potasse, sel de nitre, nitre, salpêtre. Soluble 4 parties d'eau froide ; peu soluble alcool faible, insoluble alcool absolu.

Prop. thérap. — Diurétique à faibles doses ; vénéneux à hautes doses ; contro-stimulant.

Posol. — *A l'int.* 0 gr. 50 centigr. à 2 gr. (diurétique) ; 4 à 8 gr. (contro-stimulant).

BOISSON TEMPÉRANTE ET DIURÉTIQUE

1.	Décoction de chiendent	1000 gr.
	Azotate de potasse	2 à 5 —
	Sirop de pariétaire	50 —
2.	Azotate de potasse	2 à 5 —
	Sirop d'orgeat	50 —
	Eau	1000 —

EAU DIURÉTIQUE CAMPHRÉE (Fuller).

Nitrate de potasse	60 gr.
Eau de pariétaire	500 —
Acide acétique	60 —
Camphre	10 —

Dissous dans :

Alcool	120 —

Agitez et filtrez. 4 à 6 cuillerées à bouche par jour (Cad.)

ÉMULSION NITRÉE.

Emulsion simple	1000 gr.
Nitre	0 gr. 50 centigr.

F. dissoudre.

ÉMULSION NITRÉE ET CAMPHRÉE.

Emulsion nitrée simple	900 gr.
Eau camphrée	100 —

GARGARISME (Wendt).

Nitrate de potasse	5 gr.
Sirop de mûres	30 —
Décoction d'orge	120 —

Contre angine scarlatineuse.

LAVEMENT NITRÉ (Ewald).

Nitrate de potasse	5 gr.
Petit lait	100 —
Oxymel simple	20 —

Administrer tiède.

PILULES ANTILAITEUSES.

Nitrate de potasse	10 gr.
Camphre	4 gr.
Rob de sureau	Q. s.

M. pour 60 pilules. 2 matin et soir.

PILULES DIURÉTIQUES.

Nitrate de potasse	2 gr.
Poudre de digitale	1 —
Extrait de scille	0 — 50 centigr.
— de genièvre	Q. s.

Pour 20 pilules à prendre dans la journée.

POTION ANTIPHLOGISTIQUE (Ewald).

Nitrate de potasse / Eau distillée de laurier-cerise	ãã 2 gr. 50 centigr.
Sirop de cerises	30 —
Eau	180 —

F. s. a.

POTION DIGITALE NITRÉE (Traube).

Digitale	1 gr. 50 centigr.

F. infuser dans :

Eau bouillante	150 —

Passez et ajoutez :

Nitrate de potasse	5 —
Sirop de framboises	50 —

F. s. a. 1 cuillerée toutes les deux heures.

POTION DIURÉTIQUE.

Sel de nitre	4 à 6 gr.
Oxymel scillitique	30 —
Décoction de chiendent	150 —

Par cuillerée.

POUDRE ANTIPHLOGISTIQUE (Rust.).

Nitrate de potasse / Sulfate de soude / Sucre	ãã 6 gr.

Divisez en 10 paquets. 1 paquet toutes les heures.

POUDRE ANTISPASMODIQUE.

Poudre de valériane	0 gr. 50 centigr.
Nitre pulv.	0 — 15 —
Camomille pulv.	0 — 30 —

M. pour une prise. 1 par jour.

POUDRE CONTRO-STIMULANTE (Bouch.).

Calomel 1 gr.
Nitrate de potasse 5 —

F. s. a. Et divisez en 9 paquets. 1 toutes les 12 heures.

POUDRE DIURÉTIQUE OU POUDRE DES VOYAGEURS (Tisane sèche).

Poudre de gomme arabique	60	gr.
— de nitrate de potasse	10	—
— de guimauve	10	—
— de réglisse	20	—
— de sucre de lait	60	—

Pulvérisez. Mêlez. Dose : 1 cuillerée à café dans un verre d'eau.

POUDRE DE DOWER (Cod. 66).

Sulfate de potasse / Nitrate de potasse	āā	40 gr.
Poudre d'ipéca / — de réglisse / — d'extrait d'opium sec	āā	10 —

1 gr. contient 0 gr. 10 centigr. d'extrait d'opium.

POUDRE DE DOWER (Cod. 84).

Azotate de potasse / Sulfate de potasse	āā	40 gr.
Poudre d'ipéca / — d'opium	āā	10 —

1 gr. contient 0 gr. 10 centigrammes de poudre d'opium ou 0 gr. 05 d'extrait. Moitié de la formule de 66.

POUDRE POUR TISANE.

Sel de nitre 5 gr.
Sucre pulvérisé 50 —
Essence de citron IV gouttes.

Pour 1 litre d'eau.

AUTRE :

Sel de nitre 4 gr.
Bicarbonate de soude 2 —
Sucre vanillé 50 —

Pour 1 litre d'eau.

POUDRE TEMPÉRANTE DE STHAL (Cod. 66).

Nitrate de potasse / Sulfate de potasse	āā	9 gr.
Cinabre		2 —

Dose : 1 à 5 gr.

TISANE DIURÉTIQUE.

Queues de cerises / Chiendent / Pariétaire	āā	10 gr.

F. bouillir dans :

Eau 1000 —

Passez et ajoutez :

Azotate de potasse 4 —

VIN NITRÉ (A. F. H. D.).

Vin blanc de Chablis 500 gr.
Nitre 2 —

— **BICHROMATE DE POTASSE** ($Cr^2O^7K^2$). — Soluble 10 parties d'eau froide.

Prop. thérap. — Antisyphilitique ; caustique.

Posol. — *A l'int.* 0 gr. 02 à 0 gr. 06 centigr. — *A l'ext.* 0 gr. 50 centigr. p. 75 gr. en pommade.

PILULES DE VICENTE.

Bichromate de potasse / Extrait d'opium	āā	1 gr.

F. s. a. 100 pilules. 1 matin et soir.

POMMADE CONTRE VERRUES (Blashko).

Axonge 15 gr.
Bichromate de potasse 0 — 10 centigr.
M.

— **CARBONATE DE POTASSE** (CO^3K^2). — *Syn.* Sel de tartre, potasse carbonatée, sous-carbonate de potasse. Soluble dans son poids d'eau, insoluble alcool et éther.

Prop. thérap. — Résolutif, antidartreux ; employé quelquefois comme lithontriptique.

Posol. — *A l'int.* 0 gr. 10 à 0 gr. 25 centigr. — *A l'ext.* Solution 1/10, en lotions.

Incompat. — Acides, sels acides, tous les sels dont la base peut donner naissance à un carbonate insoluble (mercure, fer, magnésie, chaux, etc.), chlorhydrate d'ammoniaque, eau de chaux, infusés végétaux.

LOTION ANTIPRURIGINEUSE.

Carbonate de potasse 1 gr.
Eau distillée de laurier-cerise 20 —
F. Dissoudre. Filtrez.

LOTION DE CARBONATE DE POTASSE.
LOTION ALCALINE (H. P.).

Carbonate de potasse 1 gr.
Eau 8 —
F. Dissoudre. Filtrez.

— **CARBONATE** (bi) **DE POTASSE** (CO^3KH). — *Syn.* Carbonate de potasse saturé. Soluble 25 parties d'eau.

Prop. thérap. — Lithontriptique, antigoutteux, antiacide, employé quelquefois contre la stomatite mercurielle, la gangrène, le scorbut ; préconisé contre le croup.

Posol. — *A l'int.* 1 à 5 gr. ; demande à être employé avec prudence chez les jeunes enfants, et à doses faibles.

Incompat. — Comme le carbonate de potasse.

EAU ALCALINE GAZEUSE (Soubeiran).

Bicarbonate de potasse 4 gr. 40 centigr.
Eau gazeuse à 5 volumes 625 —
2 à 5 verres par jour.

TISANE ALCALINE (Bouchardat).

Bicarbonate de potasse	ãa	1 gr.
Teinture de cannelle		
— de vanille		
Sirop simple		100 —
Eau		100 —

F. dissoudre. M. Par verres.

— **CHLORURE DE POTASSIUM** (KCl). — *Syn.* — Sel digestif, sel fébrifuge de Sylvius.

Prop. thérap. — Fondant, purgatif, fébrifuge ; soluble dans 3 parties d'eau.

Posol. — *A l'int.* 1 à 4 gr.

Incompat. — Acides minéraux, calomel, acétate de plomb, azotate d'argent, protosels de mercure.

— **OXALATE DE POTASSE.** — V. *Oxalique* (acide).

— **OXYDE DE POTASSIUM.** — V. *Potassium* (oxyde de).

— **PHOSPHATE DE POTASSE.** Mêmes propriétés que le *Phosphate de soude.* (V. ce mot).

— **SILICATE DE POTASSE** (solution de) (Codex).

Prop. thérap. — Sert à la confection d'appareils inamovibles.

— **SULFATE DE POTASSE** (SO^4K^2). — *Syn.* Sel duobus, tartre vitriolé, sel polychreste. Soluble 10,5 parties d'eau, insoluble alcool, éther.

Prop. thérap. — Apéritif, léger purgatif, employé comme antilaiteux.

Posol. — *A l'int.* 1 à 8 gr.

ÉMULSION.

Émulsion sucrée 250 gr.
Sulfate de potasse 8 —
A prendre dans la journée.

SELS ANGLAIS.

Sulfate de potasse finement granulé imbibé d'acide acétique cristallisable aromatisé ou non.

POTION CONTRE PHLEGMASIA ALBA DOLENS (Martin).

Digitale 2 gr.
F. infuser dans :
Eau bouillante 200 —
Passez et ajoutez :
Sulfate de potasse 10 —
Sirop de sucre 25 —
Par cuillerées toutes les 2 heures.

— **SULFURE DE POTASSIUM.** — V. *Soufre.*

— **TARTRATES DE POTASSE.** — V. *Acide tartrique.*

POTIRON. — *Cucurbita pepo* (Cucurbitacées). — *Syn.* Courge, citrouille.

Part. empl. — Semences.

Prop. thérap. — Adoucissantes, rafraîchissantes; font partie des semences froides; préconisées comme tænifuge à haute dose (60 gr.).

Prép. pharm. et posol. — *A l'int.*

ÉMULSION OU PATE.

Semences de courges mondées	40 à 60 gr.
Sucre	30 à 50 gr.
Eau de fleurs d'oranger	Q. s.

Pour une pâte.

PROPYLAMINE. — Triméthylamine.

Prop. thérap. — Vantée, surtout en Russie, comme spécifique de la goutte et des affections rhumatismales.

Prép. pharm. et posol. — *A l'int.* Propylamine, X à XXX gouttes en potion; — chlorhydrate de triméthylamine, 0 gr. 50 centigr. à 1 gr. en potion.

POTION DE PROPYLAMINE (Duj.-Beaumetz).

Propylamine	XX gouttes
Eau distillée	200 gr.
Alcoolat de menthe	1 gr.
Sirop de sucre	30 —

M. Par cuillerée toutes les 2 heures.

PRUNIER COMMUN. — *Prunus domestica* (Rosacées).

Part. empl. — Fruit desséché (pruneau noir).

Prop. thérap. — Laxatif très léger.

Prép. pharm. et posol. — *A l'int.* Pulpe, 50 à 200 gr.

PSYLLIUM. — *Plantago psyllium* (Plantaginacées). — *Syn.* Herbe aux puces.

Part. empl. — Semences.

Prop. thérap. — Laxatif.

Prép. pharm. et posol. — *A l'int.* Mucilage; semences, 15 à 45 gr.

On peut enrober les semences dans du sucre pur, ou un mélange de sucre et de magnésie.

PULMONAIRE. — *Pulmonaria officinalis* (Borraginées). — *Syn.* Pulmonaire officinale, herbe aux poumons.

Part. empl. — Feuilles.

Prop. thérap. — Béchique, anticatarrhal.

Prép. pharm. et posol. — Inusité.

PUNCH. — V. *Alcool.*

PYOCTANINES. — *Syn.* Apyonines : noms sous lesquels on désigne des matières colorantes d'aniline.

Pyoctanine bleue (violet de méthyle), *Pyoctanine jaune* (auramine) préconisées comme antiseptiques par Stilling, Mosetig, etc. La première est la plus employée. La *jaune* est plus spécialement réservée à la chirurgie oculaire.

On les utilise sous forme de poudre (1 à 2 pour 100 de poudre inerte) et surtout de solutions aqueuses dont le titre varie de 1 pour 10 a 1 pour 1000 On les emploie soit en injections hypodermiques (tumeurs malignes) soit en lotions ou compresses. On prépare également des gazes, des pommades (1 à 10 pour 100) et des crayons analogues à ceux d'iodoforme.

Les taches produites par ces médicaments disparaissent au moyen d'une lotion à l'eau de Javel ou a l'hypochlorite de chaux liquide.

Leur action, assez contestée actuellement, serait utile dans le cas de cancer, tumeur maligne, affections du nez et des oreilles, des yeux, partout en un mot où il y a production de *pus*.

PYRÈTHRE DU CAUCASE. — *Pyrethrum carneum* et *Pyrethrum roseum* (Composées).

Part. empl. — Fleur.

Prop. thérap. — Insecticide.

Prép. pharm. — Poudre du Caucase, poudre persane.

— **PYRÈTHRE OFFICINAL.** — *Anthemis* ou *Anacyclus pyrethrum* (Synanthérées).

Part. empl. — Racine.

Prop. thérap. — Excitant, sialagogue, sternutatoire.

Prép. pharm. et posol. — *A l'ext.* Alcoolat, poudre, teinture alcoolique (4 à 30 gr. comme collutoire), teinture éthérée.

ÉLIXIR ANTIODONTALGIQUE.

Teinture de pyrèthre	ãã	30 gr.
— de gaïac		
— de cannelle		20 —
Acide salicylique		5 —
Eau de Botot		200 —
Alcool à 70°		100 gr.

F. s. a. 1 *cuillerée à café dans un demi-verre d'eau.*

ÉLIXIR ANTIODONTALGIQUE (Leroy).

Gaïac		15 gr.
Pyrèthre	ãã	4 —
Noix muscade		
Girofle		
		2 —
Huile de romarin		X gouttes
Huile de bergamote		IV —

F. macérer 8 jours. Filtrez. Une cuillerée à café dans un verre d'eau.

MASTICATOIRE CONTRE MAUX DE DENTS (Magendie).

Racine de pyrèthre	ãã	P. E.
— de gingembre		
Mastic		

F. s. a.

MIXTURE ANTIODONTALGIQUE.

Teinture de pyrèthre	ãã	4 gr.
— d'opium		
Essence de girofles		
Camphre		2 —

F. s. a.

PYRIDINE (C^5H^5Az).

Prop. thérap. — Employée pour combattre l'asthme névropulmonaire.

Prép. pharm. et posol. — *A l'int.* 4 à 5 gr. (sur une assiette) en inhalations dans une chambre, pendant 20 à 30 minutes, et en capsules contenant environ 0 gr. 05 centigr. de ce médicament.

PYROGALLIQUE (acide) ($C^6H^3(OH)^3$). — *Syn.* Pyrogallol. Soluble 2 parties 1/2 d'eau froide, très soluble alcool et éther.

Prop. thérap. — Employé contre les chancres phagédéniques, le psoriasis, l'eczéma subaigu, l'herpès tonsurans, le lupus, les cancroïdes les hypertrophies épithéliales.

Prép. pharm. et posol. — *A l'ext.* 5 à 20 p. 100 en pommade, 10/1000 en teinture alcoolique.

POMMADE PYROGALLIQUE.

Acide pyrogallique	8 gr.
Vaseline	40 —
Amidon pulvérisé	8 —

M. En onctions.

EMPLATRE D'ACIDE PYROGALLIQUE
Hopital St.-Louis (Portes).

Gomme ammoniaque	20 gr.
Cire jaune	50 —
Lanoline caoutchoutée	50 —
Colophane	20 —
Térébenthine de Venise	50 —
Acide pyrogallique	120 —

F. a. s.

Q

QUASSIA AMARA (Simaroubées). — *Syn.* Bois amer, bois de Surinam, quinquina de Cayenne.

Part. empl. — Bois.

Princ. act. — Quassine, amorphe et cristallisée.

Prop. thérap. — Tonique énergique, sans astringence ni âcreté, fébrifuge, stomachique.

Prép. pharm. et posol. — *A l'int.* Extrait, 0 gr. 20 centigr. à 0 gr. 50 centigr.; — infusion ou macération, 5 p. 1000; — poudre, 1 à 5 gr.; — teinture, 2 à 10 gr.; — tisane, 5 p. 1000. Le décocté est insecticide (papier tue-mouche).

— **QUASSIA EXCELSA** ou *Picrena excelsa* (Simaroubées) (V. *Simarouba*). — Fournit aujourd'hui presque tout le quassia du commerce.

Prop. thérap. et prép. pharm. et posol. — Comme le précédent.

APOZÈME TONIQUE AMER.

Quassia	ãã	5 gr.
Centaurée	ãã	5 gr.
Quinquina	ãã	5 gr.
Eau		500 —
Sirop de gentiane		50 —

F. s. a. Par petites tasses.

PILULES TONIQUES DE MOSCOU.

Extrait de colombo	ãã	10 gr.
— de gentiane	ãã	10 gr.
— de quassia	ãã	10 gr.
— de fiel de bœuf	ãã	10 gr.
Poudre de gentiane		Q. s.

F. s. a. des pilules de 0 gr. 20 centigr. 1 après le repas.

VIN DE QUASSIA AMARA (Cod.).

30 à 100 gr.

VIN DE QUASSIA FERRUGINEUX (Yvon).

Teinture de quassia	30 gr.
Pyrophosphate de fer et de soude	5 —
Vin de Malaga	1 litre.

VIN TONIQUE AMER.

Extrait de quassia	2 gr.
— de colombo	2 —
Vin de Malaga	500 —

Dissolvez, filtrez. 2 cuillerées, une 1/2 heure avant chacun des principaux repas.

QUASSINE. — 2 variétés : 1° amorphe ; 2° cristallisée.

QUASSINE CRISTALLISÉE ($C^{22}H^{40}O^{10}$). Lamelles rectangulaires solubles dans 400 parties d'eau, 30 parties d'alcool et 2 de chloroforme.

Prop. thérap. — Augmente la sécrétion salivaire, celle du foie, des reins, réveille l'action des fibres musculaires du tube digestif.

Posol. — *A l'int.* Quassine amorphe, 0 gr. 025 miligr. à 0 gr. 20 centigr. ; — quassine cristallisée, 0 gr. 002 milligr. à 0 gr. 02 cent.

CACHETS (Campardon).

Quassine amorphe 0 gr. 03 centigr. à 0 gr. 05 centigr.
Bicarbonate de soude 0 — 50 —

Pour 1 *cachet. A prendre avant le repas.*

PILULES COMPOSÉES (Campardon).

Fer réduit	10 gr.
Extrait de gentiane	4 —
Quassine amorphe 1 gr. 50 cent. à	2 —
Rhubarbe	5 —

M. pour 80 *pilules.* 2 *à* 4 *avant le repas.*

QUATRE FLEURS PECTORALES (Cod.).

QUATRE FRUITS BÉCHIQUES OU PECTORAUX (Cod.). *Dattes, Figues, Jujubes, Raisins de Corinthe :* āā P. E.

QUATRE SEMENCES CARMINATIVES. — *Fruits d'anis, carvi, coriandre, fenouil :* āā P. E. (Cod.).

QUEBRACHO BIANCO. — *Aspidosperma quebracho* (Apocynées).

Part. empl. — Ecorce.

Princ. act. — Aspidospermine, aspidospermatine

Prop. thérap. — Fébrifuge et désinfectant.

Prép. pharm. et posol. — *A l'int.* Extrait aqueux, 0 gr. 10 à 0 gr. 20 centigr ; — poudre, 0 gr. 30 à 0 gr. 50 centigr. ; — teinture à 1/5, 1 à 3 gr.

POTION.

Eau commune	50 gr.
Eau de menthe	40 —
Sirop simple	15 —
Teinture de quebracho	1 à 2 —

M. A prendre dans la journée.

— **ASPIDOSPERMINE.** — Insoluble eau ; on emploie le sulfate et le chlorhydrate, solubles.

Prop. thérap. — Antithermique.

Posol. — *A l'int.* 0 gr. 05 à 0 gr. 10 centigr. par voie hypodermique (employer avec prudence).

SOLUTION.

Eau distillée	50 gr.
Aspidospermine	1 —
Acide sulfurique	Q. s.

Pour dissoudre.

F. une solution neutre. Chaque centim. cube contient, 0 gr. 02 centigr. de substance active.

SOLUTION.

Eau distillée	10 gr.
Chlorhydrate d'aspidospermine	0 — 40 centigr.

Chaque centim. cube contient 0 gr. 04 centigr. de sel d'alcaloïde.

QUILLAYA. — *Quillaya saponaria* (Rosacées).— *Syn.* Écorce de Panama.

Part. empl. — Écorce.

Princ. act. — Saponine, quillaïne.

Prop. thérap. — Expectorant et légèrement diurétique.

Prép. pharm. et posol. — *A l'int.* Décoction, 5 à 20 p. 1000 ; — teinture à 1/5 sert à préparer diverses émulsions (coaltar, iodoforme, goudron, copahu, baume de tolu, etc.).

QUINIDINE. — Alcaloïde que l'on retire surtout des quinquinas Pitayo ; on emploie le sulfate (Codex). Soluble dans 110 parties d'eau froide et très soluble dans l'alcool.

Prop. thérap. — Succédané du sulfate de quinine.

Posol. — *A l'int.* Comme le sulfate de quinine (inusité).

QUININE. — V. *Quinquina.*

QUINIUM. — Extrait alcoolique de quinquina par la chaux.

Prop. thérap. — Tonique et fébrifuge excellent.

Posol. — *A l'int.* 1 gr. 50 centigr. en 10 pilules dans les 24 heures, vin (4,50 p. 1000), 100 gr.

QUINOIDINE. — *Syn.* Quinine brute. Substance complexe provenant des résidus impurs de la fabrication du sulfate de quinine.

Prop. thérap. — Fébrifuge.

Posol. — *A l'int.* 0 gr. 50 centigr. à 1 gr. (peu usité).

QUINOLÉINE (C^9H^7Az). — Alcaloïde liquide obtenu par l'action de la potasse sur la quinine ou la cinchonine; peut être également retirée du goudron de houille. Peu soluble eau froide, miscible avec l'alcool, l'aldéhyde, l'acétone, le sulfure de carbone, les essences, les huiles grasses.

N'a pas encore reçu d'emploi thérapeutique.

QUINQUINAS. — Écorces de diverses espèces de cinchonas (Rubiacées). — 3 espèces officinales.

— 1° **QUINQUINAS GRIS.**

α. *Quinquina gris.* — *Cinchona micrantha, Nitida* et *Peruviana*

β. *Quinquina gris Loxa.* — *Cinchona officinalis.*

— 2° **QUINQUINAS JAUNES.**

α. *Quinquina jaune royal* ou *quinquina calisaya.* — *Cinchona calisaya.*

β. *Quinquina calisaya* des Indes et de Java. — *Ledgeriana, Javanica.*

γ. *Quinquina* de la Nouvelle-Grenade. — *Pitayo* et *Lancifolia.*

— 3° **QUINQUINAS ROUGES.** — *Cinchona succirubra.*

Princ. act. — Acide quinique, quinine, cinchonine, quinidine, cinchonidine, quinamine.

Prop. thérap. — Tonique, fébrifuge, astringent ; le gris l'est plus que le jaune : le jaune est plus fébrifuge.

Prép. pharm. et posol. — *A l'int.* Extrait alcoolique de quina gris, jaune et rouge de 1 à 4 gr. ; — extrait aqueux ou mou de quinquina gris, 1 à 6 gr. ; — extrait aqueux sec de quinquina gris (sel de la Garaye), 1 à 4 gr. ; — extrait hydro-alcoolique de quina jaune et rouge, 2 à 4 gr. ; — macération, 10 p. 1000 ; — poudre, 4 à 12 gr. ; — sirop, 10 à 100 gr. ; — teinture, 5 à 20 gr. ; — vin, 30 à 100. — *A l'ext.* Poudre, en pansements.

Incompat. — Acides, alcalis, sels de fer, de zinc, de mercure, émétique ; infusés de camomille, de cachou, de colombo (etc.) ; tannin (etc.).

APOZÈME DE QUINQUINA.

Quinquina jaune concassé 20 gr.
Écorce d'oranges amères 5 —
F. bouillir dans :
Eau 500 —
Acidulée avec :
Acide sulfurique alcoolisé 2 —
Ajoutez :
Sirop de quinquina 50 —

A prendre par verre.

BIÈRE DE QUINQUINA OU DE MUTIS.

Quinquina jaune pulvérisé 30 gr.
Bière 1000 —

BOL FÉBRIFUGE : BOLUS AD QUARTANAM (Desbois).

Quinquina jaune pulvérisé 30 gr.
Carbonate de potasse 4 —
Émétique 0 — 80 centigr.
Sirop d'absinthe Q. s.

M. pour 60 bols à prendre en deux jours, en 4 ou 5 fois. Bouchardat fait prendre en 5 ou 10 jours.

DÉCOCTION DE QUINQUINA.

Quinquina jaune ou gris concassé 50 gr.
Acide sulfurique ou chlorhydrique 2 —
Eau Q. s. pour obtenir 1 litre de décocté.

DÉCOCTION DE QUINQUINA COMPOSÉE.

Quinquina jaune ou gris 30 gr.
Centaurée 10 —
F. bouillir dans :
Eau 750 gr.
jusqu'à réduction à 500 gr.
Ajoutez :
Cannelle 5 —
Laissez infuser, pressez et ajoutez :
Sirop d'écorce d'orange 100 gr.

DÉCOCTION QUINQUINA GRIS (F. H. M.).

Quinquina gris concassé 30 gr.
Écorces d'oranges amères 5 —
Eau 1 litre

Faites bouillir l'écorce de quinquina jusqu'à réduction à 1/2 litre ; passez ; ajoutez l'écorce d'orange ; laissez infuser jusqu'à refroidissement ; passez. Doses : par verres.

DÉCOCTION DE QUINQUINA JAUNE (F. H. M.).

Comme la décoction de quinquina gris.

ÉLECTUAIRE DENTIFRICE (Ewald).

Quinquina jaune pulvérisé 10 gr.
Myrrhe, Sang-dragon } ãã 2 —
Essence de girofles, — de cannelle, — de menthe } ãã X gouttes.

F. s. a.

ÉLECTUAIRE DE QUINQUINA ANTIMONIAL DE MASDEWAL (F. Esp. Hôp. de Madrid)

Émétique 1 gr.
Carbonate de potasse 4 gr.
Chlorhydrate d'ammoniaque 4 —
Quinquina loxa pulvérisé, Quinquina calisaya pulvérisé } ãã 15 —
Sirop d'absinthe Q. s.

M. les sels par trituration 1/4 d'heure dans un mortier en verre ; ajoutez les poudres de quinquina et le sirop. Doses : 2 à 10 gr.

ÉLECTUAIRE FÉBRIFUGE (Debreyne).

Poudre de quassia amara 8 gr.
Quinquina calisaya pulvérisé 16 —
Mellite simple 40 —

10 *à* 50 *gr.* 3 *heures avant l'accès.*

ÉLECTUAIRE FÉBRIFUGE DE FULLER (Cad.).

Quinquina jaune pulvérisé 5 gr.
Valériane pulvérisée, Baies de genièvre } ãã 1 —
Miel blanc Q. s.

M. Doses : 2 à 5 gr. (tonique) 8 à 30 gr. (fébrifuge).

ÉLECTUAIRE FÉBRIFUGE.

Poudre de quinquina jaune 50 gr.
— de centaurée 10 —
— de cannelle 5 —

Sirop de quinquina gris	Q. s.

A prendre en deux jours.

ÉLIXIR FÉBRIFUGE DE HUXHAM; TEINTURE ANTISEPTIQUE; TEINTURE DE QUINQUINA COMPOSÉE (Ph. Brittan.).

Quinquina jaune grossièrement pulvérisé	109 gr.
Ecorces oranges amères divisées	54 —
Racine de serpentaire concassée	27 —
Safran incisé	6 —
Cochenille pulvérisée	3 —
Alcool à 50°	1000 —

Opérez par macération et déplacement; ajoutez sur le résidu q. s. d'alcool à 60° pour compléter 1000 *de teinture. Dose :* 10 *à* 40 *gr.*

ÉLIXIR TONIQUE (Pierquin).

Aloès socotrin	8 gr.
Myrrhe	8 —
Absinthe	15 —
Petite centaurée	15 —
Quinquina jaune	15 —
Safran	4 —
Ecorce d'orange amère	12 —
Vin d'Espagne	100 —

Concassez ; incisez ; f. macérer pendant 10 *jours ; passez ; ajoutez :*

Sucre blanc	245 gr.

F. dissoudre. Filtrez : Dose : 10 *à* 40 *gr.*

EXTRAIT DE QUINQUINA JAUNE FLUIDE.

Poudre quinquina jaune	100 gr.
Alcool à 50°	500 —
Glycérine	50 —

Humectez la poudre avec son poids d'alcool; après 2 *heures de macération introduisez le mélange dans l'appareil à déplacement ; épuisez-le avec le reste de l'alcool; concentrez au B.-M. jusqu'à réduction à* 50 *gr., ajoutez la glycérine; cet extrait représente poids égal de quinquina.*

GARGARISME CONTRE SCORBUT (Hunter).

Décoction de quinquina	200 gr.
Teinture de myrrhe	20 —
Acide sulfurique alcoolisé	10 —
Miel rosat	60 —

F. s. a.

GARGARISME DÉTERSIF (Brande).

Décocté de quinquina (6/100)	100 gr.
Infusé de roses rouges 2/100	100 —
Teinture de myrrhe	8 —
Acide chlorhydrique	X gouttes

M.

GELÉE DE LICHEN AU QUINQUINA (Cod. 66).

Saccharure de lichen	75 gr.
Sirop de quinquina	110 —
Eau	115 —

F. s. a. 3 *à* 4 *cuillerées par jour.*

LAVEMENT DE QUINQUINA (Bouchardat).

Quinquina j. concassé	20 gr.
Eau commune	Q. s.

P. 250 *gr. de décocté; passez; ajoutez :*

Laudanum Sydenham	XII gouttes

M.

LOTION AVEC LE QUINQUINA (H. P.).

Quinquina gris concassé	30 gr

F. bouillir pendant 1 *heure avec Q. s. d'eau pour* 1 *litre de décocté ; passez chaud.*

PILULES DE QUINQUINA FÉBRIFUGES.

Extrait de quinquina jaune	10 gr.
Poudre de centaurée	Q. s.

Pour 50 *pilules.* 5 *à* 20 *par jour.*

PILULES DE QUINQUINA FERRUGINEUSES.

Extrait de quinquina gris	10 gr.
Tartrate de fer et de potasse	5 —
Glycérine	X gouttes.
Poudre de quinquina	Q. s.

Pour 100 *pilules.* 2 *à* 10 *par jour.*

PILULES DE QUINQUINA TONIQUES.

Extrait de quinquina gris	10 gr.
Poudre de cannelle	Q. s.

Pour 100 *pilules.* 2 *à* 10 *par jour.*

POMMADE AU QUINQUINA (Rust.).

Quinquina pulvérisé		25 gr.
Camphre pulvérisé	ãã	6 —
Myrrhe		
Onguent styrax	ãã	25 —
Essence de térébenthine		

Pansement des plaies gangréneuses.

POTION EXTRAIT QUINQUINA.

Extrait mou de quinquina	2 à 6 gr.
Teinture de cannelle	10 —
Sirop d'écorce d'orange amère	30 —
Eau	120 —

M. A prendre par cuillerées.

POTION TONIQUE (F. H. P.) (Codex).

Par cuillerées.

POTION TONIQUE (H. P.).

Sirop de quinquina 25 gr.
Alcoolat de mélisse 5 —
Eau distillée de menthe poivrée 30 —
Eau commune 90 —

M. Par cuillerées à bouche.

POUDRE CONTRE ESCHARES DANS LE DECUBITUS DORSAL PROLONGÉ

Poudre de quinquina gris 50 gr.
— de lycopode ou de talc 50 —
— d'acide borique 10 —
— de tannin 5 —

F. s. a.

SIROP DE QUINQUINA.

Quinquina calisaya 100 gr.
Alcool a 30° 1000 —
Eau Q. s.
Sucre 1000 —

20 *à* 100 *gr. (tonique léger).*

SIROP DE QUINQUINA AU VIN (Cod.).

Extrait mou de quinquina calisaya 10 gr.
Vin Malaga ou Grenache 430 —
Sucre 560 gr.

Dose : 20 à 50 gr. (tonique).

SIROP DE QUINQUINA FÉBRIFUGE.

Quinquina jaune 100 gr.
Acide sulfurique dilué 20 —
Eau 500 —

Faites bouillir jusqu'à réduction à 200 —
Ajoutez :

Sucre 380 —
Sulfate de quinine 2 —

SIROP QUINQUINA FERRUGINEUX (Codex).

10 *à* 100 *gr.*

SIROP QUINQUINA FERRUGINEUX (Gauvinière).

Sirop de quinquina au malaga 200 gr.
Soluté d'iodure de fer à 1/10 10 —
Acide citrique 1 —

F. dissoudre l'acide citrique dans l'iodure de fer. Mêlez. Doses : 10 à 100 gr.

TABLETTES DE QUINQUINA (ancien Cod.).

Poudre de quinquina 60 gr.
Poudre de cannelle 8 —
Sucre blanc 440 —
Mucilage de gomme adragante Q. s.

F. s. a. 600 tablettes. 5 à 6 par jour.

TEINTURE DE QUINQUINA COMPOSÉE; ÉLIXIR RODORANT DE WHYTT (Ph. Allem.).

Quinquina jaune pulvérisé 30 gr.
Racine gentiane pulvérisée 10 —
Zestes d'orange 10 —
Alcool à 95° 300 —
Hydrolat de cannelle 45 —

10 *à* 30 *gr. (tonique)*; 20 *à* 60 *gr. (fébrifuge).*

TEINTURE DE QUINQUINA COMPOSÉE (vin de Huxham).
T. CINCH C. (Brit. ph.).

Quina rouge 60 gr.
Écorces d'oranges amères 30 —
Serpentaire 15 —
Safran 4 —
Cochenille 2 —
Alcool à 60° 500 —

F. macérer 15 jours et filtrez.

TISANE DE QUINQUINA (Codex).

Par verre.

VIN AMER DE DUBOIS (Cod.).

Quinquina gris } ãã 150 gr.
Quinquina jaune }
Écorce de Winter } ãã 40 —
Cannelle }
Genièvre }
Ecorce de citron }

Faites macérer 8 jours dans :

Vin Madère 9 kilogr.

Ajoutez :

Carbonate de soude 5 gr.

Filtrez : 30 à 60 gr. le matin à jeun.

VIN AMER FÉBRIFUGE (Ewald).

Quinquina } ãã 25 gr.
Gentiane }
Ecorce d'orange amère }
Cardamone 1 —
Vin blanc 300 —

F. digérer 24 heures et filtrez : par petits verres.

VIN DE QUINQUINA AU CAFÉ; VIN DE BERGHEM; NOKA-KINA (Dannecy).

Vin d'Espagne 2 litres
Quinquina jaune pulvérisé } ãã 100 gr.
Café torréfié pulvérisé }
Lactate de fer 1 —

10 *à* 60 *gr. avant les repas.*

VIN DE QUINQUINA COMPOSÉ (Codex 66).

50 *à* 150 *gr.*

VIN DE QUINQUINA FERRUGINEUX (Codex).

Dose : 50 à 100 gr.

VIN DE QUINQUINA FERRUGINEUX (F. H. M.).

Sulfate ferreux pur, cristallisé	1	gr.
Acide citrique	1	—
Eau distillée chaude	10	—
Sirop simple	15	—
Vin quinquina gris	500	—

F. dissoudre le sel et l'acide citrique dans l'eau prescrite; ajoutez le sirop, puis le vin.

VIN DIT DE SÉGUIN (Soubeiran):

Teinture de quinquina jaune		125	gr.
— d'opium		4	—
Angusture vraie		8	—
Quassia amara		5	—
Vin de Malaga / — Pouilly blanc	ãã	750	—

30 *à* 60 *gr. par jour.*

VIN QUINQUINA FÉBRIFUGE (F. H. M.).

Extrait quinquina jaune	2	gr.
Alcool 60°	8	—
Vin sucré (F. H. M).	100	—

Doses : 50 à 150 gr.

VIN DE QUINQUINA ET DE CACAO (Bugeaud).

Cacao caraque	100	gr.
Quinquina calisaya	50	—
— de Loxa	50	—
Rob de genièvre	10	—
Vin de Malaga	2000	—
Esprit-de-vin 33°	400	—

VIN TONIQUE DE QUINQUINA AU CACAO (Soc. de Ph. de Bord.).

Cacao caraque torréfié	1	gr.
Quinquina calisaya	1	—
Vin Malaga	20	—
Alcool 85° C.	4	—

Laissez macérer le quinquina 8 jours dans le Malaga. Versez l'alcool sur le cacao; exposez à température de 50° pendant 8 jours, distillez. Versez le résidu dans le vin de quinquina ; laissez macérer pendant 15 jours; filtrez et ajoutez l'alcoolat : dose 50 à 150 gr.

Pour les autres préparations de quinquina et fer, *voir à* Fer.

VIN DE QUINQUINA ET COLOMBO (Bellini).

Quinquina calisaya	25	gr.
Racine de colombo	5	—
Vin de Palerme	1000	—

F. macérer 8 jours. Filtrez.

30 *à* 60 *gr. par jour.*

— **CINCHONIDINE** ($C^{19}H^{22}Az^2O^2$). — Isomère de la cinchonine — Soluble dans 1680 parties d'eau froide, 20 d'alcool, 70 d'éther; inusité. On emploie le bromhydrate et le sulfate; soluble dans 130 parties d'eau, 117 d'alcool ; insoluble éther, benzine.

Prop. thérap. — Succédané du sulfate de quinine, antipyrétique.

Posol. — *A l'int.* 0 gr. 05 à 0 gr. 30 centigr. (antipyrétique). 0 gr. 30 à 0 gr. 40 centigr., 3 ou 4 fois par jour (fébrifuge).

— **CINCHONINE** ($C^{19}H^{22}Az^2O$). — A peine soluble eau (1 p. 3810); soluble 140 parties d'alcool à 0,85, 371 d'éther, 350 de chloroforme.

Prop. thérap. — Comme la quinine, mais avec une action plus faible.

Posol. — *A l'int.* Dose : 1/3 plus élevée que celle de quinine.

—**IODO-SULFATE DE CINCHONINE**. *Syn. antiseptol.* V. ce mot.

— **SULFATE DE CINCHONINE** ($C^{19}H^{22}Az^2O$) $SO^4H^2+2H^2O$. — Soluble dans 65,5 parties d'eau, 5,8 d'alcool, 60 de chloroforme; insoluble éther et benzine.

Prop. thérap. — Comme le sulfate de quinine, antipériodique.

Posol. — *A l'int.* 0 gr. 050 milligr. à 0 gr. 15 centigr., 3 à 4 fois par jour (tonique), 1 gr. à 2 gr. 50 centigr par jour (antipériodique).

QUININE ($C^{20}H^{24}Az^2O^2+3H^2O$). — Presque insoluble eau, plus soluble alcool, éther, eau chaude.

Prop. thérap. — Fébrifuge, antipériodique, antipyrétique.

Posol. — *A l'int.* 0 gr. 05 à 0 gr. 50 centigr. et plus.

POMMADE CONTRE ALOPÉCIE (Heyder).

Quinine	0 gr. 50 centigr.
Teinture de cantharides	X gouttes.
Baume Nerval	30 —

F. dissoudre à chaud.

POTION CONTRE LA MIGRAINE (Piorry).

Quinine	1 gr.
Alcool 80° C.	9 gr.
Teinture cannelle	5 —
Sirop de vanille	25 —

M. Par cuillerées à café.

TEINTURE DE QUININE (Soub.).

Quinine	1 gr.
Alcool à 90°	99 —

F. dissoudre.

N. B. — Les propriétés des sels de quinine étant les mêmes que celles de la quinine, nous ne les répéterons pas à moins d'indications spéciales et nous ne donnerons que la posologie. Tous les *sels basiques* sont *neutres* au tournesol et *peu solubles* dans l'eau : ce sont les sels *neutres* de l'ancienne nomenclature.

Tous les sels *neutres* sont *acides* au tournesol et *très solubles* dans l'eau : ce sont les *sels acides* de l'ancienne nomenclature.

— **ARSÉNIATE DE QUININE.** Peu soluble eau, soluble alcool. — **Prop. thérap.** — Employé dans certaines formes de la folie à affaiblissement nerveux ou stupeur (Apostolidès).

Posol. — *A l'int.* 0 gr. 005 à 0 gr. 010 millig.; inusité et ne peut être employé que comme préparation arsénicale.

— **BROMHYDRATE DE QUININE BASIQUE** ($C^{20}H^{24}Az^2O^2HBr + H^2O$). — Soluble 60 parties, eau froide, très soluble eau bouillante; contient 76,60 p. 100 de quinine.

PRISES CONTRE LA MALARIA (M. Cereceda).

Bromhydrate basique de quinine	2 gr. 90 centigr.
Valerianate de caféine	0 gr. 50 centigr.

F. s. a. 2 prises à prendre dans la journée.

— **BROMHYDRATE DE QUININE NEUTRE** ($C^{20}H^{24}Az^2O^2 2HBr + 3H^2O$). — Soluble 7 parties eau froide, très soluble alcool; contient 60 p. 100 de quinine. (Acide au tournesol).

Prop. thérap. et posol. — Comme le sulfate de quinine.

SOLUTION DE BROMHYDRATE DE QUININE POUR INJECTIONS HYPODERMIQUES.

Bromhydrate neutre de quinine	1 gr.
Eau distillée	9 —

F. dissoudre.

— **CHLORHYDRATE DE QUININE BASIQUE** ($C^{20}H^{24}Az^2HCl + 2H^2O$). — Soluble 25 parties d'eau, 3 parties d'alcool à 90°, 10 de chloroforme : contient 83,6 p. 100 de quinine.

Prop. thérap. et posol. — Pour éviter les erreurs, prescrire ainsi : *Quinine (chlorhydrate).*

PILULES CONTRE ASTHME NERVEUX (Lebert).

Quinine (chlorhydrate)	1 gr.
Acide arsénieux	0 — 06 centigr.
Sulfate d'atropine	0 — 03 —
Extrait de gentiane	Q. s.

Pour 60 pilules. Dose : 4 par jour.

SOLUTION DE CHLORHYDRATE DE QUININE POUR INJECTION HYPODERMIQUE.

Quinine (chlorhydrate)	1 gr.
Eau distillée	25 —

F. dissoudre; filtrez; neutre au tournesol. 0 gr. 04 centigr. par centim. cube.

— **CHLORHYDRATE DE QUININE NEUTRE.** — Soluble dans son poids d'eau; utilisé pour les injections hypodermiques. Renferme 0,899 de quinine par gramme. (Acide au tournesol.)

CHLORHYDRO-SULFATE DE QUININE : sel soluble dans son poids d'eau ; doit être employé de préférence aux autres pour les injections hypodermiques.

N.-B. — Ce composé n'est pas un sel défini : on doit préparer les solutions au moment d'en faire usage.

— **CITRATE DE QUININE.** — Un peu plus soluble dans l'eau que le sulfate basique de quinine.

— **CITRATE DE QUININE ET DE FER.**

Posol. — *A l'int.* 0 gr. 25 à 0 gr., 50 centigr.

— **FERROCYANHYDRATE DE QUININE** ($C^{20}H^{24}Az^2O^2(CAz)^6 FeH^4+2H^2O$). — A peine soluble eau, très soluble alcool ; contient 56,2 p. 100 de quinine ; peu usité en France, employé en Italie.

— **IODURE D'IODHYDRATE DE QUININE.** — Insoluble eau, soluble dans l'alcool.

Employé dans le cas des fièvres intermittentes rebelles.

PILULES D'IODURE D'IODHYDRATE DE QUININE.

Iodure d'iodhydrate de quinine	2 gr.
Extrait de quinquina	Q. s.

F. s. a. 20 pilules. 2 à 4 par jour.

POMMADE D'IODURE D'IODHYDRATE DE QUININE.

Iodure d'iodhydrate de quinine	1 gr.
Vaseline	30 —

— **LACTATE DE QUININE BASIQUE** ($C^{20}H^{24}Az^2O^2C^3H^6O^3$). — Soluble 12 parties d'eau, très soluble alcool à 90°, presque insoluble éther ; contient 72,6 p. 100 de quinine.

PILULES DE LACTATE DE QUININE

Lactate de quinine	2 gr.
Extrait de quinquina	Q. s.

F. s. a. 20 pilules. 2 à 10 par jour.

POTION DE LACTATE DE QUININE.

Lactate de quinine	0 gr. 50 centigr. à 1 gr.
Cognac	10 gr.
Eau	100 —
Sirop d'écorce d'oranges	30 —

M. s. a. A prendre en 3 fois.

SUPPOSITOIRES AU LACTATE DE QUININE.

Lactate de quinine	1 gr.
Beurre de cacao	20 —

F. 4 suppositoires.

Ces deux sels se prêtent très bien aux injections hypodermiques (Yvon, art de formuler 1879).

— **LACTATE NEUTRE DE QUININE.** — Soluble dans 3 parties d'eau ; la solution se sursature facilement et le sel peut se dissoudre dans 2 parties d'eau. Contient 78,20 pour 100 de quinine.

— **SALYCILATE DE QUININE BASIQUE** $2(C^{20}H^{24}Az^2OC^7O^6H^3)+H^2O$. — Soluble 900 parties d'eau. Contient 68,79 p. 100 de quinine.

— **SALICYLATE NEUTRE DE QUININE.** — Contient 51 p. 100 de quinine.

Prop. thérap. et posol. — Comme le *Sulfate*.

— **STÉARATE DE QUININE.**

Prop. thérap. — Fébrifuge.

Posol. — *A l'int.* 0 gr. 60 centigr. à 3 gr. — *A l'ext.* 1 p. 10 en pommade.

POMMADE AU STÉARATE DE QUININE (Thibaut).

Stéarate de quinine	āā	1 gr.
Savon blanc râpé		
Glycérine		8 —
Essence d'amandes amères		Q. s.

F. fondre au B.-M. Triturez dans un mortier chauffé. 4 à 8 gr.

POMMADE FÉBRIFUGE.

Stéarate de quinine	2 gr.
Lanoline	10 —

Mêlez.

— **SULFATE DE QUININE BASIQUE** $(C^{20}H^{24}Az^2O^2)^2\ SO^4H^2 + 7H^2O$. —*Syn.* Sulfate de quinine. Peu soluble eau froide 680 parties, soluble 17 alcool, presque insoluble éther; contient 74,3 p. 100 de quinine.

Prop. thérap. — Antipériodique par excellence, tonique.

Posol. — *A l'int.* 0 gr. 50 centigr. à 2 gr. et plus. — *A l'ext.* en pommades.

— **SULFATE DE QUININE NEUTRE** $(C^{20}H^{24}Az^2O^2.SO^4H^2 + 7H^2O)$. — *Syn.* Sulfate acide de quinine (ancienne nomenclature). Soluble 11 parties d'eau, très soluble alcool; contient 59,12 p. 100 de quinine. (Acide au tournesol).

Prop. thérap. — Comme le précédent, avec une action plus rapide à cause de la solubilité plus grande.

Posol. — Comme le précédent.

N. B. Dans toutes les formules ou le sulfate de quinine basique est dissous grâce à l'addition d'acide sulfurique ou d'eau de Rabel; on pourra le remplacer par le sulfate neutre qui se dissout directement.

CACHETS FÉBRIFUGES (Ewald).

Sulfate de quinine	1 gr.
Poudre de camomille	5 —
— de belladone	0 — 20 centigr.

F. s. a. 10 cachets. Un toutes les 2 heures.

AUTRE :

Sulfate de quinine	1 gr.
Extrait de quinquina ferme	5 —

F. s. a. 10 cachets; 4 à 10 par jour.

ÉLIXIR ALOÉTICO-FÉBRIFUGE (Récamier).

Aloès socotrin, Myrrhe, Rhum	āā 6 gr.
	170 —

F. macérer 24 heures; agitez; filtrez; ajoutez :

Sulfate de quinine	6 gr.
Acide sulfurique	XXV gouttes

F. dissoudre Ajoutez :

Laudanum de Sydenham	2 gr.

M. filtrez. Doses 5 à 20 gr.

EMPLATRE DE QUININE (Voisin).

Sulfate de quinine 6 gr.

Incorporez dans :

Emplâtre de Vigo cum mercurio 100 gr.

F. s. a. (Bouch.)

FRICTIONS FÉBRIFUGES.

Sulfate de quinine, Acide acétique cristallisable	āā 2 gr.
Alcool de mélisse	60 —

F. s. a.

INJECTION ANTIBLENNORRHAGIQUE

Sulfate neutre de quinine	1 à 2 gr.
Eau	100 —

LAVEMENT AU SULFATE DE QUININE.

Sulfate basique de quinine	1 à 2 gr.
Jaune d'œuf nº 1.	
Eau	120 —

LAVEMENT DE SULFATE DE QUININE.

Sulfate neutre de quinine	1 gr.
Eau	100 —

LAVEMENT FÉBRIFUGE LAUDANISÉ.

Sulfate neutre de quinine	0 gr. 50 à 1 gr.
Eau tiède	50 gr.
Laudanum Sydenham	X gouttes

F. dissoudre. M.

PAQUETS CONTRE TUBERCULOSE (Scoda).

Sulfate de quinine	0 gr. 20 centigr.
Extrait chanvre indien	0 — 40 —
Sucre	3 —

Divisez en 6 doses : 1 toutes les heures.

PILULES ANTIGOUTTEUSES de Halfort (Cad.).

Sulfate de quinine, Extrait acétique de colchique, Extrait de coloquinte composé, Poudre de Dower	āā 0 gr. 1 décigr.

F. s. a. 1 pilule. Une chaque jour.

PILULES ANTIGOUTTEUSES DE BECQUER (Dorv.).

Sulfate de quinine	0 gr. 50 centigr.
Extrait de digitale	0 — 20 —
Poudre de semences de colchique	0 — 50 —

F. s. a. 10 pilules. 1 à 3 par jour

PILULES ANTINÉVRALGIQUES.

Extrait de valériane } āā 2 gr.
Extrait de quinquina }
Oxyde de zinc 1 —
Extrait thébaïque 0 — 20 centigr.
Sulfate de quinine 1 —

Faire 20 pilules.

PILULES CONTRE MIGRAINE.

Sulfate de quinine } āā 1 gr.
Caféine }
Extrait de quinquina Q. s.

Pour 20 pilules. De 2 à 6 par jour.

PILULES CONTRE CONSTIPATION.

Sulfate de quinine 2 gr
Aloès des Barbades 1 —
Extrait de rhubarbe 2 —
Poudre de rhubarbe Q. s.

F. s. a. 40 pilules.

PILULES DE SULFATE DE QUININE.

Sulfate de quinine 1 gr.
Miel Q. s.

Pour 10 pilules (Codex 66).

PILULES DE SULFATE DE QUININE CITRIQUES.

Sulfate de quinine 0 gr. 1 décigr.
Acide citrique pulvérisé. 0 gr. 02 centigr.
Miel Q. s.
Amidon Q. s.

M. Pour 1 pilule.

PILULES DE SULFATE DE QUININE, OPIACÉES.

Sulfate de quinine 0 gr. 60 centigr.
Extrait d'opium 0 — 05 —
Conserves de roses Q. s.

F. s. a. 12 pilules : 4 par jour.

PILULES FÉBRIFUGES.

Sulfate de quinine 0 gr. 2 décigr.
Extrait de quinquina calisaya 0 — 1 —
Extrait thébaïque 0 — 005 milligr.
Racine de réglisse pulvérisée } Q. s.
Miel blanc }

M. pour 1 pilule. Dose : 4 à 12.

PILULES FÉBRIFUGES.

Sulfate de quinine 2 gr.
Extrait de quassia 0 — 50 centigr.
Extrait de ményanthe Q. s.

M. F. s. a. 20 pilules.

PILULES FÉBRIFUGES ET TONIQUES.

Sulfate de quinine 1 gr.
Tartrate de fer et potasse 5 —
Extrait de quinquina Q. s.

Pour 50 pilules. 2 à 6 par jour.

PILULES DE QUININE ARSENICALES.

Sulfate de quinine 2 gr. 50 centigr.
Acide arsénieux 0 — 10 —
Extrait de gentiane Q. s.

Pour 100 pilules. 2 à 5 par jour.

PILULES DE QUININE ET DIGITALE (Rillard).

Sulfate de quinine 1 gr.
Extrait aqueux de digitale 0 — 20 centigr

F. 25 pilules.

POMMADE CONTRE ALOPÉCIE (Ewald).

Sulfate de quinine } āā 2 gr. 50 centigr.
Tannin }
Baume du Pérou 1 —
Eau de Cologne 5 —
Baume Nerval 50 —

POMMADE FÉBRIFUGE (Labadie-Lagrave).

Sulfate de quinine acide 1 gr
Axonge 10 —

M.

POMMADE DE QUININE (Sémanas).

Bisulfate de quinine 2 gr.
Axonge ou lanoline 20 —

M. intimement.

POTION AU SULFATE DE QUININE.

Sulfate de quinine 0 gr. 2 décigr. à 1 gr.
Acide tartrique 0 — 2 — à 1 —
Sirop de limons 30 —
Eau distillée 90 —

F. dissoudre. Mêlez :
A prendre en 1 ou 2 fois, 6 heures avant l'accès.

POTION CONTRE SUEURS NOCTURNES (Graves).

Bisulfate de quinine 0 gr. 50 centigr.
Teinture de jusquiame 6 —
Sirop de sucre 25 —
Infusion de camomille 100 —

1 *cuillerée toutes les 3 heures.*

POTION DE QUININE.

Sulfate neutre de quinine 1 gr.
Eau 100 —
Sirop de quinquina } āā 20 —
Sirop diacode }

A prendre en 2 fois, à 1 heure d'intervalle.

POTION DE SULFATE DE QUININE AU CAFÉ.

D'une part :

Café torréfié 12 gr.
Eau bouillante 100 —

F. infuser; passez. D'autre part :

Sulfate de quinine Q. v.
Sucre blanc 15 gr.

Triturez ensemble; mêlez à l'infusé.

POTION FÉBRIFUGE ALCOOLIQUE (Hérard).

Sulfate de quinine Q. v.
Eau-de-vie de Cognac 20 gr.

F. dissoudre. A prendre en 1 fois.

POTION FÉBRIFUGE TARTARISÉE (Righini).

Sulfate de quinine 0 gr. 2 à 0 gr. 5 décigr.
Acide tartrique 0 — 5 —
Eau distillée 60 —
Sirop de menthe 30 —

F. dissoudre. Dose : la potion entière en 1 ou 2 fois, 2 heures avant l'accès.

POUDRE DE QUININE EFFERVESCENTE (Meirien).

Sulfate de quinine 1 gr. à 1 gr. 50 centigr.
Acide tartrique 12 —
Bicarbonate de soude } āā 15 gr.
Sucre pulvérisé }

M. et divisez en 10 paquets.

POUDRE DE SULFATE DE QUININE.

Sulfate de quinine 2 gr.
Sucre 4 —

6 *paquets 3 par jour.*

POUDRE FÉBRIFUGE.

Sulfate de quinine 2 gr.
— de morphine 0 — 05 centigr.

M. 8 paquets. 2 par jour.

PRISES CONTRE COQUELUCHE (Heubner).

Sulfate de quinine 1 gr.
Poudre de belladone 0 gr. 10 centigr
Sucre 10 —

F. s. a. 10 doses. 3 par jour.

SIROP DE SULFATE DE QUININE.

Sulfate de quinine 5 gr.
Teinture d'écorce d'oranges amères 25 —
Sirop de quinquina 470 —

0 *gr.* 10 *centigr. par cuillerée à bouche.*

SIROP DE SULFATE DE QUININE (Codex).

20 *gr. contiennent* 0 *gr.* 10 *de sel.*

SOLUTION TARTRIQUE DE SULFATE DE QUININE (Bertella).

Sulfate de quinine } āā 1 gr
Acide tartrique }
Eau distillée 20 —

F. dissoudre; filtrez :

SOLUTION TITRÉE DE SULFATE DE QUININE (F. H. M.).

Sulfate de quinine 5 gr.
Eau distillée 60 —
Acide sulfurique dilué Q. s.

1 *gr. de sel pour* 13.

SUPPOSITOIRE DE QUININE.

Sulfate de quinine 0 gr. 25 à 1 gr.
Beurre de cacao 4 —

Incorporez.

TEINTURE FÉBRIFUGE (Warburg).

Sulfate de quinine 2 gr.
Aloès hépatique et zédoaire āā 4 —
Racine d'angélique 0 — 10 centigr.
Camphre 0 — 10 —
Safran 0 — 15 —
Alcool 100 —

F. s. a. 20 *gr. par jour.* (Dorr.)

— **TANNATE DE QUININE.** — Peu soluble eau, plus soluble alcool; contient 20 à 21 p. 100 de quinine.

Prop. thér. — Préconisé contre les sueurs et fièvres des phthisiques.

Posol. — Comme le *Sulfate.*

PILULES DE TANNATE DE QUININE OPIACÉES.

Tannate de quinine 1 gr.
Opium pulvérisé 0 — 05 centigr.
Extrait de gentiane Q. s

Pour 10 *pilules.*

— **TARTRATE DE QUININE BASIQUE.** — Peu soluble eau.

SULFOTARTRATE DE QUININE.

Sulfate de quinine 4 gr.
Acide tartrique 2 —
Eau distillée 60 gr.

F. s. a. Dose : 5 *à* 30 *gr. par jour.*

— **VALÉRIANATE DE QUININE** ($C^{20}H^{24}Az^2O^2. C^5H^{10}O^2$). — Soluble 110 parties eau froide et dans 39 d'après Regnauld et Villejean, 6 d'alcool ; contient 76 p. 100 de quinine.

Prop. thérap. — Fébrifuge, antispasmodique, antinévralgique.

Posol. — *A l'int.* 0 gr. 30 centigr. à 1 gr.

LAVEMENT DE VALÉRIANATE DE QUININE.

Valérianate de quinine 0 gr. 5 décigr. à 1 —
Infusion de valériane 150 —

F. s. a.

PILULES DE VALÉRIANATE DE QUININE.

Valérianate de quinine 2 gr.
Extrait de quinquina Q. s.

F. s. a. 20 pilules. De 2 à 10 par jour.

POTION DE VALÉRIANATE DE QUININE (Néligan).

Valérianate de quinine 0 gr. 3 à 0 gr. 4 décigr.
Infusion de cascarille 125 —

M. 1 cuillerée à bouche 4 fois par jour.

Tableau comparatif de la richesse en quinine et de la solubilité des divers sels.

SELS	QUANTITÉ de quinine contenue dans un gramme de sel	SOLUBILITÉ à 15° un gramme de sel se dissout dans	QUANTITÉ de quinine contenue dans un cent. cube de solution
Azotate basique	0.856	36	0.024
— neutre	0.750		
Bromhydrate basique	0.765	60	0 0125
— neutre	0.600	7	0.025
Chlorhydrate basique	0.836	25	0.040
— neutre	0.899	9	0.090
Ferrocyanhydrate basique	0.562	»	»
Lactate basique	0.726	12	0 077
— neutre	0.783	3	0.195
Salicylate basique	0.688	880	»
— neutre	0.540	»	»
Sulfate basique	0 743	680	0.001 env.
— neutre	0.592	11	0.049
Sulfovinate neutre	0.610	3	0.15
Tannate	0.206	»	»
Valérianate basique	0.760	110 ou 39 (Regnauld)	»

Ce tableau est tiré du *Traité de l'art de formuler* (1879).

R

RAIFORT. — *Cochlearia armorica* (Crucifères). *Syn.* Cran, cranson, moutarde des moines, radis de cheval.

Part. empl. — Racine fraîche.

Prop. thérap. — Antiscorbutique puissant, antigoutteux, stimulant énergique, diurétique, rubéfiant.

Prép. pharm. et posol. — *A l'int.* Sirop composé (antiscorbutique) 20 à 50 gr. ; — teinture composée 16 à 32 gr. ; — vin antiscorbutique 30 à 125 gr.

BIÈRE ANTISCORBUTIQUE (Sapinette).

Raifort récent	60 gr.
Cochléaria	30 —
Bourgeons de sapin	30 —
Bière nouvelle	2000 —

F. macérer 3 ou 4 jours. Filtrez. (Cod.)

TISANE DE RAIFORT COMPOSÉE (Bouch.).

Raifort sauvage récent et contusé	50 gr.
Eau	1000 —

F. infuser. Passez ; ajoutez :

Sirop antiscorbutique	100 —

M. A prendre par petites tasses.

RAISIN. — Fruit de la vigne. *Vitis vinifera* (Ampélidées).

Part. empl. — Fruit vert, fruit sec.

Prop. thérap. — Raisins frais, rafraîchissants, laxatifs (cure de raisin), raisins secs (1° de Corinthe ; 2° de Malaga). Béchiques, adoucissants, font partie des quatre fruits pectoraux.

— **RAISIN D'OURS.** — V. *Busserole.*

RATANHIA. — *Krameria triandra, ixina, grandifolia, tomentosa* (Polygalées).

Part. empl. — Racine.

Princ. act. — Tannin.

Prop. thérap. — Astringent puissant.

Prép. pharm. et posol. — *A l'int.* Extrait, 0 gr. 50 centigr. à 5 gr. ; — infusion, 20 p. 1000 ; — poudre, 1 à 10 gr. ; — sirop, 10 à 100 gr. ; — suppositoires contenant 1 gr. d'extrait ; — teinture 5 à 20 gr. — *A l'ext.* Décoction 50 p. 1000.

Incompt. — Alcalis et leurs carbonates, albumine, sels de plomb de mercure, de chaux.

DÉCOCTION DE RATANHIA CONTRE MÉTRORRHAGIES.

Ratanhia	20 gr.

Faites bouillir dans :

Eau	200 —

Passez et ajoutez :

Eau de Rabel	10 —
Sirop de ratanhia	50 —

F. s. a. Par cuillerées toutes les heures.

INJECTION DE RATANHIA.

Extrait de ratanhia	4 gr.
Glycérine	20 —
Eau de roses	120 —
Laudanum de Sydenham	XX gouttes.

LAVEMENT DE RATANHIA CONTRE FISSURES A L'ANUS (Bretonneau).

Extrait de ratanhia	1 gr.
Alcool	1 —
Eau	125 —

Pour 1/4 de lavement.

LAVEMENT DE RATANHIA (F. H. M.)

Racine de ratanhia concassée	5 gr
Eau	Q. s

Pour 500 gr. de décoction. F. bouillir une 1/2 heure. Passez.

POMMADE ASTRINGENTE.

Extrait de ratanhia	2 à 4 gr.
Axonge benzoïnée	30 —

M.

POTION ANTIDIARRHÉIQUE (Delioux).

Ether sulfurique	4 gr.
Extrait de ratanhia	4 —
Sirop d'opium	30 —
Hydrolat de menthe	60 —
— de mélisse ou d'oranger	60 —

M. Une cuillerée à bouche tous les 1/4 d'heure.

POTION ASTRINGENTE (Codex).

5 gr. d'extrait pour 150. 1 cuillerée à bouche toutes les 1/2 heures.

POTION ASTRINGENTE (Prade).

Tannin		1 gr.
Eau camphrée		200 —
Sirop d'extrait de ratanhia	ãã	20 —
Sirop de gomme arabique		

M. 1 *à* 12 *cuillerées dans les* 24 *heures.*

POTION CONTRE LA MÉTRORRHAGIE POST-PARTUM (Courty).

Extrait de ratanhia	4 gr.
Ergotine	1 —
Extrait thébaïque	0 — 10 centigr.
Hydrolat de fleurs d'oranger	30 —
Infusion de feuilles de digitale (0 gr. 30)	100 —
Teinture de cannelle	15 —
Sirop de grande consoude	30 —

F. s. a. une cuillerée à bouche toutes les 3 *ou* 6 *heures.*

Pour les potions antidiarrhéiques, voir Sous-nitr. de bismuth.

SUPPOSITOIRE ANTIHÉMORRHOIDAL.

Extrait de ratanhia	0 gr. 50 centigr.
Chlorhydrate de morphine	0 — 02 —
Beurre de cacao	4 —

F. 1 *suppositoire.*

SUPPOSITOIRES DE RATANHIA (Cod.).

1 *gr. d'extrait par suppositoire.*

SUPPOSITOIRE CONTRE LE VAGINISME (Bouchut).

Beurre de cacao	5 gr.
Extrait de ratanhia	3 —

Pour 1 *suppositoire.*

TISANE DE RATANHIA (Cod.).

Préparer par infusion 20 *p.* 1000.

RÉGLISSE. — *Glycyrrhiza glabra* (Légumineuses). *Syn.* Bois doux, racine douce.

Part. empl. — Racine et rhizome, suc.

Princ. act. — Glycyrrhizine.

Prop. thérap. — Adoucissant, béchique, employé pour édulcorer les tisanes, poudre employée pour la confection des pilules.

Prép. pharm. et posol. — *A l'int.* Infusion, 15 à 60 p. 1000; — pâte brune *ad libitum ;* — pâte noire *ad libitum ;* poudre, 5 à 20 gr. ; — suc épaissi *ad libitum.*

POUDRE DE RÉGLISSE COMPOSÉE

Réglisse pulv.	60 gr.
Sené —	60 —
Soufre lavé	30 gr.
Fenouil pulv.	30 —
Sucre —	180 —

REINE-DES-PRÉS. — V. *Ulmaire.*

RENOUÉE. — *Polygonum aviculare* (Polygonacées).

Part. empl. — Plante entière.

Prop. thérap. — Astringent.

Prép. pharm. et posol. — *A l'int.* Infusion 50 à 100 p. 1000; poudre, 1 à 10 gr. (inusité).

RÉSINE ÉLÉMI. — V. *Elémi.*

RÉSORCINE ($C^{12}H^6O^4$). — Dioxybenzine, métadioxybenzol; prismes rhomboïdaux incolores fusibles à 119°, soluble dans la moitié de son poids d'eau plus soluble encore dans l'alcool et l'éther, à peu près insoluble dans le chloroforme.

Prop. thérap. — Employée comme topique contre ulcères syphilitiques et scrofuleux; utilisée dans la coqueluche et comme antipyrétique.

Prép. pharm. et posol. — *A l'int.* 2 à 5 gr. — *A l'ext.* en pommades, en solution.

MIXTURE CONTRE COUPEROSE (Petrini).

Résorcine 1 gr.
Ichthyol 2 —
Collodion riciné 30 —
F. s. a.

POMMADE ANTISEPTIQUE A LA RÉSORCINE.

Résorcine 10 à 30 gr.
Vaseline 100 —
M. contre eczéma subaigu.

POTION A LA RÉSORCINE ANTIPYRÉTIQUE. (Ugo Bassi).

Résorcine 2 à 5 gr.
Eau distillée 80 —
Eau distillée de fleur d'oranger 5 gr.
Sirop simple 30 —
M. A prendre en 2 ou 3 fois.

SOLUTION ANTISEPTIQUE DE RÉSORCINE.

Résorcine 1 à 4 gr.
Eau distillée 100 —
F. dissoudre.

PHÉNOL RÉSORCINE.

Mélange obtenu en faisant fondre 67 gr. de phénol et 33 gr. de résorcine.

RHINACANTHUS. — *Rhinacanthus communis* (Acanthacées).

Part. empl. — Racine.

Princ. act. — Rhinacanthine ($C^{14}H^{18}O^{4}$).

Prop. thérap. — Employée contre l'impétigo.

Prép. pharm. et posol. — *A l'ext.* Poudre mélangée avec du jus de citron.

RHUBARBES. — Deux variétés.

— 1° **RHUBARBES EXOTIQUES.** — Rhubarbes de Chine, de Moscovie, de Perse, provenant du *Rheum officinale*, *Rheum palmatum* et *Rheum tanguticum* (Polygonacées).

— 2° **RHUBARBES INDIGÈNES.** — Provenant surtout du *Rheum rhaponticum*, *Rheum undulatum*, *Rheum compactum*.

Part. empl. — Tige, souche.

Princ. act. — Acides gallique, tannique, chrysophanique, 3 résines (aporétine, phaorétine, érythrorétine).

Prop. thérap. — Laxatif, purgatif, tonique (torréfiée).

Prép. pharm. et posol. — *A l'int.* Extrait, 0 gr. 10 à 0 gr. 50 centigr.; — macération, 10 p. 1000; — poudre, 0 gr. 30 à 0 gr. 60 centigr. (tonique), — 4 gr. et plus (purgatif); — sirop simple, 10 à 50 gr.; — sirop composé (sirop de chicorée composé), 10 à 50 gr.; — teinture 5 à 10 gr.; — vin, 10 à 50 gr.

Incompat. — Eau de chaux, émétique, infusés astringents.

ALCOOLÉ DE RHUBARBE COMPOSÉ. ÉLIXIR SACRÉ (Ph. Brit.).

Rhubarbe concassée 40 gr.
Aloès 24 —
Semences de cardamome 15 —
Alcool à 56° C. 1000 —
F. macérer 8 jours Filtrez. 2 à 4 gr. (stomachique). 10 à 25 gr. (purgatif).

ÉLECTUAIRE DE RHUBARBE COMPOSÉ ÉLECTUAIRE CATHOLICUM (Cod.).

8 à 20 *gr. (inusité).*

EXTRAIT COMPOSÉ (Ph Germ.).

Extrait rhubarbe 3 gr.
Extrait d'aloès 1 —
Eau distillée 4 —
P. dissoudre à une douce chaleur:
Savon de jalap 1 gr.
Alcool à 86° C. 4 —
F. dissoudre. M. les 2 solutions. F. évaporer au B.-M. jusqu'à siccité. 0 gr. 20 centigr. à 0 gr. 50 centigr.

INFUSÉ ALCALIN DE RHUBARBE
(Ph. Autr.).

Racine de rhubarbe concassée	6 gr.
Carbonate sodique cristallisé	2 —
Eau distillée	100 —

F. bouillir quelque instants; laissez infuser jusqu'à refroidissement. Passez; exprimez. Filtrez, 2 à 5 gr. (tonique); 10 à 50. gr. purgatif.

LIQUEUR CORDIALE DE WARNER.

Rhubarbe	80 gr.
Séné	20 —
Safran	5 —
Réglisse	20 —
Raisins secs	500 —
Alcool à 21°	1500 —

F. digérer 15 jours. Filtrez. 8 gr. (stomachique); 30 gr. purgatif.

MACÉRATION APÉRITIVE (Fonssagrives).

Rhubarbe de Chine concassée	4 gr.
Ecorces d'oranges amères concassées	4 —
Eau commune	250 —

F. macérer 12 heures. 2 à 4 cuillerées à bouche par jour.

PILULES DE RHUBARBE (Clerc).

Poudre de rhubarbe	4 gr.
— d'aloès	3 —
— de myrrhe	2 —
Essence de carvi	V gouttes.
Savon médicinal.	Q. s.

F. s. a. 100 pilules. Une matin et soir.

PILULES DE RHUBARBE ET BELLADONE
(Wunderlich).

Extrait de rhubarbe Poudre de rhubarbe	} āā 1 gr. 50 centigr.
Extrait de belladone	0 — 50 —

F. s. a. 30 pilules. 2 par jour.

PILULES DE RHUBARBE SAVONNEUSES
(Ph. Esp.).

Rhubarbe pulvérisée	0 gr. 25 centigr.
Savon médicinal	0 — 06 —
Sirop simple	Q. s.

M. pour 1 pilule. 1 à 5.

PILULES LAXATIVES (Hufeland).

Extrait de fiel de bœuf Savon médicinal Rhubarbe pulvérisée	} āā 5 gr.
Extrait de pissenlit	Q. s.

F. s. a. des pilules de 0 gr. 10 centigr. 5 à 6 matin et soir.

POTION CONTRE GASTRO-ENTÉRITE
CATARRHALE (Ewald).

Rhubarbe concassée	3 gr.

Faites infuser dans :

Eau bouillante	150 —

Passez et ajoutez après refroidissement :

Bicarbonate de soude	5 —
Essence de menthe	V gouttes.
Sirop d'écorce d'oranges amères	25 gr.

1 cuillerée toutes les 2 heures.

POTION ANTIDIARRHÉIQUE (Archambault).

Teinture de rhubarbe	10 gr.
Sulfate de magnésie	6 —
Hydrolat d'anis	45 —
Sirop de gomme	15 —

F. s. a. 1 cuillerée à café 3 fois par jour à un enfant de 1 an.

POTION PURGATIVE (F. H. M.).

Rhubarbe concassée	4 gr.
Manne en sorte	60 —
Eau bouillante	150 —

F. infuser la rhubarbe dans l'eau pendant 20 minutes. F. dissoudre la manne. Passez. A prendre en 1 ou 2 fois.

POUDRE LAXATIVE TARTARISÉE.

Poudre de rhubarbe — de crème de tartre — d'écorce d'oranges amères	} āā 10 gr.

Par cuillerée à café.

POUDRE DE RHUBARBE ALCALINE (Leube)

Poudre de rhubarbe	20 gr.
Sulfate de soude	10 —
Bicarbonate de soude	5 —
Sucre vanillé	3 —

Par cuillerée à café.
F. s. a.

POUDRE DE RHUBARBE COMPOSÉE
(Ph. Edimb.).

Rhubarbe	25 gr.
Magnésie calcinée	75 —
Gingembre	12 —

Pulvérisez. M. 2 à 10 gr.

POUDRE DE RHUBARBE FERRUGINEUSE

Rhubarbe pulv.	5 gr.
Sous-carbonate de fer	2 —
Poudre de cannelle	1 —

Divisez en 10 paquets. 1 chaque repas.

TABLETTES DE RHUBARBE (ancien Cod.).

Chaque tablette contient 5 centigr. de rhubarbe.

TEINTURE DE RHUBARBE CONTRE OXYURES (Sidney-Martin.)

Teinture de rhubarbe	III à VI gouttes.
— de gingembre	I —
Carbonate de magnésie	0 gr. 20 centigr.
Eau	12 —

A prendre dans la journée en 3 ou 4 fois.

TISANE ANTIDYSENTÉRIQUE (Zimmermann).

Racine de rhubarbe concassée	4 gr.
Crème de tartre	30 —
Orge	60 —
Eau	2500 —

F. bouillir jusqu'à réduction à 2000. Passez. Par verres.

TISANE DE RHUBARBE TONIQUE.

Rhubarbe, Quinquina, Ecorce d'orange amère	} 5 gr.
Eau	1000 —

F. macérer 4 heures.

TISANE DE RHUBARBE (Cod.) (Eau de rhubarbe).

Rhubarbe	5 gr.
Eau	1000 —

F. macérer. A prendre comme boisson ordinaire.

VIN DE RHUBARBE (Cod.).

Rhubarbe	60 gr.
Vin Grenache	1000 —

10 à 20 gr. (stomachique). 20 à 60 gr. (laxatif).

VIN DE RHUBARBE (Ph. Germ.).

Rhubarbe concassée	8 gr.
Ecorce d'orange	2 —
Petit cardamome	1 —
Vin d'Espagne	100 —

F. macérer 3 jours. Passez. Exprimez. Ajoutez :

Sucre blanc	12 gr.

F. dissoudre. Filtrez. Comme ci-dessus.

RHUS RADICANS. — *Rhus toxicodendron.* Sumac vénéneux ; inusité.

Prop. thérap. — Employé contre la paraplégie.

Prép. pharm. et posol. — *A l'int.* Macération, V à XX gouttes ; — extrait, 0 gr. 20 centigr. à 3 gr. (successivement) ; — poudre 0 gr. 05 à 0 gr. 25 centigr.

N. B. — L'extrait est moins actif que la plante fraîche.

RICIN. — *Ricinus communis* (Euphorbiacées). *Syn. Palma Christi.*

Part. empl. — Semences desquelles on retire l'huile par expression.

Prop. thérap. — Purgatif.

Prép. pharm. et posol. — *A l'int.* 10 à 60 gr.

ÉMULSION PURGATIVE AVEC L'HUILE DE RICIN (Cod.).

Renferme 30 gr. d'huile de ricin. A prendre en une fois le matin à jeun.

ÉMULSION PURGATIVE AVEC L'HUILE DE RICIN (Ph. Lond.).

Eau distillée de menthe	30 gr.
Huile de ricin	24 gr.
Soluté de potasse. D. 1.075	8 —

M. Agitez fortement. A prendre en une fois.

LAVEMENT D'HUILE DE RICIN.

Huile de ricin	20 à 50 gr.
Décoction de graine de lin	250 —

LAVEMENT D'HUILE DE RICIN (F. H. P.).

Huile de ricin	20 à 60 gr.
Jaune d'œuf	n° 1

M. Ajoutez peu à peu en agitant :

Décoction émolliente	500 gr.

MIXTURE PURGATIVE.

Huile de ricin	30 à 40 gr.
Suc de 1 à 2 citrons	

F. s. a.

POTION D'HUILE DE RICIN (Velpeau).

Huile de ricin pure	30 à 50 gr.
Gomme arabique pulvérisée	10 —
Eau de menthe	120 —
Sirop citrique	30 gr.

F. s. a. En 2 fois le matin à jeun.

POTION PURGATIVE (Cottereau).

Huile de ricin	15 à 45 gr.
Sirop de limons	30 —
Eau distillée de menthe	15 —

M. En une fois.

— ACIDE SULFORICINIQUE — SULFORICINATE DE SOUDE. — *Syn.* Solvine. polysolve, dissolvant universel, huile tournante ricinique. huile pour la teinture en rouge turc.

Quand on fait agir l'acide sulfurique pur sur l'huile de ricin dans certaines conditions on obtient un produit ayant la consistance d'un sirop très épais, de couleur jaune foncé; c'est l'acide sulforicinique ou mieux sulforicinate de soude medicinal.

Empl. thérap. — Il s'émulsionne avec l'eau. Il dissout un très grand nombre de corps. notamment le naphtol (10 p. 100). la créosote (10 p. 100). le salol (15 p. 100). l'acide phénique (de 20 (Codex) à 40 p. 100). (Berliozet Ruault.) Ces solutions donnent également avec l'eau des émulsions parfaites. Il sert à préparer des liquides antiseptiques, des pommades, des onguents. Il est employé pour le traitement de la tuberculose laryngée ulcéreuse, de l'ozène, de la diphtérie, etc., etc.

Voir au *Formulaire thérapeutique*, le traitement de la diphtérie par le Dr Josias.

RIZ. — *Oriza sativa* (Graminées).

Part. empl. — Semence décortiquée.

Prop. thérap. — Emollient, antidiarrhéique.

Prép. pharm. et posol. — *A l'int.* Décoction, 30 à 40 p. 1000. — *A l'ext.* Farine en cataplasmes

PALAMOUD.

Cacao torréfié		30 gr.
Farine de riz	āā	120 —
Fécule de pomme de terre	āā	120 —
Santal rouge		4 —
Salep		15 gr.
Sucre		25 —
Vanille		1 —

1. 2 ou 3 *cuillerées dans* 250 *gr. d'eau, de lait ou de bouillon.*

RACAHOUT DES ARABES.

Cacao torréfié	āā	60 gr.
Fécule de pomme de terre	āā	60 gr.
Farine de riz	āā	60 gr.

TISANE DE RIZ (Cod.).

20 *gr. pour* 1000.

ROMARIN. — *Rosmarinus officinalis* (Labiées). *Syn.* Rosemarine.

Part. empl. — Jeune rameau fleuri.

Prop. thérap. — Stomachique, stimulant, emménagogue.

Prép. pharm. et posol. — *A l'int.* Essence, IV gouttes; — infusion, 10 à 20 p. 1000. — *A l'ext.* Teinture d'essence (alcoolé), en frictions.

FRICTIONS STIMULANTES.

Essence de romarin	10 gr.
Essence de citron	20 gr.
Alcool rectifié	150 —

F. s. a.

RONCE SAUVAGE. — *Rubus fruticosus* (Rosacées). *Syn.* Ronce noire.

Part. empl. — Feuilles.
Prop. thérap. — Astringent.
Prép. pharm. et posol. — *A l'ext.* Infusion, 20 p. 1000 en gargarismes.

ROSES. — Du rosier (Rosacées).
Plusieurs variétés.

— 1° **ROSE A CENT FEUILLES** (*Rosa centifolia*). — *Syn.* Rose pâle.
Part. empl. — Pétales.
Prop. thérap. — Astringent léger.
Prép. pharm. et posol. — *A l'int.* Sirop, 10 à 50 gr. — *A l'ext.* Eau distillée de roses en collyres.

— 2° **ROSES DE DAMAS** (*Rosa damascena*).
Part. empl. — Pétales ; sert à la préparation de l'essence de roses.

— 3° **ROSE ROUGE** (*Rosa gallica*). — *Syn.* Rose de Provins.
Part. empl. — Pétales.
Prop. thérap. — Astringent énergique.
Prép. pharm. et posol. — *A l'int.* Infusion, 20 p. 1000 ; mellite de roses ou miel rosat, 10 à 60 gr. ; — vinaigre rosat à 1/10, 5 à 30 gr.

— 4° **ROSIER SAUVAGE** (*Rosa canina*). — *Syn.* Eglantier.
Part. empl. — Fruit, appelé cynorrhodon.
Prop. thérap. — Astringent, acidule, est la base de la conserve de cynorrhodon ; très usitée pour la confection des pilules.
Prép. pharm. et posol. — *A l'int.* Conserve de cynorrhodons, *ad libitum*.

CÉRAT A LA ROSE (Cod.).

Émollient.

COLLUTOIRES AU MIEL ROSAT.

V. *Alun*, *Borate de soude*.

CONSERVE DE ROSES ROUGES (Cod.).

2 à 30 gr. et plus.

ÉLECTUAIRE ANTIDIARRHÉIQUE.

Sous-nitrate de bismuth	10 gr.
Teinture d'opium	1 —
Poudre de cannelle	2 —
Conserves de roses.	Q. s.

A prendre dans la journée.

ÉLECTUAIRE ASTRINGENT DE SAINTE-MARIE (Dorv.).

Poudre de phosphate de chaux	10 gr.
Poudre de quinquina	ãã 25 —
— d'écorce d'oranges	ãã 25 —
Conserves de roses	ãã 25 —
— de cynorrhodon	ãã 25 —

5 à 10 gr. par jour.

GARGARISME ASTRINGENT.

Roses rouges	5 gr.
Infuser dans :	
Eau bouillante	150 —
Passez et ajoutez :	
Aloès	4 —
Miel rosat	30 —

GARGARISME DÉTERSIF (F. H. M.).

Mellite de roses	30 gr.
Eau	200 —

M.

GARGARISME DÉTERSIF.

Eau commune	250 gr.
Mellite de roses	60 —
Acide sulfurique dilué	20 —

M.

INFUSION DE ROSES ROUGES, TISANE DE ROSES ROUGES (Cod.).

10 *gr. pour* 1000.

INJECTION OU FOMENTATION AVEC LES ROSES ROUGES.

Roses de Provins	60 gr.

Vin rouge 1000 gr.

F. infuser 1 heure. Passez avec expression. On ajoute souvent 50 à 100 gr. d'alcoolature vulnéraire.

LAVEMENT ASTRINGENT (Bouch.).

Bistorte	āā	10 gr.
Roses rouges		
Eau		300 —

F. Infuser; passez ; ajoutez :

Laudanum de Sydenham V gouttes

MELLITE DE ROSES ROUGES (Cod.).

20 *à* 60 *gr. En gargarismes, collutoires.*

VIN DE ROSES ROUGES (H. P.).

Roses de Provins	6 gr.
Alcool à 90° C.	10 —
Vin rouge	100 —

Mettez en contact pendant 10 jours. Passez. Filtrez.

VINAIGRE DE ROSES ROUGES. VINAIGRE ROSAT (Cod.).

10 *à* 30 *gr. En boisson. Gargarisme.*

RUE. — *Ruta graveolens* (Rutacées). — *Syn.* Rue des jardins.

Part. empl. — Plante fleurie.

Princ. act. — Acide rutique. Huile essentielle.

Prop. thérap. — Excitant, nervin, emménagogue puissant.

Prép. pharm. et posol. — *A l'int.* Essence, 1 à X gouttes ; — extrait alcoolique, 0 gr. 10 à 0 gr. 25 centigr. (inusité) ; — infusion 5 p. 1000 ; — poudre, 1 gr. à 1 gr. 50 centigr. — *A l'ext.* Infusion 20 p. 1000.

PILULES DE RUE ET DE SABINE (Beau).

Poudre de rue	0 gr. 05 centigr.
— de sabine	0 — 05 —
Sirop	Q. s.

F. s. a. Une pilule. 1 le matin et 1 le soir.

POTION EMMÉNAGOGUE DE DESBOIS (Cad.).

Sucre		30 gr.
Huile essentielle de rue	āā	VI gouttes
Huile essentielle de sabine		

Triturez. Ajoutez :

Eau distillée d'armoise	150 gr.
— de fleurs d'oranger	10 —

Une cuillerée toutes les 2 heures.

POTION EMMÉNAGOGUE.

Armoise	5 gr.
Safran	2 —

F. infuser dans :

Eau bouillante	125 —

Passez et ajoutez :

Huile essentielle de rue	āā	V gouttes.
— — de sabine		
Elixir de Garus		30 gr.

RUSMA. — Pâte épilatoire des Turcs. V. *Arsenic. Orpiment.*

S

SABINE (*Juniperus sabina*). — Conifères. *Syn.* Savinier.

Part. empl. — Sommités des rameaux, feuilles.

Prop. thérap. — Vermifuge, emménagogue énergique, escharotique, employé pour le pansement des ulcères.

Prép. pharm. et posol. — *A l'int.* Extrait alcoolique, 0 gr. 10 à 0 gr. 20 centigr. (inusité) ; huile essentielle. I à X gouttes ; — infusion, 5 p. 1000 ; — poudre, 0 gr. 50 centigr. à 1 gr. *A l'ext.* Infusion, 20 p. 1000 (pour pansement), poudre (escharotique).

PILULES EMMÉNAGOGUES (Cadet).

Poudre de sabine 4 gr.
— de safran } āā 2 —
— de centaurée }
Extrait d'armoise Q. s.

Pour 36 pilules. 2 à 5 par jour.

POUDRE EMMÉNAGOGUE.

Poudre de sabine }
— de rue } āā 5 gr.
— de gingembre }
Sucre vanillé 40 —

M. Et divisez en 20 paquets. 1 ou 2 par jour.

POUDRE POUR DÉTRUIRE LES VÉGÉTATIONS (Langlebert).

Poudre de sabine 5 gr.
— d'alun calciné 5 —

Calomel 2 gr.
Sublimé 0 gr. 05 à 0 — 10 centigr.

M. Exactement. 2 applications par jour.

POUDRE POUR DÉTRUIRE LES VÉGÉTATIONS (Velpeau).

Sabine pulvérisée 10 gr.
Alun calciné pulvérisé 20 —

M. 2 applications (soir et matin).

POUDRE POUR DÉTRUIRE LES VERRUES.

Sabine pulvérisée } āā P. É.
Vert-de-gris pulvérisé }

M.

POUDRE POUR LE PANSEMENT DES CONDYLOMES (Coulson).

Sulfate d'alumine et de potasse pulvérisé 4 gr.
Sabine pulvérisée 4 —

M.

SACCHARINE. — *Syn.* Benzoïl-sulfonic-imide, sucre de houille. Produit découvert en 1879, par Fahlberg en oxydant l'orthocresylsulfamide.

Prop. Petits cristaux microscopiques blancs, très peu solubles dans l'eau froide (1/400e), plus solubles dans la glycérine et l'alcool (30 parties). — La réaction de la saccharine est acide et elle forme des sels alcalins, qui sont solubles dans l'eau; un mélange de saccharine avec la moitié de son poids de bi carbonate de soude est soluble dans l'eau : son pouvoir sucrant est égal à environ 300 fois celui du sucre de canne, etc.

Usage. — Alimentation des diabétiques; dose : 0,05 à 0,10 par jour.

Prop. pharm. —

TABLETTES COMPRIMÉES.

Saccharine 0 gr. 05 centigr.
Bicarbonate de soude 05 —

1 à 2 par jour pour sucrer les liquides.

TABLETTES.

Saccharine 3 gr.
Bi carbonate de soude 2 —
Mannite 50 —

Pour 100 tablettes dont chacune équivaut à environ 10 gr. de sucre de canne.

SAFRAN. — *Crocus sativus* (Iridées).

Part. empl.— Divisions stigmatifères du style.

Prop. thérap. — Excitant, stimulant général, emménagogue.

Prép. pharm. et posol. — *A l'int.* Electuaire composé (Confection d'Hyacinthe) 5 à 20 gr.; — extrait, 0 gr. 10 centigr. à 1 gr. (inusité); — poudre, 0 gr. 20 centigr. à 2 gr. ; — sirop, 20 à 60 gr. ; — teinture, 4 à 20 gr. ; — tisane, 0 gr. 50 centigr. par tasses.

COLLUTOIRE BORO-SAFRANÉ (Delioux).

Safran pulvérisé 0 gr. 50 centigr.
Borate de soude porphyrisé 1 —
Teinture de myrrhe X gouttes.
Glycéré d'amidon 10 gr.

F. s. a. Frictions répétées sur les gencives.

GLYCÉROLÉ DE CHLOROFORME SAFRANÉ (Deboul).

Chloroforme 1 gr.
Alcoolé de safran 1 —
Glycérine 30 —

M. Frictions sur les gencives.

PILULES EMMÉNAGOGUES.

Tartrate de fer et de potasse	0 gr. 50 centigr.
Safran en poudre, Cannelle	ãã 2 —
Sirop d'armoise	Q. s.

F. 10 pilules. 2 à 4 par jour.

POTION EMMÉNAGOGUE.

Infusé de safran (1 p. 100)	150 gr.
Eau de cannelle	50 —
Sirop de safran	50 —

En 2 fois matin et soir.

SIROP DE DENTITION (Delabarre).

Safran	3 gr.
Tamarin	30 —
Miel	200 —
Eau	100 —

F. s. a.

AUTRE (Yvon).

Miel rosat	60 gr.
— de mercuriale	20 —
Teinture de safran	20 —
— de myrrhe	10 —
— de vanille	5 —
— de coca	5 —

TISANE AVEC LE SAFRAN (F. H. P.).

Safran	2 gr.
Eau bouillante	1000 —

F. infuser. A prendre par petites tasses.

VIN EMMÉNAGOGUE (Bonnet).

Vin blanc	300 gr.
Teinture de safran	20 —
Acétate d'ammoniaque	20 —
Sirop d'armoise	125 —

M. 30 gr.

SAFRAN DE MARS APÉRITIF. — V. *Oxyde de fer.*

SAGAPENUM. — Gomme-résine attribuée sans raison au *Ferula persica* (Ombellifères). — *Syn.* Gomme séraphique.

Prop. thérap. Excitant, entre dans la composition de plusieurs emplâtres.

Prép. pharm. et posol. — *A l'int.* 0 gr. 10 centigr. à 1 gr. — *A l'ext.* Q. v. (emplâtres).

PILULES ANTIHYSTÉRIQUES (Murrez).

V. *Galbanum.*

PILULES DE SCHMUCKER.

Sagapénum	30 gr.
Galbanum	30 gr.
Savon médicinal	30 —
Rhubarbe	36 —
Emétique	1 —
Suc de réglisse	30 —

F. s. a. des pilules de 0 gr. 60 centigr.

SAGOU. — Fécule du *Sagus Rumphii, Sagus farinifera. Phœnix farinifera* (Palmiers).

Prop. thérap. — Analeptique.

Prép. pharm. et posol. — *A l'int. ad libitum*, en gelée.

GELÉE DE SAGOU (Soubeiran).

Sagou	15 gr.
Sucre	125 —
Eau	400 gr.

F. bouillir le sagou; ajoutez le sucre; laissez refroidir; aromatisez.

SAINBOIS. — V. *Garou.*

SALEP. — Provient des : *Orchis mascula, Orchis morio. Orchis militaris, Orchis fusca, Orchis bifolia, Orchis latifolia* (Orchidées).

Part. empl. — Tubercules amylacés.

Prop. thérap. — Analeptique.

Prép. pharm. et posol. — *A l'int.* En gelée.

GELÉE DE SALEP (Soubeiran).

V. *Gelée de sagou*, même formule.

SALICAIRE. — *Lythrum salicaria* (Lythrariées).

Part. empl. — Tige, fleurs.

Prop. thérap. — Astringent, antidiarrhéique, antileucorrhéique.

Prép. pharm. et posol. — *A l'int.* Infusion, 50 à 100 gr.; poudre, 1 à 10 gr.

SALICINE. — V. *Saule.*

SALICYLATES. — (V. après *Acide Salicylique.*)

SALICYLIQUE (acide) ($C^7H^6O^3$). — *Syn.* Acide amybenzoïque; soluble 500 parties d'eau, 2,5 d'alcool, 2 d'éther.

On emploie surtout les sels ou salicycates.

Prop. thérap. — Antiseptique énergique, employé contre le rhumatisme articulaire aigu, abaisse la température.

Prép. pharm. et posol. — *A l'int.* 1 à 4 gr. par jour. — *A l'ext.* 1 p. 10 en pommade; 0 gr. 50 centigr. ou 1 pour 50 en solution.

INJECTION SALICYLÉE ANTIBLENNORRHAGIQUE.

Acide salicylique	1 gr.
Teinture d'extrait d'opium	4 —
Eau distillée de roses	400 —

F. dissoudre l'acide dans la teinture; ajoutez l'eau distillée. Injection chaque fois que le malade a uriné.

MIXTURE ANTIFÉBRILE (Jaccoud).

Acide salicylique	1 gr.
Rhum ou cognac	50 —
Vin cordial	120 —
Salicylate de soude	5 —
Eau distillée	5 —

M. A prendre par cuillerées à bouche en 48 heures.

OUATE SALICYLÉE.

Acide salicylique	100 gr.
Alcool à 95° C.	3000 —
Glycérine	40 —

M. Imprégnez la ouate; pressez-la légèrement. F. sécher.

POMMADE DE LASSAR CONTRE ECZÉMA.

Acide salicylique	2 gr.
Oxyde de zinc, Amidon } āā	25 —
Vaseline	50 —

F. s. a.

POUDRE CONTRE OZÈNE (Waldenburg).

Acide salicylique	0 gr. 25 centigr.
Tannin, Borax } āā	2 — 50 —

F. s. a.

POUDRE DÉSINFECTANTE.

Acide salicylique	6 gr.
Talc	100 —
Ad libitum :	
Essence de Winter Green	X gouttes.

M.

POUDRE DÉSINFECTANTE.

Acide salicylique	3 gr.
Amidon	10 —
Talc pulvérisé	87 —

Contre sueurs des pieds.

SOLUTÉ ANTISEPTIQUE, NON TOXIQUE (Portes).

Borate de soude	11 gr.
Acide borique	5 —
— salicylique	5 —
Eau saturée d'essence de thym	1000 —

F. s. a.

SOLUTION SALICYLIQUE BORATÉE

Acide salicylique, Borate de soude } āā	4 gr.
Eau	500 —

F. s. a. pour lavage de la vessie.

VINAIGRE DE PENNÈS.

Acide salicylique	30 gr.
Acétate d'alumine	30 —
Alcoolé d'eucalyptus globulus	100 —
— de verveine	100 —
Alcoolé de lavande	100 —
— de benjoin	100 —
Acide acétique à 8°	100 —

100 *gr. pour un bain; lotions, en étendant l'eau.*

— **SALICYLATE DE BISMUTH.** ($C^7H^7O^5Bi$). Poudre blanche, à peu près insoluble dans l'eau.

Prop. thérap. — Désinfectant de l'intestin, antidiarrhéique, antithermique.

Prép. pharm. et posol. — *A l'int.* 2 à 10 gr. en potion, en poudre en cachets, comme le sous-nitrate de bismuth. (V. à *Bismuth* et à *Naphtol,* les formules dans lesquelles les deux médicaments sont associés.)

POUDRE ANTISEPTIQUE (Moizard.)

Salicylate de bismuth	5	gr.
Sulfate de quinine	1	—
Poudre de benjoin	5	—

F. s. a. En insufflations nasales contre la coqueluche.

— **SALICYLATE DE LITHINE** ($C^7H^5O^3Li$).

Prop. thérap. — Succédané du salicylate de soude (peu usité). Employé comme lui, agit également comme sel de lithine (v. ce mot).

— **SALICYLATE DE QUININE.** V. *Quinine.*

— **SALICYLATE DE SOUDE** ($C^7H^5O^3Na$). — Soluble dans son poids d'eau froide.

Prop. thérap. — Antirhumatismal, préconisé par le Dr Hallopeau, dans l'érysipèle à la dose de 4 grammes dans les 24 heures; on fait en même temps des lotions avec une solution de ce sel.

Prép. pharm. et posol. —*A l'int.* 2 à 6 gr., en potion, cachets, etc.

POMMADE CONTRE PELADE (Erchorst).

Salicylate de soude	5	gr.
Acide phénique	2	—
Axonge	40	—

F. s. a.

POMMADE CONTRE VARIOLE (Baudon).

Salicylate de soude	4	gr.
Cold-cream	100	—

POTION ANTIRHUMATISMALE (Graves).

Salicylate de soude	4 à 6	gr.
Rhum	30	—
Sirop de limons	30	—
Julep gommeux	80	gr.

F. s. a. En 4 fois dans les 24 heures.

SOLUTION CONTRE LYMPHANGITES ET CERTAINES DERMATOSES (E. Besnier).

Salicylate de soude	25	gr.
Eau bouillie	1000	—

Bicarbonate de soude Q. s. pour neutraliser ; en compresses avec du *lint.*

SOLUTION CONTRE LA GOUTTE (G. Sée).

Salicylate de soude	30	gr.
Eau distillée	300	—

1 *gr. 50 centigr. par cuillerée à bouche. F. dissoudre. 3 cuillerées par jour au moment des repas.*

SALIPYRINE. ($C^{14}H^{12}Az^2O,C^7H^6O^3$). *Syn.* **Salicylate d'antipyrine, ou d'analgésine** combinaison à équivalents égaux d'antipyrine et d'acide salicylique. — Poudre cristalline à saveur un peu douce, soluble dans 200 parties d'eau froide, soluble dans l'alcool, l'éther et le chloroforme.

Prop thérap. D'après *Guttmann :* antithermique et analgésique dans le rhumatisme chronique et les névralgies.

Posologie : De 2 à 6 grammes par jour, cachets de 1 gramme (un toutes les 2 heures).

SALOL. $C^{12}H^4$ ($C^{14}H^6O^6$). *Syn.* Salicylate de phénol : poudre blanche cristalline; odeur de géranium rosat; fusible à 46° presque insoluble dans l'eau; soluble alcool 1/11, très soluble éther.

Prop. thérap. — Antirhumatismal, antipyrétique et antiseptique, récemment préconisée par le Dr Dreyfous comme antiseptique interne dans les affections des organes urinaires; il rend l'urine aseptique et son emploi est indiqué aussi bien dans les cas chirurgicaux que dans ceux d'affections contagieuses. — *Us. int.* de 1 à 4 gr. et même 8 gr.; (Salhi, de Nencki). — *Us. ext.* Q. v. comme l'iodoforme; le Dr Périer l'emploie en nature pour saupoudrer les plaies, les tubes à drainage, les pièces à pansement, etc.

On prépare une gaze salolée, de l'éther salolé à 1/10e, du collodion salolé à 1/10e, des crayons de salol.

Pour les formules, voir à l'iodoforme que l'on remplace par le salol.

COLLODION CONTRE GERÇURES DU SEIN.

Salol	4 gr.
Ether	4 —
Collodion élastique	30 —

F. s. a.

ELIXIR DENTIFRICE AU SALOL (Périer).

Salol	1 gr.
Alcool à 90°	100 —
Essence de roses	I goutte
— de menthe	II —
Teinture de cochenille	5 gr.

LINIMENT CONTRE BRULURES.

Huile d'olives	60 gr.
Eau de chaux / Salol	ãã 10 —

F. s. a.

POMMADE CONTRE GERÇURES DES MAINS (Steffen).

Menthol	0 gr. 75 centigr.
Salol	1 — 50 —
Huile d'olives	1 — 50 —
Lanoline	45 —

POUDRE AU SALOL (Creyx).

Salol pulv. / Amidon	ãã P. E.

POUDRE CONTRE CORYZA AIGU

Salol	1 gr.
Acide salicylique	0 — 20 centigr.
Tannin	0 — 10 —
Acide borique	4 —

Pulvérisez finement.

SALOL CAMPHRÉ.

Salol	3 gr.
Camphre	2 —

Triturez et filtrez le mélange liquéfié.

SOLUTION POUR ENROBER LES PILULES (Yvon).

Salol	2 gr.
Tannin	0 — 50 centigr.
Ether à 56°	10 —

Les pilules ainsi enrobées traversent l'estomac et ne se dissolvent que dans l'intestin (Ceppi).

SUPPOSITOIRE AU SALOL.

Salol	1 gr.
Beurre de cacao	3 —

VASELINE AU SALOL.

Salol	2 à 4 gr.
Vaseline	30 —

SALPÊTRE. — V. *Potassium. Azotate de potasse.*

SALSEPAREILLES. — Racines adventives, provenant de diverses espèces de Smilax (Smilacées).

Part. empl. — Racine. On emploie surtout, en France, la salsepareille du Mexique. S. Tuspan du Similax medica.

Princ. act. — Parigline, smilacine ou salsparine.

Prop. thérap. — Stimulant léger, peut-être diaphorétique. Dépuratif très employé.

Prép. pharm. et posol. — *A l'int.* Extrait 1 à 5 gr.; — poudre, 1 à 10 gr.; — sirop simple et composé, 50 à 120 gr.; — tisane, 60 gr. p. 1000.

BOCHET SIMPLE (Pétrequin).

Gaïac râpé / Salsepareille / Squine / Sassafras	ãã 8 gr.
Fraisier	16 —

F. s. a. pour 1 litre.

BOCHET PURGATIF.

On prend un verre ou deux de Bochet simple auquel on ajoute :

Séné	10 gr
Sel d'Epsom	10 —
Manne	50 —

ESPÈCES SUDORIFIQUES DE SMITH (Béral).

Salsepareille	30 gr.
Squine / Réglisse / Gaïac	ãã 10 —

Coupez, incisez chaque substance et mêlez exactement. 30 gr. pour un litre d'eau.

EXTRAIT CONCENTRÉ OU ESSENCE DE SALSEPAREILLE.

Extrait de réglisse		30 gr.
— de bourrache	ãã	90 —
— de douce-amère		
— de salsepareille		180 —
— de gaïac		30 —
Essence de sassafras		8 —
Alcool à 90°		500 —
Eau		4000 —

F. s. a. 1 cuillerée à café pour un verre d'eau.

Souvent on ajoute à cette préparation de l'iodure de potassium.

SIROP DÉPURATIF DE LARREY (Guibourt).

Gaïac, Bardane, Patience	ãã	750 gr.
Saponaire, Salsepareille, Douce-amère	ãã	1000 —
Séné, Roses pâles	ãã	100 —
Anis vert		50 —
Sucre, Miel		1500 —

SIROP DE LARREY COMPOSÉ.

Sirop dépuratif simple 500 gr.

Sublimé, Sel ammoniac, Extrait d'opium	ãã	0 — 25 centigr.

SIROP DÉPURATIF FERRUGINEUX (Ricord et Duval).

Salsepareille	250 gr.
Ecorce de mezereon	125 —
Eau Q. s. pour décocté	2000 —
Sucre	4000 —

F. s. a. et ajoutez :

Iodure de fer	10 —

SIROP DE SALSEPAREILLE COMPOSÉ (Sirop de Cuisinier); SIROP SUDORIFIQUE (Codex).

Salsepareille	1000 gr.
Bourrache	60 —
Roses pâles	60 —
Séné	60 —
Anis	60 —
Sucre	1000 —
Miel blanc	1000 —

F. s. a. 60 à 125 gr. par jour, par cuillerée ou dans une tisane sudorifique.

SIROP SUDORIFIQUE (Ricord).

Salsepareille hachée, Gaïac râpé	ãã	200 gr.
Eau commune		2000 —

F. macérer pendant 24 heures; réduisez à 500 gr. sur un feu doux. Passez avec expression et ajoutez :

Sucre blanc	1000 gr.

50 à 100 gr. par jour.

TISANE ANTISYPHILITIQUE (Dupuytren).

Squine coupée, Gaïac coupé, Salsepareille coupée	ãã	10 gr.
Eau		1500 —
Sirop de Cuisinier		120 —

F. bouillir les racines jusqu'à réduction à 1000 gr.

TISANE DE FELTZ (F. H. P. et Codex).

Salsepareille	50 gr.
Colle de poisson	10 —
Sulfure d'antimoine lavé	80 —
Eau	2 litres

F. s. a. Réduisez à 1 litre. A prendre dans la journée par verres.

TISANE DE SALSEPAREILLE (F. H. P.).

Racine de salsepareille incisée	60 gr.

Versez sur la racine :

Eau bouillante	Q. s.

pour obtenir 1 litre de tisane; laissez digérer 2 heures; passez, laissez déposer; décantez.

TISANE SUDORIFIQUE (Codex 66).

Gaïac râpé	60 gr.
Salsepareille	30 —
Sassafras	10 —
Réglisse	20 —

Eau q. s. pour 1 litre. F. s. a.

En ajoutant aux doses précédentes

Séné	15 gr.

On obtient la tisane sudorifique laxative.

SANDARAQUE. — Résine du *Callitris quadrivalvis* (Conifères); insoluble eau; soluble alcool, à peine soluble éther, insoluble essence de térébenthine.

Prop. thérap. — Tonique stimulant (?). Inusité en médecine.

SANG. — On emploie surtout le sang de bœuf, de veau ou de volaille.

Prop. thérap. — Reconstituant.

Prép. pharm. et posol. — *A l'int.* Extrait de sang, 0 gr. 50 centigr. 10 gr. et plus.

EXTRAIT DE SANG.

Sang de bœuf frais défibriné, évaporé à 60°, 0 gr. 50 centigr. à 10 gr.

POUDRE DE SANG.

Sang desséché à l'étuve et pulvérisé.

SANG DE VEAU.

1 verre de sang chaud, à jeun, le matin.

SANG-DRAGON. — Résine du fruit du *Calamus draco* (Palmiers).

Princ. act. — Draconine, acide benzoïque.

Prop. thérap. — Astringent, hémostatique assez puissant.

Prép. pharm. et posol. — *A l'int.* Poudre, 1 à 10 gr.

EAU HÉMOSTATIQUE DE TISSERAND.

Sang-dragon	100 gr.	Eau 1000 gr.
Térebenthine des Vosges	100 —	*F. digérer 12 heures. Filtrez.*

SANGUINARINE. — Alcaloïde extrait de la racine du *Sanguinaria canadensis* (Papavéracées). On le rencontre également en grande quantité dans la racine et les feuilles du *Chelidonium majus*. Insoluble eau, peu soluble alcool ; plus soluble benzine, sulfure de carbone, chloroforme, pétrole.

Prop. thérap. — A petites doses, stimulant, tonique ; à plus hautes doses, purgatif, émétique.

Prép. pharm. et posol. — *A l'int.* 0 gr. 02 à 0 gr. 05 centigr. en pilules.

SANTAL JAUNE OU CITRIN. — *Santalum album* (Santalacées).

Part. empl. — Bois.

Prop. thérap. — Le bois passe pour astringent et cordial, l'essence est employée contre la blennorrhagie.

Prép. pharm. et posol. — *A l'int.* Essence, 1 à 8 gr. en capsules ; poudre, 2 à 10 gr.

SANTAL ROUGE. — *Pterocarpus santalinus* (Légumineuses). Inusité en médecine.

SANTONINE. — V. *Semen-contra.*

SAPIN VRAI. — *Abies pectinata* (Conifères). *Syn.* Sapin argenté.

Part. empl. — Bois et surtout bourgeons ; ceux dont on se sert proviennent presque tous du Pin sylvestre.

Prop. thérap. — Béchique, anticatarrhal, diurétique.

Prép. pharm. et posol. — *A l'int.* Infusion, 20 p. 1000. Sirop 30 à 60 gr.

SAPIN ÉLEVÉ. — *Piesse* ou *Epicea. Abies excelsa* (Conifères), fournit la poix de Bourgogne (v. ce mot).

SAPINETTE. — *Syn.* Bière antiscorbutique. — V. *Raifort.*

SAPONAIRE. — *Saponaria officinalis* (Caryophyllées).
Part. empl. — Racine, tige, feuille.
Princ. act. — Saponine.
Prop. thérap. — Dépuratif, stimulant léger et sudorifique.
Prép. pharm. et posol. — *A l'int.* Décocté de racine, 20 à 30 p. 1000 ; — extrait de saponaire, 1 à 10 gr. (inusité) ; — infusion de feuilles, 10 à 30 p. 1000 ; — sirop de saponaire, 20 à 60 gr.
Pour d'autres formules, v. *Bardane.*

SIROP DÉPURATIF.

Sirop de saponaire	}
— de cuisinier	ãã 100 gr.
— de pensées sauvages	}

Ad libitum :

Iodure de potassium	10 à 20 —

2 à 4 cuillerées par jour.

SIROP DÉPURATIF ALCALIN.

Bicarbonate de soude	15 gr.
Sirop de saponaire	300 —

2 à 3 cuill. à bouche par jour.

AUTRE :

Benzoate de soude	10 gr.
Sirop de saponaire	300 —

SARRACÉNIE. — *Sarracena purpurea* (Nymphœacées).
Part. empl. — Racine.
Prop. thérap. — Préconisée contre la variole, la rougeole, etc.
Prép. pharm. et posol. — *A l'int.* Décoction, 30 p. 1000 ; — infusion, 30 p. 1000 ; — poudre, 8 à 10 gr.

SASSAFRAS. — *Sassafras officinalis* (Laurinées).
Part. empl. — Racine, écorce.
Princ. act. — Essence, safrol, safrène.
Prop. thérap. — Sudorifique, carminatif. Fait partie des bois sudorifiques.
Prép. pharm. et posol. — *A l'int.* Infusion, 10 à 30 p. 1000 ; — essence, II à X gouttes ; — poudre, 2 à 4 gr. ; — sirop, 20 à 100 gr.
Pour les formules, v. *Salsepareille.*

SAUGE. — *Salvia officinalis* (Labiées). — *Syn.* Petite sauge, thé d'Europe, thé de Grèce, herbe sacrée.
Part. empl. — Sommités fleuries.
Succédané. — Sauge sclarée, *Salvia sclarea.*
Prop. thérap. — Stimulant, tonique.
Prép. pharm. et posol. — *A l'int.* Infusion, 5 p. 1000. — *A l'ext.* Huile volatile (inusitée). — Infusion concentrée, 50 p. 1000.

FUMIGATION DE SAUGE (Debreyne).

Fumer des feuilles sèches de sauge au moyen d'une pipe, tenir la bouche et nez fermés, et faire une forte expiration pour refouler la fumée dans la trompe d'Eustache.

GARGARISME ASTRINGENT (Kocker).

Infusion de feuilles de sauge	170 gr.
Teinture de cachou	8 —
Miel clarifié	30 —

M.

SAULE BLANC. — *Salix alba* (Salicinées).
Part. empl. — Ecorce.
Princ. act. — Salicine.
Prop. thérap. — Astringent, fébrifuge.
Prép. pharm. et posol. — *A l'int.* 20 à 30 gr. (inusité). On emploie la salicine.
— **SALICINE.** — Soluble eau, alcool bouillant ; insoluble éther.
Prop. thérap. — Fébrifuge.
Prép. pharm. et posol. — *A l'int.* 1 à 4 gr.

PILULES CONTRE L'AMÉNORRHÉE (Guéneau de Mussy).

Salicine pulvérisée 1 gr.
Rhubarbe pulvérisée 0 — 50 centigr.
Conserve de roses Q. s.
F. s. a. 10 pilules. 1 à 3 par jour.

PRISES DE SALICINE (Stegmayer).

Salicine 1 gr.
Tartre stibié 0 — 06 centigr.
Sucre 4 gr.
F. s. a. 10 prises. 1 toutes les 2 heures. Contre fièvres intermittentes.

SIROP DE SALICINE.

Salicine 5 gr.
Teinture de gentiane 20 —
F. dissoudre. Ajoutez :
Sirop de quinquina 180 —
0 gr. 50 centigr. par cuillerées à bouche.

SAVON AMYGDALIN. — *Syn.* Savon *médicinal*, fait avec l'huile d'amandes douces.

EMPLATRE SAVONEUX DE PICK. (Hop. St.-Louis).

Emplâtre simple 70 gr.
Cire jaune 10 —
Faites liquéfier et ajoutez :
Savon médicinal pulvérisé 5 gr.
Camphre 1 —
Huile d'olives 1 —
L'emplâtre savoneux salicylé renferme en outre de 2 à 15 pour 100 d'acide salicylique.

SAVON ANIMAL. — Fait avec la *graisse de veau* d'après le nouveau Codex et anciennement avec la *moelle de bœuf*.

SAVON DE MARSEILLE ou *Savon du commerce*, qui est *blanc* ou *bleu* et *marbré ;* sert à la préparation des *suppositoires de savon* que l'on obtient en taillant un morceau en cône.

SCABIEUSE. — *Scabiosa succisa* (Dipsacées). — *Syn.* Mors du diable.

Part. empl. — Feuille, capitule, rhizome. Succédané : scabieuse des champs, *Scabiosa arvensis*.

Prop. thérap. — Préconisé dans les affections de la peau et contre la gale.

Prép. pharm. et posol. — *A l'ext.* Décocté de racines, 20 à 30 p. 1000 ; infusé de feuilles, 10 à 20 p. 1000 (inusité).

SCAMMONEE. Suc concret de la racine du *Convolvulus scammonia* (Convolvulacées). 2 variétés : 1° scammonée d'Alep ; — 2° scammonée de Smyrne.

Princ. act. — Résine. La bonne scammonée en contient jusqu'à 91 p. 100 ; aussi, on emploie rarement la résine *pure* ou résine *blanche* de scammonée, la posologie est du reste à peu près la même.

Prop. thérap. — Purgatif drastique, hydragogue, dont l'action se porte surtout sur l'intestin grêle.

Prép. pharm. et posol. — *A l'int.* Poudre, 0 gr. 50 centigr. à 1 gr. ; — résine, 0 gr. 40 à 0 gr. 80 centigr. ; — teinture, 2 à 8 gr.

ANISETTE PURGATIVE.

Résine de scammonée 1 gr.
Anisette de Bordeaux 80 —
F. dissoudre. Filtrez. 20 à 40 gr.

BISCUITS PURGATIFS A LA SCAMMONÉE.

Résine de scammonée 60 gr.
Pâte à biscuit Q. s.
Pour 100 biscuits, contenant 0 gr. 60 centigr. de résine : 1 biscuit pour un adulte ; 1/2 pour un enfant de 7 ans.

CHOCOLAT PURGATIF.

Pâte de chocolat 4 gr.
Scammonée 0 — 10 centigr.
Pour 1 pastille. 2 à 10.

ÉMULSION PURGATIVE (Cod.).

A prendre en 2 ou 3 fois. — Renferme 1 gr. de scammonée.

MIXTURE PURGATIVE.

Scammonée 0 gr. 25 à 0 gr. 60 centigr.
Sucre vanillé 5 —
Miel blanc 10 —
F. s. a.

PILULES DE SCAMMONÉE.

Scammonée 1 gr.
Extrait de jusquiame 0 — 10 centigr.
Savon médicinal Q. s.

Pour 10 pilules. 2 à 6.

PILULES DE SCAMMONÉE COMPOSÉES (Hôp. de Lond.).

Scammonée, Gomme-gutte, Extrait de jusquiame, Extrait de coloquinte composé, Savon médicinal, ãã 0 gr. 05 centigr.

M. Pour 1 pilule : 2 à 3 par jour.

PILULES PURGATIVES (Ewald).

Résine de scammonée 2 gr.
Extrait de rhubarbe 4 —
— alcoolique de noix vomique 0 — 25 centigr.
Poudre de rhubarbe Q. s.

Pour 100 pilules. 2 à 5 matin et soir.

PILULES PURGATIVES.

Scammonée d'Alep, Aloès socotrin, Résine de jalap, Savon médicinal, ãã 1 gr.

F. s. a. 20 pilules. 2 le matin à jeun tous les 4 ou 5 jours.

PILULES PURGATIVES (Debreyne).

Scammonée d'Alep, Aloès socotrin, ãã 1 gr.
Sirop de nerprun Q. s.

Pour 20 pilules. 2 à 3 matin et soir.

PILULES PURGATIVES (Robinson).

Scammonée 1 gr. 25 centigr.
Extrait aqueux d'aloès 4 —
Baume du Pérou 0 — 50 —
Essence de carvi X gouttes

M. et divisez en 28 pilules. 2 à 3 le matin à jeun.

POTION DE SCAMMONÉE.

Scammonée d'Alep 0 gr. 75 centigr.
Bicarbonate de soude 0 — 75 —
Sucre blanc 8 gr.
Lait de vache 100 —

F. s. a. A prendre en 2 fois à 1/2 heure d'intervalle.

POTION PURGATIVE (Bossu).

Scammonée pulvérisée, Résine de jalap, ãã 0 gr. 25 centigr.
Huile de croton tiglium II gouttes
Eau de fleurs d'oranger 4 gr.
Hydrolat de menthe 100 —
Sirop de chicorée composé 40 —

F. s. a. Par cuillerées.

POTION PURGATIVE (Lepage).

Teinture de scammonée 5 gr.
Sirop de punch 30 —
Eau chaude 100 —

M. A prendre en 1 ou 2 fois.

POTION PURGATIVE (Planche).

Résine de scammonée 0 gr. 50 centigr.
Sucre blanc 10 —

Triturez ensemble; ajoutez peu à peu :

Lait pur 120 gr.
Eau de laurier-cerise 5 —

En une fois.

POUDRE D'AILHAUT (Guibourt).

Jalap pulv. 7 gr. 20 centigr.
Résine de gaïac 1 — 80 —
Scammonée 0 — 60 —
Aloès 0 — 30 —
Gomme-gutte 0 — 40 —
Séné pulv. 40 —

M. 1 à 2 gr.

POUDRE DE CORNACHINE (An. Codex).

Scammonée, Bitartrate de potasse, Antimoine diaphorétique, ãã 10 gr.

Dose : 0 gr. 50 centigr. à 2 gr.

POUDRE DE SCAMMONÉE COMPOSÉE (Ph. Brit.).

Scammonée pulvérisée 4 gr.
Jalap pulvérisé 3 —
Gingembre pulvérisé 1 —

M. 0 gr. 50 centigr. à 2 gr. dans du sirop simple.

SCEAU DE SALOMON. — *Polygonatum vulgare* (Asparaginées). — *Syn.* Genouillet, herbe aux panaris.

Part. empl. — Rhizome.

Prop. thérap. — Légèrement astringent; réduit en pulpe et mêlé à l'axonge, constitue un topique pour les panaris.

Prép. pharm. et posol. — *A l'ext.* Pulpe, en topique.

SCILLE. — *Scilla maritima* (Liliacées). — *Syn.* Oignon marin.

Part. empl. — Bulbe.

Princ. act. — Scillitine.

Prop. thérap. — Diurétique puissant, excitant, incisif, expectorant.

Prép. pharm. et posol. — *A l'int.* Extrait alcoolique, 0 gr. 02 à 0 gr. 20 centigr. ; — oxymel scillitique, 15 à 30 gr. ; — poudre, 0 gr., 10 à 0 gr. 30 centigr. ; — teinture, 1 à 5 gr. ; — vin, 10 à 60 gr. ; — vin composé, 15 à 60 gr. ; — vinaigre, 2 à 5 gr. — *A l'ext.* pulpe, en cataplasmes ; teinture, 10 à 25 gr.

LINIMENT DIURÉTIQUE (Bouch.).

Teinture de scille } ãã P. É.
— de digitale }

M. En frictions sur l'abdomen et les cuisses.

LINIMENT DIURÉTIQUE (Guibert).

Teinture de scille }
— de digitale } ãã 12 gr.
— de bulbes de colchique }
Huile camphrée 4 gr.
Ammoniaque liquide 6 —

M. En frictions.

LINIMENT RÉSOLUTIF.

Alcoolat de Fioravanti } ãã 100 gr.
— de genièvre }
Teinture de scille 50 —

M. 3 à 4 applications tièdes par jour.

LINIMENT RÉSOLUTIF (Ricord).

Teinture de scille 20 gr.
Alcool camphré 20 —
Laudanum 20 —

Mêlez.

PILULES CONTRE HYDROPISIE (G. Sée).

Extrait de scille 1 gr.
Scille pulvérisée 0 — 50 centigr.

F. s. a. 10 pilules. 6 à 10 chaque jour.

PILULES CONTRE HYDROPISIE (Selwyn).

Huile croton tiglium V gouttes
Squames de scille pulv. 0 gr. 25 centigr.
Gomme ammoniaque 0 — 50 —
Gingembre pulvérisé 1 —
Extrait de coloquinte composé 2 — 50 —

F. s. a. 20 pilules. 1 et jusqu'à 3 ou 4, selon l'effet, 3 fois par semaine.

PILULES DE SCILLE COMPOSÉES

Scille pulvérisée 0 gr. 025 milligr.
Azotate de potasse 0 — 050 —
Extrait de digitale 0 gr. 005 milligr.
Savon amygdalin Q. s.

M. Pour 1 pilule. 2 à 10 par jour

PILULES DE SCILLE ET DE DIGITALE (Ewald).

Poudre de scille } ãã 2 gr.
— de digitale }
Extrait de coloquinte 0 — 40 centigr.
— de rhubarbe Q. s.

Pour 50 pilules. 1 à 3 matin et soir.

PILULES DIURÉTIQUES.

Extrait de scille } ãã 0 gr. 02 centigr. à
Poudre de scille } 0 — 05 —
Gomme pulvérisée Q. s.

Pour une pilule. 1 à 2 à chaque repas.

PILULES DIURÉTIQUES.

Scille pulvérisée }
Digitale pulvérisée } ãã 5 gr.
Scammonée d'Alep pulvérisée }
Sirop simple Q. s.

Pour 100 pilules. 1 à 5 par jour.

PILULES SCILLITIQUES (Parmentier).

Savon médicinal 10 gr.
Gomme ammoniaque 5 —
Nitrate de potasse 5 —
Scille en poudre 5 —
Sirop simple 5 —

F. pilules de 0 gr. 2 décigr. 2 à 6 par jour. (Bouch.)

PILULES SCILLITIQUES COMPOSÉES (Brit. ph.).

Scille 36 gr.
Gingembre 28 —
Gomme ammoniaque 28 —
Savon dur 28 —
Mélasse Q. s.

F. Pilules de 0 gr. 15 centigr.

PILULES SCILLITIQUES DE DIGITALE ET DE FER (Chomel).

Poudre de scille } ãã 2 gr.
— de digitale }

Fer porphyrisé 4 gr.
Extrait de chiendent Q. s.

F. 40 pilules. De 2 à 6 par jour.

POTION DIURÉTIQUE.

Feuilles digitale gross. pulvérisées 0 gr. 5 décigr.
Eau tiède 120 —

F. macérer pendant 12 heures; filtrez; ajoutez:

Oxymel scillitique 25 gr.
Acétate de potasse 4 —

M. A prendre par cuillerée à bouche.

POTION DIURÉTIQUE (H. P.).

Oxymel scillitique 15 gr.
Eau de menthe poivrée 30 —
Acide azotique alcoolisé 2 —
Eau 100 —

M. A prendre par cuillerées.

POTION DIURÉTIQUE ACTIVE (F. H. L.).

Infusion de raifort 150 gr.
Oxymel scillitique 30 —
Teinture de digitale XXV gouttes

M. A prendre en 2 ou 3 fois dans la journée.

POUDRE DIURÉTIQUE.

Poudre de scille 1 gr. 50 centigr.
Poudre de feuilles de digitale 1 — 50 —
Nitrate de potasse pulvérisé 20 —

M. et divisez 15 paquets. 1 ou 2 par jour.

POUDRE DIURÉTIQUE (Osiander).

Squames de scille 0 gr. 1 décigr.
Feuilles de digitale 0 — 05 centigr.
Crème de tartre 2 —

Pulvérisez. M. pour 1 paquet. 3 paquets par jour.

POUDRE DIURÉTIQUE (Ewald).

Poudre de scille } ãã 0 gr. 60 centigr.
— de digitale }
— de cannelle } ãã 1 — 20 —
— de crème de tartre soluble }
— de réglisse 12 —
Essence de genièvre XX gouttes.

Divisez en 10 doses. 2 à 5 par jour.

SIROP DE SCILLE ET DIGITALE (H. Roger).

Sirop de digitale 43
Oxymel scillitique — gr.

M. 5 à 6 gr. pour 1 tasse d'eau nitrée 1/1000.

TEINTURE DE SCILLE (Ph. Brit.).

Scille divisée 136 gr.
Alcool à 60° C. 1000 —

Opérez par macération et déplacement: passez; exprimez, ajoutez sur le résidu alcool à 60° C.; Q. s. pour compléter 1000 de teinture, filtrez. Diurétique; à l'intérieur, doses: 1 à 5 gr.; à l'extérieur, en frictions, doses: 10 à 25 gr.

VIN DE SCILLE (Codex).

60 *p.* 1000. *Dose* 10 *à* 50 *gr.*

VIN AMER DIURÉTIQUE (Corvisart).

Vin blanc 4000 gr.
Alcool 34°
Écorce citron } ãã 60 —
— de Winter }
Quinquina en poudre
Racine d'asclépias } ãã 30 —
— d'angélique }
Scille 30 —
Genièvre } ãã 10 —
Macis }
Feuilles sèches absinthe } ãã 2 —
— — de mélisse }

VIN DE SCILLE AROMATIQUE (Ph. Batave).

Squames de scille } ãã 1 gr.
Baies de genièvre }
Acore odorant. 2 —
Vin blanc 94 —

F. macérer pendant 4 jours; passez; exprimez, filtrez. Diurétique. 20 à 60 gr. en 2 ou 3 fois.

VIN DE SCILLE COMPOSÉ (Brichter).

Squames de scille desséchées 30 gr.
Écorce d'orange amère 12 —
Racine de glaïeul odorant 12 —
Baies de genièvre 8 —
Vin blanc 1500 —

F. digérer pendant 3 jours, filtrez, et ajoutez:

Oxymel scillitique 60 gr.

10 *à* 50 *gr.*

VIN DIURÉTIQUE (Granel).

Squames de scille } ãã 8 gr.
Feuilles de digitale }
Cannelle fine 12 —
Acétate de potasse 15 —
Vin Madère 500 —

F. s. a. De 1 à 4 cuillerées à soupe le matin à jeun.

VIN SCILLITIQUE (F. H. M.).

Teinture scillitique	1 gr.
Vin blanc	100 —

M. Diurétique ; 50 à 150 gr.

VIN DE SCILLE COMPOSÉ OU VIN DIURÉTIQUE AMER DE LA CHARITÉ (Codex).

Dose 10 *à* 100 *gr.*

VIN SCILLITIQUE COMPOSÉ (Fuller).

Écorce de sureau — de Winter Squames de scille	āā 30 gr.
Racine d'aunée	15 gr.
— d'iris — d'ellébore — de jalap	āā 4 —
Agaric blanc Feuilles de séné	āā 2 —
Vin blanc Chablis	1000 —

F. macérer pendant 4 jours : passez ; exprimez ; filtrez. Diurétique. 20 à 60 gr. en 2 ou 3 fois.

VINAIGRE SCILLITIQUE (Codex).

1/10 *de scille. Dose* 10 *à* 30 *gr.*

— **SCILLITINE.** — Inusitée.

Pour les préparations où la scille est employée concuremment avec la *digitale*, v. ce mot.

SCOLOPENDRE. — *Scolopendrium officinale* (Fougères). — *Syn.* Langue de cerf, ou de bœuf.

Part. empl. — Fronde.

Prop. thérap. — Astringent léger, entre dans la composition du sirop de chicorée composé.

Prép. pharm. et posol. — *A l'int.* Infusion, 10 p. 1000.

SCORDIUM. — *Teucrium scordium* (Labiées). — *Syn.* Germandrée d'eau.

Part. empl. — Plante fleurie.

Prop. thérap. — Amer stomachique. Fait partie du diascordium.

Prép. pharm. et posol. — *A l'int.* Infusion, 20 p. 1000.

SCROFULAIRE. — *Scrofularia nodosa* (Scrofulariées).

Part. empl. — Racine, sommités fleuries.

Prop. thérap. — Amer ; employée contre les affections scrofuleuses.

Prép. pharm. et posol. — Peu ou pas usité.

SEDLITZ POWDERS. — V. *Tartrate de potasse et de soude.*

SEIGLE. — *Secale cereale* (Graminées).

Part. empl. — Semence.

Prop. thérap. — Résolutif.

Prép. pharm. et posol. — *A l'ext.* Farine en cataplasmes.

— **SEIGLE ERGOTÉ.** — V. *Ergot de seigle.*

SÉLIN DES MARAIS. — *Selinum palustre* (Ombellifères).

Part. empl. — Herbe et racine.

Prop. thérap. — Employé contre l'épilepsie.

Prép. pharm. et posol. — *A l'int.* Poudre de racine, 1 à 5 gr.

SEMEN-CONTRA. — Provenant de plusieurs espèces d'armoises exotiques, *Artemisia contra*, *Artemisia glomerata*, *Artemisia* *judaica*, *Artemisia racemosa* (Synanthérées). *Syn.* Barbotine, semence sainte.

Part. empl. — Capitule.

Princ. act. — Santonine.

Prop. thérap. — Vermifuge lombricoïde.

Prép. pharm. et posol. — *A l'int.* Extrait, 0 gr. 50 centigr. à 2 gr. (inusité) ; — huile volatile, II à X gouttes (inusité) ; — infusion 10 p. 1000 ; — poudre, 1 à 10 gr.

APOZÈME DE SEMEN-CONTRA (H. P.).

Semen-contra pulvérisé	10 gr.
Eau bouillante	500 —

F. infuser. Passez : en 2 ou 3 fois dans la journée.

BISCUITS VERMIFUGES.

Semen-contra	0 gr. 20 centigr. à 0 gr. 50 centigr.
Pâte	Q. s.

M. pour 1 biscuit. 1 à 5.

BOL ANTHELMINTHIQUE (F. H. M.).

Semen-contra pulvérisé	0 gr. 25 centigr.
Calomel à la vapeur	0 — 05 —
Miel blanc	Q. s.

M. pour 1 bol. 4 à 12.

BOL VERMIFUGE.

Semen-contra pulvérisé	0 gr. 10 centigr.
Calomel à la vapeur	0 — 05 —
Extrait d'absinthe	Q. s.

M. pour 1 bol. 4 à 12.

LAVEMENT DE SEMEN-CONTRA.

Semen-contra	2 à 10 gr.
Eau bouillante	100 —

F. infuser 1/2 heure. Passez.

PILULES ANTHELMINTHIQUES (Chaussier).

Semen-contra	0 gr. 02 centigr.
Calomel à la vapeur	0 — 08 —
Camphre	0 — 03 —
Sirop simple	Q. s.

M. pour 1 pilule. 2 à 8 le soir.

POTION ANTHELMINTHIQUE (F. H. L.).

Semen-contra en poudre	2 gr.
Sirop de fleurs de pêcher	30 —
Eau de laitue	150 —

M. à prendre en 2 ou 3 fois. Agitez

POTION ANTHELMINTHIQUE (Jaccoud).

Semen-contra	20 gr.
Mousse de Corse	10 —
Sirop d'armoise composé	60 gr
Lait	125 —

F. s. a. A prendre le matin à jeun

POTION VERMIFUGE.

Semen-contra	10 gr
Eau	100 —

F. infuser. Passez. Ajoutez :

Sirop de mousse de Corse	30 —

En une fois le matin à jeun.

POTION VERMIFUGE.

Semen-contra	5 gr.
Mousse de Corse	4 —
Café torréfié	4 —
Eau bouillante	125 —
Sirop de capillaire	30 —

F. s. a. A prendre en 3 fois le matin à jeun.

POTION VERMIFUGE (Soubeiran).

Semen-contra	4 à 8 gr.
Eau bouillante	125 —

F. infuser. Filtrez. Ajoutez :

Sirop d'écorces d'oranges	30 —

A prendre en 3 ou 4 fois

POUDRE VERMIFUGE.

Semen-contra pulvérisé	2 gr.
Mousse de Corse pulvérisée	2 —
Valériane pulvérisée	1 —
Calomel	0 — 20 centigr.

M. et divisez en 2 prises. 1 le matin à jeun 2 jours de suite.

SIROP VERMIFUGE DE BOULLAY.

Semen-contra	ãã 40 gr.
Mousse de Corse	
Ecorce d'orange amère	ãã 20 —
Cannelle	
Eau	Q. s.
Sucre	1000 —

2 à 4 cuillerées à bouche.

SIROP VERMIFUGE (Cruveilhier).

Séné Rhubarbe Semen-contra Mousse de Corse Tanaisie Petite absinthe Asinthe marine	ãã	5 gr.

F. infuser dans :

Eau	Q. s.

Pour obtenir :

Colature	250 gr.
Ajoutez sucre	500 —

F. fondre à une chaleur douce. Passez. Une cuillerée à bouche chaque matin.

— **SANTONINE** ($C^{15}H^{18}O^{3}$). — *Syn.* Acide santonique. Soluble 300 parties eau, 40 d'alcool, 70 d'éther et 5 de chloroforme.

Prop. thérap. — Vermifuge lombricoïde; quelquefois employé en injection dans la vessie contre l'hématurie.

Prop. thérap. — *A l'int.* 0 gr. 02 à 0 gr. 05 centigr. et 0,10 pour enfant, suivant l'âge; 0 gr. 05 à 0 gr. 25 pour adultes. — *A l'ext.* en injection (peu usité).

N. B. — Écrire toujours très lisiblement le nom de *santonine* afin qu'il n'y ait pas de confusion avec le mot *strychnine*. Il est même préférable d'écrire *acide santonique* (J. Lefort).

BISCUITS VERMIFUGES.

Santonine pure	0 gr. 05 centigr.
Pâte	Q. s.

M. pour 1 biscuit. 1 à 3 pour les enfants au-dessus de 5 ans.

DRAGÉES SANTONINE.

Contenant de 1 à 2 centigr. 1/2 de santonine.

LAVEMENT DE SANTONINE.

Santonine	0 gr. 05 à 0 gr. 30 centigr.
Alcoolat de menthe	10 —

F. Dissoudre. Ajoutez :

Eau tiède	200 gr.

Pour 1 lavement.

PILULES VERMIFUGES.

Santonine	1 gr.
Extrait d'absinthe	1 — 50 centigr.
Guimauve pulvérisée	Q. s.

M. Pour 20 pilules. 1 à 2 le matin à jeun pour les enfants. 1 à 6 pour les adultes.

POUDRE VERMIFUGE (Bouchut).

Santonine	0 gr. 10 centigr.
Calomel à la vapeur	0 — 15 —
Sucre de lait pulvérisé	1 —

M. A prendre le matin à jeun.

TABLETTES DE SANTONINE (Cod.).

Chaque tablette contient 0 gr. 01 centigr. de santonine. 5 à 20.

TABLETTES VERMIFUGES (Guichon).

Santonine pulvérisée	10 gr.
Résine de jalap	0 — 50 centigr.
Chocolat fin	90 —

F. s. a. 100 tablettes. 1 à 3 le matin à jeun, pour les adultes.

SÉNÉS. — Folioles et fruits de plusieurs espèces de *Cassia* (Légumineuses, Cassiées).

Deux sortes commerciales.

1° *Séné de la Palte, d'Égypte* ou *d'Alexandrie. Cassia lenitiva* ou *acutifolia.*

2° *Séné de Tinnevelly. Cassia angustifolia* ou *lanceolata.*

Princ. act. — Cathartine. Acide chrysophanique ; Acide cathartique.

Prép. thérap. — Purgatif énergique.

Prép. pharm. et posol. — *A l'int.* Electuaire composé ou lénitif, purgatif, 10 à 30 gr. ;— en lavement, 20 à 60 gr. ; — extrait inusité ; infusion, 10 à 30 gr. p. 1000 ; — poudre, 4 à 10 gr. ; — sirop, 15 à 30 gr. ; — teinture, 15 à 30 gr.

Incompat. — Alcalis et leurs carbonates, sels acides, eau de chaux, émétique.

APOZÈME DIT POTION PURGATIVE (médecine noire) (Cod.).

Séné	10 gr.
Rhubarbe	5 —
Sulfate de soude	15 —
Manne en sorte	60 —
Eau bouillante	100 —

A prendre en 1 fois, le matin, à jeun.

BIÈRE PURGATIVE ANGLAISE (Cadet).

Séné	60 gr.
Petite centaurée	45 —
Feuilles d'absinthe	45 —
Aloès sucotrin	8 —
Bière forte	20000 —

F. macérer pendant 3 jours; passez; exprimez; filtrez. — 50 à 700 gr.

BOISSON PURGATIVE (Bouch.).

Séné	15 gr.

F. Infuser dans :

Décoction de pruneaux	500 —

Passez, ajoutez :

Miel blanc	50 —

Par verres. Dans la matinée.

BOISSON PURGATIVE AU THÉ.

Séné	10 gr.
Thé	10 —
Sulfate de soude	15 —
Eau	300 —

F. infuser 20 minutes. Passez, ajoutez :

Sirop de punch	60 gr.

CAFÉ PURGATIF.

Feuilles de séné	10 gr.

F. infuser dans :

Eau	125 —

Passez, et préparez avec ce liquide 1 tasse de café ordinaire. On sucre à volonté.

CATHOLICUM (Codex).

Doses : 30 gr.

CONFECTION DE SÉNÉ.

Séné pulvérisé	8 gr.
Coriandre pulvérisée	4 —
Casse	16 —
Tamarin	10 —
Pruneaux	7 —
Figues écrasées	2 —
Sucre grossièrement pulvérisé	30 gr.
Eau	Q. s.

20 à 60 gr.

ÉLECTUAIRE DE PRUNES (Spielmann).

Feuilles de séné	3 gr.
Eau bouillante	10 —

F. infuser jusqu'à refroidissement; passez; exprimez; ajoutez à la colature :

Sucre blanc	9 gr

F. cuire à D. 1,26 bouillant; ajoutez :

Pulpe de pruneaux	25 —

F. cuire en consistance convenable. 25 à 100 gr.

ÉLECTUAIRE DE SÉNÉ (Ph. G.).

Séné	10 gr.
Coriandre	2 —
Sucre	96 —
Pulpe de tamarin	52 —

ÉLECTUAIRE DE SÉNÉ (Richter).

Séné pulvérisé	ãã	6 gr.
Crème de tartre		
Fenouil pulvérisé		4 —
Pulpe de pruneaux		50 —
Sirop de sucre		Q. s.

Par cuillerée.

ÉLECTUAIRE DE SÉNÉ COMPOSÉ OU E. LÉNITIF (Codex).

15 à 30 en boisson.
30 à 60 en lavements.

ESPÈCES ANTILAITEUSES DE WEISS (Guibourt).

Feuilles de séné		3 gr.
Fleurs de millepertuis		2 —
— de caille-lait jaune	ãã	1 —
— de sureau		

Incisez; M.

ESPÈCES LAXATIVES (Ph. Germ.).

Feuilles de séné lavées à l'alcool et séchées		16 gr.
Fleurs de sureau		10 —
Fruits de fenouil	ãã	5 —
— d'anis		

Incisez; contusez; mêlez; ajoutez au moment de l'emploi :

Bitartrate de potasse pulvérisé	3 gr.

M. 34 gr. dans 1 litre d'eau en infusion; par verres.

ESSENCE DE SÉNÉ DE SELVAY.

Séné de la paille 100 gr.
Carbonate de soude 10 —
F. infuser dans :
Alcool à 21° 400 —
Passez ; ajoutez :
Sucre 150 —

60 *gr. Comme purgatif.*

ESPÈCES PURGATIVES (Ewald).

Séné, Écorce de nerprun, Centaurée — āā 20 gr.
Semences de coriandre, Crème de tartre — āā 5 —

F. s. a. 5 *par tasse.*

INFUSION DE SÉNÉ COMPOSÉE (Ewald).

Séné 10 gr.
Eau bouillante 100 —
Tartrate de soude 15 —
Manne 20 —

LAVEMENT LAXATIF.

Feuilles de séné 15 gr.
Sulfate de soude 10 —
Décoction émolliente 500 —

F. une décoction très légère. Passez, exprimez.

LAVEMENT PURGATIF (Codex, H. P.).

Feuilles de séné 15 gr.
Sulfate de soude 15 —
Eau bouillante 500 —

LAVEMENT PURGATIF (F. H. M.).

Feuilles de séné 15 gr.
Sulfate de soude 20 —
Émétique pulvérisée 0 — 2 décigr.
Eau Q. s.

Pour un 1/2 litre de décoction.

F. bouillir légèrement le séné avec l'eau ; ajoutez le sulfate de soude ; passez ; exprimez ; ajoutez l'émétique.

LAVEMENT PURGATIF (F. H. P.).

Feuilles de séné 15 gr.
Sulfate de soude 15 —
Eau bouillante 500 —

F. infuser le séné dans l'eau pendant 1 heure ; passez et faites dissoudre le sulfate de soude.

MÉDECINE AU CAFÉ.

Séné, Sulfate de soude, Café torréfié — āā 10 à 15 gr.

Faire infuser dans :
Eau 200 —
Passez et ajoutez :
Sucre Q. s.

MÉDECINE DU CURÉ DE DEUIL (Dorv.).

Racine de guimauve, — de patience, — de chiendent, — de réglisse — āā 15 gr.
Feuilles de chicorée 8 —

F. bouillir ces 5 substances coupées pendant 10 minutes dans 3 bouteilles d'eau de rivière. Ajoutez :

Follicules de séné 20 gr.
Rhubarbe de Chine concassée, Sulfate de soude — āā 4 —

F. infuser le tout pendant 2 heures, et passez à travers une étamine. A boire dans la matinée. En 2 ou 3 jours selon l'effet.

PETIT-LAIT DE WEISS.

Séné mondé, Sulfate de magnésie — āā 2 gr.
Fleurs de caille-lait, — de sureau, Hypéricum — āā 1 —

F. Infuser 1/2 heure dans :
Petit-lait clarifié bouillant 500 —

Passez. Par petites tasses dans la journée.

POTION PURGATIVE A LA MANNE ET AU SÉNÉ (F. H. P.).

Séné 6 gr.
Sulfate de soude 16 —
Manne 60 —
Eau bouillante 100 —

F. s. a.

POTION PURGATIVE (médecine commune) (F. H. P.).

Séné 8 gr.
Sulfate de soude 16 —
Sirop de nerprun 30 —
Eau bouillante 140 —

En une fois, le matin, à jeun.

POUDRE LAXATIVE.

Follicules de séné lavées à l'alcool et pulvérisées 6 gr.
Soufre sublimé 6 —
Poudre de fenouil 3 —
— d'anis étoilé 3 —
— de crème de tartre 2 —
— de réglisse 8 —
— de sucre 25 —

M. par cuillères à café ou à bouche tous les soirs suivant effet.

SIROP DE MANNE ET DE SÉNÉ COMPOSÉ (Ph. Lond.).

Séné 75 gr.
Fruits de fenouil contusés 40 —
Eau bouillante Q. s.

Pour obtenir 300 gr. d'infusé. F. infuser jusqu'à refroidissement; passez; exprimez; ajoutez :

Manne	100 gr.
Sucre	500 —

F. dissoudre au B.-M. Passez. 30 à 100 gr.

SIROP DE SÉNÉ.

Séné	Q. s.

F. infuser dans :

Eau	1000 gr.

Passez avec expression ; F. évaporer au bain-marie; ajoutez :

Sucre	1000 gr.

Passez. Dose : 20 à 40 gr.

SIROP DE SÉNÉ (Ph. Lond.).

Séné	75 gr.
Fenouil	40 —
Manne	100 —
Sucre	500 —
Eau bouillante	1/2 litre

SIROP DE SÉNÉ AU CAFÉ (Bouchardat).

Séné Café torréfié	ãã	150 gr.
Sirop de sucre		1000 —

Epuisez le séné mélangé au café avec q. s. d'eau pour obtenir 300 gr. de liqueur concentrée que vous mêlerez au sirop de sucre, après l'avoir fait évaporer d'autant. 30 à 50 gr.

SIROP DE SÉNÉ ET DE MANNE (Ph. Germ.).

Feuilles de séné	10 gr.
Fruits de fenouil	1 —

Contusez; ajoutez :

Eau bouillante	50 —

F. infuser jusqu'à refroidissement; ajoutez :

Manne	15 —

F. dissoudre; passez; prenez :

De la solution ainsi obtenue	55 —
Sucre blanc	100 —

F. dissoudre. 30 à 100 gr.

SIROP PURGATIF AU CAFÉ (Laillier).

Séné Café torréfié	ãã	100 gr.
Eau bouillante		Q. s.

Pour 250 d'infusé, ajoutez :

Sucre	500 gr.

F. Dissoudre au bain-marie. Doses : 30 à 100 gr.

TEINTURE DE SÉNÉ COMPOSÉE (Ph. Britt.).

Feuilles de séné		106 gr.
Raisin de Corinthe		109 —
Fruits de carvi — de coriandre	ãã	27 —
Alcool à 60°		1000 —

Opérez par macération et déplacement. Passez; exprimez. Ajoutez :

Alcool à 60° C.	Q. s.

pour compléter 1000 gr. d'alcool; filtrez. 10 à 50 gr. En potion.

THÉ DE SAINT-GERMAIN.

Fleurs de sureau	15 gr.
Semences de fenouil	6 —
— d'anis	5 —
Crème de tartre	5 —
Feuilles de séné	25 —

On fait macérer pendant 24 heures le séné dans l'alcool; on rejette cet alcool, et on laisse sécher les feuilles sans chauffer. On mêle et on divise en paquets de 5 gr. Chaque matin une tasse d'infusion préparée avec 1 de ces paquets.

TISANE ROYALE. APOZÈME LAXATIF (Cod.).

Par verres dans le courant de la journée.

VIN DE SÉNÉ COMPOSÉ (Ph. Suédoise).

Séné	120 gr.
Semences de coriandre	8 —
Semences de fenouil	8 —
Vin de Xérès	1000 —

Contusez les feuilles de séné et les semences. F. digérer 3 jours. Ajoutez :

Raisins secs	90 gr.

F. macérer 24 heures. Filtrez. 60 à 100 gr. le matin à jeun.

SERPENTAIRE DE VIRGINIE. — *Aristolochia serpentaria* (Aristolochiées). *Syn.* Aristoloche serpentaire, vipérine, couleuvrine de Virginie.

Part. empl. — Souche.

Princ. act. — *Aristolochine.* matière amère.

Prop. thérap. — Excitant, tonique, sudorifique, fébrifuge.

Prép. pharm. et posol. — *A l'int.* Infusion, 20 p. 1000; poudre, 2 à 8 grammes.

POTION (Ewald).

Serpentaire 15 gr.
F. infuser dans :
Eau bouillante 150 —
Passez et ajoutez après refroidissement :
Sirop d'éther 5 —
Sirop de baume du Pérou 25 gr.
F. s. a.

TISANE DE SERPENTAIRE (F. H. P.).

Racine de serpentaire de Virginie 40 gr.
Eau bouillante 1000 —
F. infuser 2 heures. Passez. Laissez déposer et décantez.

SERPOLET. — *Thymus serpillum* (Labiées).
Prop. thérap. — Excitant, aromatique.
Prép. pharm. et posol. — *A l'int.* Infusion, 10 p. 1000.

SERUM ARTIFICIEL (Chéron).

Sulfate de soude	8 gr.
Phosphate de soude	4 —
Chlorure de sodium	2 —
Acide phénique neigeux	1 —
Eau stérilisée	100 —

Quantité moyenne à injecter 60 gr.

SETHIA ACUMINATA.
Part. empl. — Feuilles.
Prop. thérap. — Vermifuge.
Prép. pharm. et posol. — *A l'int.* Poudre, 0 gr. 50 centigr. à 1 gr.

SÈVE DE PIN MARITIME. — V. *Pin maritime.*

SILICATE DE POTASSE. — V. *Potasse.*

SIMAROUBA. — *Simarouba amara* (Rutacées. — Quassiées).
Part. empl. — Écorce de la racine.
Princ. act. — Quassine.
Prop. thérap. — Tonique, fébrifuge, antidiarrhéique.
Prép. pharm. et posol. — *A l'int.* Infusion, 50 p. 1000; — poudre 1 à 4 gr.
Incompat. — Sels de plomb.

POTION SIMAROUBA OPIACÉE (Lemarchand).

Écorce de simarouba 4 à 8 gr.
Eau 400 —
F. bouillir jusqu'à réduction de moitié. Ajoutez :
Laudanum de Sydenham X gouttes
En 2 fois. Matin et soir.

SINAPISME. — V. *Moutarde.*

SODA POWDERS. Carbonique et tartrique (acides).

SODA WATER. — V. *Bicarbonate de soude.*

SODIUM (oxyde de) (NaOH). — *Syn.* Soude caustique, oxyde de soude hydraté. On emploie la soude caustique liquide ou lessive des savonniers.
Prop. thérap. — Caustique.
Prép. pharm. et posol. — *A l'ext.* En applications.

— **ACÉTATE DE SOUDE** ($C^7H^3O^2Na + 3H^2O$). — Soluble 3 parties eau froide et 5 d'alcool à 80°.
Prop. thérap. — Diurétique, contro-stimulant, laxatif.
Posol. — *A l'int.* 4 à 20 gr. en potion (peu employé).

— **ARSÉNIATE DE SOUDE.** — V. *Arsénique* (acide).

— **AZOTATE DE SOUDE** (AzO^3Na). — *Syn.* Nitre du Chili. Soluble 1,2 partie eau froide, peu soluble alcool.

Prop. thérap. — Diurétique puissant.

Posol. — *A l'int.* 2 à 10 gr. (diurétique).

POTION DIURÉTIQUE (Ewald).

Digitale 1 gr.
Faites infuser dans :
Eau bouillante 150 —
Passez et ajoutez :
Nitrate de soude 5 —
Sirop de framboises 25 gr.
Par cuillerées d'heure en heure.

POTION DE NITRATE DE SOUDE.

Nitrate de soude 5 à 10 gr.
Potion gommeuse 150 —
M. A prendre dans la journée.

— **BENZOATE DE SOUDE**. V. *Benzoïque* (acide).

— **BICARBONATE DE SOUDE** (CO^3NaH). — Soluble 13 parties eau et 13 glycérine ; insoluble alcool. *Syn.* Sel de Vichy.

Prop. thérap. — Antiacide, diurétique, digestif, lithontriptique.

Posol. — *A l'int.* 0 gr. 50 centigr. à 10 gr. et plus. — *A l'ext.* En bains comme le carbonate de soude.

Incompat.— Acides, sels acides, tous les sels dont la base peut donner lieu à un carbonate insoluble (mercure, fer, magnésie, chaux, etc.); chlorhydrate d'ammoniaque, eau de chaux, infusés végétaux.

BAIN DE VICHY (Cod.).

Bicarbonate de soude 500 gr.
Pour un bain.

EAU DE SOUDE CARBONATÉE. SODA WATER (Codex).

1 *gr. pour* 650.

MIXTURE CONTRE DYSPEPSIE.

Rhubarbe 4 gr.
F. s. a. infuser dans :
Eau bouillante 150 —
Passez et ajoutez :
Bicarbonate de soude 10 —
Sirop d'écorce d'oranges amères 25 —
Par cuillerées.

POTION ALCALINE.

Bicarbonate de soude 10 gr.
Eau distillée 200 —
Sirop de fleurs d'oranger 50 —
Par cuillerées à bouche.

POTION CONTRE LE CROUP (Baron).

Bicarbonate de soude 3 gr.
Infusion de mauve 100 —
Sirop de gomme 30 —
Eau de fleurs d'oranger 15 —
F. s. a. Par cuillerées.

SACCHAROKALI (Blondeau).

Sucre 1000 gr.
Bicarbonate de soude 20 —
Laque carminée pour colorer Q. s.
20 gr. dans 1 litre d'eau.

SIROP ALCALIN (Bazin).

Bicarbonate de soude 8 gr.
Sirop simple 60 —
Agitez.

SIROP ALCALIN.

Bicarbonate de soude 5 gr.
Eau distillée 10 —
Sirop de sucre 90 —
F. s. a. 20 à 100 gr.

SIROP ALCALIN.

Bicarbonate de soude 10 gr.
Sirop de fleurs d'oranger 250 —
1 cuillerée à bouche le matin, 1 le soir, dans 1/4 de verre d'eau.

SIROP ALCALIN (Jeannel).

Bicarbonate de soude } āā 10 gr.
Eau distillée }
Sirop simple 80 —
Alcoolature d'écorce d'orange 1 —
Délayez le bicarbonate dans l'eau ; ajoutez le sirop ; F. chauffer au B.-M. jusqu'à dissolution complète.

SIROP ALCALIN.

Bicarbonate de soude 10 gr.
Sirop de saponaire 200 —
1 gr. de bicarbonate par cuillerée à bouche.

TABLETTES DE BICARBONATE DE SOUDE. PASTILLES DE VICHY (Cod.).

0 *gr.* 025 *milligr. par tablette,* 5 *à* 40.

TISANE ALCALINE DE BOUCHARDAT.

Bicarbonate de soude		2 gr.
Teinture de cannelle	āā	1 —
— de vanille		
Sirop de sucre		10 —
Eau		1000 —

1 à 3 litres par jour.

AUTRE :

Bicarbonate de soude	5 gr.
Sirop d'orgeat	50 —
Eau	1 litre.

TISANE SÈCHE.

Bicarbonate de soude	5 gr.
Sucre	50 —
Essence de citron	IV gouttes.

Pour 1 litre d'eau.

— **CARBONATE DE SOUDE** ($CO^3Na^2 + 10H^2O$). — *Syn.* Sous-carbonate de soude, sel de soude cristallisé, sel de soude du commerce, cristaux de soude, soude effervescente. Soluble 2 parties eau; soluble dans son poids de glycérine; insoluble alcool, éther.

Prop. thérap. — Employé contre la gravelle, les scrofules, l'hydropisie.

Posol. — *A l'int.* 1 à 4 gr. — *A l'ext.* En bains, lotions, 250 gr. par bain.

Incompat. — Comme le bicarbonate de soude.

BAIN ALCALIN (Cod.).

250 *gr. pour 1 bain.*

BAIN DE PENNÈS.

Bromure de potassium	1 gr.
Carbonate de chaux	1 —
— de soude	300 —
Phosphate de soude	8 —
Sulfate de soude	5 —
— d'alumine	1 —
— de fer	3 —
Huile volatile de lavande	1 —
— de thym	1 —
— de romarin	1 —

BAIN DE PLOMBIÈRES (Cod.).

Carbonate de soude	100 gr.
Chlorure de sodium	20 —
Sulfate de soude	60 —
Bicarbonate de soude	20 —
Gélatine	100 —

LOTION CONTRE LE LICHEN ARTHRITIQUE (Bazin).

Carbonate de soude 0 gr. 25 centigr. à	1 gr.
Glycérine pure	30 —
Eau de son	500 —

F. s. a.

LOTION DE CARBONATE DE SOUDE (H. P.).

Sel de soude du commerce	1 gr.
Eau	8 —

F. dissoudre. Filtrez.

PILULES CONTRE LA GRAVELLE (Beddœ).

Carbonate de soude effleuri	3 gr.
Savon médicinal	5 —
Essence de genièvre	X gouttes
Sirop de gingembre	Q. s.

M. pour 30 pilules. 1 à 4 par jour.

AUTRES (Ewald) :

Carbonate de soude desséché	āā	3 gr.
Extrait de gentiane		
Savon médicinal		
Poudre de gingembre		

Pour 100 pilules. 5 à 10 par jour.

POMMADE ALCALINE CONTRE TEIGNE (Casper).

Sous-carbonate de soude sec	āā	5 gr.
Charbon		
Axonge		20 —

M.

POMMADE ALCALINE (Biett, Devergie).

Carbonate de soude cristallisé	20 gr.
Chaux hydratée	10 —
Extrait d'opium (*ad libitum*)	1 —
Axonge	160 —

Triturez le carbonate de soude avec la chaux. Ramollissez l'extrait d'opium avec un peu d'eau. M.

POMMADE CONTRE L'ECZÉMA.

Axonge		30 gr.
Sous-carbonate de soude	āā	2 à 4 —
Huile de genevrier		
Goudron		

F. s. a. Onctions soir et matin.

POMMADE ÉPILATOIRE (Cazenave).

Carbonate de soude	10 gr.
Chaux	5 —
Axonge	40 —

M.

POTION ALCALINE (Ewald).

Carbonate de soude 5 gr.
Eau distillée de menthe 100 —
Sirop de menthe 25 —
Teinture de gentiane | Ether nitrique alcoolisé } ãã 2 — 50 centigr.

F. s. a. 1 cuillerée toutes les 2 heures.

POUDRE ALCALINE.

Carbonate de soude sec | Poudre de rhubarbe } ãã 5 gr.
Poudre de gentiane 10 gr.
— de cannelle 5 —

F. s. a. par cuillerée à café.

SOLUTION PARASITICIDE (Ory).

Carbonate de soude 10 gr.
Eau 500 —

F. dissoudre.

SOLUTION CONTRE ECZÉMA IMPÉTIGINEUX.

Carbonate de soude | Savon amygdalin } 5 à 10 gr.
Eau 1000 —

F. dissoudre.

— **CHLORURE DE SODIUM** (NaCl). — *Syn.* Sel marin, sel gemme, hydrochlorate, muriate de soude. 1 partie se dissout dans 3 parties d'eau et 5 parties de glycérine, très peu soluble alcool.

Prop. thérap. — Fondant, antiscrofuleux, purgatif, vomitif, fébrifuge, anthelminthique.

Posol. — *A l'int.* 20 à 30 gr. p. 1000 en lavements (anthelmintique); — 10 à 30 gr., fébrifuge; — 20 à 60 gr., purgatif dans eau gazeuse; — 8 à 15 gr., vomitif. — *A l'ext.* En bains, collyres.

Incompat. — Acides minéraux, calomel, acétate de plomb, azotate d'argent, protosels de mercure.

BAIN DE CHLORURE DE SODIUM (Cod.).

5 *kilos pour* 1 *bain.*

BAIN DE PIEDS AVEC LE SEL.

Sel commun 125 gr.
Eau chaude Q. s.

BAIN DE RASPAIL.

Ammoniaque saturée de camphre 200 gr.
Sel de cuisine 1000 —

Pour 1 *bain.*

CHLORURE DE SODIUM IODURÉ (Trousseau).

Chlorure de sodium 99 gr.
Iodure de potassium 1 —

M.

COLLYRE DU SEL (Desmarres).

Eau 10 gr.
Sel marin 0 — 05 centigr.

1 *goutte* 6 *fois par jour.*

CRÈME DE LAIT CHLORO-BROMO-IODÉE (Trousseau).

Crème de lait fraîche 100 gr.
Iodure de potassium | Bromure de potassium } ãã 0 — 05 centigr.
Chlorure de sodium 1 gr.
Sucre vanillé 10 —

M. pour une dose.

INJECTION INTRA-VEINEUSE ANTICHOLÉRIQUE (Hayem).

Chlorure de sodium pur 5 gr.
Sulfate de soude cristallisé pur 10 —
Eau distillée 1000 —

F. dissoudre, filtrez, chauffez au B.-M. à 38°. Dose : 2000 à 2500 gr.

LAVEMENT DE SEL

Sel marin 30 gr.
Eau 500 —

PILULES ANTIPHTHISIQUES (Latour).

Sel marin 20 à 50 gr.
Tannin 10 —
Conserves de roses Q. s.

F. s. a. 100 pilules. 1 toutes les heures.

PRISES CONTRE DYSPEPSIE (Schottin).

Chlorure de sodium 6 gr.
Sulfate de quinine 0 — 20 centigr.

F. s. a. 10 paquets. 1 avant et après le repas.

SIROP CHLORURE SODIUM (Pietra Santa).

Eau distillée	200 gr.
Sel marin	125 —
Sucre	400 —
Eau distillée de laurier-cerise	30 —

F. s. a.

SOLUTION CHLORO-BROMO-IODURÉS (Potain).

Chlorure de sodium	10 gr.
Bromure de sodium	5 —
Iodure de sodium	1 gr. à 1 — 50 centigr.
Eau distillée	100 —

1 *cuillerée à café le matin dans une tasse de lait.*

SOLUTION DE CHLORURE DE SODIUM.

Chlorure de sodium	10 gr.
Eau	100 —

Ad libitum *après l'emploi des solutions de nitrate d'argent, pour suspendre leur action.*

— **CITRATE DE SOUDE** $(C^6H^5O^7)^2 Na^3 + 14H^2O^7$.

Prop. thérap. — Employé contre le diabète.

Posol. — *A l'int.* 2 à 10 gr. — Purgatif 30 à 40 gr.

LIMONADE PURGATIVE.

Citrate de soude	20 à 50 gr.
Sirop de limons	40 —
Eau	Q. v.

Comme purgatif voir les formules du citrate de magnésie.

— **HYPOCHLORITE DE SOUDE.** — *Syn.* Chlorure de soude liquide, chlorure d'oxyde de sodium, liqueur de Labarraque.

Prop. thérap. — Désinfectant. V. *Hypochlorite de chaux. — Calcium.*

Posol. — *A l'int.* 1 à 2 gr. et plus. — *A l'ext.* En lotions, injections, etc.

N. B. — Le chlorure de soude liquide du Codex, contient 2 fois son volume de chlore actif.

COLLUTOIRE ANTISEPTIQUE.

Chlorure de soude	5 à 10 gr.
Glycérine	100 —

M.

GARGARISME ANTISEPTIQUE (Guersant).

Chlorure de soude	30 gr.
Décocté de quinquina	90 —
Sirop d'écorce d'oranges	30 —

F. s. a.

INJECTION VAGINALE CHLORURÉE.

Chlorure de soude	20 à 50 gr.
Eau	1000 —

M.

LAVEMENT DE CHLORURE DE SOUDE (Labarraque).

Chlorure de soude	10 gr.
Eau filtrée	500 —

M.

SOLUTION POUR PANSEMENTS (Nélaton

Chlorure de soude	50 à 100 gr.
Eau	1000 —

TISANE CHLORURÉE (Chomel).

Chlorure de soude	2 gr.
Eau	1000 —
Sirop de quinquina	100 —

Par verres dans la journée.

— **HYPOPHOSPHITE DE SOUDE.** — V. à *Phosphore.*

— **HYPOSULFITE DE SOUDE** $(S^2O^3Na^2 + 5H^2O)$. — Très soluble eau et glycérine; insoluble alcool. — *Syn.* Sulfite sulfuré de soude.

Prop. thérap. — Employé contre les affections de la peau, sudorifique, fondant, désinfectant, purgatif.

Posol. — *A l'int.* 1 à 5 gr. 30 gr.(purgatif). — *A l'ext.* 5 p. 100 en solution.

Incompt. — Acides, sels acides, iode.

GARGARISME (Polli).

Gargarisme émollient 250 gr.
Hyposulfite de soude 20 —
F. dissoudre.

GLYCÉROLÉ D'HYPOSULFITE DE SOUDE (Beaufort).

Glycérine 100 gr.
Hyposulfite de soude 8 —
F. dissoudre.

INJECTION ANTIPUTRIDE (Wallez).

Hyposulfite de soude 1 gr.
Eau 100 —
F. dissoudre. Filtrez.

POTION ANTIZYMOTIQUE (Polli).

Hyposulfite de soude 15 gr.
Eau distillée 60 —
F. dissoudre, filtrez, ajoutez :
Sirop simple 25 —
M. Une cuillerée à bouche toutes les heures.

SIROP D'HYPOSULFITE DE SOUDE (Biell).

Sirop de fumeterre 400 gr.
— de pensées sauvages 100 —
Hyposulfite de soude 10 —
M. 2 cuillerées par jour

SOLUTION ANTISEPTIQUE.

Hyposulfite de soude 50 gr.
Eau 950 —

SOLUTION ANTISEPTIQUE.

Hyposulfite de soude 1 gr.
Eau 5 —
F. dissoudre. Filtrez.

TISANE D'HYPOSULFITE DE SOUDE (Polli).

Solution de gomme édulcorée 1000 gr.
Hyposulfite de soude 2 à 5 —
F. dissoudre. A prendre dans la journée.

— **IODURE DE SODIUM.** —V. *Iode* et *Iodures.*

— **BISULFITE DE SOUDE.** — Désinfectant, décolorant, cristallise difficilement. On emploie la solution très concentrée, peu usité en médecine.

— **LACTATE DE SOUDE.** — V. *Acide lactique.*

— **MONOSULFURE DE SODIUM.** — V. *Soufre* et *Sulfures.*

— **OXYDE DE SODIUM.** — V. *Sodium.*

—**PHOSPHATE DE SOUDE** (PhO^4NaO^2H+12,H^2O). — Soluble 4 parties eau froide ; insoluble alcool.

Prop. thérap. — Purgatif, antidiabétique.

Posol. — *A l'int.* antidiabétique, 1 à 5 gr. ; — purgatif, 20 à 50 gr.

Incompt. — Acides, sels de chaux, de plomb, chlorures et tous les sels peuvent donner des phosphates insolubles.

COLLUTOIRE CONTRE APHTHES.

Phosphate de soude 10 gr.
Eau de roses 25 —
Miel rosat 50 —
F. s. a.

EAU PURGATIVE GAZEUSE (Bouchardat).

Phosphate de soude 45 gr.
Eau à 5 vol. d'acide carbonique 625 —
1 bouteille en 3 ou 4 fois.

POTION CONTRE BRONCHITE (Forney).

Digitale 1 gr. a 1 gr. 50 centigr.
F. infuser dans :
Eau bouillante 150 gr.
Passez et ajoutez :
Phosphate de soude 25 —
Sirop de cerises 25 —
F. s. a. Par cuillerée toutes les 2 heures.

RÉGIME DES BRIGHTIQUES (Semmola).

Phosphate de soude 2 gr.
Iodure de potassium 1 —
Chlorure de sodium 5 à 6 —
Pour 1 litre d'eau à prendre en 24 heures en plus du régime lacté.

VIN PHOSPHATÉ.

Phosphate de soude 20 gr.
— de potasse 20 —
Sirop d'écorce d'oranges amères 100 —
Vin de Malaga Q. s. pour 1 litre.

— **SALICYLATE DE SOUDE.** — V. *Salicylique* (acide) et *Salicylate.*

— **SILICATE DE SOUDE.**

Prop. thérap. — Dialytique.

Posol. — *A l'int.* 0 gr. 25 centigr. à 2 gr.

PILULES DIALYTIQUES (Bonjean).

Silicate de soude	0 gr. 025 milligr.	
Extrait alcoolique de colchique.	0 — 015	—
Extrait d'aconit	0 — 03	centigr.
Benzoate de soude	0 — 05	—
Savon médicinal	0 — 05	—

M. pour 1 pilule. 1, 2, 3 puis 4 par jour.

SIROP DIALYTIQUE (Bonjean).

Silicate de soude	60	gr.
Benzoate de soude	30	—
Sirop de gomme	1000	—

20 *à* 40 *gr.*

— **SULFATE DE SOUDE** ($SO^4Na^2 + 10H^2O$). — *Syn.* Sel de Glauber, d'Epsom, sel cathartique. Soluble dans 3 parties d'eau, 1 partie de glycérine; insoluble alcool.

Prop. thérap. — Purgatif.

Posol. — *A l'int.* 15 à 60 gr.

Incompt. — Alcalis, carbonates, phosphates solubles, sels dont la base peut former un sulfate insoluble.

EAU DE PULLNA ARTIFICIELLE.

Sulfate de soude cristallisé	15	gr.
— de magnésie	21	—
Chlorure de magnesium	31	—
— de calcium	1	—
— de sodium	1	—
Eau à 5 vol. d'acide carbonique	625	—

Par verres de 1/2 heure en 1/2 heure.

EAU PURGATIVE SALINE (F. H. M.).

Sulfate de soude cristallisé	30	gr.
Eau	600	—

F. dissoudre. Par verres toutes les 1/2 heures.

LAVEMENT LAXATIF (F. H. M.).

Feuilles de séné	15	gr.
Sulfate de soude cristallisé	10	—
Décoction émolliente	500	—

M. Faites bouillir quelques minutes. Passez, exprimez.

LAVEMENT PURGATIF.

Sulfate de soude	30	gr.
Décoction de guimauve	500	—

MASSE PILULAIRE INDIFÉRENTE.

Kaolin	2	parties
Sulfate de soude sec	1	—
Eau	1	—

Reste plastique 6 *à* 10 *minutes, pour incorporer permanganate de potasse, chlorure d'or, nitrate d'argent, etc.*

POTION CONTRE ICTÈRE (Frerichs).

Sulfate de soude	25	gr.
Bicarbonate de soude	6	gr.
Sirop de sucre	25	—
Eau distillée	200	—

POTION SULFATE DE SOUDE STIBIÉE (Ewald).

Sulfate de soude	25 gr.	
Azotate de potasse	5 —	
Emétique	0 —	03 centigr.
Sirop citrique	25 —	
Eau	200 —	

Par cuillerées.

SEL DE GUINDRE (Codex, Soubeiran, Dorvault).

Sulfate de soude effleuri	24 gr.	
Azotate de potasse	0 —	60 centigr.
Emétique	0 —	08 —

Pulv. M. F. pour un paquet à prendre dans un 1/2 litre de bouillon aux herbes tous les 1/4 d'heures, par 1/2 tasses.

SUPPOSITOIRE LAXATIF (Phœbus).

Sulfate de soude desséché	8	gr.
Savon blanc pulverisé	16	—
Miel épaissi	Q. s.	

F. 4 suppositoires.

— **SULFOVINATE DE SOUDE.** — V. à *Soufre.*

— **SULFURE DE SODIUM.** — V. *Soufre* et *Sulfures.*

— **TARTRATE DE SOUDE.** — V. *Tartrique* (acide) et *Tartrates.*

SON.

— **BAIN DE SON.** — V. *Hygiène thérapeutique.*

SOUDE. — V. *Sodium* (oxyde de).

SOUFRE. — 2 variétés: 1° soufre sublimé lavé (fleurs de soufre); 2° soufre précipité.

Prop. thérap. — A hautes doses purgatif, à doses plus faibles excitant diaphorétique, parasiticide.

N. B. — A l'intérieur, on emploie le soufre lavé. A l'extérieur, soit le soufre précipité, soit la fleur de soufre du commerce qui est plus active que le soufre lavé.

Posol. — *A l'int.* 8 à 16 gr. (purgatif); — 2 à 4 gr. (diaphorétique); — tablettes contenant, 0 gr. 10 centigr. — *A l'ext.* 1 p. 10, en pommades et en lotions 1/10e.

BAUME DE SOUFRE (Anc. Codex).

Soufre mou 1 gr.
Huile de noix 4 —

F. digérer au bain de sable pendant quelques jours, filtrez. 2 à 8 gr. en potion.

BAUME DE SOUFRE ANISÉ.

Soufre 1 gr.
Essence d'anis 4 —

VI *à* X *gouttes.*

BAUME DE SOUFRE TÉRÉBENTHINÉ.

Soufre mou 1 gr.
Essence de térébenthine 4 —

F. digérer 3 j. au B.-M. Filtrez. 0 *gr.* 20 *centigr. à* 1 *gr. en potion.*

BOL DE SOUFRE.

Soufre sublimé et lavé 0 gr. 50 centigr.
Miel } ãã Q. s.
Racine de réglisse pulvérisée }

M. pour 1 *bol.* 1 *à* 4 *par jour.*

CÉRAT SOUFRÉ.

20 *gr. de soufre pour* 110.

ÉLECTUAIRE AU SOUFRE.

Soufre sublimé et lavé 25 gr.
Sel ammoniac } ãã 5 —
Poudre de réglisse }
Sirop de menthe. Q. s.

Contre catarrhe chronique.

ÉLECTUAIRE DE SOUFRE TARTARISÉ

Soufre lavé } ãã 50 gr.
Crème de tartre pulv. }
Miel blanc Q. s.

Laxatif : dose 10 à 15 *gr.*

FUMIGATION DE SOUFRE (F. H. P.).

Soufre 30 gr.

Vaporisez.

GLYCÉRÉ ANTIPSORIQUE (Fournier).

Fleurs de soufre 100 gr.
Carbonate de soude 50 —
Gomme adragante pulv. 1 —
Glycérine 200 —
Essence *ad libitum*

F. s. a.

GLYCÉRÉ DE SOUFRE (Hardy).

Soufre sublimé et lavé 1 gr.
Glycéré d'amidon 4 —

M.

HUILE DE LIN SOUFRÉE, BAUME DE SOUFRE (Hager).

Huile de lin 4 gr.
— d'olive 1 —
Soufre sublimé et lavé 1 —

F. chauffer les huiles, ajoutez peu à peu le soufre. En frictions.

LOTION CONTRE L'ACNÉ ROSACEA (Besnier).

Soufre sublimé et lavé 20 gr.
Alcool camphré 20 —

M. Lotions tous les soirs.

AUTRE (Lailler).

Soufre sublimé non lavé 50 gr.
Alcool camphré 15 —
Eau 250 —

Agitez :

LOTION CONTRE DERMATOSES (Hebra).

Soufre précipité 25 gr.
Carbonate de potasse }
Alcool } ãã 10 —
Ether }
Glycérine }

LOTION CONTRE LA GALE (Welminck).

Soufre sublimé 20 gr.
Chaux vive 10 —
Eau 155 —

Faites bouillir, et passez à l'étamine. Etendez de 2 ou 3 fois son volume d'eau.

MÉLANGE POUR LOTIONS (Biett).

Sous-carbonate de potasse 4 gr.
Soufre sublimé 8 —
Eau 550 —

F. s. a.

MIXTURE CONTRE L'ACNÉ.

Soufre précipité 15 gr.
Glycérine 15 —
Alcoolé de camphre faible 50 —
Eau 100 —

M. Couvrir tous les soirs les parties malades au moyen d'un pinceau.

OPIAT SOUFRÉ (Lutz).

Soufre sublimé et lavé 20 gr.
Miel Q. s.

4 à 8 gr. (affections cutanées) ; 25 à 50 gr. (intoxication saturnine).

PATE CONTRE ACNÉ (Unna).

Soufre précipité 40 gr.
Carbonate de chaux } ãã 20 —
Oxyde de zinc }
Riz pulvérisé 15 —
Glycérine 20 —
Eau 75 —

PILULES SULFURO-ALCALINES (Mialhe).

Soufre lavé } ãã 0 gr. 10 centigr.
Carbonate de magnésie }
Savon médicinal 0 — 06 —
Eau Q. s.

M. pour 1 pilule. 5 à 20 par jour.

POMMADE ANTIPSORIQUE DE D'HELMERICH (Codex).

Soufre sublimé 10 gr.
Carbonate de potasse 5 —
Eau 5 —
Huile d'amandes douces 5 —
Axonge 35 —

POMMADE CONTRE PITYRIASIS DU CUIR CHEVELU (Fournier).

Soufre lavé 0 gr. 50 centigr.
Teinture de benjoin 3 —
Moelle de bœuf 30 —
Huile d'amandes douces 10 —

F. s. a.

En onction tous les deux jours : le lendemain onction avec la décoction de bois de Panama ou le mélange suivant :

Eau de son 500 gr.
Glycérine 40 —
Sous-carbonate de soude 2 —

POMMADE CONTRE LE PITYRIASIS VERSICOLOR (Hardy).

Soufre sublimé 9 gr.
Axonge 80 —

M.

POMMADE CONTRE LE PRURIGO (Hébra).

Soufre sublimé et lavé 18 gr.
Craie préparée 12 —
Huile de faine 18 —
Savon vert } ãã 50 —
Axonge }

F. s. a. Plusieurs onctions par jour.

POMMADE CONTRE SEBORRÉE PILEUSE. (Fournier).

Vaseline } ãã 5 gr.
Lanoline }
Soufre précipité } ãã 5 gr.
Acide salicylique }

POMMADE CONTRE SEBORRÉE SÈCHE DE CUIR CHEVELU (Vidal).

Soufre précipité 15 gr.
Huile de ricin 50 —
Beurre de cacao 12 —
Baume du Pérou 2 —

F. s. a.

POMMADE PARASITICIDE (Guibout).

Axonge fraiche 10 gr.
Camphre 5 —
Soufre sublimé 5 —

F. s. a.

POMMADE AU SOUFRE ET A L'OXYDE DE ZINC.

Oxyde de zinc } ãã 10 gr.
Soufre sublimé }
Axonge 45 —

M.

POMMADE SOUFRÉE (Cod.).

1 *p.* 9.

POMMADE SOUFRÉE (Hardy).

Fleurs de soufre 1 gr.
Axonge 30 —

M.

POMMADE SULFO-ALCALINE (Hardy).

Soufre sublimé et lavé 1 gr. à 1 gr. 50 centigr.
Sous-carbonate de potasse 0 gr. 25 centigr. à 0 — 50 —
Axonge 30 —

M. Contre herpès circiné.

POUDRE ANTIDARTREUSE (Debreyne).

Fleurs de soufre 0 gr. 60 centigr
Soufre doré d'antimoine 0 — 15 —

Calomel à la vapeur 0 gr. 03 centigr.

M. pour 1 paquet. 1 paquet par jour en 2 fois.

POUDRE PECTORALE (Ph. Germ.).

Soufre précipité	10 gr.
Crème de tartre	20 —
Carbonate de magnésie	5 —
Sucre	50 —
Essence de menthe	V gouttes.

M. 1 à 5 gr.

POUDRE SULFO-MAGNÉSIENNE.

Soufre sublimé / Magnésie / Charbon	ãã	10 gr.

F. s. a. 10 paquets. 1 tous les jours.

PRISES CONTRE CATARRHE BRONCHIQUE DES ENFANTS

Soufre lavé	0 gr. 10 centigr. à 0 gr. 20 centigr.
Kermès	0 — 015 millig.
Sucre	0 — 50 centigr.

Par une prise. Une toutes les deux heures.

TABLETTES DE SOUFRE (Cod.).

Chaque tablette renferme 0 gr. 10 centigr. de soufre. 4 à 8 par jour.

— **SULFOVINATE DE SOUDE** ($SO^4C^2H^5Na+H^2O$). — Très soluble eau et alcool. — *Syn.* Ethylsulfate de soude.

Prop. thérap. — Purgatif.

Posol. — *A l'int.* 15 à 25 gr. dans un peu d'eau.

— **SULFURE D'ANTIMOINE.** — V. *Antimoine.*

— **SULFURE D'ARSENIC.** — V. *Arsenic.*

— **SULFURE DE CALCIUM.** — V. *Calcium.*

— **SULFURE DE CARBONE.** — V. *Carbone.*

— **SULFURE DE FER** (FeS). — *Syn.* Sulfure ferreux, protosulfure de fer.

On emploie surtout le persulfure de fer hydraté.

Prop. thérap. — Employé contre les empoisonnements par les sels métalliques et dans les affections de la peau accompagnées d'état chlorotique.

Posol. — *A l'int.* 0 gr. 10 à 0 gr. 40 centigr.

BOLS DÉPURATIFS (Duchesne-Duparc).

1. Sulfure de fer	4 gr.
Poudre de rhubarbe	10 —
Sirop de fumeterre	Q. s.

M. pour 100 bols.

2. Sulfure de fer		6 gr.
Aloès		2 — 50 centigr.
Rhubarbe / Quinquina	ãã	8 —
Sirop de miel		Q. s.

M. pour 100 bols. (Dorv.)

PILULES DE SULFURE DE FER.

Sulfure de fer / Extrait de gentiane / Poudre de gentiane	ãã	5 gr.

F. 60 pilules. 2 à 4 par jour.

PILULES DE SULFURE DE FER HYDRATÉ (Bouch.).

Persulfate de fer 20 gr.

F. dissoudre dans l'eau; versez dans un excès de persulfure de potassium liquide; lavez à grande eau; décantez. M. avec :

Miel 20 gr.

Evaporez à l'étuve en consistance pilulaire. F. s. a. des pilules de 0 gr. 40 centigr. 1 à 6 par jour.

SIROP DE PERSULFURE DE FER (Bouchardat).

Hydrate de persulfure de fer gélatineux	100 gr.
Sirop de sucre	500 —

M.

— **SULFURE DE POTASSIUM** (K^2S). — Inusité. On emploie le trisulfure de potassium solide. — *Syn.* Trisulfure de potassium impur sulfure de potasse, polysulfure de potassium, foie de soufre. Très soluble eau et alcool.

Prop. thérap. — Antiherpétique, antipsorique.

Posol. — *A l'int.* 100 gr. p. un bain; 1 à 2 p. 100, en solution pommades, lotions.

BAIN SULFURÉ (Cod.).

100 gr. de trisulfure de potassium; laissez fondre dans le bain.

BAIN SULFURÉ LIQUIDE (Cod.).

100 gr. de trisulfure de potassium avec 200 gr. d'eau. Versez dans le bain.

BAIN SULFURÉ GÉLATINEUX DE DUPUYTREN (Cod. 66).

150 gr. de trisulfure, 250 gr. de gélatine. Pour un bain.

GLYCÉRÉ DE TRISULFURE DE POTASSIUM.

Trisulfure de potassium	1 gr.
Glycéré d'amidon	30 —

M.

LINIMENT DE JADELOT (Cod.).

Savon blanc	500 gr.
Huile d'œillette	1000 —
Sulfure de potasse sec pulvérisé	100 —
Essence de thym	10 —

M. Contre gale.

LOTION DITE DE BARLOW.

Sulfure de potasse ou de soude	8 gr.
Savon blanc	10 —
Alcool rectifié	8 —

Triturez dans un mortier de porcelaine. Ajoutez :

Eau de chaux	220 —

Contre teigne.

LOTION SULFO-SAVONNEUSE (Bouch.).

Savon blanc râpé	50 gr.
Eau	200 —

F. dissoudre. Ajoutez :

Sulfure de potasse liquide	50 —

LOTION SULFURÉE (Cod.).

1 gr. de trisulfure de potassium p. 50.

LOTION SULFUREUSE PARFUMÉE (P. Vigier).

Sulfure de potasse	1 gr.
Teinture de benjoin	1 —
Eau distillée	100 —

M.

MÉLANGE POUR LOTIONS.

Sulfure de potasse	2 à 4 gr.
Carbonate de potasse	1 —
Lait d'amandes	240 —
Eau distillée de laurier-cerise	10 —

PILULES SULFURÉES.

Sulfure de potasse	1 gr.
Argile	2 —

Pour 40 pilules. Une matin et soir.

POMMADE DE FOIE DE SOUFRE (Bard.).

Foie de soufre liquide	20 gr.
Axonge balsamique	50 —
Savon de potasse	50 —

M.

POMMADE HYDROSULFUREUSE (Debreyne).

Trisulfure de potassium	15 gr.
Axonge	60 —
Essence de thym	1 —
Eau commune	15 —

F. dissoudre le sulfure de potassium dans l'eau. M.

POMMADE SULFURÉE.

Trisulfure de potassium }	
Savon de potasse } àà	1 gr.
Axonge benzoïnée }	

— SULFURES DE SODIUM.

— 1° **MONOSULFURE DE SODIUM CRISTALLISÉ** ($Na^2S + 9H^2O$). — *Syn.* Sulfhydrate de soude cristallisé ; sulfure de sodium. Très soluble eau et alcool.

Prop. thérap. — Sert à la préparation des eaux sulfureuses artificielles et des bains sulfureux.

Posol. — *A l'int.* 0 gr. 02 à 0 gr. 06 centigr. ; sirop (Codex) 0 gr. 10 centigr. p. 100. — *A l'ext.* 40 à 100 gr. pour un bain.

EAU SULFURÉE.

Monosulfure de sodium 0 gr. 13 centigr.
Chlorure de sodium 0 — 1 —
Eau bouillie 650 —

BAINS SULFURÉS.

V. *Trisulfure de sodium.*

SIROP SULFUREUX.

Monosulfure de sodium 0 gr. 50 centigr.
Sirop de goudron 500 —

0 gr. 02 centigr. par cuillerée à bouche. On peut remplacer le sirop de goudron par celui de Tolu, ou térébenthine.

— 2° **TRISULFURE DE SODIUM SOLIDE.** — *Syn.* Trisulfure de sodium impur, sulfure de soude, polysulfure de sodium.

Prop. thérap. — Bains sulfureux.

Posol. — *A l'ext.* 40 à 125 gr. pour un bain.

BAIN DIT DE BARÈGES (Cod.).

Monosulfure de sodium cristallisé } ãã 60 gr.
Chlorure de sodium sec }
Carbonate de soude desséché 30 —

M. pour 1 bain.

BAIN SULFURÉ (Pienck).

1. Polysulfure de sodium 100 gr.
Eau commune 400 —

F. dissoudre :

2. Acide chlorhydrique 18 —
Eau 750 —

Versez d'abord la solution 1, puis la solution 2.

BAIN SULFURO-ALCALIN (Hardy).

Sulfure de sodium } ãã 32 gr.
Carbonate sodique cristallisé }
Sel marin 16 —

M. pour un bain.

POMMADE DE BARÈGES (Bouch.).

Hydrosulfate de soude 10 gr.
Carbonate de soude 10 —

F. dissoudre dans un peu d'eau. M. avec :

Axonge balsamique 100 gr.

POUDRE DÉPILATOIRE (Boudet).

Hydrosulfate de soude 4 gr.
Chaux vive en poudre 10 —
Amidon 10 —

M. Délayez avec un peu d'eau.

— **SULFUREUX** (acide) (SO^2).

Prop. thérap. — Désinfectant. — Gaz liquéfié.

Prép. pharm. et posol. — *A l'ext.* Solution aqueuse, à titre variable; désinfectant, pansement des plaies.

— **SULFURIQUE** (acide) (SO^4H^2).

Prop. thérap. — Tempérant, astringent, caustique.

Prép. pharm. et posol. — *A l'int.* Acide sulfurique alcoolisé, eau de Rabel, contient 1/4 d'acide;—acide sulfurique dilué 1/10, 10 à 20 gr. p. 1000. Limonade 2 gr. par litre. — *A l'ext.* Acide sulfurique, mêlé à une poudre inerte comme caustique.

Incompat. — Alcalis, carbonates, sulfures, émulsions, lait, oxydes, azotates, sels de chaux, de baryte, de plomb, etc.

CAUSTIQUE SULFO-CARBONÉ.

Poudre de charbon 10 gr.
Acide sulfurique 4 —

CAUSTIQUE SULFO-SAFRANÉ (Velpeau).

Poudre de safran 10 gr.
Acide sulfurique 20 —

M.

COLLUTOIRE DÉTERSIF.

Miel rosat 50 gr.
Eau de Rabel 5 —

M. Agitez chaque fois.

EAU ANTIPUTRIDE DE BEAUFORT.

Acide sulfurique à 66° 32 gr.
Eau 500 —

M.

EAU D'ARQUEBUSADE DE THÉDEN (Cadet).

Alcool rectifié } ãã 750 gr.
Vinaigre d'Orléans }
Acide sulfurique dilué 150 —
Sucre blanc 200 —

M.

ÉLIXIR ACIDE AROMATIQUE (Brugnatelli).

Feuilles de menthe poivrée } ãã 10 gr.
Feuilles de menthe frisée }

Cannelle		
Girofle	āā	5 gr.
Gingembre		

F. macérer 8 jours dans :

Alcool à 60°	400 —
Acide sulfurique à 65°	50 —

2 à 5 gr. dans des potions.

ÉLIXIR DE HALLER (Ph. Germ.).

Acide sulfurique dilué	āā	P. E.
Alcool à 80° C.		

M.

ÉLIXIR VITRIOLIQUE DE MYNSICHT (Cod.).

1 à 3 grammes.

GARGARISME DÉTERSIF (Cod. 66).

Miel rosat	60 gr.
Alcool sulfurique	2 —
Décoction d'orge	250 —

M.

LIMONADE SULFURIQUE (Cod.).

20 gr. d'acide dilué p. 1000.

POTION ANTIHÉMORRHAGIQUE.

Acide sulfurique dilué	4 gr.
Hydrolat de menthe	180 —
Sirop de framboise	30 -

M. 1 cuillerée à bouche toutes les heures.

SOZOIODOL. — *Acide diiodoparaphénolsulfonique* renferme 54 p. 100 d'iode, 20 de phénol et de 7 soufre; forme des sels cristallisables avec les bases alcalines et métalliques.

Prop. thérap. — Préconisé comme succédané de l'iodoforme.

Posologie. — *Us. int. Sozoïodol de soude* de 1 à 3 gr. par jour. *Us. ext.*, sels de potasse, de zinc, de mercure, de plomb; en pommades, poudres, potions, 5 à 10 p. 100 de véhicule.

SPARTÉINE. — V. *Genêt.*

SPIGÉLIE ANTHELMINTHIQUE. — *Spigelia anthelmia* (Loganiacées).

Part. empl. — Plante fleurie.

Prop. thérap. — Anthelminthique.

Prop. thérap. — *A l'int.* En décoction. Dose, 10 à 15 gr.

INFUSION ANTHELMINTHIQUE.

Spigélie de Maryland	15 gr.
Eau bouillante	255 —

F. infuser pendant 1 heure. Filtrez. En 6 fois de 3 en 3 heures.

INFUSION ANTHELMINTHIQUE (Cox.).

Spigélie de Maryland	15 gr.
Séné	15 gr.
Jalap pulvérisé	2 —
Semences de cardamome	2 —
Bitartrate de potasse	4 —
Extrait de réglisse	8 —
Eau bouillante	200 —

F. infuser pendant 1 heure. Filtrez. Par cuillerées à bouche.

SQUINE. — *Smilax china* (Asparaginées).

Part. empl. — Rhizome.

Prop. thérap. — Comme la salsepareille, fait partie des bois sudorifiques.

Prép. pharm. et posol. — Comme la salsepareille.

Pour les formules, v. *Salsepareille.*

STAPHYSAIGRE. — *Delphinium staphysagria* (Renonculacées).

Part. empl. — Semence.

Prop. thérap. — Employée parfois comme parasiticide.

Prép. pharm. et posol. — *A l'ext.* Infusé, — poudre mêlée à de l'axonge.

STÉRÉSOL. — Nom donné par le Dr Berlioz (de Grenoble) à un vernis antiseptique adhérent également bien sur les muqueuses et sur la peau.

Gomme laque purifiée et entièrement soluble dans l'alcool	270 gr.

Benjoin purifié et entièrement soluble alcool		10 —
Baume de tolu		10 —
Acide phénique cristallisé		100 —
Essence de cannelle de Chine	ãa	6 —
Saccharine		
Alcool à 90° Q. s. pour obtenir un litre de liquide.		

Employé dans le traitement des angines diphtéritiques, des ulcérations tuberculeuses de la peau et de la langue, de l'eczéma, etc.

STORAX. — Baume fourni par le *Styrax officinale* (Ébénacées). 2 variétés : storax en larmes (*storax calamite*) ; storax en pains.

Prop. thérap. — Excitant, entre dans quelques compositions pharmaceutiques anciennes.

Prép. pharm. et posol. — *A l'ext.* Poudre ; en fumigation. — V. *Benjoin.*

STRAMOINE. — V. *Datura.*

STRONTIANE. — *Syn.* Oxyde de Strontium (StO ou SrO). On emploie le *Bromure* et le *Lactate de strontiane* qui sont très solubles dans l'eau. Ces sels doivent être *très purs et ne pas renfermer de baryte.* Ils ont été préconisés par MM. G. Sée et C. Paul comme *antigastralgiques*, *antispasmodiques*, *antiépileptiques* et *antialbuminuriques.*

Posol. — 2 à 6 gr. par jour.

SOLUTION (G. Sée).

Bromure de strontium	20 gr.
Eau distillée	300 —

1 gr. par cuillerée à bouche. 2 à 6 cuil. par jour.

SOLUTION (C. Paul).

Lactate de strontiane	50 gr.
Eau	300 —

3 gr. par cuillerée à bouche. 2 cuil. par jour.

N. B. — Le bromure de strontium cristallisé renferme 30 p. 100 d'eau ; il est donc environ 1/3 moins actif que le sel anhydre.

STROPHANTUS HISPIDUS OU KOMBE. — (Apocynacées).

STROPHANTINE. ($C^{62}H^{11}O^{12}$) paillettes cristallisés blanches, saveur très amère, très toxique, soluble dans 43 parties d'eau 20 fois environ son poids d'alcool, insoluble éther et chloroforme.

Part. empl. — Graines.
Princ. act. — Strophantine.
Prop. thérap. — Analogues à celles de la digitale. Poison cardiaque.
Prép. pharm. et posol. — *A l'int.* Strophantine 1/2 à 1 milligram. en injections hypodermiques. Les granules sont dosés à 1/10e de milligr. (Codex). — Teinture de semences à 1/5e, II à X gouttes, ou mieux teinture à 1/20e, V à XXX gouttes.

STRYCHNINE. — V. *Noix vomique.*

STYRAX LIQUIDE OU LIQUIDAMBAR. — Baume produit par le *Liquidambar orientalis* (Balsamifluées).

Prop. thérap. — Préconisé comme antigoutteux et antigonorrhéique. Excitant et bon suppuratif. Entre dans la composition de l'onguent styrax et de l'emplâtre de Vigo.

Prép. pharm. et posol. — *A l'int.* Peu usité. — *A l'ext.* Onguent styrax.

PILULES DE STYRAX.

Styrax purifié	5 gr.
Magnésie calcinée	Q. s.

M. et F. s. a. 50 pilules. 2 à 4 matin et soir.

SIROP DE STYRAX.

Même formule que pour le sirop de Tolu.

STYRAX SOLIDIFIÉ (Lepage).

Styrax purifié	120 gr.
Chaux hydratée	10 —

M. Chauffez pendant une heure au B.-M. F. 240 bols. 5 à 20 par jour.

SUCCIN. — *Syn.* Ambre jaune.

Prop. thérap. — Antispasmodique, excitant.

Prép. pharm. et posol. — Peu employé en fumigations.

On employait l'esprit volatil de succin, 0 gr. 50 centigr. mélangé à 100 gr. de sirop d'opium qui prenait alors le nom de sirop de *Karabé*. Le nouveau Codex a remplacé l'esprit volatil par la teinture de succin.

— SUCCINIQUE (acide).

Prop. thérap. — Employé jadis comme antispasmodique et diaphorétique.

Prép. pharm. et posol. — *A l'int.* 0 gr. 0 centigr. à 1 gr. 20 centigr. (inusité).

SUIE. — *Fuligo splendens.* Soluble en partie dans l'eau.

Prop. thérap. — Passe pour vermifuge, antidartreuse, parasiticide, employée contre la scrofule.

Prép. pharm. et posol. — *A l'int.* Peu employée. — *A l'ext.* 2 gr. 50 centigr. en pommade.

SULFONAL. ($C^7H^{16}S^2O^4$) — Produit de l'oxydation d'une combinaison de l'*ethylmercaptan* avec l'*acétone;* (diethylsulfonedimethyl-methane) découvert par Kast. Petits cristaux prismatiques incolores, sans odeur, ni saveur, fusibles à 125°,5, solubles dans environ 500 parties d'eau froide, 15 parties d'eau bouillante et 65 d'alcool.

Prop. thérap. — Hypnotique : d'après le Dr Kast, son action serait plus énergique que celle de la paraldéhyde et même du chloral, il agirait moins promptement que ce dernier; mais d'une façon plus prolongée. Le Dr Rabbas dit que l'action du sulfonal se manifeste même chez les sujets habitués aux narcotiques : il n'y aurait pas de phénomènes d'accoutumance.

Posologie. — Dose à 1 à 3 gr., en cachets chez l'adulte, 0,10 à 0,50 chez l'enfant; on peut aussi l'administrer en suspension dans l'eau. L'action se produit au bout d'une demi-heure à 4 heures : la durée du sommeil varie de 4 à 9 heures.

POTION CONTRE COQUELUCHE (Almeida).

Sulfonal	0 gr. 20 centigr.
Créosote de hêtre	0 — 25 —
Sirop de tolu	150 —

Par cuill. à café toutes les 2 heures.

SUREAU. — *Sambucus nigra* (Caprifoliacées).

Part. empl. — Ecorce, fleurs, fruit. L'écorce moyenne a été employée contre l'hydropisie.

Prop. thérap. — Fleurs, excitant, diaphorétique, sudorifique ; — baies sudorifiques ; — deuxième écorce, purgatif drastique.

Prép. pharm. et posol. — *A l'int.* Eau distillée, véhicule de potions ; — extrait de fruit (rob. de sureau), 1 à 10 gr. ; — infusion de fleurs, 5 p. 1000 ; — suc d'écorce, 30 à 150 gr. ; — vinaigre, 8 gr. — *A l'ext.* en topiques ; — infusion de fleurs, 20 à 50 p. 1000.

DÉCOCTION D'ÉCORCE DE SUREAU (Sydenham).

Ecorce moyenne de sureau fraîche	60 gr.
Eau	500 —

F. bouillir une minute. Passez verre matin et soir (purgatif).

FOMENTATION OU LOTION (Cod.).

30 gr. pour 1000.

FOMENTATION CONTRE ÉRYSIPÈLE (Bouch.).

Lotion de sureau	500 gr.
Alcool camphré	30 —

TISANE DE SUREAU (Bargetti).

Ecorce moyenne de sureau	50 gr.
Eau froide	150 —

F. macérer 2 jours. En 2 fois à jeun (purgatif hydragogue).

T

TABAC. — V. *Nicotiane.*

TALC DE VENISE. — *Syn.* Craie de Briançon. Silicate de magnésie naturel qui a les mêmes usages que la poudre d'amidon pour saupoudrer les parties humides et éviter les excoriations. — Vient d'être préconisé contre la diarrhée par le Dr Debove : à la dose de 100 à 200 et jusqu'à 400 gr. dans les 24 heures : on l'administre en suspension dans du lait.

TAMARIN. — *Tamarinus indica* (Légumineuses).

Part. empl. — Pulpe contenant les semences et les fibres ligneuses du fruit.

Prop. thérap. — Acidule, rafraîchissante, laxative.

Prop. thérap. et posol. — *A l'int.* 20 à 50 gr..

CONSERVE DE TAMARIN (Cod.).

25 à 100 gr.

ÉLECTUAIRE PURGATIF (Jourdan).

Pulpe de tamarin	12 gr.
Crème de tartre pulvérisée	1 —
Sel de Seignette pulvérisé	2 —
Manne en larmes	4 —
Sirop de roses pâles	8 —

M. 15 à 30 gr.

PETIT-LAIT AVEC TAMARIN.

Pulpe de tamarin	60 gr.
Petit-lait bouillant	1000 gr.

Délayez, passez. Par tasses dans la journée.

SIROP DE TAMARIN (Deschamps).

Pulpe de tamarin	100 gr.
Eau	Q. s.

F. infuser au B.-M. pendant 3 heures ; exprimez ; ajoutez :

Sucre blanc concassé	500 gr.

F. 40 à 100 gr.

TISANE DE TAMARIN (Cod.).

20 *pour* 1000 *en infusion. Par verres.*

TAN. — Poudre d'écorce de chêne. V. ce mot.

Prop. thérap. — Astringent.

Prép. pharm. et posol. — *A l'int.* 1 gr. à 10 gr. — *A l'ext.*

Infusion, 60 p. 1000 en lotions, injections ; en nature pour saupoudrer les excoriations.

Incompt. — Comme le tannin.

FOMENTATION ASTRINGENTE.

Écorce de chêne	50 gr.
Vin rouge	1000 —

F. bouillir jusqu'à réduction à 800.

Ajoutez, ad libitum :

Tannin	5 gr.

INJECTION OU LOTION DE TAN.

Écorce de chêne	40 à 60 gr.
Eau bouillante	1000 —

F. infuser 2 heures. Passez.

POUDRE DE FAYE (Bouch.).

Écorce de chêne pulv.	3 gr.
Scille en poudre	2 —
Vanille	0 — 05 centigr.
Amidon	2 —

F. s. a. 2 à 5 gr. par jour en 2 fois.

SUPPOSITOIRES FORTIFIANTS (Reuss).

Poudre de tormentille / — de chêne	ãã	10 gr.
Miel		Q. s.

F. s. a. 10 suppositoires.

TANAISIE. — *Tanacetum vulgare* (Composées). — *Syn.* Herbe aux vers, herbe Saint-Marc.

Part. empl. — Plante fleurie.

Prop. thérap. — Anthelminthique.

Prép. pharm. et posol. — *A l'int.* Huile volatile, I à II gouttes (inusité) ; — infusion, 5 à 10 p. 1000 ; — lavement, 10 à 15 pour un lavement.

ESPÈCES ANTHELMINTHIQUES (Cod. 66).

Feuilles et fleurs sèches de tanaisie / Absinthe / Fleurs de camomille romaine / Semen-contra	ãã	32 gr.

M. 8 gr. pour 120 d'eau.

TANNIN ($C^{14}H^{10}O^{9}$). — *Syn.* Acide tannique, acide gallotannique. Très soluble eau, alcool, éther aqueux ; peu soluble éther pur.

Prop. thér. — Astringent, contre les hémorrhagies passives, les hémoptysies, les diarrhées séreuses, les leucorrhées, fièvres, phthisie, asthénie, coliques néphrétiques, anasarque ; contrepoison des alcaloïdes.

Prép. pharm. et posol. — *A l'int.* 2 à 4 gr et plus. — *A l'ext.* 1 à 4 p. 100, en lotions, injections, pommades, glycéré à 1/6e.

Incompt. — Alcaloïdes, sels métalliques surtout de fer, d'antimoine, plomb, mercure, émétique : albumine, émulsions, eau de chaux.

COLLODION AU TANNIN.

Tannin	5 gr.
Collodion riciné	45 —

(Antiseptique, styptique, hémostatique.)

COLLODION STYPTIQUE (Richardson).

Tannin	1 gr.
Alcool à 90° C.	2 —
Collodion	10 —

F. dissoudre le tannin dans l'alcool ; ajoutez le collodion, puis :

Alcoolé de benjoin	1 gr.

M.

COLLYRE AU TANNIN (Cavarra).

Acide tannique	0 gr. 10 à 0 gr. 15 centigr.
Eau distillée	24 —

F. dissoudre.

COLLYRE DE TANNIN (Desmarres).

Eau distillée	100 gr.
Tannin pur	1 —
Eau distillée de laurier-cerise	20 —

F. s. a.

COLLYRE CONTRE LA CONJONCTIVITE DIPHTHÉRITIQUE.

Hydrolat de roses	125 gr.

Acide tannique 0 — 25 centigr.
F. s. a. Laver les yeux toutes les heures.

CRAYONS AU TANNIN (Codex).

Tannin 10 parties.
Gomme 1/2 —
Eau et glycérine Q. s.

GARGARISME ASTRINGENT.

Tannin 4 gr.
Hydrolat de roses 100 —
Mellite de roses. 50 —
M.

GARGARISME ASTRINGENT (Jeannart).

Tannin 2 gr.
Miel rosat 50 —
Infusion de roses 150 —
F. s. a.

GLYCÉRÉ AU TANNIN.

Acide tannique } āā 5 gr.
Glycérine pure }
F. dissoudre.

GLYCÉRÉ DE TANNIN (Cod.).

10 *pour* 50 *gr. de glycéré d'amidon.*

GLYCÉRÉ DE TANNIN (Demarquay).

Tannin 1 à 2 gr.
Glycérine 10 —
F. dissoudre.

INJECTION CONTRE L'OZÈNE (Wolfram).

Acide tannique 1 gr.
Glycérine pure 50 —
F. dissoudre. 2 *injections par jour.*

INJECTION DE TANNIN.

Tannin 1 gr.
Eau distillée 100 —
F. dissoudre.

INJECTION DE TANNIN (Ricord).

Vin rouge du Midi 150 gr.
Tannin pur 1 —
Pour le vagin doublez la quantité du tannin.

INJECTION TANNIN ET BISMUTH

Sous-nitrate de Bismuth 5 gr.
Tannin 2 —
Eau distillée de roses 150 —
F. s. a. Agitez.

LAVEMENT ASTRINGENT.

Tannin 1 gr.
Décoction de ratanhia 300 —
Teinture d'opium VI gouttes.
M.

LIQUEUR IODO-TANNIQUE NORMALE (Guillermond).

Tannin 45 gr.
Eau distillée 1000 —
F. dissoudre; ajoutez :
Iode 5 —
F. dissoudre, réduire à 1000, *filtrez. En injections, gargarismes etc.*

LOTION CONTRE LES GERÇURES DU SEIN (Druilt).

Acide tannique 0 gr. 30 centigr.
Eau distillée 24 —
F. dissoudre, filtrez.

PILULES ANTIDIARRHÉIQUES.

Tannin } āā 4 gr.
Extrait de ratanhia }
— d'opium 0 — 20 centigr.
F. s. a. 40 *pilules.* 6 *à* 12 *par jour.*

PILULES CONTRE SUEURS NOCTURNES (Hutchinson).

Tannin 1 gr. 20
Acétate de morphine 0 — 03
Pour 8 *pilules.* 2 *à* 4 *par jour.*

PILULES DE FRERICHS.

Tannin 3 gr.
Aloès 1 —
Extrait de chiendent Q. s.
Pour 100 *pilules.* 4 *à* 6 *par jour. Maladie de Bright.*

PILULES CONTRE LA MÉTRORRHAGIE (Green).

Acide tannique 4 gr.
Extrait d'opium 0 — 50 centigr.
Conserve de roses 2 —
F. s. a. 30 *pilules.* 3 *à* 4 *par jour.*

PILULES DE TANNIN (Charvet).

Tannin pur 1 gr.
Conserve de roses Q. s.
F. s. a. 10 *pilules.* 1 *à* 4 *le soir.*

PILULES DE TANNIN (Voillez).

Tannin 0 gr. 15 centigr.
Mucilage de gomme ou glycérine Q. s.
F. 1 *pilule :* 2 *à* 10 *par jour.*

PILULES OPIACÉES ASTRINGENTES

Tannin 2 gr.
Extrait d'opium 0 — 10 centigr.
Conserve de roses Q. s.
F. s. a. 20 *pilules.* 1 *toutes les* 2 *ou* 3 *heures.*

POMMADE ANTIDARTREUSE (Hardy).

Calomel 1 gr.
Acide tannique 2 à 3 —
Axonge 30 —

M. Plusieurs onctions par jour.

POMMADE ANTIHÉMORRHAGIQUE (Orosi).

Acide tannique 2 gr. 50 centigr.
Sucre pulvérisé 2 —
Essence de lavande V gouttes.
Axonge 50 gr.

M.

POMMADE AU TANNIN.

Vaseline 50 gr.
Tannin 1 à 10 —

Dissolvez le tannin dans l'eau; ajoutez la vaseline. M.

POMMADE CONTRE ACNÉ (Rodet).

Axonge lavée 50 gr.
Soufre sublimé 4 —
Tannin 5 —
Eau de laurier-cerise 5 —

POMMADE CONTRE LE CORYZA.

Acide tannique 0 gr. 05 centigr.
Axonge 5 —
Teinture de vanille V gouttes

M.

POMMADE CONTRE LES ULCÉRATIONS VARIOLEUSES (Guéneau de Mussy).

Acide tannique 2 gr.
Oxyde de zinc 2 —
Calomel 0 — 25 centigr.
Extrait thébaïque 0 — 10 —
Cérat 30 —

F. s. a.

POMMADE DE NÉLIGAN.

Tannin 1 gr.
Glycérine 25 —
Chloroforme XX gouttes.
Cérat simple 6 gr.

Contre eczéma facial des enfants.

POTION ASTRINGENTE.

Tannin 2 gr. 50 centigr.
Sirop d'éc. d'oranges am. 30 —
Eau 150 —

F. s. a. Par cuillerées d'heure en heure.

POTION ASTRINGENTE OPIACÉE.

Tannin 1 à 2 gr.
Eau distillée de menthe 100 —
Sirop de consoude }
— diacode } āā 20 —

F. s. a. 5 à 6 cuillerées à bouche par jour.

POUDRE CONTRE DIARRHÉE PROFUSE (Oppolzer).

Tannin 0 gr. 50 centigr
Poudre d'opium 0 — 20
— de sucre 5 —

Pour 10 doses. 1 toutes les deux heures.

SIROP ASTRINGENT BI-IODURÉ (Hôp. St.-Louis).

Bi-iodure de mercure 0 gr. 36 centigr.
Iodure de potassium 36 —
Sirop iodo-tannique 1200 —

F. s. a.

SIROP IODO-TANNIQUE (H. P.).

Iode 1 gr.
Tannin 4 —
Sirop de ratanhia 50 —
Sirop de sucre 440 —

F. dissoudre l'iode et le tannin à chaud dans 30 d'eau distillée; laissez refroidir; filtrez. Ajoutez le sirop de ratanhia. F. chauffer au B.-M. le mélange jusqu'à réduction à 60 gr. Ajoutez le sirop de sucre. M. 10 à 60 gr.

SIROP IODO-TANNIQUE (Guillermond).

Iode 2 gr.
Extrait de ratanhia 8 —
Sirop de sucre 1000 —

4 centigr. d'iode par cuillerée à bouche.

SOLUTION ASTRINGENTE (Triquet).

Acide tannique 0 gr. 10 centigr.
Glycérine pure 10 —

F. dissoudre. Pour cicatriser le tympan.

SOLUTION CONTRE LA CONJONCTIVITE GRANULEUSE (Agnew).

Acide tannique 0 gr. 25 centigr.
Glycérine 6 —
Borate de soude 2 —
Eau camphrée 32 —

F. dissoudre.

SOLUTION CONTRE LA DIPHTÉRIE (Herbert).

Acide tannique 3 gr.
Glycérine pure 36 —

F. dissoudre. En injections répétées dans les narines 2 ou 3 fois par jour.

SOLUTION CONTRE LES ÉCOULEMENTS VAGINAUX (Guibout).

Acide tannique 25 gr.
Eau commune 100 —

F. dissoudre. Imbibez un tampon et placez-le dans le vagin. Répétez tous les jours.

SOLUTION TANNIQUE IODO-FERRÉE (Zucarello Patti).

1. Tannin pur 6 gr.
Acide acétique 3 gr.
Hydrolat de roses 1200 —
M.

2. Iode 0 gr. 84 centigr.
Limaille de fer 0 — 50 —
Eau distillée 5 —
M. filtrez.
M. les 2 solutions; en injections.

SUPPOSITOIRES DE TANNIN CONTRE L'ECZÉMA DES FOSSES NASALES (Hermann).

Acide tannique 0 gr. 90 centigr.
Beurre de cacao 5 —
F. s. a.; 6 suppositoires.

SUPPOSITOIRES DE TANNIN CONTRE HÉMORRHOÏDES.

Tannin 2 gr.
Axonge benzoïnée 2 — 50 centigr.
Cire blanche 0 — 50 —
Beurre de cacao 5 —
F. s. a. 6 suppositoires.

SUPPOSITOIRE OPIACÉ AU TANNIN CONTRE HÉMORRHOÏDES.

Acide tannique 0 gr. 20 centigr.
Opium brut pulvérisé 1 —
Beurre de cacao 4 —
M. pour 1 suppositoire.

VIN AROMATIQUE TANNISÉ (Ricord).

Vin aromatique 100 gr.
Tannin 1 à 5 —
F. dissoudre.

TARTRIQUE (acide) ($C^4H^6O^6$). — *Syn.* Sel essentiel de tartre, acide de tartre. 1 partie se dissout dans 0, 66 d'eau; 2,5 d'alcool, glycérine toute proportion.

Prop. thérap. — Rafraîchissant, acidule, tempérant.

Prép. pharm. et pot. — *A l'int.* 2 à 6 gr., limonade 1/1000. Q. V.; sirop d'acide tartrique, 1 p. 100; 50 à 1000 gr.

Incompt. — Sels de plomb, chaux, baryte, potasse, eau commune.

GLYCÉRÉ TARTRIQUE (Hop. St.-Louis).

Acide tartrique 50 gr.
Glycéré d'amidon 1000 —
F. s. a.

LIMONADE TARTRIQUE (Cod.).

100 *gr. de sirop tartrique pour* 900.

LIMONADE TARTRIQUE (F. H. P.).

Sirop tartrique 60 gr.
Eau commune 1000 —
M.

LIMONADE TARTRIQUE VINEUSE (F. H. P.).

Vin rouge 250 gr.
Sirop tartrique 60 —
Eau 700 —

POTION ACIDULÉE.

Acide tartrique 1 gr.
Acide azotique alcoolisé 1 —
Sirop simple 30 —
Eau 100 —
F. dissoudre l'acide tartrique dans l'eau. M. par cuillerées à bouche.

POUDRE GAZOGÈNE.

Nº 1. Bicarbonate de soude pulvérisé 4 gr.
F. un paquet bleu.
Nº 2. Acide tartrique pulvérisé 4 gr.
F. un paquet blanc.
M. dans une bouteille que vous bouchez immédiatement.

POUDRE GAZOGÈNE ACIDE (Jeannel).

Bicarbonate sodique pulvérisé 25 gr.
Sucre blanc 200 gr.
Acide tartrique 24 —
Essence de citrons II gouttes
M. 1 cuillerée à bouche délayée dans un verre d'eau toutes les heures.

POUDRE GAZOGÈNE ALCALINE. SODA POWDERS (Cod.).

2 *à* 5 *prises par jour dans un* 1/2 *verre d'eau.*

POUDRE GAZOGÈNE NEUTRE, POUDRE DE SELTZ (Cod.).

2 *à* 5 *prises par jour.*

SIROP TARTRIQUE (F. H. M.).

Acide tartrique 100 gr.
Huile volatile de citron 3 —
Alcool à 95° C. 15 —
Sirop simple 6000 —
Introduisez dans une bouteille l'huile volatile dissoute dans l'alcool; ajoutez le sirop simple. Agitez fortement. F. dissoudre l'acide tartrique dans 100 d'eau chaude. M. en agitant.

TARTRATE ANTIMONIO-POTASSIQUE. — V. *Emétique.*

— **TARTRATE BORICO-POTASSIQUE** ($C^4H^4O^6$ (BoO)K). — *Syn.* Crème de tartre soluble. Soluble dans moins de son poids d'eau; insoluble alcool et éther.

Prop. thérap. — Purgatif.

Prép. pharm. et posol. — *A l'int.* 15 à 30 gr.

Incompt. — Acides et sels acides, sels de chaux et de plomb.

BOISSON TEMPÉRANTE (Bouch.).

Crème de tartre soluble	10 gr.
Nitrate de potasse	2 —
Sucre	50 —
Eau	1000 —

M. à prendre par verre.

EAU LAXATIVE (Corvisart).

Crème de tartre soluble	30 gr.
Emétique	0 — 025 milligr.
Sucre blanc	60 —
Eau	1000 —

F. dissoudre. Filtrez. Par verres toutes les 1/2 heure.

LIMONADE A LA CRÈME DE TARTRE SOLUBLE, LIMONADE TARTRO-BORATÉ (Cod.).

20 gr. de crème de tartre p. 1000 : par verre.

LIMONADE A LA CRÈME DE TARTRE (F. H. P.).

Crème de tartre soluble	20 gr.
Eau bouillante	1000 —

F. dissoudre :

Sirop de sucre	100 —

POTION DIURÉTIQUE (Ewald).

Bulbe de scille	1 gr. 50 centigr.

F. infuser dans :

Eau	150 —

Passez et ajoutez :

Crème de tartre soluble	15 —
Sirop d'asperges	25 —

Par cuillerées toutes les heures ou deux heures.

— **TARTRATE FERRICO-POTASSIQUE.** — V. *Fer.*

— **TARTRATE DE POTASSE ACIDE** ($C^4H^4O^6$ KH). — *Syn.* Crème de tartre, bitartrate de potasse. Peu soluble, 1 partie dans 250 d'eau ; presque insoluble alcool ; insoluble éther.

Prop. thérap. — Rafraîchissant, purgatif, dentifrice.

Posol. — *A l'int.* 2 à 4 gr. (rafraîchissant) ; 8 à 30 gr. (purgatif).

Incompt. — Acides, sels de chaux, baryte, plomb : kermès, oxydes d'antimoine.

ÉLECTUAIRE LAXATIF.

Crème de tartre	25 gr.
Séné pulv.	5 —
Gingembre pulv.	2 — 50 centigr.
Pulpe de tamarins	50 —

1 à 2 cuillères à café.

ÉLECTUAIRE DE SOUFRE TARTARISÉ.

Soufre sublimé et lavé	160 gr.
Crème de tartre pulvérisée	320 —
Essence de citron	1 —
Sirop simple ou miel	Q. s.

M. pour faire un électuaire : 8 à 30 gr.

POUDRE DENTIFRICE (Toirac).

Carbonate de chaux	40 gr.
Magnésie	80 —
Sucre pulvérisé	40 —
Tartrate acide de potasse	12 —
Essence de menthe	X gouttes.

AUTRE :

Charbon pulvérisé	10 gr.
Magnésie	5 —
Quinquina gris pulvérisé	5 —
Crème de tartre	4 —
Essence de menthe	II gouttes.

POUDRE ANTIPHLOGISTIQUE (Rust.).

Bitartrate de potasse / Nitrate de potasse / Sucre	ãã 8 gr.

Divisez en 12 paquets. 1 toutes les heures.

POUDRE TEMPÉRANTE LAXATIVE GAZEUSE.

Bitartrate de potasse en poudre / Sucre blanc pulvérisé	ãã 10 gr.
Bicarbonate de soude pulvérisé	2 —
Alcoolature de citron	X gouttes

M. les poudres. 1 cuillerée à café dans un 1/2 verre d'eau sucrée toutes les 1/2 heure.

— **TARTRATE DE POTASSE NEUTRE** ($C^4H^4O^6K^2$). — *Syn.* Sel végétal, — 1 partie se dissout dans 4 parties d'eau ; peu soluble alcool.

Prop. thérap. — Diurétique et laxatif, altérant.

Posol. — *A l'int.* 1 à 2 gr. (altérant) ; 15 à 30 gr. (purgatif).

Incompt. — Acides et sels acides, sels de chaux et de plomb.

MIXTURE FONDANTE (Matzel, Bouch.).

Tartrate de potasse	15 gr.
Extrait de petite centaurée	5 —
— gentiane	5 —
Eau	200 —

Par cuillerées toutes les heures.

PURGATIF.

Tartrate de potasse	15 à 30 gr.
Sirop de cerises ou groseilles	30 —
Eau	120 —

A prendre en une fois.

— **TARTRATE DE POTASSE ET DE SOUDE** ($C^4H^4O^6KNa + 4H^2O$). — *Syn.* Sel de Seignette, sel de la Rochelle, sel polychreste soluble. — 1 partie se dissout dans 1 p. 2 d'eau, insoluble alcool.

Prop. thérap. — Purgatif.

Posol. — *A l'int.* 10 à 60 gr.

Incompt. — Comme le tartrate neutre de potasse.

POUDRE GAZOGÈNE LAXATIVE SEDLITZ PODWERS (Cod.).

1. Bicarbonate de soude	2 gr.
Tartrate de potasse et de soude	6 —
Paquet bleu.	
2. Acide tartrique	2 gr.
Paquet blanc.	

POUDRE TEMPÉRANTE LAXATIVE (Jeannel)

Tartrate de potasse et de soude pulvérisé	50 gr.
Sucre blanc pulvérisé	100 —
Bicarbonate de soude pulvérisé	22 —
Acide tartrique pulvérisé	20 —
Essence de citron	XXX gouttes

M. 1 cuillerée à café dans 1/2 verre d'eau sucrée toutes les heures.

— **TARTRATE DE MAGNÉSIE.** — Comme le citrate de magnésie. Mêmes propriétés.

Posol. — *A l'int.* 10 *à* 40 gr.

LIMONADE PURGATIVE AU TARTRATE DE MAGNÉSIE.

Carbonate de magnésie	15 gr.
Acide tartrique	22 —
Eau	600 —

F. dissoudre. Filtrez. Edulcorez avec 60 gr. de sirop tartrique aromatisé à l'orange ou au citron.

— **TARTRATE DE SOUDE NEUTRE** ($C^4H^4O^6Na^2$). — Comme le tartrate de potasse.

LIMONADE AU TARTRATE DE SOUDE (F. H. M.).

Acide tartrique	20 gr.
Bicarbonate de soude	22 —
Eau aromatique au citron	30 —
Sirop simple	60 —
Eau	400 —

PURGATIF.

Tartrate de soude	15 à 30 gr.
Sirop cerises ou groseilles	30 —
Eau	120 —

A prendre en une fois.

TARTRATE DE SOUDE GRANULÉ EFFERVESCENT (Barbier).

D'une part :

Acide tartrique	75 gr.
Bicarbonate de soude	38 —
Eau distillée	30 —

M. l'acide avec le bicarbonate ; ajoutez peu à peu l'eau distillée en remuant ; versez sur un tamis et portez à l'étuve, criblez.

D'autre part :

Acide tartrique	40 gr.
Bicarbonate de soude	75 —
Eau distillée	23 —

Opérez comme ci-dessus. M. les deux produits.

TÉRÉBENTHINE ET ESSENCE. — V. Egalement à

Essence de térébenthine. Oléo-résine retirée de diverses espèces de la famille des Conifères et des Térébinthacées.

Les principales sortes sont :

— 1° **TÉRÉBENTHINE D'ALSACE** des *Vosges* ou de *Strasbourg, térébenthine* au *citron :* du *Sapin argenté, Pinus picea* ou *Abies pectinata* (Conifères).

— 2° **TÉRÉBENTHINE DE BORDEAUX** ou *térébenthine commune* du *Pinus maritima* ou *Pinaster* (Conifères).

— 3° **TÉRÉBENTHINE DE VENISE** du *Melèze, Larix europea* (Conifères).

4° **TÉRÉBENTHINE DE CHIO** ou *Térébinthe, Pistacia terebinthus* (Térébinthacées).

Prop. thérap. — Stimulant énergique, vermifuge ; conseillée contre le tétanos, la péritonite puerpérale, antidote de phosphore, révulsif, rubéfiant.

Prép. pharm. et posol. — *A l'int.* 4 à 8 gr. en capsules, perles, potions ; — pilules contenant 0 gr. 20 centigr à 2 à 10 gr. ; — sirop, à 1/10e 20 à 50 gr. — *A l'ext.* Entre dans la composition de divers emplâtres.

ALCOOLAT DE FIORAVANTI (Cod.).

10 à 60 *gr. en frictions.*

ALCOOLAT D'ESSENCE DE TÉRÉBENTHINE.

Essence de térébenthine	50 gr.
Alcool rectifié	250 —

Distillez, et séparez l'essence en excès. 1 gr. dans eau sucrée.

BAUME DE BASVILLE (Bat.).

Essence de térébenthine		90 gr.
Alcoolat de genièvre	ãã	60 —
Savon blanc		
Carbonate de potasse	ãã	45 —
Eau distillée		

BAUME ANTIRHUMATISMAL (Fontaine).

Baume de Fioravanti	250 gr.
Savon	30 —
Camphre	25 —
Ammoniaque	8 —
Essence de romarin	6 —
— de thym	2 —

En frictions.

BOLS D'OLÉO-RÉSINE DE TÉRÉBENTHINE (Dannecy).

Cire blanche	1 gr.
Térébenthine de Venise	5 —

F. s. a. 2 à 20 gr. en bols de 0 gr. 50 centigr.

DIGESTIF ANIMÉ (F. H. P. Anc. Cod.).

Digestif simple	ãã	P. E.
Styrax liquide		

Mêlez.

DIGESTIF ANIMÉ (Lisfranc).

Digestif simple	10 gr.
Potasse caustique	3 —

DIGESTIF MERCURIEL.

Digestif simple	ãã	60 gr.
Onguent mercuriel		

M.

DIGESTIF OPIACÉ.

Opium en poudre	5 gr.
Digestif simple	100 —

M.

DIGESTIF SIMPLE (F. H. P.).

Térébenthine du mélèze	40 gr.
Jaunes d'œufs	20 —
Huile d'olive	10 —

EAU SPIRITUEUSE D'ANHALT (Cod.).

Alcool		2500 gr.
Térébenthine		250 —
Girofle		
Noix muscade	ãã	200 —
Cubèbe		
Encens		50 —
Semences de fenouil	ãã	15 —
Baies de laurier		
Bois d'aloès	ãã	10 —
Safran		
Musc		0 — 75 centigr.

F. s. a. 8 à 12 gr. dans potion.

EAU TÉRÉBENTHINÉE.

Térébenthine au citron	50 gr.
Eau	1000 —

Jetez l'eau bouillante sur la téré-

benthine, agitez; laissez refroidir, filtrez.

ÉLECTUAIRE ANTIBLENNORRHAGIQUE TÉRÉBENTHINÉ.

Térébenthine de Venise	30 gr.
Baume de copahu	20 —
Poudre de cubèbe	80 gr.
Magnésie calcinée	Q. s.
Essence de menthe	XX gouttes.

10 à 20 grammes par jour.

ÉMULSION TÉRÉBENTHINÉE (Carmichael).

Essence de térébenthine	16 gr.
Jaune d'œuf	nº 1

Ajoutez peu à peu en triturant :

Emulsion d'amandes	125 gr.
Sirop d'écorces d'oranges	64 —

M. 1 à 2 cuillerées toutes les 2 heures.

EMBROCATION ANTIRHUMATISMALE.

Essence de térébenthine }	ãã 50 gr.
Baume Nerval }	
Eau de Rabel	5 —

EMBROCATION STIMULANTE (Roux).

Baume de Fioravanti }	ãã 40 gr.
Alcoolat de romarin }	
Ammoniaque liquide	3 à 18 —

M. quelques gouttes sur la main et placer sous les yeux. 5 à 6 fois par jour.

GARGARISME TÉRÉBENTHINÉ.

Décoction de citrons	250 gr.
Essence de térébenthine	10 —
— de menthe	X gouttes.

F. s. a.

HUILE CAMOMILLE TÉRÉBENTHINÉE.

Huile de camomille sèche	100 gr.
Essence de térébenthine	25 —

En frictions.

INJECTION TÉRÉBENTHINÉE DE DESHARDING (Cadet).

Savon médicinal	20 gr.
Térébenthine de Venise	10 —
Eau distillée	200 —

M. s. a. et ajoutez :

Teinture de benjoin	5 —

5 ou 6 injections par jour contre surdité.

LINIMENT ANTIARTHRITIQUE (Home).

Campbre	3 gr.
Essence térébenthine	10 —
Savon noir	30 —
Baume Nerval	15 —
Essence de cumin	1 —
Carbonate d'ammoniaque	1 —

M. En frictions.

LINIMENT CONTRE AMAUROSE (Sichel).

Alcoolat de romarin	30 gr.
— de Fioravanti	15 —
Essence de lavande	1 —

LINIMENT CONTRE LES ENGELURES (Guillebert-Dhercourt).

Térébenthine de Venise	12 gr.
Huile de ricin	6 —
Collodion	30 —

M.

LINIMENT EXCITANT (Cod. 66).

Alcoolat de Fioravanti }	ãã 40 gr.
Huile d'amandes douces }	
Alcool camphré	15 —
Ammoniaque	5 —

F. s. a.

LINIMENT RÉSOLUTIF

Alcoolat de Fioravanti }	ãã 50 gr.
— de mélisse composé }	
— camphré }	

M. En frictions.

LINIMENT STIMULANT ANGLAIS (Baume de vie) (Brit. ph.).

Savon dur	70 gr.
Camphre	35 —
Essence de romarin	10 —
Alcool	425 —
Eau distillée	56 —

LINIMENT STIMULANT RÉSOLUTIF. (Bouchardat).

Alcoolat de Fioravanti }	ãã 50 gr.
— de romarin }	
Teinture de cantharides	10 —

M.

LINIMENT TÉRÉBENTHINÉ ACÉTIQUE (Ph. Brit.).

Essence de térébenthine	15 gr.
Acide acétique	15 —
Camphre acétique	15 —
Campbre	3 —
Huile d'olives	12 —

M.

MIXTURE DE WHITH OU DURANDE (Cod.).

Ether sulfurique	20 gr.
Essence de térébenthine	10 —

M. s. a. XV à XX gouttes par jour.

MIXTURE POUR COMPRESSES (Thielmann).

Essence de térébenthine	25 gr.
Jaune d'œuf nº 1	
Emulsionnez avec infusion de camomille (15 gr.)	300 —
Ajoutez :	
Alcool camphré	25 —

PILULES CONTRE LA CYSTITE.

Térébenthine de Venise 4 gr.
Castoreum 2 —
Camphre 4 —
Magnésie calcinée Q. s.

F. s. a. 40 pilules; 3 à 4 par jour.

PILULES DE TÉRÉBENTHINE (Cod.).

0 *gr.* 20 *centigr. par pilule; 3 à 30.*

PILULES D'ESSENCE DE TÉRÉBENTHINE (Dannecy).

Essence de térébenthine, Cire blanche — ãã 0 gr. 20 centigr.

F. fondre. A une douce chaleur laissez refroidir; ajoutez :

Sucre blanc pulvérisé Q. s.

M. pour 1 pilule. 4 à 5 par jour.

PILULES DE TÉRÉBENTHINE CUITE (Cod.).

Contenant chacune 0 gr. 30 centigr. 5 à 30 par jour.

POTION TÉRÉBENTHINÉE (Ewald).

Essence de térébenthine 15 gr.
Gomme arabique pulvérisée 8 gr.
Eau 180 —

F. une émulsion et ajoutez :

Sirop de gingembre 25 —
Éther nitrique alcoolisé 5 —

F. s. a. contre hydropisie.

SAVON DE STARKEY (anc. Cod.).

Carbonate potasse sec, Essence de térébenthine, Térébenthine fine Venise — ãã 10 gr.

On triture le carbonate, on y mêle peu à peu l'essence, puis la térébenthine; on broie le mélange jusqu'à ce qu'il ait acquis consistance de miel épais.

SIROP DE TÉRÉBENTHINE (Codex).

50 à 100 gr.

SOLUTÉS EXCITANTS (Lailler).

	No 1	No 2
Alcool camphré	100 gr.	100 gr.
Essence de térébenthine	15 —	25 —
Ammoniaque liquide	5 —	15 —

F. s. a.

TERRE FOLIÉE. — V. *Acétate de potasse.*

TERPINE. $C^{20}H^{16}(H^2O^2)^2$. — *Syn.* Bihydrate de térébenthène. Hydrate de terpilène; cristaux incolores, inodores, fusibles à 116 et distillant à 258°, solubles 200 parties eau froide, très soluble alcool, éther, essence de térébenthine.

Prop. thérap. — Diurétique, puissant modificateur des urines et des sécrétions bronchiques.

Prép. pharm. et posol. — *A l'int.* 0 gr. 10 centigr. à 1 gr. 50 centigr., en pilules, en cachets ou en potion.

ÉLIXIR (P. Vigier.)

Vanilline 0 gr. 02 centigr.
Terpine 5 —
Glycérine, Alcool à 95° C., Sirop de Miel — ãã 70 —

Contient 0 gr. 50 centigr. de terpine par cuillerée à bouche.

POTION.

Eau 100 gr.
Alcool 20 —
Terpine 0 — 50 centigr
Sirop de cachou 30 —

M. A prendre dans les 24 heures.

TERPINOL. — Liquide incolore, dont l'odeur rappelle celle des fleurs de jacinthe, densité 0.850 environ, bout entre 170 et 220° Ce n'est pas un produit défini, mais un mélange de *terpilenol* inactif avec une proportion moindre de *terpilène* inactif et d'*eucalyptol*.

Prop. thérap. — Modificateur des sécrétions bronchiques.

Posol. — *A l'int.* 0 gr. 50 centigr. à 1 gr., en capsules de 0 gr. 10 centigr.

THALLINE ($C^9H^6AzH^4CO,CH^3$—). — On emploie le tartrate et le sulfate. Soluble dans 5 fois son poids d'eau et 100 parties d'alcool; peu soluble, éther et chloroforme

Prop. thérap. — Antipyrétique.

Posol. — *A l'int.* 0 gr. 25 centigr. en 24 heures, et jusqu'à 0 gr. 50 en cachets : paquets ou dans une potion.

THAPSIA. — *Thapsia garganica* (Ombellifères).
Part. empl. — Résine extraite de l'écorce de racine.
Prop. thérap. — Employé par les Arabes comme purgatif, rubéfiant et révulsif énergique.
Prép. pharm. et posol. — Inusité à l'intérieur. — *A l'ext.* Emplâtre de résine.

THÉ. — *Thea chinensis* (Ternstrœmiacées).
Part. empl. — Feuilles, 2 variétés : 1° thés verts; 2° thés noirs.
Princ. act. — Caféine ou théine.
Prop. thérap. — Excitant, stomachique.
Prép. pharm. et posol. — *A l'int.* Infusion, 5 à 10 p. 1000, simple ou alcoolisée.
Incompt. — Eau de chaux, gélatine, sels de fer, vases métalliques en fer.

THÉOBROMINE. — Alcaloïde de cacao. Salicylate de Soude et de théobromine (Gram) de 3 à 6 gr. par jour.

POTION A LA THÉOBROMINE

Salicylate de Soude et théobromine	3 gr.
Sirop d'Ecorces d'orange amère	30 —
Eau distillée	50 gr.

Une cuillerée à bouche toutes les trois heures

Sous le nom de *Diurétine* on a préconisé comme diurétique (Koritschoner), le salicylate double de soude et de théobromine évaporé à siccité, mais le produit vendu sous ce nom ne serait que de la théobromine solubilisée par le soude caustique (théobromine sodée) et mélangée avec du salicylate de soude.

THÉRIAQUE. — *Syn.* Electuaire thériacal (Codex), 4 gr. renferment 0 gr. 05 centigr. d'opium brut, soit 0 gr. 025 milligr. d'extrait d'opium.
Prop. thérap. — Employé contre la gastralgie, les entérites.
Posol. — *A l'int.* 2 à 4 gr.

THRIDACE. — Extrait de tiges fraiches de laitue. V. *Laitue*.
Prop. thérap. — Réputé autrefois hypnotique. Extrait, 1 à 2 gr. -- sirop, 0 gr. 50 centigr. par cuillerée, 2 à 4 par jour.

THYM. — *Thymus vulgaris* (Labiées).
Part. empl. — Plante fleurie.
Princ. act. — Thymol. Essence de thym.
Prop. thérap. — Excitant, antispasmodique.
Prép. pharm. et posol. — *A l'ext.* Huile volatile, acide thymique ou thymol.

— **THYMOL** ($C^{10}H^{13}OH$). — Très peu soluble eau, 500; facilement soluble alcool, éther, acide acétique concentré. — *Syn.* Acide thymique.
Prop. thérap. — Succédané de l'acide phénique, antiputride puissant.
Posol. — Comme l'acide phénique.

GLYCÉRÉ THYMIQUE (Bouillon-Paquet).

Acide thymique	1 gr.
Glycéré d'amidon	100 —

M.

LOTION A L'ACIDE THYMIQUE (Bouillon-Pasquet).

Acide thymique	1 gr.
Alcool à 85°	4 —

F. dissoudre. Ajoutez :

Eau distillée	995 gr.

En lotion, injection, inhalation, pansements.

POMMADE A L'ACIDE THYMIQUE (Bouillon-Pasquet).

Acide thymique	1 à 4 gr.
Axonge	100 —

M.

POUDRE CONTRE LA SUEUR (Yvon).

Talc	90 gr.
Amidon	10 —
Tannin	3 —
Acide salicylique	0 — 50 centigr.
Thymol	0 — 10 —

SOLUTION ANTISEPTIQUE (Giraldès).

Acide thymique	2 à 4 gr.
Alcool	100 —
Eau	900 —

F. dissoudre M.

AUTRE :

Phénol absolu	50 gr.
Thymol	2 —
Alcool à 90°	50 —
Eau	Q. s. pour un litre.

THYMOL BIIODÉ. — *Syn.* ARISTOL. Voir ce mot.

TILLEUL. — *Tilia europæa* (Tiliacées).

Part. empl. — Fleurs.

Prop. thérap. — Antispasmodique, calmant, diaphorétique.

Prép. pharm. et posol. — *A l'int.* Eau distillée, véhicule de potions ; infusion, 1 p. 1000.

BAIN DE TILLEUL (Cod.).

Tilleul	500 gr.
Eau	Q. s.

TILLEUL ORANGER (H. P.).

Fleurs de tilleul	} āā	4 gr.
Feuilles d'oranger		
Eau		1000 —

F. infuser. Ajoutez :

Sirop de sucre	60 gr

ESPÈCES ANTISPASMODIQUES.

Fleurs de tilleul	} āā	P. E.
— de camomille		
Feuilles d'oranger		
— de mélisse		

10 *gr. par litre.*

TOILE DE MAI (Codex). — Sparadrap de cire, étendu sur de la toile.

Prop. thérap. — Sert à panser les cautères.

TOLU (Baume de). — Du *Toluifera balsamum* (Légumineuses papilionacées), et *Baume du* **PÉROU**, au *Myroxylon Peruiferum* (Légumineuses).

Prop. thérap. — Stimulants, basalmiques, diurétiques.

Prép. pharm. et posol. — *A l'int.* Baume, 0 gr. 50 centigr. à 2 gr. ; — éthérolé, 1 à 4 gr. ; — sirop, 30 à 60 gr. et plus ; — tablettes, q. v. ; — teinture, 4 à 8 gr. en potion. — *A l'ext.* Baume du Pérou.

CRÈME PECTORALE DE TRONCHIN (Cod.).

Beurre de cacao		60 gr.
Sucre		15 gr.
Sirop de Tolu	} āā	30 —
— de capilllaire		

M. par cuillerées bouche.

ÉMULSION DE BAUME DE TOLU (Le Bœuf, Cod.).

Représente 2 p. 100 de baume de Tolu.

ÉMULSION CONTRE CREVASSES DU MAMELON.

Huile d'amandes douces	6 gr.
Baume du Pérou	3 —
Gomme arabique pulvérisée	3 —
Eau distillée de roses	50 —

F. s. a.

LAIT DE POULE AROMATIQUE.

Jaunes d'œufs n° 2
Eau chaude 200 gr.
Eau distillée de laurier-cerise 10 —
Rhum } ãã 50 —
Sirop de Tolu }

LINIMENT CONTRE ENGELURES.

Baume du Pérou 10 gr.
— nerval 20 —
Eau de Cologne 30 —

LOOCH BALSAMIQUE.

Baume de Tolu ou du Pérou 1 à 2 gr.
Gomme arabique 5 —
Sirop d'orgeat 30 —
Eau 120 —
F. s. a. par cuillerées.

MIXTURE CONTRE ENGELURES (Marjolin).

Baume du Pérou 5 gr.
Alcool 125 —
F. dissoudre. Ajoutez :
Acide chlorhydrique 4 —
Teinture de benjoin 15 —
F. s. a. pour embrocations.

OPIAT BALSAMIQUE.

Baume de Tolu 100 gr.
Copahu 50 —
Tourteau d'amandes douces Q. s.
F. s. a. un électuaire. Divisez en 25 doses. 3 à 6 par jour.

PILULES DE MARCUS CONTRE BRONCHITE CATARRHALE.

Baume du Pérou 6 gr.
Myrrhe 12 —
Extrait d'opium 2 —
F. s. a. 150 pilules, 2 à 6 par jour.

AUTRES :

Baume de Tolu 5 gr.
Gomme ammoniaque 2 —
Extrait de jusquiame 0 — 50 centigr.
Savon médicinal Q. s.
Pour 100 pilules. 4 à 10 par jour.

POMMADE CONTRE LA CALVITIE (Ewald)

Moelle de bœuf 50 gr.
Essence de jasmin 0 — 10 centigr.
— de neroli 0 — 15 —
— de roses 0 — 25 —
— d'amandes amères 0 — 10 —
Baume du Pérou } ãã 10 —
Teinture de cantharides }
F. s. a.

POTION CONTRE LE CATARRHE DES BRONCHES (Wiss).

Baume du Pérou 8 gr.
Mucilage de gomme arabique 2 —
Jaune d'œuf n° 1
Eau distillée 210 gr.
Sirop de cannelle 30 —
F. s. a. A prendre par cuillerées.

POMMADE CONTRE LES ENGELURES.

Baume du Pérou 4 gr.
Extrait de Saturne 4 —
Axonge 30 —

TABLETTES DE TOLU (Cod.).

Ad libitum.

TORMENTILLE. — *Tormentilla erecta* (Rosacées).

Part. empl. — Souche.

Princ. act. — Tannin.

Prop. thérap. — Astringent puissant.

Prép. pharm. et posol. — *A l'int.* Décoction, 10 à 20 p. 1000 ; — extrait, 1 à 4 gr. — *A l'ext.* Décoction, 20 à 50 p. 1000.

Incompt. — Comme pour le tannin.

TRAUMATICINE. — Solution au dixième de gutta-percha dans du chloroforme. (Codex).

Prop. thérap. — Employée contre les affections de la peau.

Prép. pharm. et posol. — *A l'ext.* Solution chloroformique au dixième. — V. *Acide chrysophanique.*

TRÈFLE D'EAU. — V. *Ményanthe.*

TRIMÉTHYLAMINE (Chlorhydrate de). — *Syn.* Propylamine.

Prop. thérap. — Employé contre le rhumatisme articulaire aigu.

Prép. pharm. et posol. — *A l'int.* 0 gr. 50 centigr. à 1 gr. (Duj.-Beaumetz).

PILULES.

Chlorhydrate de triméthylamine	2 gr.
Poudre de guimauve	1 —
— de gomme arabique	0 — 50 centigr.

Pour 20 pilules. 5 à 10 par jour.

POTION.

Chlorhydrate de triméthylamine	2 gr.
Sirop d'anis	30 —
Eau distillée	120 —

0 gr. 25 centigr. de sel. Par cuillerée à bouche.

TRIONAL. (Diethylsulfone-methylethyl-methane).

TETRONAL. (Diethylsulfone-diethyl-méthane).

Ces deux corps découverts par *Baumann* et *Kast* appartiennent au groupe du sulfonal.

Le *Trional* est du sulfonal dans lequel un atome de *methyle* est remplacé par un atome d'*éthyle*. Dans le Tetronal les deux atomes de *méthyle* sont remplacés par de l'*éthyle*.

Comme le sulfonal ces deux corps possèdent des propriétés calmantes et hypnotiques : administrés à la dose de 1 gramme, ils procurent de de 6 à 8 heures de sommeil. Ils présenteraient sur le sulfonal les avantages suivants :

Ils agissent à dose plus faible (1 gramme), l'effet se produit plus rapidement (15 à 20 minutes), ils réussissent souvent lorsque le sulfonal échoue. Le sommeil produit par le *trional* est généralement plus profond et de plus longue durée qu'avec le *sulfonal* et même le *tétronal*.

Ces deux corps sont inodores, cristallins, et difficilement solubles dans l'eau, la solution est amère et aromatique.

On les administre pulvérisés en suspension dans l'eau ou en cachets.

TRINITRINE. — *Syn.* Nitroglycérine.

Prép. pharm. — On emploie la solution alcoolique à un centième. (Codex).

Prop thérap.— Antihystérique, antispasmodique, antinévralgique. Doses de la solution à 1/100e, II à III gouttes par jour.

SOLUTION (Huchard).

Solution alcoolique de trinitrine à 1/100e	XXX gouttes
Eau distillée	300 gr.

3 cuillerées à bouche par jour.

TRYPSINE. — Ferment du suc pancréatique qui dissout l'albumine. Soluble eau ; insoluble alcool.

Prop. thérap. — Préconisée pour dissoudre les fausses membranes diphtéritiques.

Prép. pharm. et posol. — *A l'int.* Solution à 1 p. 10.

SOLUTION.

Solution d'acide salicylique au 1/1000e	50 gr.
Trypsine	5 —

F. digérer au B.-M. pendant 4 heures; filtrez; rendez alcalin avec un peu de bicarbonate sodique. Pour dissoudre les fausses membranes (diphtérie).

TULIPIER. — *Liriodendron tulipifera* (Magnoliacées).

Part. empl. — Ecorce.

Prop. thérap. — Employé pour combattre les fièvres intermittentes.

Prép. pharm. et posol. — *A l'int.* Extrait alcoolique, 1 gr. poudre, 4 à 6 gr.

VIN DE TULIPIER.

Ecorce fraiche de tulipier	100 gr.
Concassez ; ajoutez :	
Alcool rectifié	100 —
Vin blanc généreux	1000

F. macérer 8 jours. Filtrez. 1 verre le matin à jeun.

TURBITH MINÉRAL. — V. *Sous-sulfate de bioxyde de mercure.*

— **TURBITH NITREUX.** — V. *Azotate mercureux basique.*

— **TURBITH VÉGÉTAL.** — *Ipomea turpethum* (Convolvulacées).

Part. empl. — Racine.

Princ. act. — Turpéthine.

Prop. thérap. — Purgatif drastique (peu usité); entre dans la composition de l'eau-de-vie allemande.

Prép. pharm. et posol. — *A l'int.* Infusion, 4 à 8 gr. p. 1000 ; poudre, 0 gr. 25 centigr. à 1 gr.

TUSSILAGE. — *Tussilago farfara* (Composées). *Syn.* Pas-d'âne, taconnet.

Part. empl. — Feuilles, fleurs.

Prop. thérap. — Béchique, adoucissant.

Prép. pharm. et posol. — *A l'int.* Infusion, 10 p. 1000 ; sirop (peu inusité).

U

ULMAIRE. — *Spiræa ulmaria* (Rosacées). — *Syn.* Reine des prés, vignette.

Part. empl. — Fleur.

Prop. thérap. — Tonique, anticatarrhal, diaphorétique, diurétique.

Prép. pharm. et posol. — *A l'int.* Essence (acide salicyleux), infusion, 10 à 30 p. 1000.

EAU DISTILLÉE.

Est employée comme véhicule pour injections hypodermiques.

TISANE D'ULMAIRE (Obriot).

Feuilles et fleurs d'ulmaire	10 à 30 gr.
Eau	1000 —

F. s. a. Par verres.

ULMINE. — V. *Orme.*

URANE (Acétate d'). — Préconisé par Stein contre le coryza.

Acétate d'urane	0 gr. 10 centigr.
Eau distillée	10 —

F. s. a. 2 à 3 fois par jour, instiller dans chaque narine, quelques gouttes de cette solution tiède.

URÉTHANE ($C^3H^7AzO^2$). — *Syn.* Carbamate d'éthyle. Très soluble eau, alcool, éther.

Prop. thérap. — Hypnotique.

Prép. pharm. et posol. — *A l'int.* 3 à 4 gr.

POTION (Huchard).

Eau distillée de tilleul	40 gr.
Sirop de fleurs d'oranger	15 —
Uréthane	3 à 4 —

M. En une fois le soir en se couchant.

POTION (Vigier).

Eau	100 gr.
Uréthane	4 —
Sirop de fleurs d'oranger	30 —

M. En une fois.

POTION (Huchard.)

Eau distillée de tilleul Eau de fleurs d'oranger Sirop simple	āā 20 gr.
Uréthane	0 gr. 20 centigr.

M. Une cuillerée à dessert toutes les 2 heures aux jeunes enfants.

SOLUTION (Huchard).

Eau distillée	100 gr.
Uréthane	20 —

F. dissoudre. 3 à 4 cuillerées à café le soir dans une infusion de feuilles d'oranger. 1 gr. par cuillerée à café.

SOLUTION (Vigier).

Eau distillée	100 gr.
Uréthane	10 —

Chaque cuillerée à café contient 0 gr. 50 centigr. d'uréthane.

UVA URSI. — V. *Busserole.*

V

VALÉRIANE. — *Valeriana officinalis* (Valérianées). — *Syn.* Petite valériane, herbe aux chats.

Part. empl. — Souche.

Princ. act. — Acide valérianique. Huile essentielle.

Prop. thérap. — Antispasmodique puissant ; préconisée comme vermifuge et fébrifuge.

Prép. pharm. et posol. — *A l'int.* Extrait, 1 à 10 gr. ; — infusion, 10 p. 1000 ; — poudre, 1 à 20 gr. ; — sirop, 20 gr. ; — teinture alcoolique, 2 à 20 gr. ; — teinture éthérée, 2 à 5 gr. — *A l'ext.* Décocté, 30 p. 1000.

BOL DE VALÉRIANE.

Valériane pulvérisée	0 gr. 25 centigr.
Cannelle pulvérisée	0 — 05 —
Miel	Q. s.

M. Pour 1 bol ; 4 à 20.

ÉLECTUAIRE ANTISPASMODIQUE.

Extrait de valériane Poudre de valériane	āā 4 gr.
— de feuilles d'oranger	Q. s.

F. s. a. ; à prendre en 4 à 10 fois par jour.

ESSENCE DE VALÉRIANE.

I à II gouttes sur du sucre.

ESPÈCES NERVINES DE HUFELAND.

Racine de valériane Racine de benoite Feuilles de menthe — d'oranger	āā P. E.

LAVEMENT ANTISPASMODIQUE.

Racine de valériane 30 gr.

F. infuser dans :

Eau bouillante 250 —

Passez et ajoutez :

Asa fœtida 4 —

Jaune d'œuf n° 1.

AUTRE :

Valériane 20 gr.

Eau bouillante 250 —

Passez et ajoutez :

Musc 1 —

Jaune d'œuf n° 1.

LAVEMENT ANTISPASMODIQUE ALCALIN (Mialhe).

Racine de valériane 10 gr.

Eau bouillante 200 —

F. infuser une demi-heure ; ajoutez :

Carbonate de potasse 0 gr. 50 centigr.

Asa fœtida 1 —

Jaune d'œuf n° 1

Broyez l'asa fœtida avec le carbonate ; délayez avec le jaune d'œuf ; ajoutez peu à peu l'infusé.

PILULES ANTIHYSTÉRIQUES.

Valériane pulvérisée 8 gr.

Galbanum, Sagapenum, Asa fœtida āā 4 —

F. s. a. des pilules de 0 gr. 20 centigr. 3 ou 4 par jour.

PILULES ANTINÉVRALGIQUES (Roger).

Extrait de valériane, Asa fœtida, Galbanum, Castoreum āā 0 gr. 05 centigr.

M. pour 1 pilule. 3 par jour.

PILULES ANTISPASMODIQUES.

Musc 1 gr.

Ext. valériane 1 —

— d'opium 0 — 05 centigr.

Pour 10 pilules 1 à 5 par jour.

PILULES DE VALÉRIANE ET CAMPHRE.

Extrait de valériane 5 gr.

Camphre 1 —

Poudre de valériane Q. s.

F. s. a. 40 pilules. 1 à 6 par jour

POTION ANTISPASMODIQUE.

Valériane grossièrement pulvérisée 8 gr.

Eau bouillante 150 —

F. infuser jusqu'à refroidissement. Filtrez. Ajoutez :

Eau distillée de cannelle 60 —

Ether sulfurique alcoolisé 8 —

Sirop simple 40 —

M. Une cuillerée à bouche toutes les demi-heures.

POTION VALÉRIANE.

Racine de valériane 10 gr.

F. infuser dans :

Eau bouillante 150 —

Passez et ajoutez :

Acétate d'ammoniaque 15 —

Sirop diacode 30 —

F. s. a.

POUDRE ANTIÉPILEPTIQUE.

Poudre de valériane, — de racines d'armoise āā 1 gr.

Pour une dose. 1 à 2 par jour.

POUDRE VERMIFUGE (Gœlis).

Calomel 0 gr. 10 centigr.

Poudre de valériane 1 —

— de badiane 2 —

Sucre blanc 4 —

M. Divisez en 16 doses. 1 par jour dans une cuillerée d'eau.

AUTRE (Ewald) :

Poudre de valériane 0 gr. 60 centigr.

— de jalap, — de séné āā 0 — 30 —

Par une dose à prendre le matin.

POUDRE ANTISPASMODIQUE.

Poudre de castoreum 0 gr. 10 centigr.

Poudre de valériane 0 — 30 —

— d'opium 0 — 02 —

Pour 1 dose. 4 à 10 par jour.

AUTRE :

Poudre de valériane 0 gr. 50 centigr.

Oxyde de zinc 0 — 10 —

Poudre de belladone 0 — 02 —

Pour 1 paquet. 2 à 3 par jour.

— **VALÉRIANIQUE** (acide) ($C^5H^{10}O^2$). — Soluble, 30 parties d'eau ; en toutes proportions, alcool, éther. — *Syn* Acide valérique.

Prop. thérap. — Antispasmodique, employé surtout à l'état de sels (valérianates).

Prép. pharm. et posol. — *A l'int.* II à VI gouttes.

— **VALÉRIANATE D'AMMONIAQUE** ($C^5H^9O^2AzH^4$). — Très soluble eau, alcool, éther.

Prop. thérap. — Antispasmodique, antinévralgique.

Posol. — *A l'int.* 0 gr. 05 à 0 gr. 50 centigr. en potion, en pilules; — 0 gr. 05 à 0 gr. 50 centigr., en lavement de 300 gr.

Incompt. — Acides, alcalis.

PILULES.

Valérianate d'ammoniaque	1 gr.
Extrait de valériane	1 —
Poudre de valériane	Q. s.

Pour 10 pilules toluisées contenant chacune 0 gr. 025 milligr. de sel.

POTION.

Valérianate d'ammoniaque	1 gr.
Sirop de menthe	30 —
Eau de tilleul	120 —

0 gr. 10 centigr. de sel par cuillerée à bouche.

VALÉRIANATE D'AMMONIAQUE LIQUIDE (formule Pierlot).

Acide valérianique	3 gr.
Carbonate d'ammoniaque	Q. s.
Pour saturer :	
Extrait alcoolique de valériane	2 gr.
Eau	95 —

2 à 3 cuillerées à café.

— **VALÉRIANATE DE FER** $(C^5H^9O^2)^2Fe$.

Prop. thérap. — Participant de la valériane et du fer.

Posol. — *A l'int.* 0 gr. 10 à 0 gr. 50 centigr.

PILULES DE VALÉRIANATE DE FER.

Valérianate de fer	1 gr.
Extrait de quinquina	Q. s.

F. s. a. 20 pilules. 2 à 10 par jour.

PILULES DE VALÉRIANATE DE FER CONTRE LA CHORÉE.

Extrait de jusquiame	2 gr.
Valérianate de fer	4 —

F. s. a. 40 pilules. 3 par jour.

— **VALÉRIANATE DE QUININE.** V. *Quinquina et quinine.*

— **VALÉRIANATE DE ZINC** $(C^5H^9O^2)^2Zn + 12H^2O$. 1 partie se dissout dans 50 parties d'eau ; soluble alcool 18 ; très peu soluble éther.

Prop. thérap. — Antispasmodique, antinévralgique.

Posol. — *A l'int.* 0 gr. 10 à 0 gr. 40 centigr.

Incompt. —Acides, alcalis.

PILULES.

Valérianate de zinc	1 gr.
Extrait de belladone	0 — 10 centigr.
Miel	Q. s.

M. Pour 10 pilules. 1 à 4.

PILULES ANTINÉVRALGIQUES.

Valérianate de zinc	0 gr. 05 centigr.
— de quinine	0 — 10 —
Extrait d'opium	0 — 01 —
— de belladone	0 — 01 —

Pour 1 pilule. 2 à 6 par jour.

PILULES ANTISPASMODIQUES.

Extrait de jusquiame	2 gr.
Valérianate de zinc	4 —
Sous-nitrate de bismuth	2 gr.
Miel blanc	Q. s.

F. s. a. 40 pilules. 3 ou 4 par jour.

PILULES DE VALÉRIANATE DE ZINC COMPOSÉES (Bouchardat).

Valérianate de zinc	āā 1 gr.
Extrait de quinquina	
Extrait de gentiane	
Extrait de belladone	0 — 10 centigr.

F. s. a. et M. pour 10 pilules. Une matin et soir.

POUDRE DE VALÉRIANATE DE ZINC.

Valérianate de zinc	0 gr. 05 centigr.
Sucre vanillé	1 —

M. pour 1 prise. 1 à 4 par jour.

VANILLE. — *Vanilla aromatica* ou *Epidendrum vanilla* (Orchidées).

Part. empl. — Fruit.

Princ. act. — Vanilline.

Prop. thérap. — Excitant, aphrodisiaque.

Prép. pharm. et posol. — *A l'int.* Poudre (sucre vanillé) 2 à 8 gr.; sirop, 2 à 40 gr.; teinture, 2 à 10 gr.

PASTILLES DU SÉRAIL (Dorwault).

Vanille	8 gr.
Musc	0 — 40 centigr.
Cannelle	4 —
Safran	12 —
Ambre gris	4 —
Girofle	4 —
Cubèbe	30 —
Gingembre	12 —
Macis	23 —
Mucilage à l'eau de roses	Q. s.

F. s. a. des pastilles de 0 gr. 15 centigr.

POTION DE VANILLE.

Teinture de vanille	10 gr.
Eau	150 —
Elixir de Garus	30 gr.

F. s. a. par cuillerées à bouche.

POTION STIMULANTE.

Teinture de vanille }	ãã	10 gr.
— de cannelle }		
Vin de Malaga		100 —
Sirop d'écorce d'orange		50 —

A prendre en 3 ou 4 fois.

POUDRE STIMULANTE (Bouch.).

Sucre vanillé		50 gr.
Cannelle }	ãã	10 —
Muscade }		
Ambre gris		2 —

M. divisez en 16 paquets. 2 à 3 par jour.

— **VANILLINE** ($C^8H^8O^3$). — Soluble dans 10 parties d'eau; très soluble alcool, éther, chloroforme.

Prop. thérap. — Stimulant aromatique.

VASELINE. — V. *Pétroléïne.*

VELAR. — V. *Erysimum.*

VERATRE BLANC. — V. *Ellébore.*

VERATRINE. — V. *Ellébore.*

VERDET. — V. *Sous-acétate de cuivre.*

VÉRONIQUE. — *Veronica officinalis* (Scrofulariées).

Part. empl. — Sommités.

Prop. thérap. — Amer, aromatique légèrement excitant.

Prép. pharm. et posol. — *A l'int.* Infusion, 10 à 20 p. 1000 succédané, *Veronica beccabunga* (inusité).

VERVEINES.

— **1° VERVEINE BLEUE.** — *Verbena hastata* (Verbénacées).

Part. empl. — Racine.

Prop. thérap. — Sudorifique.

Prép. pharm. et posol. — *A l'int.* Extrait fluide, 2 à 5 centim. cubes.

— 2° **VERVEINE COMMUNE.** — *Verbena officinalis* (Verbénacées). — *Syn.* Herbe sacrée, herbe à tous les maux.

Part. empl. — Feuilles.

Prop. thérap. — Excitant stomachique. Peu usitée, après avoir été préconisée contre toutes les maladies.

Prép. pharm. et posol. — *A l'int.* Infusion, 5 à 10 p. 1000.

VIBURNUM PRUNIFOLIUM. — Caprifoliacées.

Part. empl. — Ecorce du tronc.

Princ. act. — Viburnine.

Prop. thérap. — Tonique général du système nerveux, prévient les accouchements prématurés, préconisé comme astringent, diurétique.

Prép. pharm. et posol. — *A l'int.* Extrait fluide (représentant son poids de plante), 4 à 10 centim. cubes; teinture alcoolique à 1/5. X gouttes toutes les 2 heures.

POTION ANTIDYSMÉNORRHÉIQUE (V. Cocq).

Extrait fluide de viburnum prun.	ãã	2 gr.
— — de piscidia eryth.		
Elixir de garus		20 —
Sirop simple		30 —
Eau		140 —

M. par cuill. à bouche toutes les 2 heures.

VIGNE. — V. *Raisin.*

VIN. — V. *Alcool.*

VINAIGRE. — V. *Acétique* (acide).

VIOLETTE. — *Viola odorata* (Violariées).

Part. empl. — Racine, fleurs.

Succédané, *Viola canina*, *Viola calcarata.*

Prop. thérap. — Fleurs adoucissantes, béchiques; racine expectorante et vomitive (inusitée).

Prép. pharm. et posol. — *A l'int.* Infusion, 10 à 15 p. 1000; sirop, q. s.

W

WINTER. — *Drimys Winteri* (Magnoliacées).

Part. empl. — Ecorce.

Prop. thérap. — Tonique, stimulant.

Prép. pharm. et posol. — *A l'int.* Entre dans la composition des vins diurétiques amers (Codex).

WINTER-GREEN (essence de). — V. à **PALOMMIER.**

Y

YÈBLE. — *Sambucus ebulus* (Caprifoliacées).
Part. empl. — Racine, fruit.
Prop. thérap. — Racine, a été employée comme émétique et hydragogue, les fruits comme sudorifiques et diurétiques.

YEUX D'ÉCREVISSES. — Voir à *Ecrevisses.*

Z

ZÉDOAIRES. — Amomacées.

— 1. **ZÉDOAIRE LONGUE.** — *Curcuma zedoaria.*

— 2. **ZÉDOAIRE RONDE.** — *Curcuma aromatica.*
Prop. thérap. — Excitant.
Prép. pharm. et posol. — *A l'int.* (à peu près inusité).

ZINC (acétate de) ($(C^2H^3O^2)^2Zn+3H^2O$). — Très soluble eau.
Prop. thérap. — Émétique, antispasmodique, astringent.
Prép. pharm. et posol. — *A l'int.* 0 gr. 50 centigr. à 1 gr. (peu usité). — *A l'ext.* 0 gr. 10 à 0 gr. 50 centigr. pour 100 (collyres) : — 0 gr. 50 centigr. à 2 gr. p. 100 (injections, lotions).
Incompt. — Acides minéraux, carbonates, sulfures solubles.

PILULES DE RICHTER CONTRE ÉPILEPSIE.

Acétate de zinc	1 gr. 20 centigr.
Asa fœtida	2 —
Extrait de Valériane	Q. s.

Pour 30 pilules. 2 à 6 par jour.

— **BROMURE DE ZINC** ($ZnBr^2$).
Prop. thérap. — Antiépileptique.
Posol. — *A l'int.* 0 gr. 50 centigr. à 2 gr.

SIROP.

Bromure de zinc	10 gr.
Sirop de fleurs d'oranger ou d'écorces d'oranges amères	400 —

0 gr. 50 centigr. de sel par cuillerée à bouche.

— **CHLORURE DE ZINC** ($ZnCl^2$). — *Syn.* Beurre de zinc, très soluble eau et alcool.
Prop. thérap. — Quelquefois employé contre chorée, migraine, —

caustique — préconisé par le Dr Lannelongue pour scléroser le tissu tuberculeux.

Prép. pharm. et posol.—*A l'int.* (peu usité).—*A l'ext.* Caustique pâte de Canquoin. — 0 gr. 10 à 0 gr. 50 centigr. p. 1000, en injections uréthrales.

CAUSTIQUE DE CHLORURE DE ZINC COMPOSÉ (Hôp. Lond.).

Chlorure de zinc	12 gr.
Chlorure d'antimoine	8 —
Amidon en poudre	5 —
Glycérine	Q. s.

F. s. a.

CAUSTIQUE AU CHLORURE DE ZINC ET A LA GUTTA-PERCHA (Robiquet, Maunoury).

Gutta-percha	2 gr.
Chlorure de zinc	2 —

F. fondre la gutta-percha; incorporez le chlorure de zinc.

CAUSTIQUE AU CHLORURE DE ZINC, PATE DE CANQUOIN (Cod.).

Renferme la moitié de son poids de chlorure de zinc.

COLLYRE AU CHLORURE DE ZINC

Chlorure de zinc	0 gr. 05 centigr.
Eau distillée	100 —
Laudanum de Sydenham	XXX gouttes

Filtrez.

ÉTHER DE CHLORURE DE ZINC, ÉTHER ZINCÉ (Mager).

Chlorure de zinc pur	1 gr.
Alcool absolu	2 —
Ether sulfurique	4 —

F. dissoudre; décantez. IV à VIII gouttes en potion.

GLYCÉROLÉ DE CHLORURE DE ZINC

Chlorure de zinc	1 gr.
Glycérine	100 —

INJECTION

Chlorure de zinc	0 gr. 05 à 0 gr. 10 centigr.
Glycérine	20 —
Eau distillée	130 —

SOLUTION DE LANNELONGUE CONTRE ARTHRITES TUBERCULEUSES, ADÉNITES FONGOSITÉS.

Chlorure de zinc	1 gr.
Eau distillée	8 —

F. s. a.

Dont on injecte 2 à 3 gouttes sur un point déterminé; on répète la même opération sur d'autres points de manière à circonscrire la fongosité et à déposer 8 à 20 gouttes de solution autour d'elle.

Autour de l'épididyme on fait usage de solution à 1/20 et pour les poumons de solution à 1/40.

PATE ANTIMONIALE DE CANQUOIN.

Chlorure d'antimoine	10 gr.
— de zinc	20 —
Farine de froment	50 —

F. s. a.

SOLUTION CONTRE LES PLAQUES MUQUEUSES (Hardy).

Chlorure de zinc	1 gr.
Eau distillée	15 —

F. dissoudre.

SOLUTION DE CHLORURE DE ZINC COMMERCIAL POUR DÉSINFECTION ET CONSERVATION DES CADAVRES.

Marque 45 à 50° Baumé.

— **CITRATE DE ZINC.** — Imparfaitement soluble eau.

Prop. thérap. — Antiépileptique.

Posol. — *A l'int.* 0 gr. 20 à 1 gr.

— **CYANURE DE ZINC.** — V. *Cyanures.*

— **IODURE DE ZINC.** — V. *Iode et iodures.*

— **LACTATE DE ZINC** $(C^3H^5O^3)^2Zn+3H^2O$. — Soluble 58 parties eau; insoluble alcool.

Prop. thérap. — Antiépileptique.

Posol. — *A l'int.* 0 gr. 20 centigr. à 2 gr.

PILULES ANTIÉPILEPTIQUES (Hart.).

Lactate de zinc	0 gr. 20 centigr.
Extrait de belladone	0 — 05 —

M. pour 1 pilule. 1 avant chaque repas.

POUDRE.

Lactate de zinc	2 gr.
Poudre de cannelle	0 — 20 centigr.
Sucre	8 —

Diviser en 10 prises.

— **OLÉATE DE ZINC.**

Prop. thérap. — Employé pour combattre l'eczéma chronique.

Posol. — *A l'int.* En pommade.

POMMADE A L'OLÉATE DE ZINC (Ph. Brit.).

Oléate de zinc	1 partie.
Paraffine molle	1 —

M. à une douce chaleur; agitez jusqu'à refroidissement.

— **OXYDE DE ZINC** (ZnO). — Insoluble eau, alcool. — *Syn.* Fleurs de zinc, oxyde blanc de zinc, nihilhum, album laine philosophique.

Prop. thérap. — Antispasmodique, astringent, siccatif.

Prép. pharm. et posol. — *A l'int.* 0 gr. 10 centigr. à 2 gr. — *A l'ext.* pommade au 1/10e.

Incompt. — Acides, sels acides.

La *Tuthie* est de l'oxyde de zinc impur et renfermant de l'arsenic; on l'emploie comme cathérétique.

CÉRAT DE HUFELAND (Cad.).

Cérat simple	15 gr.
Oxyde de zinc sublimé et lavé	ãã 1 —
Lycopode en poudre	

M.

COLLYRE SEC DE RÉCAMIER.

Oxyde de zinc	ãã P. E.
Sucre candi	

F. s. a. une poudre bien homogène.

GLYCÉRÉ CONTRE ECZÉMA (Unna).

Oxyde de zinc	50 gr.
Acide salicylique	15 —
Amidon	ãã 2 —
Glycérine	
Eau	75 —

M. Faites cuire.

GLYCÉRÉ CONTRE LES RHAGADES (Rollet).

Oxyde de zinc	4 gr.
Amidon	8 —
Glycérine	10 —

M.

LINIMENT CONTRE ENGELURES ET GERÇURES.

Oxyde de zinc	2 gr.
Tannin	1 —
Glycérine	10 —
Baume de Pérou	8 —
Camphre	4 —

F. s. a.

EMPLATRE D'OXYDE DE ZINC (Portes). (Hopital St.-Louis).

Emplâtre simple	720 gr.
Cire jaune	400 —
Lanoline caoutchouté	1800 —
Oxyde de zinc	600 —

F. s. a.

MÉLANGE CONTRE PRURIT VULVAIRE (Cazenave).

Oxyde blanc de zinc	8 gr.
Poudre d'amidon	125 —
— de camphre	1 —

M. Saupoudrer les parties malades.

ONGUENT DE ZINC.

Oxyde de zinc	ãã P. E.
Glycérine	
Teinture de benjoin	
Blanc de baleine	
Huile d'amandes douces	

PILULES ANTINÉVRALGIQUES (Tousseau).

Extrait de stramoine	0 gr. 012 milligr.
— d'opium	0 — 012 —
Oxyde de zinc	0 — 20 centigr.

M. pour 1 pilule. 1 à 8 par jour.
Contre névralgies faciales.

PILULES CONTRE CHORÉE (Lebert).

Oxyde de zinc	ãã 6 gr.
Asa fœtida	
Extrait de valériane	

F. s. a. 100 pilules. 2 à 6 par jour.

PILULES CONTRE ÉPILEPSIE (Récamier).

Oxyde de zinc	0 gr. 05 centigr.
Camphre	0 — 03 —
Extrait de belladone	0 — 03 —

F. s. a. 1 pilule. 1 matin et soir.

PILULES DE MÉGLIN (Cod.).

Extrait de semences de jusquiame	0 gr. 50 centigr.
Extrait de valériane	0 — 50 —
Oxyde de zinc	0 — 50 —

Pour 10 pilules.

0 gr. 05 centigr. d'oxyde de zinc par pilule. 2 à 10 par jour.

POMMADE A L'OXYDE DE ZINC (Galezowski).

Vaseline	25 gr.
Oxyde de zinc	1 —

M. 1 onction par jour.

POUDRE CALMANTE (Hardy).

Poudre d'amidon	3 parties.
Oxyde de zinc	1 —

M.

POMMADE CONTRE L'ECZÉMA (Lailler).

Oxyde blanc de zinc	4 gr.
Axonge	16 —

F. s. a.

POMMADE CONTRE LES SYPHILIDES (Rollet).

Oxyde de zinc	2 gr.
Calomel	2 —
Axonge	30 —

F. s. a.

POMMADE D'ALIBERT.

Oxyde de zinc	1 gr.
Soufre / Laudanum de Sydenham / Huile d'amandes douces	ãã 5 —
Axonge	25 —

Contre prurigo.

POMMADE DE JANIN.

Calomel	5 gr.
Tuthie préparée	10 —
Bol d'Arménie pulvérisé	10 —
Axonge ou vaseline	30 —

F. s. a.

POMMADE CONTRE SYCOSIS (Kromayer).

Tannin	2 gr.
Soufre précipité	4 —
Oxyde de zinc / Poudre d'amidon	ãã 7 —
Vaseline	20 gr.

F. s. a.

En application la nuit après lavage préalable avec une SOLUTION ALCOOLIQUE DE SUBLIMÉ *à 1 pour* 100.

POMMADE D'OXYDE DE ZINC CAMPHRÉE (Hardy).

Oxyde de zinc	4 à 8 gr.
Camphre	2 à 4 —
Axonge	30 —

M. onctions matin et soir.

POMMADE D'OXYDE DE ZINC CONTRE MASQUE DE LA GROSSESSE (Monin).

Oxyde de zinc	0 gr. 20 centigr.
Précipité blanc	0 — 10 —
Beurre de cacao / Huile de ricin	ãã 10 —
Essence de roses	X gouttes

F. s. a.

POUDRE ANTISPASMODIQUE (Blache).

Oxyde de zinc	4 gr.
Calomel	2 —
Valériane	2 —

F. s. a. 35 *prises,* 2 *par jour.*

POUDRE CONTRE ÉPILEPSIE (Herpin).

Oxyde de zinc	3 gr.
Sucre	4 —

M. Divisez en 20 *doses.* 3 *par jour.*

POUDRE CONTRE L'URTICAIRE (Porcher).

Oxyde de zinc pulvérisé	4 gr.
Camphre pulvérisé	4 —
Fécule de pommes de terre	80 —

M.

— **PHOSPHURE DE ZINC.** — V. *Phosphore.*

— **SULFATE DE ZINC** (SO^4Zn-7H^2O). — *Syn.* Vitriol blanc, couperose blanche. Soluble 0, partie 74 d'eau ; insoluble alcool.

Prop. thérap. — Astringent, antispasmodique, émétique, astringent résolutif.

Prép. pharm. et posol. — *A l'int.* 0 gr. 15 à 0 gr. 25 centigr. (antispasmodique) ; — 0 gr. 50 centigr. à 1 gr. (émétique). — *A l'ext.* 0 gr. 10 à 0 gr. 50 centigr. p. 100 en collyres ; — 0 gr. 50 centigr. à 2 gr. p. 100, en injections.

Incompt. — Alcalis et leurs carbonates, sels de plomb, de baryte, et de chaux, lait, tannin et substances tannantes.

COLLYRE ASTRINGENT OPIACÉ.

Extrait d'opium	0 gr. 10 centigr.
Sulfate de zinc	0 — 20
Eau de roses	150 —

F. dissoudre.

COLLYRE AU SULFATE DE ZINC (Codex).

Sulfate de zinc	0 gr. 15 centigr.
Eau distillée de roses	100 —

F. s. a.

COLLYRE AU SULFATE DE ZINC (F. H. M.).

Sulfate de zinc cristallisé 1 gr.
Eau distillée de roses 250 —

F. dissoudre. Filtrez.

COLLYRE AU SULFATE DE ZINC (Velpeau).

Eau distillée de bleuet 125 gr.
Sulfate de zinc cristallisé 0 — 25 centigr.
Mucilage de psyllium 4 —

F. dissoudre. Filtrez. 3 ou 4 instillations par jour.

COLLYRE AU SULFATE DE ZINC CAMPHRÉ (Hop. Anglais).

Sulfate de zinc cristallisé 1 gr. 25 centigr
Teinture de camphre 3 —
Eau distillée 200 —

F. dissoudre. Filtrez.

COLLYRE DE BRIDAULT; EAU DE PROVENCE; EAU DE L'ÉPICIER; DE LA DUCHESSE D'ANGOULÊME.

Sulfate de zinc cristallisé, Sucre candi, Iris pulvérisé ãã 1 gr.
Eau commune 200 —
Alcool à 85° c. 20 —

F. macérer. Filtrez.

COLLYRE CONTRE CONJONCTIVITES (Sichel).

Sulfate de zinc 0 gr. 05 centigr. à 0 — 10 —
Eau distillée 10 —
Laudanum de Sydenham VI à XII gouttes

M.

COLLYRE DÉTERSIF (F. H. P.).

Eau de roses 30 gr.
Eau distillée 100 —
Sulfate de zinc 0 — 50 centigr.
Poudre d'iris, Sucre candi ãã 0 — 60 —

F. dissoudre le sulfate, délayez la poudre d'iris dans les eaux distillées.

COLLYRE RÉSOLUTIF; LIQUEUR OPHTALMIQUE DÉTERSIVE (Dorvault).

Sulfate de zinc cristallisé, Sucre candi, Racine d'iris de Florence ãã 1 gr.
Eau distillée de roses 625 gr.

F. macérer. Filtrez.

COLLYRE DE ZINC CAMPHRÉ.

Sulfate de zinc 0 gr. 50 centigr.
Eau camphrée 100 —

F. s. a.

EAU OPHTALMIQUE DE CRESPY (Dorvault).

Sulfate de zinc cristallisé 12 gr.
Iris de Florence pulvérisé 3 —
Eau commune 700 —

F. macérer. Agitez au moment de l'emploi.

EAU QUADRUPLE (Raspail).

Sulfate de zinc 4 gr.
Sel de cuisine 15 —
Goudron 0 — 50 centigr.
Aloes 0 — 50 —

Faites bouillir 5 minutes dans un litre d'eau et passez à travers un linge.

INJECTION ANTIBLENNORRHAGIQUE (Langlebert).

Laudanum de Rousseau 3 gr.
Eau distillée 100 —
Sulfate de zinc 20 centigr. à 0 gr. 40 centigr.

F. dissoudre.

INJECTION ASTRINGENTE.

Sulfate de zinc 0 gr. 25 centigr.
Tannin 2 —
Eau distillée de roses 200 —

F. s. a.

INJECTION ASTRINGENTE (Hôp. de la marine).

Sulfate de zinc 1 gr.
Acétate de plomb cristallisé, Sulfate d'alumine et de potasse ãã 0 — 50 centigr.
Camphre pulvérisé 0 — 10 —
Gomme pulvérisée 2 —
Eau distillée de roses 125 —

F. dissoudre la gomme dans l'eau distillée; ajoutez le camphre et les sels. Agitez.

INJECTION ASTRINGENTE (Ricord).

Sulfate de zinc 2 gr.
Acétate de plomb cristallisé 2 —
Eau distillée de roses 400 —

F. s. a. Agitez.

INJECTION AU SULFATE DE ZINC (F. H. M.).

Sulfate de zinc 0 gr. 50 centigr.
Eau distillée 100 —
F. dissoudre.

AUTRE :

Sulfate de zinc | ãã 2 gr.
Acétate de plomb |
Chlorhydrate d'ammoniaque | ãã 1 —
Aloès |
Eau distillée de roses 200 —
F. s. a.

INJECTION CONTRE LE CORYZA.

Décocté d'écorce de chêne 250 gr.
Sulfate de zinc 0 — 15 centigr.
F. dissoudre.

INJECTION DE PRINGLE (Codex).

Sulfate de zinc | ãã 10 gr.
Alun calciné |
Eau pure 100 —
F. dissoudre.

INJECTION DE SULFATE DE ZINC LAUDANISÉE (H. P.).

Sulfate de zinc 1 gr.
Eau distillée 150 —
Laudanum de Sydenham 2 —

PATE CATHÉRÉTIQUE. (Mackenzie).

Sulfate de zinc desséché pulvérisé Q. v.
Glycérine Q. s.
M.

PILULES ASTRINGENTES CALMANTES (Dupuytren).

Extrait d'opium 1 gr.
Sulfate de zinc 2 —
M. et F. 20 pilules. 2 par jour.

PILULES DE GRAHAM (Bouch.).

Sulfate de zinc 3 gr.
Térébenthine 3 —
Magnésie Q. s
F. s. a. 18 pilules. 3 dans la journée. (Contre blennorrhagie.)

POMMADE AU SULFATE DE ZINC.

Sulfate de zinc 2 gr.
Glycérine 4 —
Axonge 30 —
M.

POTION VOMITIVE AU SULFATE DE ZINC

Sulfate de zinc 0 gr. 50 centigr.
Hydrolat de tilleul 100 —
Sirop de fleur d'oranger 25 —
M.

POTION CONTRE COQUELUCHE (Ewald).

Sulfate de zinc 0 gr. 05 centigr. à 0 gr. 15 centigr.
Eau 100 —
Sirop de guimauve 30 —
Par cuillerée à café.

POUDRE POUR LA CONSERVATION DES CADAVRES.

Sciure de bois blanc 50 gr
Sulfate de zinc pulvérisé 20 —
Essence de lavande 1 —

POUDRE RÉVULSIVE (Ivel).

Sulfate de zinc pulvérisé 12 gr.
Sulfate de cuivre 4 —
Camphre 2 — 60 centigr.
Safran 1 — 10
M. 5 gr. dans 1 litre d'eau en lotions sur les paupières.

— **SULFOPHÉNATE DE ZINC.** — Soluble dans 2 fois son poids d'alcool et d'eau.

Prop. thérap. — Antiseptique, désinfectant.

Prép. pharm. et posol. — *A l'ext.* 0 gr. 15 à 0 gr. 30 centigr p. 30 gr., en injections.

Mêmes formules que pour le sulfate de zinc.

SAVON CHIRURGICAL (A. Reverdin).

Huile d'amandes douces 72 gr.
Lessive de soude 24 —
— de potasse 12 —
Sulfophénate de zinc 2 gr.
Essence de roses 0 — 30 centigr
Antiseptique.

— **VALÉRIANATE DE ZINC.** — V. *Valériane.*

INJECTIONS HYPODERMIQUES

PRÉLIMINAIRES

Nous allons examiner successivement : 1° l'appareil instrumental; 2° le manuel opératoire; 3° les solutions à employer; 4° les accidents qui peuvent survenir.

Seringues. — Les seringues les plus employées sont celles dites à injections sous-cutanées. Elles sont de petit volume et contiennent un centimètre cube d'eau. La tige du piston est graduée, mais cette graduation est absolument empirique et ne présente aucune exactitude.

Quand on voudra connaître exactement la quantité versée par chaque cran de la graduation, il faudra procéder à la petite opération suivante : peser la seringue remplie jusqu'à un niveau donné, puis pousser le piston d'un certain nombre de crans, 10 divisions par exemple; puis repeser la seringue et diviser la différence de poids par 10.

A côté de ces seringues dites à injections sous-cutanées, on en a construit de plus volumineuses et renfermant cinq centimètres cubes de liquide. Elles ont été surtout appliquées aux injections sous-cutanées antiseptiques; quelquefois ces seringues sont munies d'ailettes latérales pour faciliter l'abaissement du piston.

Pour les injections sous-cutanées d'huile selon la méthode de Gimbert et de Burbureaux, on a construit des appareils spéciaux, (appareil de Gimbert) qui permettent d'injecter de grandes quantités de liquide, jusqu'à trois cents grammes.

Ne pas oublier que certaines solutions altèrent le cuir du piston, et qu'il faut toujours, avant de pratiquer l'injection, vérifier l'intégrité dudit piston. C'est surtout dans le piston que réside la question de l'asepsie des seringues à injections sous-cutanées. Aussi pour obtenir cette asepsie a-t-on créé des seringues avec des pistons en moelle de sureau (seringue de Roux, seringue de Straus), ce qui permet de mettre la seringue dans des étuves à 100°. La seringue de MM. les Drs Berlioz et Duflocq est encore plus perfectionnée.

Les aiguilles sont toutes de petit calibre et toutes terminées par une pointe effilée. Les unes se vissent, les autres s'appliquent directement sur l'extrémité de la seringue. Il faut repousser les premières parce que, lorsque l'on veut renouveler l'injection dans le même point, on est forcé de renouveler la piqûre, à moins de dévisser la seringue, ce qui est long et pénible.

Ces aiguilles sont généralement courtes ; elles ont en moyenne 3 centimètres, mais il en est de beaucoup plus longues. Le plus ordinairement, les aiguilles courtes sont préférables. Ces aiguilles s'oblitèrent facilement ; aussi est-il toujours nécessaire, après chaque injection, de maintenir dans leur intérieur un petit fil d'argent. On devra aussi maintenir toujours très aiguisée l'extrémité de ces aiguilles.

On a appliqué à la seringue les conditions d'asepsie en usage pour les instruments de chirurgie, qui consistent à les placer dans l'étuve avant d'en faire usage. Quand on ne possède pas ces étuves, il faut les nettoyer avec soin à l'eau bouillante et avoir soin de flamber à la lampe les aiguilles. Comme ce flambage altérait les aiguilles, on en a construit en platine iridié, ce qui permet de les porter à une haute température sans les altérer.

On doit toujours, après s'être servi d'une seringue, la nettoyer avec le plus grand soin, et même user pour ce lavage de solutions antiseptiques.

Manuel opératoire. — Il est un fait d'observation qui domine cette question du manuel opératoire des injections hypodermiques, c'est le suivant : plus l'injection est faite profondément dans le tissu sous-dermique, mieux elle est tolérée.

Les injections hypodermiques peuvent se faire sur toute la surface cutanée ; à moins de cas exceptionnels, il n'est nullement nécessaire de les pratiquer sur le point douloureux. Il est certains points du corps où les injections sous-cutanées sont bien tolérées, même lorsqu'on use de substances irritantes. Ces points ont été localisés, par Smirnoff, dans la fesse et dans le sillon placé derrière le grand trochanter. On peut aussi se servir avec avantage de la région postérieure du thorax, au-dessous des épaules ; la laxité des tissus cellulaires permet d'injecter en ce point de grandes quantités de liquide ou dans les fosses sus-épineuses.

Pour faire pénétrer l'aiguille dans les tissus, il y a deux manières de procéder. Dans l'une — de beaucoup la plus simple et aujourd'hui presque uniquement adoptée, — on pique la peau perpendiculairement à sa surface et on enfonce l'aiguille jusqu'à sa garde avec un mouvement tout à fait analogue à celui que l'on emploie pour piquer une épingle sur une pelote. L'autre procédé consiste à faire un pli à la peau et à introduire l'aiguille parallèlement à ce pli, puis, quand elle a pénétré profondément, de retirer les doigts qui maintiennent le pli de la peau.

Le plus ordinairement, on introduit la seringue armée de son aiguille ; cependant E. Besnier veut que l'on introduise d'abord l'aiguille, puis la seringue ; il prétend éviter ainsi la pénétration directe de l'injection dans les veines, car si le sang apparaît à l'extrémité de l'aiguille, on doit recommencer la piqûre à un autre point. Mais cette pénétration dans les veines est tellement exceptionnelle que l'on peut se servir de la seringue munie de son aiguille, cette seringue donnant plus de prise à la main et permettant d'introduire plus rapidement l'aiguille.

Pour rendre encore plus facile la pénétration de l'aiguille, on peut la graisser avec de la vaseline boriquée ou non.

Il faut toujours avoir soin de laver avec une solution antiseptique le point qu'on va injecter.

Solutions. — Dans l'immense majorité des cas, ce sont des substances solubles que l'on injecte et l'on ne fait d'exception que pour certains corps insolubles, comme l'oxyde jaune de mercure, certains sels de fer insolubles, le calomel et le mercure que l'on introduit à l'état de suspension en injections hypodermiques.

Les véhicules qui servent à dissoudre les corps injectés doivent réunir les trois conditions suivantes : 1° d'être tolérés par les tissus sous-dermiques ; 2° de ne pas subir d'altérations qui modifieraient la solution ; 3° de dissoudre les corps actifs que l'on veut injecter.

Ces conditions sont remplies par certains liquides : les eaux distillées, la vaseline liquide, les huiles végétales stérilisées, l'éther, le chloroforme, la glycérine.

1° *Eaux distillées.* — L'eau est le véhicule le plus souvent employé ; seulement comme les solutions aqueuses sont altérables, on a conseillé l'eau bouillie (Constantin Paul), l'eau de laurier-cerise (Dujardin-Beaumetz), l'eau distillée d'ulmaire.

On a aussi conseillé, pour éviter l'altération des substances médicamenteuses, de les stériliser et de les maintenir dans des petits ballons fermés à la lampe et dont on brise l'extrémité au moment de s'en servir (Limousin).

Un procédé aussi simple qu'excellent consiste à placer dans le flacon un petit fragment de camphre.

2° *Vaselines liquides.* — La vaseline liquide médicinale a été très vantée (Vigier, Balzer, Albin-Meunier); elle est aujourd'hui abandonnée, parce que ce corps n'est pas absorbé par l'économie ou du moins pas utilisé par l'économie. On tend à y substituer aujourd'hui les huiles végétales et animales.

3° *Huiles végétales et animales.* — On a proposé surtout l'huile d'olives (Gimbert, Burlureaux, Roussel). Ces huiles doivent être aussi pures que possible. On doit les stériliser, en les portant à 120° et les maintenant dans des flacons hermétiquement bouchés, Burlureaux recommande, quand on injecte de grandes quantités d'huile, de les priver d'acide oléique par agitation avec l'alcool. On a aussi proposé l'huile de pied de bœuf stérilisée (Perron).

4° *Substances actives.* — Pour les substances actives, le plus ordinairement la solution est faite d'avance, mais, dans diverses circonstances, on est forcé de préparer la solution du médicament actif au moment même où on va s'en servir ; et, dans ce cas, on a conseillé soit des petites pastilles contenant le principe actif et qui se dissolvent dans le véhicule (méthode anglaise), soit des petits carrés de gélatine contenant une quantité dosée de la substance active et que l'on dissout dans ce véhicule (procédé suédois).

Brown-Séquard et d'Arsonval ont introduit dans la thèse pratique des injections d'extraits organiques; elles ont toutes pour base la glycérine et sont stérilisées avec le plus grand soin.

Quantité à injecter. — Pour les solutions renfermant des substances actives, la quantité varie suivant la substance de quelques gouttes à un centimètre cube. — Pour les injections d'huile employées contre la tuberculose au contraire, les quantités sont beaucoup plus considérables et varient de 15 grammes à 60 grammes et même davantage. Mais dans ce dernier cas, l'écoulement du liquide doit être très lent et l'on ne doit pas injecter par heure plus de 20 à 25 grammes de liquide, ainsi que l'a recommandé Burlureaux, dont l'appareil est construit de manière à ce que cet écoulement soit lent et régulier.

Accidents. — Les injections sous-cutanées peuvent être le point de départ d'accidents multiples, que l'on peut ranger sous les quatre titres suivants : 1° lésions inflammatoires ; 2° lésions des nerfs ; 3° lésions des vaisseaux ; 4° accidents généraux.

1° Lésions inflammatoires. — Ce sont de beaucoup les plus fréquentes. Tantôt il n'y a qu'une simple irritation avec un peu de douleur et de rougeur de la peau, tantôt il y a de l'induration qui persiste plus ou moins longtemps, tantôt il se produit un véritable abcès, tantôt enfin de la gangrène des tissus.

Ces symptômes inflammatoires peuvent se produire immédiatement après l'injection, ou bien à une époque beaucoup plus tardive ; c'est ce qui arrive pour les injections de calomel qui ne sont pas douloureuses au moment de l'injection, mais qui le deviennent le lendemain ou le surlendemain.

Ces phénomènes inflammatoires sont utilisés en thérapeutique. Ils servent de base à la méthode hypodermique substitutive de Luton, méthode destinée à combattre les sciatiques rebelles. On peut utiliser dans ces cas les injections au nitrate d'argent. Ces accidents inflammatoires dépendent des causes suivantes :

(A) *Du liquide injecté.* — Le corps injecté peut être irritant par lui-même, ou le devenir par suite des modifications qu'il éprouve dans l'économie (calomel se transformant en sublimé).

Le corps n'étant pas irritant, la solution peut, par l'action qu'elle a subite à l'air libre, provoquer des accidents (mucédinées dans les solutions de morphine).

(B) *De la propreté de l'instrument.* — Les aiguilles rouillées, les seringues mal nettoyées ou ayant servi pour des malades atteints d'affections septiques, peuvent occasionner des accidents locaux.

(C) *Du manuel opératoire.* — Les injections sous-cutanées trop superficielles peuvent déterminer des accidents locaux. En règle générale, plus l'injection est profonde plus la tolérance est grande.

(D) *Du point où on pratique l'injection.* — Certains points de la peau sont plus susceptibles que d'autres. Le point le plus favorable est le sillon fessier retro-trochantérien (Smirnoff).

(E) *Du sujet.* — Certaines peaux sont plus sensibles que d'autres. Certaines maladies diathésiques prédisposent à ces inflammations (diabète). Certaines intoxications exposent à la production d'accidents locaux (morphinomanie).

2° Lésions des nerfs. — On a observé des troubles nerveux à la suite d'injections sous-cutanées et en particulier d'injections d'éther.

3° Lésions des vaisseaux. — La pénétration des injections sous-cutanées dans les veines a été observée. Elle produit des accidents d'intoxication souvent graves.

4° Accidents généraux. — Les accidents généraux sont des accidents d'intoxication. Ils peuvent résulter des causes multiples suivantes : susceptibilité particulière du sujet ; dose trop considérable du médicament actif injecté ; intolérance du sujet par suite de l'imperméabilité des reins. De tout ceci, il résulte que par suite de l'impossibilité où l'on se trouve souvent de combattre les effets toxiques des injections sous-cutanées, il faut mettre une certaine prudence lorsqu'on injecte des substances toxiques très actives.

FORMULES DES INJECTIONS SOUS-CUTANÉES

Nous donnons d'abord une série de formules empruntées à l'excellent manuel de MM. Bourneville et Bricon, et nous les complétons par une série de formules employées dans le traitement de la tuberculose pulmonaire et celui de la syphilis. Nous terminons par les injections de liquides organiques.

A. — INJECTIONS HYPODERMIQUES

Pour les formules qui suivent, à moins d'indications spéciales, la quantité à injecter de la solution est représentée par une seringue entière.

ACIDE BENZOIQUE.

1. Acide benzoïque 1 gr.
   Alcool à 60° 10 —
   X à XX gouttes.
2. Acide benzoïque 2 gr. 50 centigr.
   Alcool à 90° } ãã 15 —
   Eau distillée }
3. Acide benzoïque 1 gr.
   Camphre 1 —
   Alcool à 90° 18 —
   XX gouttes.

ACIDE CHRYSOPHANIQUE.

Acide chrysophanique 0 gr. 0005 à 0 gr. 001 milligr.
Eau distillée 1 —

ACIDE CYANHYDRIQUE. CYANURE DE POTASSIUM.

1. Acide cyanhydrique à 1 p. 100 5 gr.
   Eau distillée 30 —
   II à VI gouttes.
2. Cyanure de potassium 1 gr.
   Eau distillée 100 —

ACIDE OSMIQUE.

Acide osmique cristallisé 0 gr. 10 cent.
Eau distillée 10 —
0 gr. 50 cent. à 1 gr.

ACIDE PHÉNIQUE (phénol, acide carbolique).

1. Acide phénique 0 gr. 10 cent.
   Eau distillée —
   X à XX gouttes.
2. Acide phénique 2 gr.
   Eau distillée 100 gr.
   X à XX gouttes.
3. Acide phénique 1 gr.
   Eau distillée 75 —

4. Acide phénique 0 gr. 01 à 0 gr. 05 cent.
Eau distillée 1 —

5. Phénol pur 1 gr.
Vaseline liquide 100 —

6. Sulfate de quinine 0 gr. 05 centigr.
Acide sulfurique Q s.
Eau bouillante 4 gr.
F. refroidir. Ajoutez :
Acide phénique 0 gr. 20 centigr.
X à XXX gouttes.

7. Acide phénique 5 gr.
Eau distillée } āā 10 —
Alcool }

ACIDE SCLÉROTINIQUE.

1. Acide sclérotinique 0 gr. 30 centigr.
Glycérine pure 4
Eau distillée 6 —

2. Acide sclérotinique 0 gr. 30 centigr
Acide phénique 0 gr. 05 à 0 — 10 —
Eau distillée 10 —

ACONIT. ACONITINE.

1. Nitrate d'aconitine 0 gr. 025 milligr.
Eau distillée 100 —
1/4 mm. par seringue.

2. Aconitine cristallisée 0 gr. 002 milligr.
Alcool } āā 7 — 50 —
Eau distillée }

3. Extrait alcoolique d'aconite 1 gr.
Eau distillée 60 —

4. Aconitine cristallisée 0 gr. 005 milligr.
Chloroforme 5 gr.
Vaseline liquide médicinale 20 —

AGARICINE.

Agaricine 0 gr. 05 centigr.
Alcool absolu 4 — 50 —
Glycérine 5 — 50 —

ALCOOL.

1 gr. 75 à 3 gr. 50

ALCOOLÉ D'AMMONIAQUE ANISÉ. LIQUEUR AMMONIACALE ANISÉE.

Essence d'anis 1 gr.
Alcool à 85° 4 —
Ammoniaque liquide 5 —
XV à XXX gouttes.

ALOÈS. EXTRAIT D'ALOÈS. ALOINE.

Aloès 10 gr.
Eau distillée 100 —

AMMONIAQUE.

Liqu. ammoniac. sulphurati 3 gr. 60 centigr.
Aqua distillata 10 — 80 —

ANTIPYRINE.

Antipyrine 2 gr.
Eau distillée 4 —

APOCODÉINE ET APONARCÉINE chlorhydrate d').

Chlorhydrate d'apocodéine 0 gr. 03 centigr.
Eau distillée 2 —
XX à XXX gouttes.

APOMORPHINE (chlorhydrate d').

1. Chlorhydrate d'apomorphine 0 gr. 01 centigr.
Eau distillée 1 —

2. Chlorhydrate d'apomorphine 0 gr. 20 centigr.
Eau distillée 20 —
Acide acétique dilué III gouttes

ARGENT (nitrate d'). — Sels d'argent.

1. Nitrate d'argent cristallisé 1 gr.
Eau distillée 5 à 10 —
V à XX gouttes.

ARSÉNICAUX.

1. Liqueur de Fowler 1 partie
Eau distillée 2 —
1 seringue.

2. Liqueur de Fowler 10 gr.
Eau distillée } āā 5 —
Glycérine }
seringue.

3. Liqueur de Fowler } āā 10 gr.
Teinture de fer pommé (malate de fer) }
De quelques gouttes à une seringue.

4. Arséniate de soude 0 gr. 05 cent. à 0 gr. 10 cent.
Eau distillée 10 —
1/4 de seringue.

ASPIDOSPERMINE.

1. Sulfate d'aspidospermine 0 gr. 05 centigr.
Eau distillée 1 —

2. Aspidospermine 3 —
Eau distillée 50 gr.
Acide sulfurique Q. s.
1 gr.

ATROPINE (sulfate et valérianate).

1. Sulfate neutre d'atropine 0 gr. 10 centigr.
Eau distillée 100 —
XX gouttes contiennent 0 gr. 001 milligr.

2. Chlorhydrate de morphine 0 gr. 10 centigr.
Sulfate d'atropine 0 — 01 —
Eau de laurier-cerise 20 gr.

3. Chlorhydrate de morphine 0 gr. 50 centigr.
Sulfate neutre d'atropine 0 — 01 —
Eau distillée 10 —

BELLADONE. — V. *Atropine.*

BICHLORURE DE MERCURE. — V. *Mercure*

BROMHYDRATE DE CAFÉINE. — V. *Caféine.*

— **BROMHYDRATE DE CONINE, DE CONICINE OU CICUTINE.** — V. *Conine.*

BROMHYDRATE DE QUININE. — V. *Quinine.*

BROMURE DE CAMPHRE. — V. *Camphre monobromé.*

BROMURE DE POTASSIUM. — V. *Potassium.*

CAFÉINE ET SES SELS.

1. Caféine 0 gr. 15 centigr.
Eau distillée 8 —
Alcool VI gouttes

2. Caféine 0 gr. 18 centigr.
Acide acétique concentré VI gouttes
Eau distillée 7 gr. 50 centigr.

3. Caféine pure, Citrate ou bromhydrate de caféine } āā 1 gr.
Alcool 50 —
Eau distillée 100 —

4. Caféine pure 1 gr.
Eau distillée, Alcool } āā 20 —

5. Citrate de caféine 0 gr. 06 centigr.
Glycérine pure XXIV gouttes

6. Citrate de caféine 0 gr. 05 centigr.
Glycérine, Eau distillée } āā XXIV gouttes

7. Caféine 4 gr.
Salicylate de soude 3 —
Eau distillée 6 —

8. Benzoate de soude 2 gr. 95 centigr.
Caféine 2 — 50 —
Eau distillée 6 —

9. Cinnamate de soude 2 gr.
Caféine 2 — 50 centigr.
Eau distillée Q. s. p. 10 cc.

CALABAR (extrait de fève de). — Calabarine; physostigmine; ésérine.

Extrait de fève de Calabar 0 gr. 20 centigr.
Eau distillée 2 — 50 —
1 *injection toutes les 2 heures.*

Extrait de fève de Calabar 1 gr.
Glycérine 60 —

3. Extrait de Calabar 0 gr. 20 centigr.
Eau distillée 10 —
2 *seringues.*

4. Physostigmine 0 gr. 25 centigr.
Alcool Q. s.
Eau distillée 30 gr.

5. Esérine 0 gr. 10 cent. à 0 gr. 50 cent.
Eau distillée 10 —

6. Salicylate ou chlorhydrate de physostigmine 0 gr. 10 centigr.
Eau distillée 50 —

CALOMEL (protochlorure de mercure).

1. Calomel 0 gr. 20 centigr.
Glycérine 1 — 50 —
0 *gr.* 05 *centigr.*

2. Calomel 0 gr. 30 centigr.
Eau distillée, Glycérine } āā 5 —

3. Calomel 0 gr. 10 cent. à 0 gr. 15 cent
Poudre de gomme arabique 0 — 05 —
Eau distillée 1 —

CAMPHRE.

1. Camphre 0 gr. 50 centigr.
Ether sulfurique, Eau distillée } āā 4 —

2. Camphre 0 gr. 50 centigr.
Huile d'amandes douces 10 gr.

3. Camphre pur 1 gr.
Vaseline liquide médicinale 100 —

CAMPHRE MONOBROMÉ.

Camphre monobromé 3 gr.
Alcool 25 —
Glycérine 22 —
30 *à* 40 *gouttes.*

CANNELLE (eau distillée de). — Véhicule des solutions.

CANTHARIDINE. — V. à *Cantharidine* dans le formulaire magistral.

CHANVRE INDIEN. — V. *Haschisch.*

CHLORAL (hydrate de).

1. Chloral	3 gr.	2. Chloral	10 gr.
Eau	6 —	Glycérine	50 —

CROTON CHLORAL HYDRATÉ.

1. Croton chloral	0 gr. 30 centigr.	Glycérine chaude	16 gr.
Glycérine	1 —	Eau de laurier-cerise	16 —
2. Croton chloral	1 gr. 60 centigr.		

CHLOROFORME. — 4 à 12 gr.

Chloroforme	20 gr.
Vaseline liquide médicinale	80 —

CHLORURES. — V. *la base.*

CHLORHYDRATES. — V. *la base.*

CICUTINE. — V. *Conine.*

CINCHONINE-CINCHONIDINE. — V. *Quinine.*

CITRATES. — V. *la base.*

COCAÏNE.

1. Chlorhydrate de cocaïne	4 gr.	Eau distillée	100 gr.
Eau distillée	100 —	3. Cocaïne pure	2 gr.
Chlorhydrate de cocaïne	1 gr.	Vaseline liquide médicinale	100 —

CODÉINE.

Chlorhydrate ou phosphate de codéine	1 gr.
Eau distillée	120 —

COLCHICINE.

Colchicine cristallisée	0 gr. 05 centigr.
Alcool à 21°	20 —

1 cent. c. contient 2 milligr. et demi de colchicine. Dose 1 à 2 seringues.

CONINE. — Bromhydrate de conine.

1. Conine	0 gr. 025 milligr.	3. Bromhydrate de cicutine	0 gr. 50 centigr.
Alcool rectifié	2 —	Alcool	1 — 50 —
Eau distillée	15 —	Eau de laurier-cerise	23 —
2. Conine	0 gr. 04 centigr.		
Alcool dilué, Eau distillée ãã	5 —		

V à XX gouttes.

COTOÏNE.

Cotoïne pure 1 gr.
Ether acétique 4 —

1 seringue toutes les 15 ou 20 minutes.

CRÉOSOTE.

1. Morphine 0 gr. 64 centigr.
Créosote 3 — 60 —
VI gouttes.

2. Peptone sèche 10 gr.
Créosote de hêtre 3 —
Glycérine neutre 70 gr.
Alcool 10 —
Eau 20 —
5 ou 6 injections par jour.

CURARE-CURARINE.

1. Curare 1 gr.
Eau distillée } āā 50 —
Glycérine }

2. Curare 1 gr.
Eau distillée 100 ou 50 —

3. Curare 0 gr. 10 centigr.
Eau distillée 5 —
Acide chlorhydrique 1 —

4. Curare 0 gr. 50 centigr.
Eau distillée 2 —

5. Curare 0 gr. 50 centigr.
Eau distillée 5 —
Acide chlorhydrique 1 —
Le 1/3 d'une seringue tous les 5 jours.

6. Curarine 1 gr.
Eau distillée 50 —

7. Sulfate de curarine 0 gr. 10 centigr.
Eau distillée de laurier-cerise 1 —
Eau distillée 8 —

CYANURES. — V. *la base.*

DATURINE. — Extrait de stramoine.

Extrait de stramoine 1 gr.
Eau distillée 60 —
VI à XV gouttes.

DIGITALINE.

1. Digitaline d'Homolle 0 gr. 10 centigr.
Alcool } āā 25 gr.
Eau distillée }

2. Digitaline cristallisée de Nativelle 0 gr. 02 centigr.
Chloroforme 2 —
Vaseline liquide médicinale 10 —

DUBOISINE.

Sulfate de duboisine 0 gr. 10 centig.
Eau distillée 50 —

ÉMÉTINE.

Émétine pure 0 gr. 15 centigr.
Acide sulfurique I goutte
Eau distillée 2 —

Émétine pure 0 gr. 10 centigr.
Eau distillée 10 —

ÉMÉTIQUE.

Tartre stibié 0 gr. 06 centigr.
Morphine 0 — 01 —
Eau distillée L gouttes

ERGOTINE. ERGOTININE. — Extrait d'ergot.

1. Extrait aqueux d'ergot 2 gr.
Eau distillée } āā 10 —
Glycérine pure }

2. Ergotine 1 gr.
Eau de laurier-cerise 5 —
XV à XX gouttes tous les 2 à 5 jours.

3. Ergotine 3 gr.
Eau 13 —
Glycérine 2 —

4. Ergotine 2 gr.
Glycérine } āā 15 —
Eau }

6. Solution titrée d'ergot Yvon.
V. à *Ergot.*

7. Ergotine 2 gr.
Eau 30 —
Dose : 1 gr.

8. Ergotine 1 gr.
Glycérine 4 —
Eau distillée 4 —
Eau de laurier-cerise 2 —

9. Ergotine 0 gr. 10 centigr.
Acool rectifié } āā 4 —
Glycérine pure }

10. Ergotine 3 gr.
Alcool }
Glycérine } āā 3 —
Eau }

11. Extrait de seigle ergoté 1 gr.
Glycérine } āā 5 —
Eau }

12. Ergotine Bonjean 7 gr. 50 centigr.
Eau distillée 22 — 50 —
Chloroforme 2 —

13. Ergotinine 0 gr. 20 centigr.
Acide lactique 0 — 10 —
Alcool 2 cent. cubes
Eau de laurier-cerise 20 — —
Eau distillée Q. s.
Pour 100 cent. cubes.

ESERINE. — V. *Calabar.*

ESSENCE DE TÉRÉBENTHINE. — V. *Térébenthine.*

ETHER SULFURIQUE. — 1 à 2 gr.

EUCALYPTOL.

1. Eucalyptol pur 5 parties
Vaseline liquide médicinale 20 —

2. Eucalyptol pur 5 gr.
Iodoforme 0 gr. 25 centigr.
Vaseline liquide pure 20 gr.

EUGÉNOL.

Eugénol 3 parties
Vaseline liquide 100 —

FER. — Peptonate de fer, etc.

1. Pyrophosphate de fer citro-ammoniacal 1 gr.
Eau distillée 5 —

2. Pyrophosphate de fer et de soude 1 gr.
Eau distillée 6 —

3. Citrate de fer 2 gr.
Eau distillée de laurier-cerise 20 —

4. Peptone sèche 5 gr.
Perchlorure de fer liquide 6 gr.
Glycérine neutre 50 —
Eau de laurier-cerise 150 —
Ammoniaque liquide 9 —

5. Perchlorure de fer sublimé 1 gr.
Eau distillée 60 —
Peptone sèche 2 —
Glycérine pure 40 —

6. Pyrophosphate de fer 3 parties
Albumine 4 —
Eau distillée 12 —

FER QUINIQUE (citrate de). — V. *Quinine.*

FÈVE DE CALABAR. — V. *Calabar.*

GELSÉMIUM. GELSÉMINE (chlorhydrate de).

Chlorhydrate de gelsémine	1 gr.
Eau distillée	200 —

HASCHISCH (teinture de).

Teinture de haschisch	ãã	5 gr.
Eau distillée		

III à VI gouttes.

HÉLÉNINE.

Hélénine pure	1 gr.
Vaseline liquide médicinale	100 —

HOMATROPINE (bromhydrate d').

Bromhydrate d'homatropine	0 gr. 05 centigr.
Eau distillée	10 —

HUILE ESSENTIELLE DE TÉRÉBENTHINE. — V. *Térébenthine.*

HYDRATE DE CHLORAL. — V. *Chloral.*

HYOSCIAMINE. — Teinture de jusquiame.

1. Hyosciamine 0 gr. 01 centigr.
   Eau distillée 5 ou 10 —

2. Iohydrate d'hyoscine 0 gr. 01 centigr.
   Eau distillée 10 —

ICHTHYOL.

Ichthyol	10 à 20 gr.
Eau distillée	100 —

Emulsionnez.

IODE.

Iode	1 gr.
Vaseline liquide	100 —

IODOFORME.

1. Iodoforme 1 gr.
   Ether 6 à 10 —
   Dose : 1 à 2 seringues.

2. Iodoforme 6 gr.
   Glycérine 20 —
   Dose : 30 à 75 centigr.

3. Huile d'amandes douces 15 gr.
   Iodoforme 1 —

4. Iodoforme 1 gr.
   Huile de ricin 15 —

5. Iodoforme 1 gr.
   Ether sulfurique 6 —

6. Iodoforme 3 gr.
   Ether sulfurique, Huile d'olive ãã 5 —

7. Iodoforme 1 gr.
   Huile de ricin 7 —

8. Iodoforme 6 gr.
   Glycérine 20 —

9. Iodoforme 1 gr.
   Vaseline liquide 100 —

IODURE DE POTASSIUM. — V. *Potassium, sodium.*

JUSQUIAME. — V. *Hyosciamine.*

KAIRINE.

Chlorhydrate de kairine	0 gr. 10 centigr.
Eau distillée	1 —

LACTATES. — V. *la base.*

LAURIER-CERISE. — *Acide cyanhydrique.*

LIQUEUR AMMONIACALE ANISÉE. — V. *Ammoniaque* (Alcoolé d').

LIQUEUR DE FOWLER. — V. *Arsénicaux.*

MENTHOL.

Menthol pur	10 gr.
Vaseline liquide	90 —

MERCURE ET SES SELS.

1. Sublimé corrosif 0 gr. 20 centigr.
Eau distillée 30 —
Dose : 0 gr. 75 cent.

2. Sublimé corrosif 0 gr. 20 centigr.
Eau distillée 70 —
Glycérine 30 —
Dose : 2 seringues.

3. Sublimé corrosif 0 gr. 20 centigr.
Eau distillée 100 —
Chlorhydrate de morphine 0 — 10

4. *A.* Bichlorure de mercure 1 gr. 25 centigr.
Chlorure ammoniaque 1 — 25
Chlorure de sodium 4 — 25
Eau distillée 125 —
B. Blanc d'œuf nº 1
Eau distillée pour faire 125 — Q. s.

5. Bichlorure de mercure 1 gr.
Chlorure de sodium 6 —
Eau distillée 100 —

6. Deutochlorure de mercure 0 gr. 10 centigr.
Chlorure de sodium 1 —
Eau distillée 45 —
IV à V gouttes 2 fois par jour.

7. Bichlorure de mercure 1 gr.
Chlorure de sodium 2 —
Eau distillée 100 —

8. Bichlorure de mercure 0 gr. 30 centigr.
Chlorhydrate de cocaïne, Chlorure de sodium ãã 0 — 10 —
Eau distillée 30 —

9. Biiodure de mercure 0 gr. 04 centigr.
Eau distillée 20 —
Sulfate neutre d'atropine 0 — 003 millig.
Dose : X gouttes.

10. Biiodure de mercure 0 gr. 40 centigr.
Chlorhydrate de morphine 0 — 05 —
Eau distillée 10 —
X gouttes tous les 2 jours.

11. Biiodure de mercure 0 gr. 03 centigr.
Iodure de potassium Q. s.
Pour dissoudre dans eau distillée 2 —

12. Iodure double de mercure et de morphine 0 gr. 50 centigr.
Eau distillée 20 —
V à X gouttes par jour.

13. Iodure de potassium 4 gr.
Biiodure de mercure 0 — 48 centigr.
Eau distillée 90 —

14. Iodure double de mercure et de sodium 1 gr. 50
Eau distillée 100 —
X à XX gouttes tous les 2 jours.

15. Biiodure de mercure 1 gr.
Iodure de potassium 1 —
Phosph. tribasique de soude 2 —
Eau distillée pour 50 cent. cubes.

16. Bicyanure de mercure 0 gr. 10 centigr.
Eau distillée 35 —
Dose : 0 gr. 70 centigr.

17. Cyanure de mercure 0 gr. 10 centigr.
Eau distillée 20 —

18. Peptone mercurique ammonique 0 gr. 40 centigr.
Eau distillée 30 —

19. Peptone mercurique ammonique 0 gr. 40 centigr.
Eau distillée 25 —
Glycérine neutre 6 —

20. Peptone mercurique ammonique 0 gr. 40 centigr.
Glycérine neutre 30 —

21. Peptone en poudre de Catillon 9 gr.
Chlorure d'ammonium pur 9 —
Sublimé corrosif 6 —
F. dissoudre dans :
Glycérine pure 72 —
Eau distillée 24 —
5 gr. de cette solution filtrée à mélanger avec 25 gr. d'eau. A injecter 1 seringue de la solution.

22. Peptone sèche 9 gr.
Chlorure d'ammonium 8 —
Bichlorure de mercure 6 à 12 —
Eau distillée 24 —
Glycérine 72 —
Dose : 1 seringue.

MORPHINE ET SES SELS.

1. Chlorhydrate de morphine 0 gr. 50 centigr. à 1 gr.
Eau distillée 100 à 200 —

2. Chlorhydrate de morphine 0 gr. 20 centigr.
Chloral 0 — 40 —
Eau distillée 10 —

3. Chlorhydrate de morphine 1 gr.
Eau de laurier-cerise 50 —

4 Chlorhydrate de morphine 0 gr. 10 centigr.
Sulfate neutre d'atropine 0 — 01 —
Eau de laurier-cerise 20 —

5. Acétate de morphine 0 gr. 75 centigr.
Acide acétique I goutte
Glycérine V —
Eau distillée 30 gr.

6. Chlorhydrate de morphine 0 gr. 10 centigr.
Hydrolat de menthe 9 —
Alcoolat de menthe 1 —

7. Sulfate de morphine 1 gr
Eau distillée 31 —

8. Sulfate de morphine 1 gr.
Sulfate d'atropine 0 — 015 milligr
Glycérine 4 —
Acide phénique V gouttes
Eau distillée 28 gr.

9. Oxyde blanc d'antimoine 1 gr.
Chlorhydrate de morphine 0 — 20 centigr
Eau distillée de laurier-cerise 10 —

10. Sulfate de morphine 5 gr.
Eau distillée bouillie 90 —
Acide sulfurique dilué 472 millim. cub.
Acide phénique 1 gr.
Glycérine pure 30 —

11. Chlorhydrate de cocaïne 0,01 cent. 1/2 à 0 gr. 03 cent.
Morphine 0 gr. 01 centigr
Eau distillée 2 —

MUSC.

Eau distillée	1 gr.
Teinture de musc	40 —

Dose : 3 seringues dans la journée.

NAPELLINE.

1. Napelline	0 gr. 10 centigr.	2. Napelline	1 gr.
Eau distillée	10 —	Alcool à 90°	43 —
		Eau distillée	56 —

NARCÉINE (chlorhydrate de).

Chlorhydrate de narcéine	0 gr. 20 centigr.
Eau distillée	20 —

NICOTINE.

Nicotine	0 gr. 03 centigr.
Eau distillée	7 — 50 —

NITRATE D'ARGENT. — V. *Argent.*

— NITRATE DE VÉRATRINE. — V. *Vératrine.*

— NITRITE D'AMYLE.

Nitrite d'amyle	10 parties
Alcool	90 —

NITRO-GLYCÉRINE ou TRINITRINE.

Solution alcoolique de trinitrine au 1/100e	XXX gouttes
Eau de laurier-cerise	8 gr. 40 centigr. à 10 gr.

OLÉANDRINE.

Oléandrine	0 gr. 66 centigr.
Eau distillée	7 — 50 —
Alcool	Q. s.

OR (chlorure d').

Chlorure d'or	0 gr. 01 centigr.
Eau distillée	5 —

1 gr. de la solution par injection.

PARACOTOINE. — Comme *Cotoïne.*

PARALDÉHYDE.

1. Paraldéhyde / Eau de laurier-cerise	ãã 5 gr.	2. Paraldéhyde	50 gr.
		Essence de menthe	X gouttes
Eau distillée	15 —	Huile d'olive	Q. s.
		Pour faire 100 cc.	

PEPTONATES. — V. *la base.*

PERCHLORURE DE FER. — V. *Fer.*

PEREIRINE.

Chlorhydrate de pereirine	1 à 2 gr.
Eau distillée	20 —

PERMANGANATE DE POTASSE.

Permanganate de potasse	1 gr.
Eau distillée	100 —

2 à 3 seringues.

PILOCARPINE (chlorhydrate et nitrate de).

Nitrate ou chlorhydrate de pilocarpine	1 gr.
Eau distillée	50 —

POTASSIUM (bromure de),

Bromure de potassium	0 gr. 02 centigr.
Eau distillée	1 —

— POTASSIUM (iodure de).

Iodure de potassium	0 gr. 50 centigr.
Eau distillée	1 —

QUININE ET SES SELS.

1. Quinine — 0 gr. 50 centigr.
   Ether — 1 c. c.

2. Quinine pure — 0 gr. 20 centigr.
   Alcool absolu — X à XV gouttes
   Ether — X à XV —
   Vaseline liquide — 20 gr.

3. Sulfate de quinine — 1 gr.
   Acide tartrique — 0 — 50 centigr.
   Eau distillée — 10 —

4. Sulfate de quinine — 4 gr. 80 centigr.
   Acide sulfurique dilué à 1/10 — 3 —
   Eau distillée — 32 —

5. Sulfate de quinine — 1 gr. 20 centigr.
   Acide tartrique — 0 — 40 —
   Eau distillée — 2 —

6. Sulfate de quinine — 3 gr.
   Acide sulfurique — 6 —
   Eau distillée — 30 —
   Acide phénique — 0 — 30 centigr.

7. Sulfate de quinine — 0 gr. 00 centigr.
   Acide nitrique — I goutte
   Eau distillée — XV —

8. Sulfate de quinine — 1 gr.
   Acide acétique — Q. s. gouttes
   Eau distillée — 10 gr.

9. Sulfate de quinine — 0 gr. 60 centigr.
   Acide chlorhydrique dilué — 0 — 42 —
   Eau distillée — 0 — 78 —

10. Sulfate de quinine — 1 gr.
    Chlorhydrate de morphine — 0 — 10 centigr.
    Acide chlorhydrique dilué — 0 — 70 —
    Eau distillée — Q. s.
    Pour faire 5 gr.

11. Sulfate de quinine — 4 gr.
    Acide sulfurique dilué — VI gouttes
    Eau distillée — 31 gr.

12. Bisulfate de quinine — 1 gr.
    Glycérine — 10 —

13. Sulfate acide de quinine — 1 gr.
    Eau distillée — 11 —

14. Bromhydrate neutre de quinine — 1 gr.
    Alcool — 2 — 50 centigr.
    Eau distillée — 7 — 50 —

15. Bromhydrate acide de quinine — 1 gr.
    Acide sulfurique dilué — VI gouttes
    (ou acide tartrique) — 0 gr. 50 centigr.
    Eau distillée — 10 —

16. Bromhydrate de quinine — 1 gr.
    Éther sulfurique — 8 cent. cub.
    Alcool rectifié — 2 —

17. Sulfovinate de quinine — 1 gr.
    Eau distillée — 5 —

18. Phénate de quinine — 1 gr.
    Alcool à 40° — 3 —

19. Chlorhydrate de quinine neutre — 2 gr.
    Glycérine } āā — 5 —
    Eau distillée }

20. Chlorhydrate de quinine neutre 1 gr.
Eau distillée 6 —

21. Chlorhydrate de quinine neutre 4 gr.
Eau distillée 8 —

QUINIDINE ET CINCHONIDINE.

Sulfate de cinchonidine	4 gr.
Acétate de morphine	0 — 05 centigr.
Acide sulfurique dilué	Q. s.
Eau distillée	Q. s.

Pour faire 50 cent. c.

QUINOÏDINE.

Quinoïdine	6 gr.
Éther	15 à 20 cent. cub.

QUINOLÉINE.

Citrate de quinoléine	15 gr.
Eau distillée	20 à 25 —
Acide citrique	3 —

QUINONE-HYDROQUINONE.

Hydroquinone	10 gr.
Eau distillée	100 —

RÉSORCINE.

Résorcine	5 à 20 gr.
Eau distillée	100 —

SALICYLATE DE SOUDE.

1. Salicylate de soude	1 gr.
Eau distillée	4 —

SAPONINE.

Saponine	1 gr.
Eau distillée	10 à 50 —

SCILLINE ET SCILLIPICRINE.

Scillipicrine	1 gr.
Eau distillée	10 à 50 —

Dose : 2 à 10 cc. de substance active.

SCOPARINE. — V. *Spartéine.*

SEIGLE ERGOTÉ. — V. *Ergotine.*

SOUDE (sulfate de).

1. Sulfate de soude 0 gr. 1 centigr.
Eau distillée 1 —

2. Sulfate de soude 10 gr.

Phosphate de soude cristallisé 5 gr.
Eau distillée 100 —
Dose : 5 gr.

SPARTÉINE-SCOPARINE.

1. Sulfate de spartéine 1 gr.
Eau distillée 50 —

2. Scoparine 0 gr. 06 centigr.
Eau distillée 0 — 50 —
Glycérine 0 — 25 —

STRYCHNINE ET SES SELS.

1. Nitrate de strychnine — 0 gr. 05 centigr.
Eau distillée — 10 —

2. Sulfate de strychnine — 0 gr. 12 centigr.
Eau distillée — 30 —

3. Sulfate de strychnine — 0 gr. 30 centigr.
Eau distillée — 30 —

4. Sulfate de strychnine — 0 gr. 10 centigr.
Eau de laurier-cerise — 10 —
Eau distillée — 10 —

SULFATES. — V. *la base.*

SULFURE DE CARBONE.

Sulfure de carbone	1 gr.
Vaseline liquide	19 —

TANNIN.

Tannin	10 à 20 gr.
Eau distillée	100 —

1 *à* 2 *gr.*

TARTRATE DE FER. — V. *Fer.*

— **TARTRE STIBIÉ.** — V. *Emétique.*

THALLINE.

Sulfate de thalline	1 gr.
Eau distillée	5 —

THYMOL.

Thymol pur	1 gr.
Vaseline liquide	200 —

TÉRÉBENTHINE (huile essentielle de). —Térébenthène

Térébenthène pur	5 gr.
Vaseline liquide	20 —

VALDIVINE.

Valdivine	0 gr. 002 milligr.
Eau distillée	1 cent. cube

VÉRATRINE.

Vératrine	0 gr. 03 centigr.
Alcool dilué } ãa	5 —
Eau distillée }	

ZINC (chlorure de.

Chlorure de zinc	20 gr.
Eau distillée	100 —

B. — INJECTIONS SOUS-CUTANÉES ANTISEPTIQUES

Le traitement des affections pulmonaires et en particulier celui de la phtisie pulmonaire a pris un grand développement et l'on a varié considérablement les formules ainsi que la quantité de substance à administrer. Nous allons reproduire ici la plupart de ces formules :

a. — INJECTIONS QU'ON EMPLOIE A LA DOSE DE 1 CENTIMÈTRE CUBE PAR INJECTION.

SOLUTION DE GAÏACOL IODOFORMÉ

(Formule du Dr Picot, de Bordeaux.)

Gaïacol 5
Iodoforme 1
Huile d'olive stérilisée } ââ q. s.
Vaseline liquide stérilisée } pour 100 cc.

SOLUTION DE CRÉOSOTE COCAÏNÉE.

(Formule du Dr Josias.)

Créosote pure de hêtre 10 gr.
Cocaïne (dissoute dans q. s. d'acide oléique) 0—10 centigr.
Huile d'olive pure stérilisée, q. s. pour 80 cc.

SOLUTION DE GAÏACOL EUCALYPTÉ IODOFORMÉ.

(Formule du Dr Pignol.)

Gaïacol 5
Eucalyptol 15
Iodoforme 1
Huile stérilisée, q. s. pour 100 cc.

SOLUTION DE GAÏACOL EUCALYPTÉ IODOFORMÉ A SATURATION

(Formule du Dr Morel-Lavallée.)

Gaïacol 5 gr.
Eucalyptol 12 gr.
Iodoforme 4
Huile d'olive stérilisée, q. s. pour 100 cc.

SOLUTION D'ARISTOL.

(Formule de M. Nabaud (de La Rochefoucauld.)

Aristol 1 gr.
Huile d'amandes douces stérilisée 100 cc.

b. — INJECTIONS QUE L'ON EMPLOIE A LA DOSE DE 10 A 30 GRAMMES PAR JOUR.

INJECTION DE CRÉOSOTE (Gimbert.)

Créosote pure de hêtre 10 gr.
Huile d'olives stérilisée 140 —

INJECTION DE CRÉOSOTE (Perron).

Créosote pure de hêtre 10 gr.
Huile de pied de bœuf stérilisée 140 —

INJECTIONS HYPODERMIQUES

POUR LE TRAITEMENT DE LA SYPHILIS

INJECTIONS DE SELS SOLUBLES

FORMULE DE LEWIN

1. Sublimé 0 gr. 50 centigr.
Chlorure de sodium 1 —
Eau distillée 100 —

Chaque cent. cube contient 0 gr 005 de sublimé. Lewin en injecte deux cent. cubes.

FORMULE DE MARTINEAU

2. Peptone mercurique ammonique 1 gr.
Eau Q. s. p. faire 100 cc.

Chaque cent. cube contient 1 centigramme de principe actif.

INJECTIONS HYPODERMIQUES

FORMULE DE STOUKOWENKOFF ET BALZER

1. Benzoate de mercure 0 gr. 30 centigr.
   Chlorure de sodium 0 — 10 —
   Eau distillée 40 —

Un cent. cube contient 0 gr. 075 de sel mercuriel ; on injecte une seringue tous les jours.

INJECTIONS DE SELS INSOLUBLES

FORMULE DE BALZER

1. Oxyde jaune de mercure 1 gr. 50 centigr.
   Vaseline liquide 15 —

FORMULE DE LANG (de Vienne.)

2. Mercure métallique 5 gr.
   Lanoline 3 —
   Huile d'olive 4 —

FORMULE DE NEISSER ET BALZER

3. Mercure métallique 20 gr.
   Teinture de Benjoin 5 —
   Huile de vaseline 40 —

FORMULE DE VIGIER

4. Mercure purifié 1 gr. 50 centigr.
   Pommade mercurielle 1 —
   Vaseline blanche molle 9 — 50 —
   Vaseline liquide 20 —

FORMULE DE GAY

Mercure purifié 20 gr.
Lanoline 5 gr.
Vaseline liquide 35 —

FORMULE DE SMIRNOFF

Calomel 1 gr.
Glycérine 10 —

On injecte tous les 15 jours 1 cent. cube de la solution qui correspond à 0 gr. 10 de calomel.

FORMULE DE WATROSZENSKI

1. Oxyde jaune 1 gr.
   Eau gommée 30 —

On injecte tous les 15 jours 1 cent. cube, qui renferme 0 gr. 04 d'oxyde jaune.

FORMULE DE BALZER

1. Calomel 1 gr. 50 centigr.
   Huile de vaseline 16 —

On injecte tous les 10 ou 15 jours 1 cent. cube de la solution.

C. — INJECTIONS DE LIQUIDES ORGANIQUES

Méthode de Brown-Séquard et d'Arsonval. — Couper par tranches les testicules d'un taureau qui vient d'être abattu ; faire macérer un kilogramme de ces tranches dans un litre de glycérine et ajouter 500 grammes d'une solution de sel marin à 5 p. 100. Filtrer au papier et stériliser, soit à l'autoclave, soit à la bougie filtrante.

Ne jamais injecter le liquide pur ; l'étendre de moitié d'eau récemment bouillie et stérilisée. Injecter 2 grammes de liquide par jour ou tous les deux jours et élever la dose jusqu'à 8 et 10 grammes par jour.

Méthode de C. Paul. — Quinze grammes de substance grise de cerveau d'un mouton qui vient d'être tué ; couper en petits morceaux : faire macérer 24 heures dans 75 grammes de glycérine pure et ajouter 75 grammes d'une solution à 12 p. 100 de chlorure de sodium dans l'eau.

Injecter tous les 2 jours d'abord une demi-seringue, puis une seringue du liquide pur.

Méthode de Crocq. — Solution à 1/50 de phosphate neutre de soude; on stérilise le mélange, on en injecte un centimètre cube.

Phosphate de soude	1 gr.
Eau de laurier-cerise	50 —

Des sérums artificiels. — Chéron a proposé aussi la solution suivante qu'il appelle sérum artificiel :

Sulfate de soude chimiquement pur	8 gr.
Phosphate de soude	4 —
Chlorure de sodium	2 —
Acide phénique neigeux	1 —
Eau pure stérilisée	100 —

Huchard a modifié cette formule de la façon suivante :

Phosphate de soude	10 gr.
Chlorure de sodium	5 —
Sulfate de soude	2 gr. 50
Acide phénique neigeux	1 à 0 gr. 50
Eau pure stérilisée	100 —

On injecte de cinq à dix grammes de ces solutions tous les deux jours.

Injections de glycérine. — A propos de ces injections, il faut rappeler que la glycérine a été conseillée par Halipré et Tariel. Voici leur formule :

Glycérine neutre	10 gr.
Eau bouillie	30 —

Injecter deux fois par semaine 4 grammes de ce liquide dilué par moitié avec l'eau bouillie.

Injections camphrées. — Enfin Huchard a conseillé comme injection tonique le camphre uni à l'huile d'olives. Voici la formule :

Huile d'olives stérilisée	100 gr.
Camphre	25 —

Roussel a employé, lui, le phosphore.

La vitaline employée en Russie aurait la formule suivante, d'après Girard

Borax	30 gr.
Glycérine pure de densité de 1,26	42 —
Eau	40 —

On donne 30 gouttes de cette solution 3 fois par jour à l'intérieur, ou bien des injections de 1 centimètre cube d'une solution de 1 à 10 0/0 dans de l'eau stérilisée, injections répétées de 2 à 3 fois par jour.

ANTISEPSIE ET ASEPSIE

CHIRURGICALES

Des Méthodes antiseptiques

Généralisation de la méthode mixte;

Désinfection du champ opératoire, des mains du chirurgien, des aides;

Stérilisation des instruments par l'étuve sèche et de tous les matériaux de pansement.

A. — DÉSINFECTION.

I. — Désinfection du champ opératoire. — Lavage au sublimé à 1/1000 et 1/2000.

a. Peau non infectée. — Grand bain savonneux. Savonnage de la peau. Nettoyage avec une brosse de crin. Rasage du champ opératoire. Compresses dans l'acide borique, entourées de taffetas gommé recouvrant les parties (pansement préopératoire).

b. Peau infectée. — Mêmes précautions. Pansement préopératoire renouvelé tous les jours.

II. — Désinfection du chirurgien et des aides. — Vêtements spéciaux stérilisés à l'étuve sèche. Bras nus. Lavage des mains et des bras. Nettoyage à sec des ongles à la lime, puis lavage des mains et des bras à l'eau chaude et au savon. Emploi d'une brosse dure pendant 4 minutes. Passage à l'eau stérilisée, puis à l'eau sublimée.

Une fois les mains désinfectées, elles ne doivent plus toucher à quoi que ce soit.

B. — STÉRILISATION.

I. Stérilisation de l'eau et des solutions. — Filtre Chamberland (avantages et inconvénients). Nécessité de nettoyer fréquemment ce filtre.

Ebullition : faire bouillir l'eau à plusieurs reprises. Appareils spéciaux. Appareil de Sorel. Appareil de Genest et Herscher et de Rouart. Appareil de Terrier.

Tous ces appareils ont pour but ou de distiller l'eau et de la faire bouillir ou de la porter à une température dépassant + 110°.

II. — Stérilisation des instruments et compresses. — Instruments spéciaux en nickel à manches de métal, sans ornements, sans nom de fabricant.

Flambage (peut être utilisé à la campagne), c'est une Méthode incomplète. Stérilisation par la chaleur sèche. Différentes étuves. Etuve de Poupinel. Etuve de Mariaud. Renferment les instruments dans des plateaux spéciaux stérilisés.

Transport de ces plateaux fermés permettant de faire l'opération loin de l'appareil stérilisateur.

Stérilisateur de de Backer avec la paraffine dont on peut élever la température jusqu'à 300°.

Stérilisation par la chaleur humide.

Autoclave de Chamberland, de Redard, de Geneste et Herscher.

Stérilisateur à l'huile de Tripier (de Lyon).

Stérilisateur à glycérine de Poncet.

Stérilisateur à xylène de Mallez.

Stérilisation des tampons, éponges et des fils à ligature. Eponges repoussées de la chirurgie aseptique comme ne pouvant supporter les températures élevées. Si on les emploie, les laver à l'acide chlorhydrique.

Acide chlorhydrique pur	20 gr.
Eau	1000 —

Tampons d'ouate hydrophile stérilisés dans une solution bouillie d'acide phénique, ou de bichlorure à 1/1000 ou dans un stérilisateur.

Abandon du catgut. Impossibilité de le stériliser par la chaleur. Généralisation de la soie pour les ligatures. Faire bouillir les fils dans de l'eau stérilisée et porter à l'autoclave.

Stérilisation des drains. — Mettre les drains dans des bocaux fermés pleins d'une solution de sublimé à 1/1000 ou d'une solution phéniquée à 1/20 ou de chlorure de zinc à 5 pour 100. Toutes les fois qu'on voudra s'en servir, faire bouillir ces drains dans l'eau qui les renferme.

On a proposé de substituer aux drains en caoutchouc des drains en os décalcifié qui sont résorbables ou bien encore on a fait des drains métalliques ; ils ont été abandonnés.

Opinions différentes des chirurgiens sur la valeur des drains : les uns les repoussent, les autres les utilisent. D'après Terrier, le drain retarderait la guérison, mais il donne une garantie absolue à l'opérateur.

C. — ANTISEPSIE DE LA SALLE D'OPÉRATIONS.

Eclairage complet de la salle, pas de coins obscurs. Parquetage en ciment. Parois recouvertes d'enduit imperméable. Température maintenue à 20°.

Tablettes d'opérations en verre ou métal nickelé.

Table d'opération en métal ou en verre.

Nécessité de pouvoir nettoyer à grande eau toutes les parois de la chambre et les objets qui y sont contenus.

En ville, suppression des rideaux, des tapis, des objets de tentures. Nettoyage répété plusieurs fois des parquets et des parois avec des solutions de sublimé 1 pour 1000 ou d'eau phéniquée 1/20. Grattage des parquets ; ne laisser entrer dans la chambre que le nombre d'aides strictement nécessaire.

DES DÉSINFECTANTS

ET DE LA DÉSINFECTION

La désinfection joue un rôle prépondérant au point de vue de la préservation des maladies. Nous allons résumer ici aussi brièvement que possible, les points principaux de cette question et nous exposerons successivement la désinfection des locaux contaminés, celle des vêtements et objets de literie, celle des personnes en contact avec les malades et celle des déjections.

1. Désinfection des locaux contaminés.

Elle se fait soit avec les désinfectants gazeux ou avec les désinfectants liquides. Les premiers sont les vapeurs de soufre, les seconds les solutions du sublimé.

A. *Désinfection par le soufre.*

On y procède de la façon suivante :

a. Cuber exactement la pièce, en boucher aussi exactement que possible les ouvertures, y laisser tous les objets meublants (tentures et literie).

b. Brûler 50 grammes de soufre, par mètre cube. Pour brûler le soufre, construire avec des briques des foyers renfermant au maximum 1 kilogramme de fleur de soufre. Pour enflammer ce dernier sur toute sa surface, y verser de l'alcool puis y mettre le feu. On peut aussi se servir des brûleurs de soufre de Deschiens ou encore des brûleurs au sulfure de carbone. L'anhydride sulfureux en siphon (Pictet) peut aussi être utilisé.

c. Fermer hermétiquement la pièce et ne l'ouvrir que 24 ou 48 heures après, puis pratiquer un lavage très complet de toutes les parties de la pièce.

B. *Désinfection par le sublimé.*

a. Porter tous les objets meublants (literie, tentures et tapis) à l'étuve de vapeur sous pression, sèche, ainsi que tous les objets ayant été en contact avec le malade.

b. Laver la pièce avec des solutions au 1.000e de sublimé. On pourra rendre ces solutions moins dangereuses en se servant de la solution suivante :

Solution désinfectante (Salomon).

Chlorure de sodium	1 gr.
Sulfate de cuivre	2 —
Sublimé	1 —
Acide tartrique	5 —
Eau distillée	1 litre.

Pour faire ces lavages, on pourra se servir d'une éponge ou bien d'un pulvérisateur à main (Geneste et Herscher).

2. Désinfection des vêtements et objets de literie.

Le seul procédé à employer est la chaleur sous forme d'étuve à vapeur sous pression. Tous les autres systèmes d'étuve doivent être repoussés.

a. Porter dans des sacs imperméables et dans des voitures spéciales tous les objets ayant été en contact avec le malade ainsi que les tentures et les tapis, aux étuves municipales pour les villes qui en sont pourvues (étuve de la mairie du XIIIe arrondissement, Paris.) ou aux étuves particulières.

b. Pour les épidémies locales, faire usage des étuves mobiles; chaque canton du département de la Seine est pourvu d'une de ces étuves. Chaque département devrait en posséder une ou plusieurs.

3. Désinfection des personnes.

Elle comprend celle des vêtements pour les étuves et le lavage des mains et de la figure.

a. Pour les vêtements, se servir des étuves à vapeur sous pression.

b. Pour les mains, utiliser les moyens suivants :

I. Curage mécanique des ongles à sec.

II. Lavage et brossage au savon et à l'eau aussi chaude que possible pendant une minute au moins.

III. Lavage avec une solution antiseptique, L'une des meilleures est celle au sublimé modifiée par Salomon.

Chlorure de sodium	1 gr.
Sulfate de cuivre	2 —
Sublimé	1 —
Acide tartrique	5 —
Eau distillée	1 litre.

Dans les cas où les mains sont restées lontemps en contact avec des substances très infectieuses (autopsies), ajouter à ces précautions la suivante.

IV. Lavage et brossage à l'alcool à 80° pendant une minute au moins.

On peut aussi se servir des savons antiseptiques.

Savon antiseptique (Héiot).

Acide borique	15 gr.
Crème de Savon	90 —

c. Tenir la main à ce que les personnes en contact avec les malades changent de vêtement quand elles sont au dehors.

La barbe et les cheveux devront être aussi lavés. Les cheveux devront être courts.

4. Désinfection des déjections.

Elle comprend celle de matières fécales et celle des crachats.

a. Désinfection des matières fécales.

Utiliser : le chlorure de chaux récemment préparé.
le lait de chaux fraîchement préparé.
le sulfate de cuivre.
le sublimé.

Pour le chlorure de chaux faire une solution de 50 gr. pour un litre d'eau.

Pour le lait de chaux, on prend de la chaux de bonne qualité, on la fait se déliter en l'arrosant petit à petit avec la moitié de son poids d'eau. Quand la délitescence est effectuée, on met la poudre dans un récipient soigneusement bouché et placé dans un endroit sec. Comme un kilogramme de chaux qui a absorbé 500 grammes d'eau pour se déliter a acquis un volume de 2 lit. 200, il suffit de la délayer dans le double de son volume d'eau, soit 4 lit. 400, pour avoir un lait de chaux qui soit environ à 20 p. 100. Pour désinfecter les selles, on verse dessus une proportion de lait de chaux égale en volume à 2 p. 100 (Richard et Chantemesse.)

Pour le sulfate de cuivre faire des solutions de 50 gr. pour un litre d'eau.

Enfin les solutions du sublimé doivent être au millième.

On peut aussi employer pour les vidanges les huiles lourdes de houille, Dans les cas d'épidémie grave, on peut aussi employer la chaleur et faire subir aux matières fécales, l'action de la vapeur à plus de 110°.

b. Désinfection des crachats.

Faire cracher les tuberculeux dans des crachoirs munis de sciure de bois humectée avec les solutions suivantes :

I.	Chlorure de zinc liquide à 45°	100	gr.
	Eau et glycérine	1	litre.
II.	Acide phénique cristallisé	5	gr.
	Eau	900	—
	Glycérine	100	—
III.	Acide thymique cristallisé	2	—
	Alcool	50	—
	Eau	900	—

Jeter au feu le contenu des crachoirs combustibles en carton ; on brûle le contenant et le contenu (Iscovesco).

Dans les hôpitaux utiliser la chaleur (eau bouillante ou vapeur sous pression, appareil de Herscher).

5. Mesures sanitaires contre les affections contagieuses.

Nous reproduisons ici les mesures adoptées par le conseil d'hygiène et de salubrité de la ville de Paris pour la variole, la fièvre typhoïde, la diphtérie, et la scarlatine. Les étuves indiquées se rapportent à la ville de Paris ; ces indications varieront pour toutes les villes.

INSTRUCTION SUR LES PRÉCAUTIONS A PRENDRE CONTRE LA FIÈVRE TYPHOÏDE

Le germe de la fièvre typhoïde se trouve dans les déjections des malades.

La contagion se fait à l'aide de l'eau contaminée par ces déjections ou par tout objet souillé par elles.

MESURES PRÉVENTIVES. — En temps d'épidémie de fièvre typhoïde, l'eau potable doit être l'objet d'une attention toute particulière ; l'eau récemment bouillie donne une sécurité absolue.

Cette eau doit servir à la fabrication du pain et au lavage des légumes.

Avant de manger il faut se laver les mains avec du savon.

Les habitudes alcooliques, les excès de tous genres, et surtout les excès de fatigue, prédisposent à la maladie.

Mesures à prendre dès qu'un cas de fièvre typhoïde se produit. — Les cas de fièvre typhoïde doivent être déclarés au commissariat de police du quartier pour la Ville de Paris, et à la mairie dans les communes du ressort de la Préfecture.

L'administration assurera le transport du malade, s'il y a lieu, ainsi que la désinfection du logement et des objets contaminés.

a. — TRANSPORT DU MALADE. — Si le malade ne peut recevoir à domicile les soins nécessaires, s'il ne peut être isolé, notamment si plusieurs personnes habitent la même chambre, il doit être transporté dans un établissement spécial.

Les chances de guérison sont alors plus grandes et la transmission n'est pas à redouter.

Le transport devra toujours être fait dans une des voitures spéciales mises *gratuitement* à la disposition du public par l'Administration.

b. — ISOLEMENT DU MALADE. — Le malade s'il n'est pas transporté, sera placé dans une chambre séparée où les personnes appelées à lui donner des soins doivent seules pénétrer.

Son lit sera placé au milieu de la chambre; les tapis, tentures et grands rideaux seront enlevés.

Cette chambre sera aérée plusieurs fois par jour.

Le malade sera tenu dans un état constant de propreté.

Les personnes qui entourent le malade se laveront les mains avec une solution de sulfate de cuivre faible (à 12 grammes par litre d'eau), toutes les fois qu'elles auront touché le malade ou les linges souillés. Elles devront aussi se rincer la bouche avec de l'eau bouillie.

Elles ne mangeront jamais dans la chambre du malade.

c. — DÉSINFECTION DES MATIÈRES. — Il est de la plus haute importance que les déjections du malade ainsi que les objets souillés par elles soient immédiatement désinfectés.

La désinfection des linges et des mains sera obtenue à l'aide de solutions de sulfate de cuivre. Ces solutions seront de deux sortes, les unes fortes et renfermant 50 grammes de sulfate de cuivre par litre, les autres faibles renfermant 12 grammes par litre. Les solutions fortes serviront à désinfecter les déjections et les linges souillés; les faibles serviront au lavage des mains et des linges non souillés.

Les commissaires de police tiennent *gratuitement* à la disposition du public des paquets de 25 grammes destinés à faire les solutions. On mettra deux de ces paquets dans un litre d'eau pour préparer les solutions fortes et un paquet dans deux litres pour les solutions faibles.

Pour désinfecter les matières, on versera dans le vase destiné à les recevoir un demi-litre de la solution forte. On lavera avec cette même solution les cabinets d'aisance et tout endroit où ces déjections auraient été jetées et répandues.

Aucun des linges souillés ou non ne doit être lavé dans un cours d'eau.

Les linges souillés seront trempés et resteront deux heures dans les solutions fortes.

Les linges non souillés seront plongés dans une solution faible. Les habits, les literies et les couvertures seront portés aux étuves municipales publiques de désinfection.

d. — DÉSINFECTION DES LOCAUX. — La désinfection des locaux est faite *gratuitement* par des désinfecteurs spéciaux. Pour obtenir cette désinfection, il suffit de s'adresser à Paris au commissaire de police du quartier.

Un médecin inspecteur des Epidémies est chargé de vérifier l'exécution des mesures prescrites ci-dessus.

INSTRUCTION SUR LES PRÉCAUTIONS A PRENDRE CONTRE LA DIPHTÉRIE

La diphtérie est une affection éminemment contagieuse.

Le germe de la diphtérie est contenu dans les fausses membranes et les crachats.

Il se transmet surtout à l'aide des objets souillés par les produits de l'expectoration.

Ces objets, quand ils n'ont pas été désinfectés, conservent pendant des années leur pouvoir infectieux.

MESURES PRÉVENTIVES. — L'isolement et la désinfection sont les seules mesures efficaces de préservation.

En temps d'épidémie, tout mal de gorge est suspect, le germe de la diphtérie se développant surtout sur une muqueuse déjà malade : appeler de suite un médecin.

Mesures à prendre dès qu'un cas de diphtérie se produit. — Les cas de diphtérie seront déclarés au commissariat de police du quartier pour la ville de Paris, ou à la mairie dans les communes du ressort de la Préfecture.

L'administration assurera l'isolement ou le transport du malade et la désinfection du logement contaminé.

a. — TRANSPORT DU MALADE. — Si le malade ne peut recevoir à domicile les soins nécessaires, s'il ne peut être isolé, notamment si plusieurs personnes habitent la même chambre, il doit être transporté dans un établissement spécial.

Ce transport doit être effectué à une époque aussi rapprochée que possible du début de la maladie.

Les chances de guérison sont alors plus grandes et la transmission n'est pas à redouter.

Le transport devra toujours être fait dans une des voitures spéciales mises *gratuitement* à la disposition du public par l'administration.

b. — ISOLEMENT DU MALADE. — Le malade, s'il n'est pas transporté, sera placé dans une chambre séparée où les personnes appelées à lui donner des soins doivent seules pénétrer.

Son lit sera placé au milieu de la chambre ; les tapis, tentures et grands rideaux seront enlevés.

Le malade doit être tenu dans le plus grand état de propreté.

On évitera tout ce qui pourrait provoquer l'excoriation de sa peau : vésicatoires, sinapismes, etc.

Il est indispensable d'éloigner immédiatement toute personne qui ne concourt pas au traitement du malade et surtout les enfants.

Les personnes qui soignent le malade éviteront de l'embrasser, de respirer son haleine, et de se tenir en face de sa bouche pendant les quintes de toux.

Si ces personnes ont des crevasses ou de petites plaies, soit aux mains, soit au visage, elles auront soin de les recouvrir de collodion.

Elles se laveront les mains avec une solution de sulfate de cuivre faible (12 grammes par litre d'eau), toutes les fois qu'elles auront touché le malade ou les linges souillés. Elles devront aussi se rincer la bouche avec de l'eau bouillie.

Elles ne mangeront jamais dans la chambre du malade.

c. — DÉSINFECTION DES MATIÈRES EXPECTORÉES OU VOMIES. — Il est de la plus haute importance que les matières expectorées ou vomies, ainsi que les objets souillés par elles, soient immédiatement désinfectés.

La désinfection des linges et des mains sera obtenue à l'aide de solutions de sulfate de cuivre. Ces solutions seront de deux sortes, les unes fortes et renfermant 50 grammes de sulfate de cuivre par litre, les autres faibles renfermant 12 grammes par litre. Les solutions fortes serviront à désinfecter les matières expectorées ou vomies et les linges souillés; les faibles serviront au lavage des linges non souillés,

Les commissaires de police tiennent *gratuitement* à la disposition du public des paquets de 25 grammes destinés à faire les solutions. On mettra deux de ces paquets dans un litre d'eau pour préparer les solutions fortes et un paquet dans deux litres pour les solutions faibles.

Pour la désinfection des matières expectorées ou vomies, on versera dans le vase qui les reçoit un demi-litre de la solution forte. On lavera avec cette même solution les cabinets d'aisance et tout endroit où ces déjections auraient été jetées et répandues. Aucun des linges souillés ou non ne doit être lavé dans un cours d'eau.

Les linges souillés seront trempés et resteront deux heures dans la solution forte.

Les linges non souillés seront plongés dans une solution faible.

Les habits, les literies et les couvertures seront portés aux étuves municipales publiques de désinfection.

Les objets de literie, et en particulier les berceaux, doivent être également portés à l'étuve de désinfection. Les jouets de l'enfant doivent être brûlés.

Les cuillers, tasses, verres, etc. devront, aussitôt après avoir servi au malade, être plongés dans l'eau bouillante.

Pendant la maladie, les poussières du sol de la chambre seront enlevées chaque jour et immédiatement brûlées. Avant le balayage, on projettera sur le plancher de la sciure de bois humecté avec une solution de sulfate de cuivre (12 grammes par litre).

d. — DÉSINFECTION DES LOCAUX. — La désinfection des locaux est faite *gratuitement* par des désinfecteurs spéciaux. Pour obtenir cette désinfection, il suffit de s'adresser, à Paris, au commissaire de police du quartier.

Un médecin inspecteur des Epidémies est chargé de vérifier l'exécution des mesures prescrites ci-dessus.

INSTRUCTION SUR LES PRÉCAUTIONS A PRENDRE CONTRE LA SCARLATINE

La scarlatine est une maladie contagieuse.
Elle exige toujours de grands soins.
Elle est surtout redoutable par les complications qui peuvent survenir même après la disparition de l'éruption.

Mesures à prendre dès qu'un cas de fièvre scarlatine se produit. — Tout cas de scarlatine sera déclaré au commissariat de police du quartier pour la ville de Paris, ou à la mairie dans les communes du ressort de la Préfecture.

L'administration assurera l'isolement ou le transport du malade et la désinfection du logement contaminé.

a, — TRANSPORT DU MALADE. — Si le malade ne peut recevoir à domicile les soins nécessaires, s'il ne peut être isolé, et surtout si plusieurs personnes habitent la même chambre, il doit être transporté dans un établissement spécial.

Les chances de guérison sont alors plus grandes et la transmission n'est pas à redouter.

Le transport devra toujours être fait dans une des voitures spéciales mises *gratuitement* à la disposition du public par l'administration.

b. — ISOLEMENT DU MALADE. — Le malade, s'il n'est pas transporté, sera placé dans une chambre séparée, où les personnes appelées à lui donner des soins doivent seules pénétrer.

Son lit sera mis au milieu de la chambre; les tapis, tentures et grands rideaux seront enlevés.

Son isolement devra durer au moins quarante jours, à partir du moment où l'éruption a été constatée.

Les personnes appelées à donner des soins au malade seront choisies, autant que possible, parmi celles qui ont déjà eu la scarlatine. Elles devront se laver les mains fréquemment, et surtout avant les repas. Elles ne mangeront jamais dans la chambre du malade.

Le malade sera tenu dans un état constant de propret

c. — DÉSINFECTION DES OBJETS AYANT ÉTÉ EN CONTACT AVEC LE MALADE, ET MESURES DE PRÉCAUTION A PRENDRE PAR CELUI-CI. — Tous les objets (linge, draps, couvertures, objets de toilette, etc.), ayant été en contact avec le malade doivent être désinfectés.

La désinfection des linges et des mains sera obtenue à l'aide de solutions de sulfate de cuivre. Ces solutions seront de deux sortes. les unes fortes et renfermant 50 grammes de sulfate de cuivre par litre; les autres faibles renfermant 12 grammes par litre. Les solutions fortes serviront à désinfecter les linges souillés; les faibles serviront au lavage des mains et des linges non souillés.

Les commissaires de police tiennent *gratuitement* à la disposition du public des paquets de 25 grammes destinés à faire les solutions. On mettra deux de ces paquets dans un litre d'eau pour préparer les solutions fortes et un paquet dans deux litres pour les solutions faibles.

Les linges souillés resteront deux heures dans les solutions fortes:

Aucun des linges, souillés ou non, ne doit être lavé dans un cours d'eau.

Les habits, les literies et les couvertures seront portés aux étuves municipales publiques de désinfection.

Les cuillers, tasses, verres, etc., ayant servi au malade devront, aussitôt après leur usage, être plongés dans l'eau bouillante.

Les matières rendues par le malade, les crachats, les vomissements, les selles et les urines doivent être désinfectés au moyen d'une solution de sulfate de cuivre à 50 grammes par litre. Un verre de cette solution est versé préalablement dans le vase destiné à recevoir ces matières, qui sont jetées sans délai dans les cabinets.

Les cabinets sont eux-mêmes désinfectés deux fois par jour avec le même liquide.

Les souillures sur les tapis, meubles et parquets doivent également être lavées avec la solution forte. D'autre part, les poussières du sol de la chambre seront enlevées chaque jour, et brûlées immédiatement; on aura soin, avant le balayage, de projeter sur le plancher de la sciure de bois humectée avec la solution faible (12 grammes par litre) de sulfate de cuivre.

Le malade ne doit sortir qu'après avoir pris un bain savonneux.

L'enfant qui a eu la scarlatine ne doit retourner à l'école qu'après un intervalle de quarante jours au moins à partir du début de la maladie.

d. — DÉSINFECTION DES LOCAUX. — La désinfection des locaux est faite *gratuitement* par des désinfecteurs spéciaux. Pour obtenir cette désinfection, il suffit de s'adresser, à Paris, au commissaire de police du quartier.

Un médecin inspecteur des Épidémies est chargé de vérifier l'exécution des mesures prescrites ci-dessus.

INSTRUCTION SUR LES PRÉCAUTIONS A PRENDRE
CONTRE LA VARIOLE

La variole est une maladie éminemment contagieuse.
La vaccination et la revaccination sont les seuls moyens de prévenir ou d'arrêter les épidémies de variole.

Mesures à prendre dès qu'un cas de variole se produit. — Les cas de variole seront déclarés au commissariat de police du quartier pour la ville de Paris, ou à la mairie dans les communes du ressort de la Préfecture.

L'administration assurera l'isolement ou le transport du malade et la désinfection du logement contaminé.

a. — TRANSPORT DU MALADE. — Si le malade ne peut recevoir à domicile les soins nécessaires, s'il ne peut être isolé, notamment si plusieurs personnes habitent la même chambre, il doit être transporté dans un établissement spécial.

Les chances de guérison sont alors plus grandes et la transmission n'est pas à redouter.

Le transport devra toujours être fait dans une des voitures spéciales mises *gratuitement* à la disposition du public par l'administration

b. — ISOLEMENT DU MALADE. — Le malade, s'il n'est pas transporté, sera placé dans une chambre séparée où les personnes appelées à lui donner des soins doivent seules pénétrer.

Son lit sera placé au milieu de la chambre; les tapis, tentures et grands rideaux seront enlevés.

Le malade sera tenu dans un état constant de propreté.

Les personnes appelées à donner des soins à un varioleux devront être revaccinées. Elles se laveront les mains avec une solution de sulfate de cuivre faible (à 12 grammes par litre d'eau), toutes les fois qu'elles auront touché le malade ou les linges souillés. Elles devront aussi se rincer la bouche avec de l'eau bouillie.

Elles ne mangeront jamais dans la chambre du malade.

Elles devront avoir des vêtements spéciaux et les quitter en sortant de la chambre.

c. — DÉSINFECTION DES OBJETS AYANT ÉTÉ EN CONTACT AVEC LE MALADE ET MESURES DE PRÉCAUTION A PRENDRE PAR CELUI-CI. — Tous les objets (linge, draps, couvertures, objets de toilette, etc.) ayant été en contact avec le malade doivent être désinfectés

La désinfection des linges et des mains sera obtenue à l'aide de solutions de sulfate de cuivre. Ces solutions seront de deux sortes, les unes fortes et renfermant 50 grammes de sulfate de cuivre par litre, les autres faibles renfermant 12 grammes par litre. Les solutions fortes serviront à désinfecter les linges souillés; les faibles serviront au lavage des mains et des linges non souillés.

Les commissaires de police tiennent *gratuitement* à la disposition du public des paquets de 25 grammes destinés à faire les solutions. On mettra deux de ces paquets dans un litre d'eau pour préparer les solutions fortes et un paquet dans deux litres pour les solutions faibles.

Les linges souillés seront trempés et resteront deux heures dans les solutions fortes.

Aucun des linges, souillés ou non, ne doit être lavé dans un cours d'eau.

Les linges non souillés seront plongés dans une solution faible.

Les habits, les literies les et couvertures seront portés aux étuves municipales publiques de désinfection.

Le malade ne doit sortir qu'après avoir pris plusieurs bains.

d. — DÉSINFECTION DES LOCAUX. — La désinfection des locaux est faite *gratuitement* par des désinfecteurs spéciaux. Pour obtenir cette désinfection, il suffit de s'adresser, à Paris, au commissaire de police du quartier.

Un médecin inspecteur des Epidémies est chargé de vérifier l'exécution des mesures prescrites ci-dessus.

INSTRUCTION SUR LES PRÉCAUTIONS A PRENDRE CONTRE LE CHOLÉRA

Le germe de la diarrhée cholériforme est contenu dans les déjections des malades (matières fécales et vomissements). Il se transmet surtout par l'eau, les linges et les vêtements. Il ne se transmet pas par l'air.

MESURES PRÉVENTIVES. — L'eau potable doit être l'objet d'une attention toute particulière; l'eau récemment bouillie donne une sécurité absolue.

Cette eau doit seule servir à la fabrication du pain et au lavage des légumes,

Il faut se laver au savon les mains avant de manger.

Les excès de tous genres, notamment les excès alcooliques, sont dangereux.

Les refroidissements doivent être évités avec le plus grand soin.

Toute diarrhée et tout trouble intestinal sont suspects : appeler de suite un médecin.

PREMIERS SOINS A DONNER AUX MALADES

IL FAUT : Combattre la diarrhée ;
Arrêter les vomissements ;
Réchauffer le malade.

1° Pour combattre la Diarrhée :

Administrer tous les quarts d'heure trois cuillerées à soupe de la limonade suivante :

Acide lactique	10 gr.
Sirop de sucre	90 —
Alcoolature d'orange	2 —

à verser dans un litre d'eau.

2° Pour arrêter les vomissements :

Administrer des petits morceaux de glace ou des boissons gazeuses et donner toutes les heures vingt gouttes de l'élixir suivant :

Elixir parégorique	20 gr.

3° Pour réchauffer le malade :

Boissons chaudes et alcooliques. — Café noir léger additionné d'eau-de-vie. — Thé chaud avec du rhum. — Grogs.

Frictions sèches énergiques. — Enveloppement dans des couvertures. Boules d'eau chaude ou briques chauffées autour du malade.

MESURES A PRENDRE DÈS QU'UN CAS DE CHOLÉRA SE PRODUIT

Dès qu'un cas de diarrhée cholériforme se produit, il faut en faire la déclaration, soit à la Préfecture de police (service des épidémies), soit au Commissariat de police du quartier pour la ville de Paris, et à la Mairie dans les communes du ressort de la Préfecture.

a. — Transport du malade

Si le malade ne peut recevoir à domicile les soins nécessaires, s'il ne peut être isolé, notamment si plusieurs personnes habitent la même chambre, il doit être transporté dans un service spécial.

Les chances de guérison sont alors plus grandes et la transmission n'est pas à redouter.

Le transport devra toujours être fait dans une des voitures spéciales mises *gratuitement* à la disposition du public. A Paris, l'envoi de la voiture sera demandé soit dans les Commissariats ou les postes de police, soit à la Préfecture de police (service des Epidémies), soit rue de Chaligny, 21, soit rue de Staël, 6. La Préfecture de police (service des Epidémies) et les stations de voitures de la rue de Chaligny et de la rue de Staël sont reliées au réseau téléphonique public. Le service est assuré jour et nuit.

b. — Isolement du malade

Le malade, s'il n'est pas transporté, sera placé dans une chambre séparée où les personnes appelées à lui donner des soins doivent seules pénétrer.

Son lit sera placé au milieu de la chambre; les tapis, tentures et grands rideaux seront enlevés.

Les personnes qui entourent le malade se laveront les mains avec une solution de sulfate de cuivre faible (à 12 grammes par litre d'eau), toutes les fois qu'elles auront touché le malade ou les linges souillés.

Elles devront aussi se rincer la bouche avec de l'eau bouillie.

Elles ne mangeront jamais dans la chambre du malade.

c. — Désinfection

Il est de la plus haute importance que les déjections du malade (matières fécales et matières vomies), ainsi que les objets souillés par elles, soient immédiatement désinfectés.

La désinfection des déjections sera obtenue à l'aide d'une solution de sulfate de cuivre, renfermant 50 grammes de sulfate de cuivre par litre.

Les Commissaires de police tiennent *gratuitement* à la disposition du public des paquets de 25 grammes destinés à faire les solutions. On mettra deux de ces paquets dans un litre d'eau pour préparer les solutions destinées à la désinfection des selles et des cabinets d'aisances. Un demi-paquet dans un litre d'eau suffit pour la désinfection des mains.

Pour désinfecter les matières, on versera dans le vase qui les reçoit un demi-litre de la solution. On lavera avec cette même solution les cabinets d'aisance et tout endroit où ces déjections auraient été jetées et répandues.

Aucun des linges souillés ou non ne doit être lavé dans un cours d'eau.

Le petit linge sera désinfecté par une immersion pendant 10 à 15 minutes dans l'eau bouillante; cette immersion sera précédée, s'il y a des taches de sang ou de pus, d'un trempage dans une solution de potasse.

Pour les grands linges, on devra réclamer leur passage à l'étuve; — il en sera de même pour les habits, les tapis, la literie et les couvertures.

SERVICES DE DÉSINFECTION ET DE TRANSPORT DES MALADES

Tous ces services sont gratuits pour Paris et la banlieue, pour les obtenir, s'adresser :

A PARIS :

A la Préfecture de police (service des Epidémies);
Rue du Château-des-Rentiers, 73; }
Rue de Chaligny, 21; } Etuves municipales.
Et rue des Récollets, 6 *bis*. }

Aux Mairies;
Aux commissariats et aux postes de police;
Enfin aux cimetières du Nord, de l'Est et du Sud.

La Préfecture de police (service des Epidémies) et chacune des étuves municipales sont reliées av réseau téléphonique public.

Des voitures spéciales viennent chercher à domicile les objets à désinfecter et elles les rapportent après leur passage à l'étuve.

DANS LA BANLIEUE : Au Maire ou au Commissaire de police.

Dans la banlieue les étuves sont mobiles; elles sont conduites à proximité de l'immeuble où il y a des objets à désinfecter.

d. — Désinfection des locaux

A Paris et dans la banlieue, la désinfection des locaux est faite gratuitement par des désinfecteurs spéciaux.

Elle est demandée aux mêmes services que le passage des objets à l'étuve.

Un médecin-inspecteur des Épidémies est chargé de vérifier l'exécution des mesures prescrites ci-dessus.

[illegible] Préfecture de police (service des Épidémies) et chacune des étuves municipales sont reliées au réseau téléphonique public.

Des voitures spéciales viennent chercher à domicile les objets à désinfecter et elles les rapportent après leur passage à l'étuve.

DANS LA BANLIEUE : Au Maire ou au Commissaire de police.

Dans la banlieue les étuves sont mobiles ; elles sont conduites à proximité de l'immeuble où il y a des objets à désinfecter.

Désinfection des locaux.

A Paris et dans la banlieue, la désinfection des locaux est faite [illegible] désinfecteurs [illegible] même service [illegible]

[illegible]

DEUXIÈME PARTIE

HYGIÈNE THÉRAPEUTIQUE

Définition. — L'hygiène thérapeutique est cette partie des sciences médicales qui a pour objet de diriger l'emploi des modificateurs hygiéniques dans le traitement des maladies, et d'en régler les conditions de manière à conduire le plus possible au rétablissement de la santé (Bouchardat).

Cette hygiène thérapeutique comprend la kinésithérapie, la climatothérapie, l'hydrothérapie et l'hygiène alimentaire ; nous y joindrons l'électricité médicale. Nous suivrons l'ordre alphabétique. Il est bien entendu que tout ce qui a trait aux douches se trouvera au mot hydrothérapie, tout ce qui a trait à l'électricité au mot électricité médicale.

L'article *électrothérapie* a été fait par M. le Dr Bardet et les articles *massage* et *balnéothérapie* par le Dr Léon Petit. La compétence de ces deux médecins dans chacune de ces parties donne un intérêt tout spécial à ces articles.

AÉROTHÉRAPIE. — *Emploi de l'air pour la cure des maladies:* air comprimé, air raréfié. Appareils spéciaux.

Bains d'air comprimé. — Junod, Pravaz, Tabarié.

Cloches où l'on comprime l'air et où se trouve placé le malade: compression de l'air à deux cinquièmes d'atmosphère. Durée totale du bain de 1 heure 1/2 à 2 heures. Une demi-heure pour augmenter graduellement la pression, une heure où l'on maintient la pression à un état constant, une demi-heure pour ramener la pression à son état normal.

Action physiologique. — Augmentation de la capacité pulmonaire, augmentation des phénomènes de combustion et de nutrition.

Applications thérapeutiques. — Cure de l'asthme, de l'emphysème pulmonaire, du catarrhe chronique, de la phthisie, de la coqueluche; traitement de la chlorose, de la goutte, du diabète, de la polysarcie et de l'albuminurie.

Contre-indication. — Maladies du cœur et de l'aorte. Rétrécissement de la trompe d'Eustache.

Inhalation d'air comprimé et raréfié. — Appareils spéciaux, appareil de Waldenburg, de Schnitzler, appareil de Maurice Dupont. Inhalations dans l'air comprimé, exhalation dans l'air raréfié.

Action physiologique. — Lavage aérien du poumon. Augmentation de la capacité pulmonaire. Activité plus grande de la circulation.

Applications thérapeutiques. — Emphysème pulmonaire, catarrhe pulmonaire, bronchite chronique, pleurésie chronique.

Inhalations médicamenteuses. — Appareils très variés. Consiste à faire passer l'air à travers ou à la surface de la solution médicamenteuse. Inhalateurs de Le Fort (de Lille), de Sandras, etc... Solutions médicamenteuses variables; goudron, térébenthine, alcool, iodoforme.

INHALATION (Le Fort).

Camphre	60 gr.
Goudron	40 —
Teinture d'iode	40 —
Liqueur d'Hoffmann	10 —

Inhalateur permanent nasal, appareil de Feldbausch, appareil de Cozzolino, muselière avec substances médicamenteuses.

Inhalations sous pression. — Inhalation de créosote, d'eucalyptol dans l'air comprimé (Tapret, Germain Sée).

Vaporisation. — Dégagement dans l'air de vapeurs médicamenteuses. Vapeurs térébenthinées. Combustion d'un mélange de goudron de houille et de térébenthine.

TRAITEMENT DU CROUP (Delthil).

Goudron de gaz } āā 40 gr.
Essence de térébenthine }

A placer dans un vase de métal ou en terre réfractaire mettre le tout sur un plateau métallique, allumer le mélange, faire des fumigations de 2 heures en 2 heures.

FUMIGATION CONTRE LA DIPHTHÉRIE (Renou).

Faire bouillir dans une pièce deux litres d'eau dans lesquels on verse toutes les deux heures une cuillerée à bouche de la solution suivante :

Acide phénique	250 gr.
Acide salicylique	50 —
Alcool	1 litre

Vapeurs d'acide fluorhydrique (Bergeon, Chevy, Seiler).

Pulvérisations. — Pulvérisateurs à air froid, pulvérisateurs à vapeur. Atmosphère antiseptique (Spray).

ALIMENT. — On donne le nom d'aliment à toute substance de quelque origine que ce soit qui, introduite dans l'organisme vivant, peut servir à la nutrition.

L'alimentation sera l'association méthodique et raisonnée de ces divers aliments. Les aliments se divisent en principes alimentaires primordiaux, en aliments complets et en aliments complexes.

Principes alimentaires primordiaux. — Ce sont les principes que l'on doit toujours trouver dans une substance pour qu'elle devienne alimentaire. Ces principes se divisent de la façon suivante :

- PRINCIPES ORGANIQUES
  - Principes azotés
    - Principes albuminoïdes ou protéiques : Fibrine. Albumine. Glutine. Caséine. Légumine.
    - Substances gélatinigènes ou non protéiques : Chondrine. Osséine. Gélatine. Colle de poisson. Cartilage, etc.
    - Alcaloïdes ou Glucosides : Théobromine. Caféine. Théine. Matéine.
  - Principes non azotés
    - Hydrate de carbone : Amidon. Sucre. Gomme.
    - Graisses neutres : Beurre. Graisse. Huile.
- PRINCIPES INORGANIQUES
  - Sels....... Chlorures, Carbonates, Phosphates, Lactates : Soude. Chaux. Potasse.
  - Eau.

Aliments complets. — Ce sont ceux qui suffisent à eux seuls à la nutrition. Pour l'homme il n'y a qu'un aliment complet, le *lait*, puis viennent les *œufs*, aliment complet pour l'oiseau, incomplet pour l'homme.

Aliments complexes. — Les aliments complexes sont très nombreux et se divisent ainsi :

- ALIMENTS COMPLEXES
  - Aliments azotés.... : Viandes. Poissons. Mollusques et crustacés.
  - Aliments végétaux : Céréales. Légumes. Fruits.
  - Aliments gras..... : Huiles. Graisses. Beurres.
  - Boissons. .... : Eaux. Boissons aromatiques. Boissons alcooliques.

BALNÉATION. — *Bain.* — Immersion et séjour plus ou moins prolongé du corps ou d'une partie du corps dans un milieu quelconque autre que l'atmosphère.

On peut les diviser :

D'APRÈS LA TEMPÉRATURE en	Froids au-dessous de 25° (toniques). Tièdes de 30 à 35° (neutres). Chauds de 35 à 40° (déprimants).
D'APRÈS LE MILIEU D'IMMERSION en	Liquides. Gazeux. Solides.
D'APRÈS LA PARTIE IMMERGÉE en	Entiers. Partiels (demi-bains, pédiluves, bains de siége, etc.).

En réalité, les bains gazeux seuls peuvent être *entiers*, mais l'usage a donné le nom de bain entier à celui dans lequel tout le corps, sauf la tête, est plongé.

Bains liquides. (Bains proprement dits.) — Ils sont généralement composés d'eau pure ou d'eau contenant en dissolution ou en suspension diverses substances. Mais ils peuvent aussi être formés d'autres liquides tels que lait, huile, vin, bouillons divers, sang, entrailles (bains de tripes), etc...

Lorsque l'eau du bain se renouvelle constamment, il est dit *bain à eau courante;* dans le cas contraire, c'est le *bain à eau dormante.*

La durée moyenne d'un bain est de 20 à 30 minutes. Au delà d'une heure, c'est le *bain prolongé.*

FORMULES DES PRINCIPAUX BAINS MÉDICAMENTEUX.

Les diverses substances qu'on incorpore aux bains sont empruntées aux règnes minéral, végétal et animal.

EAU : 300 LITRES

1° ORIGINE MINÉRALE

BAINS ALCALINS.

Carbonate de soude	250 gr.

BAINS DE VICHY.

Bicarbonate de soude	500 gr.

BAINS SULFUREUX :

A. Trisulfure de potassium solide	50 à 100 gr.

Concasser, enfermer dans un flacon, faire dissoudre au moment du bain dans un litre d'eau chaude, à part.

B. Trisulfure de potassium	50 à 100 gr.
Eau	200 —

Dissoudre à chaud et filtrer.

BAINS DE BARÉGES :

Hydrosulfate de soude cristallisé	ãã 60 gr.
Chlorure de sodium cristallisé	ãã 60 gr.
Carbonate de soude desséché	30 —

Dissoudre dans un litre d'eau.

Les bains sulfureux doivent être pris dans des pièces spéciales peintes au blanc de zinc; dans des baignoires de bois, de zinc ou de fonte émaillée.

BAIN IODÉ.

Iode	10 gr.
Iodure de potassium	20 —
Eau	250 —

Dissoudre et verser dans le bain. (Baignoire de bois ou émaillée.)

BAIN IODURÉ.

Iodure de potassium	50 gr.
Eau	450 —

BAIN DE MER ARTIFICIEL.

A. Sel marin	8 kil.
Sulfate de soude cristallisé	3 — 500 gr.
Hydrochlorate de chaux	0 — 700 —
Hydrochlorate de magnésie	2 — 000 —
B. Chlorure de sodium	7 — 500 —
— de magnésium	2 — 515 —
— — calcium	515 —
— — potassium	60 —
Sulfate de soude	2 — 525 —
Iodure de potassium } ãã Bromure de potassium }	0 gr. 15 centigr.
Sulfhydrate d'ammoniaque	V gouttes

BAIN DE PENNÈS.

Bromure de potassium	1 gr.
Carbonate de soude	300 —
— de chaux	1 —
Phosphate de soude	8 —
Sulfate de soude	5 —
Sulfate d'alumine	1 —
— fer	3 —
Huile essentielle de lavande } ãã — de thym — de romarin	—
Teinture de staphisaigre	60 —

BAINS DE SEL.

Sel gris	6 kil.

BAIN DE SUBLIMÉ (Cod.).

Bichlorure de mercure	20 gr.

Dissoudre dans :

Alcool à 90°	50 —

Ajouter :

Eau distillée	200 —

La dose de sublimé peut être portée à 50 grammes. (Baignoire de bois ou fonte émaillée.)

BAIN MERCURIEL.

Sublimé corrosif } ãã Chlorhydrate d'ammoniaque }	15 gr.
Eau distillée	500 —

BAIN DE BOURBONNE ARTIFICIEL.

Carbonate de soude	100 gr.
Bromure de sodium	10 —
Chlorure de sodium	500 —

BAIN DE PLOMBIÈRES ARTIFICIEL.

Carbonate de soude	100 gr.
Sel marin	20 —
Sulfate de soude	60 —
Gélatine	100 —

2° ORIGINE VÉGÉTALE

BAIN D'AMIDON.

Amidon 200 à 500 gr.

Délayer dans 2 litres d'eau et mélanger au bain lentement et en agitant.

BAIN AROMATIQUE.

Espèces aromatiques 500 gr.

Infuser une heure dans : Eau bouillante 10 litres. Passer.

BAIN SINAPISÉ.

Pédiluve :

Farine de moutarde 150 gr.

Délayer dans 3 litres d'eau froide et verser dans le bain préparé à la température convenable.

Bain entier :

Poudre de moutarde 1 kil.

Dans un linge fin, dans l'eau du bain.

BAIN DE SON.

Son 1 kil.

Faire bouillir 10 minutes dans 5 ou 6 litres d'eau, passer et mélanger avec le bain.

BAIN DE TILLEUL.

Tilleul 1 kil.

Même préparation que pour le bain aromatique.

3° ORIGINE ANIMALE

BAINS GÉLATINEUX.

Colle de Flandre	500 gr.
Eau chaude	10 litres

Dissoudre et verser dans le bain.

BAINS GÉLATINO SULFUREUX.

Polysulfure de potassium	50 gr.
Gélatine concassée	250 —

Dissoudre à chaud la gélatine, puis le sel.

BAINS SAVONNEUX.

Savon blanc du commerce 1 kil.

Dissoudre à chaud dans 5 litres d'eau.

BAINS GAZEUX. — (Voir *Aérothérapie.*)

Les bains gazeux usités en balnéothérapie proprement dite sont
Les bains d'air chaud.
Les bains de vapeurs.

Ils sont administrés dans des *étuves totales*, salles dans lesquelles les malades sont soumis au contact de la chaleur ou dans des caisses, *étuves limitées*, la tête restant à l'air libre.

Ces étuves totales ou limitées peuvent être *sèches* ou *humides*, selon que l'on y fait pénétrer de l'air chauffé ou de la vapeur d'eau; dans l'étuve sèche la température oscille entre 35 et 50°, en moyenne 40° centigrades, dans l'étuve humide elle varie entre 35 et 70°, en moyenne 45°.

On peut en même temps charger la vapeur de produits médicamenteux : térébenthine, iodure de potassium, etc., ou dégager dans l'étuve sèche des fumigations : ex. : essence de pin, cinabre, etc...

La durée du bain de sudation ne doit pas dépasser 25 minutes.

Le *bain russe* est une étuve humide à proximité de laquelle se trouve une salle d'immersion froide et un salon de repos avec massage.

Le *bain maure* est un bain analogue et n'en diffère que par la suppression des applications d'eau froide.

Bains solides. — Bains de sable, de boue, de marc de raisin, de marc d'olive, etc..., presque tous du domaine de l'empirisme, sauf toutefois les bains de boue minérale (Dax). Boues de Dax transportées (Barth's, Saudfort).

BEURRE. — Voir *Graisses*.

BIÈRE. — Voir *Boissons alcooliques*.

BOISSONS. — Les boissons que l'homme consomme se divisent en trois groupes, l'eau, les boissons aromatiques, les boissons alcooliques.

Eau. — Nous ne parlerons ici que des eaux potables. Les eaux minérales dites de table ou artificielles seront traitées à l'article des eaux minérales.

L'eau potable doit contenir de l'air au moins de 25 à 50 cc. par litre, et des sels, ces derniers ne doivent pas atteindre le chiffre de 0 gr.,50 par litre. Elle doit dissoudre le savon et cuire les haricots. L'eau contient des proto-organismes dont les uns sont nuisibles, les autres favorables, les premiers aèrent l'eau; tel est le rôle des diatomées. L'eau outre son action alimentaire agit aussi comme diurétique.

Boissons aromatiques. — Le type de ces boissons est celles qui renferment de la caféine (café, thé, maté, kola).

L'action physiologique et hygiénique de la caféine est encore fort discutée. Trois opinions ont été émises. La caféine empêche la dénutrition, c'est un aliment d'épargne; la caféine est un tonique, c'est un dynamophore; la caféine est un aliment par l'azote qu'elle renferme.

Les boissons aromatiques sont utilisées comme diurétiques et toniques; pour leurs diverses préparations, voir *Formulaire*.

Boissons alcooliques. — L'homme fait une grande consommation des boissons alcooliques, leur action physiologique a été l'objet de nombreuses discussions. L'Alcool ne serait pas un aliment, il passerait intact à travers l'économie (Perrin, Duroy, Lallemand); l'alcool serait un aliment (Bouchardat, Dujardin-Beaumetz), il serait brûlé en partie par l'économie, mais agirait aussi en nature sur les centres nerveux. Ce serait un aliment antidéperditeur et un tonique. A dose élevée il abaisse la température; de là ses applications nombreuses comme médicament antithermique.

On divise les boissons alcooliques en vins, cidres et poirés, bières, eaux-de-vie et liqueurs.

Vins. — Ils constituent un tout complexe renfermant de l'eau, de l'alcool, de la glycérine, du tannin, des huiles essentielles, des éthers, des sels.

La richesse alcoolique des vins varie de 7 à 15 et même 16 pour 100. Les vins de consommation sont ordinairement à 10 pour 100.

Voici d'ailleurs la proportion d'alcool contenue dans les différents vins.

Vin de Marsala	23,83	Vin de Champagne mousseux	11,77
— de Madère rouge	20,52	— de Cahors	11,36
— — blanc	20	— de Mâcon blanc	11
— de Porto	20	— de Volnay	11
— de Bagnols	17	— d'Orléans	10,66
— de Malaga	17,42	— de Bordeaux rouge	10,10
— de Roussillon	16,88	— de Larose	9,05
— de Malaga ordinaire	15	— de Pouillac	9,70
— de Chypre	15	— de Vouvray blanc	9,86
— de Jurançon rouge	13,70	— de Château-Latour	9,33
— de Lunel	13,70	— de Léoville	9,10
— d'Angers	12,90	— de Pouilly	9,10
— de Champagne	12,77	— de détail à Paris	8,80
— de Graves	12,30	— de Château-Margaux	8,85
— de Beaune blanc	12,80	— de Château-Laffitte	8,73
— de Frontignan	11,80	— de Châblis blanc	7,88

Les vins se divisent en *vins-liqueurs, vins rouges, vins blancs, vins mousseux.*

Les *vins-liqueurs* sont constitués par les vins d'Espagne, de Portugal et de Sicile. Ils renferment plus de 15 pour 100 d'alcool.

Les *vins rouges* contiennent une certaine quantité de tannin et des bouquets plus ou moins capiteux.

Les *vins blancs* renferment moins de tannin, mais plus de tartrates. Ils sont diurétiques.

Les *vins mousseux* sont bien tolérés par l'estomac, aussi sont-ils surtout appliqués au traitement des vomissements et des affections péritonéales.

Cidres. — Ils renferment de 5 à 6 pour 100 d'alcool, les cidres doux en renferment une proportion beaucoup moins considérable, de 1 à 1,70 pour 100. Les cidres sont légèrement purgatifs et surtout diurétiques. Denis-Dumont les considère comme favorables dans le traitement de la goutte et de la diathèse urique.

Bières. — Les bières ont une richesse alcoolique variable entre 7 et 3 pour 100 d'alcool. Ce sont les bières anglaises qui sont les plus alcooliques (Alc 7, 3 pour 100 d'alcool) et les bières autrichiennes qui le sont moins. (Bières de Pilsen 3,5.) Ces bières renferment un élément digestif, la diastase végétale ou maltine. Enfin on a fabriqué des bières dites de malt.

Préparations de malt. — On fait aussi des extraits de malt connus sous le nom de maltines ; sous ce nom, on comprend deux sortes de préparations, ou de la diastase végétale (Coutaret) ou bien des extraits concentrés d'orge, d'avoine et de froment maltés.

Il existe plusieurs préparations pharmaceutiques de malt, ce sont : les poudres de malt desséchées à 40° dose 0 gr. 50 centigr. à 1 gr. à chaque repas ; la diastase ou maltine à la dose de 10 à 20 centig. ; l'extrait de malt que l'on donne soit sous forme de pastilles, soit sous forme d'élixir.

ÉLIXIR DE MALT (Duquesnel).

Extrait de malt	2 parties
Sirop simple	20 —
Vin de lunel	20 —

Bières médicamenteuses. — On a fait aussi des bières médicamenteuses. Voici les formules de quelques-unes de ces préparations.

BIÈRE ANTISCORBUTIQUE OU SAPINETTE (Codex).

Feuilles fraîches de cochlearia	3 gr.
Racines fraîches de raifort	6 —
Bourgeons secs de sapin	3 —
Bière forte	200 —

BIÈRE DE QUINQUINA (Soubeyran).

Quinquina concassé	1 partie
Bière forte	82 —

Eaux-de-vie. — On donne le nom de trois-six aux alcools de toute provenance. Ce nom vient de ce que trois parties de ces alcools mélangées avec trois parties d'eau donnent six volumes d'eau-de-vie de moyenne force, c'est-à-dire contenant 50 pour 100 d'alcool. Les eaux-de-vie fortes contiennent 52,5 pour 100 d'alcool, les faibles 45.

Voici d'ailleurs la quantité d alcool pur, contenu dans les différentes eaux-de-vie.

Alcool pur ou anhydre		100,0
Esprit rectifié de mélasse, de betterave, etc.		94,1
Alcool 3/6 de mélasse, etc		89,6
Esprit-de-vin 3/6 de Montpellier		84,4
Eaux-de-vie	de Hollande	58,7
	Double cognac	52,6
	Commune faible	49,1
	Faible	45,5

Les alcools de vins sont devenus extrêmement rares et l'immensité des alcools consommés proviennent d'autres sources que du vin. En France sur les 2.000,000 d'hectolitres d'alcool que l'on consomme par an, à peine 10,000 sont-ils fournis par le vin.

Tous les alcools sont toxiques, mais leur toxicité s'accroît à mesure que les alcools sont plus élevés dans la série.

L'alcool sert de base à de nombreuses préparations que l'on trouvera au mot *Alcool* du *Formulaire*.

Liqueurs. — Les liqueurs ont pour base les eaux-de-vie additionnées d'un sirop. Parmi les liqueurs on doit signaler l'absinthe qu'on distingue en absinthe suisse et en absinthe ordinaire par la force de l'alcool employé ; pour la première on use d'un alcool à 80 degrés. La liqueur d'absinthe détermine un empoisonnement particulier décrit sous le nom *d'absinthisme* (Lancereaux, Magnan).

Tous les *apéritifs* ont pour base l'alcool. Ils ne jouissent d'aucune propriété stimulante sur la digestion qu'ils entravent plutôt (Tschelzoff).

BOUILLON. — Le bouillon contient une très grande quantité d'eau, 985,6 pour 1.000 et très peu de substances azotées. C'est un aliment peptogène.

Voici d'ailleurs la composition du bouillon :

Eau	985,500 pour 1000	985,600
SUBSTANCES ORGANIQUES		
Solides desséchées à 20°	16,917 pour 1000	28,180
Sels solubles (chlorhydrate, phosphate et sulfate de potasse et soude)	10,724 —	
Sels très peu solubles; phosphate de magnésie et de chaux	0,539 —	
		1.013,780

Préparation. — Formule du bouillon pour les hôpitaux de Paris.

Viande crue désossée	1 kil.
Eau	4 litres
Légumes verts	400 gr.
Sel	10 —

La cuisson du bouillon doit être menée très lentement et à feu très doux.

Bouillon américain. — On donne ce nom à un bouillon sans eau qui se prépare de la façon suivante :

Dans une marmite en étain à fermeture hermétique, marmite autoclave, placer des couches alternatives de viande coupée par morceaux et de légumes. Chauffer le tout au bain-marie pendant 6 à 7 heures et passer avec expression.

Bouillon instantané (thé-bœuf, beef-tea). — Se prépare de plusieurs façons. Prendre une livre de bœuf entièrement maigre, la couper par morceaux et jeter dessus poids égal d'eau chaude à 60°, faire infuser pendant 1 heure et ajouter du sel.

Thé-bœuf, suivant la Formule de A. Robin. Dans un récipient en terre très épais ou en étain à fermeture hermétique placer des petits cubes de viande crue dégraissée, ajouter du bouillon, fermer le tout hermétiquement et chauffer au bain-marie pendant 2 ou 3 heures en empêchant que la température s'élève au-dessus de 60°. Puis passer avec expression.

CAFÉ. — Voir *Boissons aromatiques.*

CÉRÉALES. — L'homme fait surtout usage du blé, du seigle, du riz, de l'avoine et du maïs. La plus azotée de ces céréales est le blé, qui contient 20,68 pour 100 de matières azotées, puis vient le maïs avec 12,80, puis l'avoine avec 11,90, puis le seigle avec 9,00 et enfin le riz qui en contient 6,40 ; en revanche, ce dernier est le plus riche en amidon, il en contient 77,75 pour 100, le blé 76,51, le seigle 57,50, le maïs 58,40. Le maïs contient en plus des substances grasses, ce qui en fait un aliment très nourrissant. L'avoine contient une grande quantité d'azote et aussi une certaine quantité de fer; elle renferme de plus un principe excitant (Sanson). Pour les animaux, le cheval en particulier, l'avoine est un aliment de force par excellence.

Fromentine. — Grâce aux nouveaux procédés de mouture et de blutage, on peut retirer aujourd'hui l'embryon du blé. Ces embryons renferment une huile purgative (huile de blé) et des substances azotées en grande quantité. Ces dernières privées de leurs principes huileux et réduites en poudre constituent une farine des plus nourrissantes que l'on peut utiliser pour l'alimentation (Douliot).

Légumine. — Préparation d'embryons de blé (Bovet).

CHAMPIGNONS. — Les champignons sont peu nourrissants, contiennent surtout de l'eau. Il faut près de 10 kilos de champignons de couche pour représenter un kilogr. de viande.

CIDRE. — Voir *Boissons alcooliques.*

CLIMATOTHÉRAPIE. — On entend par climat les effets produits par l'air, le sol et l'eau d'une contrée sur les êtres organisés.

La climatothérapie est l'application de l'ensemble de ces moyens à la cure des maladies.

Division des climats. — Le classement des climats a pour base soit la chaleur, soit l'humidité, soit la pression atmosphérique. Pour la chaleur, on a admis trois grandes zones : torride, tempérée, froide (Michel Lévy, Rochard, Fonssagrives).

L'humidité atmosphérique a servi de base à la classification de Thomas Weber qui établit deux grandes divisions : 1° Climats des îles, des côtes, ou climats maritimes ; 2° Climats intérieurs ou continentaux.

I. DIVISION DES CLIMATS MARITIMES en climats humides, demi-humides, secs.

A. *Climats insulaires et côtiers humides.*

Deux divisions :

1° *Climats insulaires et côtiers humides à température élevée :* Madère. Température moyenne de l'hiver, 17°. Iles Canaries, Ténériffe, Açores, etc...

2° *Climats insulaires et côtiers humides à température fraîche :* Ile de Rute (Rathesay), moyenne de l'hiver 14°.

B. *Climats insulaires et côtiers demi-humides.*

1° *Climats chauds :* Mogador, Tanger, Cadix, Gibraltar, Palerme, Venise, Biarritz, Arcachon.

2° *Climats frais :* Côtes anglaises et irlandaises, îles de Wight.

C. *Climats insulaires et côtiers secs.*

Rivièra di Ponente. Hyères. Costebelli, Nice, Cannes, Le Cannet, Antibes, Beaulieu, Monte-Carlo, Roquebrune, Menton, Bordighera.

II. CLIMATS INTÉRIEURS OU CONTINENTAUX.

Climats de montagne et climats de plaine..

A. *Climats de montagne.*

Influence de l'altitude sur le développement de la tuberculose (Jourdanet). Pureté de l'air des montagnes, dilatation du thorax, augmentation de la capacité respiratoire, augmentation des échanges nutritifs. Alpes Européennes. Davos-Platz (altitude, 1.560 m.). Davos-Dorfii, Davos-Frauelkirch. Saint-Moritz (1,637 m.), Saint-Maden (1,740 m.), Pontrezina (1,828 m.).

B. *Climats de plaine.*

Pise, Amélie-les-Bains, Pau.

CRUSTACÉS. — L'homme consomme surtout le homard, l'écrevisse et la langouste.

Cette dernière est un aliment très azoté, en particulier les œufs, qui renferment 1,92 d'azote pour 100.

Homard, sa chair est excitante et favorise les exanthèmes. — Voici d'ailleurs sa composition :

	CHAIR	PARTIE MOLLE INTERNE	ŒUFS
Eau	76,718	84,313	62,983
Matière azotée	19,170	12,140	21,890
— grasse	1,170	1,444	8,234
Sels minéraux par incinérations	1,823	1,759	1,998
Matières non azotées et pertes	1,219	0,344	4,893
	100,000	100,000	100,000

EAU. — Voir *Boissons*.

EAU-DE-VIE. — Voir *Boissons alcooliques*.

ÉLECTROTHÉRAPIE. — L'électricité, au point de vue thérapeutique, peut être considérée comme un agent modificateur du système nerveux, capable de transformer les conditions physiologiques de l'organisme et de produire ainsi une action sur les divers systèmes.

On peut grouper de la manière suivante les effets produits par l'électricité sur l'organisme :

1° *Effets sur la sensibilité générale.* — Ces effets, remarquables dans les affections nerveuses à forme hystérique, sont surtout obtenus par l'électricité sous sa forme *statique*.

2° *Effets sur le système nerveux trophique.* — Les phénomènes de nutrition sont obtenus par l'*action chimique* de l'électricité et c'est par l'emploi des *courants continus*, fournis par la pile qu'on les obtient plus facilement.

3° *Effets sur le système nerveux moteur.* — Les phénomènes de mouvement s'observent au maximum dans l'usage des *courants induits*.

Trois ordres d'appareils bien différents doivent donc être employés suivant les effets à obtenir.

Dans tous les cas, il est nécessaire d'avoir toujours présent à l'esprit ce fait que l'électricité peut et doit se doser, ce qui est facile avec la notion des unités électriques.

UNITÉS ÉLECTRIQUES.

On ne saurait mieux comparer l'électricité qu'à une masse fluide agissant à travers les corps conducteurs à la façon d'un liquide qui circule dans des réservoirs et des tuyaux ; les lois de l'hydrodynamique reçoivent donc à peu près leur application dans l'explication des phénomènes électriques.

Une masse d'eau a d'autant plus de vitesse d'écoulement que la pression du résevoir est plus grande et la quantité du liquide qui passe en un point donné de la canalisation est toujours proportionnelle à la différence du niveau.

S'il s'agit d'électricité, les phénomènes, tout en changeant de nom, restent à peu de chose près les mêmes.

La masse d'électricité aura beau être grande, la vitesse appelée ici *intensité* sera proportionnelle à la pression que l'on appelle *force électromotrice*, et cette force électromotrice sera elle-même en rapport proportionnel avec la différence de niveau devenue *différence de potentiel*.

Si l'on veut définir l'intensité, il faudra tenir compte en même temps de la force électromotrice et de la *résistance* des conducteurs, tout comme s'il s'agissait du passage d'un liquide dans un tuyau. Enfin, si l'on veut tenir compte numériquement de la *quantité* du fluide déplacé, il faudra ajouter la notion de *temps* à la notion d'intensité, à la condition que des chiffres aient au préalable défini numériquement, d'après une unité conventionnelle, les valeurs de la force électromotrice et de la résistance des conducteurs.

Sans entrer dans des explications trop techniques :

L'*unité de force électromotrice* se nomme *volt* et peut être, pratiquement, assimilée à la force électromotrice d'un couple Daniell (pile zinc-cuivre, à liquide dépolarisant au sulfate de cuivre).

L'*unité de résistance* ou *ohm* est à peu près représentée par la résistance d'une colonne de mercure dans un tube de verre de 1 millimètre carré de section et d'un mètre de longueur.

Un courant de 1 *volt* de force électromotrice, circulant dans un circuit dont la résistance égale 1 *ohm*, possède une *intensité* de 1 *ampère*, et l'*ampère* représente l'*unité d'intensité*. Médicalement on compte par *milliampère*, ou millième d'ampère.

Un courant d'*intensité* égale à 1 *ampère* agissant pendant l'intervalle de 0 à 1 seconde (soit pendant un temps égale à l'unité), débite 1 *coulomb*, c'est-à-dire l'*unité de quantité* électrique.

Enfin un condensateur possède 1 *farad*, c'est-à-dire l'*unité de capacité*, lorsqu'il se trouve saturé par un *coulomb*.

Ces unités électriques n'ont pas été arbitrairement choisies, elles sont telles qu'en faisant intervenir les coefficients ordinaires de la mécanique on puisse, quand l'électricité se transforme en chaleur et mouvement, les convertir en chiffres concrets.

CARACTÉRISTIQUES DES INSTRUMENTS QUI SERVENT EN ÉLECTROTHÉRAPIE.

A. *Machines statiques*. — Les appareils du type de la machine Carré, ou Holtz modifiée, produisent une quantité d'électricité *infiniment faible*, mais leur force électromotrice est *immense*.

On ne peut mieux les comparer qu'à une pompe foulante qui débite à haute pression une très petite quantité de liquide.

Dans ces conditions, on peut en obtenir des effets bruyants et lumineux très énergiques sans agir d'une manière profonde et autrement que d'une manière superficielle.

C'est ce qui explique la possibilité d'obtenir avec ces appareils des phénomènes intenses sur le système nerveux, sans que l'organisme soit lui-même profondément modifié.

On doit attribuer à des phénomènes analogues l'action du temps orageux sur la sensibilité générale ; l'orage représente une vaste machine statique. Une *très petite* quantité d'électricité est accumulée dans les nuages sous une *tension* formidable, mais, malgré la brutalité des phénomènes, il faut bien savoir que la *quantité* de fluide électrique mise en mouvement est bien moindre que celle qui passe en une seconde dans le conducteur d'une pile qui sert à la galvanoplastie.

B. *Piles à courant*. — Une *pile* se compose d'un certain nombre d'*éléments* ou *couples*, qui produisent une certaine quantité d'électricité, proportionnelle pour une part à l'énergie de l'action chimique qui s'exerce sur les corps en présence.

Dans la pratique, un élément se compose d'une masse de zinc, qui brûle dans un liquide acide ou salin, et d'un collecteur métallique, charbon ou cuivre généralement, qui sert de conducteur au courant qui naît au contact du zinc.

Le *pôle positif* est au cuivre ou au charbon, le *pôle négatif* au zinc et le *circuit* se trouve fermé par la réunion du zinc au cuivre à l'aide d'un fil conducteur.

Naturellement la pile elle-même fait partie du circuit, il en résulte sur le liquide, compris entre le zinc et le pôle positif, une action qui détermine une décomposition du liquide qui tend à dégager de l'hydrogène au positif, d'où *polarisation*. Ce phénomène a nécessité l'usage d'artifices pour l'empêcher ou le diminuer, dont l'effet est d'arrêter le fonctionnement de l'appareil. Pour cela, on interpose dans un vase poreux, entre le positif et le négatif, des corps oxydants ou capables de se combiner à l'hydrogène, qui absorbent ce gaz en régularisant ainsi la production d'électricité.

Chaque fabricant possède un ou plusieurs modèles de piles.

Pour l'usage médical, les types les plus connus sont ceux de :

Gaiffe, pile au chlorure de zinc et au bioxyde de manganèse;

Trouvé, au sulfate de cuivre;

Leclanché, au chlorhydrate d'ammoniaque et au bioxyde de manganèse;

Gaiffe, au chlorure d'argent et au chlorure de zinc;

Chardin, au sulfate de cuivre ou au bisulfate de mercure.

Tous les autres types ne sont que des modifications de ces divers modèles.

Pratiquement, il faut avoir des éléments assez *grands* pour éviter la *résistance*. Une pile très résistante est d'un emploi nul, car elle ne permet pas d'arriver à une intensité suffisante.

Une pile pour l'usage médical doit permettre d'obtenir un courant de 15 *milliampères* au moins, lorsqu'on ferme le circuit sur une résistance de 2,500 ohms, équivalente à la résistance (forte) du corps humain. Toute batterie qui ne satisfait pas à ces conditions doit être considérée comme insuffisante.

Les batteries médicales doivent être reliées à un *collecteur*, appareil muni d'une manette ou d'un curseur à frottement qui permet de faire entrer en action, successivement et *sans interruption*, tous les éléments de la batterie. Tous les appareils à courants continus de Gaiffe, Trouvé et Chardin sont munis de cet ajustement nécessaire.

Les batteries à *trous*, c'est-à-dire où le courant ne peut s'établir lentement de 0 au maximum, sont *dangereuses* parce qu'elles produisent des *secousses* qui peuvent, dans certaines régions, déterminer des accidents très graves.

Il faut avoir toujours présent à l'esprit que dans les batteries à courants continus une *quantité* considérable d'électricité est mise en mouvement et que leur usage n'est possible que parce que la force électromotrice est extrêmement faible.

L'action chimique de la pile est forte, car ce phénomène est proportionnel à la quantité d'électricité mise en mouvement. Mais c'est justement cette action qui agit sur les phénomènes de nutrition; l'emploi des courants continus a donc pour but l'utilisation de l'action chimique de l'électricité. Vouloir, comme on l'a essayé, utiliser des piles à courants continus sans action chimique est donc une grosse erreur, d'abord au point de vue physique et ensuite au point de vue physiologique.

C. *Appareils induits.* — Le courant induit a pour caractéristique d'être d'une durée extrêmement courte. Il se produit dans un circuit lorsque, dans le voisinage, un autre courant commence et finit, ou bien lorsqu'un circuit, une bobine ou un aimant, se trouvent approchés et éloignés vivement d'un autre circuit traversé par un courant.

De là trois ordres d'appareils :

1° *A. Volta-faradiques.* — C'est le type le plus employé : Bobine de Rhumkorff, induits de Gaiffe, de Trouvé et de Chardin.

2° *A. Magnéto-faradiques.* — Machine de Clarke, de Gaiffe, de Chardin. Ces instruments sont aujourd'hui abandonnés, et avec raison.

3° *A. Dynamo-électriques.* — Ces machines sont d'un emploi exclusivement industriel.

La bobine animée par une pile et munie d'un interrupteur spécial reste donc le type médical des appareils induits.

Les effets physiologiques produits dépendent des conditions physiques de l'appareil.

Les actions sensibles dépendent de la force électromotrice, tandis que l'action sur le muscle dépend exclusivement de la quantité d'électricité qui est mise en mouvement dans la bobine.

Les bobines à fil *fin* et *long* ont une *tension*, c'est-à-dire une force électromotrice considérable; elles agissent donc vivement sur la sensibilité et, par suite, elles conviennent au traitement des névralgies et des affections douloureuses par la révulsion intense qu'elles provoquent.

Les bobines à fil *gros* et *court* possèdent une faible *tension* ou force électromotrice, mais la masse d'électricité qu'elles mettent en mouvement est assez forte; elles provoquent donc de vives contractions sans agir fortement sur la sensibilité. On devra donc les choisir quand il s'agit d'électriser des muscles.

Enfin, pour qu'une bobine induite soit propre à l'usage médical, il faut que le *trembleur* ou *interrupteur* soit disposé de manière à pouvoir varier la rapidité des interruptions : celles-ci devront être *lentes* pour agir sur les muscles, *rapides* quand on veut agir sur le système nerveux.

Les meilleurs appareils induits sont, en France, les appareils à chariot de Gaiffe, de Trouvé et de Chardin qui ont construit des modèles portatifs que l'on peut considérer comme parfaits. Ces modèles sont surtout absolument supérieurs à tout ce qui se construit en Angleterre et en Allemagne, où l'on trouve comme appareils portatifs des types à bobines munies de fil trop fin et à trembleur défectueux.

INDICATIONS ET PROCÉDÉS D'APPLICATION (1)

A. *Électricité statique.* — Le malade, étant relié à la machine par un conducteur, est isolé sur un plateau, à pieds de verre assez larges pour recevoir un tabouret. Une fois la machine en rotation, le malade est placé dans un véritable *bain* électrique.

On peut ensuite produire des courants par *souffle* en promenant le long du corps, ou dans le voisinage d'un point particulier, des excitateurs munis d'une pointe.

Pour obtenir des *étincelles* et des *chocs*, on se sert d'un excitateur à

1 Pour plus de détails, voir BARDET, *Électricité médicale* Doin (éditeur).

boule *isolé* de l'opérateur par un manche en verre et relié au sol par une chaine.

Les indications principales sont les affections de toute nature à forme hystérique. Accessoirement on peut utiliser les contractions et chocs, obtenus avec l'étincelle dans les névralgies; dans ces cas, il se produit une action révulsive souvent favorable.

B. *Électricité galvanique.* — On peut employer le courant de la pile de deux manières, suivant qu'il s'agit d'obtenir une action profonde sur les tissus, *galvanisation continue* ou *interrompue*, ou de déterminer une action chimique violente et même caustique, *électrolyse.*

Dans les affections organiques du système nerveux, dans les atrophies, dans les affections viscérales, gastralgie, dyspepsie, constipation, obstruction, troubles des organes génito-urinaires dans les deux sexes, la *galvanisation* a rendu de très grands services.

La *galvanisation continue* ou même *interrompue* doit toujours être employée avec ménagement, car l'action chimique qui est impossible à éviter peut amener l'escarrification des points où sont appliquées les électrodes. Celles-ci doivent être garnies de tissus humides pour diminuer l'action caustique dans la limite du possible. On emploiera, quand la chose sera pratique, des tampons ou plaques à large surface. Se rappeler que les escarres négatives (bases) sont molles, tandis que les escarres positives (acides) sont rétractiles.

Lorsqu'on agit au voisinage de la moelle, des ganglions cervicaux et de l'œil, il ne faut jamais opérer par secousses et la galvanisation interrompue est absolument proscrite. Du reste, règle générale et à moins d'indication spéciale, on devra toujours augmenter lentement et sans secousse l'intensité du courant.

Le maximum d'intensité à employer est de 15 à 20 milliampères. Des intensités plus élevées produisent toujours une action locale vive si l'électrisation dure plus que quelques secondes. Aux environs de la tête il est utile d'aller avec prudence et de ne jamais dépasser 12 à 15 millièmes, tout en prolongeant l'opération, ce qui permet d'obtenir, au point de vue de la quantité d'électricité employée, un effet égal.

Pour l'*électrolyse* au contraire, à moins qu'il ne s'agisse du traitement des anévrysmes, on peut toujours atteindre de très fortes intensités, soit 60, 80, 100 et plus milliampères.

C. *Électricité induite.* — Dans les affections douloureuses, névralgies, rhumatismes, arthrites, etc., on peut avoir un bon résultat de l'emploi des courants. Dans ce cas, on emploiera la bobine de fil fin des appareils à chariot désignés plus haut, et l'application se fera avec le maximum d'énergie électrique que pourra supporter le malade; on se trouvera bien de l'emploi, comme rhéophore, de deux petits balais métalliques qui seront promenés rapidement sur la région douloureuse pendant un temps très court.

Au contraire, dans les cas de paralysie et d'atrophie, c'est toujours une bobine à gros fil qui devra être employée, les rhéophores seront constitués par des petits cônes de charbon entouré de peau mouillée et l'opérateur devra *agir séparément sur chacun des muscles* des régions à électriser, sans jamais, comme cela se fait trop souvent, agir sur des masses. Le praticien ne devra jamais perdre de vue que l'électrisation d'un muscle malade a pour but de lui faire exécuter une véritable gymnastique. L'électrisation ne doit *jamais* être *doulou-*

reuse et l'énergie nécessaire à obtenir avec la bobine employée est suffisante quand une contraction modérée est obtenue.

En gynécologie, on a tiré de bons effets de la faradisation, mais il faut agir *directement* sur l'utérus à l'aide d'excitateurs spéciaux (Gaiffe).

ENTRAINEMENT. — On donne le nom d'entrainement à l'ensemble des moyens hygiéniques mis en pratique chez l'homme et chez les animaux, dans le but de favoriser le développement des organes dans une direction donnée. L'entrainement comprend une série de moyens que l'on range sous les huit titres suivants : 1° exercices; 2° évacuants; 3° alimentation; 4° soins de la peau; 5° air pur; 6° influence morale; 7° abstinence vénérienne; 8° tempérance. Tous ces moyens ont pour effet d'éliminer les liquides ou les solides viciés ou inutiles à l'harmonie des fonctions et d'imprimer une activité durable à la nutrition.

L'entraînement est applicable à la cure de certaines affections : traitement de l'obésité, traitement du diabète, traitement de la débilité organique.

ESCARGOT. — Voir *Mollusque*.

FROMAGE. — Aliment très azoté, souvent d'une digestion facile; voici l'analyse des principaux fromages :

Fromages	Eau	Substances azotées	Graisses	Substances non azotées	Sels
Blanc	08.760	10,969	9,429	6.032	0,810
Roquefort	34,550	26,520	30,140	3,720	5,070
Gruyère	40,000	31.5	24,00	1,5	3,00
Hollande	36,10	29.43	27,54	»	6,93
Neufchâtel	34,47	13.03	41,91	6,96	3.63
Camembert	51,94	18,90	21,05	4,40	4,71
Brie	45,25	18,48	25,73	4,93	5,01
Chester	35,92	25,99	36,34	7,59	4,16
Parmesan	27,56	44,08	15,95	6,69	5,72

FROMENTINE. — Voir *Céréales*.

FRUITS. — Les fruits renferment des acides, des sels de chaux et de potasse; ce sont des aliments utiles. Parmi ces fruits il faut mettre en première ligne le raisin dont on fait usage en thérapeutique sous le nom de *cure de raisin*.

La cure de raisin a lieu en Suisse, en Allemagne et en France. Purgatif doux et reconstituant, la cure de raisin est surtout employée dans le traitement de la constipation et de la dyspepsie gastro-intestinale des gros mangeurs (Carrière).

GALAZYME. — Voir *Lait*.

GRAISSES. — Les aliments gras sont au nombre de trois, les *beurres*, les *graisses*, les *huiles*. Ils jouent un rôle considérable dans l'alimentation. — Ils fournissent à l'économie des aliments hydro-carbonés et s'opposent à la dénutrition.

Les graisses ou huiles fixes se distinguent en végétales et animales. Parmi ces dernières, il faut placer les huiles de foie de morue qui se distinguent en huile blanche, blonde et brune.

Ces huiles peuvent être fournies par les raies ou par les squales;

leur composition est presque identique, elles contiennent de la margarine et surtout de l'oléine ; on y trouve, de plus, du soufre et du phosphore, du chlore, de l'iode. A. Gautier et Mourgues ont trouvé dans ces huiles un grand nombre d'alcaloïdes organiques, qui paraissent jouer un rôle important dans leur action thérapeutique.

On doit préférer les huiles blondes aux huiles brunes.

Les huiles doivent surtout être données avec les repas : la dose administrée est variable, on peut aller jusqu'à 300 gr. par 24 heures (Jaccoud).

On a proposé plusieurs formules pour rendre acceptable l'huile de foie de morue ; les unes sont purement culinaires et consistent à ajouter de l'huile de foie de morue à la salade et mieux encore aux sardines et au thon. Les autres sont pharmaceutiques ; voici quelques-unes des préparations d'huile de foie de morue :

POUDRE A L'HUILE DE FOIE DE MORUE (Vigier).

Huile de foie de morue	30 gr.
Sucre porphyrisé	25 —
Carbonate de potasse	0 — 25 centigr.
Essence de menthe	IV gouttes
Essence d'amandes amères	II —

POTION A L'HUILE DE FOIE DE MORUE (Mouchon).

Huile de foie de morue	60 gr.
Blanc de baleine	0 — 50 centigr.
Sirop simple	Q. s.
Rhum de la Jamaïque	25 gr.

MÉLANGE A L'HUILE DE FOIE DE MORUE (Fonssagrives).

Huile de foie de morue blonde	100 gr.
Iodoforme	0 — 25 centigr.
Huile essentielle d'anis	X gouttes

AUTRE MÉLANGE.

Huile de foie de morue blonde	100 gr.
Eucalyptol	1 —

On a conseillé plusieurs succédanés à l'huile de foie de morue et on a fait des huiles phosphorées, iodées, etc. Toutes ces préparations sont inférieures à l'huile de foie de morue et ont été abandonnées. Cependant il faut se rappeler que, suivant Gubler, le foie gras de Strasbourg aurait des propriétés analogues à celles de l'huile de foie de morue.

Le BEURRE est constitué par de la margarine, de la butyroléine et de la butyrine. Le beurre entre dans certaines préparations pharmaceutiques et en particulier dans les pommades ophtalmiques.

Il existe aussi des beurres médicamenteux. Voici celui recommandé par Trousseau.

BEURRE BROMO-IODÉ (Trousseau).

Iodure de potassium	0 gr. 05 centigr.
Bromure de potassium	0 — 20 —
Chlorure de sodium	2 —
Beurre frais	45 —

GYMNASTIQUE. — Voir *Kinésithérapie*.

HUILE DE FOIE DE MORUE. — Voir *Graisse*.

HUITRES. — Voir *Mollusque*.

HYDROTHÉRAPIE. — L'hydrothérapie est la médication par l'eau employée sous toutes ses formes, cependant l'usage a restreint le sens étymologique du mot qui ne s'applique plus qu'aux ablutions et aux douches.

On divise les douches :

D'APRÈS LEUR TEMPÉRATURE en	Chaude. Froide. Écossaise. Alternative.
D'APRÈS LEUR APPLICATION en	Générale. Locale.
D'APRÈS LES FORMES DU JET en	Douche en jet. Douche en pluie. Douche en cercles. Douche en colonne. Douche en promenade.

Douche chaude. — 30 à 35°, *excitante* lorsqu'elle est *courte*, *sédative* lorsqu'elle est *prolongée*.

Douche froide. — 9° centigrades, *tonique* et *sédative*, très courte, de 10 à 30 secondes au maximum. L'eau doit avoir une certaine *pression*, c'est-à-dire être projetée avec force. C'est par sa température et sa pression que la douche froide produit la *réaction*, ce sentiment de chaleur et de bien-être qui lui succède.

Douche écossaise. — Douche chaude à 30° portée progressivement à 35, 40 et 45° et suivie immédiatement d'un jet froid très court.

Douche alternative. — Eau chaude suivie de douche froide pendant un nombre égal de secondes et en répétant deux ou trois fois de suite cette alternance.

Douche en jet ou douche mobile, ou en lance, est la plus usitée : le patient est à deux mètres environ de l'opérateur qui est placé sur une tribune élevée de deux marches. — Jet d'eau sur la partie postérieure du corps, puis sur la poitrine et les membres en terminant par les pieds. L'ajutage est : 1° un embout dont l'orifice mesure 14, 16, 18 ou 20 millimètres ; 2° une pomme d'arrosoir ; 3° un éventail. Le jet doit être brisé avec la main ou une palette *ad hoc*.

Douche en pluie. — Large pomme d'arrosoir placée à 2 m. 50 du sol et laissant échapper une pluie verticale. Le patient doit avoir la tête couverte d'un bonnet de caoutchouc ou de toile cirée, et pencher le haut du corps pour recevoir la douche sur le tronc et non sur le vertex.

Douche en colonne. — C'est la douche en pluie avec une lance à la place de la pomme d'arrosoir ; la douche en cloche s'obtient à l'aide d'une pomme ayant une ouverture circulaire au niveau de sa circonférence.

Douche en cercle (douche en poussière). — 8 à 10 cerceaux creux superposés horizontalement, distants de 12 à 15 centimètres, imitant un cylindre dans lequel entre le patient. Ces cerceaux sont percés de nombreux trous, chaque cercle est commandé par son robinet ; dès que tout est ouvert, il se produit un véritable tourbillon. Douche très excitante. Peu usitée avec raison.

Douche promenade (système Level). — A 2 m. 50 du sol, un

cylindre creux de 4 m. 50 de long, percé de nombreux trous. Le patient se promène sous la pluie. Très favorable pour la réaction.

Douches locales. — Les principales douches locales sont : la douche ascendante, utérine, hypogastrique, splénique, hépatique, oculaire, périnéale, vaginale, rectale ; cette dernière n'est autre chose qu'un lavement forcé.

Les bains de pieds et de siège *à eau courante* sont également des douches locales.

Les affusions, l'enveloppement dans le drap mouillé peuvent suppléer les douches sans toutefois les remplacer.

Quelle que soit la variété hydrothérapique employée, le patient doit marcher *avant la douche*, faire des mouvements *pendant la douche*, en se cramponnant à la barre d'appui, s'habiller vite et faire un exercice violent *après la douche :* course, escrime, gymnastique ou massage pour favoriser la réaction.

L'eau peut être chargée de produits médicamenteux divers. Douche saline, alcaline, de Barèges, etc.

KÉFYR et KOUMYS. — Voir *Lait.*

KINÉSITHÉRAPIE. — Application de la gymnastique à la cure des maladies.

La *gymnastique* est la science raisonnée des mouvements, elle a pour but le développement régulier du corps, l'accroissement et l'équilibration de toutes les forces de l'organisme.

La gymnastique comprend :

1° Gymnastique sans appareil (gymnastique de chambre et d'assouplissement), Laisné, Schreiber.

Elle comprend la *marche*, la *course*, les *sauts*, les *équilibres*, les *attitudes prolongées*, les *mouvements déterminés des bras et des jambes et leur combinaison* avec les *mouvements du tronc*.

2° La gymnastique avec appareils comprend les instruments, les agrès, les appareils.

Les *instruments* sont les *bâtons* ou les *haltères longs* (xylofers de Laisné) et les *perches à sauter*.

Les *agrès* se composent des *anneaux*, des *trapèzes*, des *échelles de cordes*, des *portiques*.

Les *appareils* comprennent les *barres parallèles*, les *échelles de bois* simples ou doubles, les *poutres à équilibre*, les *planches à rétablissement* et les murs *à rainures*.

3° La gymnastique suédoise, dite de Ling, consiste à provoquer la contraction volontaire de certains muscles, tandis qu'on leur oppose avec la main une résistance.

4° Gymnastique de l'opposant. — Substitution dans la méthode de Ling de chaines élastiques à l'opposition par la main (Pichery).

5° Gymnastique mécanique. — Méthode de Zander, de Stockolm. — Appareils mus par la vapeur, imprimant aux différentes parties du corps des mouvements automatiques.

6° Gymnastiques locales. — *Gymnastique abdominale.* — Mouvements d'extension et de flexion du tronc ; exercice du mur (Dally) :

application du corps le long d'une surface verticale et élévation des bras. — *Gymnastique respiratoire.* Mouvements combinés des bras (Dally), chant, mouvements d'inspiration prolongés.

Action physiologique. — *Respiration.* Augmentation de la capacité respiratoire. Augmentation de l'irrigation et de la ventilation pulmonaire. Augmentation dans les actes chimiques respiratoires.

Circulation. — Augmentation des battements du cœur et des contractions cardiaques; faits avec excès les mouvements de gymnastique entraînent des troubles cardiaques avec dégénérescence du myocarde (cœur surmené).

Musculation. — Accroissement de la masse musculaire. Activité plus grande des combustions musculaires.

Système nerveux. — Équilibre entre les fonctions du cerveau et celles de la moelle. Régularisation des fonctions du système nerveux.

Sécrétion. — Accroissement de la sécrétion de la sueur. Augmentation de la quantité d'urée dans les urines, disparition de l'acide urique.

Digestion. — Augmentation de l'activité des fonctions digestives. Réveil de l'appétit. Disparition de la constipation.

Nutrition. — Augmentation des fonctions générales de nutrition. Accroissement de poids. Accroissement des forces musculaires. Disparition de la graisse.

Quand les exercices sont trop prolongés, amaigrissement et affaiblissement de l'organisme. Surmenage.

Applications thérapeutiques.

Affections respiratoires. — Faiblesse et étroitesse de la poitrine. Emphysème, asthme. Traitement prophylactique de la tuberculose. Appliquer ici les préceptes de la gymnastique respiratoire.

Maladies de l'appareil circulatoire. — *Anémie et chlorose.* Promenade en plein air. Excursions alpestres. Gymnastique sous toutes les formes. *Maladies du cœur.* Grande prudence dans l'emploi des exercices gymnastiques. Gymnastique suédoise. Appareil de Zander. Ascensions méthodiques.

Affections gastro-intestinales. — Traitement des dyspepsies de la constipation. Gymnastique abdominale. Exercice du mur.

Affections musculaires. — Atrophie, contractures, paralysies. Déformations. Lordose. Scoliose. Cyphose. Gymnastique orthopédique.

Affections du système nerveux. — *Chorée.* Emploi de la gymnastique (Blache, Laisné). *Nervosisme.* — Grande utilité de la gymnastique. *Hystérie. Épilepsie.*

Maladies de la nutrition.

Traitement de l'obésité. De l'entraînement. *Goutte.* Utilité des exercices. *Diabète.* Exercices multiples, jardinage, menuiserie.

KOLA. — Noix du *Sterculia acuminata.* On fait avec l'extrait de kola des biscuits dits rations accélératrices (Heckel).

LAIT. — Le lait, aliment complet chez l'homme, renferme tous les principes alimentaires primordiaux; la composition moyenne des différents laits est représentée par les chiffres suivants, par litre (Fery).

	Femme	Anesse	Vache	Chèvre
Densité	1033.50	1032,10	1033,40	1038,85
Eau	900.10	914,00	910,08	869,52
Extrait sec	133,40	118,10	123,32	164,38
Beurre	43,43	30,10	34,00	60,68
Sucre	76,14	69,30	52,16	48,56
Caséine	10,52	12,30	28,12	44,37
Sels	2,14	4,50	6,00	9,10

Propriétés thérapeutiques. — Régulateur de l'acidité du suc gastrique (Ch. Richet), (affections de l'estomac), diurétique (maladies du cœur, néphrite), antidiarrhéique (maladies de l'intestin), reconstituant (débilité, cachexie).

Régime lacté. — Exclusif ou mitigé. *Exclusif* : alimentation exclusive avec le lait ; 3 à 4 litres par jour suffisent à la nutrition. Fractionnement par petites doses, un grand verre (200 gr.), toutes les heures ou un demi-verre toutes les demi-heures. — Couper le lait avec des eaux alcalines ou de l'eau de chaux seconde. — Soupes et potages au lait. — Régime lacté *mitigé* : lait aux repas ou en dehors des repas.

Indications. — Ulcère de l'estomac, catarrhe de l'estomac, néphrite, diarrhée chronique.

Contre-indication. — Dilatation de l'estomac.

Lait stérilisé. — Lait chauffé à plus de 110° se trouve aujourd'hui en grande quantité dans l'industrie.

Stérilisitateur pour petite quantité (Soxhlet, professeur Budin).

Petit-lait. — Lait dont on a retiré la caséine et le beurre. Composition :

	Brebis	Vache	Chèvre
Eau	91,960	62,264	91,380
Matières albuminoïdes (albumine et caséine)	2,130	1,080	1,142
Sucre de lait	5,070	5,100	4,538
Matières grasses	0,252	0,116	0,370
Sels et matières extractives	0,558	0,410	0,570
	100,000	100,000	100,000

Cure de petit-lait. — Se pratique en France, en Suisse et dans le Tyrol.

Indications. — Catarrhe de l'estomac, diathèse urique, affections intestinales, affections consomptives.

Petits laits médicamenteux. — On prépare en pharmacie le petit-lait à l'aide de l'acide tartrique et de l'acide citrique. Ce petit-lait entre dans plusieurs préparations pharmaceutiques et en particulier dans le petit lait de Weiss qui est un petit-lait purgatif.

Lait fermenté. — Le sucre de lait peut subir la fermentation alcoolique et constitue les laits fermentés ou alcooliques au nombre de trois : le koumys, le kéfyr, la galazyme.

Koumys. — Le koumys est du lait de jument fermenté. Le koumys contient, en dehors des principes du lait, de l'acide lactique et de l'alcool, on le distingue en koumys jeune et en koumys vieux, le premier contenant 1 pour 100 d'alcool et le second de 2 à 3 pour 100.

Kéfyr. — C'est du lait de vache fermenté à l'aide d'un ferment spécial, le *dispora caucasica*, qui constitue des petites masses jaunes, auxquelles on donne le nom de *graines de kéfyr*.

Le kéfyr se prépare de la façon suivante : on met dans un litre de lait quatre cuillerées de graines de kéfyr que l'on a eu soin de laver avec une solution légèrement alcaline. L'on maintient le tout dans un vase débouché pendant 8 à 10 heures. On agite le liquide toutes les heures, puis on filtre et on place le lait dans de petites bouteilles qu'on ne remplit pas complètement, on ficelle des bouteilles et on les maintient à la température de 40 à 50°.

Le kéfyr se distingue comme le koumys en kéfyr jeune et en kéfyr vieux, le premier renferme 1,60 pour 100 d'alcool et le second, 2,50.

Galazyme. — La galazyme est un lait dans lequel on introduit des ferments spéciaux, il renferme 1 pour 100 d'alcool. Il s'obtient de la façon suivante : dans un litre de lait, on verse le mélange suivant :

Levûre haute de grains	4 gr.
Sucre en poudre	10 —
Eau	Q. s. pour dissoudre.

Fermer hermétiquement la bouteille et la ficeler ; on peut faire usage de ce lait fermenté dès le lendemain.

Indications. — Aliment tonique (maladies consomptives, catarrhe des ivrognes).

Lactose. — Les propriétés diurétiques du lait résideraient tout entière dans la lactose (G. Sée) ; on doit administrer cette lactose ainsi : faire dissoudre dans 1 litre d'eau 50 grammes de lactose. Prendre deux litres de cette solution par 24 heures.

LAIT DE POULE. — Voir *Œuf*.

LÉGUMES. — Les légumes se divisent en légumes féculents et en légumes herbacés.

Les légumes féculents, haricots, lentilles, fèves, renferment une grande quantité de légumine et d'amidon ; ce sont des aliments très nourrissants.

Voici d'ailleurs l'analyse des principaux légumes précédents :

	Haricots blancs	Pois	Lentilles	Fèves
Légumine	26,9	23,9	25,0	24,4
Amidon et dextrine	48,8	59,6	55,7	51,5
Substance huileuse	3,0	2,0	2,5	1,5
Ligneux et cellulose	2,8	3,6	2,1	3,0
Sels	3,5	2,0	2,2	3,0
Eau	15,0	8,9	12,5	16,0

Parmi ces aliments il faut mettre hors de pair la lentille qui contient une grande quantité de fer 0,01310 pour 1,000, plus que la chair musculaire de bœuf qui n'en contient que 0,00480. La farine de lentille cuite et maltée sert de base à la Révalescière.

Les légumes herbacés se divisent en trois groupes, les légumes riches en albumine végétale et en azote (chou, asperge, etc.). Les légumes mucilagineux et salins (laitue et chicorée) ; les légumes riches en acide (oseille et tomate). Tous les légumes contiennent une quantité plus ou moins considérable de sels de potasse utiles à l'économie.

Soja. — Haricot du Japon (glycina hispida) qui contient une très faible quantité d'amidon, mais beaucoup d'azote ainsi qu'une huile purgative (huile de soja). Au Japon on utilise le soja comme aliment, comme condiment et comme fromage. En France on l'utilise débarrassé de son huile pour l'alimentation des diabétiques (pain de soja Lecerf ; pain de soja et de gluten Bourdin).

LIQUEURS. — Voir *Boissons alcooliques*.

MALT. — Voir *Boissons.*

MASSAGE. — (Massothérapie.)

Ensemble de manipulations pratiquées avec les mains nues ou armées d'instruments spéciaux, dans un but hygiénique ou thérapeutique.

1° Massage hygiénique, pratiqué sur tout le corps, consiste en frictions et mouvements articulaires forcés.

2° Massage médical, généralement local, comprend de nombreuses manipulations variant avec chaque praticien, mais pouvant être ramenées à quatre types principaux.

Effleurage. — Passes légères pratiquées avec les paumes des mains posées à plat sur la partie à masser, de manière à s'y adapter exactement, avec l'extrémité des pouces ou des quatre doigts ou encore sur la face dorsale des phalanges, poings fermés; mains rapprochées (Kammgriff, des Allemands).

Massage à frictions. — Une main pratique des frictions circulaires énergiques avec les extrémités digitales tandis que l'autre main exerce des frictions centripètes. Cette manœuvre exige une alternance dans les mouvements des deux mains qui doivent être exactement rythmés.

Pétrissage. — Consiste à pressurer, comprimer, écraser les tissus saisis dans une seule main ou dans les deux, *comme si on voulait exprimer une éponge qui s'imbiberait sans cesse.*

Tapotement. — Se pratique avec la face palmaire de la main (claquement), son bord cubital (hachure), un ou plusieurs doigts (pointillement).

Les principaux instruments qui peuvent remplacer la main sont le battoir dorsal de Kleman, le rouleau de Butler et le cylindre de Stein (ces deux derniers permettant l'usage simultané du massage et de l'électricité), le percuteur musculaire, le tapoteur de Granville mu par un mouvement d'horlogerie, le percuteur électrique, etc., etc.

Tout cet arsenal ne saurait remplacer une main expérimentée.

On doit toujours masser sur la peau dépouillée de vêtements — avec a main soit sèche, soit enduite de vaseline ou de graisse.

Les séances durent de cinq à quinze minutes. On ne saurait trop se défier de la force.

Les qualités du bon masseur sont :

Vigueur et adresse, connaissance exacte des manipulations et de leurs effets physiologiques; il doit savoir l'anatomie, pouvoir faire un diagnostic et suivre la marche du traitement.

Conclusion : *Le médecin doit masser lui-même.* Ce n'est que dans des cas très simples qu'il peut faire exception à cette règle, après s'être assuré de l'habileté de la personne à qui il confie le massage : *il doit surveiller constamment le traitement.*

Effets physiologiques. — Le massage active les fonctions de la peau facilite la résorption des liquides épanchés, calme les douleurs, modifie les phénomènes musculaires, active les fonctions de nutrition, favorise la diurèse.

Applications thérapeutiques. — *Applications chirurgicales.* — Traitement de l'entorse, procédé Le Batard, procédé Girard, procédé Magne. Traitement des fractures (Lucas-Championnière).

Applications médicales. — Traitement des névralgies, traitement de la migraine, pulpation de Laisné; traitement de la névralgie sciatique rebelle; traitement de Schreiber.

Traitement des affections articulaires, raideurs articulaires, ankylose, épanchements articulaires. Traitement des névroses, traitement de la chorée, traitement du nervosisme et de l'hystérie, traitement de Wier-Mitchell (immobilité, massage, électricité).

Traitement des affections viscérales, maladies du cœur, massage de l'œdème. Maladies abdominales, traitement de la constipation, traitement de la dilatation de l'estomac.

MOLLUSQUES. — L'homme consomme surtout comme mollusque l'huître, la moule et l'escargot. Ces trois aliments sont très azotés et contiennent en matière azotée : la moule 11,72, l'huître 14,010 et l'escargot 16,25 pour 100.

Voici d'ailleurs la composition des principaux mollusques :

	Huître	Moule	Escargot
Eau	80.585	81,74	76,17
Matières azotées	14,010	11.72	16,25
Matières grasses	1.515	2.42	0,953
Sels (par incinération)	2,695	2,73	2,925
Substances non azotées	1,395	1,39	4,602
	100,000	100,000	100,000

Huître. — Est un aliment fort digestible, le foie constituant la plus grande partie comestible de cette huître et la fragmentation du foie vivant permettant de mettre en contact le glycogène et le ferment hépatique et d'obtenir ainsi une autodigestion.

Une douzaine d'huîtres représente le dixième de la ration journalière. L'eau des huîtres est légèrement azotée, elle renferme 0,863 pour 100 d'azote.

Moule. — Les moules sont moins nourrissantes que les huîtres ; certaines renferment un principe toxique, la mytilotoxine ($C^6H^{15}Az^2O$) qui est une ptomaïne.

Escargot. — Plus nourrissant que l'huître, a été employé dans la cure des affections pulmonaires sous forme de pâte ou de bouillon.

Pâte d'escargot. — Piler les escargots, ajouter cinq fois leur poids de sucre, puis on recueille le liquide qui résulte de cette opération et on le réduit dans le bain-marie à la consistance voulue.

BOUILLON D'ESCARGOT.

Escargots	120	gr.
Eau	1000	—
Capillaire	5	—

On met les escargots dans l'eau et l'on chauffe pendant deux heures au bain-marie, puis on ajoute le capillaire.

MOULE. — Voir *Mollusques*.

ŒUF. — Aliment complet pour les oiseaux, incomplet pour l'homme. — L'œuf pèse 50 gr., la coquille 6 gr., le jaune 8, le blanc 36.

La digestion de l'œuf est d'autant plus rapide que l'albumine est moins coagulée.

Préparations. — Œuf poché, œuf à la coque, jaunes d'œufs dissous dans du bouillon. L'œuf sert, de plus, à faire des émulsions ; la plus connue est le *lait de poule*.

Lait de poule. — Emulsionner deux jaunes d'œufs dans de l'eau chaude, sucrer et aromatiser avec un peu d'eau de fleurs d'oranger.

Crème américaine. — Battre deux jaunes d'œufs ; ajouter du sucre en poudre et aromatiser avec rhum, eau-de-vie ou vin d'Espagne.

Crème ordinaire. — On donne ce nom aux jaunes d'œufs mélangés au lait et ayant subi une certaine cuisson.

PAIN. — Plus le pain est blanc, plus il est azoté ; la croûte est plus nourrissante que la mie (Barral). La croûte contient plus de sucre que la mie (Esbach). Le son renferme des phosphates assimilables ; il est utile lorsqu'on veut introduire les phosphates dans l'économie.

Pain de gluten. — Le pain de gluten est destiné aux diabétiques ; il renferme toujours une certaine quantité de principes amylacés, de 10 à 40 pour 100, variable suivant les modes de préparation et suivant les origines.

Pain grillé, pain desséché d'une mastication difficile, est utile dans certaines affections de l'estomac, introduit quelques éléments peptogènes par les peptones qu'il renferme.

Pain d'amandes employé par Pavy pour remplacer le pain de gluten chez les diabétiques. — *Pain d'amandes de Kronser.*

Amandes douces	500 gr.
Crème de tartre	Une cuillerée à café
Œufs	nº 4
Jaune d'œufs	nº 12
Cardamome en poudre	7 pains

Pain de Graham. — Pain de végétariens, renferme tous les éléments du pain de froment ; valeur nutritive considérable. Troussel, rue Saint-Denis, 226.

Pain de soja. — Pain fait avec la farine du soja, renfermant très peu d'amidon et de sucre. Il existe deux marques de pain de soja ; le pain de soja sans gluten, renfermant 9,91 p. 100 de glucose, d'amidon et de dextrine et le pain fait avec du soja et du gluten, renfermant 16,13 p. 100 de glucose, d'amidon et de dextrine.

PEPTONES. — On donne ce nom à la transformation des substances azotées par la pepsine ou la pancréatine ou par le suc des plantes carnivores.

Les peptones présentent cette réaction caractéristique qui les sépare des substances albuminoïdes : c'est qu'elles ne sont plus précipitables ni par la chaleur ni par les acides. Elles font virer les solutions cupro-potassique ou cupro-sodique au violet.

Les peptones, selon leur mode de préparation, présentent des propriétés différentes. Elles peuvent être neutres ou acides. Au point de vue commercial, les peptones se présentent sous trois états : *liquides, solides* ou *sèches*. On les prend le plus souvent dissoutes dans du bouillon. Pour entretenir la nutrition, il faut 1 gr. de peptones sèches par kilogr. du poids du corps.

Lavements peptonisés. — C'est le seul mode d'alimentation par le rectum. Voici la formule de ces lavements : dans un verre de lait, verser les trois substances suivantes :

a. Un jaune d'œuf ;
b. V gouttes de laudanum ;
c. Deux cuillerées à bouche de peptones liquides ou deux cuillerées à café de peptones sèches.

Si les peptones sont acides, ajouter :

Bicarbonate de soude, 0 gr. 50 centigr. Pour un lavement que l'on devra garder, faire précéder le lavement nutritif d'un lavement ordinaire.

Lavement peptonisé d'Ewald. — Trois œufs battus. Farine, une pincée bouillie dans une demi-tasse d'une solution de glucose à 20 p. 100. Vin rouge, un verre. Peptone, une cuillerée à thé.

Indications. — Dyspepsie par défaut de sécrétion du suc gastrique, maladies consomptives, diarrhée de Cochinchine (Feris), alimentation rectale.

POIRÉ. — V. *Boissons alcooliques.*

POISSONS. — Valeur nutritive à peu près égale à celle de la viande. Les poissons se divisent en trois groupes : poissons à chair blanche, à chair jaune et à chair grasse.

Les plus digestibles sont les premiers, les plus nourrissants les seconds.

Contre-indication. — Aliment paraissant développer les affections de la peau, surtout les poissons gras, insuffisance rénale.

RAISIN. — V. *Fruits.*

RÉGIMES ALIMENTAIRES. — Les régimes alimentaires se distinguent en régime alimentaire normal et régimes alimentaires spéciaux propres à chaque maladie.

Régime alimentaire normal. — L'homme perd chaque jour 20 gr. d'azote et 310 gr. de carbone. Le régime alimentaire doit réparer ces pertes journalières.

Il faut toujours qu'il y ait un rapport constant entre les matières azotées, l'amidon et les corps gras. Ce rapport doit être entre les matières azotées et l'amidon comme 1 est à 3,47 et celui des corps gras comme 1 est à 0,45 (Moleschots).

En se rapportant à ces proportions, l'homme adulte devrait prendre journellement 124 gr. de matières azotées, 430 gr. d'amidon et 55 gr. de graisse, ce qui correspond à 819 gr. de pain et 219 gr. de viande

En se basant sur la quantité de carbone ou d'azote, on a les chiffres suivants : l'homme consomme en moyenne par jour et par kilogr. les quantités suivantes (Hervé-Mangon) :

	Carbone	Azote
Pour Paris............	5,675	0.320
Pour la campagne......	5,808	0.275

La ration de travail est double de la ration d'entretien.

Pour établir la ration alimentaire d'un individu, il suffira de jeter un coup d'œil sur le tableau suivant, de connaître le poids de l'individu et de savoir qu'il faut par jour et par kilogramme de poids du corps de 6 à 9 gr. de carbone, de 0,25 à 0,360 d'azote.

Nom de l'aliment	Azote	C+H Combustibles calculés en carbone
Viande de bœuf..................................	3,00	11,00
Bœuf rôti..................................	3,53	17,76
Foie de veau..................................	3,09	15,68
Foie gras (d'oie)................................	2,12	65,58
Rognons de mouton..............................	2,66	12,13

Nom de l'aliment	Azote	C+H Combustibles calculés en carbone
Chair de raie	3,83	12,25
— de morue salée	5,02	16,00
— de harengs salés	3,11	23,00
— de harengs frais	1,83	21,00
— de merlan	2,41	9,00
— de maquereau	3,74	19,26
— de sole	1,91	12,25
— de saumon	2,09	16,00
— de carpe	3,49	12,10
— de goujon	2,77	13,50
— d'anguille	2,00	30,05
— de moule	1,80	9,00
— d'huître	2,13	7,18
— de homard crue	2,93	10,96
Œufs	1,90	13,50
Lait de vache	0,66	8,00
— de chèvre	0,69	8,00
Fromage de Brie	2,94	35,00
— de Gruyère	5,00	38,00
— de Roquefort	4,21	44,44
Chocolat	1,52	58,00
Blé dur du Midi (moyenne variable)	3,00	41,00
Blé tendre (moyenne variable)	1,81	39,00
Farine blanche (Paris)	1,64	38,58
Farine de seigle	1,75	41,00
Orge d'hiver	1,90	40,00
Maïs	1,77	44,00
Sarrasin	2,20	42,50
Riz	1 80	41,00
Gruau d'avoine	1'95	44,00
Pain blanc de Paris (33 p. 100 d'eau)	1·08	29,50
Pain de munition français (ancien)	1·07	28,00
— (actuel)	1,20	30,00
Pain de farine de blé dur	2,20	31,00
Châtaignes fraîches	0,64	35,00
— sèches	1,04	48,00
Pommes de terre	0,33	11,00
Fèves	4,50	42,00
Haricots secs	3,92	43,00
Lentilles sèches	3,87	43,00
Pois secs	3,66	44,00
Carottes	0,31	5,50
Champignons de couche	0,60	4,52
Figues fraîches	0,41	15,50
— sèches	0,92	34,00
Pruneaux	0,75	28,00
Infusion de 100 grammes de café	1,10	9,00
— — de thé	1,00	10,50
Lard	1,28	71,14
Beurre ordinaire frais	0,64	83,00
Huile d'olive	traces	98,00
Bière forte	0,05	4,50
Vin	0,15	4,50

Il n'y a qu'à multiplier par 6 le chiffre de l'azote pour avoir celui des matières protéiques.

RÉGIMES ALIMENTAIRES SPÉCIAUX.

Régime insuffisant. — Le régime dit diète négative ou encore *cura famis* a été appliqué au traitement des anévrysmes (Valsalva), des maladies du cœur (Corvisart), de la syphilis (Ulrich de Hutten et Astruc), de la dystocie (Baudeloque), des phlegmons péri-utérins (Nonat); mais l'application la plus répandue est celle qui en a été faite au traitement de l'obésité.

Régime des obèses. — Plusieurs régimes ont été proposés contre l'obésité; voici les principaux :

a. *Traitement de Banting*, institué par Harvey qui l'a formulé de la façon suivante :

« Déjeuner : neuf heures du matin, avec 5 ou 6 onces (155 à 186 grammes) de bœuf, mouton, rognons, poisson grillé, lard fumé (*bacon*) ou de viande froide quelconque, sauf porc ou veau; une grande tasse de thé ou de café, sans sucre, sans lait, un peu de biscuit ou 1 once (31 grammes) de pain grillé (*dry toast*); en tout 6 onces (186 grammes) de nourriture solide, 9 onces (279 grammes) de liquide.

« Dîner : deux heures du soir, avec 5 ou 6 onces (de 155 à 186 grammes) de poisson quelconque, excepté saumon, hareng ou anguille, ou un même poids de viande quelconque, excepté porc et veau, un légume quelconque, excepté pommes de terre, panais, betterave, navet et carotte; 1 once (31 grammes) de pain grillé, du fruit, d'un pudding non sucré, de la volaille ou du gibier, et deux ou trois verres de bon vin rouge : xérès ou madère (champagne, porto et bière sont défendus); en tout 10 à 12 onces (310 à 372 grammes) de nourriture solide et 10 onces (310 grammes) de liquide.

« Thé : six heures du soir, avec 2 ou 3 onces (62 à 63 grammes) de fruit cuit, un échaudé (*rusk*) ou deux et une tasse de thé sans lait, sans sucre; en tout, de 2 à 4 onces (62 à 124 grammes) de nourriture solide et 9 onces (279 grammes) de liquide.

« Souper : neuf heures du soir, avec 3 ou 4 onces (93 à 124 grammes) de viande ou de poisson, comme à dîner; un verre ou deux de vin rouge ou de xérès coupé avec de l'eau : en tout 4 onces (124 grammes) de nourriture solide et 7 onces (217 grammes) de liquide.

« A l'heure du coucher, au besoin, un grog de genièvre, de whisky ou d'eau-de-vie sans sucre ou un verre ou deux de vin rouge ou de xérès. »

b. *Régime d'Ebstein.* — Accorde trois repas : le déjeuner, le dîner et le souper.

Le déjeuner a lieu à sept heures et demie en hiver et à six heures en été; il doit se composer d'une grande tasse de thé de 250 centimètres cubes, sans lait ni beurre, et de 50 grammes de pain blanc fortement grillé, chargé de beurre.

Le dîner est le repas le plus important; il a lieu à deux heures; il se compose d'une soupe à la moelle de bœuf de 120 grammes de viande grasse, associée avec une sauce grasse; de légumes en quantité modérée; Ebstein défend les féculents et les légumes contenant du sucre. Comme boisson, deux à trois verres de vin blanc léger, et, après le repas, une grande tasse de thé noir sans lait ni sucre.

Le souper a lieu à sept heures et demie; il se compose d'une grande tasse de thé sans sucre ni lait, d'un œuf ou d'un rôti garni de graisse, avec 30 grammes de pain recouvert de beaucoup de beurre.

c. *Régime de Demuth.* — Demuth ne veut pas de diminution des matières azotées, point de diminution de la graisse au-dessous de la ration minima de 50 gr., mais réduction la plus grande, mais non illimitée, des hydrocarbures.

d. *Régime d'Œrtel.* — Voici le menu d'Œrtel :

Au matin : 150 gr. de thé ou de café avec un peu de lait : 75 gr. de pain.

A midi : 100 à 200 gr. de bouilli ou de rosbif, de veau, de gibier ou de volaille peu grasse; salade et légume léger *ad libitum;* des poissons préparés sans trop de graisse; 26 gr. de pain, quelquefois des farineux jusqu'à 100 gr. au maximum. Comme dessert, 100 à 200 gr. de fruits, surtout des fruits frais, quelquefois un peu de confitures. Pas de boisson du tout. Dans la saison chaude et à défaut de fruits, de 17 à 25 centilitres de vin léger.

Dans l'après-dîner : une tasse de café ou de thé comme au déjeuner, avec tout au plus 17 centilitres d'eau, exceptionnellement 25 grammes de pain.

Comme souper : un ou deux œufs à la coque, 150 gr. de viande, 25 gr. de pain, un peu de fromage, de la salade ou des fruits. Comme boisson, 17 à 25 centilitres de vin coupé avec un huitième d'eau.

Ceux qui ont souffert de l'obésité sans avoir présenté des symptômes morbides du côté de circulation peuvent prendre plus de liquides par exemple, à midi, un ou deux verres de vin; le soir, une demi-bouteille de vin et un quart de litre d'eau.

e. *Régime de Schwenninger.* — Diète des boissons. Suppression absolue des boissons aux repas et des aliments liquides. Suppression des hydrocarbures.

f. *Régime de Germain Sée.* — Diminution des matières azotées, les graisses maintenues de 60 à 90 gr. Les hydrocarbures maintenus à leur minimum. — Les boissons augmentées, infusions de thé, chaudes autant que possible; pas de boissons alcooliques, pas de bière. — Sudations, bains de vapeur, hydrothérapie. — Exercices musculaires appropriés, pas d'équitation, iodures à petites doses et eaux alcalines.

g. *Régime de A. Robin.* — Obèses par excès, obèses par défaut. — Dans le premier cas, augmentation du chiffre de l'urée, ou bien augmentation du rapport des matériaux solides de l'urine et de l'urée (coefficient d'oxydation) : dans le second cas, diminution.

Dans l'obésité par excès, boissons en abondance; dans l'obésité par défaut, diminution des boissons.

h. *Régime de Dujardin-Beaumetz.* — Réduction des boissons. Repousser les aliments trop aqueux, réduction à leur minimum des féculents. Défense absolue de la pâtisserie, pain très léger. Le malade doit peser tous ses aliments et se limiter aux poids suivants :

Premier déjeuner à huit heures : 25 grammes de pain; 50 grammes de viande froide (jambon ou autre); 200 grammes de thé léger sans sucre.

Deuxième déjeuner à midi : 50 grammes de pain; 100 grammes de viande ou de ragoût ou deux œufs (l'œuf privé de sa coque pèse 45 à 50 grammes); 100 grammes de légumes verts; 15 grammes de fromage; fruits à discrétion.

Dîner à 7 heures : pas de soupe; 50 grammes de pain; 100 grammes de viande ou de ragoût; 100 grammes de légumes verts; salade; 15 grammes de fromage; fruits à discrétion.

Purgations répétées, exercices corporels, massages; bains de vapeur.

Régime surabondant ou suralimentation. — Suralimentation applicable au traitement des maladies consomptives (Debove). Poudre de viande de 100 à 400 gr. par jour. — Pulpe de viande crue, œufs, etc.

Gavage. — Pour combattre l'anorexie et les vomissements. Pansements de la muqueuse stomacale. Introduction dans l'estomac par le tube de Debove de mélanges de lait de poudre de viande et d'œufs.

Alimentation forcée. — Chez les déments ou dans le cas de rétrécissement de l'œsophage; introduction de la sonde par les fosses nasales.

Régime alimentaire de la goutte. — Traitement prophylactique; régime alimentaire de la diathèse urique.

Viandes, surtout viandes blanches, pas de gibier, œufs, poissons, mollusques et crustacés modérément.

Aliments gras avec ménagement, pas de fromages trop avancés.

Légumes. — Tous les légumes sont autorisés et doivent être pris en abondance, pas d'oseille ni d'épinards. Choux et choux-fleurs modérément. Légumes féculents avec ménagement. Peu de pain, remplacer le pain par la pomme de terre (Bouchardat).

Fruits. — Tous favorables, cure de fraises et de raisins.

Boissons. — Usage très modéré de vin. Bordeaux léger et vin blanc léger coupé avec eau alcaline. Repousser les eaux-de-vie, les liqueurs, les vins liquoreux, les vins mousseux. Pas de bière. Cidre favorable (Denis-Dumont). Peu de café, pas de thé.

Régularité dans les repas. Régularité dans les garde-robes, frictions, massages et bains aromatiques.

Régime alimentaire des gravelles. — Doit être examiné dans la gravelle urique, la gravelle oxalique, les gravelles alcalines et la gravelle hépatique.

Gravelle urique. — Le même traitement que pour la diathèse urique.

Gravelle oxalique. — Suppression des boissons aromatiques, thé et café. Pas d'épinards ni d'oseille (Esbach), pas de pain de son. Régime alimentaire mixte. Repousser l'usage exclusif des légumes.

Gravelle alcaline. — Régime lacté, usage des balsamiques.

Gravelle hépatique. — Toutes les viandes permises, sauf à repousser les matières grasses; tous les légumes verts sont autorisés, sauf la carotte; pas de féculents; admettre les pommes de terre; très peu de pain; fruits autorisés, sauf les fruits trop sucrés; défense absolue de la pâtisserie et des mets sucrés; vin léger coupé avec des eaux alcalines; repas rapprochés; purgatifs légers; exercices.

Régime alimentaire du diabète. — Le régime alimentaire du diabète se divise en régimes exclusifs et régimes mixtes.

Régimes exclusifs.

a. *Régime de Cantani.* — Cantani n'ordonne que des viandes et des graisses, suppression absolue de tous les légumes et de tous les féculents; on y ajoute de l'acide lactique à la dose de 1 à 2 grammes.

b. *Régime de Dongkin.* — Diète lactée exclusive. On donne jusqu'à 6 litres de lait par jour.

Régimes mixtes.

c. *Régime de Bouchardat.* Régime mixte basé sur l'emploi du pain de gluten. Suppression absolue de tout ce qui contient du sucre ou de tout ce qui en peut produire.

Aliments permis et défendus.

Potages permis : tous les potages gras ou les potages aux œufs pochés, potages aux légumes, potage aux choux, julienne, mais pas de navets ni de carottes.

Défendus : les potages aux pâtes même de gluten, les panades, les potages au pain, les potages au lait.

Viandes. — Toutes permises, viandes proprement dites, gibiers, poissons, mollusques, crustacés.

Défendues : les sauces qui renferment de la farine, du lait, ou de la crème et les poissons frits dans la farine.

Graisses. — Permis tous les aliments gras, ils sont même nécessaires. Insister sur les sardines à l'huile, le thon à l'huile, le hareng saur à l'huile, le beurre, la graisse d'oie, le lard, le foie gras, les rillettes, le caviar et la charcuterie en général.

Féculents. — Tous interdits. Remplacer le pain par le pain de gluten, substituer la pomme de terre même au pain de gluten, 100 gr. de pommes de terre contiennent 17 gr. de sucre, tandis que 100 gr. de croûte de pain en contiennent 76, 100 gr. de mie de pain 52 et 100 gr. de pain de gluten 18. Pour le pain, préférer la mie à la croûte. Faire usage du pain soja.

Sucres. — Le sucre et les mets sucrés sont défendus. Remplacer le sucre par la saccharine.

Légumes. — Les légumes verts et aqueux sont tous autorisés; sont défendus : les betteraves, les carottes et les navets. User peu d'oignons, de poireaux et d'artichauts.

Fruits. — Tous les fruits sont défendus.

Boissons. — Vin coupé avec des eaux alcalines; usage très modéré des alcools et des liqueurs; défense du lait.

Gymnastique, massage, hydrothérapie, exercices corporels.

Régime dans l'albuminurie et dans l'insuffisance rénale. — Alimentation. Régime lacté absolu ou mixte. Suppression des ptomaïnes.

Régime alimentaire de Senator. — Régime herbacé, suppression des viandes. L'alimentation se compose des féculents, des légumes, des fruits, des graisses et du lait. Pour les viandes, on peut autoriser la viande de porc et quelques viandes blanches.

Boissons. — Lait ou vin coupé avec des eaux alcalines. Défense absolue du vin pur, des eaux-de-vie, des liqueurs et de la bière.

BOISSON ANTIBRIGHTIQUE DE SEMMOLA.

Iodure de potassium	1 gr.
Phosphate de soude	2 —
Chlorure de sodium	6 —
Eau potable	1 litre

A boire dans les 24 heures.

Soins de la peau. — Bains de vapeur, massage; pas d'hydrothérapie (Semmola). Séjour dans un climat à température chaude et constante; inhalations d'oxygène.

Régime de Dujardin-Beaumetz. — Le malade se nourrira exclusivement d'œufs, de féculents, de légumes verts et de fruits.

A. Les œufs seront très cuits (œufs brouillés, omelettes, crèmes).

B. Les féculents seront à l'état de purée (purée de pommes de terre, de haricots, de lentilles, revalescière, racahout, farine lactée, pâtes alimentaires, nouilles, macaroni, bouillie au gruau de blé, de riz, de maïs, d'orge, d'avoine).

C. Les légumes verts seront très cuits (purée de carottes, de navets, de julienne, petits pois, haricots verts, épinards, salade cuite, céleri au jus).

D. Les fruits seront en compote, sauf les fraises et le raisin.

Le malade boira à ses repas du lait et du vin blanc très léger coupé largement avec une eau alcaline. Pas de vin pur, pas d'eau-de-vie, pas de liqueurs.

Etre très réservé sur les viandes et faire usage seulement de viandes très cuites et de viandes gélatineuses (viandes braisées, rôti de porc frais, jambon, bœuf à la mode, veau en gelée, volaille en daube, poule au riz).

Sont défendus, les poissons, les mollusques, les crustacés, le gibier, les fromages faits et les viandes saignantes.

Régime dans les maladies de l'estomac. — Le régime dans les maladies de l'estomac comprend des prescriptions générales et des régimes propres à chacune des maladies.

Les *Règles générales* ont été établies par Leube sous le nom de *Régime de Leube.*

Régime de Leube. — Leube établit quatre régimes dont voici l'énumération :

Le premier régime se compose de bouillon, de la solution de viande (*fleisch solution*), de lait, des œufs mollets et crus. Ce sont, pour Leube, les aliments les plus digestifs ; l'ordre dans lequel sont énumérées ces substances est, pour Leube, celui de leur digestibilité.

Pour les boissons, on devra prendre de l'eau pure ou légèrement chargée d'acide carbonique ; ce régime convient au début du traitement du catarrhe chronique de l'estomac.

Dans le second régime prennent place, et toujours dans l'ordre de leur digestibilité : la cervelle de veau bouillie, le ris de veau bouilli, le poulet bouilli, le pigeon bouilli ; on y ajoutera les bouillies au lait et les pieds de veau.

Dans le troisième régime, on ajoute à ces aliments le bifteck très saignant et le jambon cru. Leube insiste sur la préparation de ce bifteck ; il veut que l'on prenne un morceau de la cuisse qu'on a bien amolli et que l'on a raclé avec une cuiller, pour en retirer les parties les plus tendres, parties que l'on fait rôtir rapidement dans du beurre frais.

Le quatrième régime comprend un grand nombre d'aliments qui sont : le poulet rôti, le pigeon rôti, le chevreuil, la perdrix, le rosbif saignant (surtout froid), le veau rôti, le macaroni. On commencera, dans le quatrième régime, le vin, mais en très petite quantité. Très peu de légumes, très peu de salade, et surtout très peu de ces compotes de fruits qu'on a l'habitude en Allemagne de servir toujours avec le rôti.

Ulcère de l'estomac. — Régime lacté exclusif ; bicarbonate de soude, 30 à 40 gr. par jour (Debove) ; eau de chaux (de Lucca).

Catarrhe chronique de l'estomac. — Régime lacté ; eaux alcalines ; lait fermenté.

Dilatation de l'estomac. — Le traitement hygiénique de cette affection a été formulé par divers médecins. Voici les prescriptions de ces traitements :

a. *Traitement de Bouchard.* — Deux repas par jour séparés par un intervalle de 9 heures ou bien trois repas, 4 heures entre le premier et le second et 8 heures entre le deuxième et le troisième; repas pris lentement, mastication prolongée ; pas d'aliments liquides, croûte de pain ou pain grillé.

Déjeuner. Œuf a la coque. fruits cuits en marmelade.

Dîner. Viandes froides cuites, viandes chaudes braisées, des purées de viande, poisson bouilli, pâtes alimentaires, des crèmes, le riz au lait, des purées de légumes, des fromages, des compotes de fruits. Pour les fruits frais, quatre seuls sont permis : les fraises, les pêches, le raisin et les figues. Boire un verre et demi à chaque repas, jamais de vin rouge. Vin blanc coupé avec de l'eau d'Alet ; pas d'eaux minérales chargées d'acide carbonique.

b. *Traitement de Huchard.* — 300 gr. de boisson à chaque repas ; 7 heures entre les deux principaux repas ; pas de soupe liquide; pas de fruits, nourriture exclusive avec les viandes rôties, les œufs et les légumes.

c. *Traitement de Dujardin-Beaumetz.* — Il divise les malades atteints de dilatation de l'estomac en deux groupes : ceux qui ont de la diarrhée et ceux qui sont constipés.

Dilatation de l'estomac avec diarrhée : régime végétal composé de féculents de légumes et de fruits, pas de viande, ni œuf ; bière aux repas, 300 gr. à chaque repas. Sept heures entre les repas ; emploi des cachets médicamenteux suivants :

Salicylate de bismuth Salol Bicarbonate de soude	āā	10 gr.

En 30 cachets médicamenteux.

Dilatation de l'estomac avec constipation. — Même traitement que celui de Bouchard. Purgatifs salins et poudre laxative.

Dans les deux cas hydrothérapie. — Lavage de l'estomac, lorsque la dilatation est trop considérable.

Dyspepsies. — Distinguer trois cas: dyspepsie par exagération de sécrétion du suc gastrique; dyspepsie par défaut de sécrétion ; dyspepsie avec troubles sympathiques.

Dyspepsie par défaut de sécrétion. — Substances peptogènes, pain grillé, bouillon, mélange de bouillon et de lait (Herzen); pulpe de viande crue, poudre de viande, peptones, pepsine, limonade à l'acide chlorhydrique (Bouchard).

Acide chlorhydrique	4 gr.
Eau	1000 —

Un verre à la fin du repas.

Dyspepsie par exagération de sécrétion du suc gastrique. — Régime purement végétal, composé d'œufs, de féculents, de légumes et de fruits.

a) Les œufs seront très peu cuits et surtout à la coque.

b) Les féculents seront a l'état de purée, purée de pomme de terre, de haricots, de lentilles, farine de maïs, farine de marron, gruau d'avoine, gruau d'orge, pâtes alimentaires, macaroni et nouilles. Le tout surtout accommodé au maigre.

c) Légumes très cuits et surtout à l'état de purée, julienne en purée, purée de petits pois, salades très cuites, épinards, haricots verts.

d) Les fruits doivent être cuits en compote, sauf le raisin.

e) Le pain sera très cuit, pain grillé, croûte de pain.

f) *Boissons.* — Pas de vin pur, bière légère, ou lait. Ce dernier, coupé avec des eaux alcalines légères.

Dyspepsie avec troubles sympathiques. — Régime végétarien.

Régime des maladies de l'intestin. — Le régime comprend celui propre au traitement de la diarrhée et celui propre au traitement de la constipation.

Régime dans la diarrhée. — Lait, régime lacté exclusif, peptones et lait (Bazile Ferris); viande crue et poudres de viande, ceinture de flanelle, enduits imperméables, collodion (Drouet).

Régime dans la constipation. — Régime végétarien, pain de son, pain d'épice, fruits, pruneaux, raisins, cure de raisins, oranges et eaux alcalines, graine de moutarde, graine de lin, gymnastique abdominale, massage.

REPTILES. — On consomme parmi les reptiles la tortue, aliment nourrissant qui contient 16,25 de matière azotée pour 100.

SUCRES. — Ce sont des aliments hydrocarbonés nécessaires à la nutrition.

Le sang contient toujours un peu de sucre (glycémie physiologique), ce sucre est fourni par les aliments et par la matière glycogène hépatique.

Sucre de canne. — Se transforme en glycose dans l'intestin.

Sucre de raisin ou glycose. — Effets diurétiques (Dujardin-Beaumetz).

Glycose solide purifiée	750 gr.
Eau	250 —

Pour un litre de sirop à ajouter

Teinture de Zeste de citron Q. s. pour aromatiser.

Cinq cuillerées à bouche dans les 24 heures.

Sucre de lait ou lactose. — Action diurétique très considérable. 50 gr. de lactose par litre d'eau. Deux litres par jour (G. Sée).

Saccharine. — N'est pas un sucre, en donne l'illusion. C'est l'acide anhydro-ortho-sulfamine benzoïque. A besoin d'alcalins pour se dissoudre. 3 centigr. représentent 15 grammes de sucre. Cette substance n'est pas tonique. Utile dans le diabète.

THÉ. — Voir *Boissons aromatiques.*

VIANDES. — Ce nom est surtout attribué à la chair des mammifères. Voici la composition des principales viandes :

	Bœuf	Veau	Cochon	Chevreuil
Albumine soluble et hématine....	2,25	2,27	1,63	2,10
Musculine et analogues..........	15,21	14,30	15,50	16,68
Matières gélatinisant par la coction.	3,21	5,01	4,08	0,50
Graisses..........................	2,87	2,56	5,73	1,90
Matières extractives.................	1,39	1,27	1,29	2,52
Créatine............................	0,07	?	?	?
Cendres.............................	1,60	0,77	1,11	1,12
Eau.................................	73,39	73,75	70,66	76,17

Par rapport à leur valeur nutritive, la viande de chevreuil et celle de cheval occupent le premier rang. La digestibilité des viandes dépend de leur état de cohésion; — les viandes d'animaux jeunes sont plus digestibles que celles d'animaux vieux ; — digestibilité plus grande des poudres de viande et des viandes crues et cuites réduites à l'état de pulpe. — Emploi de pulpeurs mécaniques, pour rendre les viandes plus digestibles.

Viande crue. — Employer surtout la viande du mouton, la viande crue de bœuf pouvant donner le tænia. Très employée en thérapeutique; plusieurs modes d'administration. Se prépare soit en raclant la viande avec un couteau (pulpe de viande, soit en hachant très finement la viande).

Préparations culinaires. — Œufs brouillés à la viande crue. — Purée de pommes de terre à la viande crue. — Epinards à la viande crue. — Boullettes de viande crue.

Potage médicinal (Laborde). — Pulpe de viande, 25 à 50 gr. Incorporer dans une assiettée de potage au tapioca.

Préparations pharmaceutiques. — Comprennent des conserves, des loochs et des marmelades.

CONSERVE DE DAMAS (Adrian).

Filet de bœuf	60 gr.
Sel marin	1 —
Gelée de fruits (au gré du malade)	500 —

LOOCH A LA VIANDE CRUE (Yvon).

Viande crue	50 gr.
Amandes douces mondées	15 —
Amandes amères	1 —
Sucre blanc	16 —

Pilez dans un mortier de marbre, ajoutez la quantité d'eau nécessaire et faire une émulsion.

MARMELADE DE VIANDE (Laillier).

Viande crue râpée	100 gr.
Sucre pulvérisé	40 —
Vin de Bagnols	20 —
Teinture de cannelle	3 —

Indications. — Maladies consomptives, diarrhée chronique, suralimentation.

Inconvénients. — Production du tænia.

Poudres de viande. — Viande desséchée au-dessous de 100 degrés, puis réduite en poudre. Pour qu'une poudre de viande soit bonne, à l'examen microscopique, elle doit permettre de constater la présence de fibres striées, la présence de bactéries en trop grand nombre doit la faire repousser.

Fabrication domestique de poudre de la viande. — Prendre du bouilli froid, le hacher, dessécher ce hachis au bain-marie, réduire en poudre à l'aide d'un moulin à café.

Mode d'administration. — Mélange de la poudre de viande avec les aliments et les potages; poudre de viande en cachets; mélange de chocolat et de poudre de viande, en tablette ou à l'état liquide; mélange de poudre de viande et de farine de lentilles; mélange de poudre de viande et de légumes ou d'essence de légumes (cartouches alimentaires) (Hiern); mélange avec la kola (alimentation intensive, Hœckel).

Grogs à la poudre de viande.

Dans un bol verser :

Poudre de viande	2 cuillerées à bouche
Sirop de punch	3 cuillerées
Lait	Q. s.

pour faire du tout un mélange très liquide.

Indications. — Maladies consomptives, gavage et suralimentation (Debove, Dujardin-Beaumetz).

VIN. — Voir *Boissons alcooliques.*

TROISIÈME PARTIE

EAUX MINÉRALES

Dans cette troisième partie, nous donnons un résumé très succinct des principales eaux de la France et de l'étranger, suivant leur ordre alphabétique; c'est ce qui constitue le premier chapitre de cette troisième partie. Le second chapitre concerne les applications thérapeutiques de ces eaux. Ces indications ont été puisées presque entièrement dans l'article consacré à ce sujet dans notre *Dictionnaire thérapeutique*, article que l'on doit au Dr Campardon. Dans ce second chapitre, nous avons suivi l'ordre alphabétique non des eaux minérales, mais des maladies.

D. B.

A

ACQUI (Italie). — Altitude : 149 m. — Eaux froides et chaudes : T. 20 à 50°. — *Chlorurées sodiques, sulfureuses.* — Etablissements.

AIX (Bouches-du-Rhône). — Altitude : 204 m. — Eaux tièdes et chaudes : T. 21 à 36°. — *Minéralisation par litre :* 0,2258 à 0,5176, dont 0,1072 à 0,2416 de carbonate de chaux : *Indéterminées, thermales simples.* — *Durée de la saison :* toute l'année.

AIX (Savoie). — Altitude : 250 m. — Eaux très chaudes : T. 45 à 46°,5. — *Sulfurées calciques faibles :* 0,41, dont 0,20 de carbonates alcalins, 0,22 de sulfates alcalins. — Du 15 mai au 1er novembre. Etablissements.

AIX-LA-CHAPELLE (Allemagne, Prusse). — Altitude : 173 m. — Eaux très chaudes : T. 45 à 55°. — *Chlorurées sulfurées :* 4 gr. 0791 dont 2,616 de chlorure de sodium, 0,0136 de sulfure de sodium, 0,2836 de sulfate de soude. — Etablissements très complets. 1er mai au 1er octobre.

ALBAN (Saint-) (Loire). — Altitude : 407 m. — Eaux froides : T. 17°,2. — *Ferrugineuses bicarbonatées.* — Etablissements. Inhalation de gaz acide carbonique. — 1er juin au 1er octobre. — Eaux d'exportation.

ALBANO (Italie). — Altitude : 13 mètres. — Eaux très chaudes : T. 81 à 86°. — *Chlorurées sodiques :* 6 gr., dont 3 gr. 8 de chlorure de sodium. — Établissements. Avril à octobre.

ALET (Aude). — Altitude : 210 m. — Eaux tièdes : T. 20 à 29°. — *Bicarbonatées calciques faibles* (1 source ferrugineuse). — 0,5750 dont 0,1681 de bicarbonate de magnésie. — Etablissement suffisamment installé. Toute l'année.

ALHAMA-DE-ARAGON (Espagne). — Altitude : 684 m. — Eaux chaudes : T. 33°. — *Thermales simples, peu minéralisées :* 0,612 dont 0,135 de carbonate de chaux. — Etablissement. Toute l'année.

ALHAMA-DE-MURCIE (Espagne). — Altitude : 236 m. — Eaux froides et chaudes : T. 19 à 45°. — *Sulfatées calciques, ferrugineuses, bicarbonatées* ou *sulfurées calciques.* — Etablissement. 2 saisons.

ALLEVARD (Isère). — Altitude : 475 m. — Eaux tièdes : T. 24°,2. — *Sulfurées calciques :* 0,599, et 0 l. 052 d'acide sulfhydrique. — Salles d'inhalations. 1er mai au 1er octobre.

ALTWASER (Prusse). — Altitude : 467 m. — Eaux froides : T. 8°7. — *Ferrugineuses bicarbonatées.* — Etablissement. 20 mai au 30 septembre.

AMÉLIE-LES-BAINS (Pyrénées-Orientales). — Altitude : 276 m. — Eaux chaudes : T. 36 à 61°. — *Sulfurées sodiques :* 0,314, dont 0,0396 de sulfure de sodium. — Trois établissements. Toute l'année.

AMPHION (Haute-Savoie). — Altitude : 400 m. — Eaux froides T. 8 à 13°. — *Bicarbonatées mixtes ou ferrugineuses.* — Etablissement. 15 juin au 15 septembre.

ANDABRE (Aveyron). — Altitude : 450 m. — Eaux froides : T. 10°. — *Bicarbonatées sodiques (source ferrugineuse)* : 2,3806, dont 1,8288 de bicarbonate de soude, 0,2850 bicarbonate de chaux, 0,2345 bicarbonate de magnésie; acide carbonique 0 l. 0011. — Etablissement hydrothérapique. 15 juin au 30 octobre.

ANTOGAST (Bade). — Altitude : 520 m. — Eaux froides : T. 10°. — *Ferrugineuses bicarbonatées.* — Etablissement. 1er mai au 30 septembre.

AQUEDA (Santa-) (Espagne). — Altitude : 220 m. — Eaux froides : T. 18 à 21°. — *Sulfurées calciques et ferrugineuses.* — Etablissements. 15 juin au 15 septembre.

ARCHENA (Espagne, Murcie). — Altitude : 130 m. — Eaux froides : T. 5° 205. — *Chlorurées sulfurées :* 4 gr. 1176, dont 2,5574 de chlorure de sodium. — 38,3 d'acide sulfhydrique. — Etablissement. 2 saisons d'été, avril à juillet, septembre à décembre.

ARECHAVALETA (Espagne). — Altitude : 235 m. — Eaux froides : T. 15 à 17°. — *Sulfurées calciques.* — Etablissement. 15 juin au 15 septembre.

ARÈNE (Hérault). — Altitude : 287 m. — Eaux tièdes : T. 28°. — *Bicarbonatées mixtes :* 0,3551, dont 0,1672 de bicarbonate de chaux, et 0,0002 d'arséniate de soude. — Eau de table.

ARGELÈS-GAZOST. — V. *Gazost.*

ARNEDILLO (Espagne). — Altitude : 321 m. — Eaux très chaudes : T. 52°,5. — *Chlorurées sodiques :* 7 gr. 53, dont 5 gr. 1 de chlorure de sodium. — Etablissement. 15 juin au 15 septembre.

ARNSTADT (Allemagne, Thuringe). — *Chlorurée sodique :* 4,95 dont 3,71 de chlorure de sodium. — Etablissement. Toute l'année.

AUDINAC (Ariège). — Eaux tièdes : T. 22°. — *Sulfatées calciques :* 1,983, dont 1,117 de sulfate de chaux. — Deux établissements. Mai à octobre.

AULUS (Ariège). — Eaux froides et tièdes : T. 17 à 20°. — *Sulfatées calciques :* 2,33 dont 1,816 de sulfate de chaux. — Etablissements. 15 mai au 15 octobre.

AUTEUIL. — Eaux froides. — *Sulfatées ferrugineuses :* 3,225 dont 1,740 de sulfate de chaux, et 0,7150 de sulfate d'alumine et de protoxyde de fer.

AX (Ariège). — Altitude : 710 m. — Eaux froides et chaudes : T. 17 à 77°,5. — *Sulfurées sodiques :* 0,26, dont 0,021 de sulfure de sodium. — Établissements. 15 juin au 30 septembre.

B

BADEN (Suisse, Argovie). — Altitude : 360 m. — Eaux très chaudes : T. 48°,6 à 51°. — *Chlorurées sulfatées :* 4,3514, dont 1,414 de sulfate de chaux, et 1,698 de chlorure de sodium. — Pas d'établissement, mais hôtels aménagés. Du 1er mai au 15 octobre.

BADEN-BADEN (Allemagne). — Altitude : 205 m. — Eaux très chaudes : T. 47 à 68°. — *Chlorurées sulfatées :* 2,31, dont 1,60 de chlorure de sodium, et 0,30 de sulfate de chaux, et 13 cc. d'acide carbonique. — Établissements. Du 1er juin au 15 septembre.

BADEN (Autriche). — Altitude : 212 m. — Eaux chaudes : T. 28 à 36°. — *Chlorurées sulfatées :* 0,1685, dont 0,734 de sulfate de chaux, 0,301 de sulfate de soude, 0,255 de chlorure de sodium, 0,230 de chlorure de magnésium. — Établissements. 1er mai au 1er octobre.

BAGNÈRES-DE-BIGORRE (Hautes-Pyrénées). — Altitude : 550 m. — Eaux froides et chaudes : T. 18 à 51°,2. — *Sulfurées sodiques, sulfatées calciques :* 2,6, dont 1 gr. de sulfate de chaux, 0,1814 de chlorure de sodium, 0,0178 de sulfate de sodium. — Établissements. Toute l'année.

BAGNÈRES-DE-LUCHON. — V. *Luchon.*

BAGNOLES (Orne). — Altitude : 163 m. — Eaux froides et tièdes : T. 12 à 27°. — *Indéterminées, faiblement métalliques, chlorurées sodiques et ferro-manganésienne.* Du 15 mai au 1er octobre.

BAGNOLS (Lozère). — Altitude : 860 m. — Eaux chaudes : T. 35 à 42°. — *Sulfurées calciques faibles :* 0,6132, dont 0,22 de bicarbonate de soude, et 0,14 de chlorure de sodium. — 1 cent. cube 7 d'acide sulfurique. — Deux établissements. 1er juin au 15 septembre.

BAINS (Vosges). — Altitude : 306 m. — Eaux chaudes : T. 30 à 50°. — *Indéterminées thermales simples :* 0,20 à 0,30 (sulfate et carbonate de soude, chlorure de sodium). — Établissement, buvette, bains, piscine, douches. 15 mai au 15 septembre.

BALARUC (Hérault). — Altitude : 23 m. — Eaux très chaudes : T. 48°. — *Chlorurées sodiques :* 10 gr., dont 7,04 de chlorure de sodium. — Établissement avec buvettes, bains, douches, étuve, bain de vapeur, bains de boue. Toute l'année.

BALATON-FURED. — V. *Fured.*

BANAS DE MONTEMAYOR. — V. *Montemayor.*

BARBAZAN (Haute-Garonne). — Altitude : 450 m. — Eaux froides : T. 19°,6. — *Sulfatées calciques froides, ferrugineuses :* 2,0385, dont 1,5040 de sulfate de chaux, 0,0015 d'oxyde de fer. — Etablissements : buvette, bains, douches. 1er juin au 15 octobre.

BARBOTAN (Gers). — Altitude : 80 m. — Eaux chaudes : T. 26 à 38°. — *Eaux ferrugineuses bicarbonatées.* — Etablissement : eaux minérales. 1er juin au 30 septembre.

BARÈGES (Hautes-Pyrénées). — Altitude : 1280 m. — Eaux froides et chaudes : T. 18 à 44°. — *Sulfurées sodiques fortes :* 0,30, dont 0,034 de sulfure de sodium. — Etablissements : bains, douches, piscine, buvette. 15 juin au 15 septembre.

BARZUN-BARÈGES (Hautes-Pyrénées). — Altitude : 1,200 m. — Eaux tièdes : T. 29°. — *Sulfurées sodiques.*

BATH (Angleterre). — Niveau de la mer. — Eaux chaudes : T. 43 à 47°. — *Sulfatées calciques.* — Automne et printemps.

BATTAGLIA (La) (Italie). — Altitude : 15 m. — Eaux très chaudes : T. 58 à 68°. — *Chlorurées sodiques.*

BAUCHE (la) (Savoie). — Altitude : 480 m. — Eaux froides : T. 12°. — *Ferrugineuses, bicarbonatées mixtes :* 0,40 de bicarbonates alcalins, 0,17 de protoxyde et de crénate de fer. — Etablissement : buvette. 1er juin au 1er septembre.

BELLEVILLE (Paris). — *Source sulfurée calcique froide.* Inusitée.

BEN-HAROUN (Algérie). — Eaux froides : T. 17°,5. — *Bicarbonatées sulfatées :* Eaux de table.

BERINGERBAD (Allemagne, Saxe). — *Eaux chlorurées calciques et sodiques.*

BERKA (Allemagne, Weimar). — *Eaux sulfatées calciques.*

BERTRICH (Prusse Rhénane) — Altitude : 144 m. — Eaux chaudes : T. 33°. — *Sulfatées sodiques moyennes :* 1,7675, dont 0,9210 de sulfate de soude. — Etablissement : buvette, bains, douches. 15 mai au 15 septembre.

BEX (Suisse, canton de Vaud). — Altitude : 400 m. — Eaux froides : T. 10 à 12°. — *Sulfatées calciques et chlorurées sodiques.* — Etablissement : bains. 15 mai au 30 septembre.

BIBRA (Allemagne, Saxe). — Eaux froides : T. 14°. — *Chlorurées magnésiennes :* 0,293, dont 0,076 de chlorure de magnésium.

BILIN (Bohême). — Altitude : 600 m. — Eaux froides : T. 11°,1 à 12°. — *Bicarbonatées sodiques :* 5,33 à 3,36 du bicarbonate de soude. — Eaux d'exportation.

BIRMENSTORFF (Suisse, Argovie). — Altitude : 539 m. — Eaux froides : T. 10°,2. — *Sulfatées magnésiques :* 32,61, dont 22,01 de sulfate de magnésie, 7,08 de sulfate de soude, et 1,116 de chlorure de magnésium. — Eau purgative.

BOCKLET (Bavière). — Altitude : 181 m. — Eaux froides : T. 10 à 15°. — *Ferrugineuses, bicarbonatées ou sulfureuses.*

BONDONNEAU (Drôme). — Altitude : 140 m. — Eaux froides : T. 10° — *Bicarbonatées mixtes :* 0,602, dont 0,300 de bicarbonates de chaux et de magnésie. — Etablissement : bains, lotions, douches. Mai à octobre.

BORCET (Burtscheid) (faubourg d'Aix-la-Chapelle). — V. cette eau.

BORNIO (Italie). — Altitude : 1340 à 1448 m. — Eaux froides et chaudes : T. 16 à 40°. — *Sulfatées calciques.* — Etablissement. 15 juin au 30 septembre.

BORSZEK (Autriche, Transylvanie). — Altitude : 800 m. — Eaux froides : T. 9°. — *Bicarbonatées calciques ferrugineuses :* 4,238, dont 2,454 de carbonate de chaux, 1,264 de carbonate de soude, 1,140 de carbonate de magnésie, et 0,122 de carbonate de fer. — Etablissement : bains, douches.

BOULOU (le) (Pyrénées-Orientales). — Altitude : 84 m. — Eaux froides : T. 16 à 17°. — *Bicarbonatées sodiques.* — 1er mai au 15 octobre.

BOURBON-LANCY (Saône-et-Loire). — Altitude : 240 m. — Eaux très chaudes : T. 46 à 56°. — *Chlorurées sodiques :* 2,27, dont 1,30 de chlorure de sodium. — Etablissement : buvette, bains, piscine, douches étuves. 15 mai au 15 septembre.

BOURBON-L'ARCHAMBAULT (Allier). — Altitude : 270 m. — Eaux très chaudes et froides : 52° et 12°,8. — *Chlorurées sodiques :* 4,35, dont 2,24 de chlorure de sodium, et 1,33 de bicarbonates alcalins. — Etablissements : buvette, bains, piscines, douches, boues. 1er juin au 15 septembre.

BOURBONNE-LES-BAINS (Haute-Marne). — Altitude : 304 m. — Eaux très chaudes : T. 55 à 65°. — *Chlorurées sodiques fortes :* 7,54, dont 5,8 de chlorure de sodium, 0,40 de chlorure de magnésium, 0,06 de bromure de sodium. — Etablissement : buvettes, bains, douches d'eau et de vapeur, boues. 15 juin au 15 octobre.

BOURBOULE (la) (Puy-de-Dôme). — Altitude : 846 m. — Eaux froides et très chaudes : T. 19°1 à 60°. — *Chlorurées bicarbonatées (arsenicales) :* 6,46951, dont acide carbonique libre et combiné 1,7654, acide chlorhydrique 1,8517, acide arsénique 0,01081. Etablissement : buvette, bains, douches, inhalations. Du 1er juin au 15 septembre.

BRIDES (Savoie). — Altitude : 570 m. — Eaux chaudes : T. 35°. — *Chlorurées sulfatées :* 5,68, dont 2,35 de sulfate de chaux, 1,22 de chlorure de sodium. — Etablissement : buvette, piscines, bains, douches, inhalations. 1er juin au 1er octobre.

BRUCOURT (par Dives. Calvados). — Eau ferrugineuse, magnésienne et gazeuse. — Exportation.

BRUCKENAU (Bavière). — Altitude : 305 m. — Eaux froides : T. 10°. — *Ferrugineuses, bicarbonatées ou bicarbonatées calciques.* — Etablissement : boues minérales. 15 juin au 15 septembre.

BUDA-PESTH. — V. *Ofen*.

BUSOT (Espagne). — Niveau de la mer. — Eaux chaudes : T. 41°. — *Sulfatées calciques.* — Mai et juin, septembre et octobre.

BUSSANG (Vosges). — Altitude : 624 m. — Eaux froides : T. 13°. — *Bicarbonatées mixtes ferrugineuses :* 1,27 de bicarbonates de soude, de chaux, de magnésie. 0,095 de protoxyde et de crénate de fer. — Eau de table. 15 mai au 15 septembre.

BUXTON (Angleterre). — Altitude : 304 m. — Eaux thermales : T. 26 à 28°. — *Bicarbonatées calciques.* — Etablissement : piscine. 15 mai au 15 octobre.

C

CADÉAC (Hautes-Pyrénées). — Altitude : 725 m. — Eaux froides : T. 13°,5 à 15°,65. — *Sulfurées sodiques :* 0,4480, dont 0,0750 de sulfure de sodium, et 0,1180 de chlorure de sodium. — Etablissement : bains, douches, boissons, inhalations. 1er juillet au 1er octobre.

CALDAS DE CUNTÈS (Espagne). — Altitude : 164 m. — Eaux froides et chaudes : T. 17 à 55°. — *Sulfatées sodiques ou sulfurées sodiques.* — Etablissement. 1er juin au 30 septembre.

CALDAS DE MOMBREY (Espagne). — Altitude : 210 m. — Eaux très chaudes : T. 75 à 70°. — *Chlorurées sodiques :* 1,14, dont 0,98 de chlorure de sodium. — Etablissement. 1er mai au 15 juillet, 15 septembre au 15 octobre.

CALDAS DE OVIEDO. — V. *Oviedo*.

CALDAS DE REYES (Espagne). — Altitude : 47 m. — Eaux chaudes : T. 30 à 45°. — *Chlorurées sodiques sulfureuses.* — Etablissement. 1er juin au 30 septembre.

CAMBO (Basses-Pyrénées). — Altitude : 62 m. — Eaux froides : T. 21°. — *Sulfurées calciques :* 2,0531, dont sulfate de magnésie 0,4960, sulfate de chaux 0,9300. — Etablissement : boissons, bains. Avril à octobre.

CAMOINS-LES-BAINS (Bouches-du-Rhône). — Eaux froides : T. 15°. — *Sulfatées calciques* : 1,536, dont 1,010 de sulfate de chaux. — Etablissement : buvette, douches, bains. 15 mai au 15 octobre.

CANNSTATT (Wurtemberg). — Altitude : 221 m. — Eaux froides : T. 15 à 21°,5. — *Chlorurées sodiques sulfureuses* : 5 gr., dont 2,15 de chlorure de sodium. — Etablissement. 15 mai au 15 octobre.

CAPVERN (Hautes-Pyrénées). — Altitude : 400 m. — Eaux tièdes : T. 24°. — *Sulfatées calciques*. Etablissements : bains, douches, boisson. 15 mai au 1er novembre.

CARABANA (Espagne, province de Madrid). — *Eau sulfatée sodique magnésienne*. — T. 15°. — Etablissement thermal. Eau exportée.

CARCANIÈRES (Ariège). — Altitude : 700 m. — Eaux chaudes : T. 26 à 56°. — *Sulfurées sodiques* : 0,001 à 0,017 de sulfure de sodium par litre. — Etablissements : buvette, bains, douches. Juin à septembre.

CARLSBAD (Bohême). — Altitude : 384 m. — Eaux chaudes et très chaudes : T. 30 à 73°. — *Bicarbonatées chlorurées sulfurées* : en moyenne 5,5168, dont 1,298 de carbonate de soude, 2,4053 de sulfate de soude, 1,0418 de chlorure de sodium. — Etablissements : buvette, bains, douches. 15 avril au 15 octobre.

CASTELLAMARE DI STABIA (Italie). — Eaux froides : T. 19°,2. — *Chlorurées, bicarbonatées sulfureuses*. — Toute l'année.

CASTÉRA-VERDUZAN (Gers). — Eaux tièdes : T. 24 à 25°. — *Sulfurées calciques faibles* : 1,30026, dont 0,00056 de sulfure de calcium. — Etablissement : buvette, bains. Du 1er juin au 15 octobre.

CAUTERETS (Hautes-Pyrénées). — Altitude : 932 m. — Eaux chaudes : 24 à 56°. — *Sulfurées sodiques* : 0,22, dont 0,018 à 0,023 de sulfure de sodium. — Etablissements : buvettes, bains, douches, inhalations. 1er juin au 1er octobre.

CAUVALAT (Gard). — Altitude : 260 m. — Eaux froides : T. 15°. — *Sulfurées calciques* : 1,799, dont 0,019 de sulfure de calcium. — Etablissements : buvette, bains. 1er mai au 1er novembre.

CELLES (Ardèche). — Eaux froides et tièdes : T. 13 à 25°. *Bicarbonatées mixtes* : 1,887, dont 0,700 de carbonates alcalins. — Etablissements : bains, inhalations, buvette. Juillet à septembre.

CESTONA (Espagne). — Eaux chaudes : T. 31°. — *Chlorurées sodiques* : 8 gr., dont 5 de chlorure de sodium et 1,8 de sulfate de chaux. — Etablissement. 15 juin ou 15 septembre.

CHABETOUT (Puy-de-Dôme). — Eaux froides : T. 14°. — *Bicarbonatées mixtes* : 3,105, dont 1,886, de bicarbonate de soude, et 1,278 de bicarbonate de chaux. — Petit établissement : buvette, bains, douches.

CHALLES (Savoie). — Altitude 260 m. Eaux froides : T. 14°. — *Sulfurées sodiques fortes* : 1,023887, dont 0,1972, de soufre total. — Eau de table. — Établissement : buvette, bains, douches, inhalations. 1er mai au 31 octobre.

CHAMBON (Puy-de-Dôme). — Eaux froides. — *Bicarbonatées mixtes* : 1,5184, dont 1,33 de bicarbonates. — Pas d'établissement.

CHARBONNIÈRES (Rhône). — Altitude : 301 m. — Eaux froides : *Ferrugineuses bicarbonatées*. — Eau de table. — Établissement : bains.

CHATEAU-GONTIER (Mayenne). — Altitude : 500 m. — Eaux froides : T. 70°. — *Ferrugineuses bicarbonatées*.

CHATEAUNEUF - LES - BAINS (Puy-de-Dôme). — Altitude : 382 m. — Eaux froides et chaudes : T. 13 à 38°. — *Sulfureuses, ferrugineuses*. — Établissements. 1er juin au 15 octobre.

CHATELDON (Puy-de-Dôme). — Altitude : 350 m. — Eaux froides : T. 11° — *Bicarbonatées sodiques*. 1,851 dont 1,50 de bicarbonates alcalins. — Eau de table. 15 mai au 1er octobre.

CHATEL-GUYON (Puy-de-Dôme). — Altitude : 360 m. — Eaux tièdes et chaudes : T. 27 à 33°. — *Bicarbonatées chlorurées* : 6,94 dont 1,75 de chlorure de sodium, 0,62 de bicarbonate de soude, 2,01 de bicarbonate de chaux, 0,04 à 0,05 de carbonate de fer, et 0,276 d'acide carbonique. — Eau laxative. — Établissements : buvette, bains, piscine, douches. 15 mai au 15 octobre.

CHATENOIS (Bas-Rhin). — Eaux froides : *Chlorurées sodiques et sulfureuses* : 4,214 dont 3,200 de chlorure de sodium et 0,086 de sulfate de soude. — Eau de table.

CHAUDES (Eaux-). — V. *Eaux-Chaudes*.

CHAUDESAIGUES (Cantal). — Altitude : 650 m. — Eaux très chaudes. T. 51 à 81°. — *Indéterminées thermales simples* : 0,81, dont 0,53 de carbonates alcalins. — Établissements : boissons, bains, douches, étuves. Du 15 mai au 15 septembre.

CHAUFONTAINE (Belgique, Liège). — Eaux chaudes : T. 33°. — *Ferrugineuses*.

CHAUMONT (Maine-et-Loire). — Eaux froides. — *Bicarbonatées ferrugineuses* : 0,400, dont 0,067 de bicarbonates alcalins, 0,150 de chlorure de sodium, 0,017 de bicarbonate de fer.

CHAVES (Portugal, Tras-os-Montes). — Eaux très chaudes : T. 54°. — *Sulfureuses*. — Établissements : buvette, bains.

CHELTENHAM (Angleterre, Glocester). — Altitude : 100 m. Eaux froides : T. 7 à 19°. *Chlorurées sodiques* : 5,5405 à 9,780,8 dont 3,0808 à 5,7975 de chlorure de sodium. — Établissements : buvette. 15 mai au 15 octobre.

CHEMILLÉ (Maine-et-Loire). — Eaux froides. — *Ferrugineuses carboniques :* 0,280, dont 0,017 de bicarbonate de fer, et 0,033 de bicarbonates alcalins.

CHEZAH (Algérie, Oran). — Eaux froides. — *Chlorurées sodiques :* 5,02, dont 2,66 de chlorure de sodium, et 0,70 de sulfate de chaux.

CHIANCIANO (Italie, Toscane). — Altitude : 458 m. — Eaux froides et chaudes : T. 21 à 39°. — *Sulfatées calciques :* 2,400. dont 0,939 de sulfate de chaux, 0,458 de sulfate de soude, 0,131 de sulfate de magnésie, et 0,035 de carbonate de fer. — Établissement : buvette, bains.

CHICHIMEQUILLO (Mexique). — Eaux très chaudes : T. 96°4.

CHICLANA (Espagne, Cadix). — Altitude : 9 m. — Eaux tièdes : T. 18°,75. — *Sulfatées calciques moyennes, sulfureuses faibles* — Établissements : bains, buvette. 15 mai au 30 juin, 1er septembre à fin d'octobre.

CHICKS SPRING'S (États-Unis, Caroline). — Eaux froides. *Sulfureuses faibles, ferrugineuses faibles.*

CHITIGNANO (Italie). Altitude : 250 m. — Eaux froides : T. 12 à 14°. — *Ferrugineuses bicarbonatées.* — Eaux d'exportation.

CIVILLINA (Italie, Vénétie). — Eaux froides. — *Ferrugineuses sulfatées :* 0,404, dont 0,161 de sulfate de fer.

CIVITA-VECCHIA (Italie). — Bains *sulfureux et thermaux.*

CLAVÉE (la) (Vienne). — Eaux froides. — *Ferrugineuses, sulfurées, carboniques :* 0,349, dont 0,0029 de sulfure de sodium, 0,066 de carbonate de protoxyde de fer, et 0,139 de carbonate de chaux.

CLERMONT-FERRAND (Puy-de-Dôme). — Eaux froides et tièdes. — *Ferrugineuses et carboniques :* 3,173 à 4,965, dont 0,944 à 1,375 de bicarbonate de chaux, et 0,028 à 0,033 de bicarbonate de fer. — Établissements : buvettes, bains.

CLIFTON (Angleterre, Bristol). — Eaux tièdes : T. 23°. — *Carboniques, amétallites :* 0,6280, dont 0,2524 de carbonate de chaux. — Établissements : buvette, bains, piscine. — Toute l'année.

CLIFTON SPRINGS (États-Unis, Ontario). — Eaux froides T. 11°. — *Sulfureuses.*

COAMO (Grandes Antilles). — Eaux chaudes. — *Sulfureuses.*

COCONUCO (Amérique du Sud, Nouvelle-Grenade). — Eaux très chaudes : T. 72°8. — *Bicarbonatées sodiques et sulfurées.* — Grande quantité de gaz sulfhydrique et carbonique.

COINER'S (États-Unis, Virginie). — Eaux tièdes. — *Sulfureuses.*

COISE ou **COÈZE** (Savoie). — Altitude : 270 m. — Eaux froides : T. 12°. — *Bicarbonatées sodiques :* 0,9142, dont 0,8136 de bicarbonate de soude.

COLD (États-Unis, Virginie). — *Eaux sulfureuses.*

COLLIOURE (Pyrénées-Orientales). — Niveau de la mer. — Eaux tièdes. — *Bicarbonatées, ferrugineuses et carboniques.*

COLOMBAJO (Italie, Toscane).— Eaux froides : T. 18°. — *Sulfatées calciques :* 0,544, dont 0,394 de sulfate de chaux. — Établissement.

COMPANS (Seine-et-Marne). — Eaux froides. — *Sulfurées calciques et sulfureuses :* 0,4690, dont 0,0290 de sulfures de calcium et de magnésium.

CONDILLAC (Drôme). — Altitude : 100 m. — Eaux froides : T. 13°. — *Bicarbonatées calciques moyennes, carboniques fortes :* 2,240, dont 1,35 de bicarbonate de chaux. — Eau de table. — Établissement : buvettes, bains, douches. 15 mai au 15 octobre.

CONSTANTINOGORSK (Russie d'Europe, Caucase). — Eaux froides et chaudes : T. 17 à 41°. — *Sulfatées sodiques, ferrugineuses et sulfureuses.* — Établissement.

CONTREXÉVILLE (Vosges). — Altitude : 350 m. — Eaux froides : T. 11°. — *Bicarbonatées sulfatées :* 2,88, dont 1,22 de sulfate de chaux, 0,292 de sulfate de soude et de magnésie, 0,789 de bicarbonates de chaux et de magnésie. — Eau de table. — Établissement : buvette, bains, douches. 1er juin au 15 septembre.

COOPER'S WELL (États-Unis, Mississipi). — Eaux froides. — *Sulfatées calciques ferrugineuses :* 1,3593, dont 0,1639 de sulfate de soude, 0,4509 de sulfate de chaux, 0,0172 de peroxyde de fer.

CORDÉAC (Isère). — Eaux froides : T. 14°,5. — *Chlorurées sodiques :* 0,7500, dont 0,7144 de chlorure de sodium et de bicarbonate de soude.

CORENC (Isère). — Eaux froides. — *Chlorurées sodiques :* 4,807, dont 1,420 de chlorure de sodium.

CORMONS (Autriche, Illyrie). — Eaux froides : T. 14°,5. — *Chlorurées calciques :* 1,300, dont 0,771 de chlorure de calcium.

CORNELLA DE LA RIVIÈRE (Pyrénées-Orientales). — Eaux froides : T. 17°. — *Bicarbonatées, ferrugineuses, carboniques.*

CORTEGADA (Espagne). — Eaux chaudes : T. 40°. — *Sulfureuses sodiques.* — Buvettes, bains. 1er juillet au 30 septembre.

COS (île de). — *Eaux chlorurées sodiques :* 3,720, dont 2,230 de chlorure de calcium.

COUCHONS (Pyrénées-Orientales). — Eaux froides. — *Ferrugineuses.*

COUDES (Puy-de-Dôme). — Eaux froides : T. 14°,7. — *Chlorurées sodiques, bicarbonatées et carboniques :* 2,303 à 3,473, dont 0,600 à 1,030 de chlorure de sodium, 0,620 à 0,926 de bicarbonate de soude, 0,513 à 0,732 de bicarbonate de chaux, 1,620 à 2,098 d'acide carbonique libre.

COURMAYEUR (Italie, Aoste). — Altitude : 1215 m. — Eaux tièdes : T. 13 à 21°. — *Bicarbonatées calciques moyennes et ferrugineuses faibles et carboniques fortes :* 2,0475, dont 1,3356 de bicarbonate de chaux. — Etablissement : buvette. 15 juin au 1er septembre

COURPIÈRE (Puy-de-Dôme). — Eaux froides : T. 14°. — *Bicarbonatées sodiques, ferrugineuses :* 4,444, dont 2,6154 de bicarbonate de soude, 0,0415 de bicarbonate de fer.

COURRIÈRE (la). V. *Durtal.*

COURS (Gironde). — Eaux froides : T. 13°,8. — *Bicarbonatées calciques ferrugineuses :* 0,233, dont 0,184 de bicarbonate de chaux et 0,030 de bicarbonate de protoxyde de fer.

COURTOMER (Orne). — Eaux froides. — *Ferrugineuses et carboniques.*

COUZAN. — V. *Sail-sous-Couzan.*

CRANSAC (Aveyron). — Altitude : 300 m. — Eaux froides : T. 11°. — 4,100, dont 2,84 de sulfates alcalins. — Etablissement voisin : buvette, bains. 15 juin au 1er octobre.

CRAVEGGIA (Italie, Piémont). — Eaux tièdes : T. 27°. — *Sulfatées sodiques :* 0,337, dont 0,197 de sulfate de soude.

CRÈCHES (Saône-et-Loire). — Eaux froides. — *Sulfatées calciques, ferrugineuses et carboniques :* 0,577, dont 0,270 d'acide carbonique, 0,071 d'acide sulfhydrique, 0,023 de protoxyde de fer, 0,130 de chaux.

CREDO (Gironde). — Eaux froides : T. 13°. — *Bicarbonatées ferrugineuses :* 0,230, dont 0,137 de carbonate de chaux, 0,012 de carbonate de fer.

CREUTZNACH (Prusse). — Altitude : 110 m. — Eaux froides et chaudes : T. 12 à 30°,5. — *Chlorurées sodiques :* 11,838, dont 9,520 de chlorure de sodium. — Etablissements : buvette, bains, douches, boues. 1er mai au 30 septembre.

CRONTHAL. — V. *Kronthal.*

CUBA (Amérique). — Eaux chaudes : T. 22 à 35°. — *Sulfureuses.*

CUDOWA (Allemagne, Prusse). — Altitude : 368 m. — Eaux froides : T. 12°. — *Bicarbonatées sodiques, ferrugineuses et carboniques moyennes :* 2,838, dont 1,148 de bicarbonate de soude, 0,255 de carbonate de fer, 4055 cc. de gaz acide carbonique. — Etablissement.

CUMBAL (Amérique du Sud). — Eaux très chaudes. — *Sulfureuses.*

CUSSET (Allier). — Altitude : 277 m. — Eaux froides : T. 16°,8. — *Bicarbonatées sodiques* : 8,8, dont 5 de bicarbonate de soude. — Établissement : bains, douche. 1er avril au 1er octobre.

D

DANEVERT (Suède). — Eaux froides. — *Ferrugineuses bicarbonatées.*

DARUVAR (Autriche, Esclavonie). — Eaux chaudes : T. 40 à 47°. — *Bicarbonatées mixtes* : 0,342 dont 0,205 de carbonate de chaux.

DAX (Landes). — Altitude : 40 m. — Eaux chaudes : T. 47 à 64°. — *Sulfatées calciques* (boues minérales). 1,02 dont 0,35 de sulfate de chaux, 0,16 de sulfate de magnésie. — Établissements : bains, douches, boues. Toute l'année.

DEINACH (Empire d'Allemagne, Wurtemberg). — Eaux froides. — *Bicarbonatées mixtes.*

DEI VEGRI (Italie, Vicence). — Eaux froides : T. 10°. — *Sulfatées, salines et ferrugineuses* : 0,4679 dont 0,40232 de sulfate de magnésie. — Établissement : buvette.

DENIS-LÈS-BLOIS (Saint-)(Loir-et-Cher). — Eaux froides : T. 12°,2. — *Bicarbonatées ferrugineuses, carboniques et sulfureuses faibles.*

DESAIGNES (Ardèche). — Eaux froides. — *Bicarbonatées sodiques* (gazeuses). — 5,246 dont 4,130 de bicarbonate de soude. — 1 litre 25 d'acide carbonique. — Eaux de table.

DIEMERINGEN (Alsace-Lorraine). — Eaux froides : T. 12°. — *Chlorurées sodiques.*

DIEU-LE-FIT (Drôme). — Altitude : 363 m. — Eaux froides — *Bicarbonatées calciques* : 1,9058, dont 1,494 de bicarbonate de chaux.

DIEZGO (Espagne). — Eaux froides : T. 15°. — *Bicarbonatées sodiques.*

DIGNE (Basses-Alpes). — Eaux chaudes : T. 25 à 46°,2. — *Sulfurées calciques* : 4,350, dont 1,785 de chlorure de sodium, 0,925 de sulfate de soude. — Établissement : buvette, bains.

DINAN (Côtes-du-Nord). — Altitude : 18 m. — Eaux froides 12 à 18°. — *Ferrugineuses bicarbonatées.*

DINKHOLD (Allemagne, Nassau). — *Bicarbonatées calciques* 1,275, dont 0,410 de carbonate de chaux, et 0,189 de sulfate de soude.

DINSDALE (Angleterre, York). — Eaux froides : T. 11°. — *Sulfatées calciques* : 1,610 de matières fixes et 450 cent. cub. d'hydrogène sulfuré.

DIPSO (Grèce, ile de Négrepont). — Eaux chaudes et très chaudes : T. 24 à 76°. — *Chlorurées sodiques* : 6.399, dont 4,969 de chlorure de sodium. — Etablissement. 1er mai au 15 septembre.

DIZENBACH (Allemagne, Wurtemberg). — Eaux froides. — *Carbonatées calciques*. — Etablissements hydrothérapiques.

DOBBELBAD (Autriche, Styrie). — Eaux chaudes : T. 28 à 35°. — *Ferrugineuses bicarbonatées* : 0,414, dont 0,232 de carbonate de chaux, et 0,026 de carbonate de fer. — Etablissement : buvette, bains, étuves.

DIVONNE-LES-BAINS (Ain).— Altitude : 475 m. — Eaux froides : T. 6°,5. — Etablissement hydrothérapique. Toute l'année.

DOBÉRAN (Allemagne, Mecklembourg-Schwérin). — Eaux froides : T. 7°. — *Ferrugineuses bicarboniques faibles, chlorurées sodiques, chlorurées sodiques et magnésiennes*. — Etablissement : bains de mer. Mai à octobre.

DOCCIE BASSE ET DOCCIONE (Italie, Lucques). — Altitude : 119 m. — Eaux chaudes : T. 39 et 54°. — *Sulfatées sodiques et calciques*. — Etablissements : buvette, bains, douches. — 15 mai au 30 septembre

DOCCIO (Italie, Toscane).— Eaux chaudes : T. 43°.— *Sulfureuses*.

DOFANA (Italie, Florence). — Eaux chaudes : T. 32°. — *Chlorurées sodiques* : 14,907, dont 8,324 de chlorure de sodium, et 4,328 de sulfate de soude.

DOMAINE (Suisse, Berne). — Altitude : 1065 m. — Eaux chaudes. — *Sulfureuses*.

DOMATS (Yonne). — Eaux froides, composition inconnue.

DOMBHAT (Autriche, Transylvanie). — Eaux froides : T. 13°. — *Ferrugineuses bicarbonatées* : 7,600, dont 3,686 de carbonate de soude, et 0,129 de carbonate de fer. — Eau de table. — Etablissement : buvette, bains.

DOMÈNE (Isère). — Eaux chaudes : T. 46°. — *Chlorurées sodiques, sulfurées* : 4,760 dont 3, 419 de chlorure de sodium, et 1,145 de sulfate de magnésie, 0 litre 047 d'hydrogène sulfuré.

DOMERAY (Maine-et-Loire). — Eaux froides : T. 11°. — *Bicarbonatées ferrugineuses* : 1.534, dont 0,133 de bicarbonate de chaux, 0,150 de bicarbonate de magnésie, 0,017 de carbonate de fer, 0,013 de sulfate de fer.

DORFGEISMAR (Allemagne, Hesse-Darmstadt). — Eaux froides : T. 12. — *Ferrugineuses* : 1,464, dont 0,318 d'oxyde de fer.

DORNA (Autriche, Galicie). — *Bicarbonatées ferrugineuses.*

DORRES (Pyrénées-Orientales). — Altitude : 1458 m. — Eaux chaudes : T. 43°. — *Sulfurées sodiques :* 0,0155 de sulfure de sodium.

DORTON (Angleterre, Buckingham). — *Ferrugineuses et carboniques.*

DOTIS (Autriche-Hongrie). — Eaux chaudes. — *Sulfureuses.* — Etablissement.

DOUBLING GAP (Etats-Unis, Pensylvanie). — *Sulfureuses et ferrugineuses.*

DOVADOLA (Italie, Florence). — *Chlorurées sodiques* 76,0574, dont 68,1599 de chlorure de sodium. — Eau de table.

DRIBURG (Allemagne, Prusse). — Altitude : 220 m. — Eaux froides : T. 10 à 16°. — *Sulfatées mixtes, bicarbonatées ferrugineuses, carboniques fortes :* 5,8551, dont 1,85 de sulfates, 1,3906 de bicarbonate de chaux, et 0,0714 de bicarbonate de fer, 1179 cent. cub. de gaz acide carbonique. — Etablissement : buvette, bains, douches. 15 juin ou 15 septembre.

DRIZE (Suisse, Genève). — Eaux froides : T. 14°. — *Bicarbonatées ferrugineuses.*

DUIVON (Loire). — Eaux froides. — *Bicarbonatées mixtes.*

DUMBLANE (Grande-Bretagne, Ecosse). — Eaux froides. — *Chlorurées sodiques :* 4,902, dont 2,519 de chlorure de sodium.

DURKHEIM (Allemagne, Bavière). — Altitude : 166 m. — Eaux froides : T. 13°,7 à 18°,7. — *Chlorurées sodiques :* 14,966, dont 12,850 de chlorure de sodium. — Etablissements : buvette, bains, cures de raisin. Mai à novembre.

DURTAL (Maine-et-Loire). — Eaux froides : T. 11 à 12°. — *Bicarbonatées ferrugineuses :* 0,351, dont 0,158 de bicarbonate de chaux, 0,017 de bicarbonate de fer.

E

EAUX-BONNES (Basses-Pyrénées). — Altitude : 748 m. — Eaux froides et chaudes : T. 12 à 32°. — *Sulfurées sodiques :* 0,57, dont 0,021 de sulfure de sodium. — Etablissement : buvettes. 1er juin au 1er octobre.

EAUX-CHAUDES (Basses-Pyrénées). — Altitude : 675 m. — Eaux froides et chaudes : T. : 10 à 36°. — *Sulfurées sodiques :*

0,31422, dont 0,00882 à 0,00913 de sulfure de sodium. — Etablissement : buvette, bains, douches. 1er juin au 1er octobre.

EILSEN (Allemagne, Schaumbourg-Lippe). — Eaux froides T. 15°. — *Sulfatées calciques :* 4,0035, dont 2,1330 de sulfate de chaux. — Etablissement : buvette, bains, boues.

EIMBECK (Allemagne, Hanovre). — *Bicarbonatées calciques.*

ELISABETHBAD (Allemagne, Prusse). — *Carbonatées calciques ferrugineuses.* — Etablissement balnéaire.

ELLORRIO (Espagne, Biscaye). — Eaux froides : T. 15°. — *Sulfatées mixtes :* 1,709, dont 1,036 de sulfates de soude et de chaux. — Etablissement balnéaire.

ELMEN (Allemagne, Prusse). — Eaux froides : T. 13°. — *Chlorurées sodiques :* 23,847, dont 21,434 de chlorure de sodium, et 0,151 de bromure de magnésium. — Etablissement.

ELOPATAK (Autriche, Transylvanie). — Eaux froides : T. 11°. — *Ferrugineuses bicarbonatées :* 1,916, dont 1,045 de bicarbonate de soude et 0,160 de carbonate de fer.

ELSTER (Allemagne, Saxe). — Altitude : 473 m. — Eaux froides : T. 13 à 13°. — *Sulfatées sodiques, ferrugineuses et gazeuses :* 6,1310, dont 2,9475 de sulfate de soude, 0,0629 de carbonate d'oxyde de fer, 1371 cent. cub. d'acide carbonique libre. — Etablissement : bains, boues. 15 mai au 30 septembre.

EMBELLE (Cantal). — Eaux froides. — *Ferrugineuses bicarbonatées.*

EMPFING (Allemagne, Bavière). — Eaux froides. — *Bicarbonatées calciques.*

EMS (Allemagne, Nassau). — Altitude : 95 m. — Eaux chaudes : 29°,5 à 47°,5. — *Bicarbonatées chlorurées sodiques et gazeuses :* 3,519531, dont 1,9790 de bicarbonate de soude, et 0,9831 de chlorure de sodium, 597 cent. cub. 48 de gaz acide carbonique libre. — Eau de table. — Etablissements : bains, douches, inhalations. Mai à octobre.

ENCAUSSE (Haute-Garonne). — Altitude : 362 m. — Eaux tièdes : T. 22 à 28°. — *Sulfatées calciques :* 3,0741, dont 2,1390 de sulfate de chaux. — Etablissements : buvette, bains, douches. 1er mai au 30 septembre.

ENGHIEN-LES-BAINS (Seine-et-Oise). — Altitude : 44 m. — Eaux froides : T. 10°,5 à 14°. — *Sulfurées calciques :* 0,5105, dont 0,0392 de chlorure de sodium, et 0,2178 de carbonate de chaux, 0,0225 d'acide sulfhydrique libre. — Etablissement : buvette, bains. 1er mai au 1er octobre.

ENGUISTEIN (Suisse, Berne). — Eaux froides. — *Carbonatées calciques :* 0,259, dont 0,212 de carbonate de chaux. — Etablissement balnéaire.

ENN (Pyrénées-Orientales). — Eaux chaudes : T. 50°. — *Thermales simples.*

EPERVIÈRE (Maine-et-Loire). — Eaux froides. — *Ferrugineuses bicarbonatées :* 0,358, dont 0,013 de bicarbonate de fer, et 0,108 de bicarbonates alcalins.

EPINAY (Seine-Inférieure). — Eau froide : T. 15°. — *Bicarbonatées ferrugineuses :* 0,347, dont 0,064 de carbonate de fer, et 0,136 de bicarbonate de chaux.

EPPENHAUSEN (Allemagne, Prusse). — Eaux froides. — *Sulfatées calciques :* 0,371, dont 0,212 de sulfate de chaux.

EPSOM (Angleterre, Surrey). — Eaux froides. — *Sulfatées magnésiennes :* 9 gr. environ de sulfate de magnésie. — Eaux purgatives.

EPTINGEN (Suisse, Bâle). — Altitude : 550 m. — Eaux froides : T. 7°. — *Sulfatées magnésiennes :* 0,870, dont 0,393 de sulfate de magnésie.

ERDOBENYE (Autriche, Hongrie). — *Ferrugineuses sulfatées.*

ERLACHBAD (Autriche, Tyrol). — Indéterminées.

ERLAU (Autriche, Hongrie). — Eaux chaudes : T. 32°. — *Chlorurées sodiques.* — Etablissements.

ERLENBAD (Allemagne, Bade). — Eaux tièdes : T. 23°. — *Chlorurées sodiques :* 2,35800, dont 1,41361 de chlorure de sodium. — Etablissement.

ESCALDAS (Pyrénées-Orientales). — Altitude : 1350 m. — Eaux froides et chaudes : T. 17 à 42°. — *Sulfurées sodiques :* 0,1445, dont 0,0233 de sulfure de sodium. — Etablissements : buvette, bains, étuves, inhalations. 1er juin au 1er octobre.

ESCOULOUBRE (Aude). — Altitude : 700 m. — Eaux chaudes : T. 29 à 37°. — *Sulfurées sodiques :* 0,027342 de sulfure de sodium.

ESKI-CHERER (Turquie d'Asie, Anatolie). — Eaux chaudes. — *Sulfureuses.*

ESTILL-SPRINGS (Etats-Unis, Kentucky). — Eaux chaudes. — *Sulfureuses.*

ESTOHER (Pyrénées-Orientales). — Eaux froides : T. 15°. — *Bicarbonatées ferrugineuses.*

EUZET-LES-BAINS (Gard). — Altitude : 130 m. — Eaux froides : T. 13 à 18°. — *Sulfurées calciques :* 3,130, dont 1,660 de sulfate de chaux, 4 cc. 7 d'acide sulfhydrique libre. — Etablissements : buvette, bains, douches.

EVAUX (Creuse). — Altitude : 460 m. — Eaux chaudes et très chaudes : T. 28 à 57°. — *Sulfatées sodiques, ferrugineuses :* 1,35520, dont 0,717 de sulfate de soude. — Etablissements : buvette, bains, piscines, douches. 15 juin au 15 septembre.

EVIAN (Haute-Savoie). — Altitude : 378 m. — Eaux froides : T. 11°,3 à 12°,1. — *Bicarbonatées mixtes :* 0,304 de bicarbonates. — Etablissement. 15 juin au 14 septembre.

F

FACHINGEN (Allemagne, Nassau). — Eaux froides : T. 10°,1. — *Bicarbonatées sodiques moyennes, ferrugineuses faibles, carboniques fortes :* 4,97275, dont 3,64432 de bicarbonate de soude et 0,00014 d'oxyde de fer, 2 litres 238 d'acide carbonique. — Pas d'établissement. Eaux exportées.

FALCIAJ (Italie, Toscane). — Eaux froides : T. 17°. — *Bicarbonatées ferrugineuses :* 1,070 dont 0,056 de carbonate de fer, et 0,9 de carbonates alcalins, 233 cent. cub. de gaz acide carbonique.

FARETTE-ALBERTVILLE (Savoie). — Eaux froides *arsenicales ferrugineuses.* Pas d'établissement. Eaux exportées.

FARNBULL (Suisse). — Altitude : 800 m. — Eaux chaudes. *Sulfureuses.* — Etablissement.

FAUQUIER WHITE SULPHUR SPRINGS (Etats-Unis, Virginie). — Eaux froides : T. 10°,5. — *Sulfureuses.*

FAVORITA DE CARABANA (Espagne, Madrid). — Eaux froides : T. 15°. — *Sulfatées sodiques :* 100,11 sulfate de soude et 1,6 chlorure de sodium pour 1000 gr. — Purgatives.

FAYETTE SPRINGS (Etats-Unis, Pensylvanie). — Eaux très froides. — *Chalybées.*

FELDAFING (Allemagne, Bavière). — Eaux froides : T. 8°. — *Sulfurées calciques :* 2,02, dont 0,99 de carbonate de chaux, 15 cent. cub. 2 d'hydrogène sulfuré.

FÉLIX-DE-PAILLIÈRES (Saint-) (Gard). — Eaux froides : T. 13°,5. — *Amétallite, bicarbonatée ferrugineuse faible, carbonique moyenne :* 0,405, dont 0,046 de bicarbonate de fer.

FELLATHALE (Autriche, Illyrie). — Eaux froides : T. 9°. — *Bicarbonatées sodiques :* 4,208, dont 2,648 de bicarbonate de soude. — Etablissement.

FENEU (Maine-et-Loire). — Eaux froides : T. 13°,8 à 14°,3. — *Bicarbonatées ferrugineuses faibles, carboniques moyennes :* 0,209, dont 0,017 de bicarbonate de fer.

FERENTINO (Italie, Rome). — Eaux froides : T. 16°. — *Sul-*

fatées, sulfureuses, carboniques : 2,46, dont 1,073 de sulfates alcalins, 568 cent. cub. de gaz acide carbonique et 20 d'acide sulfhydrique.

FÉRON (Nord). — Eaux froides : T. 14°. — *Bicarbonatées calciques, ferrugineuses faibles, carboniques faibles.*

FERRIÈRES (Loiret). — Eaux froides : T. 13°,5. — *Bicarbonatées ferrugineuses, carboniques faibles.*

FEURS (Loire). — Eaux froides : T. 13°,8. — *Bicarbonatées ferrugineuses.*

FEZ (Maroc). — Eaux chaudes. — *Sulfureuses.*

FIDERIS (Suisse, Grisons). — Eaux froides : T. 9°. — *Bicarbonatées sodiques, ferrugineuses :* 1,160, dont 0,586 de carbonate de soude et 0,018 de carbonate de fer. — Etablissement : buvette, bains.

FIESTEL (Allemagne, Prusse). — Eaux froides : T. 12 à 14°. — *Sulfatées calciques :* 2,142, dont 1,411 de sulfate de chaux. — Etablissement : boisson, bains, boues.

FILETTA (Italie, Toscane). — Eaux chaudes : T. 33°. — *Sulfatées calciques :* 2,141, dont 1,018 de sulfate de chaux.

FILEY (Angleterre, York). — *Chlorurées sodiques.*

FITERO (Espagne, Navarre). — Altitude : 223 m. — Eaux chaudes : T. 46°,3 à 47°,6. — *Chlorurées calciques :* 0,44932, dont 0,16476 de chlorure de calcium. — Etablissement : buvette, bains, douches, inhalations. 1er juin au 30 septembre.

FLASCH (Suisse, Grisons). — *Bicarbonatées calciques.* — Etablissement.

FLINSBERG (Allemagne, Prusse). — Eaux froides : T. 9°. — *Ferrugineuses bicarbonatées :* 0,217, dont 0,017 de bicarbonate de fer. 992 cent. cub. d'acide carbonique.

FLORET (Saint-) (Puy-de-Dôme). — Eaux froides : T. 15°,5. — *Bicarbonatées sodiques moyennes et ferrugineuses faibles.*

FLORIDA (springs of) (Etats-Unis, Floride). — *Sulfureuses.*

FLORINS-SAINT-ANDRÉ (Hautes-Alpes). — Eaux froides : T. 13° — *Carboniques et sulfureuses faibles.*

FLUE (Suisse, Soleure). — Altitude : 1670 m. — Eaux froides : T. 20°. — *Carbonatées calciques ferrugineuses.* — Etablissement.

FONCAUDE (Hérault). — Altitude : 40 m. — Eaux tièdes : T. 25° 5. — *Bicarbonatées calciques :* 0,2861, dont 0,1880 de carbonate de chaux. — Etablissement : buvette, bains. 1er mai à fin octobre

FONCIRGUE (Ariège). — Altitude 304 m. — Eaux froides : T. 20° — *Bicarbonatées calciques ferrugineuses :* 1,5131, dont 1,1897

de bicarbonate de chaux et 0,0077 d'oxyde de fer. — Etablissement : buvette, bains.

FONFRÈDE (Lot-et-Garonne). — Eaux froides : T. 15°. — *Sulfatées calciques faibles.*

FONGA (Italie, Toscane). — Eaux froides : T. 17°. — *Bicarbonatées calciques :* 0,783, dont 0, 337 de carbonate de chaux.

FONSANGE (Gers). — Eaux tièdes : T. 23°,5. — *Sulfureuses faibles.*

FONTAINE-BONNELEAU (Oise). — Eaux froides : T. 9 à 10. — *Crénatées ferrugineuses faibles :* 0,616, dont 0,357 de bicarbonate de chaux, et 0,063 de crénate de fer.

FONTANES (Cantal). — Eaux froides : T. 13 à 14°,3. — *Bicarbonatées ferrugineuses, carboniques moyennes.*

FONTANEYRE (Cantal). — Eaux froides : T. 12°,8 à 14°,3. — *Ferrugineuses bicarbonatées.*

FONTE (Espagne, Saragosse). — Eaux froides : T. 13°,2. — *Sulfatées mixtes.* — Etablissement. 1er juin au 30 septembre.

FONTENELLE (Vendée). — Eaux froides : T. 13 à 14°. — *Ferrugineuses.*

FONTENELLES (Vienne). — Eaux froides : T. 13°,7. — *Sulfurées calciques faibles :* 0,300, dont 0,0068 de sulfure de calcium.

FONT-SANTA DE SAN-PEDRO-DE-TORELLO (Espagne, Barcelone). — Eaux froides : T. 17 à 19°. — *Sulfureuses.* — Etablissement : bains, buvette.

FORBACH (Alsace-Lorraine). — Eaux froides : T. 17°,5. — *Chlorurées sodiques, sulfureuses faibles :* 6,480, dont 5,420 de chlorure de sodium.

FORCERAL (Pyrénées-Orientales). — Eaux froides : T. 18°,12. — *Bicarbonatées ferrugineuses, carboniques fortes.*

FORDONGIANUS (Italie, Sardaigne). — Eaux très chaudes. T. 66°. — *Sulfatées calciques.*

FORGES-LES-EAUX (Seine-Inférieure). — Altitude : 160 m. — Eaux froides : T. 6 à 7°. — *Ferrugineuses :* 0,2554, dont 0,067 de crénate de protoxyde de fer. — Etablissement : buvette, bains. 15 juin au 15 septembre.

FORGES-SUR-BRIIS (Seine-et-Oise). — Eaux froides : T. 13°,8. — *Indéterminées.*

FORTUNA (Espagne, Murcie). — Eaux chaudes : T. 53°. — *Chlorurées sodiques.*

FORTYOGO (Autriche, Transylvanie). — *Eaux sulfurées cal-*

ciques : 1,421, dont 0,508 de sulfate de chaux, 62 cent. cub. d'acide sulfhydrique.

FOUILLOUX (Cantal). — Eaux froides. — *Bicarbonatées ferrugineuses.*

FRAILLES (Espagne, Jaën). — Eaux froides : T. 17 à 19°. — *Sulfatées magnésiennes :* 0,930, dont 0,136 de sulfate de magnésie. — Établissement : buvette, bains, douches.

FRANCFORT-SUR-LE-MEIN (Allemagne, Hesse-Nassau). — *Chlorurées sodiques :* 2,324, dont 1,566 de chlorure de sodium.

FRANCFORT-SUR-L'ODER (Allemagne, Brandebourg). — *Sulfatées calciques et ferrugineuses :* 0,192, dont 0,105 de sulfate de chaux.

FRANKENHAUSEN (Allemagne, Schwarzburg-Rudolstadt). — Eaux froides : T. 13°. — *Chlorurées sodiques :* 18,053, dont 16,248 de chlorure de sodium. — Établissement.

FRANKFORT-SPRINGS (États-Unis, Pensylvanie). — *Bicarbonatées ferrugineuses.*

FRANZ JOSEPH-BITTERQUELLE (Autriche, Hongrie). — *Sulfatées magnésiennes :* 47 de sulfate de magnésie pour 1000. — Eau d'exportation.

FRANZENSBAD (Bohême). — Altitude : 613 m. — Eaux froides : T. 8°.5 à 10°. — *Bicarbonatées sulfatées chlorurées, ferrugineuses :* 4,910, dont 2,075 de sulfate de soude, 0,950 de chlorure de sodium, 0,800 de carbonate de soude et 0,025 de carbonate de fer. — 1053, 8 cc. d'acide carbonique libre. — Établissements : buvette, bains, douches, boues. 1er mai à fin septembre.

FREIENWALDE (Allemagne, Brandebourg). — Eaux froides : T. 9°. — *Bicarbonatées ferrugineuses.*

FRENCHLICK SPRINGS (États-Unis, Indiana). — *Sulfurées sodiques.*

FREYERSBACH (Allemagne, Bade). — Altitude : 1280 m. — Eaux froides : T. 13° — *Ferrugineuses bicarbonatées :* 4,60376, dont 0,03826 de bicarbonate de fer. — Établissement : buvette, bains, douches, cure de petit-lait.

FRIEDRICHSHALL (Allemagne, Saxe-Meiningen). — Eaux froides : T. 10. — *Sulfatées mixtes :* 25,6964, dont 6,056 de sulfate de soude 5,1502 de sulfate de magnésie, et 1,3165 de sulfate de chaux. — Eau purgative (transport).

FUENCALIENTE (Espagne, Ciudad-Real). — Eaux chaudes : T. 36 à 40°. — *Ferrugineuses bicarbonatées :* 1,614, dont 0,358 de carbonate de fer. — Établissement : buvette, bains. 1er juin à fin septembre.

FUENSENTA DE LORCA (Espagne, Murcie). — Eaux tièdes : T. 23°,5. — *Chlorurées sodiques sulfureuses.* — Etablissement. Avril à décembre.

FUENTE-ALAMO (Espagne, Jaën). — Eaux froides : T. 18°. — *Chlorurées calciques.*

FUENTE-AMARGOSA (Espagne, Malaga). — Eaux froides : T. 21°. — *Sulfurées calciques.* — Etablissement : 20 juin au 1er octobre.

FUENTE-PODRIDA (Espagne, Valence). — Eaux froides : T. 19 à 20° — *Sulfurées calciques.* — Etablissement. 25 mai au 25 septembre.

FUENTE - SANTA DE GAYANGOS (Espagne, Burgos). — Eaux froides : T. 16°,5. — *Sulfurées calciques.* — Etablissement. 20 juin au 20 septembre.

FUMADES (les) (Gard). — Altitude : 130 m. — Eaux froides : T. 13 à 14°. — *Sulfurées calciques (bitumineuses)* : 2,7505, dont 0,0415 d'acide sulfhydrique, et 2,1722 de sulfate de chaux.

FURED (Autriche-Hongrie). — Altitude : 180 m. — Eaux froides : T. 12°,5. — *Bicarbonatées calciques, ferrugineuses et carboniques fortes.* — Etablissements : buvette, bains, boues. 1er juin au 15 septembre.

G

GABIAN (Hérault). — Eaux froides : T. 13°,4. — *Bicarbonatées ferrugineuses.*

GADARA (Syrie). — Eaux très chaudes : *Sulfurées.*

GADINIÈRE (la) (Ain). — Eaux froides : *Sulfatées calciques* : 2,4325, dont 0,8545 de sulfate de chaux et 0,7353 de sulfate de magnésie.

GAIS (Suisse, Appenzell). — Altitude : 934 m. — Eaux froides : T. 12°4. — *Bicarbonatées calciques, ferrugineuses faibles.* — Cure de petit-lait.

GALERA (Espagne, Grenade). — Eaux froides : T. 15°. — *Sulfureuses.*

GALLERAJE (Italie, Toscane). — Eaux chaudes : T. 47°. — *Sulfureuses.* — Eaux froides : T. 18°. — *Bicarbonatées ferrugineuses.* — Etablissement.

GALMIER (Saint-) (Loire). — Altitude : 400 m. — Eaux froides : T. 8°. — *Bicarbonatées calciques* : 2,88, dont 1,02 de bicarbonate de chaux. — Eaux de table.

GANDESA (Espagne, Tarragone). — Eaux chaudes. — *Sulfureuses.*

GARRIS (Basses-Pyrénées). — Eaux froides : T. 12°8. — *Sulfureuses* : 0,3963, dont 0,0298 de sulfure de calcium.

GASTEIN (Autriche, Salzbourg). — Altitude : 1050 m. — Eaux chaudes et très chaudes : 31 à 71°,5. — *Sulfatées sodiques* : 0,3391, dont 0,1957 de sulfate de soude. — Établissements : buvette, bains, douches. 15 mai au 1er octobre.

GAUTHERSBAD (Allemagne, Schwazbourg-Sondershausen). — Eaux froides. — *Sulfatées calciques et chlorurées sodiques.* — Établissement.

GAVA (Espagne, Barcelone). — Eaux froides : T. 18°. — *Bicarbonatées ferrugineuses* : 295 cent. cub. d'acide carbonique, 0,4349, dont 0,1019 de carbonate de fer.

GAVIRIA (Espagne, Guipuzcoa). — Eaux froides. — *Sulfureuses.*

GAZOST (ARGELÈS) (Hautes-Pyrénées). — Altitude : 450 m. — Eaux froides : T. 12 à 14°. — *Sulfurées sodiques et bromo-iodurées* : 0,5757, dont 0,0320 de sulfure de sodium. — Établissement. Station d'hiver. Eau de transport.

GEBANGAN (Indes Hollandaises). — *Chlorurées sodiques* : 18,291, dont 16,919 de chlorure de sodium et 0,143 d'iodure de magnésium.

GEILNAU (Allemagne, Nassau). — Eaux froides : T. 10°. — *Bicarbonatées sodiques* : 2,044230, dont 1,060190 de bicarbonate de soude.

GEORGES-DES-MONTS (Saint-) (Puy-de-Dôme). — Eaux froides. — *Bicarbonatées ferrugineuses.*

GÉORGIE (Eaux minérales de) (États-Unis). — 1° **India springs.** — *Sulfureuses.*

2° **Madison springs.** — *Bicarbonatées ferrugineuses fortes.*

3° **Warm springs.** — Eaux très chaudes : T. 95° (Farenheit). — *Sulfureuses.*

4° **Gordon's springs and Rowland's springs.** — *Bicarbonatées ferrugineuses.*

5° **Catoosa springs.** — *Bicarbonatées sodiques et ferrugineuses.*

GERARDMER (Vosges). — Altitude : 666 m. — Établissement hydrothérapique et cures d'air et de petit-lait.

GÉRAUD (Saint-) (Cantal). — Eaux froides : T. 12°5. — *Bicarbonatées sodiques ferrugineuses.*

GEREZ (Portugal). — Eaux chaudes, indéterminées, fluorurées silicatées Établissement.

GERM (Hautes-Pyrénées). — Altitude : 1123 m. — Eaux froides et tièdes : T. 11°,8 à 26°. — *Sulfurées sodiques et ferrugineuses.* — Etablissement.

GEROLDSGRUN (Allemagne. Bavière). — Eaux froides: — *Bicarbonatées magnésiennes et ferrugineuses :* 1,346, dont 0,933 de carbonate de magnésie, et 0,068 de carbonate de fer.

GERVAIS (Saint-) (Haute-Savoie). — Altitude : 575 m. — Eaux chaudes : T. 39 à 42°. — *Sulfureuses chlorurées sulfatées :* 4.98. dont 2,03 de sulfate de soude, 1,60 de chlorure de sodium, 0,004 de sulfure de calcium. — Etablissement : buvette, bains, douches, boues. 1er juin au 15 septembre.

GETTYSBÜRG SPRINGS (États-Unis, Pensylvanie). — *Bicarbonatées calciques, sulfatées magnésiennes :* 0,29752. dont 0,15145 de bicarbonate de chaux, et 0,06257 de sulfate de magnésie. — Etablissement : buvette. — Eau de transport.

GIESSHUBL-PUGHSTEIN (Bohême). — Eaux froides : T. 9°. — *Bicarbonatées sodiques :* 1,845 dont 1.027 de bicarbonate de soude. — Etablissement : buvette, bains. 15 mai au 1er octobre.

GIGONDAS — V. *Montmirail.*

GIGONZA (Espagne, Cadix). — Eaux froides : T. 18°. — *Sulfurées sodiques :* 2,710, dont 0,123 de sulfure de sodium. — Etablissement.

GILSLAND (Angleterre, Cumberland). — *Sulfureuses.*

GIMEAUX (Puy-de-Dôme). — Altitude 414 m. — Eaux froides et tièdes : T. 12 à 24°,7. — *Bicarbonatées calciques, carboniques fortes :* 3.367 dont 1,090 de bicarbonate de chaux. — 0,839 d'acide carbonique libre.

GINOLES (Aude). — Eaux tièdes et chaudes : T. 20 à 38° 5. — *Sulfatées magnésiennes :* 0.494. dont 0,303 de sulfate de magnésie. — Etablissement : buvette, bains, douches.

GIULIANO (San) (Italie, Toscane). — Altitude : 40 m. — Eaux chaudes : T. 24 à 30°. — *Sulfatées calciques :* 3,3643, dont 1.4019 de sulfate de chaux. — Etablissements : buvette, bains, douches. 15 mai au 15 septembre.

GLAINE-MONTAIGUT (Puy-de-Dôme). — Altitude : 516 m. — Eaux froides : T. 18°,8. — *Bicarbonatées ferrugineuses.*

GLEEN SPRINGS (États-Unis, Caroline du Sud). — *Sulfatées et magnésiennes.*

GLEICHENBERG (Autriche, Styrie). — Altitude : 210 m. — Eaux froides : 11 à 12°. — *Bicarbonatées, chlorurées sodiques moyennes ou ferrugineuses, carboniques fortes :* 5,1824, dont 2,4114 de carbonate de soude, 1.777 de chlorure de sodium. — 1172 cent. cub. d'acide carbonique libre. — Etablissement : buvette, cure de petit-lait, bains, douches.

GLEISSEN (Allemagne, Prusse). — Eaux froides : T. 8°,2 à 10°,3. — *Bicarbonatées ferrugineuses.* — Établissement (cure de petit-lait).

GLEISWEILER (Allemagne, Bavière). — Altitude : 330 m. — Eaux froides : T. 11°,8. — *Chlorurées sodiques faibles.* — Établissement hydrothérapique, cure de petit-lait.

GLORIANES (Pyrénées-Orientales). — Eaux froides : T. 12°,5. *Bicarbonatées ferrugineuses.*

GMUND (Autriche). — Eaux froides. — *Sulfureuses.*

GODELHEIM (Allemagne, Prusse). — *Ferrugineuses bicarbonatées* : 3,599, dont 0,126 de carbonate de fer. — Établissement.

GODESBERG (Allemagne, Prusse). — Eaux froides. — *Bicarbonatées sodiques* : 1,761, dont 0,880 de carbonate de soude, 600 cent. cub. d'acide carbonique libre. — Établissement.

GOHIER (Maine-et-Loire). — Eaux froides : T. 13°,2. — *Bicarbonatées ferrugineuses* : 0,601, dont 0,03 de bicarbonate de fer.

GOLAISE (la) (Suisse). — Eaux froides. — *Sulfurées calciques.*

GOLDBACH (Allemagne, Bavière). — Eaux froides. — *Ferrugineuses* : 0,341, dont 0,034 de carbonate de fer.

GOLDBERG (Allemagne, Mecklembourg-Schwérin). — Eaux froides. — *Chlorurées sodiques.* — Établissement.

GOLIA-PRISTANE (Russie d'Europe, Tauride). — Boues renfermant de l'iode et du brome.

GONTEN (Suisse). — Altitude : 904 m. — Eaux froides : T. 13°,1. — *Bicarbonatées ferrugineuses.* — Établissement : buvette, bains, cure de lait.

GOPPINGEN (Allemagne, Wurtemberg). — Eaux froides. — *Bicarbonatées magnésiennes.* — Établissement : buvette, bains.

GORTWA-KISFALU (Autriche, Hongrie). — *Ferrugineuses bicarbonatées* : 0,567, dont 0,090 de chlorure de fer.

GOSCHWITZ (Allemagne, Saxe-Weimar). — Eaux froides. — *Sulfatées calciques* : 1,996, dont 0,705 de sulfate de chaux.

GOURNAY-EN-BRAY (Seine-Inférieure). — Eaux froides. — *Ferrugineuses bicarbonatées* : 0,275, dont 0,093 de carbonate de fer.

GRAENA (Espagne, Grenade). — Eaux froides et chaudes : T. 14 à 40°. — *Bicarbonatées ferrugineuses* : 2,1398, dont 0,5320 de carbonate de fer. — Établissement : buvette, bains, 5 mai au 20 juin, 15 août au 25 octobre.

GRAMAT (Lot). — Altitude : 300 m. — Eaux froides. — *Ferrugineuses bicarbonatées.*

GRAN (Autriche, Hongrie). — Eaux froides : T. 12°. — *Sulfatées magnésiennes :* 56,063, dont 52,414 de sulfate de magnésie.

GRANDEYROL (Puy-de-Dôme). — Eaux froides : T. 10 à 12°,5. — *Bicarbonatées ferrugineuses.*

GRANDRIF (Puy-de-Dôme). — Altitude : 900 m. — Eaux froides : T. 10°. — *Bicarbonatées calciques :* 0,587, dont 0,332 de bicarbonate de chaux.

GRAVALOS (Espagne, Logrono). — Eaux froides : T. 16°. — *Sulfurées calciques :* 1,160, dont 0,0305 de sulfure de calcium. Etablissement : buvette, bains. 1er juin au 1er octobre.

GRAVILLE (Seine-Inférieure). — *Iodurée ferro-crénatée.*

GREIFSWALD (Allemagne, Prusse). — *Chlorurées sodiques.*

GRÉOULX (Basses-Alpes). — Altitude : 350 m. — Eaux tièdes et chaudes : T. 20 à 38°,7. — *Chlorurées sulfurées :* 2,61, dont 0.05 de sulfure de calcium, et 1,54 de chlorure de sodium. — Etablissement : buvette, bains, boues. 15 avril au 15 octobre.

GRIESBACH (Allemagne, Bade). — Altitude : 500 m. — Eaux froides : T. 8°,1 à 10°,2. — *Bicarbonatées calciques, ferrugineuses, carboniques fortes :* 3,1165, dont 0,0712 de bicarbonate d'oxyde de fer, 1,594 de bicarbonate de chaux, 1266,7 cc. d'acide carbonique libre. Etablissement : buvette, bains. — Eau d'exportation.

GROSS-ALBERSTHOFEN (Allemagne, Bavière). — *Sulfatées magnésiennes :* 1,246, dont 0,652 de sulfate de magnésie.

GROSS-WARDEIN (Autriche, Hongrie). — Eaux chaudes : T. 38 à 45°. — *Sulfurées calciques :* 3,831, dont 0,464 de sulfate de chaux, 207 cc. d'hydrogène sulfuré.

GROSS-WUNITZ (Autriche, Bohême). — Eaux froides : T. 12 à 13°. — *Sulfatées sodiques et magnésiques :* 22,391, dont 10,673 de sulfate de soude et 6,836 de sulfate de magnésie.

GRUBEN (Allemagne, Silésie). — *Sulfatées ferrugineuses* 0,123, dont 0,030 de sulfate de fer. — Etablissement.

GRULL (Allemagne, Prusse). — Eaux froides : T. 19°. — *Chlorurées sodiques :* 18,463, dont 15,322 de chlorure de sodium. — Etablissement : buvette, bains, douches.

GUAGNO (Saint-Antoine de) (Corse). — Eaux chaudes : T. 37 à 52°. — *Sulfurées sodiques :* 0,961, dont 0,106 de sulfure de sodium. Etablissement : bains, piscines, douches.

GUARDIA VIEJA (Espagne, Almeria). — Eaux chaudes : T. 23 à 40°. — *Chlorurees sodiques sulfureuses :* 43,540, dont 11,5951 de sulfate de soude, 7,502 de chlorure de sodium. — Etablissement. Juin à septembre.

GUIBERTES (les) (Hautes-Alpes). — Altitude : 1429 m. — Eaux chaudes : T. 47°. — *Sulfurées calciques.*

GUILLON (Doubs). — Altitude : 360 m. — Eaux froides : T. 13°. — *Sulfurées calciques :* — Etablissement : buvette, bains.

GUITERA (Corse). — Eaux chaudes : T. 45°. — *Sulfurées sodiques.* — Etablissement. 1er juin au 20 septembre.

GURNIGEL (Suisse, Berne). — Altitude : 1153 m. — Eaux froides : T. 7 à 8°. — *Sulfurées calciques :* 1,9335, dont 0,0045 de sulfure de calcium. — Etablissement : buvette, bains, cure de petit-lait. 10 juin au 15 septembre.

H

HAIDECK (Allemagne, Bavière). — *Sulfatées sodiques* 1,7635, dont 0,6510 de sulfate de soude.

HAJ-STUBNA (Autriche-Hongrie). — Eaux chaudes : T. 44°. — *Sulfatées mixtes :* 2,406, dont 1,871 de sulfates. — Etablissement : buvette, bains.

HALL (Autriche). — Altitude : 387 m. — Eaux froides : T. 11°. — *Chlorurées sodiques* (iodo-bromurées) : 17,538, dont 16,358 de chlorure de sodium, 0,009 d'iodure de sodium, 0,041 d'iodure de magnésium, 0,074 de bromure de magnésium. — Etablissement.

HALL (Autriche, Tyrol). — Eaux froides. — *Chlorurées sodiques.* — Etablissement.

HALL (Allemagne, Wurtemberg). — Eaux froides. — *Chlorurées sodiques :* 21,456, dont 19,522 de chlorure de sodium. — Etablissement : bains, buvette.

HALLE (Allemagne, Prusse). — Eaux froides : T. 11°,6. — *Chlorurées sodiques :* 9,83 dont 0,09 de chlorure de sodium.

HALLECK'S SPRING (États-Unis). — *Chlorurées sodiques :* 5,960, dont 4,680 de chlorure de sodium.

HAMMA (Algérie, Constantine). — Eaux chaudes : T. 35 à 37°. — *Bicarbonatées ferrugineuses.*

HAMMA (el) (Tunisie). — Eaux chaudes : T. 36°. — *Sulfureuses.*

HAMMA DE GABÈS (el) (Tunisie). — Eaux chaudes : T. 34 à 35°. — *Sulfureuses.*

HAMMAM (el) (Algérie, Constantine). — Eaux chaudes : 36°. — *Salines.*

HAMMAM-AIDA (Turquie d'Asie, Anatolie). — *Indéterminées.* — Etablissement.

HAMMAM-ANEGNED (Algérie, Alger). — Eaux très chaudes. — *Sulfureuses.*

HAMMAM-BERDA (Algérie, Constantine). — Eaux tièdes : T. 29°. — *Carbonatées mixtes :* 0,38766, dont 0,23725 de carbonates.

HAMMAM-BOUGHARA (Algérie, Oran). — Altitude : 282 m. — Eaux chaudes : T. 48°. — Etablissement.

HAMMAM MÉLOUANE (Algérie). — Eaux très chaudes : T. 39 à 40°. — *Chlorurées sodiques fortes :* 40,0113, dont 36,0690 de chlorure de sodium. — Etablissement : buvette, bains, piscines.

HAMMAM-MESKOUTIN (Algérie). — Altitude : 300 m. — Eaux très chaudes : T. 46 à 95°. — *Chlorurées arsenicales :* 1,52007, dont 0,41560 de chlorure de sodium et 0,00050 d'arsenic. — Etablissements : buvette, piscines, bains, étuves. 1er avril au 15 juin.

HAMMAM-RIRHA (Algérie, Alger). — Altitude : 520 m. — Eaux froides et très chaudes : T. 17 à 65°. — *Sulfatées calciques et ferrugineuses.* Etablissement : buvette, bains.

HAMMAM-SEYNOUR (Algérie). — Altitude : 820 m. — *Ferrugineuses.*

HAMPTEAD (Angleterre, Middlesex). — *Ferrugineuses :* 0,096, dont 0,021 d'oxyde de fer, et 56 cc. d'acide carbonique.

HARKANY (Autriche, Hongrie). — Eaux chaudes : T. 58°. — *Sulfatées calciques.* — Etablissement.

HARO (Espagne, Logroño). — Eaux froides : T. 13 à 16°. — *Chlorurées sodiques et sulfureuses.* 1er juin au 1er octobre.

HARROGATE (Angleterre). — Altitude : 55 m. — Eaux froides : T. 12° à 15°,1. — *Chlorurées sodiques, sulfureuses ou ferrugineuses.* — Etablissement : bains, douches.

HARTZBURG (Allemagne, Brunswick). — Eaux froides : T. 12 à 13°. — *Chlorurées sodiques.* Etablissement : cure de petit-lait.

HAUTERIVE. — Source de Vichy.

HEALING SPRING (États-Unis, Virginie). — Eaux chaudes : T. 47°. — *Carbonatées mixtes ferrugineuses :* 0,483, dont 0,04 de carbonate de fer.

HECHINGEN (Allemagne, Prusse). — Eaux froides : T. 10 à 12°. — *Sulfurées calciques.* — Etablissement : buvette, bains, douches.

HECKINGHAUSEN (Allemagne, Prusse). — *Sulfureuses.*

HEILBRUNN (Allemagne, Bavière). — Altitude : 800 m. — Eaux froides : T. 16°. — *Chlorurées sodiques* (iodo-bromurées) : 6,0143, dont 4,9508 de chlorure de sodium, 0,0286 d'iodure de sodium, 0,0478 de bromure de sodium.

HEILSTEIN (Allemagne, Prusse). — Eaux froides : T. 10°. — *Bicarbonatées sodiques :* 1,037, dont 0,800 de carbonate de soude.

HEINRICH (Suisse, Appenzell). — Eaux froides. — *Ferrugineuses bicarbonatées.*

HEPPINGEN (Allemagne, Prusse). — *Bicarbonatées sodiques :* 1,878, dont 0,768 de carbonate de soude.

HERBITZHEIM (Alsace-Lorraine). — Altitude : 209 m. — *Chlorurées sodiques.*

HERCULESBAD. — V. *Mehadia.*

HERLEIN (Autriche, Hongrie).— *Ferrugineuses bicarbonatées.*

HERMIDA (la) (Espagne, Santander). — Eaux chaudes : T. 40 à 57°,5. — *Chlorurées sodiques.* — Etablissement : buvette, bains. Juin à septembre.

HERMIONE (Grèce, Péloponèse). — Eaux froides. — *Chlorurées sodiques.* — Eau d'exportation.

RHESE (las). — V. *La Herse.*

HERVIDEROS DEL EMPERADOR (los) (Espagne, Ciudad-Real). — Eaux tièdes : T. 25°. — *Bicarbonatées calciques.* — Etablissement : bains, piscines. 15 juin au 15 septembre.

HERVIDEROS DE FONTILLESCA (los) (Espagne, Ciudad-Real). — Eaux froides : T. 18°. — *Bicarbonatées ferrugineuses.*

HERVIDEROS Y EL VILLAR DEL POZZO (Espagne, Ciudad-Real). — Eaux tièdes : T. 16 à 21°. — *Ferrugineuses bicarbonatées :* 0,1375, dont 0,0430 de carbonate de fer. — Etablissement : buvette, bains. 10 juin au 15 septembre.

HEUSTRICH (Suisse, Berne). — Altitude : 630 m. — Eaux froides : T. 5°,8 à 10°,8. — *Sulfureuses :* 0,9823, dont 0,2005 de sulfate de potasse, 11 cc., 08 d'acide sulfhydrique. — Etablissement : buvette. 25 mai au 25 septembre.

HILDEGARDE-BRUNNEN (Autriche-Hongrie). — Eaux froides : T. 12°. — *Sulfatées sodiques et magnésiques :* 16,795, dont 9,005 de sulfate de soude et 5,604 de sulfate de magnésie.

HOLSTON-SPRINGS (Etats-Unis, Virginie). — Eaux chaudes : T. 38°. — *Sulfatées mixtes.*

HOMBOURG (Allemagne, Prusse). — Altitude : 200 m. — Eaux froides : T. 11°. — *Chlorurées sodiques ferrugineuses :* 13,98664, dont 9,86090 de chlorure de sodium, et 0,03196 de bicarbonate de fer. — Etablissement : buvette, bains, douches. Mai à octobre.

HONORÉ (Saint-) (Nièvre). — Altitude : 272 m. — Eaux tièdes : T. 26°. — *Sulfureuses faibles, carboniques moyennes :* 0 l., 07 d'acide sulfhydrique libre, 0,67, dont 0,13 de bicarbonates alcalins. — Etablissement : buvette, bains, douches, inhalations. 15 mai au 15 septembre.

HOT SPRINGS OF ARKANSAS (États-Unis). — Eaux chaudes : T. 55 à 82°. — *Bicarbonatées ferrugineuses, sulfatées calciques, sulfureuses.* — Etablissement : bains, douches.

HOT SPRINGS (États-Unis, Virginie). — Eaux chaudes : T. 55°. — *Bicarbonatées calciques :* 0,3786, dont 0,4104 de bicarbonate de chaux. — Etablissement : bains, douches, piscines.

HUCHETS (Source des) (Amiens). — Eau ferrugineuse, froide. — Exportation.

HUGUENOT SPRINGS (États-Unis, Virginie). — *Sulfureuses, bicarbonatées ferrugineuses.*

HUNYADI JANOS (Autriche-Hongrie). — Eaux froides : T. 7 à 13°. — *Sulfatées sodiques et magnésiques :* 35,0548, dont 15,9148 de sulfate de soude et 16,0158 de sulfate de magnésie. — Eau de transport.

HYPATI (Grèce). — Eaux chaudes : T. 31°,5. — *Sulfureuses chlorurées :* 3,1243, dont 1,5089 de chlorure de sodium, 209 cc. 88 d'acide sulfhydrique. 1er mai au 31 août.

I

ISCHL (Autriche-Hongrie). — Altitude : 480 m. — Eaux froides : T. 10°. — *Chlorurées sodiques :* 5,5989 à 25,526 de chlorure de sodium par litre. — Etablissements : buvette, bains, cure de petit-lait. 15 mai au 15 septembre.

ISOLA-BONA (Italie). — Eaux froides. — *Sulfureuses.*

IVANDA (Autriche-Hongrie). — Eaux froides. — *Sulfatées sodiques :* 21,452, dont 15,279 de sulfate de soude. — Eau d'exportation.

IWONICZ (Autriche-Hongrie). — Altitude : 410 m. — Eaux froides. — *Chlorurées et bicarbonatées sodiques* (iodo-bromurées), *bicarbonatées ferrugineuses :* 11,0742, dont 0,0240 d'iodure de sodium, 0,0365 de bromure de sodium, 7,9767 de chlorure de sodium, 2.3535 de bicarbonate de soude, 0,0081 de bicarbonate d'oxyde de fer. — Etablissement. 15 mai au 15 septembre.

J

JAEN (Espagne, Jaen). — Eaux tièdes : T. 27°,5. — *Sulfatées magnésiennes :* 0,791, dont 0,320 de sulfate de magnésie. — Etablissement. 24 juin au 1er novembre.

JAKABFALVA (Autriche. Transylvanie). — Eaux froides : T. 12°. — *Bicarbonatées sodiques et ferrugineuses :* 4,950, dont 2,764 de carbonate de soude et 0,086 de carbonate de fer.

JALEYRAC (Cantal). — Eaux froides : T. 15°,5. — *Ferrugineuses bicarbonatées :* 0,72, dont 0,04 de carbonate de fer.

JAMAIQUE (la) (Grandes Antilles). — *Sources sulfureuses et ferrugineuses.*

JAMNICZA (Autriche, Croatie). — Eaux froides : T. 14°,5. — *Bicarbonatées sodiques et ferrugineuses :* 13,390, dont 6,960 de carbonate de soude et 0,30 de carbonate de fer. — Etablissement : buvette, bains.

JARABA (Espagne, Saragosse). — Eaux chaudes : T. 29 à 31°. — *Bicarbonatées calciques.* — Etablissement. 15 juin au 15 septembre.

JARROUSSET (Cantal). — Eaux froides. — *Bicarbonatées ferrugineuses.*

JASTRZEMB (Allemagne, Prusse). — Altitude : 250 m. — Eaux froides. — *Chlorurées sodiques bromo-iodurées :* 12,0932, dont 11,0962 de chlorure de sodium ; 0,0077 d'iodure de sodium et 0,0413 de bromure de sodium. — Etablissement : buvette, bains.

JASZCROROWKA (Autriche, Galicie). — Altitude : 910 m. — Eaux tièdes : T. 20°,4. — *Indéterminées.* — Etablissement.

JAXTFELD (Allemagne, Wurtemberg). — Altitude : 140 m. — Eaux froides : T. 17°,5. — *Chlorurées sodiques.* — Etablissement.

JENATZ (Suisse, Grisons). — Eaux froides : T. 13°. — *Bicarbonatées ferrugineuses :* 0,3572, dont 0,0530 de carbonate de fer.

JENZAT (Allier). — Altitude : 300 m. — Eaux tièdes : T. 26°,6. — *Bicarbonatées sodiques :* 1,650, dont 0,585 de bicarbonate de soude

JOHANENSBERG (Allemagne, Prusse). — *Chlorurées sodiques, bicarbonatées calciques :* 5,5060, dont 2,280 de chlorure de sodium, et 1,6283 de bicarbonate de chaux.

JOHANNISBAD (Autriche, Bohême). — Altitude : 600 m. — Eaux froides et chaudes : T. 8 à 29°,5. — *Indéterminées.* — Établissement.

JOHNSONS SPRINGS (États-Unis, Virginie). — *Sulfureuses faibles.*

JONE'S WHITE SULPHUR AND CHALYBEATE SPRINGS (États-Unis, Caroline). — *Sulfurées sodiques faibles, bicarbonatées ferrugineuses fortes.*

JOOS ou **JAZOW** (Autriche, Galicie). — Eaux froides : T. 13°. — *Sulfatées sodiques.*

JORDANSBAD (Allemagne, Wurtemberg). — *Bicarbonatées mixtes, ferrugineuses faibles.*

JOUHE (Jura). — Eaux froides : T. 10°.5. — *Chlorurées sodiques :* 1,921, dont 0,7969 de chlorure de sodium.

JULUISHALL-HARTZBURG (Allemagne, Brunswick). — Altitude : 314 m. — Eaux froides. — *Chlorurées sodiques.* Établissement : buvette, bains.

JURÉ (Loire). — Eaux froides : T. 10 à 15°. — *Bicarbonatées mixtes.*

K

KAIAPHA (Grèce, Péloponèse). — Eaux chaudes : T. 32°. — *Sulfureuses.* — Établissement.

KAIZENBAD (Allemagne, Bavière). — Altitude : 798 m. — *Bicarbonatées sulfatées, ferrugineuses faibles.*

KANITZ (Allemagne, Bavière). — *Bicarbonatées sodiques faibles.* — Établissement.

KARLSBAD. — V. *Carlsbad.*

KARLSDORFER-SAUERBRUNN (Autriche, Styrie). — *Bicarbonatées sulfatées.*

KEMMERN (Russie, Livonie). — Eaux froides : T. 8°. — *Sulfurées calciques.* — Établissement : buvette, bains.

KIS-CZEG et **KIS-KALAN** (Autriche, Transylvanie). — Eaux froides : T. 12°. — *Sulfatées sodiques, bicarbonatées mixtes.*

KISLOVODSK (Russie, Caucase). — Eaux froides : T. 14°,3.

— *Bicarbonatées calciques, ferrugineuses, carboniques fortes.* — Établissement.

KISSINGEN (Bavière). — Altitude : 190 m. — Eaux froides : T. 11 à 17°. — *Chlorurées sodiques :* 7,46547, dont 5,822 de chlorure de sodium. — Établissements : bains, cure de petit-lait. 15 mai au 15 septembre.

KITTREL'S SPRINGS (États-Unis, Caroline). — *Ferrugineuses.*

KLAUSEN (Autriche, Styrie). — Eaux froides : T. 15°. — *Ferrugineuses fortes :* 0,247, dont 0,095 de carbonate de fer.

KLEINERN (Allemagne). — *Bicarbonatées magnésiques.*

KLOCKOS (Hongrie). — Eaux froides : T. 13°. — *Ferrugineuses.*

KNUTWYL (Suisse). — Eaux froides : T. 10°. — *Sulfatées calciques.* — Bains.

KOCHEL (Allemagne, Bavière). — *Bicarbonatées sodiques :* 1,4341, dont 0,9439 de bicarbonate de soude.

KONDRAU (Allemagne, Bavière). — Eaux froides : T. 9°. — *Indéterminées.*

KÖNIGSBORN (Allemagne, Westphalie). — *Chlorurées sodiques.*

KÖNIGSWART (Bohême). — Altitude : 632 m. — Eaux froides : T. 7 à 8°. — *Bicarbonatées mixtes ferrugineuses :* 7,1499, dont 0,1027 de carbonate d'oxyde de fer. — Établissement : balnéothérapie complète, buvette.

KONOPKOWKA (Autriche, Galicie). — *Sulfurées calciques.*

KORSOW (Autriche, Galicie). — *Bicarbonatées ferrugineuses.*

KORYTNICA (Hongrie). — Altitude : 796 m. — *Sulfatées calciques, bicarbonatées ferrugineuses :* 3,3550, dont 0,0883 de carbonate d'oxyde de fer.

KOSEN (Allemagne, Prusse). — Eaux froides : T. 17°,5. — *Chlorurées sodiques :* 49,5359, dont 41,0981 de chlorure de sodium. — Établissement : buvette, bains, cure de raisins. 15 mai au 15 septembre.

KOSIA (Roumanie). — *Chlorurées sodiques et sulfureuses.*

KOSTREINITZ (Autriche). — Eaux froides : T. 17°. — *Bicarbonatées sodiques fortes, ferrugineuses :* 10,5133, dont 6,1013 de bicarbonate de soude.

KÖSTRITZ (Allemagne, Prusse). — Altitude : 170 m. — *Chlorurées sodiques fortes :* 227,155, dont 212,271 de chlorure de sodium. — Etablissement.

KOVAZNA (Hongrie). — Altitude : 522 m. — *Chlorurées bicarbonatées sodiques :* 16,6652, dont 3,4407 de chlorure de sodium et 10,2487 de bicarbonate de soude.

KRANKENHEIL (Bavière). — Altitude : 670 m. — Eaux froides : T. 9°. — *Bicarbonatées chlorurées sodiques, sulfureuses faibles.* — Etablissement : buvette, bains.

KREUTH (Bavière). — Altitude : 849 m. — Eaux froides : T. 12 à 14°. — *Sulfatées mixtes, sulfureuses faibles :* 1,0312, dont 0,6346 de sulfates, 0,80 cc. d'hydrogène sulfuré. — Etablissement : buvette, bains, douches. 15 juin au 15 septembre.

KREUZNACH. — V. *Creuznach.*

KRONDORF (Bohême). — *Bicarbonatées sodiques fortes, ferrugineuses :* 20,651, dont 10,932 de bicarbonate de soude, 0,073 de carbonate d'oxyde de fer.

KRONTHAL (SODEN et) (Allemagne, Hesse-Nassau). — Altitude : 170 m. — Eaux froides : T. 13 à 17°. — *Chlorurées sodiques ferrugineuses faibles, carboniques fortes :* 3,85297, dont 3,54794 de *moyennes,* chlorure de sodium, 0,01362 de carbonate de fer. — Etablissement : buvette, bains. 15 mai au 31 octobre.

KRUMBACH (Allemagne, Bavière). — *Bicarbonatées calciques.* — Etablissement balnéothérapique.

KRYNICA (Autriche, Galicie). — Altitude : 589 m. — Eaux froides. — *Bicarbonatées calciques et ferrugineuses, carboniques fortes.* — Etablissement.

KRZESZOWICE (Autriche, Galicie). — Eaux froides. — *Bicarbonatées sulfatées.* — Etablissement : bains, buvette.

KYLLÈNE (Grèce, Péloponèse). — Eaux tièdes : T. 24 à 25°,5. — *Sulfureuses.* — Etablissement : boissons, bains.

KYTHNOS (Grèce, Archipel). — Eaux chaudes. — *Chlorurées sodiques :* 34,488, dont 26,635 de chlorure de sodium. — Etablissement : boissons, bains.

L

LA BARAQUETTE (Cantal). — Eaux froides : T. 12 à 13°. — *Bicarbonatées ferrugineuses.*

LA BARTHE-DE-NESTE (Hautes-Pyrénées). — Eaux froides : T. 13°. — *Amétallites*. — Etablissement.

LABARTHE-RIVIÈRE (Haute-Garonne). — Eaux froides : T. 21°,2. — Etablissement.

LA BASSÈRE (Hautes-Pyrénées). — Eaux froides. — *Sulfurées*.

LA BASTIDE (Cantal). — Eaux froides : T. 12°,5. — *Bicarbonatées ferrugineuses*.

LA BAUCHE (Savoie). — Altitude : 480 m. — Eaux froides : T. 12°. — *Ferrugineuses bicarbonatées :* 0,72250, dont 0,14257 de carbonate d'oxyde de fer. — Etablissement : buvette, bains. 1er juin au 1er octobre. Eaux d'exportation.

LABESTZ-BISCAYE (Basses-Pyrénées). — Eaux froides : T. 10°. — *Sulfurées calciques, ferrugineuses bicarbonatées*. — Etablissement : buvette, bains.

LA BOURBOULE. — V. *Bourboule*.

LA CAILLE (Haute-Savoie). — Altitude : 600 m. — Eaux tièdes : T. 30°,2. — *Sulfurées calciques :* 0,3591, dont 0,0032 de sulfure de calcium, et 0,0071 d'acide sulfhydrique. — Etablissement : buvette, bains.

LACAUNE (Tarn). — Altitude : 900 m. — Eaux froides : T. 8 à 24°. — *Alcalines et arsénicales faibles, bicarbonatées calciques et ferrugineuses :* 0,0006 d'arséniate de chaux, 0,044 de bicarbonate de fer. — Etablissement : buvette, bains. 1er juin au 1er octobre. Eaux d'exportation.

LA CHALDETTE (Lozère). — Eaux chaudes : T. 31°. — *Non analysées*.

LAC-VILLERS (Doubs). — Eaux froides. — *Bicarbonatées calciques ferrugineuses*.

LAER (Allemagne, Hanovre). — Eaux roides. — *Chlorurées sodiques :* 15,167, dont 11,892 de chlorure de sodium. — Etablissement : buvette, bains.

LA FERRIÈRE (Isère). — Eaux froides : T. 9°,4. — *Sulfureuses faibles*.

LA GADINIÈRE (Gers). — Eaux froides : T. 19°,9. — *Sulfatées ferrugineuses :* 2,0015, dont 0,8545 de sulfate de chaux, 0,7353 de sulfate de magnésie, 0,0140 de carbonate d'oxyde de fer.

LA HERSE (Orne). — Eaux froides. — *Bicarbonatées ferrugineuses*.

LAIFOUR (Ardennes). — Eaux froides. — *Bicarbonatées ferrugineuses :* 0,0400 de carbonate de fer.

LA LICHE (Hautes-Alpes). — Altitude : 1027 m. — Eaux froides : T. 17°. — *Sulfureuses.*

L'ALLIAZ (Suisse, Vaud). — Altitude : 1040 m. — Eaux froides : T. 8°,43. — *Sulfurées calciques :* 1,5360 de sulfate de calcium. — Etablissement : buvette, cure de petit-lait. 1er juin au 15 septembre.

LAMALOU (Hérault). — Altitude : 190 m. — Eaux froides et très chaudes : T. 17 à 46°. — *Bicarbonatées mixtes ferrugineuses :* 0,0100 de carbonate de fer. — Etablissement : buvette, bains, douches. 1er mai au 1er novembre.

LA MOLLA (Italie, Piémont). — Eaux froides : T. 18°. — *Bicarbonatées ferrugineuses.*

LA MOTTE-LES-BAINS (Isère). — Altitude : 600 m. — Eaux très chaudes : T. 57 à 60°. — *Chlorurées sodiques moyennes :* 3,56 à 3,80 de chlorure de sodium. — Etablissement : buvette, bains. 1er juin au 1er octobre.

LAMSCHEID (Prusse). — Eaux froides : T. 18°. — *Carbonatées calciques et ferrugineuses :* 0,321 de carbonate de chaux et 0,12 de carbonate de fer.

LANDECK (Prusse). — Altitude : 452 m. — Eaux froides : T. 17 à 29°. — *Sulfureuses faibles.* — Etablissement balnéothérapique. 15 mars au 15 octobre.

LANDETTE (Espagne, Cuença). — Eaux froides : T. 19. — *Bicarbonatées mixtes.* — Etablissement balnéothérapique.

LANGENAU (Bavière). — Altitude : 562 m. — Eaux froides T. 8°,7. — *Bicarbonatées calciques ferrugineuses :* 0,9105, dont 0,0326 de carbonate d'oxyde de fer. — Etablissement : buvette, bains. 1er juin au 15 septembre.

LANGENAU-NIEDER (Prusse). — Altitude : 375 m. — Eaux froides : T. 9°,3. — *Bicarbonatées ferrugineuses, carboniques fortes :* 0,033 de carbonate de fer. — Etablissement : buvette, bains, boues. 1er mai au 15 octobre.

LANGENBRÜCKEN (Allemagne, Bade). — Altitude : 136 m. — Eaux froides : T. 14°,6. — *Sulfureuses.* — Etablissement balnéothérapique.

LANGENSALZA (Prusse). — Eaux froides : T. 12°,5. — *Sulfatées calciques et sulfureuses.*

LANNASKÈDE (Suède). — Eaux froides : T. 8° — *Ferrugineuses sulfatées.*

LA PAUTE (Isère). — Eaux froides : T. 12°,3. — *Sulfureuses faibles.*

LA PRESTE (Pyrénées-Orientales). — Altitude : 1100 m. — Eaux chaudes : T. 37 à 44°,6. — *Sulfurées sodiques :* 0,1337, dont 0,0127 de sulfure de sodium. — Etablissement : buvette, bains. 1er mai au 1er novembre.

LA PUDA (Espagne, Barcelone). — Altitude : 126 m. — Eaux froides : T. 21°,2 à 30°. — *Chlorurées sodiques moyennes, sulfurées sodiques faibles.* — Etablissement : buvette, bains. 15 juin au 15 septembre.

LA PYRONÉE et CONCHES (Cantal). — Eaux froides : T. 10°. — *Bicarbonatées ferrugineuses.*

LA REVAUTE (Cantal). — Eaux froides. — *Bicarbonatées ferrugineuses.*

LA ROCHE-CARDON (Rhône). — Eaux froides : T. 12°,8. — *Bicarbonatées ferrugineuses.*

LA ROCHE-POSAY (Vienne). — Eaux froides : T. 11 à 12°. — *Sulfatées calciques, sulfureuses faibles.* — Etablissement.

LA SAULCE (Hautes-Alpes). — Eaux froides : T. 15 à 22°. — *Chlorurées sodiques* : 2,516, dont 2,135 de chlorure de sodium.

LA SAXE (Italie, Aoste). — Altitude : 1215 m. — Eaux froides : T. 13 à 17°. — *Sulfureuses, ferrugineuses.* — Etablissement : buvette, bains. 15 juillet au 1er septembre.

LASSERRE (Lot-et-Garonne). — Eaux froides : T. 12°,5. — *Indéterminées.*

LASZINA (Autriche, Croatie). — *Carboniques fortes.*

LAZLO-HUNYADI (Hongrie). — *Sulfatées magnésiques* : 24,2065 de sulfate de magnésie, 22,7810 de sulfate de soude.

LA TERRASSE (Isère). — Eaux froides : T. 19°,3. — *Chlorurées sodiques moyennes, sulfureuses faibles.*

LA TROLLIÈRE (Allier). — Eaux froides : T. 13°,3. — *Crénatées ferrugineuses.*

LAUCHSTADT (Prusse). — Eaux froides : T. 10°,5. — *Sulfatées calciques moyennes.*

LAURENZENBAD (Suisse, Argovie). — Altitude : 518 m. — Eaux froides : T. 18°. — *Indéterminées.*

LAUTARET (Hautes-Alpes). — Eaux chaudes : T. 44°. — *Sulfureuses.*

LAVAL (Isère). — Eaux tièdes : T. 24°,7. — *Sulfatées mixtes* : 2,613 dont 1,128 de sulfate de magnésie, et 1,048 de sulfate de soude.

LAVALIÈRE près Clermont (Puy-de-Dôme). — Eaux bicarbonatées gazeuses froides, goudronnées : T. 14°. — Eaux transportées.

LAVARDENS (Gers). — Eaux tièdes : T. 19°,4. — *Amétallites.*

LAVEY (Suisse, Vaud). — Altitude : 375 m. — Eaux chaudes : T. 46°. — *Chlorurées sodiques* : 1,3120 dont 0,3633 de chlorure de sodium. — Etablissement, buvette, bains. 15 mai au 30 septembre.

LA VEYRASSE (Hérault). — Eaux froides : T. 18°. — *Bicarbonatées mixtes.*

LEAMINGTON (Angleterre, Warwickshire). — Altitude : 65 m. — Eaux froides : T. 23°,4. — *Chlorurées sodiques* ou *chlorurées sulfurées :* 11,5125 dont 3,4243 de chlorure de sodium, 3,1920 de sulfate de soude. — Etablissements : buvette, bains. Toute l'année.

LE BOULOU. — (V. *Boulou*) (le).

LECCIA (Italie, Florence). — Eaux chaudes : T. 35°. — *Bicarbonatées ferrugineuses :* 1,199 dont 0,059 de carbonate de fer.

LE CROL (Aveyron). — Eaux froides : T. 12°,5. — *Sulfatées ferrugineuses :* 1,335 dont 0,540 de sulfate ferreux, et 0,285 de sulfate ferrique.

LEDESMA (Espagne, Salamanque). — Altitude : 720 m. — Eaux chaudes : T. 32 à 52°. — *Sulfurées calciques.* — Etablissements, buvettes, bains, douches.

LEE'S SPRINGS (Etats-Unis, Tennessee). — *Sulfureuses.*

LEISSENGEN (Suisse, Berne). — Eaux froides. — *Sulfurées calciques :* 0,0070 à 0,0018 de sulfure de calcium. — Etablissement : buvettes, bains.

LENK (Suisse, Berne). — Altitude : 1100 m. — Eaux froides : T. 8°,5. — *Sulfatées calciques*, ou *ferrugineuses bicarbonatées.* — Etablissement : buvette, bains, douches, inhalations. 15 juin au 15 septembre.

LE PLAN (Haute-Garonne). — Eaux froides : T. 12°,1. — *Bicarbonatées ferrugineuses :* 0,155 dont 0,012 d'oxyde de fer.

LÈS (Espagne, Lerida). — Eaux froides et chaudes : T. 19°,5 à 32°. — *Sulfurées sodiques :* 0,0089 à 0,0152 de sulfure de sodium. — Etablissements.

LES ROCHES (Puy-de-Dôme). — Eaux froides : T. 19°,5. — *Chlorurées sodiques* et *bicarbonatées ferrugineuses :* 3,500 dont 1,165 de chlorure de sodium, 0,042 de carbonate de fer. — Eaux d'exportation.

LEUSTETTEN (Allemagne, Bavière). — *Bicarbonatées calciques :* 0,192 dont 0,161 de carbonate de chaux.

LEVANA (Italie, Florence). — Eaux froides : T. 15°,5. — *Bicarbonatées mixtes.*

LEVERN (Prusse). — Eaux froides : T. 9°,5 à 12°. — *Bicarbonatées calciques faibles.*

LE VERNET. — V. *Vernet* (le).

LEVICO (Italie). — Altitude : 530 m. — Eaux froides : T. 8 à 12°,5. — *Sulfatées ferrugineuses et arsénicales :* 1,86933, dont 0,42852 de sulfate ferrique et 0,00905 d'acide arsénieux. — Etablissement : bains, buvette. 1er mai au 30 septembre.

LICHE (la). (*V. La Liche.*)

LIDJA (Turquie d'Asie, Anatolie). — Eaux chaudes : T. 59°. — *Sodiques faiblement minéralisées.*

LIEBAU (Russie, Courlande). — *Sulfatées calciques et sulfureuses :* 1,7889 dont 1,3263 de sulfate de chaux.

LIEBENSTEIN (Allemagne, Saxe-Meiningen). — Altitude : 312 m. — Eaux froides : T. 10°. — *Bicarbonatées ferrugineuses, carboniques fortes :* 0,0812 à 0,10040 de carbonate de protoxyde de fer. — Établissement : buvette, bains, douches. — Juin à septembre.

LIEBENZELL (Allemagne, Wurtemberg). — Altitude : 286 m. — Eaux chaudes : T. 21°,7 à 26°. — *Chlorurées sodiques et ferrugineuses faibles :* 1,1548 dont 0,7222 de chlorure de sodium et 0,0004 de carbonate d'oxyde de fer. — Établissements : buvette, bains, douches : 15 mai au 15 octobre.

LIEBWERDA (Autriche, Bohême). — Eaux froides : T. 10°. — *Bicarbonatées ferrugineuses faibles, carboniques fortes :* 0,2278 dont traces de carbonate d'oxyde de fer. — Cure de petit-lait.

LIERGAMÈS (Espagne, Santander). — Eaux tièdes : T. 20°. — *Sulfurées calciques.* — Établissement : 1er juin au 1er octobre,

LIGOURIO (Grèce, Argolide). — Pas d'analyses.

LIMPACH (Suisse, Berne). — Altitude : 600 m. — Eaux froides : T. 13°. — *Bicarbonatées calciques :* 0,072 dont 0,045 de carbonate de chaux.

LINARÈS (Espagne, Ségovie). — Eaux tièdes : T. 22°. — *Chlorurées sodiques.*

LINTZI (Grèce, Péloponèse). — Eaux chaudes : T. 33° — *Chlorurées sodiques :* 1,700 dont 1,015 de chlorure de sodium. — Établissement : buvette; bains.

LIPARI (Ile de) (Italie). — Eaux chaudes : T. 53 à 54°. — *Arsénicales* (?).

LIPETZK ou **LIEPIETZK** (Russie, Tambov). — Eaux froides. — *Bicarbonatées ferrugineuses fortes :* 0,3168 à 0,2450 sur 0,900 de bicarbonate de fer.

LIPOCZ (Hongrie). — Eaux froides : T. 12°,5 à 16°,2. — *Bicarbonatées calciques :* 2,9979 à 5,3501 dont 1,1618 à 1,5172 de bicarbonate de chaux.

LIPPA (Serbie). — Eaux froides : T. 10°. — *Bicarbonatées ferrugineuses :* 1,255 dont 0,081 de carbonate de fer.

LIPPIK (Hongrie). — Eaux chaudes : T. 31 à 64°. — *Bicarbonatées chlorurées, iodurées, sodiques et carboniques fortes.* — Établissements : buvette, bains, piscine. — Exportation.

LIPPSPRINGE (Prusse). — Altitude : 126 m. — Eaux tièdes : T. 21°2. — *Sulfatées mixtes :* 2,3091 dont 1,6024 de sulfates de soude et de chaux. — Etablissement : buvette, bains, inhalations. — Exportation.

LISBONNE (Portugal). — Eaux chaudes : T. 23 à 34°. — *Chlorurées sodiques fortes, sulfatées calciques faibles, sulfureuses) carboniques faibles.* — Etablissement : buvette, bains, douches, etc., 1er juin au 15 octobre.

LIVORNO (Italie, Toscane). — Eaux froides. — *Sulfurées calciques.*

LLANDRINDOD WELLS (Angleterre, Radnow). — Eaux froides. — *Chlorurées sodiques fortes, ferrugineuses faibles :* 2,5429 à 3,4880 de chlorure de sodium. — Etablissement : buvette, bains.

LLO (Pyrénées-Orientales). — Eaux tièdes : T. 27°,1 à 29°,1. — *Sulfurées sodiques.*

LOBAU (Allemagne, Saxe). — Eaux froides : — *Bicarbonatées mixtes.*

LOBENSTEIN (Allemagne, Reuss-Lobenstein). — Altitude : 480 m. — Eaux froides : T. 9°5 Réaumur. — *Indéterminées.* — Etablissement : hydrothérapie, cure de petit-lait.

LOCHBAD ou **LOCHBACHBAD** (Suisse, Berne). — Altitude : 603 m. — Eaux froides : T. 9° R. — *Bicarbonatées, chlorurées sulfatées.* — Etablissement : buvette, bains, douches.

LOCHLI (Suisse). — Eaux froides : T. 7° R. — *Sulfatées magnésiennes et ferrugineuses.* — Etablissement balnéothérapique.

LODOSA (Espagne, Navarre). — *Bicarbonatées ferrugineuses*

LOKA (Suède). — Eaux froides : T. 8°. — *Amétallites sulfureuses faibles.*

LONS-LE-SAULNIER (Jura). — Altitude : 400 m. — Eaux froides : T. 14°. — *Chlorurées sodiques fortes :* 15,386 dont 10,298 de chlorure de sodium. — Etablissement : buvette, bains, douches.

LOS HERVIDEROS DEL EMPERADOR (Espagne, Ciudad-Real). — Eaux froides : T. 16 à 22° — *Bicarbonatées ferrugineuses.* — Etablissement. 1er juin au 30 septembre.

LOSDORF (Suisse, Soleure). — Altitude : 680 m. — Eaux froides : T. 14 à 15°8. — *Sulfurées sodiques :* 0,2328 de sulfure de sodium. — Etablissement : buvette, bains.

LOUECHE-LES-BAINS ou **LOÈCHE** (Suisse, Valais). — Altitude : 1415 m. — Eaux chaudes : T. 38 à 46°. — *Sulfatées* *calciques* : 1,0897 dont 1,5200 de sulfate de chaux. — Etablissement : buvette, bains, douches. — 1er juin au 30 septembre.

LOUJO ou **LATOJA** (Espagne, Pontevedra). — Eaux chaudes : T. 26 à 30°. — *Chlorurées sodiques* : 22,56 dont 19,15 de chlorure de sodium. — Établissement : buvette, bains. 1er juin au 30 septembre.

LOUTVAKI (Grèce, Péloponèse). — Eaux chaudes : T. 31°,5. — *Chlorurées sodiques* : 8,308 à 9,004 de chlorure de sodium.

LOUVAINES (Maine-et-Loire). — Eaux froides. — *Bicarbonatées ferrugineuses* : 0,008 de carbonate de fer.

LOVETTE (Autriche, Transylvanie). — Eaux froides. — *Bicarbonatées chlorurées*.

LÖWENBACHLI (Suisse, Appenzell). — *Salines légères*.

LU (Italie, Alexandrie). — Eaux froides : T. 14°. — *Sulfureuses*. — Etablissement, buvette, bains.

LUBIEN (Autriche, Galicie). — Eaux froides : T. 10°. — *Sulfurées calciques*.

LUCAINERA DE LAS TORRES (Espagne, Almeria). — Eaux tièdes : T. 20°. — *Sulfurées calciques*. — Établissement : buvette, bains.

LUCHON (Haute-Garonne). — Altitude : 628 m. — Eaux froides, chaudes et très chaudes : T. 17 à 66°. — *Sulfurées sodiques* : 0,058 de sulfure de sodium. — Etablissement : buvette, bains, douches, piscines, étuves, inhalations. 1er juin au 15 octobre.

LUCQUES. — V. *Doccie basse*.

LUCSKY (Hongrie). — Eaux chaudes : T. 32°. — *Ferrugineuses*.

LUDWIGSBRUNNEN (Allemagne, Hesse). — Eaux froides : T. 12°. — *Bicarbonatées calciques, chlorurées sodiques* : 4,531 dont 1,540 de bicarbonate de chaux et 1,989 de chlorure de sodium.

LUGO (Espagne, Lugo). — Eaux chaudes : T. 30° R. — *Sulfurées sodiques*. — Etablissement : 1er juin au 30 septembre.

LUHASCHOWITZ (Autriche, Moravie). — Altitude : 1,200 m. — Eaux froides : T. 8 à 9°. — *Bicarbonatées mixtes, iodurées, bromurées*. — Etablissement : buvette, balnéothérapie.

LUND (Suède). — *Bicarbonatées mixtes*.

LUNËHURG (Allemagne, Hanovre). — *Chlorurées sodiques* : 251,692 de chlorure de sodium. — Balnéothérapie.

LUTERSWYLL (Suisse, Soleure). — Eaux froides. — *Bicarbonatées ferrugineuses*.

LUTHERN (Suisse, Lucerne). — *Ferrugineuses.*

LUXBURG (Suisse, Thurgovie). — Eaux froides : T. 12°,5. — *Bicarbonatées mixtes, sulfureuses faibles.*

LUXEUIL (Haute-Saône). — Altitude : 307 m. — 1° Eaux chaudes : T. 27 à 51°, chlorurées et manganiques. — 2° Eaux ferrugineuses tièdes. — Établissement : buvette, bains, douches, irrigations, piscine. — 15 mai au 15 septembre.

M

MACERATO (Italie, Toscane). — Eaux froides. — *Bicarbonatées chlorurées, sulfureuses faibles.*

MACKWILLER (Alsace-Lorraine). — Eaux froides. — *Chlorurées sodiques.*

MACON (Saône-et-Loire). — Eaux froides : T. 13°2. — *Bicarbonatées ferrugineuses :* 0,671 dont 0,013 de protoxyde de fer.

MADISON SPRINGS (États-Unis, Géorgie). — Eaux froides. — *Bicarbonatées ferrugineuses.*

MADONA A PAPIONA (Italie, Toscane). — *Bicarbonatées sodiques :* 1,7689 de bicarbonate de soude.

MAGDELEINE DE FLOURENS (Sainte-). — Eaux froides. — *Bicarbonatées ferrugineuses :* 0,0812 de carbonate de fer.

MAGNAC (Cantal). — Eaux froides : T. 14°. — *Bicarbonatées ferrugineuses, sulfureuses faibles.*

MAGYAR-STENTZ-LAZLO (Hongrie). — *Sulfurées.*

MAINE (Springof). (États-Unis, Maine). — *Chlorurées sodiques, ferrugineuses :* 0,11 de chlorure de sodium, 0,08 de carbonate de fer.

MALAGA (Espagne). — Eaux froides : *ferrugineuses.*

MALAHA (Espagne, Grenade). — Eaux tièdes : T. 23 à 32°. — *Ferrugineuses bicarbonatées.* — Établissement : buvette, bains. 1er juin au 1er octobre.

MALÉON (Ardèche). — Eaux froides : T. 13°,7. — *Bicarbonatées sodiques :* 1,260 de bicarbonate de soude. — Établissement : buvette, bains.

MALLOW (Angleterre, Irlande). — Eaux tièdes : T. 22°. — Établissement balnéothérapique.

MALMAS (Autriche, Transylvanie). — Eaux tièdes : T. 19°. — *Sulfurées calciques.* — Etablissement : buvette, bains, douches.

MALMÉDY (Prusse). — Eaux froides. — *Bicarbonatées ferrugineuses :* 0,1346 à 0,1576 de bicarbonate de fer. — Buvette.

MALOU (la). — V. *Lamalou.*

MALVERN (Angleterre). — Altitude : 400 m. — Eaux froides : T. 11°,3. — *Bicarbonatées ferrugineuses faibles :* 0,023 de bicarbonate de fer. — Etablissement : buvette, bains douches.

MAMAKAI (Russie, Caucase). — *Sulfurées sodiques :* 0,0158 de sulfure de sodium.

MARAT (Puy-de-Dôme). — Pas d'analyse.

MARBELLA (Espagne, Grenade). — Eaux tièdes : T. 26°. — Pas d'analyse.

MARCOLS (Ardèche). — Altitude : 700 m. — Eaux froides : T. 14°. — *Bicarbonatées sodiques :* 2,468 de bicarbonate de soude. — Exportation.

MARIE (Sainte-) (Cantal). — Eaux froides : T. 12°,7. — *Ferrugineuses :* 0,520 dont 0,045 de carbonate de fer. — Exportation.

MARIE (Sainte-) (Hautes-Pyrénées). — Altitude : 450 m. — Eaux froides : T. 17°,2. — *Sulfatées calciques et carboniques faibles*, 2,400 dont 1,430 de sulfate de chaux. — Etablissements : buvette, bains.

MARIENBAD (Bohême). — Altitude : 644 m. — Eaux froides : T. 7°,5 à 15°,5. — *Bicarbonatées sulfatées chlorurées :* 1,96 dont 0,33 de sulfate de soude, 0,66 de chlorure de sodium, 0.76 de carbonates alcalins. — Etablissements : buvette, bains, douches, étuves, boues. 15 mai au 15 octobre.

MARIENFELDS (Allemagne, Nassau). — Eaux froides. — *Bicarbonatées mixtes :* 1,98286, dont 0,8247 de carbonates alcalins.

MARIMONT (Belgique). — *Bicarbonatées mixtes.*

MARLIOZ (Altitude : 250 m. — Eaux froides : T. 14°. — *Sulfurées sodiques :* 0,029 de sulfure de sodium. — Etablissement : buvette, inhalations. 15 mai au 1er novembre.

MARMOLEJO (Espagne, Jaën). — Eaux tièdes : T. 21 à 24°,5. — *Bicarbonatées mixtes, sulfatées magnésiennes :* 1,1658 de bicarbonates, et 2,1115 de sulfate de magnésie. — Etablissement : buvette, bains, 1er septembre au 31 octobre.

MARSCHING (Allemagne, Bavière). — *Sulfurées calciques.*

MARTIAL (Saint-) (Puy-de-Dôme). — Eaux froides et tièdes : T. 22 à 24°,5. — *Bicarbonatées chlorurées sodiques.*

MARTIGNÉ-BRIANT (Maine-et-Loire). — Eaux froides : T. 13°. — *Bicarbonatées ferrugineuses :* 0,0100 de carbonate de fer. — Etablissement : buvette, bains, douches.

MARTIGNY-LES-LAMARCHE (Vosges). — Eaux froides : T. 13°,5. — *Sulfatées calciques :* 2,594, dont 1,420 de sulfate de chaux.

MARTINECZ (Hongrie). — Eaux froides : T. 13°. — *Bicarbonatées ferrugineuses :* 0,140, dont 0,063 de carbonate de fer.

MARTINIQUE (la) (Petites Antilles). — Eaux chaudes : T. 32°. — *Bicarbonatées ferrugineuses :* 0.016 de bicarbonate de fer — Etablissement balnéothérapique.

MARTOS (Espagne, Jaën). — Eaux froides : T. 19°. — *Sulfurées calciques.* — Etablissement. 15 juin au 10 octobre.

MARTRES-DE-VEYRE (les) (Puy-de-Dôme). — Eaux tièdes : T. 22 à 25°. — *Bicarbonatées chlorurées :* 6,1709, dont 2,4890 de bicarbonate de soude, et 1,9480 de chlorure de sodium. — Buvette.

MASINO (Italie, Sondrio). — Altitude : 1,168 m. — Eaux chaudes : 38 à 39° — *Indéterminées.* — Etablissement : buvette, balnéothérapie, hydrothérapie. 15 juin au 15 septembre.

MASKA (Gers). — *Sulfatées calciques.*

MASSANETA-SPRINGS (Etats-Unis, Virginie). — *Alcalines magnésiennes.*

MATHIAS (Saint-) (Prusse). — *Bicarbonatées ferrugineuses :* 0,2284 de bicarbonate d'oxyde de fer.

MATLOCR (Angleterre, Derby). — Eaux tièdes : T. 28°. — *Bicarbonatées calciques.*

MATTIGBAD (Autriche). — Altitude : 451 m. — Eaux froides : T. 8°. — *Bicarbonatées ferrugineuses faibles :* 1,3937, dont 0,0184 de carbonate d'oxyde de fer.

MATTIGHOFEN (Autriche). — Altitude : 440 m. — *Bicarbonatées ferrugineuses.*

MAUER (Autriche). — Eaux froides. — *Bicarbonatées ferrugineuses :* 1,1970 dont 0,1084 de bicarbonate d'oxyde de fer.

MAYRES (Isère). — Altitude : 470 m. — Eaux chaudes : T. 32°. — *Sulfatées chlorurées :* 4,000, dont 1,180 de sulfate de chaux, 1,228 de chlorure de sodium.

MÉDAGUE (Puy-de-Dôme). — Eaux froides : T. 15 à 16°. — *Bicarbonatées mixtes et ferrugineuses.*

MEDEWI (Suède). — *Sulfurées calciques.*

MEDICO (Portugal, Minho). — Eaux chaudes : T. 37°. — *Sulfurées sodiques :* 0,00987 d'hydrogène sulfuré.

MEHADIA (Hongrie). — Altitude : 168 m. — Eaux chaudes : T. 37 à 52°. — *Chlorurées sodiques.* — Établissements : buvette, bains, piscine. 1er mai au 15 septembre.

MEINBERG (Allemagne, Lippe). — Eaux froides : T. 4. à 17°,3. *Chlorurées sodiques fortes, sulfureuses faibles.* — Établissement : buvette, balnéothérapie.

MELKSHAM (Angleterre Wiltshire). — Eaux froides. — *Bicarbonatées ferrugineuses.*

MELTINGEN (Suisse, Soleure). — Altitude : 423 m. — *Sulfatées calciques, ferrugineuses.*

MERGENTHEIM-KARLSBAD (Allemagne, Wurtemberg). — Altitude : 170 m. — Eaux froides : T. 10°,5. — *Chlorurées sodiques :* 22,272, dont 10,3770 de chlorure de sodium. — Établissement, buvette, bains, 15 mai au 1er octobre.

METELIN (Turquie d'Asie, Archipel). — Eaux chaudes : T. 30 à 42°. — *Sulfatées sodiques.*

MÉTHANA (Grèce, Péloponèse). — Eaux chaudes : T. 26 à 28°. — *Chlorurées sulfurées :* 23,437 de chlorure de sodium. — Établissement.

MÉZIÈRES (Ardennes). — Eaux froides : T. 16°,2. — *Sulfatées chlorurées.*

MIERS (Lot). — Altitude : 270 m. — Eaux froides : T. 15°. — *Sulfatées sodiques :* 5.371, dont 2,675 de sulfate de soude. — Établissement : buvette. 1er juin au 31 août.

MILO (Grèce, Archipel). — Eaux chaudes : T. 29 à 70°. — *Ferrugineuses.*

MINA-NOVA (Portugal, Estramadure). — *Sulfatées ferrugineuses :* 0,560, dont 0,135 de sulfate ferreux.

MINDELHEIM (Allemagne, Bavière). Altitude : 670 m. — *Bicarbonatées calciques :* 0,2504 de carbonate de chaux.

MINGOLSHEIM (Allemagne, Bade). — Eaux froides : T. 7°. — *Sulfurées.*

MIRABELLO (Italie, Alexandrie). — Eaux froides. T. 13°. — *Sulfurées calciques.*

MIRAL (Drôme). — Eaux froides. — *Chlorurées sodiques :* 5,730 à 15,952 de chlorure de sodium.

MIRANDELLA (Portugal, Tras-os-Montes). — *Bicarbonatées ferrugineuses.*

MOCHING (Allemagne, Bavière). — *Bicarbonatées calciques* : 4,302 de carbonate de chaux.

MOFFAT (Ecosse). — Eaux froides. — *Sulfatées ferrugineuses, sulfurées chlorurées sodiques.*

MOGGIONA (Italie, Florence). — Eaux tièdes : T. 27°. — *Bicarbonatées calciques.*

MOHA (Hongrie). — *Bicarbonatées calciques* : 4,236, dont 2,448.

MOINGT (Loire). — Eaux froides : T. 11°,8. — *Bicarbonatées sodiques ferrugineuses* : 4,652, dont 3,460 de bicarbonate de soude et de potasse.

MOLAR (el) (Espagne, Madrid). — Altitude : 840 m. — Eaux froides : T. 16°. — *Amétallites sulfureuses faibles.* — Etablissement : buvette, balnéothérapie. 15 juin au 15 septembre.

MOLGAS (Espagne). — Eaux chaudes : T. 40 à 47°. — *Bicarbonatées sodiques.* — Etablissement : bains. 1er juin au 15 octobre.

MOLIGT (Pyrénées-Orientales). — Altitude : 601 m. — Eaux chaudes : T. 25° à 38°. — *Sulfurées sodiques* : 0,16 à 0,30, dont 0,011 à 0,043 de sulfure de sodium. — Etablissement : buvette, bains, douches. Toute l'année.

MOLINA (Espagne). — Eaux tièdes : T. 21°. — *Sulfurées calciques.*

MONCADA Y REINAH (Espagne, Barcelone). — Eaux froides : T. 17°. — *Sulfatées ferrugineuses* : 0,127 de sulfate de fer.

MONCHIQUE (Portugal). — Eaux chaudes : T. 31 à 34°. — *Indéterminées.* — Etablissements : bains, piscine.

MONDON (Espagne, Malaga). — Eaux froides. — *Bicarbonatées ferrugineuses.*

MONDORF (Luxembourg). — Eaux tièdes : T. 24°,7. — *Chlorurées sodiques* : 8,819 de chlorure de sodium. — Etablissement : buvette, bains, inhalations.

MONESTIER DE BRIANÇON (le) (Hautes-Alpes). — Eaux chaudes : T. 22 à 45°. — *Bicarbonatées calciques* : 0,4066 à 1,1974 de carbonate de chaux. — Etablissement : buvette, balnéothérapie.

MONESTIER DE CLERMONT (le) (Isère). — Eaux froides : T. 12°,3. — *Bicarbonatées calciques* : 0,886 de bicarbonate de chaux.

MONFALCONE (Autriche, Illyrie). — Eaux chaudes : T. 39°. — *Chlorurées sodiques, sulfureuses faibles* : 9,152 de chlorure de sodium. — Etablissement balnéothérapique.

MONREPOS (Gironde). — Eaux froides : T. 13°,2. — *Ferrugineuses* : 0,018 de carbonate de fer.

MONSAO (Portugal, Minho). — Eaux chaudes : T. 31°,76 à 43°. — *Chlorurées sulfatées.* — Etablissement.

MONSUMMANO (Italie, Lucques). — Altitude : 270 m. — Eaux chaudes : T. 28 à 32°. — *Carbonatées sulfatées calciques.* — Etablissement balnéothérapique.

MONTAFIA (Italie, Alexandrie). — Eaux froides : T. 11 à 13°. — *Sulfurées calciques.*

MONTBARRI (Suisse, Fribourg). — Altitude : 953 m. — Eaux froides : T. 11° — *Sulfatées calciques :* 9,171, dont 0,397 de sulfate de chaux.

MONTBRISON (Loire). — Eaux froides : T. 12°,7. — *Bicarbonatées sodiques :* 3,462, dont 2,425 de bicarbonate de soude.

MONTBRUN (Drôme). — Eaux froides : T. 12°, 9 à 13°,2. — *Sulfurées calciques.*

MONTCHANSON (arr. de Saint-Flour, Cantal). — Altitude : 1200 m. — Eaux froides : T. 15°. — Carbonatées, lithinées, ferrugineuses. — Eaux exportées.

MONT-DORE (Puy-de-Dôme). — Altitude : 1,046 m. — Eaux froides et chaudes : T. 10°,5 à 47°,7. — *Indéterminées, faiblement minéralisées :* 1,69, dont 0,558 de bicarbonate de soude, 0,025 de bicarbonate de potasse, 0,311 de bicarbonate de chaux, 0.361 de chlorure de sodium, près de 0,001 d'arséniate de soude. — Etablissements : ressources balnéaires complètes. 15 juin au 15 septembre.

MONTE-ALCETO (Italie, Toscane). — Eaux chaudes : T. 22 à 34°. — *Sulfatées calciques.*

MONTE-ALFEO (Italie, Pavie). — Eaux froides : T. 11°,5. — *Polymétallites.* — Etablissement : ressources balnéaires complètes. Toute l'année.

MONTE-CATINI (Italie, Lucques). — Altitude : 280 m. — Eaux tièdes : T. 21 à 29°. — *Chlorurées sodiques :* 18,545 à 11,1276 de chlorure de sodium. — Buvette, bains, douches, etc. — Toute l'année. — Exportation.

MONTEGUT-SEGLA (Haute-Garonne). — T. 12°. — *Ferrugineuses faibles :* 0,002 d'oxyde de fer.

MONTEMAYOR (Espagne). — Altitude : 750 m. — Eaux chaudes : T. 30 à 42°. — *Sulfurées sodiques.* — Etablissement balnéothérapique. 1er juin au 15 octobre.

MONTE-ORTONE (Italie, Padoue). — Eaux chaudes : T. 63°. — *Chlorurées sodiques :* 3,7550, dont 2,0661 de chlorure de sodium.

MONTLIGNON (Seine-et-Oise). — *Bicarbonatées ferrugineuses froides.*

MONT-LOUIS (Pyrénées-Orientales). — Eaux froides : T. 11°. — *Ferrugineuses.*

MORBO (Italie, Toscane). — Altitude : 467 m. — Eaux froides et chaudes : T. 18 à 50°. — *Sulfurées calciques, bicarbonatées mixtes et ferrugineuses.* — Etablissement : buvette, bains.

MORTEFONTAINE (Oise). — Eaux froides : T. 13°,3. — *Sulfurées calciques.*

MONTMIRAIL (Vaucluse). — Altitude 100 m. — Eaux froides : T. 16°,6. — *Sulfurées calciques et sulfatées mixtes :* 1,26, dont 0,017 de sulfure de sodium, et 0,44 de bicarbonates de chaux et de magnésie. Etablissement : buvette, bains, douches, étuve. — Exportation.

MONTROND (Loire). — Eaux tièdes : T. 26. — *Bicarbonatées sodiques ferrugineuses :* 4,7714, dont 4,32104 de bicarbonate de soude, et 0,04 de carbonate de protoxyde de fer. — Etablissement : buvette, bains. — Exportation.

MOUDANG (Hautes-Pyrénées). — Altitude : 1055 m. — Eaux froides : T. 13°,3. — *Sulfurées calciques et ferrugineuses.*

MOURISCO ET LAMEIRA (Portugal, Minho). — Eaux chaudes : T. 36°,5. — *Sulfurées sodiques.*

MOUZAIA-LES-MINES (Algérie, Alger). — Eaux froides T. 14 à 21°. — *Sulfurées sodiques, ferrugineuses.*

MULA (Espagne, Murcie). — Altitude : 160 m. — Eaux chaudes : T. 38°,5. — *Bicarbonatées ferrugineuses.* — Etablissement. 15 avril au 15 juin, 9 septembre au 15 novembre.

MUNSTERSBERG (Prusse). — Eaux froides : T. 13°. — *Bicarbonatées calciques et ferrugineuses :* 0,162 de carbonate de chaux, et 0,019 de carbonate de fer.

MUSKAU (Prusse) — Eaux froides : T. 12°. — *Sulfatées et carbonatées ferrugineuses :* 3,928, dont 0,360 de carbonate ferreux, et 3,004 de sulfate de chaux. — Etablissement : buvette, bains.

N

NABIAS (Hautes-Pyrénées). — Eaux froides : T. 12°,5. — *Sulfurées sodiques et bromo-iodurées :* 0,5757, dont 0,0320 de sulfate de sodium, etc., 0,0101 de bromures et iodures alcalins. — Eau d'exportation.

NAPLES (Italie). — Eaux froides : T. 13°9 à 17. — *Sulfureuses ou ferrugineuses.* — Balnéothérapie. Toute l'année.

NAUHEIM (Allemagne, Hesse-Électorale). — Altitude : 150 m. — Eaux chaudes : T. 21 à 39°. — *Chlorurées sodiques :* 14 gr. de chlorure de sodium, 1,30 de chlorure de calcium, 1,40 de carbonate de chaux, traces de brome et d'iode. — Etablissement : buvette, bains, douches, eaux-mères. Mai à octobre.

NÉBOUZAT (Puy-de-Dôme). — Eaux froides. — *Bicarbonatées ferrugineuses.*

NECTAIRE (Saint-)(Puy-de-Dôme). — Eaux froides et chaudes : T. 10 à 45°. — *Polymétallites :* 2,60 de chlorure de sodium, 2 gr. de bicarbonate de soude, bicarbonate de potasse, de chaux, de magnésie, un peu de fer. — Etablissement : buvette, douches, bains, cure de petit-lait. 1er juin au 15 septembre.

NENNDORF (Prusse). — Eaux froides ; T. 12°. — *Sulfatées calciques et sulfureuses.* — Etablissement.

NÉRIS (Allier). — Altitude : 260 m. — Eaux très chaudes : T. 48 à 52° — *Indéterminées thermales simples :* 1,22, dont 0,57 de bicarbonates alcalins, 0,368 de sulfate de soude, 0,198 de chlorure de sodium. — Etablissement : buvette, bains, douches. — Exportation. Mai à octobre.

NEUENHAR (Prusse). — Altitude : 87 m. Eaux tièdes et chaudes : T. 24 à 43°. — *Bicarbonatées sodiques :* 2 gr. 31 dont 1,05 de bicarbonate de soude. — Etablissement. 15 juin au 30 septembre.

NEUHAUS-NEUSTADT (Bavière). — Altitude : 224 m. — Eaux froides : T. 8°,5. — *Chlorurées sodiques fortes.* — Etablissement.

NEUVILLE-LÈS-LA-CHARITÉ (Haute-Saône). — Eaux froides : T. 14°,8. — *Sulfurées calciques.*

NEUVILLE-SUR-SAONE (Rhône). — Eaux froides : T. 17°. — *Ferrugineuses bicarbonatées.* — Etablissement. Eau d'exportation.

NEW-LONDON-ALUM-SPRING (Etats-Unis, Virginie). — Eaux froides. — *Sulfatées mixtes et ferrugineuses.*

NEYRAC (Ardèche). — Eaux froides et tièdes : T. 14 à 27°. — *Bicarbonatées ferrugineuses faibles :* 2,18 dont 1,35 de bicarbonates alcalins, et 0,08 de protoxyde de fer. — Etablissement : buvette, bains.

NIEDERBRONN (Alsace). — Altitude : 192 m. — Eaux froides : T. 17°,5. — *Chlorurées sodiques :* 4,62075, dont 3,08857 de chlorure de sodium. — Etablissement : buvette, bains, douches. — Exportation. Mai à octobre.

NIEDERNAU (Würtemberg). — Eaux froides : T. 8°. — *Bicarbonatées calciques.* — Etablissement.

NOCERA-UMBRA (Italie). — Altitude : 600 m. Eaux froides : T. 100°. — *Bicarbonatées calciques.* — Etablissement. Eaux d'exportation.

NOINTOT (Seine-Inférieure). — Eaux froides : T. 13°,2. — *Crénatées ferrugineuses.*

NOVELDA (Espagne). — Eaux tièdes : T. 20°. — *Sulfurées calciques.*

NYDELBAD (Suisse, Zurich). — Altitude : 620 m. Eaux froides. — *Sulfurées calciques.* — Etablissement.

O

OBLADEC (Autriche-Tyrol). — Altitude : 2.000 m. Eaux froides : T. (?). — *Bicarbonatées ferrugineuses ou sulfurées calciques.* — Etablissement. 15 juin au 15 septembre.

OCÉAN SPRINGS (Etats-Unis). — Eaux froides. — *Chlorurées sodiques.*

OFEN (Hongrie). — Altitude : 155 m. — Eaux froides et chaudes : T. 15 à 61°. — *Bicarbonatées calciques. — Sulfatées ferrugineuses ou sodiques et magnésiennes.* — 15 mai au 1er octobre.

OIOUN-SKOUÑA ou **FRAIS-VALLON** (Algérie). — Eaux froides : T. 17° — *Bicarbonatées mixtes.* — Eaux digestives ou de table.

OLETTE (Pyrénées-Orientales). — Altitude : 584 m. — Eaux froides : T. 18°. — *Sulfurées sodiques.*

ONTANEDA Y ALCEDO (Espagne). — Eaux thermales : T. 25°,7. — *Sulfurées sodiques.* — Etablissement. 10 juin au 30 septembre.

ORB (Bavière). — Eaux froides : T. 10°,5. — *Chlorurées sodiques :* 32 gr. dont 26,3 de chlorure de sodium. — Etablissement. Cure de petit-lait.

ORENSE (Espagne). — Eaux très chaudes : T. 66 à 68°. — *Indéterminées.* — Balnéothérapie.

OREZZA (Corse). — Altitude : 603 m. — Eaux froides : T. 11°. — *Ferrugineuses :* 0,84, dont 0,12 de protoxyde de fer. — Etablissement : buvette. — Eaux d'exportation, juillet et août.

ORIOL (Isère). — Eaux froides : T. 18°. — *Bicarbonatées calciques ferrugineuses.* — Eaux digestives ou de table.

OUTRANCOURT (Caldas de) (Espagne). — Eaux chaudes : T. 42°,5. — *Indéterminées.* — Etablissement. 1er juin au 30 septembre.

P

PANTICOSA (Espagne, Aragon). — Altitude : 830 m. — Eaux tièdes : T. 27 à 29°. — *Indéterminées azotées*.

PARACUELLOS DE JILOCA (Espagne). — Eaux froides : T. 16 à 18°, — *Chlorurées sodiques*. — Établissement. 15 juin au 30 septembre.

PARAD (Hongrie). — Eaux froides : T. 11°. — *Ferrugineuses sulfatées et bicarbonatées*. Sans pareilles par leur richesse en fer.

PASSY (Seine). — Eaux froides : T. 3°,88. — *Ferrugineuses sulfatées*.

PEDRAS SALGADAS (Portugal). — Eaux froides. *Alcalines bicarbonatées sodiques*. — Établissement thermal.

PETERSTHAL (Bade). — Eaux froides : T. 8 à 10°. — *Ferrugineuses bicarbonatées*. — Établissement. Eaux d'exportation.

PFEFFERS. — V. *Ragatz*.

PIERREFONDS (Seine-et-Oise). — Altitude : 84 m. — Eaux froides : T. 12°,4. — *Sulfureuses calcaires*. — Établissement : buvette, bains. 1er juin au 30 septembre.

PIÉTRAPOLA (Corse). — Eaux très chaudes : T. 43 à 57°. — *Sulfurées sodiques*. — Établissement. 1er mai au 30 juin, 1er septembre au 1er novembre.

PIOULE près de Luc en Provence (Var). — Eau froide, bicarbonatée, calcique.

PLAN-DE-PHAZY (Hautes-Alpes). — Eaux thermales : T. 28 à 30°. — *Chlorurées sodiques*.

PLOMBIÈRES (Vosges). — Altitude : 421 m. — Eaux froides et chaudes : T. 11 à 70°. — *Indéterminées thermales simples* : 0,19 à 0,31 de bicarbonates alcalins, et traces d'arséniate de soude. 15 mai au 15 octobre.

POCA D'ESTORIL (Portugal). — Eaux thermales : T. 27 à 28°. — *Chlorurées sodiques*.

PONTGIBAUD (Puy-de-Dôme). — Eaux froides : T. 10 à 13°. — *Bicarbonatées mixtes*.

PORETTA (Italie). — Altitude : 370 m. Eaux chaudes : T. 27 à 39°. — *Chlorurées sodiques, sulfureuses*. 25 juin au 30 septembre.

PORLA (Suède). — Eaux froides : T. 9°. — *Crénatées ferrugineuses*.

POSTENY (Autriche).— Altitude : 140 m. Eaux très chaudes : T. 60°. — *Sulfurées calciques.* — Etablissement. 1er mai au 30 septembre.

POUGUES (Nièvre). — Altitude : 200 m. — Eaux froides et chaudes : T. 12° — *Bicarbonatées mixtes :* 4,53, dont 1,66 de bicarbonate — Etablissement : buvette, bains, douches. 25 mai au 15 octobre.

PRELO (Espagne). — Eaux froides : T. 17°,5. — *Sulfurées sodiques.* — Etablissement. 15 juin au 15 septembre.

PRESE (LE) (Suisse, Grisons). — Altitude : 960 m. — Eaux froides : T. 8°,12. — *Sulfurées calciques.* — Etablissement : cure de petit-lait. 15 juin au 30 septembre.

PRÉ SAINT-DIDIER (Italie). — Altitude : 1.200 m. — Eaux chaudes : T. 35°,6. — *Bicarbonatées calciques.* — Etablissement. 15 juin au 1er septembre.

PROVINS (Seine-et-Marne).— Altitude : 88 m. — Eaux froides : T. 7 à 8°. — *Ferrugineuses bicarbonatées.* — Etablissement.

PUENTE VIESGO (Espagne). — Eaux chaudes : T. 35°. — *Chlorurées sodiques.* — Etablissement. 1er juin au 15 octobre.

PULLNA (Bohême). — Eaux froides : T. 7°,5. — *Sulfatées mixtes.* 16 gr. de sulfate de soude. — Eau d'exportation.

PYRMONT (Allemagne, Waldeck). — Altitude : 130 m. — Eaux froides : T. 10 à 15°. — *Ferrugineuses et chlorurées sodiques :* 12,54, dont 2,51 de sulfate de chaux et 9 gr. de chlorure de sodium. — Etablissement : buvette, douches, bains. 15 mai au 15 octobre.

Q

QUINTO (Espagne). — Eaux froides : T. 17 à 20°. — *Sulfatées calciques.* — Etablissement. 10 juin au 15 septembre.

QUINCÉ (Maine-et-Loire). — Eaux froides. — *Ferrugineuses bicarbonatées.*

R

RABBI (Autriche). — Eaux froides : T. 9°. — *Ferrugineuses bicarbonatées.* — Etablissement. 1er juin au 30 septembre.

RAGATZ (Suisse, Saint-Gall). — Altitude : 681 m. — Eaux chaudes : T. 33 à 37°. — *Indéterminées thermales simples.*

RECOARO (Italie). — Altitude : 463 m. — Eaux froides : T. 11°. — *Ferrugineuses bicarbonatées.* — Etablissement thermal. 1er mai au 15 octobre.

REHBURG (Hanovre). — Eaux froides : T. 13°. — *Bicarbonatées calciques.* — Balnéothérapie : bains.

REINERZ (Prusse). — Altitude : 570 m. — Eaux froides : T. 9 à 17°. — *Ferrugineuses bicarbonatées.* — Etablissement thermal : cures de petit-lait. — 1er mai au 1er octobre.

REMOLLON (Hautes-Alpes). — Eaux froides : T. 13°,8. — *Bicarbonatées calciques.*

RENAISON (Loire). — Eaux froides : T. 11°. — *Bicarbonatées mixtes.* — Eaux d'exportation.

RENLAIGUE (Puy-de-Dôme).—Eaux froides : T. 10°. — *Ferrugineuses bicarbonatées.*

RENNES-LES-BAINS (Aude). —Eaux froides et chaudes : T. 12 à 51°. — *Chlorurées sodiques* ou *ferrugineuses bicarbonatées.* — Etablissement thermal. 1er mai au 15 octobre.

RENTLINGEN (Wurtemberg). — Eaux froides : T. 12 à 13°. — *Bicarbonatées mixtes.* — Etablissement.

RIBEAUVILLÉ (Haute-Alsace). Source Carola. *E. bicarbonatées calciques magnésiennes*, T. 18°. — Etablissement et Eaux transportées.

RIPPOLSDAU (Allemagne, Bâle). — Altitude : 470 m. — Eaux froides : T. 10°. — *Bicarbonatées sulfatées, ferrugineuses.*

RIVA-LOS-BANOS (Espagne). — Eaux froides : T. 22 à 24°. — *Bicarbonatées calciques.* — Etablissement. 20 juin au 20 septembre.

ROCHE-POSAY (La) (Vienne).

ROCHES-SANTEUIL (Seine-et-Oise). — Eaux froides : T. 10°,11. — Magnésiennes, ferrugineuses, lithinées. — Etablissement en voie d'exécution. — Eau d'exportation.

ROCPOLANO (Italie). — Altitude : 400 m. — Eaux chaudes : T. 39°. — *Sulfureuses.* — Etablissement. 15 avril au 15 octobre.

RODNO (Autriche). — Eaux froides : T. 13°. — *Ferrugineuses bicarbonatées* : 7 gr. 6 dont 3 gr. de carbonate de soude et 0,12 de carbonate de fer. — Etablissement.

ROHITSCH (Autriche). — Eaux froides : T. 12°. — *Sulfatées sodiques* : 6 gr. 39 dont 2 gr. 237 de sulfate de soude. — Etablissement bien installé.

ROSHEIM (Alsace). — Eaux froides : T. 13°. — *Bicarbonatées calciques.* Avec proportion remarquable de lithine. — Etablissement. 15 mai au 15 septembre.

ROSTOCK (Suède). — Eaux *bicarbonatées mixtes* : T. 12. — Etablissement fréquenté.

ROTHENFELDE (Prusse). — Eaux froides : T. 19°. — *Chlorurées sodiques* : 60 gr. dont 51,7 de chlorure de sodium. — Balnéothérapie.

ROTHENFELS (Bade). — Eaux froides : T. 20°. — *Chlorurées sodiques* : 5 gr. 72 dont 4,25 de chlorure de sodium. — Etablissement. 1er mai au 30 septembre.

ROUZAT (Puy-de-Dôme). — Eaux froides et chaudes : T. 31°. — *Ferrugineuses bicarbonatées*. — Etablissement : piscines. 15 mai au 30 septembre.

ROYAT (Puy-de-Dôme). — Altitude : 450 m. — Eaux tièdes : T. 20 à 35°. — *Bicarbonatées chlorurées* : 1,349 de bicarbonate de soude, 0,435 de bicarbonate de potasse, 1,728 de chlorure de sodium. — Etablissement : buvette, bains à eau courante, hydrothérapie, inhalations. 15 mai au 15 octobre.

RUBINAT (Espagne). — Eau froide *sulfatée sodique*, 96 gr. 3 de sulfate de soude et 3 gr. 2 de sulfate de magnésie. — Eau exportée.

S

SACEDON (Espagne). — Altitude : 634 m. — Eaux thermales : T. 28 à 28°,3. — *Sulfatées calciques*. — Etablissement. 15 juin au 15 septembre.

SAIDSCHÜTZ (Bohême). — Eaux froides : T. 15°,5. — *Sulfatées magnésiennes* : 10 gr. de sulfate de magnésie. — Eau d'exportation.

SAIL-LES-BAINS (Loire). — Altitude : 250 m. — Eaux froides et chaudes : T. 10 à 34°. — *Bicarbonatées mixtes*. — Etablissement. 15 mai au 30 septembre.

SAIL-SOUS-COUZAN (Loire). — Altitude : 400 m. — Eaux froides : *Bicarbonatées sodiques*.

SAINT-ALBAN. — V. Alban.

SAINT-AMAND (Nord). — Eaux froides : T. 19°,5. — *Sulfatées calciques*. — Bains de boues.

SAINT-BONNET (Hautes-Alpes). — Eaux chaudes : T. 33°. — *Sulfurées calciques*.

SAINT-CHRISTAU (Basses-Pyrénées). — Altitude : 300 m. — Eaux froides : T. 13 à 15°. — *Sulfatées calciques, sulfurées calciques ou ferrugineuses*. — Etablissement. 15 mai au 30 septembre.

SAINT-CHRISTOPHE (Saône-et-Loire). — Eaux froides : *Ferrugineuses bicarbonatées*.

SAINT-GALMIER. — V. Galmier.

SAINT-GERVAIS. — V. Gervais.

SAINT-HIPPOLYTE-D'ENVAL (Puy-de-Dôme). — Eaux froides : T. 13 à 18°. — *Ferrugineuses bicarbonatées.*

SAINT-HONORÉ. — V. Honoré.

SAINT-LOUBOUER (Landes). — Eaux froides : T. 16 à 19°. — *Sulfurées calciques.*

SAINTE-MARIE (Cantal). — Eaux froides : T. 10°. — *Ferrugineuses bicarbonatées.*

SAINTE-MARIE (Hautes-Pyrénées).—Eaux froides : T. 17°. — *Sulfatées calciques.* — Petit établissement.

SAINT-MAURICE ou VIC-LE-COMTE (Puy-de-Dôme). — Eaux froides et chaudes : T. 16 à 34°. — *Ferrugineuses bicarbonatées.* — Etablissement : piscines.

SAINT-MORITZ (Suisse, Grisons). — Altitude : 1.769 m.— Eaux froides : T. 5°,5 à 6°,62. — *Ferrugineuses bicarbonatées.* — Etablissement.

SAINT-MYON (Puy-de-Dôme). — Eaux froides : T. 14°. — *Ferrugineuses bicarbonatées.*

SAINT-PARDOUX (Allier). — Altitude : 310 m. — Eaux froides : T. 12°,80. — *Ferrugineuses bicarbonatées.*

SAINT-SAUVEUR (Hautes-Pyrénées). — Altitude : 770 m. — Eaux chaudes : T. 22 à 34°. — *Sulfurées sodiques :* 0,265, dont 0,040 de sulfure de sodium. — Etablissement : buvettes, hydrothérapie. 1er juin au 30 septembre.

SAINT-THOMAS (Pyrénées-Orientales).—Eaux très chaudes : T. 48 à 59°. — *Sulfurées sodiques.* — Petit établissement.

SALCES (Pyrénées-Orientales).— Eaux froides : T. 18 à 20°. — *Chlorurées sodiques.*

SALIES DE BÉARN (Basses-Pyrénées). — Altitude : 30 m. — Eaux froides : 22,9 de chlorure de sodium. — Balnéothérapie.

SALINAS DE ROSIO (Espagne). — Eaux froides : T. 20°. — *Chlorurées sodiques.* — Etablissement. 20 juin au 20 septembre.

SALINS (Jura). — Altitude : 330 m.— Eaux froides. — *Chlorurées sodiques :* 25,99, dont 22,745 de chlorure de sodium. — Etablissement : buvette, bains, hydrothérapie. 1er juin au 15 octobre.

SALINS-MOUSTIER (Savoie). — Altitude : 492 m. — Eaux chaudes : T. 35°. — *Chlorurées sodiques :* 16 gr. dont 11 de chlorure de sodium. — Etablissement : bains, douches, boues.

SALT SULPHUR SPRINGS (Etats-Unis). — Eaux froides : T. 49 à 56°. —*Sulfatées calciques* ou *sulfurées calciques.*

SALZBRUNN (Prusse). — Altitude : 382 m. — Eaux froides : T. 70°,5. — *Bicarbonatées sodiques :* 5 gr. 15 dont 2 gr. 32 de bicarbonate de soude. — Etablissement. 15 mai au 30 septembre.

SALZUNGEN (Saxe-Meiningen). — Altitude : 250 m. — Eaux froides : T. 12°,5. — *Chlorurées sodiques :* 265 gr. dont 256 de chlorure de sodium. — Etablissement. 1er mai au 30 septembre.

SAN ADRIAN (Espagne). — Eaux chaudes : T. 35°. — *Bicarbonatées mixtes.* — Etablissement. 20 juin au 30 septembre.

SAN JUAN DE CAMPOS (Majorque). — Eaux très chaudes : T. 48°. — *Sulfureuses.* — Etablissement.

SAN JUAN DE AZCOITIA (Espagne). — Eaux froides : T. 16°,5. — *Sulfurées calciques.* — Etablissement. 15 juin au 30 septembre.

SAN PEDRO DO SUL (Portugal). — Eaux très chaudes : T. 70°. — *Sulfurées sodiques.* — Etablissement. 15 mai au 30 octobre.

SAN PHILIPPO (Italie). — Eaux froides et chaudes : T. 19 à 50°. — *Ferrugineuses bicarbonatées* et *sulfurées calciques.*

SANTA ANNA (Espagne). — Eaux froides : T. 20°. — *Sulfurées calciques.*— Etablissement. 15 avril au 30 juin et 1er septembre au 30 octobre.

SANTENAY (Côte-d'Or). Source Lithium. *Chlorure sodique potassique et lithinée.* — Eaux d'exportation.

SARATOGASPRINGS (Etats-Unis, New-York). — Eaux froides T. 9 à 12°. — *Chlorurées sodiques.*— Etablissement renommé dans toute l'Allemagne.

SAULRIZE (Landes). — Eaux chaudes : T. 33°,75. — *Chlorurées sodiques.*

SAXON (Suisse, Valais). — Altitude : 479 m. — Eaux tièdes : T. 24 à 25°. — *Bicarbonatées calciques :* 0,888, dont bicarbonates alcalins, bromures et iodures de sodium, de calcium et de magnésium. 15 mai au 15 septembre.

SCARBOROUGH (Angleterre). — Altitude : au bord de la mer. — Eaux froides. — *Sulfatées magnésiques et calciques.*

SCHINZNACH (Suisse, Argovie). — Altitude : 350 m. — Eaux chaudes : T. 36°. — *Sulfurées calciques.*

SCHLANGENBAD (Allemagne, Nassau). — Altitude : 350 m. — Eaux chaudes : T. 30°. — *Indéterminées thermales simples* 0,31.

SCHWALHEIM (Allemagne, Hesse). — Eaux froides : T. 10°. — *Chlorurées sodiques :* 2,32, dont 1,40 de chlorure de sodium. — Etablissement : buvette. — Eaux d'exportation.

SEDLITZ (Bohême). — *Sulfatées magnésiques :* 33,37, dont 31 gr. de sulfate de magnésie. — Eaux d'exportation.

SEGURA DE ARAGON (Espagne). — Eaux froides : T. 23. — *Bicarbonatées mixtes.* — Etablissement. 15 juin au 30 septembre.

SEINTEIN (Ariège). — Eaux froides : T. 12°,4. — *Ferrugineuses bicarbonatées.*

SELTZ (Allemagne. Nassau). — Eaux froides : T. 16°,8. — *Bicarbonatées chlorurées :* 7,09, dont 2,040 de chlorure de sodium, 1,52 de bicarbonate de soude.

SERGIERSK (Russie). — Eaux froides : T. 10°,4. — *Sulfurées calciques.*

SERMAIZE (Marne). — Eaux froides. — *Bicarbonatées sulfatées ferrugineuses.* — Laxatives, diurétiques.

SIERK (Alsace-Lorraine). — Altitude : 150 m. — Eaux froides : T. 11 à 12°. — *Chlorurées sodiques.*

SIERRA ELVIRH (Espagne). — Eaux tièdes : T. 25 à 30°. — *Sulfatées mixtes.* — Etablissement. 15 mai au 30 juin et 15 août au 15 octobre.

SIETE AGUAS (Espagne). — Eaux froides : T. 24°. — *Ferrugineuses bicarbonatées.* — Etablissement. 1er juin au 30 septembre.

SIRADAN (Hautes-Pyrénées). — Altitude : 450 m. — Eaux froides et chaudes. — *Sulfatées calciques* et *ferrugineuses bicarbonatées.* — Etablissement. 1er avril au 30 novembre.

SOBRON (Espagne). — Eaux froides : T. 20 à 22°. — *Bicarbonatées sodiques.* — Etablissement. 15 juin au 30 septembre.

SODEN (Nassau). — Altitude : 145 m. — Eaux froides et chaudes. T. 15 à 31°. — *Chlorurées sodiques.* — Etablissement : inhalations, pulvérisations, hydrothérapie.

SOLAN DE CABRAS (Espagne). — Eaux froides et tièdes : T. 21 à 25°. — *Bicarbonatées calciques.* — Etablissement. 15 juin au 15 septembre.

SOULTZBACH (Alsace). — Eaux froides : T. 10°,5. — *Ferrugineuses bicarbonatées :* 2 gr. 24 dont 0,032 de bicarbonate de fer. — Etablissement. Eaux d'exportation.

SOULTZBAD (Alsace). — Altitude : 172 m. — Eaux froides : T. 15°,6. — *Chlorurées sodiques.* — Etablissement. 1er mai au 15 septembre.

SOULTZ-LES-BAINS (Alsace). — Eaux froides : T. 16°,2. — *Chlorurées sodiques.* — Etablissement. 15 mai au 30 septembre.

SOULTZMATT (Alsace). — Eau digestive et de table.

SPA (Belgique). — Altitude : 250 à 400 m. — Eaux froides : T. 10°. — *Ferrugineuses* : 0,20 de bicarbonates alcalins, 0,19 de bicarbonate de fer. 1er mai au 1er octobre.

STARAJA ROSSA (Russie d'Europe). — Eaux froides : T. (?). — *Chlorurées sodiques*. — Etablissement : eaux mères et boues.

STEBEN (Bavière). — Eaux froides, *ferrugineuses bicarbonatées*, placées au premier rang des *eaux ferrugineuses* de l'Allemagne.

SULLIN (Hongrie). — Eaux froides : T. 11°. — *Ferrugineuses bicarbonatées*. — Etablissement.

SYLVANÈS (Aveyron). — Altitude : 400 m. — Eaux chaudes : T. 31°,5 à 36. — *Ferrugineuses* et *bicarbonatées*. — Etablissement. 15 avril au 15 octobre.

SZCZAWNICZA (Autriche). Eaux froides : T. 9 à 10°. — *Chlorurées sodiques ferrugineuses*. — Eaux d'exportation.

SZKLENO (Hongrie). Altitude : 357 m. — Eaux très chaudes : T. 51°,87 à 55°,75. — *Sulfatées calciques*. — Etablissement : piscines. 1er mai au 15 septembre.

SZLIACS (Hongrie). — Altitude : 377 m. — Eaux froides et chaudes : T. 15 à 32°. — *Ferrugineuses bicarbonatées*. — Etablissement. 1er juin au 15 septembre.

T

TABIANO (Italie). — Eaux froides : T. 13°,75. — *Sulfatées calciques*. — Etablissement.

TARASP (Suisse, Grisons). — Altitude : 1,221 m. — Eaux froides : T. 6°,25 à 9°,3. — *Ferrugineuses bicarbonatées*. — Etablissement. 1er juin au 30 septembre.

TATZMANNSDORF (Hongrie). — Eaux froides : T. 13°. — *Ferrugineuses bicarbonatées*. — Etablissement. Eaux d'exportation.

TÉBAS (Tarn). — Eaux froides : T. 19°. — *Ferrusgineuses bicarbonatées, sodiques, cuirreuses et arsenicales*. — Etablissement. Juin à octobre.

TEISSIÈRES-LES-BOULIÈS (Cantal). — Eaux froides : T. 11°. — *Bicarbonatées sodiques.*

TEPLITZ-TZENTSCHIN (Hongrie). — Altitude : 175 m. — Eaux chaudes : T. 36 à 40°. — *Bicarbonatées calciques.* — Établissement bien installé. 1er mai au 15 octobre.

TERCIS (Landes). — Eaux chaudes : T. 37°. — *Chlorurées sulfurées.*

TERRASSE (La) (Isère). — Eaux froides : T. 19°,3. — *Sulfurées calciques.*

THALGUT (Suisse, Berne). — Altitude : 550 m. — Eaux froides : T. 12°. — *Bicarbonatées calciques.* — Établissement. 1er juin au 30 septembre.

THERMOPYLES (Grèce). — Eaux très chaudes : T. 39 à 41°. — *Chlorurées sodiques fortes.* — Établissement. 1er avril au 15 septembre.

TIERMAS (Espagne). — Eaux tièdes et chaudes : T. 25 à 41°. — *Chlorurées sodiques sulfureuses.* — Établissement. 1er juin au 30 septembre.

TŒPLITZ (Bohême). — Altitude : 205 m. — Eaux chaudes : T. 28 à 48°. — *Indéterminées* : comme Plombières et Néris.

TONA (Espagne). — Eaux froides : T. 11°. — *Chlorurées sodiques sulfureuses.* — Établissement. 1er juin au 15 septembre.

TONGRES (Belgique). — Eaux froides : T. 11 à 13°. — *Bicarbonatées ferrugineuses.*

TOPLIKA (Autriche). — Eaux très chaudes : T. 59°. — *Sulfurées calciques.* — Établissement.

TORRES (Espagne). — Eaux froides : T. 12°. — *Sulfatées magnésiennes.* — Établissement. 15 juin au 30 septembre.

TOUSPZKO (Autriche). — Eaux très chaudes : T. 49 à 58°. — *Bicarbonatées calciques.* — Établissement.

TRAVESERES (Espagne). — Eaux chaudes : T. 29 à 33°. — *Bicarbonatées sodiques.* — Établissement. 15 juin au 30 septembre.

TRESCLÉOUX (Hautes-Alpes). — Eaux froides : T. (?). — *Sulfurées calciques.*

TRESCORE (Italie). — Eaux froides : T. 15°. — *Sulfurées calciques.* — Établissement. 1er mai au 30 octobre.

TRILLO (Espagne). Altitude : 720 m. — Eaux tièdes et chaudes : T. 23 à 30°. — *Chlorurées sodiques* ou *sulfurées calciques.* — Établissement. 20 juin au 20 septembre.

TROLLIERE (La). (Allier). — Eaux froides : T. 7°. — *Ferrugineuses bicarbonatées.*

TRUSKAWIA (Autriche). — Eaux froides : T. 11°. — *Chlorurées sodiques ; sulfurées calciques ; ferrugineuses bicarbonatées.* — Etablissement.

TUNBRIDGE-WELS (Angleterre). — Eaux froides : T. 10°. — *Ferrugineuses bicarbonatées.* — Etablissement.

TURPENAY (Indre-et-Loire). — Eaux froides. — *Ferrugineuses bicarbonatées.*

U

UEBERLINGEN (Bade). — Eaux froides : T. 14°. — *Ferrugineuses bicarbonatées.* — Etablissement.

UGOD (Hongrie). — Eaux froides : T. 13°. — *Sulfatées mixtes.* — Etablissement.

URBERUAGA DE ALZOLA (Espagne). — Altitude : 14 m. — Eaux chaudes : T. 30°. — *Bicarbonatées calciques.* — Etablissement. 15 juin au 30 septembre.

URBERUAGA DE UBILLA (Espagne). — Eaux thermales : T. 27°. — *Nitrogénées.* — Etablissement. 1er juin au 30 septembre.

URIAGE (Isère). — Altitude : 414 m. — Eaux froides. — *Chlorurées sulfurées :* 11,12, dont 1,42 de sulfate de chaux, 2,25 de sulfate de soude et magnésie, 7,2 de chlorure de sodium. — Etablissement. 15 mai au 15 septembre.

USSAT (Ariège). — Eaux chaudes : T. 30 à 35°. — *Bicarbonatées calciques :* 0,72 de bicarbonates alcalins, surtout de carbonate de chaux, 0,9 de sulfate de chaux.

V

VALDEYANGA (Espagne). — Eaux tièdes : T. 21 à 25°. — *Ferrugineuses bicarbonatées.* — Etablissement. 15 juin au 15 septembre.

VALDIERI (Italie). — Altitude : 1,349 m. — Eaux froides et chaudes : T. 21 et 69°. — *Sulfurées sodiques*. — Etablissement : buvette, balnéothérapie, hydrothérapie, conserves. 15 mai au 15 septembre.

VALLE DE RIVAS (Espagne).—Eaux froides et chaudes : T. 15 à 33°. — *Bicarbonatées mixtes* et *ferrugineuses bicarbonatées*. Etablissement. 15 juillet au 15 septembre.

VALS (Ardèche). — Altitude : 260 m. — Eaux froides : T. 13 à 16° — *Bicarbonatées sodiques :* 1,71 à 7,28 de bicarbonate de soude. — Etablissement : buvette, bains, douches. 1er juin au 1er octobre. — Eau d'exportation.

VERNET (Pyrénées-Orientales). — Altitude : 620 m. — Eaux chaudes : T. 34 à 37°. — *Sulfurées sodiques :* 0,0040 à 0,0042 de milligrammes de sulfure de sodium. — Etablissement.

VESUVIANA-NUNTIANTE (Italie). — Au bord de la mer. — Eaux chaudes : T. 30°,5. — *Bicarbonatées sodiques, ferrugineuses*. — Etablissement.

VICHY (Allier). — Altitude : 240 m. — Eaux froides et chaudes : T. 14 à 43°. — *Bicarbonatées sodiques :* 4,01 à 5,02 de bicarbonate de soude. — Etablissement avec toutes ressources balnéaires. 1er avril au 1er octobre. — Eaux d'exportation.

VIC-SUR-CÈRE (Cantal). — Altitude : 670 m. — Eaux froides : T. 12°,2. — *Ferrugineuses carbonatées*. — Etablissement, boisson. 15 juin au 15 septembre.

VICTORIA-SPA (Angleterre). — Eaux *sulfatées sodiques :* 8 gr. 6 dont 6 gr. 4 de sulfate de soude. — Etablissement.

VIDAGO (Portugal). *Bicarbonatées sodiques lithinées*. — Trois sources : Vidago, Oura, Villaverde. — Etablissement. Eaux d'exportation.

VILIAHARTA O FUENTE AGRIA (Espagne). — Eaux froides : T. 15°. — *Ferrugineuses bicarbonatées*. — Etablissement. Mai et juin, septembre et octobre.

VILLACABRAS (Espagne). — Eau froide *sulfatée sodique*. — 122 gr. 65 de sulfate de soude et 0 gr. 98 de sulfate de magnésie. — Eau exportée.

VILLARO (Espagne). — Eaux froides : T. 15°. — *Sulfurées calciques*. — Etablissement. 1er juin au 15 octobre.

VILLATERJA (Espagne). — Eaux froides et chaudes. — T. 16 à 27°,5. — *Sulfatées calciques*. — Etablissement. 25 mai au 20 septembre.

VILLAVIEJA DE NULES (Espagne).— Eaux chaudes T. 28 à 47°.— *Sulfatées mixtes*. — Etablissement. Mai et juin. 15 aoû au 15 octobre.

VILOO ROZAS (Espagne). — Eaux froides : T. 15 à 20°. — *Sulfurées calciques*. — Etablissement. 15 juin au 30 septembre.

VINA DIO (Italie).— Altitude : 1.330 m.— Eaux très chaudes:

T. 31°,7 à 67°,5. — *Chlorurées sodiques, sulfureuses.*— Etablissement: étuves, boues et conserves. 20 juin au 1er septembre.

VINÇA (Pyrénées-Orientales). — Eaux tièdes : T. 23°,5. — *Sulfurées sodiques.* — Etablissement : boisson, bains.

VISOS (Hautes-Pyrénées). — Eaux froides : T. 11°. — *Sulfurées calciques.*

VITERBE (Italie). — Altitude : 380 m. — Eaux froides et chaudes : T. 13 à 61°. — *Sulfurées calciques ferrugineuses* : 4,850, dont 0,946 de carbonate de chaux, 1,160 de sulfate de chaux. — Etablissement : boues et étuves.

VITTEL (Vosges). — Altitude : 336 m. — Eaux froides : T. 11°, — *Bicarbonatées sulfatées* : 0,18 à 0,73 de bicarbonate de chaux. 0,10 à 0,64 de chlorure de sodium. — Etablissement. 1er juin au 1er octobre.

VÖSLAU (Autriche). Eaux tièdes : T. 25°. — *Sulfatées alciques.* — Etablissement. 15 mai au 30 septembre.

W

WARM AND HOT SPRINGS OF BUNCOMBE Etats-Unis, Caroline). — Eaux chaudes : T. 34 à 40°. — *Sulfatées calciques.*

WARMBRUNN (Prusse). — Altitude : 316 m. — Eaux chaudes : T. 36 à 41°,2. — *Sulfatées sodiques* et *sulfureuses* : 0,23 à 0,26 de sulfate de soude. — Etablissement : buvette, bains et douches. 15 mai au 15 septembre.

WARM SPRINGS (Etats-Unis, Virginie). — Eaux froides : T. 15°,6. — *Sulfatées calciques.* — Etablissement bien installé.

WARM SPRINGS (Etats-Unis, Géorgie). — Eaux chaudes : T. 34°. — *Bicarbonatées ferrugineuses.* — Etablissement.

WATTWILLER (Alsace-Lorraine).—Eaux froides : T. 16°. — *Ferrugineuses bicarbonatées.* — Etablissement : buvette, bains et boues.

WEILBACH (Nassau).—Eaux froides : T. 13°,7. — *Chlorurées sodiques, sulfureuses* : 0,20 à 1 gr. 26 de chlorure de sodium; 91 c. d'hydrogène sulfuré. — Etablissement. 1er mai au 15 octobre.

WEISSEMBURG (Suisse, Berne). — Altitude : 896 m. — Eaux tièdes : T. 25 à 26°. — *Sulfatées calciques.*

WIELICZKA (Autriche). — Eaux froides. — *Chlorurées sodiques fortes :* 139 gr. 17 dont 137 de chlorure de sodium. — Etablissement.

WIESBADEN (Nassau). — Altitude : 100 m. — Eaux très chaudes : T. 67°. — *Chlorurées sodiques.*

WILBAD (Wurtemberg).— Altitude : 427 m. — Eaux chaudes : T. 32 à 39°. — *Indéterminées.*

WILDEGG (Suisse, Argovie). — Altitude : 350 m. Eaux froides : T. 12° — *Chlorurées sodiques iodo-bromurées :* 2,16, dont 1,09 de sulfate de chaux, 0,58 de chlorure de sodium. — Etablissement 15 mai au 15 septembre.

WILDUNGEN (Prusse).— Altitude : 178 m. — Eaux froides: T. 10,°4 à 11,°5. —*Bicarbonatées mixtes* ou *ferrugineuses bicarbonatées.* — Etablissement : buvettes, bains. 15 juin au 30 septembre. — Eaux d'exportation.

WILHELMSBAD Prusse). — Eaux froides : T. 15°. — *Chlorurées sodiques :* 35gr. chlorure de sodium. — Etablissement connu sous le nom de *Bains Aschersleben.*

WITTEKIND (Prusse). — Eaux froides : T. 13°. — *Chlorurées sodiques.* — Etablissement : Eaux mères et cure de petit-lait.

WOODHALL (Angleterre). — Eaux froides : T. 13°. — *Chlorurées sodiques.* — Etablissement.

Y

YELLOW SULPHUR SPRINGS (Etats-Unis, Virginie). — Eaux froides : T. 13°. — *Sulfatées mixtes.* — Etablissement.

YVERDUN (Suisse, Vaud). — Eaux tièdes : T. 23 à 25°. — *Sulfurées sodiques.* — Etablissement.

Z

ZAISENHAUSEN (Bade). — Eaux froides : T. 8°. — *Sulfurées calciques.* — Etablissement.

ZAIZON (Autriche). — Altitude : 566 m. — Eaux froides : T. 9 à 11°. — *Bicarbonatées mixtes.* — Etablissement.

ZALDIVAR (Espagne, Biscaye). — Eaux froides : T. 16°,5. — *Chlorurées sodiques sulfureuses.*— Établissement. 1er juin au 30 septembre.

ZUJAR (Espagne, Grenade). — Eaux chaudes : T. 36 à 40°. — *Chlorurées sodiques sulfureuses.* — Établissement. Avril et juin, septembre et octobre.

APPLICATIONS THÉRAPEUTIQUES

DES EAUX

INDEX ALPHABÉTIQUE

DES PRINCIPALES MALADIES ET DES STATIONS QUI LEUR CONVIENNENT

ABCÈS FROIDS. — V. *Scrofule.*

ACNÉ. — *Traitement externe :* Eaux d'Enghien (pulvérisations), Luchon, Louesche (douches de vapeurs sulfureuses), Vichy, Vals (bains), Royat, Coudillac, Vichy (douches en pluie).

Traitement interne : Stations variant avec le tempérament du sujet.

Scrofuleux et lymphatiques. — Chlorurées sodiques : Creuznach, Salins, Bourbon-l'Archambault, la Bourboule. — Chlorurées sulfurées (Uriage). — Chlorurées calciques (Enghien).

Arthritiques. — Bicarbonatées sodiques (Vichy, Vals, le Boulou). — Bicarbonatées mixtes (Pougues); bicarbonatées chlorurées : Royat-St-Mart.

Dyspeptiques. — Alcalines : Vichy, Vals, Chatel-Guyon. Gubler.

Herpétiques et lymphatiques — Sulfurées calciques et sodiques, Barèges, Luchon, Allevard, Enghien, Saint-Honoré, la Bourboule.

Anémiques. — Ferrugineuses froides : Forges-les-Eaux.

Constipés. — Eaux minérales purgatives : Montmirail, Aulus, Brides, Capvern, Carabana, Villacabras.

Syphilitiques : Luchon, Cauterets, Enghien

ALBUMINURIE. — S'il y a cachexie anémique, dyspepsie, anorexie coïncidant avec l'albuminurie, ou qu'elle soit consécutive à une néphrite, bicarbonatées-chlorurées (Royat), carbonatées sulfurées chlorurées (Carlsbad).

S'il y a chloro-anémie, Saint-Nectaire et les sources ferrugineuses.

AMÉNORRHÉE. — Chez un tempérament sanguin, avec congestion utérine et constipation : Montmirail, et les sulfurées calciques.

Chez une névropathe : Néris.

Chez une chloro-anémique : Luxeuil, Bains.

Chez une lymphatique, une scrofuleuse créthique : Ussat (sources chaudes), Saint-Laurent, Eaux-Chaudes.

Chez une lymphatique déprimée : bains de mer des stations du nord, Menton.

ANÉMIE. — A la suite de traumatismes, d'états infectieux, de métrorrhagies, de misère physiologique : Spa, Forges, Cransac, Andabre, Campagne, Sylvanès, Charbonnières, Neyrac, Saint-Pardoux, Schwalbach, Pyrmont, Saint-Moritz, Orezza, Bussang, Saint-Alban.

Chez les anémiés arthritiques : Royat-Saint-Mart, Saint-Nectaire, Luxeuil.

Anémiés lymphatiques : sulfureuses ferrugineuses : Bagnères-de-Bigorre, ferrugineuses de Vals ; chlorurées bicarbonatées : La Bourboule, Saint-Nectaire, Rouzat, Vic-sur-Cère, Royat-Saint-Victor.

Anémiés jeunes et lymphatiques, s'ils sont déprimés : bains de mer du nord, et Menton. — S'ils sont excités, plages du Midi, Préfailles, Biarritz, Sables-d'Olonne, Arcachon, Saint-Jean de Luz (etc.).

ANGINE GLANDULEUSE. — Existant chez les lymphatiques et les herpétiques.

Si les sujets sont déprimés : eaux sulfurées : Cauterets (la Raillière), Saint-Honoré, Eaux-Bonnes, Ax, le Vernet, Amélie-les-Bains, Luchon, Molitg ; — sulfurées calcaires : Enghien, Pierrefonds.

Si les malades sont excités : oligo-métalliques du Mont-Dore, ou chloro-bicarbonatées de la Bourboule, intus et extra.

Si le sujet est rhumatisant, goutteux : Royat.

ARTHRITIS-ARTHRITISME. — Stations différentes suivant la période prodromique et les quatre périodes de Bazin.

Période prodromique. — Chlorurées sodiques légères ; Bourbon-Lancy, Moustiers ; si les malades sont sanguins, constipés, sulfatées calciques : Aulus, Audinac.

Chez les arthritiques sanguins, avec gravelle ou diarrhée séreuse : Vichy.

Chez les arthritiques avec gravelle urique ou phosphatique : Vittel, Contrexéville, Carlsbad, Wiesbaden.

Chez les arthritiques avec catarrhe pulmonaire : Mont-Dore.

Chez les arthritiques herpétiques et scrofuleux : la Bourboule.

Chez les arthritiques névropathes : Néris, Luxeuil.

Trois premières périodes (affections de la peau, attaques de rhumatisme, maladies, lésions articulations) : Eaux bicarbonatées chlorurées de Royat.

Chez les arthritiques sanguins, constipés : Aulus.

Pour les arthritides humides en voie de guérison : Aix-la-Chapelle, Bagnères-de-Bigorre, Néris (chlorurées sodiques, sulfurées).

Quatrième période (période cachectique, affections organiques du cœur et des gros vaisseaux, etc.) : Pas d'eaux minérales. — Il y a contre-indication formelle.

ASTHME. — Eaux où est employé le traitement par inhalation : Allevard, Cauterets, Saint-Honoré, Saint-Sauveur, Mont-Dore, Saint-Alban, Royat.

ATAXIE LOCOMOTRICE PROGRESSIVE. — Dans la période active, pas de médication thermale; quand la maladie semble s'être arrêtée dans sa marche après disparition des douleurs fulgurantes, des arthropathies, eaux chlorurées sulfurées sodiques (Aix-la-Chapelle), chlorurées sodiques (Lamalou, Lamotte), chlorurées sulfurées (Uriage, Balaruc, Digne, Gréoulx).

ATONIE. — S'il y a atonie générale, il faut s'adresser à la cause première qui détermine l'insuffisance de l'incitation nerveuse. S'il y a atonie partielle, ou d'un organe, le traitement sera indiqué au nom de cet organe.

BILE-BILIAIRE. — Voy. *Foie*.

BRONCHITE CATARRHALE CHRONIQUE. — Eaux sulfurées, surtout celles qui laissent dégager de l'hydrogène sulfuré. Cauterets, Eaux-Bonnes, Luchon, Ax, Amélie, Cambo (source sulfureuse et ferrugineuse). — Cette médication, qui est excitante, est contre-indiquée chez les sujets sanguins.

Si le catarrhe est récent, peu étendu, à grosses bulles : Enghien, Allevard, Saint-Honoré, Pierrefonds, Cambo.

Pour les catarrheux arthritiques : Royat-St-Mart.

Pour les catarrheux lymphatiques : la Bourboule.

Pour les catarrheux à poussées aiguës : Mont-Dore.

A l'étranger : Ems, Weissembourg, Schinznach.

CACHEXIES. — *Cachexie des chloro-anémiques :* ferrugineuses faibles, au début; s'il y a éréthisme : Evian, Cambo, Bagnères-de-Bigorre.

Si la dépression domine : Royat, Saint-Nectaire (sources arsenicales), Sainte-Marguerite, Châteauneuf.

S'il y a constipation opiniâtre : Châtel-Guyon, Aulus, Cransac.

S'il y a lymphatisme ou scrofule : la Bourboule.

Si l'état de l'estomac le permet : Forges-les-Eaux.

Cachexie paludéenne, avec engorgement de la rate et du foie : bicarbonatées sodiques. Vals et ses sources ferrugineuses.

Avec engorgement intestinal : Châtel-Guyon.

Avec entéralgie : Plombières, Aulus, Encausse.

Avec entéralgie compliquée d'anémie profonde : Encausse, Forges, Cransac, Luxeuil, la Bourboule, Saint-Nectaire, Châteauneuf.

Cachexie scrofuleuse : La Bourboule, Salins, Salies de Béarn, Saint-Nectaire, Vichy et ses sources ferrugineuses.

CATARRHE BRONCHIQUE. — V. *Bronchite*.

CATARRHE UTÉRIN. — V. *Utérus*.

CHLOROSE. — Pour les chlorotiques éréthiques : Evian, Forges-les-Eaux, Pyrmont.

Pour les arthritiques et névropathiques : Néris.

Pour les déprimées : Luxeuil, Bagnères-de-Bigorre, Bagnères-de-Luchon, Ax, Saint-Sauveur, le Vernet, Cauterets, Moligt, Eaux-Chaudes.

Pour les chloro-anémiées, avec prédominance des névralgies utérines : Néris, Bagnères-de-Bigorre, Gréoulx, Luxeuil, Cauterets, Saint-Sauveur.

Pour les chloro-anémiques dyspeptiques : Pougues, Vichy.
Pour les dysménorrhéiques : Vichy, Royat, Saint-Nectaire.
Pour les chloro-anémiques avec diarrhée rebelle : Evian, Vichy.
Pour les constipées : Châtel-Guyon, Bourbon-Lancy.
Pour les rhumatisantes : Barbotan.

CONSTIPATION. — Eaux purgatives de Montmirail, Pullna, Birmenstorf. Cure aux eaux chlorurées et sulfatées calciques : Châtel-Guyon, Aulus, Capvern, Montmirail, Carabana, Villacabras.

COQUELUCHE. — Comme pour la bronchite.

COUPEROSE. — V. *Acné.*

CYSTITE. — V. *Vessie.*

DARTRES, DERMATOSES, ECZÉMA. — Enghien, Aix-la-Chapelle, Luchon, Cauterets, Niederbronn, Uriage, Loesche.

Forme pustuleuse :

Impetigo : Ax, Luchon, Olette, Barèges.
Ecthyma : Creuznach, Salins, Bourbonne, Schinznach, Aix, Enghien, Barèges, Manheim.
Acné : Enghien, Vichy.
Mentagre : Luchon, Saint-Sauveur, Enghien, Ems, Schlagenbad.

Forme bulbeuse :

Pemphigus : Ax.
Rupia : Ax.
Teignes : Bains de mer.

Forme squameuse :

Psoriasis : Luchon, Vigérie, Ax.
Lèpre vulgaire : Lavey, Enghien, Foncaude, Salins.
Ichthyose : Luchon.
Pityriasis capitis et inguium : Aix-la-Chapelle.

Forme papuleuse :

Lichen : Ems, Vichy, Schlagenbad, Creuznach.
Prurigo : Néris, Plombières, Bains, Luxeuil, Ussat, Neyrac.

DIABÈTE. — Diabétiques gras : Vichy, Vals.
Diabétiques dyspeptiques : Contrexéville.
Diabétiques excités, anémiés : Evian,
Diabétiques anémiés déprimés : Capvern.
Diabétiques lymphatiques et scrofuleux : La Bourboule.

DYSPEPSIE. — *Dyspepsie simple.* Bicarbonatées : Vichy, Vals (*non ferrugineuses* pour les sujets sanguins, *ferrugineuses* pous les anémiés déprimés), Pougues. Saint-Alban, Chaudesaigues (dyspeptiques rhumatisants), Saint-Maurice (dyspeptiques rhumatisants, et anémiés).

Pour les dyspeptiques lymphatiques anémiés : Saint-Nectaire.

Dyspepsie acide : Bagnols, Alet, Evian, Foncaude.

Dyspepsie avec gastrorrhée : Carlsbad, Marienbad, Hambourg, Kissingen, Saint-Maurice, Vic-sur-Cère, Saint-Nectaire, Miers, Sermaize, Brides, Saint-Gervais, Châtel-Guyon.

Dyspepsie flatulente : Luxeuil, Plombières, Bourbon-Lancy, Ussat, Bagnères-de-Bigorre, Lamalou, Saint-Sauveur, Royat-César.

ESTOMAC (Maladies de l').

1° *Atonie.* — Alcalines gazeuses : Saint-Nectaire ; — bicarbonatées chlorurées : Saint-Maurice, Vic ; — bicarbonatées calciques ou mixtes : Châteauneuf, Lamalou, Sail-les-Bains, Saint-Alban, Myon, Sail-sous-Couzan, Celles, Condillac, Chateldon, Renaison, Medague, Teyssières-les-Boullies.

2° *Gastralgie.* — *Gastralgie par accès* : Vichy, Pougues, Saint-Alban.

Gastralgie fixe ou continue : Plombières, Luxeuil, Forges (anémiques) ; Néris, Plombières (névropathes) ; Bourbon-Lancy, Bagnères-de-Bigorre (rhumatisants) ; Royat-Saint-Mart (goutteux).

3° *Gastrite chronique.* — Eaux peu minéralisées : Evian, le Mont-Dore, Luxeuil, Plombières, Ussat, Bagnères-de-Bigorre.

4° *Dilatation de l'estomac* : Carlsbad, Châtel-Guyon.

FOIE (maladies du — et des voies biliaires).

1° *Période précédant l'engorgement du foie* : Vichy, Vals ; — s'il y a constipation : Aulus, Gubler-Chatelguyon.

2° *Engorgements du foie.* — Pour les sujets faibles et névropathes : Saint-Alban, Plombières, Aulus s'il y a constipation.

Pour les sujets pléthoriques : Bourbonne, Balaruc, Marienbad.

Pour les sujets anémies excités ou déprimés : Luxeuil, Pougues, Cransac, Chaudesaigues, Sylvanès, Carlsbad, Nordenbad.

3° *Calculs biliaires* : Vichy surtout, et Vals ; — si ces eaux sont trop énergiques et amènent de fréquentes coliques : Pougues Sermaize, Bourbon-Lancy, Montmirail (source Verte), Marigny, Contrexéville.

FURONCLES. — Chez les scrofuleux lymphatiques : la Bourboule, Uriage.

GOUTTE. — Contre-indication formelle des eaux sulfureuses.

1° *Goutte aiguë* (rhumatisme goutteux) : Vichy, si le sujet est sanguin.

Si le sujet est anémié, excité : Royat (source Saint-Mart).

Si le sujet est lymphatique, ou scrofuleux : Bourbon-l'Archambault.

Si le sujet est névropathe : Néris, Luxeuil, Evaux, Dax.

2° *Goutte chronique, atonique, goutte blanche.* — Si le sujet est en bon état : Vichy, Bourbonne, Saint-Nectaire, Wiesbaden, Tœplitz.

S'il y a cachexie : Contrexéville.

S'il y anémie profonde avec dépression : Royat-Saint-Victor, Sylvanès, Barbotan, Rennes, Luxeuil, et toutes les bicarbonatées chlorurées ferrugineuses.

S'il y a anémie avec névropathie et excitation : Néris. Bains. Evian.

S'il y a déterminations articulaires sans état inflammatoire : Boues de Dax et de Saint-Amand.

GRAVELLE. — 1° *Gravelle urique.* S'il n'y a pas de goutte, et si l'état général est bon : Vichy, Vals, le Boulou (bicarbonatées sodiques) ; Saint-Alban, Sail, Celles, Royat, Pougues, Contrexéville, Capvern et Vittel.

S'il y a dysurie : La Preste, Moligt, Olette, Mauhourat, Forges.

S'il y a goutte : Martigny, Royat, Vichy (sanguins) ; Evian (excités) ; Aulus (constipés sanguins) ; Carlsbad, Ischia, Castellamare de Stabia, à l'étranger.

2° *Gravelle phosphatique ou catarrhale :* La Preste, Contrexéville, Pougues, Saint-Alban, Evian, Capvern, Ems.

S'il y a constipation : Châtel-Guyon, Saint-Galmier.

Si le sujet est vieux ou débilité : Cransac, Bussang, Orezza, Passy.

HERPÉTISME. — La Bourboule.

INTESTIN (Maladies de l').

1° *Atonie.* — Si le sujet est arthritique, syphilitique ou herpétique : Pougues et les bicarbonatées mixtes.

Si le sujet n'est pas goutteux : Cauterets (Mauhourat).

2° *Entérite chronique :* Evian, Plombières, Cambo, Bagnères-de-Bigorre et leurs sources ferrugineuses.

Chez les lymphatiques, les scrofuleux, les rhumatisants non goutteux, mais déprimés, avec diarrhée ancienne : Cauterets (Mauhourat).

3° *Névroses et névralgies :* Plombières, Néris, Bains, Ussat, Dax, Bourbon-Lancy, Saint-Laurens, Gréoulx, Foncaude.

S'il y a anémie et excitation : Royat, Lamalou, Luxeuil.

4° *Diarrhée chronique séreuse ou glaireuse du gros intestin.* — Chez les excités et les anémiés : Evian.

Chez les lymphatiques, les scrofuleux, les syphilitiques, les rhumatisants : Cauterets (Mauhourat).

Chez les arthritiques : Celles.

5° *Dysenterie chronique :* Vichy, Foncaude, Olette, Bagnoles de l'Orne, Montmirail.

6° *Entérite pseudo-membraneuse :* Cauterets (Mauhourat) ?

7° *Entérite chronique sèche avec météorisme au niveau des côlons :* Montmirail, Aulus, Capvern et les sulfatées calciques.

LARYNGITE. — V. *Angine et Bronchite catarrhale.*

LYMPHATISME. — V. *Scrofule.*

MALADIES CHIRURGICALES (Suites d'anciens traumatismes).

1° *Ankyloses succédant à une arthrite récente ou à un traumatisme :* Barèges, Evian, Amélie-les-Bains, Bourbonne, Dax.

2° *Entorse.* — Dans les suites de l'entorse simple : Bagnols de la Lozère, Bourbonne, Chaudesaigues, Bourbon-l'Archambault, si le malade est déprimé ; — Néris, s'il est excité ; — boues de Dax, s'il y a persistance de raideurs articulaires.

Dans l'entorse avec lésions graves : Barèges, Bourbonne, Bourbon-l'Archambault.

3° *Luxations :* Amélie, Balaruc, Aix-en-Savoie, Bourbonne, si le malade est déprimé ; — Néris, s'il est excité ; — boues de Dax.

4° *Hydarthroses.* — Hydarthroses rhumatismales : Bourbonne ; — hydarthroses traumatiques : Barèges, Bourbonne.

5° *Fractures.* — Dans les fractures compliquées, avec abcès profond, nécrose, ostéite : Barèges, Bourbonne, si toutefois toute trace d'inflammation a disparu.

6° *Blessures :* Bourbonne, Barèges, Aix, Bourbon-l'Archambault, Amélie-les-Bains, Bagnères-de-Luchon.

7° *Coups de feu :* Barèges, Bourbonne, Bourbon-l'Archambault.

8° *Ulcères.* — Scrofuleux : Bourboule, Bourbonne, Bourbon-l'Archambault : — calleux et atoniques : Barèges ; — variqueux : Barèges.

NERVOSISME. — Eaux peu minéralisées, à thermalité moyenne : Néris, Plombières, Luxeuil, Bagnères-de-Luchon.

Chez les hystériques : Néris, Saint-Sauveur, Luxeuil, Evian, Royat (César) ; la Chaldette, Ussat, Encausse, Foncaude.

Chez les déprimées : Ax, Luchon, le Petit Saint-Sauveur, Bourbon-Lancy, Uriage, Pougues, Saint-Alban, Vals, Bagnères-de-Bigorre.

NÉVRALGIES. — Eaux faiblement minéralisées :

Névralgies à frigore : Plombières (névralgies gastro-intestinales), Néris (névralgies rhumatismales : sciatique, lumbago, intercostales), Bains (névralgies de l'utérus et de l'appareil génito-urinaire), Dax (rhumatisme musculaire), Luxeuil (névralgies chez les anémiés).

S'il y a diathèse, l'eau qui convient à la diathèse fera disparaître ces névralgies.

Chez les arthritiques : Vals, Royat, Bagnères-de-Bigorre

Chez les lymphatiques scrofuleux : Bourbon, Lancy, la Bourboule.

OBÉSITÉ. — Marienbad, Vichy, Brides ; à défaut de ces stations, les eaux purgatives de Montmirail et Châtel-Guyon, Carabana, Villacabras.

OZÈNE. — V. *Rhinite.*

PARALYSIES.

1° *Paralysies d'origine cérébrale :* Balaruc, Bourbonne, Bourbon-l'Archambault, Lamotte et Niederbronn, pendant la période de réparation ; — après disparition des lésions cérébrales : Bourbon-Lancy, Néris, Plombières, Luxeuil.

2° *Paralysies d'origine rachidienne.* — Après disparation de l'état aigu : Balaruc, Bourbonne, Bourbon-l'Archambault, Lamotte, Barèges, Luchon, Wiesbaden, Schinznach, Tæplitz, Wilbad, Gastein, Pfeffers, Loesche, Evaux, Miers, Bagnères-de-Bigorre, Ussat, Bagnoles Aulus, Aix-en-Savoie, Mont-Dore, Néris, Plombières, Bourbon-Lancy, Luxeuil, Chaudesaigues.

3° *Paralysie rhumatismale :* Néris, Luxeuil, Plombières, Bourbon-Lancy, Mont-Dore, Chaudesaigues.

4° *Paralysie syphilitique.* — V. *Syphilis.*

5° *Paralysie métallique :* Mercuriaux, sels plombiques ou arsenicaux, hautes thermalités : Ax, Cauterets, Luchon, Aix (en Savoie), le Vernet, Balaruc, Bourbon-l'Archambault, Plombières, Uriage, etc.

6° *Paralysie traumatique.* — Eaux thermales faibles : Luxeuil, Néris, Bourbon-Lancy.

7° *Paralysie infantile :* Balaruc, Bourbon-Lancy.

8° *Paralysie hystérique :* Plombières, Néris, Bain Ems, Saint-Sauveur, Moligt, Olette.

9° *Paralysie par épuisement.* — A la suite de fatigues, d'excès vénériens : Balaruc, Bourbon-Lancy, Plombières, Néris, Luxeuil.

10° *Paralysie consécutive aux fièvres graves.* — Si l'affection déterminante est récente, eaux faibles : Néris, Plombières, Bourbon-Lancy, Mont-Dore ; — si elle est ancienne : Balaruc, Bourbonne, Bourbon-l'Archambault, Lamotte, Uriage.

11° *Paralysie sénile :* Balaruc.

PHTHISIE.

Chez les lymphatiques avec forme torpide : Eaux-Bonnes ; avec état catarrhal et tendance à l'hémoptysie : Mont-Dore (oligo-métallisées).

Chez les scrofuleux éréthiques : La Bourboule.

Chez les goutteux ou rhumatisants excités : Royat, Ems.

POLYSARCIE. — V. *Obésité.*

REINS (Maladie des).

1° *Néphrite calculeuse chronique.* — Si les symptômes d'inflammation ont disparu : Martigny, Contrexéville, Vittel, Capvern.

2° *Néphrites congestives :* Contrexéville, Aulus, Vichy (Célestins).

Dans la néphrite calculeuse, s'il y a éréthisme : Evian ; s'il y a débilité : Saint-Alban, Vals, Royat.

S'il y a engorgement lymphatique de l'appareil urinaire : Cestona.

RHINITE CHRONIQUE. — Si le sujet est sanguin : Vichy (Hôpital) ; déprimé, rhumatisant non goutteux : Enghien, Pierrefonds, Cauterets (la Raillière

S'il y a lymphatisme et herpétisme,

Chez les sujets excités : la Bourboule, Mont-Dore.

Chez les déprimés : Enghien, Pierrefonds, Cauterets, Luchon.

Dans la rhinite chronique avec ozène : sulfurées sodiques bromo-iodurées, Challes.

Chez les arthritiques : Vichy (l'Hôpital).

Chez les arthritiques anémiés et excités : Royat (Eugénie).

Chez les syphilitiques : Luchon, Cauterets, Aulus (syphilitiques sanguins et congestionnés).

RHUMATISME. — Rhumatisme chronique avec ou sans gravelle, mais sans complication de goutte ; eaux d'une haute thermalité : Aix-en-Savoie.

Chez les rhumatisants éréthiques : Néris, Plombières, Bagnères-de-Bigorre.

Chez les sujets sanguins : Mont-Dore, Vichy, Vals.

Chez les scrofuleux et les lymphatiques : Vichy, Vals, la Bourboule,

Chez les débilités : Uriage, le Vernet, Saint-Honoré, Cauterets, Enghien, Encausse, Bagnoles, Loesche, Bagnères-de-Luchon, Barèges, Moligt, Montmirail (sulfurée alcaline), Accorus, Saint-Gervais, Royat-Saint-Mart, Saint-Nectaire.

Chez les névropathes : Lamalou, Bourbon-Lancy.

Dans le rhumatisme chronique avec déformation des articulations, ou dans le rhumatisme musculaire opiniâtre : Bourbonne, Bourbon-Lancy, Bourbon-l'Archambault.

Si tout phénomène inflammatoire a disparu : Dax, Saint-Amand, Barbotan, Aix-la-Chapelle, Baden-Baden, Loesche, Vignonne, Tœplitz, Statchelberg, Wiesbaden, Wilbad.

SCROFULE. — (3 périodes.)

1re *Période.* — (Période latente correspondant à la première enfance), médication marine : Présailles, Sables-d'Olonne, Royan, Arcachon, Biarritz, Saint-Jean-de-Luz, Menton, etc.

2e *Période.* — (Période active, deuxième enfance, adolescence), eaux chlorurées sodiques, chloro-carbonatées : Salins, Salies-de-Béarn, Bourbonne, Bourbon-Lancy, Lamotte, Uriage, la Bourboule.

3e *Période.* — (Période d'état) sources sulfureuses : Luchon, Cauterets, Ax, Bagnols, Amélie, le Vernet, Olette, Eaux-Bonnes, Allevard, Saint-Honoré, Barèges, Euzet, Cambo, Enghien, Gréoulx.

STÉRILITÉ. — 1° S'il y a acidité du mucus vaginal, médication marine : Vichy. 2° Suivant les différents états pathologiques de l'utérus : Forges, Luxeuil, Néris, Bigorre. (V. *Utérus.*)

La médication minérale ne peut évidemment avoir aucune action sur la stérilité due à des malformations des organes génitaux.

SYPHILIS. — Les accidents cutanés seuls peuvent être traités aux eaux suivantes : Cauterets, Luchon, Aix en Savoie, Challes, Aix-la-Chapelle, Uriage, Creuznach, Kissingen, Nauheim, Wiesbaden, Bourbonne, Balaruc, Carlsbad, la Bourboule, Aulus (?).

UTÉRUS (maladies de l').

1° *Atonie.* — Se rencontre surtout chez les lymphatiques.

Chez les femmes déprimées : Cauterets (le Petit Saint-Sauveur), Capvern.

Chez les excitées ou facilement excitables : Bagnères-de-Bigorre, Eaux-chaudes, Saint-Nectaire, Saint-Alban, Pougues, Plombières,

2° *Métrite chronique.* — Chez les scrofuleuses et les lymphatiques Lamotte, Bourbonne, Niederbronn, Wiesbaden, Cauterets, Luchon Amélie, Ax, Bagnoles, Saint-Sauveur.

Chez les névropathes : Néris, Luxeuil, Plombières, Saint-Laurent, Aix en Provence, Bains, Bagnères-de-Bigorre, Ussat, Foncaude.

Chez les arthritiques, les rhumatisantes sanguines : Vichy ; — chez les rhumatisantes anémiées et excitées : Royat.

Dans les engorgements chroniques passifs de l'utérus et du col : Bourbonne, Lamotte, Niederbronn, Wiesbaden, Vichy, Vals.

3° *Tumeurs utérines, tumeurs fibreuses :* Lamotte, Vichy, chez les femmes sanguines : Vals, chez les anémiées.

Pour les tumeurs ou ulcérations cancéreuses, il y a contre-indication des eaux minérales.

Pour les granulations du col : Bicarbonatées mixtes, Porretta.

Pour les déplacements utérins : Forges, Luxeuil, Jonas, Bourbon-Archambault, Plombières (névropathes) :

Pour la menstruation pénible : Uriage.

VESSIE-URÈTHRE (maladies de la — et de l'—).

1° *Atonie de la vessie et des organes uropoiétiques :* Forges, Evian, Bussang, Orezza, Auteuil, Passy. — S'il y a constipation : Evian, Cransac, Carlsbad, Vittel, Contrexéville, Chatelguyon-Gubler. — S'il y a goutte : Martigny, La Preste, Vichy, Vals. — S'il y a dépression : Cauterets (Mauhourat).

2° *Algies vésicales et uréthrales, d'origine spinale avec gravelle urique ou phosphatique :* Evian (Cachat).

3° *Angiome villeux avec hématurie :* Cransac.

4° *Affections anciennes de la vessie chez les anémiés :* Cransac (ferrugineuses).

5° *Blennorrhagie chronique :* Pougues, Saint-Léger, Aulus, Saint-Boes.

6° *Blennorrhée :* Aulus chez les constipés : Pougues, Vichy, Vals, La Preste ; — chez les anémiés : Vals (la Dominique), Cransac, Orezza, Bussang, Forges, Saint-Boes.

7° *Catarrhe vésical :* Martigny-les-Bains.

Catarrhe avec cystite du col et épreintes : Evian, Bagnères-de-Bigorre.

Catarrhe avec gravelle phosphatique : La Preste.

Catarrhe avec gravelle urique : Wildungen, Saint-Boes.

Catarrhe muqueux ou muco-purulent : Contrexéville.

Catarrhe léger et récent : Pougues.

Catarrhe vésical lié à l'arthritisme : Capvern. — Chez les névropathes : Evian, Vals.

Catarrhe vésical lié à l'herpétisme : La Porretta, Saint-Sauveur.

Catarrhe chez les rhumatisants, les goutteux, les sanguins, les congestionnés : Aulus.

8° *Calculs phosphatiques :* Saint-Léger.

Calculs uriques et oxaliques : Vals, Vichy, Saint-Alban, Pougues. Vic, Evian, Capvern, Contrexéville. — S'il y a coliques néphrétiques et dysurie : La Preste, Moligt, Olette, Contrexéville, Martigny, Vittel.

9° *Cystite chronique du col :* Evian.

10° *Emission rare d'urine chez les constipés, les congestionnés, les hypocondriaques :* Châtel-Guyon, Aulus, Vittel.

11° *Hypertrophie et induration des parois vésicales :* Saint-Amand.

12° *Hématurie :* Cransac, Forges-les-Eaux, Passy, Spa, Orezza, Aulus, Châtel-Guyon, Rubinat, Birmenstorf, Hunyadi-Janos, Pullna, Montmirail.

13° *Névroses et névralgies rhumatismales du col de la vessie et de l'urèthre :* Neris, Evian.

14° *Parésie et paralysie de la vessie :* Boues de Dax, de Saint-Amand, Forges-les-Eaux, Evian, Capvern, Wildungen.

15° *Paralysie de la vessie avec atrophie musculaire :* Acqui et ses boues.

16° *Pollutions nocturnes et pertes séminales :* La Preste.

17° *Stagnation de l'urine* (muco-purulente dans la vessie) : Soultzmatt.

18° *Troubles des nerfs moteurs et sensitifs de la vessie :* Saint-Amand.

19° *Incontinence d'urine chez les enfants :* Contrexéville. — Chez les adultes : Contrexéville, Martigny, La Preste, Vals, Vichy, Vittel-Soultzmatt, Dax, Saint-Amand, Acqui, Forges-les-Eaux, Bussang.

20° *Rétrécissement de l'urèthre : rétrécissements inflammatoires :* Martigny ; — avec cystite subaiguë ou chronique : Contrexéville, La Preste, Soultzmatt.

QUATRIÈME PARTIE

FORMULAIRE THÉRAPEUTIQUE

Dans cette quatrième partie, on trouvera résumées *très sommairement et très incomplètement* les principales indications du traitement à suivre dans la plupart des maladies. Ces indications porteront presque exclusivement sur les maladies internes : pour les affections chirurgicales et spéciales, on devra consulter les ouvrages consacrés à ces sujets. Comme pour les autres parties du Formulaire, on a suivi l'ordre alphabétique.

Nous avons cru devoir ici reproduire les formules les plus importantes et celles qui, dans notre pratique, nous ont donné les meilleurs résultats. Pour les autres Formules, on les retrouvera dans la première partie du Formulaire pour ce qui a trait à la pharmacie ; dans la seconde partie pour ce qui concerne l'hygiène alimentaire, et dans la troisième pour les eaux minérales et la médication thermale. Ces recherches sont d'ailleurs rendues faciles par la disposition alphabétique adoptée pour tout le Formulaire.

D. B.

ANÉMIE. — *Préparations ferrugineuses.* — Fer réduit, oxyde de fer, éthiops minéral, safran de mars apéritif, sous-carbonate de fer, pilules de Vallet, pilules de Blaud, sucro-carbonate de fer, iodure de fer, pilules de Blancard, tartrate ferrico-potassique, Boules de mars, citrate de fer ammoniacal, citrate de fer, lactate de fer, pyro-phosphate de fer, chlorure et oxychlorure, protoxalate de fer, albuminate de fer, peptonates de fer, eaux minérales ferrugineuses naturelles et artificielles, etc., etc.

Sang. — Poudre de sang desséché, hémopulvine, hémoglobine, oxy-hémoglobine, etc...

Manganèse, arsenic.

Hygiène thérapeutique. — *Hygiène alimentaire.* Régime tonique. hydrothérapique.

Climatothérapie. — Air de la mer, air des montagnes, séjour à la campagne.

Aérothérapie. — Bains d'air comprimés, inhalations d'oxygène.

Kinésithérapie. — Gymnastique, massage.

ANGINE COUENNEUSE. — V. *Diphthérie.*

ANGINE DE POITRINE. — *Médication iodurée, traitement bromuré, trinitrine, antipyrine* (voir *Cœur*); suppression du tabac, médication spéciale de la cause.

Traitement de l'accès : injections de morphine, inhalations de nitrite d'amyle, nitrite de sodium, électricité.

ANUS. — *Fissure :* pommade calmante, pommade iodoformée, pommade astringente, cocaïne, injection sous-cutanée de cocaïne, purgatifs. *Dilatation.* Douche anale percutante.

Prolapsus du rectum. — Lavements froids, lotions froides, douches rectales, injections sous-cutanées de strychnine (Fouché), injections d'ergotine (Vidal), électro-puncture (Gosselin). Cautérisation ponctuée, appareil compressif.

AORTE (maladies de l'). — *Aortite et dégénérescence athéromateuse.*

Traitement interne. — Iodure de potassium ou de sodium. Analgésiques, antithermiques (antipyrine, exalgine, etc.).

SOLUTION IODURÉE.

Iodure de sodium ou de potassium	15	gr.
Eau	250	—

Une cuillerée à café à prendre dans un verre de bière ou dans du café noir sucré au déjeuner et au diner. Porter graduellement la dose d'abord à une cuillerée à dessert, puis à une cuillerée à bouche. En cas d'intolérance, substituer l'iodure de sodium à l'iodure de potassium aux mêmes doses.

Médication locale.— Médication révulsive, pointes de feu, vésicatoire.

Anévrisme de l'aorte.— *Traitement ioduré.*— *Médication opiacée. Traitement local,* électro-puncture : applications de glace, introduction de corps coagulants (ressort de montre) (Baccelli).

APOPLEXIE. — *Avant l'attaque. Traitement de la congestion cérébrale.* — Purgatifs et en particulier aloès, iodure de potassium, médication alcaline.

Thérapeutique hygiénique. — Traitement de l'obésité et de la polysarcie.

Traitement de l'attaque. — Émissions sanguines générales ou locales (?).

Après l'attaque. — Émissions sanguines (?). *Applications locales froides*, strychnine, électricité.

ASTHME. — *Traitement en dehors de l'accès.* — Iodure de potassium ou de sodium, modificateurs de la sécrétion bronchique et de la nutrition.

SOLUTION IODURÉE.

Iodure de potassium ou de sodium	15 gr.
Eau	250 —

D'une cuillerée à café à une cuillerée à bouche à prendre dans un verre de bière au déjeuner et au dîner.

SOLUTION IODURÉE COMPOSÉE.

Iodure de potassium ou de sodium	āā	15 gr.
Teinture de lobelia		
Eau		250 —

D'une cuillerée à café à une cuillerée à bouche au déjeuner et au dîner dans un verre de bière.

Arsenic, préparations arsenicales, cigarettes arsenicales, gomme ammoniaque.

Traitement antispasmodique.

Bromures, belladone, datura et daturine, lobelia, plantes béchiques, marrube, hysope, aunée, camphrée de Montpellier, euphorbia pilulifera.

GOUTTES D'EUPHORBIA.

Teinture d'euphorbia pilulifera	10 gr.

III gouttes à prendre 3 fois par jour dans une grande tasse d'infusion d'aunée.

Toniques du cœur : strophantus, digitale, spartéine, caféine.

Eaux minérales. Mont-d'Or.

Hygiène thérapeutique. — Respirateur élastique de Ferris, aérothérapie, inhalations d'air comprimé, expirations dans l'air raréfié. — Climatothérapie, séjours d'altitude, séjour dans des climats spéciaux et variables suivant les asthmatiques, séjour dans les étables.

Traitement de l'accès. — Injections de morphine, injections de pilocarpine.

Inhalations, iodure d'éthyle, papier nitré, pyridine (G. Sée). 4 à 5 gr. de pyridine à placer sur une assiette dans une chambre jaugeant 25 mètres cubes, y rester 20 à 30 minutes.

Asthme des foins. — Iodure de potassium, injections et pulvérisations nasales antiseptiques, sulfate de quinine, résorcine, acide phénique, solution de cocaïne, cautérisation des fosses nasales.

Climatothérapie. — Séjour aux bords de la mer au moment de la floraisons des foins.

BLENNORRHAGIE. — *Blennorrhagie aiguë. Période d'inflammation.* Tisane diurétique, poudre diurétique, poudre du voyageur.

Période non inflammatoire. — Balsamiques, copahu, potion de Choppard, opiats, capsules, fractionnement des doses. Capsules de santal, kava.

Blennorrhagie chronique. — Injections uréthrales, injections astringentes, injections antiparasitaires, permanganate de potasse (Bourgeois), résorcine.

INJECTIONS AU SUBLIMÉ.

Liqueur de van Swieten	10 gr.
Eau	190 —

INJECTIONS TANNIQUES.

Tannin	6 gr.
Glycérine neutre	200 —

Injections iodoformées à la vaseline (Albin-Meunier), Bougies médicamenteuses, bougies porte-remèdes (Reynal), cathétérisme.

Traitement hygiénique, bains de mer.

BRONCHITE. — Bronchite aiguë. — *Tisanes* : Tisanes béchiques. *Sirop béchiques:* Sirops pectoraux, *pâtes béchiques.* — *Bonbons pectoraux.* — *Loochs calmants :* Potions calmantes, opium, codéine, narcéine, aconit, eau de laurier-cerise, etc., etc.

POTION CONTRE LA GRIPPE.

Dans une tasse de lait ou d'infusion de capillaire, verser les trois substances qui suivent :

a) Deux cuillerées à bouche de sirop de Tolu	250 gr.
b) Une cuillerée à dessert d'eau distillée de laurier-cerise	120 —
c) Dix gouttes d'alcoolature de racine d'aconit	10 —

Prendre une tasse de ce mélange 3 fois par jour, le matin, dans l'après-midi et le soir.

POTION CALMANTE.

Eau de laurier-cerise Eau de laitue Eau de tilleul Sirop diacode	ãã	30 gr.

Médication révulsive. — Papier chimique, teinture d'iode, emplâtre de thapsia, huile de croton, vésicatoire.

Bronchite chronique. — *Balsamiques.* Tolu, copahu, térébenthine, terpine, terpinol, goudron. Gomme ammoniaque (Delioux de Savignac). eucalyptus, boldo, buchu, créosote, vin créosoté. suppositoires créosotés.

VIN CRÉOSOTÉ.

Créosote de goudron de hêtre	3 gr.
Alcool	100 —
Vin de Bagnols	300 —
Sirop de sucre	100 —

De une à deux cuillerées à bouche aux repas.

Sulfureux, sirop sulfureux, eaux sulfureuses.

Expectorants, tartre stibié, kermès, oxyde blanc d'antimoine.

Médication révulsive sous toutes ses formes.

Injections créosotées, gaïacolées, sous-cutanées, eucalyptées.

Hygiène thérapeutique, aérothérapie, bains d'air, bains d'air comprimé, inhalations d'air comprimé, exhalations dans l'air raréfié, climatothérapie.

Bronchite épidémique. — Grippe. — *Préparations calmantes, tisanes expectorantes:* aconit. *Préparations complexes :* tolu, aconit. laurier-cerise (voir *Bronchite aiguë*), sudorifiques, antypyrine et quinine.

Bronchite capillaire ou broncho-pneumonie. — *Médication vomitive:* ipéca.

Médication calmante : chloral.

Préparations opiacées : élixir parégorique, quinine, aconit.

Antithermique : antipyrine.

Médication tonique et alcoolique : lait additionné d'alcool.

Tonique du cœur, caféine, digitale.

Teinture composée.

Alcoolature de racines d'aconit	āā	3 gr.
Teinture de digitale		

X gouttes à prendre de 2 à 3 fois par jour.

Médication révulsive sous toutes ses formes, ventouses sèches, ventouse Junod.

CALCULS BILIAIRES. — V. *Foie*.

CHANCRE MOU. — *Traitement local.* — Iodoforme, iode, résorcine, sublimé, cautérisations, bains chauds 40 à 42° (Aubert, de Lyon).

CHORÉE. — *Médication musculaire.* — Strychnine, aniline, (Turnbull), curare, ésérine (Bouchut), hyosciamine (Oulmont).

Médication bromurée (bromures et polybromures). — Sulfate de zinc, picrotoxine, antipyrine (Legroux) 3 à 4 gr. par jour.

Médication calmante. — Chloral. Opium à haute dose. Antipyrine.

Médication débilitante. — Tartre stibié (Gillette).

Médication tonique. — Arsenic.

Médication locale. — Pulvérisation d'éther (Lubleski).

Electrothérapie. — Courants continus, bains galvaniques.

Hygiène thérapeutique. — Hydrothérapie. Gymnastique méthodique et massage.

CIRRHOSE. — V. *Foie*.

CŒUR (Maladies du). — Les distinguer en maladies mitrales et maladies aortiques pouvant avoir les unes et les autres une période d'asystolie.

Maladie mitrales. — Trois périodes : *période de compensation* (hypersystolique), *période d'insuffisance cardiaque* (hyposystolique), *période de dégénérescence cardiaque* (asystolique).

Maladies mitrales compensées. — Pas de médication pharmaceutique, hygiène thérapeutique, choix de la profession, de l'alimentation et du séjour, traitement de l'obésité.

Maladies mitrales non compensées.

Toniques du cœur : Digitale, convallaria, spartéine, adonidine, caféine, strophantus hispidus, bromure de potassium, strychnine.

Digitale ou digitaline.

SOLUTION DE DIGITALINE (Dujardin-Beaumetz)

Digitaline cristallisée soluble dans le chloroforme	0 gr. 01 centigr.
Alcool a 90°	9 —
Glycérine neutre	6 —

Vingt gouttes trois fois par jour.

Administrer la digitale ou la digitaline par périodes de quatre jours espacés par des périodes de quatre autres jours pendant lesquelles on pourra administrer les autres toniques, spartéine, convallaria, adonidine et caféine, strophantus.

Teinture de strophantus au 5e : (Dujardin-Beaumetz), cinq gouttes à prendre matin et soir dans un peu d'eau sucrée.

Granules d'extrait de strophantus de 1/2 milligr. (Bucquoy), donner 2 à 4 granules par jour.

Strophantine cristallisée (d'Arnaud), granules de 1/10e de milligr. 1 à 2 par jour.

SIROP DE CONVALLARIA.

Extrait de feuilles et de fleurs de convallaria		15 gr.
Sirop des cinq racines	ãã	120 —
Sirop d'écorces d'oranges		
Eau		120 gr.

Une cuillerée à bouche le matin, à midi et le soir.

Une cuillerée à bouche à prendre matin et soir.

SOLUTION DE CAFÉINE.

Caféine pure	ãã	3 gr.
Benzoate de soude		

INJECTIONS SOUS CUTANÉES DE CAFÉINE ET DE BENZOATE DE SOUDE.

Caféine	ãã	2 gr.
Benzoate de soude		
Eau bouillie		6 —

Injecter une seringue entière de 2 à 4 fois par jour.

Traitement des accidents secondaires. — *Hydropisies*, régime lacté, lactose, purgatifs drastiques. (V. *Intestins*.) — *Traitement local des hydropisies.* — Piqûres, pointes de feu, ponction aspiratrice, paracenthèse abdominale. — *Traitement des congestions passives.* — V. les mots *poumons, foie, reins, cerveau.*

Maladies de l'orifice aortique. — Combattre ici les phénomènes d'anémie cérébrale.

Opium, morphine : Trinitrine, nitrite d'amyle, nitrite de sodium.

POTION A LA TRINITRINE.

Solution alcoolique de trinitrine au 100e	XXX gouttes
Eau	300 gr.

Une cuillerée à bouche à prendre le matin, dans l'après-midi et le soir.

Inhalations de nitrite d'amyle. Traitement ioduré.

COLIQUES HÉPATIQUES. — V. *Foie.*

COLIQUES NÉPHRÉTIQUES. — V. *Reins*.

CONGESTION CÉRÉBRALE. — V. *Apoplexie*.

CONSTIPATION. — V. *Intestin*.

COQUELUCHE. — Première période : *Vomitifs*.

Deuxième période. — Toux convulsive. *Antispasmodiques :* belladone, musc, asa fœtida, valériane, acide cyanhydrique, grindelia robusta chloroforme, chloral, antipyrine, bromure.

POTION BROMURÉE.

Bromure de potassium Bromure de sodium Bromure d'ammonium	ãã	2 gr.
Eau de tilleul Sirop de chloral	ãã	60 —

Une cuillerée à café à une cuillerée à bouche pour un verre de lait, additionné d'un jaune d'œuf à prendre matin et soir.

Ciguë, opium.

Médication externe. — Attouchement à la cocaïne, inhalations d'acide carbonique.

Médication antiparasitaire. — Inhalation des salles d'épuration, pulvérisation d'acide phénique, attouchements à la résorcine (Moncorvo). Antipyrine, exalgine.

Médication empirique. — Teinture de myrrhe (Campardon), teinture de drosera, 60 gouttes en vingt-quatre heures : de 1 à 6 gouttes toutes les heures. Teinture de Gundelia.

Médication tonique. — Café, caféine, bromhydrate de caféine, alcool.

Traitement hygiénique. — Climatothérapie, changement d'air, aérothérapie, bains d'air comprimé, inhalations d'acide carbonique.

CROUP. — V. *Diphthérie laryngée*.

DIABÈTE. — Médication bromurée, médication arsenicale, médication alcaline, acide lactique, médication opiacée. Valériane, seigle ergoté, sulfonal, antipyrine, exalgine, sulfate de quinine.

Traitement lithiné-arsénical (Martineau). — Dans un verre d'eau de Vichy (Hauterive) faire dissoudre un des paquets suivants :

Carbonate de lithine 10 gr.

En 20 paquets, et ajouter au mélange trois gouttes de la liqueur suivante

Liqueur de Fowler 10 gr.

Prendre ce mélange deux fois par jour, au déjeuner et au dîner.

Hygiène thérapeutique. — *Régime exclusif, régime de Cantani, régime mixte* (Bouchardat). (V. *Hygiène alimentaire.*)

Exercices, hydrothérapie.

Traitement thermal.

DIARRHÉE. — V. *Intestin*.

DIPHTHÉRIE. — La diphtérie, d'abord accident local, puis empoisonnement de l'économie (Roux et Yersin). *Importance du traitement local.* Irrigations, siphon d'eau de selz, injections de solutions d'acide lactique et d'eau de chaux, glace (Grand-Boulogne). Pulvérisateurs à vapeur et à main.

Applications locales, jus de citron, perchlorure de fer, acide citrique, pétrole (Lamarc), dissous dans l'acide sulforicinique Berlioz, résorcine, acide phénique.

Acide phénique	5 gr.
Camphre	20 —
Glycérine	25 —

ou phénol sulforiciné de 20 à 40 p. 10.

Technique du Dr Josias.

1° Toucher toutes les quatre heures les fausses membranes avec une pince hémostatique garnie de coton hydrophile sec.

2° Si la fausse membrane est peu adhérente elle se détachera ; si non, on se contente de la dessécher.

3° Toucher ensuite la fausse membrane ou la place qu'elle occupait avec un tampon imbibé de phénol sulforiciné à 20 p. 100 ; *avoir bien soin de ne toucher que les fausses membranes.*

4° Entre les badigeonnages de la gorge faire des irrigations avec de l'eau de chaux.

5° Traitement général par les toniques.

Cautérisations nitrate d'argent, ses dangers.

Lavages de la cavité buccale avec l'eau boriquée ou l'eau phéniquée à 1 p. 100.

Pulvérisations chaudes d'eau boriquée.

Modificateurs de la muqueuse, iode, brome, tannin.

Inhalations hydrocarburées.

INHALATIONS DE DELTHIL.

Goudron de gaz	40 gr.
Essence de térébenthine	30 —

Placer dans un vase de métal et allumer le mélange.

MÉTHODE DE RENOU.

Acide phénique	250 gr.
Acide salicylique	50 —
Alcool	1 litre

Une cuillerée à bouche toutes les 2 heures dans 2 litres d'eau bouillante.

Inhalations d'acide fluorhydrique (Bergeron, Chevy), essence de térébenthine en vaporisation (Couétoux).

Traitement interne. — Benzoate de soude (Letzerich), chlorate de potasse à haute dose (Seligmuller), cubèbe et copahu (Trideau), pilocarpine (Guttmann), sulfureux, sulfure de calcium, eucalyptol ; sulfure de potasse (Fontaine), acide phénique (Bernier de Bournonville).

Médication tonique, alcool, alimentation, toniques du cœur, caféine.

Traitement prophylactique. — Désinfection des locaux.

Diphthérie laryngée. — Même traitement que pour la diphthérie.

Trachéotomie, procédé rapide, procédé lent, procédé mixte. Pansements antiseptiques, pulvérisations médicamenteuses.

DYSENTERIE. — V. *Intestin.*

ÉPILEPSIE. — *Médication bromurée.* (Bromure de potassium, bromure de sodium, bromure d'ammonium, polybromures, bromure de calcium, bromure de zinc, bromure de camphre, bromure de nickel, bromhydrate de conine.)

Acétanilide, picrotoxine, nirite de sodium, curare.

Sels métalliques. — Nitrate d'argent, sulfate de cuivre ammoniacal, oxyde de zinc.

Médication végétale. — Belladone, jusquiame, narcisse des prés, feuilles d'oranger, pivoine, caille-lait, etc...

Hygiène thérapeutique. — *Régime alimentaire végétarien :* suppression des alcools, séjour en plein air.

ESTOMAC (maladies de l'). Ulcère de l'estomac. — Régime lacté, préparations opiacées, gouttes noires anglaises, injection de morphine, cocaïne, eau de chaux (Lucca), bicarbonate de soude à haute dose, 30 à 40 gr. (Debove), nitrate d'argent (Trousseau), perchlorure de fer (Luton), sous-nitrate de bismuth, 70 à 80 gr. (Bonnemaison), chloral (Hertzka).

Lavages de l'estomac lorsque l'ulcération est cicatrisée ou en voie de cicatrisation.

Traitement des hématémèses. — Glace à l'intérieur et à l'extérieur, injection d'ergotine ou d'ergotinine. Immobilité, repos de l'estomac, transfusion.

Cancer de l'estomac. — *Traitement opiacé.* Emplâtres calmants de thériaque et de ciguë, lavage de l'estomac lorsqu'il existe une dilatation considérable de l'organe, régime alimentaire spécial.

Traitement chirurgical. — Gastrectomie et gastrostomie, dilatation digitale du pylore.

Alimentation rectale, lavements nutritifs.

LAVEMENT NUTRITIF.

Dans une tasse de lait verser les trois substances qui suivent :

a) Un jaune d'œuf;

b) Cinq gouttes de laudanum;

c) Deux cuillerées à café de peptones sèches ou deux cuillerées à bouche de peptones liquides.

Si les peptones sont acides ajouter un paquet de la poudre suivante.

Bicarbonate de soude 0 gr. 20 centigr.

A prendre en un lavement que l'on devra garder. — Faire précéder le lavement alimentaire d'un grand lavement.

Dilatation de l'estomac. — Hygiène alimentaire spéciale, régime sec, amers, antisepsie stomacale.

Antisepsie intestinale, surtout en cas de dilatation avec diarrhée (v. *Diarrhée putride*), salol, salicylate de bismuth, benzonaphtol.

Hydrothérapie, massage, lavage de l'estomac, électrisation de l'estomac.

Dyspepsie. — Dyspepsie douloureuse et gastralgie. — Médication opiacée, gouttes noires et gouttes blanches, cocaïne. Poudre inerte. Eau chloroformée.

POTION A LA COCAÏNE.

Chlorhydrate de cocaïne	0 gr. 50 centigr.
Eau	300 —

2 cuillerées à bouche à prendre 3 fois par jour.

CACHETS DE POUDRE INERTE.

Salicylate de bismuth	ãã	10 gr.
Salol		
Benzonaphtol		
Bicarbonate de soude		

En 40 cachets médicamenteux un cachet à chaque repas.

EAU CHLOROFORMÉE (Lasègue).

Eau chloroformée saturée	150 gr.
Eau de fleurs d'oranger	140 —
Teinture de badiane	10 —

Une cuillerée à bouche de quart d'heure en quart d'heure au moment des crises douloureuses.

Médication révulsive.

Régime alimentaire spécial.

Dyspepsie avec vomissements. — Traitement variable suivant la cause. Injections de morphine et d'atropine, teinture d'iode (5 à 10 gouttes, Lasègue), cocaïne, boissons glacées, champagne frappé.

Traitement externe. — Pulvérisation d'éther (Lubleski de Varsovie), emplâtre de thériaque (Guéneau de Mussy), lavage de l'estomac, gavage, électrisation polaire positive (Apostoli), inhalations d'oxygène (Hayem).

INJECTION SOUS-CUTANÉE CONTRE LES VOMISSEMENTS.

Sulfate neutre d'atropine	0 gr.	01 centigr.
Chlorhydrate de morphine	0 —	10 —
Eau bouillie	20 —	

Chaque seringue contient un demi-centigramme de chlorhydrate de morphine et un demi-milligramme de sulfate neutre d'atropine.

Dyspepsie atonique et putride — Eaux alcalines, amers, préparations de strychnine, gouttes amères de Baumé, substances peptogènes acide chlorhydrique, acide lactique et lactates alcalins.

Régime alimentaire spécial. Hydrothérapie, exercices.

Dyspepsie acide et catarrhe de l'estomac. — Poudres inertes, eaux alcalines, régime lacté et régime alimentaire spécial. Poudres alcalines.

POUDRE ALCALINE.

Salicylate de bismuth Magnésie anglaise Bicarbonate de soude	ãã	10 gr.

En 30 cachets médicamenteux, un avant chaque repas.

Lavage de l'estomac lorsqu'il existe de la dilatation, lavage au lait de bismuth, à l'eau chloroformée, pansement de l'estomac.

Dyspepsie flatulente. — Médication antiseptique, poudre de charbon, poudres inertes, régime alimentaire spécial, hydrothérapie, benzonaphtol, salicylate de bismuth.

FIÈVRE INTERMITTENTE. — Médication quinique, poudre de quinquina, quinium, extrait de quinquina, sulfate de quinine, chlorhydrate de quinine (ce dernier préférable parce qu'il contient plus de quinine, 81, 60 pour 100, au lieu de 57, 24 que contient le sulfate acide de quinine, et parce qu'il est plus soluble), bromhydrate de quinine, salicylate de quinine.

Lavements de sulfate de quinine.

Suppositoires de sels de quinine.

Pommades.

INJECTIONS SOUS-CUTANÉES DE QUININE.

Chlorhydrate neutre de quinine		0 gr. 50 centigr.
Glycérine neutre Eau distillée	ãã	2 —

Injections intra-trachéales (Jousset de Belleyme).

Cinchonine, quinidine, quinoléine, quinoïdine.

Succédanés du quinquina : 1° succédanés végétaux ; épine-vinette, berberis, salicine, eucalyptus, cédron et cédrine ;

2° succédanés minéraux : carbazotate d'ammoniaque, acide picrique, arsenic.

Médicaments antifermentescibles ; acide salicylique, acide phénique, antipyrine, antifébrine, kairine, résorcine.

3° Succédanés d'origine animale : toile d'araignée.

Modes d'administration. — 1° Méthode romaine ou de Torti. Sulfate de quinine au moment de l'accès pour combattre le suivant.

2° Méthode anglaise ou de Sydenham, donner la quinine immédiament après l'accès en fractionnant les doses d'un accès à l'autre.

3° Méthode française. Dose massive, 3 heures avant l'accès.

Hygiène thérapeutique. — Règles propres à l'habitation, alimentation tonique, usage du vin et de l'alcool (Burdel), filtration des eaux.

Traitement prophylactique, usage du sulfate de quinine ; imprégnation quinique.

FIÈVRE TYPHOÏDE. — Trois grandes indications : abaisser la température, désinfecter le tube digestif, soutenir le malade.

a) Abaisser la température, médication antithermique. — Sulfate de quinine, antipyrine, acide salicylique.

Bains. — Bains tièdes, bains froids, lotions, lavements froids.

b) Médication antiseptique. — Salicylate de bismuth, naphtol, iodoforme, salol, benzonaptol.

Salycilate de bismuth		
Benzonaphtol	ãã	10 gr.
Magnésie anglaise		

En 30 cachets. 2 à 3 cachets par jour.

Benzonaphtol	
Salicylate de bismuth	ãã 1 gr. 50 centigr.
Salol	
Sucre	Q. s. pour granules.

A prendre par cuillerées à dessert toutes les 2 heures.

Lavements au charbon, lavements antiseptiques, désinfection des garde-robes.

Médication purgative. — Purgatifs salins sous toutes les formes, eaux purgatives.

c) Médication tonique. — Vins, alcool, glycérine (Semmola), bouillon, lait.

Médications exclusives. — Saignées (Bouillaud), mercuriaux, calomel (Salet, de Saint-Germain-en-Laye), salicylate de soude, sulfate de quinine (Halloppeau). Benzoate de soude (A Robin), seigle ergoté (Duboué.)

Médications jugulantes. — Bains froids (Brand) sulfate de quinine et bains tièdes (Pécholier).

Médication des indications. — Variable suivant les indications de la fièvre typhoïde.

Traitement hygiénique. — Importance des soins hygiéniques, aération et ventilation de la chambre, soins de propreté, pansement des eschares.

FLUEURS BLANCHES. — *V. Vaginite.*

FOIE. — Lithiase biliaire. — *Médicaments lithontriptiques* Remède de Durande, savon térébenthiné (Frank), chloroforme (Corlieu), choléate de soude (Schiff), choléate de fer (Buckler), huile d'olive à hautes doses. Glycérine 3 cuillerées à soupe par jour. (Ferrand.)

Médicaments cholagogues, podophyllin (Bufalini), hydrastin, leptandrin, évonymin.

PILULES D'EVONYMIN.

Evonymin Savon médicinal	ãã	10 centigr.

Pour 1 pilule. 2 pilules le soir en se couchant.

Médication purgative : Purgatifs salins.

Médicaments alcalins : Eaux alcalines, Vichy, Vals. Eaux purgatives, eaux diurétiques, Vittel, Contrexéville, Évian.

Hygiène thérapeutique. — Alimentation spéciale, exercice, hydrothérapie, massage.

Coliques hépatiques. — Colique fruste, dyspepsie hépatique (eau chloroformée (Villemin). Préparations opiacées. Solution de cocaïne (v. *Estomac*), injections de morphine et d'atropine (v. *Estomac*), antipyrine, exalgine, suppositoires calmants. Lavements de chloral : Pulvérisations d'éther. Chloroformisation.

Ictère. — *Ictère par obstruction, ictère catarrhal.* — Purgatifs alcalins, antisepsie intestinale, irrigations rectales froides (Krull), régime lacté, diurétiques, boldo, buchu, massage.

Ictère grave, médication stimulante et tonique, sulfate de quinine, injections d'éther.

Congestion du foie. — *Purgatifs :* Salins, cholagogues, calomel.

Médication révulsive : Vésicatoire, pointes de feu.

Médication interne : iodure de potassium, acide hippurique (Poulet; de Plancher-aux-Mines).

SIROP D'HIPPURATE DE CHAUX.

Acide hippurique pur	25 gr.
Lait de chaux	Q. s.

Pour neutraliser.

Sirop de sucre	500 gr.
Essence de citron ou d'anis	Q. s.

Pour aromatiser.
4 à 6 cuillerées à bouche par jour.

Hydrothérapie. — Douches locales.

Cirrhose. — Première période ou période de congestion. — Traitement de la congestion.

Période d'épanchement. —Diurétiques, régime lacté, purgatifs, paracenthèse abdominale.

Hépatite : Traitement de la congestion, sulfate de quinine.

Hépatite suppurée : Ponctions aspiratrices, ouverture de l'abcès; procédés rapides, incision de la poche (Dutrouleau, Little), procédés antiseptiques, lavages antiseptiques.

GOUTTE. — *Traitement de l'accès.* — Colchique. Colchicine, vin de colchique, teinture de colchique, aconit, gaïac, sulfate de quinine. Traitement complexe.

MÉLANGE ANTIGOUTTEUX.

Teinture de semences de colchique		
Alcoolature de racine d'aconit	ãã	10 gr.
Teinture de gaïac		
Teinture de quinine		

XXX gouttes du mélange à prendre le matin à midi et le soir dans un verre d'infusion de feuilles de frêne.

Alcalins. — Salicylate de soude, salicylate de lithine, benzoate de soude.

Traitement local. — Cataplasme, cataplasmes médicamenteux de colchique, baumes calmants.

Traitement en dehors de l'accès. — Lithine. Amers et toniques, traitement thermal.

HYGIÈNE THÉRAPEUTIQUE. — *Régime alimentaire*, exercices, massage.

GRAVELLE URINAIRE. — V. *Reins.*

GRIPPE. — V. *Bronchite épidémique.*

HÉMATURIE. — V. *Reins.*

HÉMOPTYSIE. — *Médication vaso-constrictive.* Ergot de seigle, Ergotine, Ergotinine (v. *Métrorrhagies*).

Médication astringente : Grande consoude, lierre-terrestre, ratanhia.

Médication acide : Tisane chlorhydrique, perchlorure de fer à l'intérieur et en inhalations.

Médication vomitive : Ipéca, 10 centigr. toutes les dix minutes.

Médication calmante : Injections de morphine, ventouses sèches, ligature des membres, glace, repos absolu.

HÉMORRHAGIE CÉRÉBRALE. — V. *Apoplexie.*

HÉMORRHOÏDES. — Piment (Allègre), mille-feuilles (Teissier) hamamelis virginica, extrait fluide d'hamamelis (*pounds extract, Hazeline*).

SOLUTION ANTIHÉMORRHOÏDALE.

Teinture d'hamamelis 10 gr.

X gouttes à prendre trois fois par jour.

Traitement local. — Suppositoires calmants, lavements froids, injections sous-cutanées de strychnine (Fouché), d'ergotine et d'ergotinine (Vidal), applications locales de glace, purgatifs.

Hygiène thérapeutique.

Intervention chirurgicale : Dilatation, ablation, cautérisation.

HYSTÉRIE. — TRAITEMENT EN DEHORS DE L'ATTAQUE.

Médication bromurée : Bromure de potassium, bromure de sodium, polybromures, bromure d'ammonium.

SOLUTION POLYBROMURÉE.

Bromure de potassium — de sodium — d'ammonium	ãã	10 gr.
Eau		250 —

1 cuillerée à bouche à prendre matin et soir.

Bromure de camphre, bromure de zinc, valériane, vériauate d'ammoniaque.

Médication antispasmodique : Asa fœtida, castoreum, camphre, galbanum, sagapenum, antipyrine, phénacétine, exalgine, etc.

Médication phosphorée : Phosphure de zinc.

Médication opiacée : Opium, morphine.

Traitement hygiénique. — Éducation, vie en plein air, hygiène morale, suggestion, hypnotisme, balnéothérapie, bains prolongés, bains aromatiques, hydrothérapie, électricité, métallothérapie.

Traitement chirurgical. — Castration.

TRAITEMENT DE L'ATTAQUE. — Eau froide, flagellation, faire boire les malades, compression de l'ovaire, compression permanente.

ICTÈRE. — V. *Foie.*

INTESTIN. — CONSTIPATION.

Purgatifs et laxatifs : Purgatifs salins, sels de soude, sels de magnésie, sels de potasse, eaux minérales purgatives.

MÉLANGE SALIN PURGATIF.

Sulfate de soude Sel de seignette Crème de tartre	ãã	20 gr.

Pour 1 litre d'eau. Un verre à prendre le matin à jeun.

POUDRE LAXATIVE.

Follicules de séné (passées à l'alcool), en poudre Soufre sublimé	ãã	6 gr.
Fenouil en poudre Anis étoilé	ãã	3 —
Crème de tartre pulvérisé		2 —
Poudre de réglisse		8 —
Sucre en poudre		25 —

M. Une cuillerée à dessert à prendre le soir dans un peu d'eau.

Purgatifs sucrés : Manne, miel.

Purgatifs cholagogues : Calomel, rhubarbe, podophyllin, aloès.

Purgatifs drastiques : Séné, Cascara sagrada.

Purgatifs drastiques proprement dits : Huile de croton, jalap, scammonée.

TISANE PURGATIVE.

Follicules de séné passées à l'alcool Pensées sauvages	ãã	10 gr.

Faire infuser pendant 1 heure dans 1 litre d'eau bouillante édulcorée.

SIROP PURGATIF.

Teinture de jalap composée Sirop de séné Sirop de nerprun	ãã	30 gr.

De 1 à 3 cuillerées à bouche le matin à jeun.

Purgatifs huileux : Huile de ricin.

Hygiène thérapeutique : Alimentation spéciale, massage, hydrothérapie, électricité, douche ascendante, lavements, lavage de l'estomac.

LAVEMENT PURGATIF.

Sulfate de soude	10 gr.
Miel de mercuriale	40 —
Infusion de sené	200 —

ÉTRANGLEMENT ET OCCLUSION INTESTINALE. — *Purgatifs* (toute la série), en commençant par les moins actifs; mercure à l'état liquide.

Lavements : Entéroclisme (Cantani), irrigation rectale, injections gazeuses, lavements d'eau de seltz, lavements de tabac.

Glace, massage abdominal.

Electricité (Boudet de Paris) : Courants continus et intermittents.

Intervention chirurgicale : Entérostomie, laparotomie.

FLUX INTESTINAUX ET DIARRHÉE. — Sous-nitrate de bismuth, craie, oxyde de zinc, poudres calcaires; astringents végétaux, ratanhia, bistorte, opium, laudanum.

POTION CONTRE LA DIARRHÉE.

Laudanum de Sydenham	X gouttes
Sous-nitrate de bismuth	10 gr.
Eau de menthe	10 —
Infusion de bistorte	70 —
Sirop de ratanhia	30 —

De 2 à 6 cuillerées à bouche par jour.

Lavements astringents : Laudanisés, lavements d'ipéca, cataplasmes, collodion (Drouet).

Traitement hygiénique : Régime lacté, viande crue, peptones ceinture de flanelle.

DIARRHÉES PUTRIDES. — Antisepsie intestinale.

Salol ou benzonaphtol en cachet médicamenteux de 1 gr.

POUDRES ANTISEPTIQUES INTESTINALES

Salol Salicylate de bismuth Craie préparée	āā 10 gr.

En trente cachets, de 2 à 4 cachets par jour.

IRRIGATIONS INTESTINALES

Naphtol β	0 gr. 10 centigr.

Pour un litre d'eau, faire les irrigations à l'aide de l'entérocliseur Cantani, avec au moins un litre de la solution.

Ce traitement est applicable au cancer du rectum et aux entérites glaireuses et pseudo-membraneuses.

DYSENTERIE : Purgatifs cholagogues, pilules de Segond, calomel, ailante glanduleux, ipéca, ipéca à la brésilienne.

POTION A L'IPÉCA (Delioux de Savignac).

Poudre d'ipéca	4 gr.
Faire bouillir dans :	
Eau	300 —

Filtrer et ajouter :

Sirop d'opium	ãã	30 gr.
Hydrolat de cannelle		

A prendre par cuillerée à bouche d'heure en heure.

POTION A L'IPÉCA ET AU MENTHOL (Blondel).

Teinture d'ipéca	20 gr.
Menthol	1 —

Une demi-cuillerée à café toutes les deux heures.

Traitement externe. — Lavement iodé (Delioux de Savignac), pansements intestinaux, entéroclisme.

LAVEMENT ASTRINGENT.

Extrait de saturne	3 gr.
Eau	250 —

Traitement hygiénique, régime lacté.

Entérite, poudres inertes, préparations opiacées, cataplasmes, régime lacté.

KYSTES HYDATIQUES. — *Traitement prophylactique :* ébullition de l'eau.

Traitement de la période d'état : Iodure de potassium (Semmola), électrolyse.

Ponction aspiratrice, ouverture de la poche, injection de sublimé (Baccelli); procédé de Bégin; procédé de Récamier et Gallard; procédé de Jobert (laisser le trocard en place); lavage de la poche, pansement antiseptique, laparotomie et ouverture de la poche.

LARYNGITE STRIDULEUSE. — Bromure de potassium. — Chloral, cocaïne, applications locales chaudes.

LOMBRIC. — V. *Vers intestinaux.*

MÉNINGITE. — Calomel à doses fractionnées, sulfate de quinine, iodure de potassium, extrait de noyer (Luton, de Reims), tannin.

Médication calmante : Bromure de potassium, médication opiacée. tannin.

Médication locale : Réfrigérants, glace, irrigations d'eau froide.

Médication révulsive : Vésicatoire, frictions stibiées, huile de croton.

MÉTRORRHAGIE. — *Ergot de seigle :* ergotine, ergotinine, injections sous-cutanées d'ergotine et d'ergotinine.

INJECTION D'ERGOTINE.

Ergotine		2 gr.
Glycérine neutre	ãã	15 —
Eau		

Injecter une seringue entière du mélange.

Ergotinine de Tanret	0 gr. 010 milligr.
Eau de laurier-cerise	10 —

Injecter un demi-centimètre cube de cette solution.

Suppositoire à l'ergotine, sulfate de quinine, alcool à haute dose,

Traitement local. — Injections chaudes : 40 à 45° (Ricord et Tarnier). — Injections astringentes : perchlorure de fer. — Applications locales de glace, tamponnement. — Position de la malade : immobilité.

Traitement de la cause.

MIGRAINE. — V. *Névralgie.*

MYÉLITE. — *Traitement local.*— *Révulsions :* pointes de feu, frictions irritantes, pommade de Goudret, pommade stibiée, moxa, cautères, applications réfrigérantes, sac de glace (Schapman), sac d'eau chaude.

Electricité : Courants continus, ascendants et descendants, courants intermittents, électropuncture.

Hydrothérapie : Douches chaudes, médication thermale.

Traitement pharmaceutique : Iodure de potassium, bromure de potassium, nitrate d'argent, phosphore, phosphure de zinc. — *Médication calmante :* Opium et ses dérivés, acétanilide, antipyrine, phénacétine, exalgine. — *Médication spéciale.* — Traitement de la cause, forme aiguë, forme chronique, myélite systématisée.

NÉPHRITE. — V. *Reins.*

NÉVRALGIES. — *Médication analgésique :* Injections de morphine, paraldéhyde, chloral, aconit, aconitine, acétanilide, phénacétine, exalgine, antipyrine, en injections sous-cutanées 0,50 par cent. cube d'eau, injecter une seringue entière (Germain Sée), alcoolature de racine d'aconit, gelsemium, gelsemine, piscidia erythrina.

Teinture de piscidia	10 gr.

X gouttes à prendre 5 fois par jour.

Traitement révulsif : Vésicatoire, cautérisation, pointes de feu, acupuncture, électropuncture, aquapuncture, injections substitutives (Luton), sulfure de carbone, injections de chloroforme.

Procédés réfrigérants, pulvérisations d'éther, chlorure de méthyle (Debove).

Hygiène thérapeutique : Massage, hydrothérapie, électrothérapie, courants continus.

Traitement chirurgical : Elongation des nerfs, névrotomie, névrectomie.

Métallothérapie.

Névralgie faciale : Aconitine, gelsemine, sulfate de cuivre ammoniacal (Féreol), application externe de menthol, opium, morphine acétanilide, antipyrine, phénacétine, exalgine, sulfate de quinine, monochloral antipyrine ou hypnal.

Traitement chirurgical. — (V. *Névralgie.*)

Névralgie sciatique : Térébenthine (Martinet), acide salicylique, opium.

Médication révulsive sous toutes ses formes, pulvérisation de chlorure de méthyle.

Migraine : Aconitine, morphine, caféine, guarana et paulinia éthoxy-caféine (Filehne), antipyrine, acétanilide, phénacétine, hydrothérapie.

OXYURES. — V. *Vers intestinaux.*

PÉRICARDE (maladies du). — *Péricardite :* Médication révulsive, vésicatoire, pointes de feu, paracenthèse du péricarde.

PLEURÉSIE. — *Médication révulsive :* Vésicatoires, teinture d'iode, pointes de feu, ventouses scarifiées.

Traitement de l'épanchement : Injections de pilocarpine, diurétiques et sudorifiques, diète sèche, *ponction aspiratrice.*

Pleurésie purulente : Ponction, pleurotomie précoce et tardive, pleurotomie antiseptique, lavages antiseptiques, pansements rares, résection des côtes (opération d'Estlander).

PHTHISIE PULMONAIRE.

Médication pulmonaire antiseptique.

Injections pulmonaires directes (Hiller, Lépine, Gouguenheim).

Injections sous-cutanées antiseptiques : Acide phénique (Filleau), iode et iodures.

Injections rectales gazeuses (Bergeon), avec hydrogène sulfuré et sulfure de carbone.

Injections sous-cutanées à la vaseline (Albin Meunier), eucalyptol, iodoforme, sulfure de carbone.

Inhalations : Vapeurs d'acide fluorhydrique (Chevy, Seiler), mélanges antiseptiques, iode, iodoforme, goudron, mélanges complexes (Le Fort, de Lille), acide sulfureux.

Pulvérisations : De biiodure de mercure (Miquel), pulvérisations sulfureuses, balsamiques et modificateurs de l'expectoration, créosote, gommes, résines, térébenthine, eucalyptus eucalyptol.

Médicaments agissant sur la nutrition : arsenic, huile de foie de morue, succédanés de l'huile de foie de morue, huile de squale, huile phosphorée, glycérine (Jaccoud), phosphates de soude, de potasse, vins phosphatés.

VIN PHOSPHATÉ.

Phosphate de soude	6	gr.
Phosphate de potasse	3	—
Vin de Bagnols	200	—
Sirop d'écorces d'orange	60	—

Médication révulsive : Pointes de feu, vésicatoires, teinture d'iode.

Médication calmante : Opium et ses alcaloïdes, belladone, aconit, eau de laurier-cerise, chloral, uréthane.

Médication antisudorale : Granules d'atropine (Vulpian), phosphate de chaux (Guyot), agaric et agaricine, seigle ergoté, ergotine, ergotinine (Tenneson), lotions froides et lotions vinaigrées.

Médication antifébrile : Sulfate de quinine, antipyrine, acide salicylique.

Médication tonique : Alcool, quinquina, morphine.

Traitement hygiénique : Lait, lait fermenté, koumys, kéfyr, galazyme, aliments gras, beurre, viande crue, sang, suralimentation, poudre de viande, gavage.

Climatothérapie : Climats d'altitude, climats de plaine, gymnastique respiratoire, aérothérapie, bains d'air comprimé, air marin, diète respiratoire, gymnastique, hydrothérapie, cure en plein air.

PNEUMONIE. — V. *Poumon.*

POUMON (maladie du).

Pneumonie. — Antimoniaux : Tartre stibié, 0,30 centigr. par jour, kermès, oxyde blanc d'antimoine. Ipéca, digitale, sulfate de quinine, vératrum et vératrine. Médicaments antithermiques, antipyrine.

Médication tonique : Alcool, potion de Todd.

Médication révulsive : Ventouses scarifiées, vésicatoires.

Emphysème pulmonaire. — *Traitement aérothérapique :* Bains d'air comprimé, inspirations dans l'air comprimé et expirations dans l'air raréfié, appareil de Waldenburg, appareil de Dupont, respirateur élastique de Bazile Ferris.

Climatothérapie : Séjour des altitudes. (Voir *Asthme.*)

Gangrène du poumon. — *Médication antiseptique :* Eucalyptol (Bucquoy), hyposulfite de soude (Lancereaux), inhalations antiseptiques iodoformées. *Médication tonique.*

PYÉLITE. — V. *Reins.*

REINS (maladies des). — Gravelles urinaires. — Diviser les gravelles en deux grands groupes : les *gravelles acides* qui comprennent la gravelle urique et la gravelle oxalique, et les *gravelles alcalines* qui comprennent la gravelle calcaire et la gravelle ammoniacale.

Gravelle urique : Diurétiques alcalins.

SIROP DIURÉTIQUE.

Citrate de potasse	12 gr.
Infusion d'arénaria rubra	90 —
Sirop des cinq racines	30 —

Par cuillerées à bouche dans les vingt-quatre heures.

Sels de lithine : 0,50 centigr. de carbonate de lithine dans un verre d'eau de seltz au déjeuner et au dîner. Mélanges effervescents de carbonate de lithine.

Sels de soude : Eaux alcalines, benzoate de soude.

Hygiène thérapeutique : Régime alimentaire spécial, exercices, hydrothérapie, eaux minérales diurétiques.

Gravelle oxalique : Diurétiques, mais surtout traitement hygiénique, pas d'alcalins.

Hygiène alimentaire spéciale, suppression de tous les aliments contenant de l'acide oxalique.

Lithiases alcalines : La plus fréquente est la gravelle ammoniacale. *Modificateurs des urines :* Huile de Harlem. *Résines et baumes :* Buchu, boldo, santal, térébenthine, pichi.

PILULES DE TÉRÉBENTHINE.

Térébenthine de Venise	āā	10 centigr.
Extrait mou de quinquina		

Pour 1 pilule. 3 pilules au déjeuner et au dîner.

Acide borique.

Traitement local : Injections d'acide borique, de résorcine, d'acide salicylique, etc., lavages de la vessie. *Hygiène alimentaire :* Régime lacté.

Coliques néphrétiques : Médication opiacée, injections de morphine, suppositoires calmants, chloral, lavements de chloral, chloroformisation à la reine, diurétique, bains.

Hématurie : Traitement de la cause, traitement du symptôme, seigle ergoté, ergotine, ergotinine, capsules de santal.

Pyélite : Balsamiques, antifermentescibles, térébenthine, goudron, benzoate de soude, régime lacté. *Intervention chirurgicale :* Néphrectomie et néphrotomie.

Néphrite aiguë. — *Médication antiphlogistique :* Ventouses scarifiées. *Médication révulsive :* Pointes de feu, vésicatoires à l'ammoniaque.

Néphrite chronique. — *Diurétiques, sudoriques, purgatifs,* purgatifs drastiques. *Préparations tanniques,* préparations iodées, *régime lacté,* trinitrine, inhalations d'oxygène, bains d'air comprimé.

Urémie. — Purgatifs, régime lacté, saignée.

RHUMATISME ARTICULAIRE AIGU. — Médication salicylée : Acide salicylique, salicine, salicylate de soude, salicylate de lithine.

SOLUTION DE SALICYLATE.

Salicylate de soude	15 gr.
Eau	250 —

De 2 à 6 cuillerées à bouche par jour.

Antipyrine, acétanilide.

Traitement alcalin. — *Sels de potasse :* Bicarbonate de potasse carbonate de potasse et nitrate de potasse. *Sels de soude :* Bicarbonate de soude et benzoate de soude. *Sels ammoniacaux :* Propylamine et trimethylamine, cyanures, cyanure de zinc (Luton).

Traitement local : Applications iodées, coton iodé, révulsifs, vésicatoires, pointes de feu, immobilité, liniment.

LINIMENT CALMANT.

Laudanum Chloroforme Huile de jusquiame	ãã	20 gr.

Baumes : Opodeldoch, de Fioravanti, liniments térébenthinés.

Balnéothérapie : *Bains de vapeur, bains sulfureux.*

RHUMATISME CHRONIQUE. — Arsenic, iode et iodure, salicylate de soude et de lithine. Électrothérapie, massage. *Traitement thermal, climatothérapie.*

ROUGEOLE. — Sudorifiques.
Traitement des complications. (V. *Broncho-pneumonie, diarrhée.*)

SCARLATINE. — *Traitement de la période d'éruption,* médicaments sudorifiques, bains froids et affusions d'eau froide, lorsque l'éruption est incomplète ou se fait mal. Médicaments antithermiques, médication tonique,

Traitement de la période de desquamation, onction avec des corps gras. Axonge (Eberth), huile, vaseline.

Hygiène alimentaire (régime lacté, chambre à température constante), bains chauds.

SCIATIQUE. — V. *Névralgie.*

SYPHILIS. — Diviser le traitement par périodes.

1° PÉRIODE. — *Traitement local :* Iodoforme, pommade mercurielle, solutions antiseptiques, résorcine.

2° PÉRIODE. — *Traitement mercuriel :* Mercure sous toutes ses formes, mercure métallique (pilules de Sédillot). Bichlorure de mercure (liqueur de Van Swieten), protochlorure de mercure (électuaire brésilien), protoiodure de mercure (pilules de Ricord), biiodure de mercure (sirop de Gibert). Frictions mercurielles, bains de sublimé fumigations mercurielles. Injections hydrargyriques sous-cutanées, peptones mercuriques ammoniques, calomel, oxyde jaune de mercure.

Période de transition. — Traitement ioduré et traitement mercuriel, huile grise.

Période tertiaire. — Traitement ioduré.

Traitement général de la syphilis. — Méthode des traitements successifs (Fournier), traitement interrompu par des stades de repos, dits *stades* d'accoutumance. De trois à quatre années de traitement.

Traitement végétal. — Gaïac, tayuya, pilocarpine, robs végétaux.

TÆNIA. — V. *Vers intestinaux.*

TUBERCULOSE PULMONAIRE. — V. *Phthisie.*

URÉMIE. — V. *Reins.*

VAGINITE. — Injections vaginales astringentes et modificatrices de résorcine (10 gr. de résorcine pour un litre d'eau fraîche), de sulfate de cuivre.

Sulfate de cuivre	20 gr.
Eau	1 litre

de chloral,

Chloral	20 gr.
Eau	100 —

Une cuillerée à bouche de cette solution dans 1 litre d'eau froide pour une injection.

Antisepsie vaginale, suppositoires vaginaux, injection de pommade dans le vagin (Terrillon et Auvard). Terre glaise et glycérine (Tripier), tampons d'ouate enduits de pommades modificatrices, baume de gurgum.

Baume de gurgum	1 partie
Eau de chaux	2 —

Pour enduire un cône d'ouate qu'on introduit dans le vagin.

Sachets médicamenteux, pulvérisation de poudres médicamenteuses, irrigation continue.

VARIOLE. — *Traitement de l'éruption :* traitement abortif, masque abortif : collodion sublimé (sublimé corrosif, 0, 30 ; térébenthine de Venise, 50 ; collodion élastique, 30), à appliquer avec un pinceau sur la face (Delioux de Savignac).

POMMADE A L'ONGUENT NAPOLITAIN (Revillod, de Genève).

Onguent napolitain	20 gr.
Savon	10 —
Glycérine	4 —

Emplâtre de Vigo cum mercurio en masse épispastique, saupoudrer le tout avec de l'amidon (Duj.-Beaumetz).

Cautérisation des vésicules.

Traitement de l'éruption générale : Acide phénique (Chauffard), perchlorure de fer (Guipon, de Laon), térébenthine (Jenna de Buenos-Ayres). — *Traitement éthéro-opiacé* (du Castel) : Injections sous-cutanées d'éther, extrait thébaïque à la dose de 10 et 20 centigr.

Traitement de la septicémie : Poudre désinfectante à l'acide salicylique (Baudon). Badigeonnages à la teinture d'iode (Boinet) ; bains médicamenteux, bains chloralés, au thymol, au vinaigre antiseptique.

Traitement de l'hyperthermie : Bains froids, médicaments antithermiques.

Traitement des troubles du côté du cœur : Toniques du cœur. Benzoates de soude et de caféine.

Traitement prophylactique : vaccin et revaccination.

VERS INTESTINAUX. — *Oxyures :* Traitement. Lavements anthelminthiques, lavements à l'eau sulfureuse (Lallemand). Lavements d'éther (Delasiauve). Lavements à la glycérine, lavements sucrés. Suppositoires d'onguent napolitain, mèches enduites d'onguent napolitain (Dumas, de Montpellier).

Lombric. — Calomel, mousse de Corse, santonine, méthode évacuante (Guermonprez).

Tænia. — Tænicides et tænifuges, association des deux médicaments. Faire coïncider le tænifuge avec la période où le tænicide tient le vers endormi. Avoir toujours soin de faire aller le malade à la garde-robe dans un vase plein d'eau ; administrer toujours les tænifuges à jeun.

Écorce de grenadier, pelletiérine, potion au tannate de pelletiérine, Kousso, Kamala, fougère mâle associée au calomel (4 gr. d'extrait en capsules et 0 gr. 50 cent. de calomel), graines de citrouille, strychnine (Masse, de Bordeaux).

VOMISSEMENTS. — V. *Estomac* (Dyspepsie).

CINQUIÈME PARTIE

DES EMPOISONNEMENTS

ET CONTREPOISONS

Dans cette partie du Formulaire, nous avons encore adopté l'ordre alphabétique, et pour chaque empoisonnement nous avons résumé les principaux symptômes et le traitement qui leur était applicable. La plupart de nos indications sont tirées d'un travail du docteur William Murrell, ayant pour titre : *Waht to do in cases of Poisoning?* (Que doit-on faire en cas d'empoisonnement?) Cet ouvrage nous a paru des plus complets et des plus pratiques.

D. B.

ACÉTIQUE (acide). — *Symptômes.* — L'acide acétique peut détruire la muqueuse de l'œsophage et de l'estomac, et même produire la perforation.

Odeur dans l'haleine, grande douleur dans l'abdomen, etc., quelquefois convulsions, collapsus, mort.

Traitement. — 1° Magnésie à volonté ; lait, huile, gruau épais.

2° Morphine : Injection hypodermique de 0,03 centigr.

3° Injection d'éther.

ACONIT. *Symptômes.* — Chaleur au creux de l'estomac, picotements dans la bouche, les lèvres et la langue, sensation de constriction dans la gorge, fourmillements, fréquence des mouvements de déglutition s'étendant à toute la surface du corps, engourdissement du bout des doigts, perte de la sensibilité, nausées, et souvent vomissements. Disparition des sensations, surdité, troubles de la vision. Pouls fort et fréquent, puis irrégulier, et finalement presque imperceptible. Respiration faible et peu fréquente. Parfois convulsions, mais ordinairement, pas de délire ni de coma. Pupilles généralement dilatées, quelquefois contractées, s'il n'y a pas de convulsions. — Prostration considérable. Transpiration froide et visqueuse vers la fin, et souvent mort subite, après quelques légers efforts faits par le malade pour essayer de se redresser.

Traitement. — 1° *Pompe stomacale* ou *vomitifs:* moutarde blanche, (1 cuillerée à bouche de la poudre dans de l'eau); sulfate de zinc, 2 gr. dans de l'eau ; vin d'ipéca (2 cuillerées à bouche dans de l'eau) ; injection hypodermique d'apomorphine (une seringue d'une solution à 2 pour 100).

2° *Stimulants,* à volonté : Alcool, sel volatil (sel ammoniac 2, carbonate de potasse 3). S'ils ne sont pas gardés par l'estomac, les bien délayer dans de l'eau et les injecter dans le rectum.

3° *Atropine :* Injection hypodermique de 0,10 centigrammes, de la solution à 1 pour 100, ou bien IV gouttes de la solution de sulfate d'atropine, ou XX gouttes de teinture de belladone par la bouche ou le rectum. Si le pouls devient meilleur, répéter la dose au bout d'un quart d'heure.

5° *Chaleur* aux extrémités avec des serviettes chaudes ou des bouteilles d'eau chaude. Frictions avec la main. Massage.

6° Mettre le patient dans la *position couchée.*

7° *Digitale.* S'il ne survient pas d'amélioration, injection hypodermique de 1/2 milligramme de digitaline, ou bien de 1 gramme de teinture de digitale, répétés au bout de vingt minutes, si le pouls devient meilleur.

8° Inhalations de *nitrite d'amyle.*

9° Respiration artificielle pendant deux heures, si c'est nécessaire.

ACONITINE. — V. *Aconit.*

ALCOOL. — *Symptômes.* — Confusion de la pensée, étourdissements, difficulté à se tenir debout, ou à marcher, démarche chancelante, expression vague, face rouge, quelquefois pâle, conjonctives injectées, lèvres livides, haleine alcoolique, peau couverte de sueur, pupilles dilatées et fixes, parfois contractées; convulsions, coma, mort. La rémission de ces symptômes n'est pas rare, suivie néanmoins d'une mort survenant rapidement en quelques heures ou le même jour.

Traitement. — 1° *Pompe stomacale* ou *vomitifs :* apomorphine (0,30 centigr. de la solution à 2 p. 100), moutarde (1 cuillerée à bouche dans de l'eau), sulfate de zinc (2 gr. dans de l'eau), vin d'ipéca (2 cuillerées à bouche dans de l'eau).

2° Si le patient est insensible, stimulez-le de toutes les manières que vous pourrez, frappez-le avec l'extrémité d'une serviette mouillée, pincez-le, faites-lui passer des courants interrompus dans les jambes.

3° *Café* fort et chaud (1/2 litre) par la bouche.

4° *Douches* froides et chaudes alternées.

5° Inhalations d'*ammoniaque* ou de *nitrite d'amyle.*

AMANDES AMÈRES. — *V. Acide prussique.*

AMMONIAQUE. — *Symptômes.* — Ordinairement, aussitôt après l'absorption, chaleur cuisante dans la bouche, la gorge, la poitrine et l'estomac; lèvres et langue tuméfiées, rouges, luisantes et couvertes de morceaux d'épithélium détaché. — Toux suffocante, dyspnée violente, vomissements avec sécrétion abondante de salive mêlée de sang. Face pâle et anxieuse, yeux petits, hagards et injectés. — Pouls lent, membres froids. Irritation considérable du larynx et des voies respiratoires; voix faible ou même aphonie — Mort immédiate, ou ne survenant que quelques jours après, à la suite d'une affection de la gorge ou des voies respiratoires.

Traitement. — 1° *Vinaigre* dilué dans de l'eau, jus de citron ou d'orange à volonté. — *Acide acétique* ou tout autre acide dilué dans une grande quantité d'eau. — (On peut employer le vinaigre de toilette.) — Si la déglutition est impossible, inhalation d'acide acétique ou de vinaigre sur un mouchoir de poche.

2° *Boissons émollientes,* telles que blancs d'œuf dans de l'eau, lait, tisane d'orge, d'arrow-root, etc., huile d'olive.

3° S'il y a de la dyspnée par suite d'œdème de la glotte, il est nécessaire de faire la trachéotomie.

4° Pour faire disparaître les douleurs, injection hypodermique de morphine (une seringue entière d'une solution au 1/100).

ANILINE. — *Symptômes.* — Vertiges, sueurs profuses, surface du corps froide, face, lèvres et doigts d'une coloration bleue intense. Respiration haletante, odeur de l'aniline dans l'haleine.

Traitement. — Suppression de la cause, air frais, stimulants, respiration artificielle, saignée ou transfusion.

ANTIMOINE, TARTRE STIBIÉ, ÉMÉTIQUE, — *Symptômes.* — Saveur métallique dans la bouche, nausées, vomissements continus, chaleur ardente et sensation de constriction dans la gorge, difficulté dans la déglutition, douleur dans la bouche et le pharynx, avec desquamation de la muqueuse, douleur à l'estomac, diarrhée violente. — Crampes dans les bras et les jambes, avec transpiration visqueuse, congestion de la tête et de la face, grande dépression, faiblesse considérable. — Pouls faible, respiration courte et douloureuse. — Collapsus, mort. Quelquefois absence de vomissements. Parfois encore, convulsions tétaniques et éruption pustuleuse de la peau semblable à celle de la variole.

Traitement. — 1° Dans les cas où il n'y a pas de vomissements (ce qui est rare), donner des *vomitifs :* apomorphine (0,30 centigr. de la solution à 2 p. 100), moutarde (1 cuillerée à bouche dans de l'eau), sulfate de zinc (2 gr. dans de l'eau), vin d'ipéca (2 cuillerées à bouche dans de l'eau). Eau tiède en grande abondance pour faciliter les vomissements.

2° *Acide gallique* ou *tannique :* 2 gr. dans de l'eau, répétés aussi souvent qu'ils sont rejetés. — Décoction d'écorce de chêne.

3° *Thé* et *café* forts en grande quantité.

4° *Emollients :* blancs d'œufs, tisane d'orge, d'arrow-root, lait, etc.

5° *Stimulants*, s'il y a collapsus, injections d'éther.

6° Envelopper le sujet dans une couverture chaude, bouteilles d'eau chaude aux pieds.

7° Morphine (injection de 0 gr. 03 centigr. de morphine) si les symptômes aigus se calment.

ARSENIC, ACIDE ARSÉNIEUX, ARSENIC BLANC (Empoisonnements aigus). — *Symptômes.* — Apparition de ces symptômes dans l'intervalle d'un quart d'heure à une heure. — Faiblesse, dépression, douleur brûlante à l'estomac, nausées, vomissements de matières brunes mélangées de mucosités et striées de sang. — Ces matières peuvent être vertes comme de la bile, noires comme de la suie, ou bleues comme de l'indigo. — Vomissements pénibles. — Crampes violentes dans les jambes. — Sensation de constriction avec sécheresse ou chaleur dans la gorge, et souvent soif ardente. — Pouls petit, fréquent, irrégulier, devenant parfois imperceptible. — Respiration douloureuse, par suite de la grande sensibilité de l'abdomen. — Peau froide et visqueuse. — Collapsus. — Mort. Il peut se produire de petits accès tétaniques, de la salivation, de la rétention d'urine, en outre, une éruption (eczéma arsénical) peut apparaître sur la peau.

Traitement. — 1° *Pompe stomacale* ou *vomitifs :* apomorphine (injection hypodermique de 0,30 centigr. de la solution officinale), moutarde (1 cuillerée à bouche), sulfate de zinc (2 gr.). Puis administration d'une grande quantité d'eau chaude ou salée pour laver l'estomac. (Il est important que le poison soit intégralement rejeté.)

2° *Fer dyalisé*, donner à volonté du sexquioxyde de fer, fait en précipitant la teinture de perchlorure de fer par le carbonate de soude; et en filtrant à travers un mouchoir. (On doit donner ce médicament dans de l'eau chaude et en quantité illimitée ou du fer dialysé par doses de 30 gr. à plusieurs reprises.)

3° *Magnésie* en abondance.

4° Huile de noix ou huile commune, ou parties égales d'huile commune et d'eau de chaux, doses considérables et souvent répétées.

5° *Stimulants* à volonté, s'il y a prostration.

6° *Boissons mucilagineuses*, telles que blanc d'œuf, tisane d'orge, et de graine de lin.

7° *Chaleur*, couvertures chaudes, bouteilles chaudes aux extrémités, frictions.

8° *Morphine*, si les symptômes aigus diminuent, cataplasmes de farine de lin sur l'abdomen, et injection hypodermique de 0,03 centigr. de morphine.

— *Empoisonnements chroniques*. — *Symptômes*. — Paupières bouffies, douleur et rougeur des yeux, soif et sécheresse de la bouche. rougeur de la membrane intérieure du nez. Perte de l'appétit, sensation de poids au creux de l'estomac. — Peau sèche et d'aspect terne, souvent couverte de squames. Douleurs vives dans les membres et les articulations. Disparition du sommeil ou cauchemars, voix dure et rude. Nausées, vomissements, diarrhée, les matières rendues étant visqueuses et contenant du sang. Toux accompagnée quelquefois de crachats sanglants. Amaigrissement et faiblesse générale.

Traitement. — Suppression de la cause. — Changement d'air et de demeure. Toniques.

ARUM MACULATUM. — *Symptômes*. — Tuméfaction de la langue, vomissements intenses, convulsions, pupilles dilatées, insensibilité, coma.

Traitement. — 1° Vomitifs : sulfate de zinc ou ipéca ;

2° *Huile de ricin*, 30 gr. ;

3° Tasse de café fort ;

4° Cataplasmes de farine de lin, s'il y a de la douleur.

ATROPINE. — *Symptômes*. — V. *Belladone*.

Traitement. — 1° *Pompe stomacale* ou *vomitifs* : apomorphine (0 gr. 30 centigr. de la solution hypodermique à 2 p. 100), moutarde (1 cuillerée à bouche), sulfate de zinc (2 gr.), vin d'ipéca (2 cuillerées à bouche). L'estomac peut être lavé avec du thé ou de l'acide tannique ;

2° *Stimulants* tels que alcool, sel volatil (ammoniaque et carbonate de potasse), éther chlorhydrique ;

3° *Café* fort ;

4° *Sinapismes* aux jambes, bouteilles d'eau chaude aux pieds ; stimulation avec une serviette mouillée, douches chaudes et froides alternées, courants interrompus dans les membres ; massage (etc.).

5° *Pilocarpine* : injection hypodermique de 0 gr. 60 centigr. de la solution à 5 p. 100, répétée aussi souvent qu'il est nécessaire, ou bien 7 grammes de teinture de jaborandi par la bouche ou le rectum.

6° *Respiration artificielle*.

BARYUM ou **BARYTE.** — *Symptômes*. — Douleurs dans l'estomac et l'intestin, vomissements, visage anxieux, pouls faible, respiration courte et saccadée. Quelquefois étourdissements, crampes, paralysie, convulsions. Collapsus, mort.

Traitement. — 1° *Pompe stomacale* ou *vomitifs :* sulfate de zinc (2 gr.) moutarde (1 cuillerée à bouche), vin d'ipéca (2 cuillerées à bouche). La morphine peut être employée comme émétique;

2° Sulfate de soude (sel de Glauber) à la dose de 30 gr. dans de l'eau ou du lait ; sulfate de magnésie (sel d'Epsom) à la dose de 30 gr. ; alun à la dose de 3 gr. 50 centigr. L'acide sulfurique dilué à la dose de 2 gr., peut être ajouté à ces médicaments; on peut encore le donner seul, dilué dans l'eau. Le sulfate de soude est probablement le véritable antidote physiologique ;

3° Coucher le malade dans des couvertures chaudes. Bouteilles ou briques chaudes à ses pieds. Stimulants et injection d'éther, s'il y a collapsus. Injection hypodermique de morphine si la douleur persiste après atténuation des symptômes aigus.

BELLADONE. — *Symptômes.* — Chaleur et sécheresse de la bouche et de la gorge avec suppression de la salive, difficulté dans la déglutition et soif ardente. Visage rouge, yeux proéminents et brillants, vision trouble ou double, pupilles largement dilatées et insensibles à la lumière. Grande excitation, délire bruyant, diminution du pouvoir musculaire, marche hésitante et chancelante. Peau sèche et quelquefois éruption semblable à celle de la fièvre scarlatine.

Traitement. — 1° *Pompe stomacale* ou *vomitifs :* moutarde (1 cuillerée à bouche) ; sulfate de zinc (2 gr.) ; vin d'ipéca (2 cuillerées à bouche). L'apomorphine peut être employée comme émétique ;

2° *Stimulants* tels que : alcool, sel volatil, éther chlorhydrique, etc. ;

3° *Café* fort et chaud ;

4° *Sinapismes* aux jambes, bouteilles d'eau chaude aux pieds, stimulation avec une serviette mouillée, douches chaudes et froides alternées, courants interrompus dans les membres (etc.) ;

5° *Pilocarpine :* injection hypodermique de 0 gr. 03 centigr., de pilocarpine (0 gr. 60 centigr. de la solution à 5/100), repétée, si c'est nécessaire, ou bien 7 gr. de teinture de jaborandi par la bouche ou le rectum ;

6° *Respiration artificielle*, pendant deux heures si c'est nécessaire, cathétérisme s'il y a rétention ;

7° Dans les mauvais cas ou en l'absence de pilocarpine, l'injection hypodermique de morphine ou de physostigmine est justifiée.

L'atropine est l'antagoniste de la physostigmine; mais la valeur exacte de la physostigmine dans les empoisonnements par l'atropine est encore à déterminer.

BENZINE. — *Symptômes.* — Poison actif. Les vapeurs agissent comme un narcotique, et par suite produisent certains symptômes nerveux. Bourdonnements dans la tête, tremblements convulsifs, contractions des muscles, convulsions, difficulté à respirer. Pris à l'intérieur, le poison peut provoquer de la dilatation de la pupille, du trismus, de l'irrégularité dans la respiration, de la froideur des extrémités, de la paraplégie, de la distension de l'abdomen, et enfin la mort.

Traitement. — 1° *Pompe stomacale* ou *vomitifs :* moutarde (1 cuillerée à bouche), sulfate de zinc (2 gr.), ipéca (2 gr.). Si ce sont des vapeurs qui ont été absorbées, ces procédés sont inutiles;

2° *Stimulants :* alcool, ammoniaque (2 gr. dans de l'eau), éther chlorhydrique (2 gr. dans de l'eau), répétés souvent. Si le patient ne peut pas avaler, on peut injecter de l'alcool sous la peau. Inhalations d'ammoniaque au moyen d'un mouchoir de poche;

3° *Douches* alternativement chaudes et froides, en projetant l'eau sur la poitrine;

4° *Atropine :* injection hypodermique de 0 gr. 10 centigr. de la solution officinale, ou XXX gouttes de teinture de belladone dans de l'eau par la bouche;

5° *Respiration artificielle* jusqu'à ce que le patient soit revenu à lui ou que le cœur ait cessé de battre;

6° *Electricité :* courants interrompus sur la poitrine ou dans la région du cœur.

BICHROMATE DE POTASSIUM. — *Symptômes.* — Poison irritant puissant. Vive douleur dans l'abdomen, vomissements violents. Pupilles dilatées. Crampes violentes dans les jambes. Dépression générale considérable, pouls faible, peau couverte d'une sueur visqueuse. Diminution considérable ou suppression totale de l'urine.

Les employés des manufactures souffrent d'une saveur nauséeuse amère dans la bouche, d'une irritation de la muqueuse du nez, d'éternuements incessants, d'une augmentation de la sécrétion lacrymale, et même d'une grande inflammation des yeux. Desquamation chronique des mains, des pieds et des épaules. Les attaques de conjonctivite ne sont pas rares. Avec le temps la destruction de la cloison du nez peut se produire.

Traitement. — 1° *Pompe stomacale* ou *vomitifs :* moutarde (1 cuillerée à bouche), sulfate de zinc (2 gr.); ipéca (2 gr.);

2° Carbonate de magnésie ou de chaux dans du lait, ou bien blancs d'œufs dans du lait ou de l'eau;

3° Tisane d'orge, arrow-root ou gruau épais;

4° Chaleur aux extrémités, stimulants à volonté et injection d'éther s'il y a collapsus, injection hypodermique de morphine pour calmer les douleurs.

BISMUTH. — L'empoisonnement est probablement dû à la présence d'arsenic ou d'impuretés.

Pour le traitement, v. *Arsenic.*

BRUCINE. — V. *Strychnine.*

BRYONE. — *Symptômes.* — Etourdissements, délire, vomissements, diarrhée avec matières aqueuses, pupilles dilatées, coma.

Traitement. — 1° *Vomitifs* : moutarde, sulfate de zinc, ipéca;

2° *Stimulants* : alcool, éther chlorhydrique, sel volatil, injection d'éther.

CAFÉINE. — *Symptômes.* — Douleur cuisante dans la gorge et le pharynx, étourdissements, faiblesses, nausées, engourdissements, douleurs et sensibilité de l'abdomen, soif vive, langue sèche. Tremblements des extrémités; pouls faible, peau froide, collapsus.

Traitement. — 1° *Vomitifs :* moutarde, carbonate d'ammoniaque, ipéca, sel;

2° *Stimulants* à volonté. Alcool, champagne, sel volatil (etc.). Frictions avec la main. Chaleur aux extrémités. Massage;

3° Morphine et atropine : injection hypodermique de 0 gr. 30 centigr. de morphine avec 0 gr. 01 centigr. d'atropine.

CALABAR. — *Symptômes.* — V. *Physostigmine.*

Traitement. — 1° *Pompe stomacale* ou *vomitifs :* moutarde (1 cuillerée à bouche), sulfate de zinc (2 gr.), ipéca (2 gr.), apomorphine (0 gr. 30 centigr. de la solution à 2/00);

2° *Atropine :* injection hypodermique de 0 gr. 10 centigr. de la solution à 1 p. 100 de sulfate d'atropine, ou XV gouttes de teinture de belladone par la bouche ou le rectum. — A répéter tous les quarts d'heure jusqu'à ce que la pupille soit dilatée, ou que le pouls soit relevé;

3° *Chloral :* si le médicament précédent fait défaut donner 0 gr. 60 centigr. de chloral par la bouche ou le rectum tous les quarts d'heure ou toutes les heures;

4° *Strychnine :* dans les cas désespérés, injection hypodermique de 0 gr. 25 centigr. de la solution à 2 p. 100 de nitrate de strychnine, ou 1 gr. 20 centigr. de teinture de noix vomique par la bouche ou le rectum;

5° *Stimulants* à volonté : vin, éther chlorhydrique, sel volatil;

6° *Respiration artificielle.*

CAMPHRE. — *Symptômes.* — Odeur dans l'haleine, vertiges, défaillances, troubles de la vision, bourdonnements d'oreilles, délire, convulsions, visage contracté, refroidissement de la surface du corps, peau moite. Quelquefois douleurs et cuissons dans les organes génitaux, avec envies d'uriner. Pouls rapide et faible, respiration difficile. Jamais de douleurs ni de vomissements. La guérison peut être précédée d'un long sommeil avec sueurs abondantes.

Traitement. — 1° *Pompe stomacale* ou *vomitifs :* apomorphine (0 gr. 30 centigr. de la solution hypodermique à 2 p. 100); moutarde (1 cuillerée à bouche), sulfate de zinc et ipéca (2 gr. dans de l'eau);

2° *Stimulants* à volonté : sel volatil, inhalations d'éther, injections d'alcool sous la peau. Si le camphre a été pris sous la forme solide, il n'est pas prudent de donner des liqueurs spiritueuses par la bouche;

3° *Chaleur* aux extrémités : couvertures chaudes, bouteilles d'eau chaude (etc.). Frictions avec la main ou de l'alcool. Massage;

4° *Douches* chaudes et froides alternées sur la poitrine.

CANTHARIDES. — *Symptômes.* — Sensation de chaleur dans la gorge et l'estomac avec difficulté de la déglutition. Vomissements de mucosités mêlées de sang et pouvant contenir de petites parcelles de la poudre ingérée. Diarrhée avec matières sanguinolentes et visqueuses, salivation avec gonflement des glandes salivaires. Envie incessante d'uriner, avec évacuation d'un peu de sang seulement ou d'urine albumineuse à chaque tentative (symptôme caractéristique). Péritonite, température élevée, pouls rapide, maux de tête, abolition de la sensibilité, convulsions, mort.

Traitement. — 1° *Pompe stomacale*, si l'on s'aperçoit de suite de l'empoisonnement, et si la gorge peut supporter son emploi. Sinon *vomitifs :* apomorphine (0 gr. 30 centigr. de la solution hypodermique à 2 p. 100), moutarde (une cuillerée à bouche), sulfate de zinc ou ipéca (2 gr. dans de l'eau);

2° *Boissons émollientes :* tisane d'orge, gomme et eau, blanc d'œufs dans de l'eau, gruau, tisane de graine de lin, mais pas d'huile et sous aucune forme;

3° *Morphine.* S'il y a de la douleur, 1 gr. 75 centigr. de laudanum par la bouche ou 0 gr. 03 centigr. de morphine par voie hypodermique. S'il y a diarrhée avec efforts, on peut préférer un suppositoire avec 0 gr. 03 centigr. de morphine ;

4° *Bains chauds* ou cataplasmes de farine de lin sur le ventre si les symptômes les plus aigus se calment.

CARBONIQUE (acide). — *Symptômes.* — Irritation de la gorge, pesanteur et douleurs dans la tête, engourdissement, étourdissements, bourdonnements d'oreilles, abolition graduelle de la puissance musculaire jusqu'à ce que le patient devienne insensible, et que la tête retombe sur la poitrine. Lividité de la face et du corps tout entier, battements violents du cœur, respiration rapide, coma, mort.

Traitement. — 1° *Plein air*, ouvrir toutes les portes et fenêtres;

2° *Respiration artificielle ;*

3° Ammoniaque sous les narines. Frictions et chaleur aux extrémités, courants interrompus dans les membres;

4° *Stimulants* en quantité modérée. Injection d'un demi-litre de café fort et chaud dans le rectum ;

5° Inhalations *d'oxygène* (environ 1 litre) si l'on peut s'en procurer;

6° *Douches* froides sur la tête et la poitrine ;

7° La saignée, ou la transfusion peuvent bien faire.

CARBONE (oxyde de). — Comme l'*acide carbonique.*

CAUSTIQUE (potasse). — **SOUDE CAUSTIQUE.** — Pour les symptômes. V. *Potasse* ou *soude.*

Traitement. — 1° Larges doses d'eau mélangée de vinaigre, d'acide acétique, d'acide citrique, ou de jus d'orange;

2° *Boissons émollientes*, telles que blanc d'œuf dans de l'eau, lait, gruau, tisane d'orge (etc.);

3° Huile d'olive à volonté.

CHLORAL. — HYDRATE DE CHLORAL. — *Symptômes.* — Sommeil profond, abolition de la puissance musculaire, diminution ou abolition des actions réflexes et de la sensibilité. Face livide et gonflée, quelquefois rouge; pouls lent, ou faible e. rapide. Diminution de la fréquence des mouvements respiratoires. Pupilles contractées pendant le sommeil, parfois dilatées; extrémités et surface du corps froides, température s'abaissant à 33°. Il peut y avoir sur la peau une éruption semblable à l'urticaire, dans les cas prolongés. Mort par arrêt de la respiration ou paralysie du cœur. Dans un cas, après guérison le malade resta idiot.

Traitement. — 1° *Pompe stomacale* ou *vomitifs*, moutarde (1 cuillerée à bouche), sulfate de zinc ou ipéca (2 gr.), apomorphine (0 gr. 30 centigr. de la solution à 2 p. 100), répétés s'il est nécessaire;

2° Relever la température avec des couvertures chaudes, fréquemment renouvelées, des bouteilles d'eau chaude, des briques chaudes, des frictions sèches (etc.). Le massage est d'une grande utilité;

3° Réveiller le malade, en le *stimulant* de toutes les manières, en lui parlant fort, en lui frappant le visage et la poitrine avec une serviette mouillée, en le pinçant, en lui sinapisant les jambes, en employant les courants dans les membres, etc.;

4° Injection d'un 1/2 litre de *café* fort et chaud dans le rectum.

5° Dans les mauvais cas, injection hypodermique de 0 gr. 30 centigr. de la solution à 2 p. 100 de *strychnine,* ou 0 gr. 80 centigr. de teinture de *noix vomique* par la bouche ou le rectum, répétés si c'est nécessaire;

6° Inhalations de *nitrite d'amyle* de temps en temps;

7° *Respiration artificielle*, à continuer pendant quelques heures s'il est nécessaire.

CHLORE (inhalations). — *Symptômes.* — Irritation de la gorge, toux, difficulté à respirer, impossibilité d'avaler.

Traitement. — 1° *Air frais;*

2° Inhalations de vapeur d'eau;

3° Inhalations d'ammoniaque ou d'hydrogène sulfuré;

4° Inhalations de chloroforme ou d'éther pour rendre la toux moins douloureuse.

CHLOROFORME (inhalations). — *Symptômes.* — Si connus qu'ils n'ont pas besoin d'énumération.

Traitement. — 1° Tirer la langue avec une pince, et dégager ainsi la bouche;

2° Débarrasser complètement la poitrine : frapper le visage et la poitrine avec l'extrémité d'une serviette mouillée, ouvrir portes et fenêtres. Douches froides et chaudes alternées sur la tête et la poitrine;

3° *Respiration artificielle* à commencer de suite;

4° Mettre la tête plus bas que le reste du corps;

5° Inhalations de *nitrite d'amyle;*

6° *Electricité*, courants interrompus, un pôle au creux de l'estomac, et l'autre sur le larynx. On doit les employer avec prudence et pendant un temps très court seulement. Les forts courants doivent être évités.

CHLOROFORME (ingurgitation). — *Symptômes.* — Odeur dans l'haleine, anxiété, douleur cuisante dans la gorge, l'estomac et l'abdomen, froideur des extrémités, démarche chancelante. Quelquefois vomissements, insensibilité profonde, coma avec anesthésie complète, dilatation de la pupille, respiration stertoreuse, peau froide, pouls imperceptible.

Traitement. — 1° *Pompe stomacale* ou *vomitifs :* moutarde (1 cuillerée à bouche); sulfate de zinc ou ipéca (1 gr.). On peut employer l'apomorphine à la dose de 0 gr. 30 centigr. de la solution à 2 p. 100;

2° Administration copieuse d'eau contenant du carbonate de soude en solution;

3° *Stimuler* le patient de toutes les manières possibles, massage, sinapismes aux jambes;

4° Injection d'un 1/2 litre de *café* fort et chaud dans le rectum;

5° Inhalations fréquentes de *nitrite d'amyle*.

CHROMIQUE (acide). — *Traitement.* — *Pompe stomacale* ou *vomitifs :* moutarde (1 cuillerée à bouche), sulfate de zinc (2 gr.), vin d'ipéca (1 cuillerée à bouche);

2° *Carbonate de magnésie* ou *de chaux* dans du lait ou blancs d'œufs dans du lait ou de l'eau;

3° *Boissons émollientes :* tisane d'orge, de graine de lin, arrow-root, rugau, etc.

CIGUË. — CICUTINE. — *Symptômes.* — Faiblesse des jambes, démarche titubante, abolition de la force musculaire dans les bras, et de tout pouvoir volontaire, pupilles dilatées et fixes, perte de la vue, impossibilité d'avaler, paralysie des muscles de la respiration, asphyxie, mort.

Traitement. — 1° *Pompe stomacale* ou *vomitifs :* moutarde (1 cuillerée à bouche), sulfate de zinc ou ipéca (2 gr.);

2° *Acide tannique* ou *gallique*, décoction d'écorce de chêne, ou thé fort en quantité illimitée; après quoi on peut encore vider l'estomac;

3° *Stimulants,* eau-de-vie, éther chlorhydrique, ammoniaque;

4° *Chaleur* aux extrémités au moyen de bouteilles d'eau chaude, de frictions, etc.;

5° *Respiration artificielle* longtemps continuée;

6° Injection hypodermique de 0 gr. 30 centigr. de la solution de *sulfate d'atropine* à 1 p. 100.

COLCHIQUE. — *Symptômes.* — Douleur cuisante dans l'estomac, vomissements continus (les matières rejetées sont mêlées de sang). Irritation de la gorge et soif intense. Grande prostration, douleurs de tête, sueurs profuses, pupilles dilatées, pouls faible ou rapide et intermittent, secousses musculaires, douleur aux extrémités ou dans les articulations. L'intelligence peut être conservée, ou coexister avec du délire. Quelquefois suppression des urines. Symptômes quelquefois semblables à ceux du choléra.

Traitement. — 1° *Pompe stomacale* ou *vomitifs :* moutarde (1 cuillerée à bouche de sulfate de zinc (2 gr.), ou vin d'ipéca 2 cuillerées à bouche);

2° *Acide tannique* ou *gallique* par doses de 2 gr. souvent répétées, ou bien thé fort;

3° *Boissons émollientes :* blancs d'œufs dans de l'eau, tisane d'orge, arrow-root, etc.;

4° *Stimulants,* s'il y a des symptômes de collapsus; eau-de-vie, éther chlorhydrique, sel volatil, injection d'éther;

5° Injection hypodermique d'une seringue d'une solution à 1 p. 100

COLOQUINTE. — *Symptômes.*— Vomissements continus (les matières rendues contiennent des mucosités et quelquefois du sang), faiblesse, extrémités froides, pouls faible, collapsus, mort.

Traitement. — 1° *Pompe stomacale* ou *vomitifs :* moutarde et eau, sulfate de zinc ou ipéca;

2° *Camphre :* X gouttes d'esprit de camphre, ou III gouttes d'essence de camphre sur du sucre ou dans du lait tout les quarts d'heure;

3° *Laudanum :* 1 gr. 50 centigr. de laudanum dans un peu d'eau-de-vie et d'eau, ou si le patient ne peut avaler, le mêler avec 60 grammes d'amidon et d'eau, et le donner en lavement;

4° *Stimulants* à volonté : eau-de-vie chaude, et eau, éther chlorhydrique, sel volatil, injection d'éther, etc.;

5° *Boissons émollientes :* blancs d'œufs dans de l'eau, gomme et eau, tisane d'orge, arrow-root, etc.;

6° *Chaleur :* couvertures chaudes, bouteilles d'eau chaude, briques chaudes aux pieds, frictions avec la main. — Cataplasmes chauds de farine de lin sur le ventre.

CRAYONS DE COULEUR. — *Symptômes.* — Variant avec la composition du crayon et la quantité absorbée; généralement vomissements, soif intense, accompagnée parfois de convulsions et de mort.

Traitement. — Dépend des symptômes. Mais on doit toujours donner des vomitifs : sulfate de zinc, moutarde, et après eux 2 ou 3 cuillerées à bouche de fer dialysé dans de l'eau.

CRÉOSOTE. — V. *Acide phénique.*

CROTON (huile de). — *Symptômes.* — Douleur intense dans l'abdomen, vomissements, diarrhée. Les déjections ont pour caractère une grande fluidité. Pâle face, traits pincés, pouls petit et filiforme, peau moite, collapsus, mort.

Traitement. — 1° *Pompe stomacale* ou *vomitifs :* moutarde (1 cuillerée à bouche), sulfate de zinc ou ipéca (2 gr.);

2° *Boissons émollientes* à volonté : tisane d'orge, blancs d'œufs et eau, gruau, arrow-root, etc.;

3° *Camphre :* III gouttes d'essence ou X gouttes d'esprit sur du sucre ou dans du lait toutes les dix minutes jusqu'à concurrence de 5 ou 6 doses;

4° *Stimulants* à volonté : eau-de-vie, sel volatil, éther chlorhydrique, injection d'éther;

5° Injection hypodermique de 0,03 centigr. de *morphine,* ou 1 gr. 75 de laudanum par la bouche, à répéter au bout d'une heure si c'est nécessaire;

6° Cataplasmes de graine de lin sur le ventre.

CUIVRE. — *Symptômes.* — Saveur métallique dans la bouche, constriction de la gorge et du pharynx, épreintes et coliques abdominales, nausées et vomissements, diarrhée avec efforts, suppression partielle des urines, jaunisse. Respiration rapide et difficile, pouls petit et rapide, grande faiblesse. soif intense, sueurs froides, froideur des membres, maux de tête, étourdissements, coma, mort.

Traitement. — 1° *Lait* et *œufs* à volonté;

2° *Pompe stomacale* ou *vomitifs*, moutarde (1 cuillerée à bouche), ipéca, large administration d'eau tiède;

3° Tisane d'orge, ou d'arrow-root, ou gruau;

4° Injection hypodermique de 0,03 centigr. de *morphine*, ou XXV gouttes du laudanum par la bouche;

5° Application de cataplasmes de graine de lin sur le ventre.

CURARE. — *Symptômes.* — Symptômes généraux semblables à ceux de l'empoisonnement par la strychnine, mais jamais de tétanos. Paralysie des nerfs moteurs et mort par arrêt des mouvements respiratoires.

Traitement. — 1° *Respiration artificielle* à continuer jusqu'à ce que le poison soit éliminé;

2° *Stimulants* à volonté : eau-de-vie, vin chaud, sel volatil, éther chlorhydrique;

3° Si c'est par la surface d'une blessure que le poison a été introduit, faire une ligature au-dessus, et laver la blessure complètement. Si les symptômes diminuent, la ligature peut être desserrée avec précaution pour un moment seulement;

4° La surface de la blessure doit être lavée souvent et avec soin.

CYANHYDRIQUE (acide). — V. *Hydrocyanique (acide).*

CYANURE DE POTASSIUM. — *Symptômes.* — Apparaissent de suite. Douleur cuisante et intense à l'estomac, écume dans la bouche, perte de la force dans les membres, insensibilité, respiration spasmodique, convulsions, contracture des mâchoires et du corps tout entier, mort rapide.

Traitement. — 1° Large administration de *sulfate de fer* (vitriol vert) et d'eau, à prendre par doses de 30 grammes;

2° *Pompe stomacale* ou *vomitifs :* moutarde, sulfate de zinc, ipéca;

3° *Stimulants :* eau-de-vie, ammoniaque (2 gr. dans de l'eau), sel volatil (3 gr. 50 centigr. dans de l'eau), éther chlorhydrique (2 gr. dans de l'eau) fréquemment répétés. Si le patient ne peut pas avaler, donner ces médicaments en lavement, ou injecter l'alcool sous la peau. — Inhalations d'ammoniaque sur un mouchoir;

4° *Douches* alternativement chaudes et froides, en projetant l'eau sur la poitrine;

5° Injection hypodermique *d'atropine* (0,10 cent. de la solution à 1 p. 100), ou teinture de belladone à l'intérieur (XXX gouttes dans de l'eau);

6° *Respiration artificielle* (20 inspirations à la minute) à continuer une heure ou plus;

7° *Electricité* : Courants interrompus sur la poitrine et dans la région du cœur;

DATURA. — DATURINE. — V. *Stramonium.*

DIGITALE. — DIGITALINE. — *Symptômes* — Diarrhée avec douleurs violentes dans le ventre. Vomissements (les matières rejetées ont une coloration verdâtre). Pouls lent, petit, irrégulier, peu fréquent. Douleurs de tête, léthargie avec délire et convulsions. Pupilles dilatées, insensibles à la lumière, peau froide, pâle, couverte de sueur. Urines supprimées. Coma et mort souvent presque subite.

Traitement. — 1° *Pompe stomacale* ou *vomitifs :* moutarde, sulfate de zinc, ipéca, apomorphine ;

2° *Acide tannique* ou *gallique* (2 gr.) dans de l'eau chaude, répétés souvent, ou bien thé ou café fort et chaud ;

3° *Stimulants :* eau-de-vie chaude avec de l'eau, sel volatil, éther chlorhydrique, injectés dans le rectum s'ils ne sont pas retenus par l'estomac ;

4° Injection hypodermique de 0,10 centigr. de la solution *d'aconitine* à 1 p. 200, ou 0,30 centigr. de teinture d'aconit par la bouche ou le rectum, à répéter au bout d'une demi-heure, s'il y a amélioration sensible dans l'action du cœur ;

5° La position couchée doit être strictement conservée pendant quelque temps après que tous les symptômes ont disparu.

DUBOISINE. — P. le traitement, v. *Atropine.*

ERGOT. — *Symptômes.* — Action toxique légère. Une dose de 30 gr. d'extrait ne provoque généralement pas de symptômes d'empoisonnement à moins que la patiente ne soit enceinte. — Dans un cas, il y a eu : fourmillements dans les doigts et les pieds, crampes dans les jambes, les bras et la poitrine, avec vertiges et faiblesse, une sensation de froid sur tout le corps, pupilles dilatées, pouls petit, vomissements, diarrhée.

Traitement. — 1° *Pompe stomacale* ou *vomitifs :* moutarde, sulfate de zinc, ipéca ;

2° *Purgatifs :* huile de ricin (30 gr.), sulfate de magnésie (30 gr.), 1 goutte ou 2 d'huile de croton sur le dos de la langue ;

3° *Acide tannique* ou *gallique* par doses de 2 gr. dans de l'eau, souvent répétées, ou *thé* fort. Les introduire par la pompe stomacale si nécessaire ;

Stimulants : eau-de-vie, sel volatil, éther chlorhydrique ;

Inhalations de *nitrite d'amyle,* et 0,001 milligr. de nitro-glycérine par la bouche (0,10 centigr. de la solution alcoolique à 1 p. 100) répétées tous les quarts d'heure ;

5° Position couchée ; chaleur aux extrémités.

S'il y a menace d'avortement à la suite de l'administration de l'ergot, le repos et l'opium sont les meilleurs remèdes. Si les symptômes sont alarmants, et la patiente enceinte, on doit prendre garde à la propriété que possède l'ergot de débarrasser l'utérus.

ÉTHER (inhalation). — *Symptômes.* — Très connus.

Traitement. — 1° Tirer la langue et dégager la bouche.

2° *Respiration artificielle* immédiate, et la continuer deux heures s'il est nécessaire avec 18 inspirations à la minute ;

3° Débarrasser la poitrine, ouvrir portes et fenêtres, pour donner de l'air. Douches chaudes et froides alternées sur la tête et la poitrine ;

4° Inhalations de nitrite d'amyle;

5° La trachéotomie peut être nécessaire.

FOWLER (liqueur de). — V. *Arsenic.*

GAZ D'ÉCLAIRAGE. — *Symptômes.* — Douleurs de tête et vertiges, perte de la mémoire, et de la puissance musculaire, inconscience, pupilles insensibles à la lumière, et dilatées, respiration pénible, convulsions, coma, asphyxie, mort. Odeur du gaz dans l'appartement, et dans l'haleine du patient.

Traitement. — 1° Air frais. Ouvrir portes et fenêtres;

2° *Respiration artificielle;*

3° *Ammoniaque* sous les narines. Frictions et chaleur aux extrémités. Moutarde en feuilles, ou cataplasmes de farine de moutarde sur les jambes. Courants interrompus aux extrémités. Sinapismes sur le cœur.

4° *Stimulants* en quantité modérée par la bouche ou le rectum. Lavement d'un demi-litre de café fort;

5° Inhalations d'oxygène (2 litres ou 2 litres et demi), si l'on peut s'en procurer;

6° Douches chaudes et froides alternées sur la tête et la poitrine;

7° La saignée peut être bonne.

GELSEMIUM SEMPERVIRENS (jasmin de la Caroline). — *Symptômes.* — Douleurs de tête suivies de vertiges, douleur dans les prunelles et diminution de la vision. Ptosis (le malade est complètement incapable d'ouvrir les yeux tout grands). — Diplopie avec vision double. Faiblesse dans les extrémités inférieures (le malade titube et se balance de côté et d'autre en marchant). Grande douleur dans la poitrine, suffocations, respiration pénible, écume dans la bouche, coma, mort.

Traitement. — 1° Si l'on est appelé aussitôt que le poison a été pris, on doit employer la *pompe stomacale* ou les *vomitifs :* moutarde, etc. — Après un long intervalle, on doit laisser de côté les vomitifs qui augmenteraient probablement la prostration;

2° Injection hypodermique de 0 gr. 10 centigr. de la solution d'*atropine* à 1 p. 100, à répéter au bout d'un 1/4 d'heure, s'il y a manque de respiration. En l'absence d'atropine, XV gouttes de teinture de belladone par la bouche;

3° *Stimulants :* eau-de-vie, éther chlorhydrique, sel volatil, s'il y a des signes de faiblesse de l'action du cœur;

4° *Respiration artificielle;*

5° *Douches* chaudes et froides alternées sur la tête et la poitrine.

HYDROCHLORIQUE (acide). — **ACIDE CHLORHYDRIQUE.** — *Symptômes.* — Chaleur cuisante s'étendant depuis la gorge jusqu'à la région de l'estomac, vomissements de liquides acides, de couleur foncée, mêlés de mucosités et de sang. Langue tuméfiée et sèche, soif intense, difficulté à avaler. Pouls petit, fréquent, irrégulier. Peau froide et visqueuse. Intelligence conservée jusqu'à la fin. Mort ne survenant souvent qu'après quelques semaines.

Traitement. — 1° Larges administrations de savon et d'eau, à prendre par doses de 30 gr. Bicarbonate de potasse, de soude, d'ammoniaque, sel volatil, ou même lessive commune de soude à volonté, bien délayé dans de l'eau. La magnésie ou l'eau de chaux peuvent être employées ;

2° Lait, huile, gruau épais, blanc d'œufs et eau, gomme et eau, tisane de graine de lin ;

3° Injection hypodermique de morphine ;

4° En règle générale la pompe stomacale ne peut être employée avec sûreté.

HYDROCYANIQUE (acide). — **ACIDE CYANHYDRIQUE.** — *Symptômes.* — Surviennent pendant l'acte même de la déglutition ou presque aussitôt. Insensibilité rapide avec yeux fixes et brillants, pupilles dilatées et insensibles à la lumière, membres flasques, peau froide et couverte d'une sueur visqueuse, pouls imperceptible. Respiration haletante, et à longs intervalles. Il peut y avoir des convulsions.

Traitement. — V. *Cyanure de potassium.*

HYOSCYAMINE. — V. *Atropine* pour le traitement, et *Jusquiame* pour les symptômes.

IODE. — *Symptômes.* — Douleur et chaleur dans la gorge et l'estomac, avec vomissements et diarrhée (les matières vomies peuvent être jaunies par l'iode, ou bleues, s'il y a quelques matières amylacées dans l'estomac ; les déjections peuvent contenir du sang). Vertiges, faiblesse, et quelquefois mouvements convulsifs.

Traitement. — 1° *Pompe stomacale* et *vomitifs :* moutarde, sulfate de zinc, vin d'ipéca (30 gr. ou plus) ;

2° Amidon et eau, ou arrow-root, gruau, blancs d'œufs et eau, à volonté ;

3° Inhalations de *nitrite d'amyle ;*

4° Injection hypodermique de 0 gr. 03 centigr. de morphine pour calmer les douleurs, répétée aussi souvent que nécessaire.

IODOFORME. — *Symptômes.* — Léger délire nocturne, assoupissement inexplicable, amaigrissement progressif avec température élevée et pouls rapide. Les symptômes ressemblent parfois exactement à ceux de la méningite. Dans quelques cas la mort est survenue.

Traitement. — Suppression de la cause.

JABORANDI. — L'injection hypodermique de 0 gr. 10 centigr. de la solution d'atropine à 1 p. 100 peut arrêter immédiatement les symptômes. 1 gr. 50 de teinture de belladone par la bouche peut réussir tout aussi bien.

JUSQUIAME. — HYOSCYAMINE. — *Symptômes.* — Grande excitation, pouls ample, face rouge, vertiges, abolition de la puissance musculaire des membres, pupilles dilatées, vision double, nausées, vomissements. A hautes doses, perte ou incohérence de la parole, délire, confusion de la pensée, insensibilité et coma.

Traitement. — V. *Atropine.*

KAIRINE. — A hautes doses produit la cyanose et le collapsus.

Pour le traitement, V. *Résorcine.*

LAURIER-CERISE (eau de). — V. *Acide prussique* ou *cyanhydrique.*

LOBÉLIE. — Vomissements considérables avec dépression intense et prostration. Maux de têtes, vertiges, tremblements, insensibilité, convulsions, collapsus, mort.

Traitement. — 1° Comme d'ordinaire la lobélie provoque les vomissements, les vomitifs sont inutiles. Chez les gens d'un certain âge ou les jeunes enfants, il peut être nécessaire d'employer la pompe *stomacale* ou les *vomitifs :* moutarde, sulfate de zinc, ou ipéca;

2° *Acide tannique* et *gallique* (2 gr.) souvent répétés, ou *thé* fort. On les introduira avec la pompe stomacale ou le siphon, si c'est nécessaire;

3° *Stimulants :* eau-de-vie, sel volatil, etc., à volonté, injection d'éther;

4° 1 gr. 20 de teinture de *noix vomique* par la bouche, ou mieux, injection hypodermique de 0 gr. 10 centigr. de la solution de *nitrate de strychnine* à 2 p. 100;

5° Chaleur aux extrémités et à la surface du corps. Couvertures et bouteilles chaudes;

6° Position couchée à faire conserver strictement, même après la disparition des symptômes aigus.

MORPHINE (empoisonnement aigu). — *Symptômes.* — D'abord il peut y avoir excitation mentale d'une nature agréable avec augmentation de l'activité physique, et accélération des battements du cœur. Puis sécheresse de la bouche, augmentation de la soif, maux de tête, lassitude, sensation de poids dans les membres, incapacité à se mouvoir, somnolence et diminution de la sensibilité. Puis ces symptômes passent à un état de sommeil profond tel que le malade ne peut s'éveiller; en même temps cessation des actions réflexes, yeux à demi fermés, pupilles fortement contractées (rarement dilatées); la mâchoire inférieure retombe, la peau est froide et visqueuse, le seul signe de vie qui reste est fourni par la continuation de la circulation et de la respiration. Respiration lente, pénible, irrégulière et stertoreuse, pouls faible, dépressible et presque imperceptible. Le pouls et la respiration cessent enfin et la mort s'ensuit.

Traitement. — 1° Si le poison a été pris par la bouche, *pompe stomacale* ou *vomitifs :* moutarde, sulfate de zinc, ipéca, apomorphine. Lavage de l'estomac. Dans ces empoisonnements les vomissements sont provoqués difficilement. Si la morphine a été absorbée par voie hypodermique ce traitement doit être laissé de côté;

2° Tenir le malade debout, le frapper avec une serviette mouillée, lui parler et le stimuler de toutes les manières : applications d'électricité aux membres, ammoniaque sous le nez, etc.;

3° Lavement de 1/2 litre de café fort et chaud ;

4° Projeter de l'eau froide sur la tête, répéter cela fréquemment, essuyer le malade dans l'intervalle;

5° S'il y a des symptômes d'affaiblissement de la respiration, donner une injection de 0 gr. 002 milligr. de sulfate d'atropine répétée au bout d'un 1/4 d'heure, si c'est nécessaire. S'il est impossible de se procurer de l'atropine, injection hypodermique de 1 gr. 75 centigr. de teinture de belladone;

6° Inhalations de *nitrite d'amyle;*

7° *Respiration artificielle;*

8° Le massage est d'une grande valeur quand les symptômes aigus ont disparu.

MORPHINE (empoisonnement chronique). — *Traitement.* — I. Quand le médecin fait les injections.

1° Ne pas cesser subitement les injections;

2° Diminuer graduellement la dose ;

3° Ne pas donner la morphine pure, mais combinée avec l'atropine;

4° Diminuer la dose de morphine et augmenter celle de l'atropine, jusqu'à ce que les effets de cette dernière prédominent.

II. Dans les cas où l'administration de la morphine est entre les mains du malade :

1° Le malade devra donner à un gardien expérimenté la seringue et la solution de morphine ;

2° On doit diminuer la dose graduellement ;

3° L'intestin doit être entretenu libre ;

4° On doit donner des toniques et en particulier les toniques du cœur : spartéine, trinitrine (Oscar Jennings et Ball);

5° Si le malade ne peut pas dormir, bromure de sodium, à la dose de 1 gr. 50 centigr. Répéter la dose s'il est nécessaire;

6° Si l'estomac est irrité ou si la diarrhée prédomine, salicylate de bismuth à la dose de 1 gr. 50 dans du lait 3 fois par jour. Un autre bon remède est l'acide phénique et la teinture d'iode à parties égales, à la dose de 1 goutte dans de l'eau 3 fois par jour avant le repas;

7° S'il y a dépression, donner des stimulants, mais avec prudence et seulement à doses modérées. Le champagne sec frappé et le vin de coca sont avantageux;

8° On peut avoir recours à l'isolement, mais il est préférable de laisser le malade s'occuper et s'amuser;

9° Un bon agent de thérapeutique dans ces cas est le massage. L'électricité est avantageuse et doit être employée de pair avec ce moyen.

MUSCARINE. — CHAMPIGNONS (*agaricus muscarius*). — *Symptômes.* — Apparaissant généralement dans l'espace de 1/2 heure à une heure après l'absorption. Coliques violentes avec vomissements et diarrhée. Grande excitation cérébrale suivie de coma. Pouls lent, respiration stertoreuse, pupilles dilatées, extrémités froides. Mort par suite de l'action sur le cœur.

Traitement. — 1° *Pompe stomacale* ou *vomitifs :* moutarde (1 cuillerée à bouche), sulfate de zinc ou ipéca (2 gr.) ;

2° *Atropine* : XX gouttes de teinture de belladone dans de l'eau, ou mieux injection de 0 gr. 10 centigr. de la solution d'atropine, à répéter au bout d'un 1/4 d'heure, s'il est nécessaire. C'est là le véritable antidote ;

3° *Huile de ricin* (30 gr.);

4° *Stimulants :* eau-de-vie, injection d'éther, esprit de chloroforme (3 gr. 50 dans de l'eau), ou sel volatil (3 gr. 50 dans de l'eau) ;

5° Chaleur aux extrémités et cataplasmes sur le ventre.

NICOTINE. — V. *Tabac.*

NITRATE D'ARGENT. — *Symptômes.* — Parfois vomissements d'une matière floconneuse blanchâtre, qui noircit à son exposition à l'air.

Traitement. — 1° *Sel commun* dissous dans du lait ou de l'eau, volonté ;

2° *Vomitifs :* moutarde, sulfate de zinc, ipéca ;

3° Blancs d'œufs, tisane d'orge, arrow-root, etc.

NITRATE DE POTASSE (salpêtre). — *Symptômes.* — Douleur cuisante et intense dans l'abdomen, nausées, vomissements, quelquefois diarrhée, froideur aux extrémités et dans les membres, paralysie partielle, tremblements, convulsions, collapsus.

Traitement. — 1° *Pompe stomacale* ou *vomitifs:* moutarde (1 cuillerée à bouche), sulfate de zinc ou ipéca (2 gr. dans de l'eau);

2° Boissons mucilagineuses, blancs d'œufs et eau, tisane de graine de lin, huile d'olive ;

3° *Stimulants*, s'il y a collapsus : V gouttes d'essence de camphre sur du sucre, ou bien alcool et eau chaude à volonté. Lavement alcoolisé, injections alcooliques sous la peau si la déglutition est abolie; injection d'éther, etc.

4° *Chaleur.* Entourer le malade de couvertures chaudes. Eau chaude aux pieds, frictions et rubéfaction sur les membres. Position couchée strictement maintenue ;

5° Inhalations de *nitrite d'amyle ;*

6° Injection hypodermique de 0 gr. 15 centigr. de la solution hypodermique d'atropine, s'il y a des signes d'affaiblissement du cœur.

NITRIQUE (acide). — **ACIDE AZOTIQUE.** — **EAU-FORTE.** — *Symptômes.* — Surviennent aussitôt : douleur cuisante intense dans la gorge et le pharynx s'étendant jusqu'à l'estomac. Vomissements violents (les matières vomies consistent en aliments mêlés de sang noir altéré, et de lambeaux de membranes colorées en jaune ; elles ont une réaction acide et une odeur caractéristique). La muqueuse de la bouche est molle et blanche, elle peut être jaune ou même noirâtre. Grande difficulté à parler, abolition complète de la faculté d'avaler. Douleur intense dans l'abdomen ; respiration difficile, pouls petit, fréquent et irrégulier. surface du corps froide. Il y aurait probablement constipation et peut-être suppression des urines, si cet état durait quelque temps.

Traitement. — 1° Hautes doses de savon et d'eau à prendre de suite. Bicarbonate de potasse, de soude, ammoniaque, sel volatil ou même lessive commune de soude, à prendre à volonté, bien délayés dans de l'eau. Magnésie ou eau de chaux la main ;

2° Lait, huile, gruau épais, blancs d'œuf et eau, gomme et eau, tisane de graine de lin ;

3° *Morphine.* Injection hypodermique de 0 gr. 03 centigr. ;

4° Généralement la pompe stomacale ne peut être employée avec sûreté. Si le larynx est intéressé, la trachéotomie peut être nécessaire. Le rétrécissement de l'œsophage peut survenir comme phénomène secondaire.

NITRITE D'AMYLE. — *Traitement.* — 1° *Pompe stomacale* ou *vomitifs :* moutarde, sulfate de zinc, ou ipéca ;

2° *Air frais.* Ouvrir portes et fenêtres ;

3° Conserver la position couchée ;

4° *Respiration artificielle*, s'il est nécessaire.

NITRITE DE SODIUM. — *Symptômes.* — Lividité de la peau, des lèvres et des mains ; secousses sur tout le corps. Sentiment d'anxiété avec prostration, nausées, vomissements.

Traitement. — 1° *Pompe stomacale* ou *vomitifs :* moutarde, ipéca ou sulfate de zinc ;

2° *Air frais ;*

3° Position couchée à maintenir ;

4° *Ergot.* 3 gr. 50 centigr. d'extrait par la bouche, ou 0 gr. 30 centigr. de l'injection hypodermique d'ergotine ;

5° *Atropine.* Injection hypodermique de 0 gr. 001 milligr. de sulfate d'atropine ;

6° *Respiration artificielle* s'il est nécessaire.

NITRO-BENZINE. — ESSENCE DE MIRBANE. — *Symptômes.* — Ils peuvent tarder un jour ou deux. Lassitude, malaises, nausées, lourdeur particulière de la tête. Grande anxiété, manque de respiration, confusion de la pensée, cyanose souvent très marquée. Il peut y avoir des convulsions, quelquefois semblables au tétanos. Pupilles dilatées bien que généralement un peu sensibles à la lumière. Mort par asphyxie.

Traitement. — 1° *Pompe stomacale* ou *vomitifs :* moutarde (1 cuillerée), sulfate de zinc ou ipéca (2 gr.) ;

2° *Stimulants*, eau-de-vie, éther chlorhydrique, souvent répétés. Si le malade ne peut avaler, les administrer en lavements, ou injecter l'alcool sous la peau. Inhalations d'ammoniaque sur un mouchoir de poche ;

3° *Douches* chaudes et froides alternées, en projetant l'eau sur la poitrine ;

4° *Atropine.* Injection hypodermique de 0 gr. 10 centigr. de solution hypodermique d'atropine, ou 30 gouttes de teinture de belladone ;

5° *Respiration artificielle* à faire jusqu'à ce que le malade revienne à lui, ou qu'on ne puisse découvrir aucun battement du cœur;

6° *Electricité.* Courants interrompus faibles sur la poitrine, et dans la région du cœur.

NITRO-GLYCÉRINE. — *Symptômes.* — Maux de tête, palpitations. Fourmillements sur tout le corps, même au bout des doigts. Relâchement artériel (le tracé du pouls indiquant le dicrotisme). Rougeur légère de la face, confusion de la pensée. Dépression et sentiment d'anxiété. Nausées, quelquefois même vomissements. Collapsus.

Traitement. — 1° Position couchée à maintenir strictement;

2° Eau froide ou glace à appliquer sur la tête;

3° *Ergot.* 3 gr. 50 centigr. d'extrait par la bouche, 0 gr. 05 centigr. d'ergotine en injection sous-cutanée, répétés au bout d'un 1/4 d'heure;

4° *Atropine.* Injection hypodermique de 0 gr. 001 milligr. de sulfate d'atropine, ou XX gouttes de teinture de belladone par la bouche;

5° Injection d'éther.

NOIX VOMIQUE. — *Symptômes.* — *Traitement.* — V. *Strychnine.*

OPIUM. — *Symptômes.* — D'abord, période d'excitation cérébrale de nature agréable, avec accélération des battements du cœur, bientôt remplacée par des maux de tête, de la lassitude, une sensation de poids dans les membres, de l'incapacité à se mouvoir, de la somnolence, de l'affaiblissement, de la sensibilité, et de la contraction des pupilles. Au début, on peut encore stimuler avec difficulté le malade, mais ensuite il est impossible de faire la plus légère impression sur lui; les réflexes disparaissent, les yeux sont demi-clos, les pupilles cessent d'être impressionnées par la lumière, les muscles se relâchent, la mâchoire inférieure retombe, la peau est froide au toucher, la face, les lèvres sont pâles ou livides. La respiration devient bientôt lente, irrégulière et stertoreuse; le pouls est faible et dépressible, et la mort survient.

Traitement. — 1° *Pompe stomacale* ou *vomitifs* : moutarde, sulfate de zinc ou ipéca (2 gr.). Injection hypodermique; de 0 gr. 30 centigr. de la solution d'apomorphine à 1 p. 100;

2° *Stimulation.* Placer le malade debout, le frapper avec une serviette mouillée, le pincer, lui parler, le stimuler de toutes les façons possibles;

3° *Café.* 1/2 litre de café fort et chaud, en lavement;

4° *Douches.* Verser une grande cruche d'eau froide sur la poitrine, répéter souvent en essuyant bien dans l'intervalle;

5° *Atropine.* Injection hypodermique de 0 gr. 003 milligr. de sulfate d'atropine, s'il survient de l'arrêt de la respiration. S'il n'y a pas d'atropine, 1 gr. 75 centigr. de teinture de belladone sous la peau ou par la bouche. On dit que 0 gr. 003 milligr. d'atropine sont l'antagoniste de 0 gr. 06 centigr. de morphine;

6° *Nitrite d'amyle* à volonté;

7° *Respiration artificielle.*

OXALIQUE (acide). — *Symptômes.* — La mort peut être instantanée. Généralement, douleur cuisante à l'estomac, crampes dans les membres, vomissements de matières noirâtres, liquides, contenant du sang altéré. Sensation de constriction dans la gorge avec toux sèche. Diarrhée. Bouche sensible et généralement blanche. Il peut y avoir du tétanos ou du coma.

Traitement. — 1° Chaux ou blanc d'Espagne à donner à volonté dans de l'eau. Le lait de chaux est un antidote, mais la solution de sucrate est préférable. On doit les administrer par dose de 3 gr. souvent répétées;

2° Huile de ricin (30 gr.) pour dégager l'intestin;

3° L'administration de potasse, de soude, d'ammoniaque ou de carbonate de potasse, de soude, ou d'ammoniaque doit être évitée.

PARALDÉHYDE. — *Traitement.* — V. *Chloral.*

PÉTROLE. — *Symptômes.* — Variables, mais souvent coma. *Traitement.* — *Pompe stomacale* ou *vomitifs. Stimulants* à volonté. Chaleur aux extrémités.

PHÉNIQUE (acide). — **CARBOLIQUE** (acide). — **PHÉNOL.** — *Symptômes.* — Sensation de cuisson intense s'étendant de la bouche à l'estomac, arrivant de suite, au moment même de la déglutition, lèvres et bouches blanche et dures. Peau froide et visqueuse; lèvres, paupières et oreilles livides. Pupilles contractées. Urines foncées, voire même noires, supprimées quelquefois. Insensibilité, coma, abolition complète des mouvements réflexes, respiration rapide et faible, mort. Il peut se produire une grande amélioration avec retour de la conscience, et alors surviennent, après quelques heures, le collapsus et la mort.

Traitement. — 1° Sel d'Epsom et sel de Glauber (sulfate de magnésie, et sulfate de soude) 30 gr. dans 3/4 de litre ou plus d'eau chaude. Les sulfates solubles forment dans le sang des sulfophénates qui ne sont pas nuisibles;

2° *Pompe stomacale* ou *vomitifs :* apomorphine (0 gr. 30 centigr. de la solution à 2 p. 100), moutarde (1 cuillerée à bouche), sulfate de zinc ou ipéca (2 gr.);

3° *Lavage de l'estomac* avec du sulfate de soude ou de magnésie, ou de sucrate de chaux, dissous dans une grande quantité d'eau tiède, jusqu'à ce que l'odeur de l'acide ne soit plus perçue. Laisser l'estomac plein de la solution afin qu'il puisse l'absorber;

4° Blancs d'œufs dans de l'eau en grande quantité;

5° Donner 30 gr. *d'huile de ricin* ou 1/2 verre d'huile d'olive;

6° *Stimulants* à volonté, eau-de-vie chaude avec de l'eau, éther chlorhydrique, sel volatil, injection d'éther;

7° Applications chaudes aux extrémités. Frictions, courants interrompus aux extrémités;

8° *Atropine* Injection hypodermique de 0 gr. 03 centigr. de la solution à 1 p. 100;

9° Inhalation de *nitrite d'amyle;* inhalation d'*oxygène* (de la Bate: Poitiers);

10° Saignée ou transfusion dans les cas désespérés.

PHOSPHORE. — *Symptômes.* — Douleur à l'estomac. Vomissements, généralement ne durant pas longtemps (les matières vomies peuvent être lumineuses dans l'obscurité). Odeur de phosphore dans l'haleine. Douleur dans la région du foie. Troubles généraux considérables avec affaiblissement de l'action du cœur. Tendances aux hémorrhagies; saignements de nez, vomissements de sang. Il peut y avoir des petechies ou même des ecchymoses étendues. Les règles peuvent apparaître. Perte de l'intelligence avec coma, et dans quelques cas, délire bruyant et violent. Les convulsions ne sont pas rares. Urines diminuées, albumineuses. La mort peut arriver tout d'un coup et d'une manière inattendue. S'il y a guérison, la convalescence est longue.

Traitement. — 1° *Vomitifs :* sulfate de zinc et ipéca (2 gr. dans de l'eau);

2° *Sulfate de cuivre* à la dose de 0 gr. 20 centigr. dissous dans de l'eau, toutes les 5 minutes jusqu'à ce que les vomissements soient provoqués. Continuer alors le sulfate de cuivre à la dose de 0 gr. 05 centigr. tous les 1/4 d'heure, en l'administrant avec X gouttes d'acétate de morphine a 1/100e s'il est rejeté;

3° *Essence de térébenthine* à la dose de 2 gr. toutes les 1/2 heures;

4° *Purgation* avec 15 gr. de sulfate de magnésie.

PHYSOSTIGMINE, ÉSÉRINE. — *Symptômes.* — Vertiges, défaillances, prostration, abolition de la puissance musculaire dans les extrémités inférieures. Secousses dans les muscles. Pupilles contractées. — Mort par asphyxie.

Traitement. — V. *Calabar.*

PICROTOXINE. — *Symptômes.* — Nausées, vomissements, faiblesse musculaire, somnolence, quelquefois convulsions. Eruption scarlatiniforme dans quelques cas.

Traitement. —1° *Pompe stomacale* ou *vomitifs :* sulfate de zinc, ou ipéca (2 gr. dans de l'eau), moutarde (1 cuillerée à bouche dans de l'eau);

2° *Chloral.* 1 gr. 20 centigr. de chloral dans de l'eau, avec 0 gr. 60 centigr., en plus, au bout d'un quart d'heure, s'il est nécessaire.

3° *Bromure de potassium.* S'il y a tétanos, on peut le donner à la dose de 6 gr. tous les 1/4 d'heure, sans supprimer pour cela chloral.

PILOCARPINE. — V. *Jaborandi.*

PITURI. — *Symptômes.* — Narcotisme léger. D'abord salivation, puis sécheresse de la bouche. C'est un puissant poison respiratoire; il produit en général de la faiblesse, de violents tremblements de tout le corps et de grands maux de tête.

Traitement. — Comme *Atropine.*

PLOMB (empoisonnement aigu). — *Symptômes.* — Sécheresse de la gorge, saveur métallique. soif intense, coliques, spécialement localisées au niveau de l'épigastre et soulagées par la pression.

muscles de l'abdomen généralement contractés. Constipation constante. Crampes dans les membres, sueurs froides, paralysie des extrémités inférieures, convulsions.

Traitement. — 1° *Pompe stomacale* ou *vomitifs :* moutarde, sulfate de zinc, ipéca ;

2° 2 gr. d'*acide sulfurique* dilué, ou 15 gr. de sulfate de magnésie, ou de soude ; on peut même les donner tous les trois ensemble délayés dans de l'eau ;

3° Lait, blancs d'œufs et eau, tisane d'orge. — Cataplasmes sur le ventre.

4° S'il y a de la douleur, injection hypodermique de morphine.

PLOMB (empoisonnement chronique). — *Symptômes.* — Douleur dans la région de l'ombilic, coliques. — Bouche sèche, haleine désagréable, soif, saveur astringente dans la bouche. — Liseré bleuâtre sur les gencives, dents noires et encrassées. — Perte de l'appétit, constipation. — Paralysie d'un ou plusieurs groupes de muscles. — Perte du sommeil, douleur cuisante dans les épaules et les bras, anémie très marquée, épuisement, troubles de la digestion.—Douleurs articulaires simulant le rhumatisme. Anesthésie de larges plaques de la peau. — Amaurose. — Perte des appétits sexuels. — Avortements fréquents chez les femmes.

Traitement. — 1° Boissons salines le matin ;

2° Bonne nourriture ;

3° Massage ;

4° Faradisation ;

5° Traitement prophylactique, surtout pour ceux qui travaillent dans le plomb. Ateliers bien aérés. Les mains doivent être lavées avec soin et les vêtements de dessus changés avant de quitter l'atelier. — Les repas ne doivent pas être pris à l'atelier. Bains chauds fréquents. Acide sulfurique en boisson.

POISONS DES CHAMPIGNONS. — V. *Muscarine.*

POTASSE. — *Symptômes.* — Saveur âcre et caustique. Destruction partielle de la muqueuse buccale. Chaleur et douleur dans la gorge s'étendant jusqu'à l'estomac. — Quelquefois vomissements (les matières vomies sont mêlées de sang noirâtre et de morceaux de muqueuse). Peau froide et visqueuse. — Diarrhée avec grande douleur dans le ventre. Il peut survenir du rétrécissement de l'œsophage comme accident secondaire.

Traitement. — 1° *Eau vinaigrée*, acide acétique, acide citrique, etc., à volonté.

2° Boissons émollientes, blancs d'œufs et eau, lait, gruau, tisane d'orge.

3° Huile d'olive en abondance.

PRÉCIPITÉ BLANC (calomel). — *Symptômes.* — Vomissements, crampes, diarrhée, douleur violente dans l'estomac, convulsions.

Traitement. — 1° *Pompe stomacale* ou *vomitifs :* moutarde, sulfate de zinc, ou ipéca ;

2° Blancs d'œufs et eau, en abondance. Farine et eau, arrow-root, gruau, tisane d'orge, de graine de lin;

3° *Stimulants :* eau-de-vie, éther chlorhydrique, etc.

PRÉCIPITÉ ROUGE (oxyde rouge de mercure). — *Symptômes.* — Douleurs et crampes dans les extrémités inférieures, vomissements, peau froide et visqueuse. — Puis après quelques jours les gencives peuvent être intéressées.

Traitement. — V. *Précipité blanc.*

PROTOXYDE D'AZOTE. — *Traitement.* — Comme *Ether.*

PRUSSIQUE (acide). — V. *Acide hydrocyanique.*

RÉSORCINE. — *Symptômes.* — Vertiges, insensibilité, sueurs profuses de la tête aux pieds, lèvres blanches, langue sèche, pupilles normales, conjonctives insensibles au toucher, dents serrées. Température basse. Urines noires.

Traitement. — 1° *Pompe stomacale* ou *vomitifs :* moutarde, ipéca, sulfate de zinc;

2° Blancs d'œufs et eau en grande quantité;

3° Lavages de l'estomac avec de la soude, ou du sucrate de chaux mêlés de grandes quantités d'eau tiède;

4° *Stimulants,* alcool chaud, etc.;

5° *Chaleur aux extrémités.* Frictions, courants interrompus;

6° *Atropine* : injection hypodermique de 0 gr. 10 centigr. de la solution de sulfate d'atropine à 1 p. 100;

7° Inhalations de *nitrite d'amyle*;

8° De hautes doses de vin rouge sont employées en Allemagne comme antidote.

SABINE. — *Symptômes.* — Douleurs, vomissements, efforts violents pour provoquer les selles, coma ou convulsions. — Mort en quelques heures ou après quelques jours.

Traitement. — 1° Vomitifs : moutarde, sulfate de zinc, ipéca;

2° *Huile de ricin* (30 gr.);

3° *Cataplasmes* de farine de lin sur le ventre;

4° *Morphine :* Injection hypodermique de morphine, s'il est nécessaire.

SEL D'OSEILLE. — V. *Acide oxalique.*

SOUDE. — *Traitement.* — 1° Vinaigre, acide acétique, acide citrique, jus d'orange, etc., délayés dans de l'eau, à volonté

2° *Boissons émollientes :* blancs d'œufs et eau, lait, gruau, etc.;

3° *Huile d'olive.*

STRAMONIUM. — *Symptômes.* — Empoisonnement tout à

fait semblable à la belladone. Sécheresse de la peau et de la gorge. Pupilles dilatées. Délire, cauchemars, vision double, éruption sur la peau, paralysie des extrémités inférieures. Coma.

Traitement. — Comme la belladone, moins la physostigmine.

STRYCHNINE. — *Symptômes.* — Tétanos, convulsions avec paroxysmes survenant après des intervalles qui varient dans différents cas de 3 minutes à une demi-heure, et ne durant que de 1 à 5 minutes au plus. Pendant les paroxysmes, yeux proéminents, pupilles dilatées, respiration difficile, pouls faible et très rapide. Quelquefois cris convulsifs, souvent grande anxiété; généralement mort par asphyxie pendant un paroxysme, ou après une période de collapsus.

Traitement. — 1° *Pompe stomacale* si on peut se la procurer rapidement; car après que les symptômes tétaniques se sont déclarés, l'introduction du tube peut provoquer un paroxysme, et doit par conséquent être négligé. —*Vomitifs :* moutarde, sulfate de zinc ou ipéca. S'il y a de la difficulté d'ouvrir la bouche, injection hypodermique d'apomorphine;

2° *Charbon animal* à volonté, ou *teinture d'iode* (A faire suivre d'un vomitif ou de la pompe stomacale);

3° *Bromure de potassium*, 15 gr. dans de l'eau, avec 2 gr. d'hydrate de chloral. 7 gr. de bromure avec ou sans 0 gr. 60 centigr. de chloral on peut donner toutes les 15 ou 30 minutes s'il est nécessaire;

4° Inhalations de *nitrite d'amyle;*

5° On peut maintenir le malade sous l'influence du chloroforme ou de l'éther;

6° *Curare :* Injection hypodermique de 0 gr. 20 centigr. de la solution de curare à 1 p. 12.

7° *Respiration artificielle*, si possible.

SUBLIMÉ CORROSIF (Bichlorure de mercure). — *Symptômes.* — Lèvres et bouche blanchâtres et tuméfiées. Saveur métallique dans la bouche, sensation de constriction de la gorge, s'étendant à l'estomac. Douleur vive à l'estomac. Nausées avec vomissements de matières mélangées de sang. Diarrhée abondante, évacuations muqueuses et striées de sang. Visage tuméfié et rouge, ou bien pâle et anxieux. Pouls petit, fréquent et irrégulier.— Langue blanche et ridée. Peau froide et visqueuse, respiration difficile. Suppression des urines. Syncope, convulsions, mort.

Traitement. — 1° *Pompe stomacale* ou *vomitifs :* moutarde, sulfate de zinc ou ipéca, apomorphine ;

2° Blanc d'œufs avec de l'eau, en quantité illimitée. Farine et eau, arrow-root, gruau, tisane d'orge, etc.;

3° *Stimulants*, s'il y a dépression.

SULFATE DE CUIVRE. — V. *Cuivre*, pour le traitement.

SULFATE DE ZINC. — V. *Zinc*, pour le traitement.

SULFURIQUE (acide). — *Symptômes.* — Douleur cuisante s'étendant de la bouche à l'estomac. Muqueuse de la bouche blanchâtre.

Vomissements avec efforts violents, matières sanguinolentes et noirâtres en grande quantité. Insensibilité avec violents accès tétaniques. La mort peut survenir rapidement ; sinon il se produit une perforation de l'estomac, suivie de péritonite et d'une mort moins rapide. Si la vie se prolonge, soif violente avec impossibilité d'avaler, aphonie, salivation abondante. Peau pâle et froide, couverte d'une sueur visqueuse. — Mort à la suite d'accidents secondaires, tels que rétrécissement de l'œsophage.

Traitement. — 1° Eau de savon, de chaux, lait de chaux, à prendre à volonté. Large administration d'eau, si l'on n'a pas autre chose sous la main. — Le remède le plus rapide est le meilleur ;

2° *Magnésie*, bicarbonate de soude, ou de potasse, lessive de soude commune, délayée dans de l'eau ;

3° Lait, blancs d'œufs, huile, graine de lin, gruau épais, arrow-root, etc. ;

4° *Morphine :* injection hypodermique de morphine.

Généralement on ne peut utiliser la pompe stomacale.

TABAC. — NICOTINE. — Nausées, vomissements accompagnés de faiblesse et de défaillances. Confusion dans les idées, diminution de la vue, pouls faible, peau froide couverte d'une sueur visqueuse. Pupilles d'abord contractées, puis dilatées.

Traitement. — 1° *Pompe stomacale* ou *vomitifs ;*

2° *Acide tannique* (2 gr. dans de l'eau) répété souvent, ou bien thé fort. Introduction par la pompe stomachale s'il est nécessaire ;

3° *Noix vomique.* 1 gramme de noix vomique par la bouche, ou mieux, injection hypodermique de 0 gr. 10 centigr. de la solution de nitrate de strychine à 2 p. 100 ;

4° *Stimulants :* alcool, champagne, éther chlorhydrique, etc. ;

5° *Chaleur* sur tout le corps, briques, bouteilles chaudes. Frictions

6° Position couchée à maintenir strictement.

TARTRE STIBIÉ. — V. *Antimoine.*

TARTRIQUE (Acide). — *Symptômes.* — Grande douleur à l'abdomen, convulsions, collapsus, mort.

Traitement. — 1° Chaux, craie, blanc d'Espagne. Le lait de chaux peut être employé. L'eau de chaux est un antidote, mais le sucrate en solution étant plus fort est meilleur. A donner par doses de 3 gr. souvent répétées ;

2° Huile de ricin (30 gr.) pour dégager l'intestin.

L'administration de potasse, de soude, d'ammoniaque ou de carbonates, doit être laissée de côté.

TÉRÉBENTHINE. — *Symptômes.* — Odeur dans l'haleine. Ivresse, pupilles contractées, respiration stertoreuse, irritation de la vessie, avec évacuation d'une urine qui possède une odeur de violettes. Quelque ressemblance avec l'empoisonnement par l'opium.

Traitement. — 1° *Pompe stomacale* ou *vomitifs :* sulfate de zinc ou ipéca. Injection hypodermique d'apomorphine (0 gr. 60 centigr. de la solution à 2 p. 100

2° *Sulfate de magnésie* (30 gr. dans de l'eau);

3° *Boissons émollientes :* lait, blanc d'œufs et eau, tisane d'orge;

4° *Morphine.* S'il y a douleur, injection hypodermique de 0 gr. 03 centigr. de morphine, ou XXX gouttes de laudanum par la bouche.

VÉRATRINE. — *Symptômes.* — Sensation de chaleur à la gorge et au pharynx, avec augmentation de la sécrétion salivaire. Sensation douloureuse s'étendant parfois jusqu'à l'estomac, et à la suite impossibilité d'avaler. Vomissements avec efforts, diarrhée et douleurs d'entrailles. Maux de tête, palpitations, sentiment d'anxiété, vertiges, défaillances, pouls lent et faible, respiration pénible. Pupilles généralement dilatées, quelquefois contractées. Il peut y avoir des convulsions.

Traitement. — 1° *Pompe stomacale* ou *vomitifs :* moutarde, sulfate de zinc, ipéca ;

2° *Stimulants ;* alcool, champagne, éther chlorhydrique, sel volatil

3° *Café.* Café chaud et fort, un lavement s'il est nécessaire;

4° *Chaleur* aux extrémités, eau chaude, couvertures chaudes, frictions;

5° Position couchée à maintenir strictement.

VERT-DE-GRIS. — V. *Cuivre.*

VITRIOL BLANC. — V. *Zinc.*

ZINC (sels de). — *Symptômes.* — Brûlures des lèvres et de la muqueuse de la bouche. Douleur et vomissements incessants, accélération du pouls et de la respiration, dilatation de la pupille, paralysie des muscles volontaires, coma, mort.

Traitement. — 1° *Carbonate de soude* ou de potasse en grande quantité dissous dans de l'eau chaude. Lessive de soude commune bien délayée ;

2° Lait et œufs à volonté, avec de l'eau tiède;

3° *Acide tannique, acide gallique,* décoction d'écorce de chêne, thé fort;

4° Injection hypodermique de 0 gr. 03 centigr. de morphine, ou XXX gouttes de laudanum par la bouche;

5° Cataplasmes sur l'abdomen ;

6° S'il y a douleur dans le ventre, lavement de gruau ou d'amidon, avec de l'eau.

SIXIÈME PARTIE

EXAMEN DES URINES

Nous diviserons ce chapitre en quatre parties :

1° **Caractères généraux des urines ;**

2° **Eléments normaux ;**

3° **Eléments anormaux ;**

4° **Examen microscopique.**

1° CARACTÈRES GÉNÉRAUX

VOLUME DES URINES. — Par volume des urines on entend la quantité de ce liquide émise pendant vingt-quatre heures, cette détermination étant la base de toutes les autres, doit être faite avec soin. On peut faire recueillir l'urine dans un vase gradué, on connaît alors son volume en centimètres cubes, on peut également la peser, dans ce cas la connaissance de la densité permet de passer facilement au volume. Il résulte de mes déterminations que la moyenne de l'adulte homme est de 12 à 1400 centimètres cubes; celle de la femme de 1000 à 1100. On peut également exprimer d'une autre manière la quantité d'urine éliminée en comparant cette quantité avec le poids du corps. On trouve alors que pour chaque kilogramme, 0,85 de centim. cub. d'urine sont éliminés par heure. On est donc autorisé à dire que chaque kilogramme de personne adulte secrète en moyenne 0,85 centim. cub. d'urine par heure. Les chiffres que nous venons d'indiquer ne sont pas très constants, la quantité d'urine excrétée variant suivant le plus ou moins d'activité de l'individu, suivant l'augmentation ou la diminution de la transpiration, de la nourriture et surtout des boissons. Il y a des variations dont nous n'avons pas à nous occuper ici, et qui sont sous l'influence de la boisson, du système nerveux, de la nourriture, de l'exhalation pulmonaire et cutanée : nous nous occuperons seulement de celles qui proviennent des maladies et des médicaments.

1° Dans la période aiguë de toutes les maladies fébriles, la quantité d'urine émise diminue, puis elle revient à la normale, et souvent même la dépasse pendant la convalescence.

2° Vers la fin des maladies mortelles, aiguës ou chroniques la quantité d'urine tombe souvent au-dessous de la normale, mais ce fait n'est pas constant. En effet, dans les cas où la mort provient de l'affaiblissement graduel de toutes les fonctions, celle de l'excrétion urinaire va en s'affaiblissant comme les autres; si au contraire la mort survient brusquement on n'observe pas de diminution de l'urine.

Dans les maladies chroniques il peut y avoir ou augmentation considérable ou diminution de l'urine; cette variation est importante à suivre.

Dans l'hydropisie la quantité d'urine et surtout la séparation de l'eau par les reins éprouvent une diminution considérable; il en résulte que quelques éléments de l'urine (urée et surtout eau) sont retenus dans le sang et favorisent ainsi l'exsudation de la sérosité dans le tissu cellulaire, ou bien rendent plus difficile la résorption du liquide épanché. Une augmentation de l'excrétion urinaire est toujours favorable dans l'hydropisie, c'est pour cette raison que les diurétiques sont indiqués.

Dans la polyurie insipide ou non, mais surtout dans cette dernière, la quantité d'urine se maintient beaucoup au-dessus de la moyenne. Dans ce cas, pour avoir une idée exacte de la marche de la maladie, il est indispensable de se rendre compte de la quantité de matériaux solides renfermés dans l'urine.

Action des médicaments. — Quelques-uns exercent une action toute-puissante sur l'excrétion urinaire, on désigne sous le nom de diurétiques, ceux qui l'augmentent, citons l'alcool, l'éther nitreux alcoolisé, la digitale, la scille, le nitrate de potasse, l'acétate de potasse et la caféine. Dans l'ordre inverse les sels de fer et de cuivre diminuent l'excrétion urinaire, les préparations de cantharides et d'arsenic peuvent la supprimer complètement.

COULEUR. — La couleur de l'urine est très variable surtout dans les cas pathologiques, elle peut être en effet, incolore ou être assez colorée pour paraître noire en passant par toutes les nuances intermédiaires du jaune, brun, rouge. Une urine incolore ou à peine colorée se rencontre dans les cas de polyurie insipide ou non (Diabète). On observe très souvent l'excrétion d'urine incolore à la suite de certaines influences nerveuses ou bien encore après l'ingestion de boissons alcooliques plus ou moins diurétiques. Une exagération de la couleur normale indique en général une urine riche en éléments solides, aussi la densité en est-elle élevée. On rencontre ces urines dans les cas où l'élimination de l'eau par les reins est diminuée et dans ceux de dénutrition rapide. La coloration augmente également lorsque l'urine séjourne longtemps dans la vessie.

Une couleur foncée indique souvent la présence d'un pigment anormal par exemple une coloration jaune orange, jaune vert, brun verdâtre révèle le passage des matières colorantes de la bile. L'urine peut être brune, rouge, lorsqu'elle renferme du sang et même presque noire lorsqu'il se manifeste un commencement de décomposition. L'urine présente une couleur blanchâtre lorsqu'elle renferme des matières grasses, elle peut enfin, au moment de son émission, renfermer une matière de couleur violacée qui se rassemble à la surface (indigotine).

Certains médicaments peuvent également communiquer à l'urine une coloration anormale (rhubarbe, séné, safran).

ASPECT. — L'urine peut être transparente ou trouble au moment de l'émission, une urine transparente reste telle lorsqu'elle est peu riche en matériaux dissous, elle se trouble dans le cas contraire. Le trouble est dû à la précipitation de l'urate de soude. Si l'urine est trouble au moment de l'émission cela peut être dû soit à la présence de pus, de sang, de phosphates ou carbonates terreux, si l'urine est alcaline. Une urine alcaline est du reste toujours trouble.

DÉPOT. — Le dépôt que l'on observe dans une urine peut être de nature très variable, s'il se dissout par la chaleur ou par l'addition d'eau il était dû à la précipitation de sels solubles, la quantité d'eau contenue dans l'urine étant impuissante à les dissoudre. Nous parlerons du reste à l'examen microscopique de tous les éléments qui peuvent constituer ces dépôts.

ODEUR. — Les renseignements que l'on peut tirer de l'odeur de l'urine sont peu nombreux et peu importants. Une odeur fétide ou ammoniacale est seule caractéristique elle indique la fermentation putride de l'urine avec transformation de l'urée en carbonate d'ammoniaque. L'odeur de l'urine est souvent modifiée par l'ingestion de certains médicaments ou aliments. Dans quelques cas pathologiques l'odeur de l'urine est profondément altérée. Elle rappelle celle de la souris dans certaines fièvres graves, présente une odeur fétide dans les affections cancéreuses de la vessie et des reins.

CONSISTANCE. — Au moment de l'émission, l'urine est toujours assez fluide, mais elle mousse plus ou moins lorsqu'on l'agite dans un vase, ce caractère auquel on attribuait autrefois une grande importance n'a pas de valeur. La mousse est bien plus persistante lorsque l'urine est chargée d'albumine ou de mucus. Les urines qui renferment du pus sont visqueuses lorsque celui-ci est en quantité assez considérable. elles le deviennent beaucoup plus lorsque, étant anciennes, elles renferment de l'ammoniaque provenant de la décomposition de l'urée par suite de l'action qu'exerce cet alcali sur le pus. En général une urine alcaline mousse bien plus facilement qu'une urine acide.

RÉACTION. — L'urine normale de l'homme est acide, elle rougit franchement le papier de tournesol. Il faut toujours déterminer la réaction d'une urine au moment de l'émission ou peu de temps après, car elle change peu à peu et au bout d'un certain temps elle devient neutre puis alcaline. Parfois on constate la réaction alcaline au sortir même de la vessie, dans ces deux cas la réaction n'est pas due à la même cause et présente une valeur bien différente au point de vue du diagnostic.

La réaction normale de l'urine est due à la présence de phosphate acide. Lorsqu'on la conserve un temps suffisant il se produit une altération, une fermentation qui transforme l'urée en carbonate d'ammoniaque et dès lors la réaction devient alcaline. On constate que cette réaction est bien due à l'ammoniaque en faisant bouillir l'urine dans un tube à l'ouverture duquel on présente un papier rouge de tournesol.

L'usage habituel d'une eau alcaline, Vichy, Vals, rend l'urine alcaline au bout de très peu de temps; il en est de même d'une alimentation végétale ayant pour base des substances renfermant des acides citrique et tartrique, dont l'élimination se fait à l'état de bicarbonates alcalins. Dans ces conditions l'alcalinité de l'urine est due à des phosphates et carbonates alcalins. Dans les cas pathologiques l'émission d'une urine alcaline constitue toujours un fait fâcheux au point de vue du pronostic. Elle peut être alcaline au sortir même du rein ou bien le devenir dans la vessie, ce dernier cas se rencontre lorsque ce réservoir est paralysé ou fortement irrité pour une cause quelconque.

Lorsqu'une urine est devenue alcaline après l'émission elle doit toujours cette réaction aux produits de décomposition de l'urée, elle contient par suite du carbonate d'ammoniaque, dont on constate la présence ainsi que nous venons de l'indiquer, de plus le sédiment renferme du phosphate ammoniaco-magnésien. Cette décomposition peut également avoir lieu dans la vessie; si une urine alcaline au sortir de la vessie doit cette réaction à des phosphates et carbonates alcalins, elle ne donne pas lieu à un dégagement d'ammoniaque lorsqu'on la chauffe.

DENSITÉ. — La densité de l'urine est très variable, elle est en général en raison inverse du volume et proportionnelle à la quantité de matériaux dissous. La densité moyenne est de 1018 à 1022. Une urine dont la densité est faible indiquera chez un sujet en bonne santé, l'ingestion d'une grande quantité de boisson. Si cette densité coïncide avec un volume assez considérable, il faut soupçonner un cas de polyurie insipide, si au contraire la densité est forte il peut y avoir soit azoturie, soit glycosurie. Si le volume de l'urine émise dans les vingt-quatre heures est peu considérable et que la densité soit forte, il y aura eu ou perte d'eau par transpiration, si le sujet est en bonne santé, ou bien au contraire, l'individu est malade et en proie à une affection aiguë. Dans le cas où le volume de l'urine restant normal son poids spécifique est diminué on peut craindre que l'urée ne soit pas éliminée ou bien qu'il y ait production moindre de cette substance par suite d'insuffisance de nutrition.

2° ÉLÉMENTS NORMAUX DE L'URINE

ÉLÉMENTS ORGANIQUES

Nous parlerons seulement des principaux :

URÉE. — Physiologie. — L'urée est de tous les éléments de l'urine celui dont les variations offrent le plus d'importance. Si on compare l'urine du même sujet à différentes époques de la journée, ou bien celle de divers individus on en trouve des quantités très variables. Cette quantité varie en effet suivant le régime, le plus ou moins d'exercice, l'âge et le sexe des individus. De toutes ces causes la première est la plus importante, en effet l'urée étant le produit ultime de la transformation des substances protéiques, sa quantité variera suivant la nature et le poids des aliments ingérés (alimentation), et aussi suivant les causes qui favoriseront son élimination (genre de vie). Toutes les causes qui augmentent l'activité des métamorphoses protéiques augmentent également la production d'urée. Il pourra donc arriver que chez un individu bien portant on observe des variations presque aussi considérables que dans les cas pathologiques.

Comme indications générales ;

Augmentent l'urée. — Le travail du jour, l'activité musculaire, le régime animal ;

Diminuent l'urée. — Le repos de la nuit, l'indolence, un régime végétal.

Mais il faut faire une distinction très importante, c'est que la quantité d'urée éliminée ne dépend pas toujours de la quantité produite et par suite n'est pas toujours d'accord avec elle.

Chez un homme adulte qui suit un régime mixte et prend un exercice modéré, la quantité d'urée éliminée en 24 heures varie de 24 à 28 gr. ; chez la femme la moyenne n'est que de 20 à 22 gr. Chez les enfants la quantité d'urée est plus grande que chez l'adulte relativement au poids de leur corps.

Un enfant élimine en 24 heures par chaque kg., de son poids :

3 à 6 ans............	environ		1 gr. d'urée
8 à 11 ans............	—		0 — 80 centigr.
13 à 16 ans............	—	0 gr. 60 centigr. à	0 — 40 —

L'influence du régime sur la production de l'urée est très marquée.

Un individu élimine en vingt-quatre heures avec une nourriture exclusivement animale de 51 à 90 gr. d'urée. (Von Franque.)

Avec une nourriture mixte.........	de 36 à 38 gr.
Avec une nourriture végétale.......	de 24 à 28 —
Avec une nourriture non azotée.....	16 —

Influence de la boisson. — L'ingestion d'une grande quantité de liquide en augmentant le volume de l'urine accroît la proportion d'urée éliminée ; dans ce cas, il est évident que l'excès d'urée provient d'une désassimilation.

Action des médicaments. — Augmentent la proportion d'urée les ferrugineux, les chlorures alcalins, les préparations de colchique, de scille, etc. ; diminuent l'urée, le café, le thé, les alcooliques, les iodures, bromures et carbonates alcalins, les préparations mercurielles, la valériane, la digitale.

Pathologie. — Pour interpréter convenablement la signification des variations de l'urée, il ne faut pas oublier que la quantité de cette substance éliminée, ne dépend pas uniquement de la quantité produite; car elle peut être retenue en partie dans l'économie.

D'une manière générale on peut dire qu'une augmentation persistante dans la quantité d'urée indique un accroissement dans l'absorption ou l'élimination (dénutrition trop rapide), tandis qu'un accroissement momentané indique seulement une élimination plus grande qui succède parfois à une rétention dans l'économie.

La diminution de l'urée peut dépendre d'un ralentissement dans les phénomènes de transformation ou d'assimilation des substances protéiques ou bien de la rétention dans l'économie au fur et à mesure de sa production.

Maladies dans lesquelles on observe une augmentation d'urée. — Dans toutes les maladies aiguës et fébriles, il y a d'abord augmentation dans l'excrétion de l'urée, jusqu'à ce que la maladie soit arrivée à son maximum d'intensité. On l'a parfois vu s'élever jusqu'à 80 gr., dans les vingt-quatre heures; plus tard, à mesure que la fièvre tombe, la quantité d'urée diminue et tombe même au-dessous de la normale alors le malade prend peu d'aliments. Dans la convalescence elle revient peu à peu à la moyenne. Dans les fièvres intermittentes, l'urée augmente surtout pendant l'accès. Dans le diabète on observe parfois une augmentation de l'urée, mais elle provient en grande partie du régime presque exclusivement animal imposé au patient.

Maladies avec diminution d'urée. — On observe une diminution de l'urée dans presque toutes les maladies chroniques, elle tient surtout à la diminution d'énergie des métamorphoses organiques; mais si pendant le cours de l'affection il survient une poussée aiguë la quantité d'urée augmente à ce moment pour diminuer ensuite. La diminution devient très grande lorsque le terme fatale approche. L'urée diminue encore dans les affections cardiaques, l'emphysème pulmonaire, l'anémie, et la cirrhose. Dans ce dernier cas, si la proportion d'urée éliminée est moins considérable c'est qu'il y a rétention dans l'économie et non production moindre, l'urée s'accumule dans le sang.

Dans l'hydropisie la proportion d'urée diminue encore, elle est retenue dans les liquides épanchés, aussi au moment où par l'action d'un diurétique on provoque l'excrétion de l'urine, l'urée est rejetée en quantité considérable. Lorsque l'urée au lieu d'être éliminée par l'urine est retenue dans le sang, on voit survenir des accidents redoutables dont l'ensemble est désigné sous le nom d'accidents urémiques.

Dosage de l'urée. — On effectue le dosage de l'urée par un certain nombre de procédés cliniques qui sont tous basés sur la décomposition de cette substance en azote et acide carbonique par l'hypobromite de soude. Le premier de ces deux gaz se dégage seul et de son volume on peut déduire la proportion d'urée. Cette opération peut s'effectuer dans un certain nombre d'appareils; pour les détails de manipulation nous renvoyons au manuel clinique d'analyses de l'un de nous.

ACIDE URIQUE. — **Physiologie.** — L'acide urique provient comme l'urée de la transformation des matériaux azotés, mais ce n'est pas un produit ultime de combustion, car, introduit dans l'économie, il y est encore comburé et donne naissance à de l'urée. La proportion éliminée dans les vingt-quatre heures est toujours très faible, comparée à cette dernière substance. On adopte en moyenne le rapport de 1/40.

La quantité d'acide urique éliminé dans les vingt-quatre heures varie de 0 gr. 50 à 0 gr. 60 centigr., elle s'abaisse avec un régime végétal et peut s'élever jusqu'à 1 gr. 40 centigr. et plus dans les vingt-quatre heures si le régime est très azoté. La majeure partie de l'acide urique est contenue dans l'urine à l'état d'urate alcalin, mais le plus souvent, même à l'état normal, elle contient de l'acide urique libre qui a été mis en liberté soit après l'émission, soit dans la vessie. Dans toutes les évaluations d'acide urique, il est encore plus nécessaire que pour l'urée d'opérer sur l'urine des vingt-quatre heures. La proportion de ce corps restant normale il suffit, que l'urine devienne un peu rare pour qu'il se produise un assez abondant dépôt d'acide urique ou d'urate de soude.

Pathologie. — Lorsqu'à la simple inspection d'une urine on constate un dépôt, même assez abondant, d'acide urique, il ne faut pas en conclure qu'il y a production exagérée de ce corps, il suffit, en effet, qu'une urine normale soit un peu concentrée pour qu'il se forme un dépôt d'acide urique très peu de temps après l'émission ; ce dépôt peut avoir lieu dans les conditions suivantes :

1° Après l'émission : les urates alcalins que renferme l'urine, sont beaucoup plus solubles à chaud qu'à froid ; au moment de l'émission l'urine possédant la température du corps, ils restent en solution (à moins que leur quantité ne soit trop considérable), puis très rapidement ils se précipitent et l'acide urique est mis en liberté quand la fermentation acide s'établit.

2° Il peut arriver que cette *précipitation* de l'acide urique s'effectue dans la vessie, si l'urine y séjourne et s'y concentre, ce qui est très rare ; mais surtout si une urine *fortement acide* est sécrétée et se mélange dans les voies urinaires avec une autre urine *faiblement acide* et riche en *urates neutres :* il se fait dans ce cas un dépôt d'urates acides moins solubles que les neutres.

Lorsqu'un individu est dans un état habituel de bonne santé, un excès d'acide urique réel, mais passager, s'observe après un exercice musculaire exagéré, une grande fatigue, un excès de travail ; si cet excès persiste il faut surveiller, ce peut être une menace de gravelle urique. De même que l'urée, l'acide urique augmente dans les maladies fébriles (fièvres éruptives, pneumonie).

Dans les maladies franchement inflammatoires, l'apparition d'un excès d'acide urique peut être considéré comme l'avant-coureur d'une crise et très souvent indique une amélioration, par exemple, dans le cas d'un accès de goutte ou de rhumatisme arrivé à son summum. On remarque aussi un excès d'acide urique, mais non accompagné d'un excès d'urée dans toutes les affections où l'hématose se fait mal, et dépendant soit d'une altération dans la composition du sang, soit de troubles respiratoires ou circulatoires (emphysème pulmonaire, affections cardiaques). On observe aussi souvent un excès d'acide urique dans les cas de diabète, mais cet excès provient en grande partie du régime et de l'alimentation.

Le dosage de l'acide urique se fait par pesée. A de l'urine préalablement filtrée, on ajoute 1 pour 100 d'acide chlorhydrique et après un repos de 24 heures on détermine le poids d'acide urique précipité. Si l'urine est albumineuse, il faut préalablement séparer l'albumine ou bien remplacer l'acide chlorhydrique par l'acide acétique concentré.

ÉLÉMENTS MINÉRAUX

CHLORE. — CHLORURE DE SODIUM. — A l'état normal la quantité de chlorure de sodium rendue chaque jour est excessivement variable, elle dépend de l'alimentation, c'est-à-dire de l'introduction plus ou moins considérable de sel marin dans l'organisme. De même que pour l'acide urique et l'urée la proportion de chlorure éliminée varie suivant l'activité plus ou moins grande du sujet, elle augmente avec le volume de l'urine. Le sel marin est éliminé en plus forte proportion après les repas ; pour ma part j'adopte comme moyenne 6 à 8 gr. de chlore correspondant à 10 à 12 gr. de chlorure de sodium.

Dans les cas pathologiques il faut donc tout d'abord tenir compte du régime ; lorsque le patient est à la diète, son urine devient pauvre en chlorures. Sous le bénéfice de cette observation, on trouve une diminution très sensible dans les affections fébriles et en particulier dans la pneumonie ; il n'est pas rare alors de rencontrer des urines qui acidulées, par l'acide azotique, se troublent à peine par l'addition de nitrate d'argent ; cette absence de chlorure de sodium peut être considérée comme très fâcheuse au point de vue du pronostic.

Dans les fièvres intermittentes, l'élimination du chlorure de sodium est diminuée, tout en éprouvant une légère augmentation pendant la période qui suit un accès. Dans les maladies chroniques, l'élimination du sel marin suit ordinairement le ralentissement des autres fonctions, il n'y a d'exception que dans le cas de diurèse abondante (diabète, hydropisie).

En résumé, dans les affections aiguës une diminution dans la quantité de chlorure de sodium indique une aggravation et une suppression à peu près complète constitue un pronostic excessivement grave. L'augmentation de cet élément a une signification inverse dans les maladies chroniques. L'évaluation de la quantité de chlorure éliminé donne une idée assez exacte de la manière dont s'effectue l'alimentation.

On dose le chlorure de sodium en le précipitant à l'état de chlorure d'argent on peut opérer par pesée ou par liqueur titrée. Pour obtenir des résultats exacts il est préférable d'effectuer le dosage sur le résidu de la calcination de l'urine; mais dans une urine non albumineuse on peut opérer directement.

ACIDE PHOSPHORIQUE ET PHOSPHATES. — La quantité d'acide phosphorique totale éliminé dans les vingt-quatre heures est en moyenne de 3 gr. dont les deux tiers sont à l'état de phosphate alcalin (potasse et soude). Cette quantité est très sensiblement le huitième de celle de l'urée. La proportion de l'acide phosphorique augmente dans l'urine après l'ingestion des phosphates et des substances qui en renferment, elle devient moins abondante dans l'abstinence, mais ne disparait jamais complètement

On observe parfois et pendant longtemps une élimination exagérée de phosphates, accompagnée d'un ensemble de symptômes qui ont été étudiés avec soin par le Dr Tessier, et qu'on désigne sous le nom de « Diabète phosphatique ou phosphaturie ». Cet état morbide est accompagné de troubles fonctionnels du système nerveux et d'accidents pulmonaires.

Les symptômes principaux du diabète phosphatique sont :

1° L'élimination exagérée de phosphates (phosphaturie), la polimie, la polydipsie, l'amaigrissement, les troubles de la vue, les douleurs rhumatoïdes.

Les symptômes secondaires sont la sécheresse de la peau, la boulimie, les éruptions.

Le diabète phosphatique peut être considéré comme symptomatique de la tuberculose, ou l'indice d'un diabète sucré latent ; dans tous les cas il indique toujours un trouble profond de la nutrition. La phosphaturie a des rapports très importants avec les affections chirurgicales. M. le professeur Verneuil a recueilli des observations très intéressantes sur ce sujet; elle retarderait la consolidation du col dans les fractures et joue un rôle dans la production de la cataracte.

L'élimination des phosphates est plus active dans la phtisie pulmonaire, la pseudo-chlorose, les affections du système nerveux et le rhumatisme chronique ; elle diminue dans la chlorose vraie et habituellement dans le cours des maladies aiguës.

Le dosage de l'acide phosphorique s'effectue directement dans l'urine au moyen d'une solution titrée d'azotate d'urane qui précipite cet acide à l'état de phosphate d'urane insoluble ; on est averti du moment où tout l'acide phosphorique est précipité par la coloration rouge que prend la liqueur au contact du ferrocyanure de potassium.

3° ÉLÉMENTS ANORMAUX

Les éléments anormaux que l'on rencontre dans l'urine sont de trois sortes :

1° Eléments de nature organique ;
2° Eléments de nature minérale ;
3° Eléments organisés.

Ces derniers constituent surtout les sédiments que nous étudierons plus tard.

I. ÉLÉMENTS DE NATURE ORGANIQUE

ALBUMINE. — Il existe, dans le suc des muscles, des matières azotées dont la composition centésimale est très complexe, mais qui ont des caractères communs. On les désigne sous le nom de matières albuminoïdes. Elles offrent toutes, les caractères suivants qu'on peut constater sur l'albumine extraite de l'urine.

Elles sont azotées et, par suite, dégagent lorqu'on les incinère une odeur caractéristique de corne brûlée, elles contiennent du soufre et du phosphore, elles agissent sur la lumière polarisée, leur solution dans l'eau est coagulable par la chaleur. Vers 72° la séparation de l'albumine est complète ; cette coagulation s'effectue dans les liqueurs neutres, mais bien plus facilement encore dans les liqueurs acides, la température à laquelle elle a lieu est alors abaissée.

Elle est au contraire incomplète et peut même ne plus avoir lieu en solution alcaline ; on voit de suite que pour rechercher l'albumine dans une urine il est indispensable de s'assurer de la réaction. Les acides, l'alcool précipitent l'albumine de ses solutions aqueuses et suivant la nature de l'albumine, le précipité se redissout dans l'eau, en totalité ou en partie.

Coagulent l'albumine sans se combiner avec elle : les acides phénique, picrique, azotique, sulfurique, tannique ; ne la coagulent pas les acides : acétique, phosphorique trihydraté. L'acide chlorhydrique concentré et mieux, additionné d'une petite quantité d'acide sulfurique dissout en partie l'albumine et se colore en violet. Les alcalis caustiques dissolvent l'albumine et l'acide acétique sépare de cette dissolution une matière spéciale « la Protéine ».

L'azotate de mercure contenant des vapeurs nitreuses (réactif de Milon), coagule l'albumine et donne une coloration rouge intense si on vient à chauffer. Bon nombre de sels métalliques (alun, acétate de plomb), coagulent l'albumine en se combinant avec elle, parfois le précipité est soluble dans un excès de sel (bichlorure de mercure). L'acide azotique coagule l'albumine ; à chaud il la dissout en se colorant en jaune. L'albumine que l'on trouve dans l'urine est la sérine, elle est identique avec celle du sang et du blanc d'œuf.

Recherche de l'albumine dans l'urine. — 1° *Par la chaleur.* — Il ne faut jamais opérer que sur une urine préalablement filtrée et parfaitement limpide, on commence par s'assurer de la réaction de l'urine ; si elle n'est pas acide on ajoute quelques gouttes d'acide acétique et s'il se produit un précipité (dû à la mucine), on filtre de nouveau, puis on chauffe. S'il y a de l'albumine, la coagulation commence vers 60°, mais il est préférable de chauffer jusqu'à l'ébullition.

Lorsque l'urine présente une faible densité et est très pauvre en éléments dissous, il est parfois nécessaire d'y ajouter une petite quantité d'un sel minéral quelconque (sulfate de soude, chlorure de sodium), la coagulation se produit alors. Une fois le coagulum formé il faut s'assurer qu'il ne disparait point par l'addition de quelques gouttes d'acide acétique, auquel cas il serait formé par des phosphates et carbonates terreux qui se sont précipités par suite du départ de l'acide carbonique sous l'action de la chaleur.

On peut encore rechercher l'albumine au moyen de l'acide azotique. Cet acide est versé goutte à goutte dans l'urine, il faut agiter, s'il y a de l'albumine le trouble ou coagulum ne devient persistant que lorsque la proportion d'acide azotique est assez considérable. C'est un très bon réactif et avec lequel la cause d'erreur due à la précipitation des phosphates et carbonates terreux est éliminée.

On peut enfin se servir d'une solution d'iodure double de potassium et de mercure dont M. *Tanret* a indiqué l'usage et dont il a fait la base d'un procédé de dosage. Ce réactif précipitant également les alcaloïdes il faut s'assurer que le coagulum ne disparaît pas par la chaleur et n'est pas soluble dans l'alcool.

L'albumine est un produit exclusivement anormal [1], mais sa présence dans l'urine peut tenir à trois causes différentes :

1° Existence d'une affection des reins : elle peut être accompagnée d'épithélium et de tubes du rein ;

2° Extravasion du sang dans un point quelconque des voies urinaires : l'urine est alors plus ou moins colorée et renferme des globules sanguins;

3° Présence de pus : l'urine renferme alors des leucocytes.

La quantité absolue d'albumine contenue dans une urine n'est jamais très considérable, très souvent elle est inférieure à 1 gr. par litre, 6 à 8 gr. constituent une forte proportion, on en rencontre parfois jusqu'à 18 à 20 et même 40 gr.

L'urine albumineuse mousse toujours par l'agitation beaucoup plus que l'urine normale, même lorsque la réaction est acide. Les urines albumineuses sont de couleur pâle et en général de faible densité lorsqu'elles proviennent d'un sujet atteint de la maladie de Bright, mais elles peuvent être tout aussi colorées qu'une urine normale et même plus, si elles renferment du sang.

Toutes les fois qu'une urine examinée au microscope laisse voir des leucocytes et des hématies on doit y trouver de l'albumine : la proportion en est souvent très minime. Si les leucocytes sont abondants il suffit d'acidifier avec quelques gouttes d'acide acétique de filtrer et de chauffer dans un tube à essai. Si la quantité d'albumine est très faible il faut saturer l'urine avec du sulfate de soude, après avoir ajouté de l'acide acétique.

On trouve aussi fréquemment des traces presque insensibles d'albumine dans l'urine des hommes atteints de blennhorragie et dans celle des femmes dont les organes génitaux sont le siège d'une inflammation aiguë ou chronique. On rencontre aussi très souvent des hématies dans l'urine, seules ou accompagnées de leucocytes, il faut alors y rechercher l'albumine. A quantité égale il y a plus d'albumine pour les hématies que pour les leucocytes.

En résumé l'examen chimique de l'urine et la recherche des traces d'albumine doivent toujours compléter l'examen microscopique.

Le seul trouble produit par l'addition d'acide acétique dans une urine filtrée ne doit pas suffire pour conclure à la présence d'albumine, il faut encore qu'après une nouvelle filtration et addition de sulfate de soude, si c'est nécessaire, on obtienne un trouble par la chaleur. Il

[1] Cependant dans beaucoup de cas, qui ne sont nullement pathologiques, on trouve dans l'urine des traces d'albumine.

arrive parfois, en effet, que la destruction des matières épithéliales qui séjournent longtemps dans l'urine donnent des éléments qui sont précipitables par l'acide acétique bien qu'il n'y ait pas d'albumine.

L'albumine vraie ou sérine, dont nous venons de parler, n'est pas la seule qu'on rencontre dans l'urine, on y trouve encore de la globuline, et enfin de l'albumine modifiée ou peptone, que Mialhe avait désignée sous le nom d'albuminose. Ces trois types sont importants à distinguer, en effet, il résulte d'observations cliniques citées par Jaccoud, que :

1° La globuline et la peptone n'existent pas dans toutes les urines albumineuses par lésions rénales ;

2° Lorsqu'on les rencontre elles sont toujours associées à la sérine;

3° La présence de la globuline et de la peptone ne dépendent pas d'une lésion rénale.

La globuline est la matière albuminoïde qui existe dans les globules sanguins. Comme l'albumine vraie, elle se coagule par la chaleur, mais le liquide reste laiteux, elle est coagulable également par l'alcool, l'acide acétique et par l'iodure double de potassium et de mercure (réactif de Tanret); il en résulte que lorsqu'on fait usage de ce réactif on décèle simultanément la sérine et la globuline.

Comme caractère distinctif, le sulfate de magnésie précipite la globuline à froid. Si donc dans une urine on veut rechercher la globuline et la sérine, on commence par ajouter à l'urine un volume égal d'une solution saturée de sulfate de magnésie et on laisse vingt-quatre heures en repos dans un endroit frais. La réaction doit être acide ou rendue telle par l'addition de quelques gouttes d'acide phosphorique. S'il y a de la globuline il se forme un coagulum que l'on sépare par le filtre ; le liquide filtré retient la sérine que l'on peut alors précipiter soit par la chaleur, soit par l'acide azotique. La recherche des peptones est beaucoup plus difficile et trop compliquée pour que nous puissions l'indiquer ici, nous renvoyons à notre *Manuel clinique de l'analyse des urines.*

Dosage de l'albumine. — La plupart du temps on dose en bloc la sérine et la globuline. Le seul procédé exact consiste à peser l'albumine contenue dans une certaine quantité d'urine après l'avoir coagulée par la chaleur. On lave avec soin le précipité recueilli sur un filtre, et on le pèse après l'avoir desséché à 100°. Si on veut doser séparément l'albumine ou sérine et la globuline, on commence par les doser en bloc par la chaleur, puis dans un volume connu d'urine on sépare la globuline par le sulfate de magnésie et après filtration on dose la sérine non précipitée : ce nouveau poids est évidemment inférieur, la différence indique la globuline.

GLYCOSE ou **SUCRE DE DIABÈTE.** — Le sucre de diabète que l'on rencontre dans l'urine des diabétiques est tout à fait identique avec le sucre de raisin et présente les mêmes caractères et propriétés. Une de ses principales propriétés et qui permet de le rechercher consiste dans le pouvoir réducteur qu'il possède, ainsi que dans son action sur la lumière polarisée.

Les urines sucrées sont en général peu colorées, mais cela n'a lieu qu'à la condition qu'il y ait en même temps polyurie. Leur densité est presque toujours supérieure à la normale, ainsi que le poids des matériaux dissous. Par évaporation elles laissent un résidu blanchâtre et poisseux qui se change ensuite en une couche farineuse. Ces croûtes se produisent sur les vêtements du malade, partout où jaillit son urine, et le plus souvent c'est ce caractère qui attire son attention et fait découvrir sa maladie. Les urines sucrées ont le plus souvent une forte densité qui peut aller jusqu'à 1010 et au delà.

Le sucre existe à l'état normal dans le sang ce fait est désigné sous le nom de glycémie, lorsqu'il passe dans le sang il y a glycosurie. Ce passage peut être léger et disparaître ou bien au contraire être de longue durée et constituer alors l'affection que l'on désigne sous le nom de diabète. Il ne suffit donc pas de rencontrer une fois du sucre dans l'urine pour conclure à l'existence du diabète. Il faut d'abord connaître la provenance de l'urine au point de vue du moment de l'émission; il arrive en effet que chez un certain nombre d'individus l'urine émise après le repas contient du sucre, surtout après un repas copieux et abondant, et chez des individus habitués à la bonne chère. Lorsqu'on rencontre du sucre dans une urine il est toujours nécessaire de faire conserver au sujet l'urine de vingt-quatre heures et de l'examiner pendant plusieurs jours consécutifs, ce seul mode d'essai sera concluant.

Recherche du sucre dans l'urine. — 1° *Par la potasse caustique.* — On verse dans un verre un peu d'urine et on y jette cinq à six pastilles de potasse caustique, on agite avec un tube pour favoriser la dissolution; on transvase alors dans un tube à essai et on chauffe seulement la partie supérieure. S'il y a du sucre le liquide se colore en jaune brun, en brun, brun noir, si on porte jusqu'à l'ébullition et suivant la proportion du sucre. Une urine qui n'en contient pas, peut dans certaines conditions se colorer par l'action de la potasse caustique, surtout si on fait bouillir. Pour éviter cette cause d'erreur, M. Bouchardat remplace la potasse caustique par de la chaux et conseille de faire bouillir 50 gr. d'urine avec 5 gr. de chaux.

2° *Par la liqueur de Fehling ou cupro-potassique.* — Lorsqu'on chauffe de la glycose avec une solution alcaline d'oxyde de cuivre il y a réduction et précipitation de l'oxyde. Cette réaction est d'une grande sensibilité. Pour la régulariser et la faire servir à la recherche et au dosage de la glycose, on a donné un certain nombre de formules pour la préparation d'une liqueur cuprique, voici celle de la liqueur de Fehling:

Sulfate de cuivre pur et cristallisé........	34,65
Sel de Seignette	173
Lessive de soude........................	300
Eau distillée....	Q. s. pour 1 litre

F. s. a.

Chaque centimètre cube de cette liqueur doit être réduit par 0 gr. 005 milligr. de glycose.

Pour rechercher le sucre on prend un tube à essai bien propre et on y verse 3 à 4 cent. cubes de liqueur de Fehling puis on porte à l'ébullition, elle doit rester bleue et parfaitement limpide. Cet essai est indispensable, car une liqueur mal préparée ou seulement ancienne peut se réduire d'elle-même à l'ébullition, et si on la mélangeait à de l'urine on pourrait attribuer à cette dernière une réduction provenant de la liqueur seule.

Lors donc qu'on a porté la liqueur à l'ébullition, on ajoute l'urine en la faisant glisser le long des parois du tube, de manière à ce qu'elle ne se mélange pas avec la liqueur et la surnage. Il se forme à la surface de séparation une couche d'abord bleuâtre, qui passe très rapidement au jaune, à l'orangé, au rouge, en même temps la décomposition gagne les couches inférieures de la liqueur et la zone de réduction s'étend. Si l'urine est peu riche en sucre, il est nécessaire de chauffer plus longtemps et même de porter à l'ébullition.

Cette manière d'opérer offre l'avantage d'éliminer quelques causes d'erreur (dues à l'acide urique), car il n'y a que la glucose qui puisse réduire la liqueur de Fehling aussi facilement. Dans les cas douteux on peut mélanger l'urine avec la liqueur de Fehling et laisser en contact pendant vingt-quatre heures sans chauffer, la glucose seule peut réduire à froid la liqueur de Fehling.

Il ne faut faire agir sur la liqueur de Fehling qu'une urine non albumineuse, l'albumine en effet empêche la réduction de s'opérer. On enlève l'albumine soit en la coagulant par la chaleur, soit en la précipitant par le sous-acétate de plomb.

L'acide urique et les urates réduisent, bien que faiblement, la liqueur de Fehling; il faut d'autant plus veiller à cette cause d'erreur que par suite du traitement imposé au malade contre le diabète, il est soumis à une alimentation très azotée et par suite son urine est très chargée d'acide urique. Il peut donc arriver un moment où le sucre n'existant plus qu'en faible proportion dans l'urine, on observe une réduction un peu hésitante qui peut provenir de traces de sucre ou d'un excès d'urates.

Il faut donc être en garde contre cette cause d'erreur: d'abord une urine riche en urates et acide urique présente presque toujours un dépôt formé par ces substances; ce fait doit éveiller l'attention; ce dépôt sera séparé par le filtre. Ensuite la réduction de la liqueur par l'acide urique n'a lieu qu'à la suite d'une ébullition assez soutenue et se produit surtout pendant le refroidissement. Si donc on opère comme nous l'avons indiqué, en faisant arriver l'urine à la surface de la liqueur, on diminuera de beaucoup les chances d'erreur. Pour plus de sûreté, on élimine les urates, en déféquant l'urine par le sous-acétate de plomb, et on enlève l'excès de ce dernier par le carbonate de soude.

En résumé, si l'urine renferme plus de 3 à 4 p. 1000 de sucre, elle réduit nettement la liqueur cupro-potassique; si elle en renferme une quantité moindre, il est nécessaire de la déféquer par le sous-acétate de plomb; on élimine du même coup toutes les substances qui peuvent induire en erreur (albumine, matériaux azotés, urates). Si alors cette urine ne réduit pas la liqueur cupro-potassique, c'est qu'elle ne renferme pas de sucre.

Signalons pour terminer une cause d'erreur bien facile à éviter. L'urine des personnes qui ont absorbé du chloroforme ou de l'hydrate de chloral réduit la liqueur cupro-potassique; mais il est toujours facile d'être renseigné sur ce sujet.

Dosage du sucre. — Le dosage du sucre dans l'urine peut être effectué par la liqueur de Fehling ou par l'examen optique.

1° On commence par s'assurer que la liqueur de Fehling est bien titrée, c'est-à-dire que 10 cc. de cette liqueur sont exactement réduits par 0 gr. 05 centigr. de glycose; on place alors dans un ballon 10 cc. de cette liqueur et après avoir porté à l'ébullition on y verse goutte à goutte l'urine jusqu'au moment ou la coloration bleue disparaît, la quantité d'urine employée contient évidemment 0 gr. 05 centigr. de glycose, par calcul on passe à la proportion contenue dans un litre

2° L'examen polarimétrique donne directement et par simple lecture, la quantité de glycose contenue dans un litre d'urine si on fait usage du diabétomètre à pénombres.

On peut évaluer d'une manière approximative mais souvent suffisante la quantité de glycose que renferme une urine, au moyen de la formule suivante indiquée par Bouchardat. On détermine la densité de l'urine, puis, on multiplie par deux, les deux derniers chiffres qui expriment cette densité; ce produit est encore multiplié par le nombre de litres ou fractions de litres émis dans les vingt-quatre heures; de ce dernier produit on retranche 50 ou 60 gr. s'il y a polyurie et la différence représente le sucre.

Exemple : Un sujet rend quatre litres d'urine de densité 1034 la quantité de sucre est égale à $34 \times 2 \times 4 = 272 - 60 = 212$ gr. de sucre.

ÉLÉMENTS DE LA BILE. — PIGMENTS ET ACIDES BILIAIRES. — La bile est un liquide complexe dont les principaux éléments sont :

Les **acides** et **pigments biliaires**, la **mucine** et la **cholestérine**. Lorsque ces éléments passent dans l'urine ils lui communiquent une couleur spéciale et l'urine est dite ictérique.

Parmi les matières colorantes citons : la bilirubine et la biliverdine. Lorsque la bilirubine prédomine dans l'urine la coloration est jaune, si au contraire la coloration est verte c'est la biliverdine qui est en excès. Dans le premier cas on acidifie l'urine avec de l'acide chlorhydrique et en agitant avec du chloroforme, ce dissolvant se colore en jaune; dans le second cas on agite avec l'éther qui se colore en vert : si ce traitement ne donne pas de résultat suffisamment net, on soumet l'urine à la réaction dite de Gmelin.

Dans un verre à pied on place quelques centimètres cubes d'*acide azotique nitreux* puis au moyen d'un tube effilé, on fait arriver de l'urine préalablement filtrée. À la surface de séparation il se produit une succession de couleurs dans l'ordre suivant, *vert*, *bleu*, *violet*, *rouge* et *jaune*, puis au bout d'un certain temps toutes ces nuances se fondent et le mélange reste uniformément teinté en orangé. Pour que cette réaction soit caractéristique il faut constater très nettement l'existence de la couche verte et violette. L'acide azotique donne en effet une coloration rouge avec des urines qui ne renferment pas de pigments biliaires. Si l'urine renferme de l'albumine il faut préalablement s'en débarrasser.

Si on le veut, on peut constater la présence des *acides* biliaires au moyen de la réaction de *Petenkofer*, qui est assez délicate. Voici comment on la pratique : dans un verre à pied on place l'urine filtrée avec *quelques gouttes* d'une solution de sucre puis on fait tomber en petit filet d'acide sulfurique concentré, en même temps qu'on agite avec une baguette de verre, la chaleur dégagée est toujours assez suffisante pour porter le mélange à une température convenable à laquelle s'effectue la réaction. Cette réaction consiste en une coloration d'abord violette qui passe ensuite au pourpre.

Très souvent la quantité de pigments ou d'acides biliaires contenue dans une urine n'est pas suffisante pour qu'on puisse constater les réactions caractéristique. En opérant directement il faut alors isoler les pigments soit avec l'éther soit avec le chloroforme. Si on emploie ce dernier réactif on peut faire agir directement sur lui l'acide azotique nitreux.

Causes d'erreurs. — La rhubarbe, le séné et toutes les substances qui renferment l'acide chrysophanique colorent l'urine en jaune brun;

il est facile de ne pas confondre cette coloration avec celle d'une urine ictérique? En effet, elle vire au rouge par l'addition d'un alcali caustique. Très souvent ces urines contiennent de l'oxalate de chaux en abondance (il provient de la rhubarbe) et de plus elles ne donnent pas la réaction de Gmélin.

URINES DITES HÉMAPHÉIQUES. — On donne très improprement ce nom à des urines de coloration rougeâtre ou acajou, avec sédiments d'un rouge plus ou moins vif, que l'on rencontre dans un certain nombre d'affections du foie. Au premier abord, on pourrait les prendre pour des urines sanguinolentes; mais l'examen microscopique suffit pour empêcher cette erreur, d'autant plus facile à commettre que ces urines renferment parfois de l'albumine. Il peut également arriver que ces urines soient sanguinolentes ; elles renferment alors des hématies.

Les caractères de ces urines sont assez tranchés.

On ne peut, malgré leur couleur, les confondre avec des urines ictériques, car elles ne donnent pas la réaction de Gmélin. Elles se colorent en rouge violacé ou en bleu lorsqu'on les étend de deux à trois fois leur volume d'acide chlorhydrique ou sulfurique ; l'acide azotique les rougit fortement; la nuance varie de l'acajou au rouge hyacinthe.

Lorsque le sédiment est abondant, il fixe avec énergie ce pigment, et on peut enlever la matière colorante, avec difficulté, il est vrai, en traitant par l'alcool, qui se colore en rouge acajou.

M. Méhu a démontré que ce pigment, qui d'un côté a quelque ressemblance avec la bilirubine, en diffère par sa solubilité dans l'eau et dans l'alcool; ses solutions alcalines ne verdissent pas au contact de l'air; il ne donne pas lieu à la réaction de Gmélin; enfin son pouvoir colorant est infiniment moins considérable que celui de la bilirubine, ce pigment provient du foie, aussi M. Méhu propose-t-il de désigner les urines qui en renferment sous le nom d'urines rouges hépatiques.

On leur avait donné le nom d'urines hémaphéiques, parce que l'on supposait que le principe colorant était l'hémaphéine, matière brune résultant de la décomposition de l'hématine et étudiée par Franz Simon.

Pour extraire ce pigment rouge, qui n'est autre chose que de l'urobiline, M. Méhu conseille d'aciduler l'urine et de la saturer de sulfate d'ammoniaque ; il est même bon d'employer un léger excès de ce sel. Le pigment se sépare et est recueilli sur un filtre ; après dessiccation, on traite par l'alcool concentré, qui dissout le pigment et le sépare du sulfate d'ammoniaque qu'il retient. Pour le caractériser on ajoute à sa solution alcoolique un peu de chlorure de zinc et un excès d'ammoniaque, il se produit alors une coloration rouge pâle par transmission et présentant de très beaux reflets verts par réflexion.

URINES GRASSES LAITEUSES ou **CHYLEUSES.** — La présence de la graisse dans l'urine est un fait assez rare, car les urines qu'à première vue on caractérise de laiteuses ou de chyleuses doivent le plus souvent leur opacité à du pus. Une urine véritablement grasse tache le papier qui reste transparent après dessiccation, de plus cette urine s'éclaircit lorsqu'on l'agite avec du chloroforme, de l'éther ou de la benzine.

L'examen microscopique est toujours probant, les gouttelettes grasses se présentent sous forme de disques aplatis avec contours obscurs, et partie centrale brillante. A part ces gouttes, on peut voir des cellules graisseuses plus petites réunies ensemble et devenant polyédriques par suite de la pression qu'elles exercent les unes sur les autres. On connait encore peu de choses sur la signification d'une urine grasse, on sait seulement que c'est un signe de la dégénérescence graisseuse des reins ou d'une autre partie du système urinaire. L'émission d'une urine grasse indique peut-être aussi un excès de graisse dans le sang, car Claude Bernard a démontré que la graisse administrée en grande quantité avec les aliments passe dans l'urine.

2° ÉLÉMENTS ANORMAUX D'ORIGINE MINÉRALE

COMPOSÉS AMMONIACAUX. — La présence des composés ammoniacaux dans l'urine est très fréquente, nous en avons parlé en traitant de la réaction de l'urine et nous avons vu que le carbonate d'ammoniaque, qui, dans un très grand nombre de cas, communiquait à l'urine la réaction alcaline, provenait de la décomposition de l'urée soit avant soit après l'émission. A part cela on admet généralement qu'il n'y a que des traces de sels ammoniacaux dans l'urine, ils sont presque toujours de provenance anormale. Le carbonate d'ammoniaque provient de la décomposition de l'urée sous l'influence d'un ferment spécial. Cette décomposition se fait très rapidement dans les urines renfermant du mucus et du pus, surtout lorsque la température est élevée. Elle peut également avoir lieu dans la vessie, notamment chez un sujet atteint de catarrhe vésical.

La formation du phosphate ammoniaco-magnésien dont les cristaux sont si caractéristique est toujours consécutive de celle du carbonate d'ammoniaque. Il peut prendre naissance dans la vessie où il constitue de la gravelle, des plaques et des calculs phosphatiques. L'urate l'ammoniaque se forme dans les mêmes conditions.

4° EXAMEN MICROSCOPIQUE

SÉDIMENTS. — CONCRÉTIONS. — CALCULS. — Les sédiments et les concrétions peuvent être formés par des éléments normaux ou anormaux, de nature organique ou minérale. Ils sont entraînés mécaniquement par l'urine ou bien ils ont été primitivement en dissolution et se sont déposés par suite du refroidissement de ce liquide. Les calculs sont d'abord des sédiments qui se déposent en un point quelconque des voies urinaires ou de la vessie, mais qui n'étant pas expulsés avec l'urine se fixent et s'accroissent par suite d'un dépôt continuel de substance de même nature qu'eux ou d'une nature différente. Lorsqu'ils se détachent avant d'avoir atteint une grosseur telle qu'ils ne puissent sortir par les voies naturelles ils sont expulsés avec plus ou moins de difficulté et constituent la gravelle. Si leur volume s'oppose à l'expulsion ils deviennent selon la forme ou la grosseur, des concrétions ou des calculs. Les sédiments se forment le plus souvent après l'émission de l'urine ; les concrétions et les calculs prennent naissance dans l'intérieur des voies urinaires.

SÉDIMENTS ET CALCULS ORGANIQUES

SÉDIMENTS ET CALCULS FORMÉS DE SUBSTANCES ORGANIQUES	*Existant normalement dans l'urine*	Acide urique et ses sels.
	D'origine anormale	Cystine. Xanthine. Tyrosine. Indigo. Cholestérine.

ACIDE URIQUE et **URATES**. — De tous ces éléments, celui qu'on rencontre le plus fréquemment à l'état de sédiment, gravelle, concrétion ou de calcul, est sans contredit l'*acide urique*.

Sous forme de sédiment l'acide urique se reconnaît toujours facilement, même par le malade, on doit donc l'interroger pour savoir *s'il a été expulsé en même temps que l'urine*. Mais ce renseignement ne suffit pas, il faut encore connaître le volume de l'urine des vingt-quatre heures, pour voir s'il n'est pas inférieur à la moyenne, auquel cas l'acide urique aurait pu se déposer faute de quantité suffisante de liquide pour le dissoudre ; en un mot il faut constater qu'il y a réellement production exagérée d'acide urique.

Les sédiments d'acide urique sont toujours colorés, en jaune, jaune orangé, rouge vif, ils sont cristallins, atteignent une grosseur parfois assez considérable et présentent de nombreuses variétés de forme. Ils possèdent au plus haut degré la propriété de fixer les matières colorantes de l'urine ; cette propriété est caractéristique. L'acide urique est souvent accompagné d'urates ; le plus fréquent est l'urate de soude, parfois l'urate d'ammoniaque et dans ce cas l'urine est ammoniacale. Une simple élévation de température fait rentrer les urates en solution et fournit le moyen de les séparer de l'acide urique.

Les calculs d'acide urique se rencontrent assez fréquemment, ils sont formés par cet acide presque pur ou mélangé d'urates alcalins (soude, chaux, ammoniaque, magnésie). La couleur des calculs d'acide urique varie du jaune au rouge vif, leur grosseur peut atteindre celle d'une noix et leur cassure est souvent rayonnée.

On peut caractériser chimiquement l'acide urique au moyen de la réaction dite de la murexide. On chauffe une petite quantité de matière, après l'avoir imprégnée d'acide azotique, puis on touche le résidu avec de l'ammoniaque, il se développe immédiatement une coloration pourpre, qui passe au bleu pourpre par l'addition de potasse caustique.

Les sédiments d'urate d'ammoniaque se rencontrent assez fréquemment, on le trouve presque toujours dans les urines qui ont éprouvé la fermentation ammoniacale, il est alors le plus souvent accompagné de phosphate ammoniaco-magnésien, de phosphates terreux amorphes et souvent de pus.

CYSTINE. — On a parfois rencontré la cystine en dissolution dans l'urine, mais rarement. C'est presque toujours à l'état de sédiment (mélangée à l'urate de soude) et surtout à l'état de calcul qu'on peut la rencontrer, encore ces calculs sont-ils très rares. Ils sont jaunâtres, un peu translucides, de consistance cireuse et se laissent facilement rayer par l'ongle : Leur structure est rayonnée comme celle de l'acide urique.

INDIGO. — On rencontre assez souvent, même dans les urines qui ne renferment aucun élément anormal, des cristaux ou plutôt des fragments de cristaux, des plaques transparentes d'indigo bleu. Ces fragments sont toujours peu abondants, ils n'ont pas grande signification.

SÉDIMENTS ET CALCULS DE NATURE MINÉRALE

Les bases qu'on rencontre dans les sédiments et calculs sont les mêmes que celles qui existent dans l'urine (potasse, soude, chaux, magnésie, ammoniaque), mais dans les sédiments ces bases sont combinées avec des acides qui forment avec elles des sels insolubles ; c'est exactement l'inverse de ce qui a lieu quand elles sont en dissolution dans l'urine normale. La potasse, la soude, la chaux, la magnésie et l'ammoniaque se rencontrent unies à l'acide urique, les urates acides étant peu solubles. L'ammoniaque se rencontre combinée à l'acide phosphorique sous forme de phosphate ammoniaco-magnésien. La chaux peut être combinée à l'acide oxalique, carbonique ou phosphorique, la magnésie est unie à l'acide phosphorique ou carbonique.

SÉDIMENTS ET CALCULS PHOSPHATIQUES. — Ils ne peuvent se former que dans une urine dont la réaction est alcaline ou tout au moins neutre ; il n'y a d'exception que pour le phosphate bibasique de chaux, que l'on peut rencontrer dans des urines offrant une légère réaction acide, mais il suffit de chauffer légèrement ces urines pour dégager l'acide carbonique qui retient en dissolution ces phosphates et on obtient immédiatement un dépôt. Celui qui s'est déposé spontanément dans une urine est cristallin et se présente sous forme d'aiguilles ou de cristaux aciculaires groupés en étoiles.

PHOSPHATES DE CHAUX ET DE MAGNÉSIE TRIBASIQUES. — Le mélange de ces deux sels se précipite sous forme de sédiment amorphe toutes les fois que l'urine devient alcaline, lorsque l'urine est neutre ils peuvent rester en dissolution à la faveur de l'acide carbonique, mais se précipitent par l'action de la chaleur. Le trouble qu'ils produisent ainsi disparaît par l'addition d'acide acétique, il n'est donc pas possible de les confondre avec l'albumine. Pour que ces phosphates terreux se rencontrent dans l'urine, à l'état de sédiments, il faut que la réaction alcaline de ce liquide soit due à des carbonates alcalins, car si elle est due à du carbonate d'ammoniaque ce sel réagit sur les phosphates terreux et il se forme du phosphate ammoniaco-magnésien.

PHOSPHATE AMMONIACO-MAGNÉSIEN ou **PHOSPHATE TRIPLE.** — Ce sel est celui qu'on rencontre le plus fréquemment, et toutes les urines, normales ou non, finiront par en renfermer, si on les conserve un temps suffisant. Après leur émission cette formation n'a aucune importance clinique, il n'en est pas de même quand elle s'accomplit dans la vessie, l'urine, en effet, peut devenir ammoniacale dans ce réservoir ; le phosphate triple y prendre naissance pour constituer des plaques ou des calculs. Une fois formés, ils s'accroissent avec rapidité, ils sont une cause continuelle d'irritation, enflamment les parois de sa vessie et entretiennent constamment la formation de l'urine ammoniacale. L'impulsion donnée, l'accroissement ne s'arrête pas.

Le phosphate ammoniaco-magnésien se présente sous forme de cristaux souvent assez volumineux ; ce sont de gros prismes à base rhomboïdale, posés à plat ils ressemblent à un catafalque, d'où le nom de sel en tombeau qu'on leur donne parfois.

OXALATE DE CHAUX. — L'acide oxalique que l'on rencontre dans l'urine à l'état d'oxalate de chaux et surtout sous forme de sédiments est assez répandu dans le règne végétal. Il existe dans un assez grand nombre de plantes sous forme de sels de soude ou de potasse et dans quelques médicaments (rhubarbe) ; il est bon de le savoir, car on peut le rencontrer dans l'urine, à la suite de l'ingestion prolongée de l'oseille comme aliment, ou de celle de la rhubarbe comme purgatif.

L'oxalate de chaux qu'on rencontre dans l'urine est toujours cristallisé en octaèdres très brillants, très réguliers et réfractant fortement la lumière. Les angles sont très accusés et ces cristaux vus perpendiculairement ressemblent à une enveloppe à lettre, ils affectent parfois la forme de losanges ; ils sont comme ceux de phosphate ammoniaco-magnésien tout à fait caractéristiques et ne peuvent être confondus avec aucun autre.

L'oxalate de chaux qu'on rencontre dans l'urine peut provenir de deux sources tout à fait différentes et sur lesquelles il est bon d'être renseigné.

Ainsi que nous l'avons dit, il peut être la conséquence de l'alimentation ou de l'ingestion de certains médicaments, dans ce cas son apparition n'a aucune signification pathologique.

On le rencontre dans l'urine dans tous les cas où l'hématose, la respiration ne s'effectuent pas librement, dans la dyspepsie et dans la convalescence de certaines maladies aiguës. Lorsqu'on le rencontre dans l'urine, après s'être enquis de l'alimentation et si rien ne justifie sa présence de ce côté, il faut s'assurer si la production est accidentelle, ou si elle persiste un certain temps, elle constitue alors ce qu'on appelle *oxalurie*, elle indique des troubles dans la respiration et dans la circulation ; une grande dépression nerveuse ou un état pathologique de l'intestin. Si cet état se prolonge on remarque, à part l'amaigrissement général, une sorte d'empoisonnement par l'oxalate de chaux, de plus on doit craindre qu'il ne s'agglomère dans quelque endroit des voies urinaires et n'y forme des calculs.

Calculs d'oxalate de chaux ou mûraux. — Ces calculs sont les plus résistants aux moyens de dissolution habituellement employés. A cause de cette dureté, ils ne s'arrondissent point dans la vessie, restent couverts d'aspérités, sont mamelonnés à la surface, d'où le nom de calculs mûraux, à cause de leur ressemblance avec une mûre. Ils sont toujours assez fortement colorés en brun, car leurs aspérités blessent la vessie et déterminent des hémorrhagies, ils fixent alors la matière colorante du sang.

SÉDIMENTS ORGANISÉS

Une urine parfaitement normale, claire et transparente au moment de l'émission, se remplit toujours en se refroidissant d'un nuage floconneux plus ou moins dense, qui reste en suspension ou se rassemble au fond du vase. On donne généralement à ce nuage le nom de *Mucus de la vessie*. Cette dénomination est tout à fait impropre, car ce nuage se forme sans qu'il soit nécessaire que l'urine renferme de la mucine.

Ce faux mucus est constitué le plus souvent par des cellules épithéliales qui fixent soit de l'urate de soude, soit de l'oxalate de chaux, soit divers autres éléments.

L'urine peut renfermer du mucus proprement dit provenant de la vessie; ce mucus est analogue à celui qui est sécrété par les autres membranes. La *mucine* qui le constitue est précipitée par l'acide acétique et le précipité ne se redissout pas dans un excès d'acide. Cette propriété la différencie nettement de l'albumine.

La présence d'une petite quantité de mucus dans l'urine n'a pas de signification, mais il devient parfois abondant dans le catarrhe vésical, et la cystite; il est en rapport avec l'inflammation des glandes muqueuses. On constate une augmentation de mucus dans les maladies générales qui déterminent une congestion rénale intense, puisqu'il semble démontré aujourd'hui que l'élément sécréteur du rein (cellules des tubuli contorti) peut sécréter de la mucine sous forme de gouttelettes, qui entrent dans la composition des tubes muqueux.

PUS. — Dans un grand nombre de cas la mucine est accompagnée de pus dans l'urine, les muqueuses enflammées sécrètent d'abord une proportion plus considérable de mucus, puis les vaisseaux dilatés laissent passer les globules blancs et bientôt le pus est constitué.

De même que le sang, le pus est formé de deux parties, une liquide ou plasma et l'autre solide, constituée par des globules opaques ou blanchâtres, qui lui donnent un aspect caractéristique. Ces globules sont circulaires, aplatis, d'un diamètre un peu plus considérable que ceux du sang 8 à 10 millièmes de millimètre. Ils renferment de 1 à 4 noyaux dans leur intérieur et sont très finement granulés, ce qui leur donne un aspect caractéristique.

Il faut constater ces caractères dans l'urine récente, car à la suite d'un séjour prolongé les granulations s'effacent et les noyaux deviennent plus nets. Au contact des alcalis caustiques, le pus se gonfle et prend une consistance de gelée visqueuse adhérant fortement aux parois du vase. L'ammoniaque produit très bien cette réaction et permet de reconnaître le pus dans l'urine et de le différencier du mucus qui se liquéfie dans les mêmes conditions.

ÉPITHÉLIUM. — Dans le dépôt nuageux qui se forme dans l'urine normale, on rencontre des cellules épithéliales provenant de la vessie et du vagin. La desquamation peut avoir lieu depuis les reins jusqu'à l'urèthre et les cellules qui en proviennent ont parfois une forme spéciale qui permet de reconnaître leur origine.

Les cellules épithéliales de la vessie se présentent sous forme de plaques transparentes, rectangulaires, à angles arrondis ou elliptiques, à bords plus ou moins contournés, mais ayant toujours à leur centre un noyau dont le contour est plus accentué que celui des cellules. Elles sont isolées ou réunies en plaques plus ou moins larges.

Les cellules du vagin présentent la même forme, mais elles sont plus grandes, à bords plus minces et le noyau central est plus petit. Les cellules qui proviennent des uretères sont plus petites que les précédentes en forme de massue ou fuseau et ayant le noyau dans la partie renflée, celles des bassinets sont cylindriques avec un noyau assez volumineux.

Sang. — On rencontre assez souvent des urines sanguinolentes, et suivant la proportion de sang extravasé, la couleur de l'urine varie du rose au rouge et même au noir. Le sang étant composé de deux parties, une liquide (sérum) et l'autre solide (fibrine, globules), on rencontre dans l'urine ces divers éléments. Le sérum renfermant de l'albumine, toute urine sanguinolente est en même temps albumineuse. Mais ce qui caractérise plus nettement l'extravasion du sang dans l'urine c'est la présence des hématies ou globules sanguins.

Cependant il peut arriver que les globules ne passent pas dans l'urine (*Hémoglobinurie*). Les hématies se présentent sous forme de disques légèrement biconcaves d'un diamètre de 6 à 7 centièmes de millimètre avec une épaisseur de millièmes.

Vus en masse, les globules du sang paraissent rouges, ils sont jaunâtres par transparence, la dépression centrale paraît plus foncée et simule un noyau. Le centre des globules rouges normaux ou peu altérés paraît sombre ou clair, suivant qu'on rapproche plus ou moins l'objectif de la préparation. Pour bien constater la forme des globules sanguins, il faut les examiner dans une urine récente, car ils se déforment, se gonflent à la suite d'un séjour prolongé dans ce liquide, surtout lorsqu'il devient ammoniacal. La dépression centrale s'atténue, souvent même disparaît entièrement, le globule peut se trouver réduit à une enveloppe dégonflée de son contenu, elle peut même disparaître complètement.

CYLINDRES URINAIRES. — A l'état normal, il se fait à la surface des tubes du rein des sécrétions très faibles, généralement muqueuses; mais en si petite quantité qu'elles passent inaperçues. Dans certains cas pathologiques ces sécrétions deviennent plus abondantes, elles se condensent, se moulent dans les tubes dont elles prennent la forme et sont ensuite entraînées par les urines. On les retrouve dans le sédiment, mélangées à d'autres sécrétions pathologiques et on les désigne sous le nom de *cylindres* ou *tubes urinaires*. L'abondance de ces cylindres et leur production pendant un temps considérable indiquent toujours une altération rénale, ils peuvent être partagés en divers groupes que nous allons rapidement étudier.

1° *Cylindres muqueux* (Hyalins). — On les rencontre assez souvent dans les urines et ils sont parfois assez abondants. Ils offrent une transparence parfaite et sont très légèrement granuleux, leurs bords sont effacés. Ils se colorent à peine par le carmin; ils peuvent présenter, adhérents à leur surface, divers éléments, déchets cellulaires, globules de pus, etc.

2° *Cylindres cireux* ou *colloïdes*. — Ces cylindres se distinguent facilement des précédents. Examinés dans l'urine, sans addition d'aucun réactif, ils offrent une réfringence spéciale et sont très visibles. Ils ont des bords nets et comme taillés à l'emporte-pièce. Souvent ils présentent des cassures sur leurs bords, ou bien sont enroulés sur eux-mêmes en forme de vrille. La substance qui les compose est dense et se colore fortement par les réactifs surtout par l'acide osmique.

3° *Cylindres graisseux*. — On rencontre très rarement ces cylindres et toujours en petit nombre. Les granulations graisseuses sont généralement très fines. Comme les cylindres muqueux, ils peuvent renfermer des cellules et des leucocytes; on trouve des cylindres à la fois muqueux, et graisseux avec déchets cellulaires.

SPERME. — La présence du sperme dans l'urine est assez fréquente. Comme le sang et le pus, le sperme est composé de deux parties : des éléments solides en suspension dans un liquide. La partie solide renferme des *spermatozoïdes*, des *leucocytes* et des *sympexions*. On rencontre ces divers éléments dans l'urine. Le spermatozoïde se compose de deux parties, la tête et la queue ; la forme générale rappelle celle du têtard de grenouille, la tête est triangulaire, allongée, à angles émoussés. La queue est très effilée, sa longueur est 10 à 12 fois plus considérable que celle de la tête, on rencontre assez souvent des spermatozoïdes incomplètement développés ou dont la queue est brisée.

CHAMPIGNONS ET FERMENTS. — L'apparition de ces corps dans l urine même normale est un fait constant. On rencontre assez souvent dans l'urine un très grand nombre de substances dont la présence est souvent fort embarrassante, il est impossible de les énumérer toutes, nous renvoyons pour cela aux traités spéciaux.

Bacilles de la tuberculose. — Dans le cas de tuberculose des voies urinaires, on rencontre dans l'urine des bacilles de la tuberculose, découverts et étudiés par Koch. Ces bacilles se distinguent de tous les autres par l'énergie avec laquelle ils retiennent certaines matières colorantes d'aniline, une fois qu'ils les ont fixées. Leur mode de recherche est basé sur cette propriété.

On laisse déposer l'urine dans un verre conique, puis au moyen d'un tube affilé on prélève une petite quantité de ce dépôt que l'on étale sur une lamelle mince et que l'on fait dessécher, soit en l'abandonnant à l'évaporation spontanée, soit en l'exposant à une source modérée de chaleur. De toutes manières, une fois le dépôt desséché et bien adhérent, il faut chauffer la lamelle et la porter à une température suffisante pour coaguler l'albumine si l'urine en contient.

La lamelle est alors plongée dans une solution concentrée et aqueuse d'une couleur basique d'aniline (fuchsine, bleu de méthylène, violet de gentiane), solution alcalinisée avec de l'huile d'aniline. Le contact est prolongé 12 heures.

On retire alors la lamelle et on la plonge dans l'eau de manière à enlever l'excès de matière colorante, puis on la porte dans un liquide ainsi composé :

Acide azotique ordinaire	1 partie
Eau distillée	2 —

Par l'action de l'acide azotique, toute la préparation est décolorée, à l'exception des bacilles de la tuberculose ; on lave alors jusqu'à ce que toute réaction acide ait disparu, et il ne reste plus qu'à conserver la préparation. Pour cela après l'avoir déshydratée par dessiccation, on l'éclaircit par l'huile d'œillets et on la conserve dans le baume de Canada.

On suit exactement la même marche pour la recherche des bacilles dans les crachats.

Comme on le voit, le caractère différentiel des bacilles de la tuberculose est très net. Ils retiennent certaines matières colorantes d'aniline avec une énergie telle que la coloration résiste à l'acide azotique, mais cette fixation ne se fait que lentement : c'est pour cela qu'il faut prolonger le contact pendant vingt-quatre heures : en opérant à chaud, on peut réduire à 10 minutes la durée du séjour dans le bain colorant. Tous les autres bâtonnets se colorent au contraire presque instantanément, mais leur coloration ne résiste pas à l'acide azotique.

Lorsqu'on étudie les bacilles de la tuberculose, on peut se dispenser de décolorer la préparation en la lavant à l'acide azotique ; mais alors tous les éléments figurés sont colorés, et il est bien difficile de différencier les bacilles de Koch des autres bactéries qui peuvent se trouver dans la préparation.

TABLES DES MATIÈRES

Cette nouvelle édition renferme trois tables des matières :

1° Table des auteurs par ordre alphabétique ;

2° Table générale des matières par ordre alphabétique ; la propriété médicale d'une préparation primant sa dénomination pharmaceutique par exemple *injection astringente :* chercher à *astringente injection,*

3° Table pour la classification thérapeutique des médicaments.

TABLE DES AUTEURS

TABLE DES AUTEURS

C

TABLE DES AUTEURS

TABLE DES AUTEURS

G

H

I

J

M

Q

R

S

T

U

V

W

Y

Z

TABLE DES MÉDICAMENTS

N. B. — **Chercher dans le Formulaire magistral et à leur ordre alphabétique tous les renseignements qui ne se trouveraient pas dans cette table.**

A

TABLE DES MÉDICAMENTS

B

D

E

TABLE DES MÉDICAMENTS

F

G

H

I

J

K

L

M

P

Q

R

U

V

W

X

Y

Z

PROPRIÉTÉS THÉRAPEUTIQUES
DES MÉDICAMENTS

A

ABSORBANTS.

Charbon.
Chaux. Carbonate de.
— Phosphate basique.
Magnésie carbonate.
Yeux d'écrevisses.

ACIDES (ANTI-).

Alcalins en général.
Ammoniaque.
Calcium. Carbonate de.
— Oxyde de.
Ecrevisses Yeux d'.
Lait.
Magnésie Carbonate de.
— Citrate de.
Magnesium. Oxyde de.
Potasse. Bicarb. de.
Soude. Bicarb. de.

ACIDULES.

Acide citrique.
— tartrique.
Berberis.
Fruits acides.
Limonades acides.
Oseille.
Oxalate de potasse.
Tamarin.
Tartrate acide de potasse.

ADHÉSIFS.

Collodion.
Gommes diverses.
Dextrine.
Diachylon.
Plâtre.
Taffetas divers.

ADOUCISSANTS.

(Voir *Tempérants.*)

Carragaheen.
Colle de poisson.
Concombre.
Coquelicot.
Corne de cerf.
Dattes.
Fucus Crispus.
Gomme adragante.
Gomme arabique.
Guimauve. Racines, feuilles de.
Jujubes
Lin.
Mauve.
Mélilot.
Molène.
Orge.
Potiron (semences).
Raisin sec.
Réglisse.
Tussilage.
Violette.

AGGLUTINATIFS.

Colle de poisson.
Collodion.
Sparadrap de diachylon.
Traumaticine.
Silicate de potasse.
Stérésol.

ALBUMINURIQUES (ANTI-).

Calcium oxyde de.
Fuchsine.
Lait.
Strontiane.
Tannin.

ALTÉRANTS.

Calomel.
Lysine.
Sels d'argent.
— d'arsenic.
— de bismuth.
— de cuivre.
— de mercure.
— de zinc.
Tartrate de potasse neutre.

ANALEPTIQUES.

Amidon.
Cacao.
Fucus Crispus.
Lichen d'Islande.
— pulmonaire.
Sagou.
Salep.

ANALGÉSIQUES.

Analgésine.
Antipyrine.
Cocaïne.
Exalgine.
Méco Narcéine.
Méthylacétanilide.
Phénocolle.
Solanine.

ANESTHÉSIQUES.

Acétone.
Bromoforme.
Bromure d'éthyle.
Carbonique. Acide.
Chanvre indien.
Chloral alcoolate.
— crotonique (anesthésique du cerveau).
— Chloral hydrate de.
Chloroforme.
Cocaïne.
Ether acétique.
— azoteux.
— bromhydrique.
— sulfurique.
Hypnone.
Iodoforme.
Iodol.
Méthylal.
Protoxyde d'azote.
Tropococaïne.

ANOREXIQUES (ANTI-).

Absinthine.
Pepsine.

ANTHELMINTHIQUES.

(Voir *Vermifuges.*)

ANTIPSORIQUES.

Calcium. Sulfure de.
Ellébore.
Daphne-Mezereum.
Mercuriaux.
Fuligokali.
Pétrole.
Phénique (acide).
Scabieuse.
Soufre.
Suie.
Sulfures alcalins.
— de potasse.
Staphysaigre.
Tabac.

ANTISEPTIQUES. (Voir *Septiques (anti-)* et *Désinfectants.*)

AMAUROTIQUES (ANTI-).

Anémone pulsatille.

AMERS.

Absinthe.
Absinthine.
Acore.
Angusture vraie.
Asperges.
Centaurée.
Chardon bénit.
Chicorée.
Colombo.
Fiel de bœuf.
Gentiane.
Germandrée.
Houblon.
Menyanthe.
Orange amère.
Quassia amara.
Scordium.
Scrofulaire.
Simarouba.
Véronique.

APÉRITIFS.

(Voir *Amers.*)

Asperge.
Fenouil.
Persil.
Pissenlit.
Polypode.
Potasse acétate.
Potasse sulfate.

APHRODISIAQUES.

Ambre gris.
Cachundé. Pastilles de.
Cantharides.
Ginseng.
Haschisch.
Musc.
Noix vomique.
Phosphore.
Phosphure de zinc.
Poivre noir.

Truffes.
Vanille.

APHRODISIAQUES (ANTI-).

Bromures divers.
Camphre.
Digitaline.
Nymphœa alba.
Polybromures.

AROMATIQUES.

Absinthe.
Curcuma.
Espèces aromatiques.
Fraisier.
Galanga.
Hysope.
Lavande.
Menthes diverses.
Origan.
Pied-de-chat.
Romarin.
Sauge.
Serpolet.
Thym.

ASTHMATIQUES (ANTI-).

Anémonine.
Ether iodhydrique.
Iodure de potassium.
Iodure de sodium.
— de zinc.
Lobélie enflée.
Nitrite de sodium.
Oxygène.
Pyridine.

ASTRINGENTS.

Acides divers.
Alumine.
Alun.
Benzoate de gaïacol.
Carbonate de gaïacol.
Chêne.
Citron.
Coing.
Consoude.
Créosote.
Crésol.
Cuivre. Sulfate de.
Cuivre. Sulfate ammoniacal.
Eau de Rabel.
Fer. Sulfate de.
Fraisier.
Gaïacol.
Gallique. Acide.
Grenadier.
Guaycuru.
Henné-Alhenna.
Hêtre.
Inga.
Kino.
Mastic.
Matico.
Mélilot.
Monésia Buranhem.
Mûrier noir.
Noix de Galles.
Noyer.
Ortie blanche.
Oxalate de potasse.
Pervenche.
Plantain moyen.
Plomb. Acétate.
— Sous-acétate.
Quinquina gris.
— jaune.
— rouge.
Ratanhia.
Renouée.
Ronce sauvage.
Rose à cent feuilles.
Rose rouge.
Rosier sauvage.
Salicaire.
Sang-Dragon.
Saule blanc.
Sceau de Salomon.
Scolopendre.
Sulfate d'alumine.
Sulfurique. Acide.
Tan.
Tannin.
Tormentille.
Viburnum prunifolium.
Zinc. Acétate.
— Chlorure.
Zinc. Oxyde.
— Sulfate.

B

BALSAMIQUES.

Baume de copahu
— de gurgum.
— du Pérou.
— de tolu.
Benjoin.
Benzoïque. Acide.
Bourgeons de sapin.
Goudron.
Peuplier.
Térébenthine.
Terpine.
Terpinol.

BÉCHIQUES.

(Voir *Pectoraux*.)

Blanc de baleine.
Carragaheen
Coquelicot.
Dattier.
Erysimum.

Fucus crispus.
Guimauve. Racine.
Hysope.
Jujubes.
Lierre terrestre.
Mauve.
Mélilot
Pied-de-chat.
Pin sauvage.
Polygala de Virginie.
Pulmonaire.
Raisin sec.
Réglisse.
Sapin vrai.
Tussilage.
Violettes. Fleurs.

BLENNORRHAGIQUES (ANTI-).

Astringents divers.
Baume de copahu.
— de Gurgum.
Cubèbes.
Kava-Kava.
Matico.
Phyllanthus Niruri.
Santal citrin.
Styrax.
Térébenthine.

C

CALMANTS.

Belladone.
Bromures.
Camphre.
Chloral.
Duboisia myoporoides.
Lactucarium.
Laurier-cerise.
Nymphæa alba.
Opium. Préparations et dérivés
Tilleul.

CANCÉREUX (ANTI-).

Cyanures alcalins.
Laurier cerise.
Préparations de ciguë.

CARMINATIFS.

Anis vert.
Camomille.
Carvi.
Coriandre.
Carmin.
Ether azoteux.
Fenouil.
Heracleum Lanatum.
Hysope.
Matricaire.
Sassafras.

CATARRHAUX (ANTI-).

Copahu.
Eucalyptus.
Gomme ammoniaque.
Kermès.
Marjolaine.
Oxyde blanc d'antimoine.
Pin sauvage.
Polypode.
Pulmonaire.
Sapin vrai.
Ulmaire.

CATHARTIQUES.

Calomel.
Citrate de magnésie.
Eaux purgatives.
Huile de ricins.
Irisine.
Kaladana.
Magnésie.
Mercuriale.
Nerprun.
Phosphate de soude.
Podophylle.
Rhubarbe.
Sené.
Soufre.
Sulfate de magnésie.
Potasse.
Soude.
Sulfovinate de soude.
Tartrates de soude.
— de potasse et de soude.
— borico-potassique.

CATHÉRÉTIQUES.

Argent. Azotate d'.

CAUSTIQUES.

Acétique acide.
Alun calciné.
Ammoniaque.
Antimoine. Beurre d'.
Argent. Azotate d'.
Arsénieux. Acide d'.
Azotique (acide).
Brome.
Calcium. Oxyde de.
Chloral.
Chlorhydrique. Acide.
Chromique. Acide.
Créosote.
Cuivre sulfate de.
Iode.
Mercurique. Azotate.
Or chlorure d'.
Oxalate de potasse.

Phénique Acide.
Potasse. Bichromate de.
— oxyde de.
Sabine.
Sodium. Oxyde de.
Sulfurique. Acide.
Zinc. Chlorure de.

CHLOROTIQUES (ANTI-).

Fer.
— Arséniate de.
— et quinine. Iodure de.
Manganèse. Peroxyde de.
— Sulfate de.
Oxygène.

CHOLAGOGUES.

(Voir *Drastiques*.)

CHORÉIQUES (ANTI-).

Aniline.
Argent. Azotate d'.
Bromures alcalins.
Picrotoxine.
Zinc. Bromure de.

COAGULANTS.

Acides minéraux.
Astringents et caustiques.
Ergotine.
Perchlorure de fer.
Cœur. Affections du.
Adonis vernalis.
Digitale.
Digitaline.
Fève de Calabar.
Mancone.
Muguet.
Nitrite d'amyle.
Spartéine.

CONDIMENTS.

Cannelle.
Gingembre.
Girofles.
Macis.
Muscades.
Poivre noir.

CORDIAUX.

Cannelle.
Girofles.
Macis.
Mélisse.

COSMÉTIQUES.

Alcoolats et Teintures.
Amidon et Fécule.
Bains et lotions aromatiques.
Carbonates alcalins.
Carthame et carmin.
Emulsions et laits divers.
Glycérine.
Oxyde et sous-sels de bismuth.
— de zinc.
Pâtes.
Poudres.
Savons.
Vinaigres aromatiques divers.
Talc.

CUTANÉES (AFFECTIONS).

Antrakokali.
Ellébore blanc.
— vert.
Gynocardia odorata.
Hoang-nan.
Hydrocotyle asiatique.
Iodure d'ammonium.
Monesia buranhem.
Orme.
Potasse. Arséniate de.
Pyrogallique. Acide.
Salicylate de soude.
Scabieuse.
Soude. Arséniate de.
— Hyposulfite de.
Zinc. Oélate de.

D

DARTREUX (ANTI-).

(Voir *Antiherpétiques*.)

Arsenic. Iodure d'.
Escargot.
Lierre.
Lobélie syphilitique.
Mercureux. Azotate.
— Chloro-iodure.
— Iodure.
Mercurique. Sous-sulfate.
Ortie. Grande.
Potasse. Carbonate de.
Sels de mercure en général.
Soufre. Iodure de.
Suie.
Turbith minéral.
— nitreux.

DÉCOLORANT.

Bisulfite de soude.

DENTIFRICES.

Alun.
Carbonate de chaux.
— de magnésie.

Charbon.
Cochlearia.
Corail.
Gaiac.
Magnésie calcinée.
Mastic.
Os de seiche.
Pierre ponce.
Phosphate de chaux.
Quinquina.
Ratanhia.
Sels de quinine.
Tartrate acide de potasse.
Tannin.

DÉPURATIFS.

Bourrache.
Chicorée.
Douce amère.
Fumeterre.
Patience.
Pensée sauvage.
Salsepareille.
Saponaire.
Sassafras.
Squine.

DÉSINFECTANTS ET ANTISEPTIQUES.

Acide azotique.
— boro-salicylique.
— phénique.
Antiseptol.
Aristol.
Betol.
Benzoate de gaïacol.
Carbonate de gaïacol.
Benzoate de naphtol β.
Benzonaphtol.
Brome.
Chaux. Hypochlorite de.
Carbone. Sulfure de.
Charbon.
Chlore.
Créosote.
Crésalol.
Crésol.
Coaltar.
Cuivre. Sulfate de.
Fer. Sulfate de.
Gaiacol.
Huiles empyreumatiques et essentielles diverses.
Iodoforme.
Iodure mercurique.
Manganate (per.) de potasse.
Mercurique. Chlorure.
Naphtaline.
Naphtol B. et A.
Oxygénée. Eau.
Phénate de soude.
Pyoclanines.
Phénol sulforiciné.
Québracho biancho.
Salicylate de bismuth.
— de naphtol β.
Soude hypochlorite.
— hyposulfite de.
— Bisulfite de.
Stérésol.
Sulfureux. Acide.
Thymol.
Vapeurs nitreuses.
Zinc. Sulfophénate de.
— Sulfate de.
— Chlorure de.

DIABÉTIQUES (ANTI-).

Bromures alcalins.
Glycérine.
Oxygène.
Soude citrate de.
— phosphate de.

DIAPHORÉTIQUES.

Alcool.
Ammoniaque.
— acétate d'.
— carbonate d'.
— chlorhydrate d'.
Antimoine. Soufre doré d'.
— Oxyde blanc.
Aunée.
Benzoïque. Acide.
Boissons chaudes.
Bourrache.
Calomel.
Camphre.
Douce-amère.
Foie de soufre.
Gaïac.
Garou.
Goudron végétal.
Hemidesmus indicus.
Jaborandi.
Kermès.
Opiacés (Poudre de Dower).
Oranger amer.
Oranger doux.
Soufre.
Sureau.
Tilleul.
Ulmaire.

DIARRHÉIQUES (ANTI-

Aegle Marmelos.
Airelle.
Albumine.
Astringents divers.
Benzonaphtol.
Benzoate de bismuth.
Betol.
Bismuth. S. N.
Café non torréfié.
Calcium. Carbonate de.
Calcium. Oxyde de.

Chaux. Phosphates de.
Corne de cerf.
Diascordium.
Erigeron Canadense.
Guarana.
Kolas africains.
Lactique. Acide.
Lait.
Manganèse. Peroxyde de.
Mastic.
Monesia Buranhem.
Opiacés.
Naphtol α et β.
Plomb. Acétate de.
Riz.
Salicaire.
Salicylate de bismuth.
Simarouba.
Talc.
Tannin.

DIGESTIFS.

Aya Pana.
Carica papaya.
Chlorhydrique. Acide.
Diastase.
Lactique. Acide.
Maté.
Pancréatine.
Pepsine
Soude. Bicarbonate de.

DIURÉTIQUES

Ache
Adonis vernalis.
Alkékenge.
Ammoniaque. Acétate d'.
— Chlorhydrate de.
Apocynum Cannabinum.
Arbutine.
Arenaria Rubra.
Asperges.
Benzoïque. Acide.
Benzoate de calcium.
Benzoate de soude.
Bourrache.
Buchu.
Busserolle.
Carvi.
Cerfeuil.
Cerise. Queue de.
Chiendent.
Colchique.
Cuivre. Sulfate ammoniacal.
Curcuma.
Digitale.
Digitaline.
Douce-amère.
Essence de térébenthine.
Ether azoteux.
Eloxycaféine.
Eupatorium perfoliatum.
Fenouil.
Fragon épineux.
Fraisier.
Framboisier.
Genêt.
Genévrier.
Goudron végétal.
Groseille.
Hemidesmus indicus.
Hydrastis canadensis.
Irisine.
Lactose.
Maïs.
Oseille.
Pareira brava.
Pariétaire.
Phellandrie.
Pin sauvage.
Pissenlit.
Polygala de Virginie.
Potassium. Oxyde et carbonate.
Potasse. Acétate.
Potasse. Azotate.
Quillaya.
Raifort.
Sapin vrai.
Scille.
Soude. Acétate de.
— Azotate de.
— Bicarbonate de.
Strophantus hispidus.
Tartrate de potasse neutre.
Térébenthine.
Terpine.
Tolu.
Ulmaire.
Viburnum prunifolium.
Yèble. Fruits d'.

DRASTIQUES CHOLAGOGUES ET HYDRAGOGUES.

Agaric.
Aloès.
Bryone.
Chlorure d'argent.
Colchique.
Coloquinte.
Croton. Huile de.
Elatérine.
Ellébore noir.
Euphorbe.
Evonymine.
Gomme-gutte.
Gratiole.
Haseltia arborea.
Jalap.
Ricins. Semences.
Scammonée.
Turbith.

DYALYTIQUES.

Borate de soude.
Silicate de soude.

DYSENTÉRIQUES (ANTI-).

(*Voir Anti-diarrhéiques.*)

Glycérine.
Hedysarum gangeticum.

DYSMÉNORRHÉIQUES (ANTI-).

(Voir *Emménagogues.*)

Chlorure d'or et d'ammonium.

DYSPEPTIQUES (ANTI-).

Chlorhydrique. Acide.
Diastase.
Ingluvine.
Lactate de soude.
Lactique. Acide.
Malt.
Maltine.
Oxalate de cérium.
Oxygène.
Pancréatine.
Pepsine.

DYSPNÉIQUES (ANTI-).

Air comprimé.
Antispasmodiques.
Belladone.
Ethers divers.
Euphorbia pilulifera.
Expectorants.
Iodures alcalins.
Lobelia Delessea.
Lobelie enflée.
Oxygène.
Papier nitré.
Valériane et ses préparations.

DIPHTHÉRIE.

Médicaments contre.

Acide phénique.
Chlorate de potasse.
— de soude.
Iodate de potasse.
— de soude.
Lactique. Acide.
Manganate de potasse.
Papaïne.
Phénol. Sulfo-Riciné.
Potasse. Bicarbonate.
Soude caustique.
— Benzoate.
Trypsine.

E

ÉMÉTIQUES.

Apocodéine.
Apomorphine.
Cuivre. Sulfate de.
Ellébore blanc.
Kermès.
Iris.
Mercurique. Sous-sulfate.
Narcisse des prés. Bulbes.
Phytolacca decandra.
Pivoine officinale.
Sanguinarine (haute dose).
Yèble. Racine.
Zinc. Acétate de.
— Sulfate de.

ÉMÉTIQUES (ANTI-).

Astringents divers.
Cascarille.
Créosote.
Noix de Galle.
Quinquina.

ÉMÉTO-CATHARTIQUES

Apocynum cannabinum.
Emétique et sulfate de soude.
Ipécacuanha et rhubarbe.

EMMÉNAGOGUES.

Absinthe.
Aconit.
Aloès.
Amers.
Apiol.
Armoise.
Canchalagua.
Castoreum.
Cerfeuil.
Dictame.
Ellébore noir.
Ergotine.
Ferrugineux.
Gomme ammoniaque.
Manganèse. Carbonate de.
— Peroxyde de.
— Sulfate de.
Millefeuille.
Myrrhe.
Quinquina. Préparations de.
Romarin.
Rue.
Sabine.
Safran.
Tanaisie.
Toniques divers.

ÉMOLLIENTS.

(V. *Adoucissants.*)

Acanthe.
Amandes douces.
Amidon et fécule.
Arachide.
Carragaheen.

Figuier.
Fleurs pectorales..
Guimauve racine.
Laitue.
Lin.
Lis blanc.
Mercuriale annuelle.
— vivace.
Miel.
Morelle.
Pariétaire.
Pomme de terre.
Riz.
Talc.

ÉPILATOIRES.

Orpiment.
Poix.
Sulfure sulfuré de calcium.

ÉPILEPTIQUES (ANTI-).

Argent. Azotate et chlorure d'.
— Protoxyde d'.
Bromures alcalins.
Bromure d'or.
Coque du Levant.
Cuivre sulfate ammoniacal.
Ether bromhydrique.
Gallium palustre.
Heracleum lanatum.
Picrotoxine.
Pivoine.
Polybromure.
Salin des marais.
Valériane.
Zinc. Bromure de.
— Citrate de.
— Lactate. Oxyde. Valérianate de.

ESCARROTIQUES.

(Voir *Caustiques.*)

Acides concentrés organiques et minéraux.
Antimoine (chlorure d').
Arsénieux. Acide.
Chélidoine (suc).
Cuivre. Acétate de.
Mercurique. Chlorure.
Sabine.

EXCITANTS-STIMULANTS.

Ache.
Ail.
Anis vert.
Aunée.
Benjoin.
Brucine.
Café torréfié.
Cannelle de Ceylan.
Cascarille.
Cévadille.
Chlorhydrique. Acide.
Coriandre.
Cumin.
Curcuma.
Dictame.
Ether acétique.
— azoteux.
— sulfurique.
Faham.
Fève de Saint-Ignace.
Galanga.
Germandrée.
Gingembre.
Girofles.
Gomme ammoniaque.
Haschisch.
Laurier commun.
Maniguette.
Mélisse.
Méum.
Millefeuille.
Millepertuis.
Moutarde noire.
Muscade et macis.
Myrrhe.
Noix vomique.
Opium (parfois).
Or. Chlorure.
Phosphore.
Phosphure de zinc.
Pin sauvage.
Polygala de Virginie.
Pyrèthre.
Rue.
Sabine.
Safran.
Sagapénum.
Scille.
Serpentaire de Virginie,
Serpolet.
Storax.
Styrax.
Succin.
Sureau.
Thé.
Thym.
Vanille.
Zédoaire.

EXPECTORANTS.

Acide benzoïque.
Acore.
Antimoine. Oxyde blanc d'.
— Soufre doré d'.
Apocodéine.
Apomorphine.
Aunée.
Baumes divers.
Erysimum.
Gomme ammoniaque.
Goudron.
Hysope.
Ipecacuanha.
Iris.
Kermès minéral.

Naphtaline.
Polygala.
Scille.
Serpentaire.
Térébenthine.
Violette (racine).

EXPECTORANTS (ANTI-).

Benzoate de gaïacol.
Carbonate de gaïacol.
Créosote.
Crésol.
Gaïacol.
Ipécacuanha.
Quillaya.

F

FÉBRIFUGES.

Absinthe.
Alkékenge. Physaline.
Alstonia.
Amandes amères.
Ammoniaque chlorhydraté d'.
Angusture vraie.
Apiol.
Arsenic. Sulfure jaune d'.
Arsénieux. Acide.
Asa fœtida.
Café non torréfié.
Canchalague.
Cascarille.
Cédron.
Centaurée.
Cinchonidine.
Cinchonine. Sulfate de.
Epine vinette.
Esculine.
Eucalyptus.
Frêne.
Gelsémium sempervirens.
Gentiane.
Ginseng.
Hêtre.
Houx.
Inga.
Iodure de fer et quinine.
Lisianthus pendulus.
Marronnier.
Ményanthe.
Olivier. Ecorces et feuilles.
Parthenium hysterophorus.
Pétrole.
Phellandrie.
Picrique. Acide.
Poivre noir.
Potassium. Chlorure de.
Quassia amara.
Quebracho bianco.
Quinoïdine.
Quinquina gris.
— jaune.
— rouge.
Quinine.
Quinine. Bromhydrate de.
— Citrate de.
Quinine et fer. Citrate de.
— Ferrocyanhydrate de.
— Iodure d'iodhydrate de.
— Lactate de.
— Salicylate de.
— Stéarate de.
— Sulfate de.
— Tannate de.
— Valérianate de.
Saule blanc.
Salicine.
Serpentaire de Virginie.
Simarouba.
Sodium. Chlorure de.
Tannin.
Tulipier.
Valériane.

FERRUGINEUX.

Sels de fer et substances qui contiennent ce métal.

FOIE. AFFECTION DU.

Boldo.

FONDANTS.

Ammoniaque. Chlorhydrate d'.
Borique. Acide.
Borate de soude.
Brome.
Bromure d'ammonium.
— de potassium.
— de sodium.
Calomel.
Ciguë.
Cuivre. Oxyde noir de.
Gomme ammoniaque.
Iode.
Iodhydrique. Acide.
Iodure de fer.
— de plomb.
— de potassium.
— de sodium.
— de zinc.
Lithine. Iodure de.
Manganèse. Iodure de.
Mercure. Acétate de.
Pissenlit.
Potasse. Acétate de.
Potassium. Chlorure de.
Sodium. Chlorure de.
Soude. Hyposulfite de.

FORTIFIANTS.

(Voir *Toniques*.)
Chaux. Chlorhydro-phosphate d

Chaux. Hypophosphite de.
— Lactophosphate de.
Huile de foie de morue.
Pétrole.
Poudre de viande.

G

GOITREUX (ANTI-).

Duboisia myoporoïdes.
Éponge fine.
Iodique. Acide.
Iodoforme.
Iodures alcalins.
— de fer.

GONORRHÉIQUES (ANTI-).

(Voir *Anti-blennorrhagiques.*)

GRAVELLE (CONTRE).

Calcium. Benzoate.
Eaux minérales alcalines.
Hydrangea arborescens.
Lithine. Benzoate de.
— Borate de.
— Salicylate de.
Phosphorique. Acide.
Soude. Carbonate et bicarbonate.

GOUTTEUX (ANTI-).

Aluminate de soude.
Benzoate de calcium.
— de soude.
Colchicine.
Colchique.
Gaïac.
Gratiole.
Lithine. Benzoate de.
— Carbonate de.
Potasse. Bicarbonate.
Propylamine.
Raifort.
Styrax.
Vératrine.

H

HÉMORRHOIDAUX (ANTI-)

Astringents.
Capsicum.
Hamamelis virginica.
Millefeuilles.
Monésia Buranhem.
Peuplier.

HÉMOSTATIQUES.

(Antihémorrhagiques.)

Alun.
Amadou.
Colophane.
Ergot de seigle.
Ergotine.
Fer. Perchlorure de.
Erigeron canadense.
Hamamelis virginica.
Hydrastis canadensis.
Hydrastinine.
Matico.
Monésia.
Ortie brûlante.
Phénate de soude.
Sangdragon.
Tannin.

HERPÉTIQUES (ANTI-)

(Voir *Antidartreux.*)

Aconit.
Antimoine. Soufre doré.
Arsenieux. Acide.
Daphne mezereum.
Dextrine.
Hydrocotyle asiatique.
Ichthyol.
Mercureux. Azotate.
Mercurique. Sous-sulfate.
Ortie. Grande.
Patience.
Potasse. Sulfure.
Pyrogallique. Acide.
Traumaticine.

HYDRAGOGUES.

(Voir *Drastiques.*)

Agaric.
Argent. Azotate.
Bryone.
Coloquinte.
Gomme gutte
Huile de Croton.
Jalap.
Scammonée.
Yèble. Racine.

HYDROPIQUES (ANTI-).

Actinomeris helianthoides.
Alcalins.
Digitale.
Mancone.
Phyllanthus Niruri.
Pivoine.
Scille.

HYPNOTIQUES.

Bromures alcalins.

Chanvre indien.
Chloral. Alcoolat de.
— crotonique.
— Hydrate de.
Codéine.
Fève de Calabar.
Hypnol.
Hypnone.
Lactucarium.
Lithine. Bromure de.
Méthylal.
Morphine et ses sels.
Narcéine.
Opium.
Paraldéhyde.
Sulfonal.
Thridace.
Uréthane.

HYSTÉRIQUES (ANTI-)
(Voir *Antispasmodiques.*)

Armoise.
Atropine.
Asa fœtida.
Bromure.
Ether bromhydrique.
Lactate de zinc.
Marrube blanc.
Pivoine.
Polybromure.
Trinitrine.
Zinc. Oxyde et valérianate.
Valériane.

I

INCISIFS ou EXPECTORANTS. (Voir à ce mot.)

Asa fœtida.
Polygala de Virginie.
Scille.

IRRITANTS.

Alcool.
Cévadille.
Garou.
Huile de Croton.
Moutarde.
Nicotine.
Thapsia.

L

LAITEUX (ANTI-).

Canne de Provence.
Pervenche.
Potasse. Sulfate.
Purgatifs.

LAXATIFS.

Cascara sagrada.
Casse.
Chicorée.
Evonymine.
Figuier.
Fleurs pectorales.
Framboisier.
Groseillier.
Huiles d'amandes douces.
Leptandra virginica.
Manne.
Mannite.
Mercuriale annuelle.
— vivace.
Miel.
Moutarde blanche.
Olives. Huile d'.
Pêcher.
Polypode.
Prunier commun.
Psyllium.
Raisin frais.
Rhubarbe indigène.
Roses pâles.
Soude. Acétate de.
Tamarin.
Tartrate de potasse neutre.
Tannin.

LIENTÉRIQUES (ANTI-).

Ingluvine.
Pepsine.

LITHONTRIPTIQUES.
(Voir *Antigoutteux.*)

Potasse. Bicarbonate de.
Potassium. Oxyde de.
Soude. Bicarbonate de.

M

MASTICATOIRES.

Galanga.
Mastic.

MUCILAGINEUX.

Asperges.
Carragahem.
Coings. Semences.
Consoude.
Gommes.
Guimauve,
Limaçons.

Lin, (semences).
Lis mauve.
Psyllium.
Violettes.

MYDRIATIQUES.

Aconitine.
Belladone.
Atropine.
Duboisine.
Homoatropine.
Napelline.

MYDRIATIQUES (ANTI-).

Fève de Calabar.
Ésérine.

N

NARCOTIQUES. (*Stupéfiants.*)

Acide cyanhydrique.
Belladone.
Cyanure de potassium.
— de zinc.
Datura stramonium.
Dracontium fœtidum.
Etoxycaféine.
Houblon.
Huile volatile d'amandes amères.
Hypnône.
Hyoscyamine.
Jusquiame.
Laurier-cerise.
Morelle.
Morphine. Acétate de.
— Bromhydrate de.
— Chlorhydrate de.
— Sulfate de.
Narcéine.
Nicotine.
Opium.
Pavot.
Phellandrie.
Solanine.

NERVEUX (ANTI-).

(Voir *Antispamodiques calmants.*)

NERVINS.

(Voir *Stimulants.*)

Antifébrine.
Rue.
Solanine.

NÉVRALGIQUES (ANTI-).

Aconit.
Aconitine.
Antipyrine.
Arsénieux. Acide.
Atropine.
Caféine.
Duboisia myoporoïdes.
Esculine.
Etoxycaféine.
Gelsémium sempervirens.
Guarana.
Hedyosmum nutans.
Menthol.
Napelline.
Narcéine.
Osmique. Acide.
Parthenium Hysterophorus.
Phénacétine.
Quinine et ses sels.
— Valérianate de.
Solanine.
Trinitrine.
Valérianate d'ammoniaque.
— de fer.
— de zinc.

O

ODONTALGIQUES (ANTI-)

Alcoolats et teintures.
Camphre.
Chloral.
Chloroforme.
Cochlearia.
Cresol.
Créosote.
Cresson de Para.
Ether.
Gaïacol.
Opium.
Paraguay.-Roux.

P

PARASITICIDES.

Benzine.
Benzoate de gaïacol.
Cade. Huile de.
Carbonate de gaïacol.
Cévadille.
Chrysophanique. Acide.
Coque du Levant.
Cresol.
Créosote.
Fenouil.
Foie de soufre.
Gaïacol.

Naphtol α et β.
Phénate de soude.
Soufre.
Staphysaigre.
Suie.

PECTORAUX.

(Voir *Béchiques*.)

Capillaires.
Figuier.
Fleurs pectorales.
Jujubes.
Lichen d'Islande.
Lichen pulmonaire.
Molène.

PÉRIODIQUES (ANTI-).

Apiol.
Alstonia scholaris.
Azadiracta Indica.
Cinchonine.
Cinchonine. Sulfate de.
Hydrastis canadensis.
Quinine et ses sels.
Quinidine.

PRURIGINEUX (ANTI-).

Acide chrysophanique.
Anthracène.
Aunée.
Bardane.
Laurier-cerise.

PSORIASIS (CONTRE)

Gutta Percha.
Ichthyol.
Naphtaline.
Pyrogallique. Acide.

PUPILLE. Contractants.

Esérine.
Fève de Calabar.
Opium.

PUPILLE. Dilatants.

Aconitine.
Atropine.
Duboisine.
Homatropine.
Napelline.

PURGATIFS.

Agaric.
Aloes.
Bryone.
Buis.
Caïnca.
Calcium. Chlorure de
Calomel.
Chélidoine.
Chrysophanique. Acide.
Coloquinte.
Concombre sauvage.
Elatérine.
Croton Tiglium.
Ellébore blanc.
— noir.
Emétique.
Eupatorium perfoliatum.
Euphorbe.
Foie de soufre.
Frêne.
Garou.
Genévrier.
Gomme-gutte.
Gratiole.
Hièble.
Houx.
Lierre. Baies de.
Lin purgatif
Magnésium. Chlorure de.
— Oxyde de.
Magnésie. Acétate de.
— Sulfate de.
Manne.
Mannite.
Mercureux. Chlorure.
Mercuriale annuelle.
— Vivace.
Muguet.
Narcisse des prés.
Nerprun.
Nicotiane.
Pensée sauvage. Haute dose.
Phytolacca Decandra.
Pivoine officinale.
Podophylle.
Polygala. Haute dose.
Potasse. Sulfate de.
Potassium. Chlorure de.
Rhubarbe indigène.
Ricin.
Sanguinaire.
Séné.
Soude. Hyposulfite de.
— Phosphate de.
— Sulfate de.
— Sulfovinate de.
Sodium. Chlorure de.
Soufre.
Tartrate borico-potassique.
— de potasse acide.
— de potasse et de soude.
— de soude.
Thapsia.

PUTRIDES (ANTI-).

(Voir *Désinfectants antiseptiques*)

Alcool.
Borique acide.
Charbon.
Chloral. Alcoolate.

Chloral. Hydrate.
Phénique. Acide.
Sels de mercure.
Thymol.

PYRÉTIQUES (ANTI-).

Antipyrine.
Cinchonine.
Cinchonidine.
— Sulfate de.
Crésalol.
Ergotine.
Ergot de seigle.
Phénique. Acide.
Quinine et ses sels.
Résorcine.
Salicylique. Acide.
Salol.
Thalline.

PYROSIS. Contre.

Alcalins.
Oxalate de cérium.

R

RACHITIQUES (ANTI-).

Chaux. Hypophosphite de.
Chaux. Lactophosphate de.
— Phosphate bibasique de.
Garance.
Huile de foie de morue.
Noyer. Brou.
Phosphorique. Acide.

RAFRAICHISSANTS.

Bourrache.
Citron.
Framboisier.
Groseille.
Miel.
Orange.
Orge.
Oseille.
Oxalique. Acide.
Oxalate de potasse.
Potiron.
Raisin frais.
Tamarin.
Tartrate de potasse. Acide.
Tartrique. Acide.

RECONSTITUANTS.
(Voir *Toniques.*)

Huile de foie de morue.
Poudre de viande.
Sang.

RESPIRATOIRES (AFFECTION DES VOIES).

Ammonium. Bromure d'.
Anémonine.
Arsénieux. Acide.
Créosote.
Drosera.
Eaux sulfureuses.
Eucalyptol.
Gaïacol.
Marrube blanc.
Soude. Arséniate de.
— Benzoate de.

RÉSOLUTIFS.

Borate de soude.
Brome.
Cade. Huile de.
Cadmium. Iodure de.
Camphre.
Erysimum.
Gomme ammoniaque.
Iode.
Iodhydrique. Acide.
Mercure.
Mercure. Azotate.
Plomb. S.-acétate de.
— Carbonate de.
Seigle.

RÉVULSIFS, RUBÉFIANTS.
(Voir *Irritants.*)

Acide acétique.
Brome.
Carbone. Sulfure.
Chloral hydraté
Chloroforme.
Croton tiglium.
Essence de moutarde.
— de térébenthine.
Gingembre.
Huile de croton.
Iode.
Moutarde noire.
Poivre.
Térébenthines.
Thapsia.
Tartre stibié.

RHUMATISMAUX (ANTI-).

Aconit.
Atropine.
Colchicine.
Colchique.
Crésalol.
Duboisia Myoporoides.
Ellébore blanc.
Gaïac.
Harigne.
Ichtyol.

Lithine. Benzoate de.
— Salicylate de.
Lycopode.
Phénacétine.
Propylamine.
Salol.
Soude. Salicylate de.
Triméthylamine.

RUBÉFIANTS.

(Voir *Révulsifs*.)

Ail.
Ammoniaque. Carbonate d'.
Anémones.
Bryone.
Emétique.
Essence de térébenthine.
Euphorbe.
Moutarde noire.
Oignon commun.
Poivre noir.
Raifort.
Térébenthines.
Thapsia.

S

SALIVATION MERCURIELLE (CONTRE).

Chlorate de potasse.
Chlorate de soude.
Essence de térébenthine.
Iodate de potasse.
— de soude.

SCORBUTIQUES (ANTI-).

Chlorate de potasse.
— de soude.
Cochléaria.
Cresson.
— de Para.
Erysimum.
Iodate de potasse.
— de soude.
Marrube blanc.
Ményanthe.
Moutarde noire.
Patience.
Potasse. Bicarbonate de.
Raifort.

SCROFULEUX (ANTI-).

Antrakokali.
Argent. Chlorure d'.
Baryum. —
— Iodure de.
Calcium. Iodure de.
Eponge.
Ferrugineux.
Fuligokali.
Gynocardia odorata.
Iode.
Iodhydrique. Acide.
Iodique. Acide.
Iodoforme.
Iodure d'ammonium.
— de baryum.
— de calcium.
— de fer.
— de fer et quinine.
— de manganèse.
— de soufre.
Mercure. Sulfure de.
Noyer. Feuilles et brou.
Pensée sauvage.
Potassium. Oxyde de.
Scrofulaire.
Soude. Carbonate de.
Sodium. Chlorure de.
Suie.

SÉDATIFS.

Aconitine.
Anémonine.
Aniline.
Borique. Acide.
Bromure d'ammonium.
— de camphre.
— de potassium.
— de sodium.
Cyanhydrique. Acide.
Cyanure de Potassium.
— de zinc.
Digitale.
Houblon.
Laitue.
Laurier-cerise.
Morelle.
Morphine et ses sels.
Napelline.
Opium.
Pavot.
Piscidia érythrina.

SEPTIQUES (ANTI-).

Acétique. Acide.
Ammoniaque.
Antiseptol.
Aristol.
Betol.
Benzonaphtol.
Bismuth. S. N.
Borique. Acide.
Camphre.
Carbone. Sulfure de.
Chlorhydrique. Acide.
Citron.
Cressol.
Créosote.
Etain. Chlorure d'.
Gaïcol.

Iode.
Iodol.
Iodoforme.
Menthol.
Mercure. Sels de.
Naphtol. B et A.
Permanganate de potasse.
Phénique. Acide.
Phénol sulforiciné.
Salicylique. Acide.
Salol.
Soude. Fluosilicate de.
Thymol.
Zinc. Chlorure de.
Zinc. Sulfophénate de.

SIALAGOGUES.

Antimoniaux.
Betel.
Calomel.
Cresson.
Cresson de Para.
Gingembre.
Jaborandi.
Mastic.
Masticatoires.
Mercuriaux.
Pilocarpine.
Pituri.
Pyrèthre.
Raifort.
Quassine.
Tabac.

SICCATIFS.

Lycopode.
Plomb. Acétate de.
— S.-Acétate de.
— Carbonate de.
— Deutoxyde de.
— Tannate de.
Zinc. Oxyde de.

SPASMODIQUES (ANTI-).

Argent. Azotate d'.
Ammoniaque.
Asa fœtida.
Atropine.
Buchu.
Camomille.
Camphre.
Camphre. Bromure de.
Cannelle de Ceylan.
Castoreum.
Chanvre indien.
Chénopode.
Chloroforme.
Cicutine. Bromhydrate de.
Cicutine.
Créosote.
Cuivre. Sulfate de.
— Sulfate ammoniacal de.
Datura stramonium.
Dracontium fœtidum.
Drosera.
Duboisia Myoporoides.
Ether acétique.
— sulfurique.
Fer. Valérianate de.
Gaïacol.
Galbanum.
Gomme ammoniaque.
Maniguette.
Marrube blanc.
Matricaire.
Mélisse.
Menthe aquatique.
— crépue.
— poivrée.
— pouliot.
— verte.
Musc.
Narcisse des prés fleuri.
Œillet rouge.
Oranger amer.
Oranger doux.
Orange.
Pétrole.
Quinine.
Succin.
Thym.
Tilleul.
Trinitrine.
Valérianate d'ammoniaque.
— de fer.
— de zinc.
Valériane.
Valérianique. Acide.
Zinc. Acétate de.
— Oxyde de.
Zinc. Sulfate de.
— Valérianate de.

STERNUTATOIRES.

Ellébore blanc.
Euphorbe.
Marjolaine.
Muguet.
Pyrèthre.

STIMULANTS NERVINS.
EXCITANTS

Acore.
Alcools.
Ambre gris.
Ammoniaque.
— Acétate d'.
— Chlorhydrate d'.
Amyle. Nitrite d'.
Aneth.
Angélique.
Armoise.
Arnica.
Aya-Pana.
Badiane.
Benzoïque. Acide.
Benoite.

Boldo.
Camomille.
Cannelle de Ceylan.
Cantharides.
Capsicum.
Cardamome.
Colo.
Creosol.
Créosote.
Cubebe.
Essence de térébenthine.
Ether nitrique.
— sulfurique.
Eucalyptol.
Fraisier.
Gaïac.
Gaïacol.
Galbanum.
Galipot.
Goudron végétal.
Hysope.
Maniguette.
Marjolaine.
Marrube blanc.
Maté.
Matricaire.
Menthe aquatique.
— crépue.
— poivrée.
— pouliot.
— verte.
Musc.
Palommier.
Poivre noir.
Raifort.
Romarin.
Rue.
Safran.
Salsepareille.
Sanguinairine.
Saponaire.
Sauge.
Squine.
Térébenthines.
Tolu.
Vanille.
Vaniline.
Vin.
Winter. Ecorce de.

STIMULANTS (CONTRO-).

Acide acétique.
Antimoine.
Antimoine. Soufre doré d'.
— Sulfure d'.
Apomorphine.
Carbonique. Acide.
Cochléaria.
Cubèbe.
Dracontium fœtidum.
Emétique.
Gingembre.
Heracleum Lanatum.
Ipécacuanha.
Kermès.
Potasse. Azotate de.
Soude. Acétate de.

STOMACHIQUES.

Acore.
Aneth.
Angélique.
Badiane.
Cachundé.
Cajeput.
Camomille.
Cardamome.
Carvi.
Centaurée.
Chardon bénit.
Chicorée.
Coca.
Colombo.
Coriandre.
Coto.
Fiel de bœuf.
Genévrier.
Gentiane.
Gingembre.
Girofles.
Gomme ammoniaque.
Hysope.
Matricaire.
Menthe aquatique.
— crépue.
— poivrée.
— pouliot.
— verte.
Monesia Buranhem.
Noyer. Brou.
Quassia amara.
Romarin.
Scordium.
Thé.
Verveine commune.

STUPÉFIANTS

(Voir *Narcotiques*.)

STYPTIQUES

(Voir *Astringents*.)

SUDORIFIQUES

Aya pana.
Bardane.
Bourrache.
Buchu.
Buis.
Douce-amère.
Eupatorium perfoliatum.
Genévrier.
Houx.
Jaborandi.
Mélisse.
Pilocarpine.
Salsepareille.
Saponaire.

Sassafras.
Serpentaire de Virginie.
Soude. Hyposulfite de.
Squine.
Sureau.
Verveine bleue.

SUDORIFIQUES (ANTI-)

Quinine. Tannate de.
Agaric.

SUPPURATIFS

(Voir *Excitants.*)

SYPHILITIQUES (ANTI-)

Aconit.
Antimoine. Soufre doré d'.
Arsénieux. Acide.
Calomel.
Daphné Mezereum.
Genévrier.
Iodoforme.
Iodure d'ammonium.
— d'argent.
— de potassium.
— de sodium.
— de zinc.
Lierre.
Lithine. Iodure de.
Lobélie syphilitique.
Mercure.
Mercure. Cyanure de.
— Cyanure (sulfo de.)
— Peptonate de.
— Phénate de.
— Tannate de.
Mercureux. Acétate.
— Azotate.
— Chloro-iodure.
— Chlorure.
— Iodure.
Mercurique. Azotate.
— Chlorure.
— Iodure.
— Oxyde.
— Iodhydrargyrate d'iodure. de potassium.
Or.
— Chlorure de.
— — (d') et de sodium.
— Cyanure de.
— Oxyde d'.
Platine. Perchlorure de.
Potasse. Bichromate de.
Résorcine.

T

TEMPÉRANTS.

(Voir *Adoucissants.*)

Azotique. Acide.
Citrique. Acide
Lactique. —
Lin.
Maïs.
Oxalique. Acide.
Sulfurique. —
Tartrique. —

TÉTANIQUES.

Angusture fausse.
Brucine.
Curare.
Fève de Calabar.
— de Saint-Ignace.
Noix vomique.
Strychnine. Arséniate de.
— Azotate de.
— Iodure d'iodhydrate de.
— Sulfate de.

TÆNIAFUGES.

Amandes amères.
Cousso.
Cuivre. Oxyde noir de.
Etain.
Fougère mâle.
Grenadier.
Huile empyreumatique.
Kamala.
Moussena.
Mûrier noir.
Pelletiérine.
Potiron.
Thérébenthine. Essence de.

THERMIQUES (ANTI-).

Acétanilide.
Antipyrine.
Aspidospermine.
Bismuth. Salicylate de.
Kairine.
Phénacétine.
Phénol.
Thalline.
Salicylique. Acide.

TONIQUES DU CŒUR.

Adonis vernalis.
Chicorée.
Chlorhydrique. Acide.
Digitale.
Germandrée.
Girofles.
Gomme ammoniaque.
Guarana.
Hemidesmus Indicus.
Muguet.

TONIQUES.

Absinthe.

Aloès.
Alstonia scholaris.
Ammoniaque.
Argent. Azotate d'.
Armoise.
Aunée.
Azadirachta indica.
Boldo.
Cacao torréfié.
Cachou.
Café torréfié.
Canchalagua.
Cascarille.
Centaurée.
Colombo.
Eupatorium perfoliatum.
Fer. Perchlorure de.
— Sulfate de.
Fumeterre.
Gentiane.
Houblon.
Huile de foie de morue.
Hydrastis Canadensis.
Inga.
Iodure de fer.
Ipécacuanha.
Kino.
Kolas africains.
Laurier commun.
Leptandra Virginica.
Manganèse. Carbonate de.
— Iodure de.
Mastic.
Ményanthe.
Millefeuille.
Muscade et macis.
Myrrhe.
Noix vomique.
Noyer.
Œillet rouge.
Orange amère.
Oxalate de fer.
Pissenlit.
Quassia amara.
Quinidine.
Quinine et ses sels.
Quinquina gris.
— jaune.
— rouge.
Quinium.
Rhubarbe torréfiée.
Sandaraque.
Sanguinaire.
Sauge.
Serpentaire de Virginie.
Simarouba.
Strychnine.
Ulmaire.
Viande. Poudre de.
Viburnum prunifolium.
Winter (écorce de).

U

URINAIRES (MALADIES DES VOIES).

(Voir *Balsamiques*.)

Baume de Copahu.
— de Gurgum.
— du Pérou.
Benzoates alcalins.
Pichi.
Salol.
Térébenthine et essence.
Terpine.

V

VERMIFUGES.

Absinthe.
Acétone.
Ail.
Aloès.
Amers en général.
Andira Inermis.
Asa fœtida.
Azedarac.
Calomel.
Camphre.
Carica Papaya.
Chénopode.
Coque du Levant.
Croton tiglum.
Ellébore noir.
Essence de térébenthine.
Etain.
Fiel de bœuf.
Fougère mâle.
Gomme-gutte.
Grenadier.
Hasseltia arborea.
Mercureux Chlorure.
— Sulfure.
Millepertuis.
Mousse de Corse.
Nicotiane en lavements.
Papayer.
Sabine.
Santonine.
Semen contra.
Sethia acuminata.
Sodium. Chlorure de.
Spigélie anthelmintique.
Sauge.

Tabac.
Tanaisie.
Térébenthines.
Valériane.
Zinc. Valérianate de.

VÉSICANTS.

Acide acétique.
Ammoniaque.
Cantharides.
Chloral.
Euphorbe.
Garou.
Huile de croton.
Tartre stibié.

VOMITIFS.

Apocodéine.
Apomorphine.
Arnica.
Cadmium. Sels de.
Caïnca.
Cuivre. Sulfate de.
Emétique.
Ipécacuanha.
Iris frais.
Kermès.
Maté.
Pensée sauvage. Haute dose.
Polygala. Haute dose.
Sodium. Chlorure de.
Tabac.
Violette. Racine de.
Zinc. Sulfate de.

VULNÉRAIRES

Alcoolats et Teintures.
Arnica.
Lierre.
— terrestre.
Millefeuille.
Millepertuis.
Pervenche.
Peuplier.

PRODUITS SPÉCIAUX CABANÈS

Préparés suivant la formule du Dr SIMONET

MÉDECIN EN CHEF DE L'HÔPITAL DU MIDI

Le SANTAL est l'ANTI-BLENNORRHAGIQUE *par excellence à la condition d'être pur.* En ordonnant le

SANTAL CABANES

MM. les Médecins peuvent compter sur un médicament absolument pur et réellement efficace. Chaque capsule contient 40 centigrammes environ. La dose est de 8 à 12 par jour.

Flac., 5 fr. — Paris. Phie CABANÈS, 34, boul. Haussmann.

DRAGÉES CABANÈS IODURÉES

KI à 50 centigrammes.

Ces dragées, rendues inaltérables par un procédé de l'inventeur, contiennent exactement 50 centigr. d'Iodure chimiquement pur. Expérimentées avec succès dans les Hôpitaux de Paris, elles sont bien tolérées. Pour les *femmes* et les *enfants*, donner la préférence aux dragées à **25 centigr.**

Flac., 4 fr. — Paris. Phie CABANÈS, 34, boul. Haussmann.

DIATHÈSE SYPHILITIQUE

DRAGÉES BI-IODURÉES HYDRARGYRIQUES

BIIODURE 5 milligram. $(H_g I^2 + KI)$ IODURE 25 centigram.

Chaque dragée correspond à 1/2 cuillerée à bouche de Sirop de Gibert. C'est le médicament le plus efficace contre les accidents secondaires. La forme de dragée a l'avantage de masquer la saveur si désagréable de ce médicament. *Le flac., 5 f.*

Paris. — Pharmacie CABANES, 34, boul. Haussmann.

MEDICATION HÉMOSTATIQUE

HAMAMELIS DU Dr LUDLAM

Véritable spécifique des Hémorrhoïdes.

24 gouttes, en trois fois, dans la journée.

AVIS. — Jusqu'à ce jour, on n'avait pu obtenir l'iodure de potassium sous forme pilulaire, ce sel étant très hygrométrique. Les dragées Cabanès sont inaltérables et contiennent exactement la dose de sels. L'iodure associé avec la poudre d'écorce d'oranges amères est très bien toléré par l'estomac. Le malade le prend sans dégoût et avec facilité dans toutes les circonstances.

Les produits Cabanès sont rigoureusement préparés suivant la formule indiquée. Le succès qu'ils ont obtenu dans les hôpitaux de Paris justifie la vogue que leur accordent les plus savants praticiens.

OCTAVE DOIN

ÉDITEUR

8, PLACE DE L'ODÉON, PARIS

EXTRAIT DU CATALOGUE GÉNÉRAL

DICTIONNAIRES

DICTIONNAIRE ABRÉGÉ DE MÉDECINE, de chirurgie, de pharmacie et des sciences physiques, chimiques et naturelles, par Ch. ROBIN, membre de l'Institut et de l'Académie de médecine, professeur à la Faculté de médecine de Paris. 1 vol. gr. in-8 jésus de 1,050 pages imprimées à deux colonnes : Broché, 16 fr. — Relié en maroquin, plats toile, 20 fr.

DICTIONNAIRE DE THÉRAPEUTIQUE, de matière médicale, de pharmacologie, de toxicologie et des eaux minérales, par DUJARDIN-BEAUMETZ, membre de l'Académie de médecine et du Conseil d'hygiène et de salubrité de la Seine, médecin de l'hôpital Cochin, avec de nombreuses figures dans le texte. 4 forts vol. in-4 de 900 p. chacun, imprimés à 2 col. avec 800 fig.

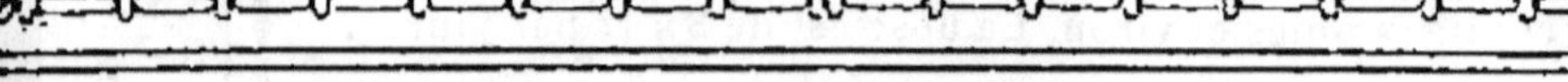

OCTAVE DOIN

ÉDITEUR

8, PLACE DE L'ODÉON, PARIS

EXTRAIT DU CATALOGUE GÉNÉRAL

DICTIONNAIRES

DICTIONNAIRE ABRÉGÉ DE MÉDECINE, de chirurgie, de pharmacie et des sciences physiques, chimiques et naturelles, par Ch. Robin, membre de l'Institut et de l'Académie de médecine, professeur à la Faculté de médecine de Paris. 1 vol. gr. in-8 jésus de 1.050 pages imprimées à deux colonnes : Broché, 16 fr. — Relié en maroquin, plats toile, 20 fr.

DICTIONNAIRE DE THÉRAPEUTIQUE, de matière médicale, de pharmacologie, de toxicologie et des eaux minérales, par Dujardin-Beaumetz, membre de l'Académie de médecine et du Conseil d'hygiène et de salubrité de la Seine, médecin de l'hôpital Cochin, avec de nombreuses figures dans le texte. 4 forts vol. in-4 de 900 p. chacun, imprimés à 2 col. avec 800 fig.

Broché, 100 fr. — Reliures en maroquin, plats toile, tranches peignes, 120 fr. — Les tomes I, II, III, IV se vendent séparément 25 fr.

DICTIONNAIRE DES SCIENCES ANTHROPOLOGIQUES, *Anatomie, Craniologie, Archéologie préhistorique, Ethnographie (Mœurs, Lois, Arts, Industrie), Démographie, Langues, Religions*, publié sous la direction de MM. A. Bertillon, Coudereau, A. Hovelacque, Issaurat, André Lefèvre, Ch. Letourneau, de Mortillet, Thulié et E. Véron.

Avec la collaboration de MM. Belluci, J. Bertillon, Bordier, L. Buchner, A. de la Calle, Cartaillac, Chantre, Chervin, Chudzinski, Collineau, Mathias Duval, Keller, Kuhff, Laborde, J.-L. de Lanessan, Manouvrier, P. Mantegazza, Mondière, Picot, Pozzi, Girard de Rialle, Mme Clémence Royer, de Quatrefages, Salmon, Schaafhausen, Topinard, Varambey, Julien Vinson, Carl Vogt, Zaborowski, etc., etc.

Un fort volume in-4° de 1128 pages, imprimé à 2 colonnes, avec de nombreuses figures dans le texte. Prix : Broché, 30 fr. — Relié maroquin, tranches peigne 36 fr.

DICTIONNAIRE DE MÉDECINE A L'USAGE DES ASSURANCES SUR LA VIE, par le Dr E. Mareau, médecin expert de Compagnies d'assurances. 1 vol. in-18, cartonné, de 458 pages. 7 fr.

DICTIONNAIRE PRATIQUE D'HORTICULTURE ET DE JARDINAGE, par G. Nicholson, Conservateur des Jardins royaux de Kew, à Londres, illustré de plus de 3,500 figures dans le texte et de 80 planches chromolithographiques hors texte, comprenant : la description succincte des plantes connues et cultivées dans les jardins de l'Europe; la culture potagère, l'arboriculture, la description et la culture de toutes les Orchidées, Broméliacées, Palmiers, Fougères, plantes de serre, plantes annuelles, vivaces, etc. : le tracé des jardins; le choix et l'emploi des espèces propres à la décoration des parcs et jar-

dins; l'Entomologie, la Cryptogamie, la Chimie horticole; des éléments d'anatomie et de physiologie végétale; la Glossologie botanique et horticole, la description des outils, serres et accessoires employés en horticulture; etc., etc. Traduit, mis à jour et adapté à notre climat, à nos usages, etc., par S. Mottet, avec la collaboration de MM. Vilmorin-Andrieux et Cie, G. Alluard, E. André, G. Bellair, G. Legros, etc. Il sera complet en 80 livraisons, à 1 fr. 50. On peut souscrire dès maintenant à l'ouvr. complet, mais en payant d'avance, pour 90 fr.; les 28 premières livraisons sont en vente.

Le *Dictionnaire d'Horticulture*, imprimé à deux colonnes, est publié par livraisons de 48 pages contenant chacune une planche chromolithographique. Il paraît au moins une livraison par mois.

EN COURS D'IMPRESSION

BIBLIOTHÈQUE DE THÉRAPEUTIQUE MÉDICALE & CHIRURGICALE

PUBLIÉE SOUS LA DIRECTION DE MM.

DUJARDIN-BEAUMETZ
Membre de l'Académie de Médecine
Médecin de l'hôpital Cochin, etc.

O. TERRILLON
Professeur agrégé à la Faculté de médecine de Paris, chirurgien de la Salpêtrière

PARTIE MÉDICALE

* Art de formuler. 1 volume, par Dujardin-Beaumetz.

* Thérapeutique des maladies du cœur et de l'aorte. 1 volume,

OCTAVE DOIN, ÉDITEUR, 8, PLACE DE L'ODÉON, PARIS

par E. BARIÉ, médecin de l'hôpital Tenon.

* Thérapeutique des maladies des organes respiratoires. 1 volume, par H. BARTH, médecin de l'hôpital Broussais.

Thérapeutique de la tuberculose. 1 volume, par H. BARTH, médecin de l'hôpital Broussais.

* Thérapeutique des maladies de l'estomac et de l'intestin. 1 volume, par A. MATHIEU, médecin des hôpitaux.

* Thérapeutique des maladies du foie. 1 volume, par L. GALLIARD, médecin des hôpitaux.

Thérapeutique des maladies de la peau. 2 volumes, par G. THIBIERGE, médecin des hôpitaux.

Thérapeutique des maladies du rein. 1 volume, par E. GAUCHER, médecin des hôpitaux, agrégé à la Faculté.

Thérapeutique de la diphtérie. 1 volume, par E. GAUCHER, médecin des hôpitaux, agrégé à la Faculté.

Thérapeutique du rhumatisme et de la goutte. 1 volume, par W. OETTINGER, médecin des hôpitaux.

Thérapeutique de la fièvre typhoïde. 1 volume, par P. LE GENDRE, médecin des hôpitaux.

* Thérapeutique des maladies vénériennes. 1 volume, par F. BALZER, médecin de l'hôpital du Midi.

* Thérapeutique du diabète. 1 volume, par L. DREYFUS-BRISAC, médecin de l'hôpital Tenon.

* Thérapeutique des névroses. 1 volume, par P. OULMONT, médecin de l'hôpital Tenon.

Thérapeutique infantile. 1 volume, par A. JOSIAS, médecin des hôpitaux.

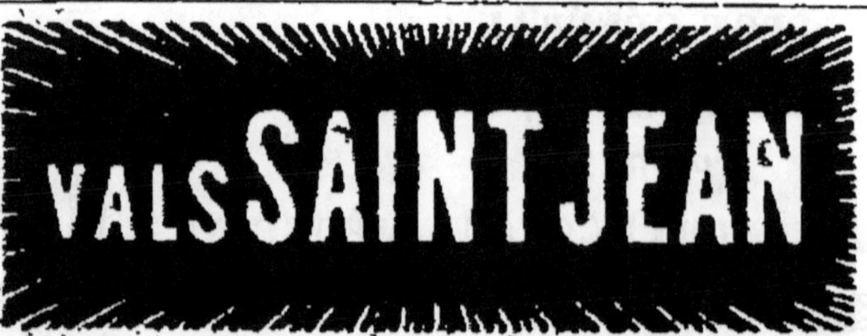

PAPIER RIGOLLOT

MOUTARDE en FEUILLES pour SINAPISMES

Adopté par les Hôpitaux de Paris,
les Hôpitaux Militaires, la Marine française
et la Marine Royale anglaise.

Le SEUL dont l'ENTRÉE en RUSSIE est AUTORISÉE par le CONSEIL de SANTÉ de l'EMPIRE.

POUDRE RIGOLLOT

OU MOUTARDE PRÉPARÉE POUR L'USAGE VÉTÉRINAIRE

Adoptée par le Ministère de la Guerre pour le Service de la Cavalerie française et par les principales Compagnies de Transports.

Exiger la **Signature en rouge** de l'inventeur P. RIGOLLOT sur chaque boîte et chaque feuille.

SE MÉFIER DES IMITATIONS

Se trouve dans toutes les Pharmacies du Monde entier.

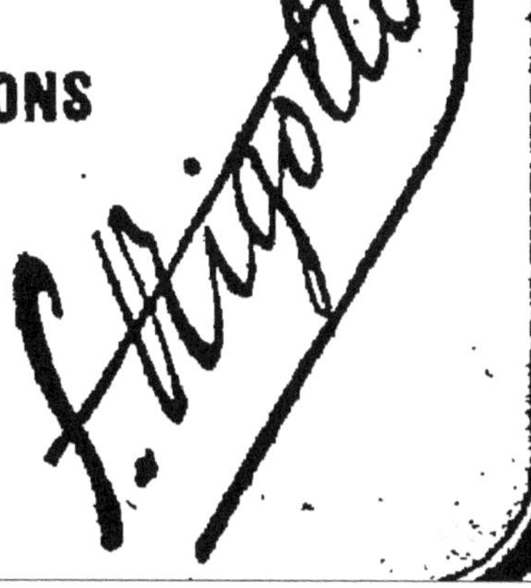

VENTE EN GROS :

24, Avenue Victoria, 24

PARIS

OCTAVE DOIN, ÉDITEUR, 8, PLACE DE L'ODÉON, PARIS

Thérapeutique des maladies infectieuses. 1 volume, par A. Chantemesse, médecin des hôpitaux, agrégé à la Faculté, et le docteur Besançon.

Prophylaxie des maladies infectieuses. 1 volume, par A. Chantemesse, médecin des hôpitaux, agrégé à la Faculté, et le docteur Besançon.

Thérapeutique des maladies de l'oreille, du larynx et du nez. 2 volumes, par M. Lermoyez, médecin des hôpitaux.

PARTIE CHIRURGICALE

Asepsie et antisepsie chirurgicales. 1 volume, par O. Terrillon et H. Chaput, chirurgien des hôpitaux.

Thérapeutique chirurgicale des maladies de la tête. 1 volume, par P. Sebileau, agrégé à la Faculté de Paris.

Thérapeutique chirurgicale des maladies du rachis. 1 volume, par P. Sebileau, agrégé à la Faculté de Paris.

Thérapeutique oculaire. 1 volume, par F. Brun, agrégé à la Faculté, médecin des hôpitaux.

Thérapeutique chirurgicale des maladies de la poitrine. 1 volume, par Ch. Walther, chirurgien des hôpitaux.

Thérapeutique chirurgicale des maladies de l'estomac et du foie. 1 volume, par H. Chaput, chirurgien des hôpitaux.

CHATEL-GUYON GUBLER

CONSTIPATION. — OBÉSITÉ

DYSPEPSIE. — CONGESTIONS

OCTATE DOIN, ÉDITEUR, 8, PLACE DE L'ODÉON, PARIS

Thérapeutique chirurgicale de l'intestin et du rectum. 1 volume, par H. Chaput, chirurgien des hôpitaux.

Thérapeutique chirurgicale de l'urètre et de la prostate. 1 volume, par J. Albarran, agrégé à la Faculté de Paris.

Thérapeutique chirurgicale de la vessie et du rein. 1 volume, par J. Albarran, agrégé à la Faculté de Paris.

Thérapeutique obstétricale, 1 volume, par A. Auvard, accoucheur des hôpitaux.

Thérapeutique gynécologique, 1 volume, par Ch. Picqué, chirurgien des hôpitaux.

Thérapeutique chirurgicale des maladies articulaires. 1 volume, par Ch. Picqué, chirurgien des hôpitaux.

Thérapeutique des maladies osseuses. 1 volume, par O. Terrillon et P. Thiéry, chef de clinique chirurgicale.

Tous les volumes sont publiés dans le format in-18 jésus; ils seront reliés et comporteront chacun de 300 à 400 pag. avec figures. Prix de chaque volume : 4 fr. Ils se vendront tous séparément.

Ceux parus sont indiqués par un astérisque.

ROYAT

St-MART	St-VICTOR	CÉSAR
Goutte	Anémie	Dyspepsie

OCTAVE DOIN, ÉDITEUR, 8, PLACE DE L'ODÉON, PARIS

ANATOMIE — PHYSIOLOGIE — EMBRYOLOGIE

HISTOLOGIE

ATLAS d'anatomie topographique du cerveau et des localisations cérébrales. par E. Gavoy, médecin principal à l'hôpital militaire de Versailles. 1 magnifique volume in-4° en carton contenant 18 planches chromolithographiques (8 couleurs), exécutées d'après nature, représentant de grandeur naturelle toutes les coupes du cerveau, avec 200 pages de texte.

En carton, 36 fr. — Relié sur onglets en maroquin rouge, tête dorée, 42 fr.

AUFFRET (Ch.), professeur d'anatomie et de physiologie à l'école de médecine navale de Brest, ancien chef des travaux anatomiques. — **Manuel de dissection des régions et des nerfs.** 1 vol. in-18, cart. diamant, de 471 pages, avec 60 figures originales dans le texte, exécutées, pour la plupart, d'après les préparations de l'auteur. 7 fr.

BALBIANI, professeur au Collège de France. — **Cours d'embryogénie comparée du Collège de France.** *De la génération des vertébrés*, recueilli et publié par F. Henneguy, préparateur du cours Revu par le professeur. 1 beau vol. grand in-8, avec 150 figures dans le texte et 6 planches chromolithographiques hors texte. 15 fr.

BRIEGER, professeur assistant à l'Université de Berlin, **Microbes, Ptomaïnes et Maladies**, trad. par MM. Roussy et Winter, avec une préface de M. le prof. Hayem. 1 vol. in-18 de 250 pages. 3 fr. 50

CADIAT (O.), professeur agrégé à la Faculté de médecine de Paris. **Cours de Physiologie professé**

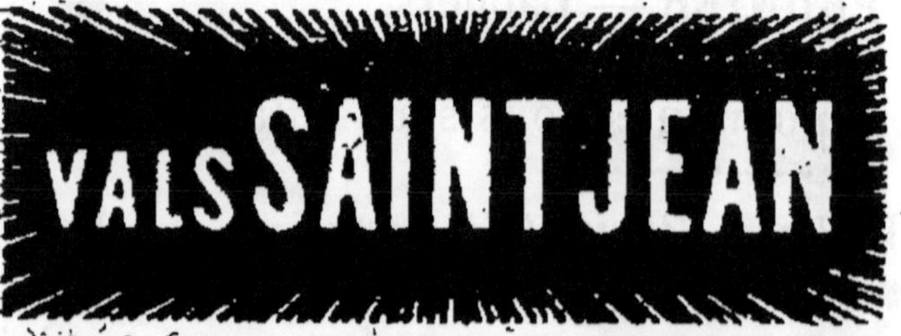

à la Faculté. 1882-1883. Petit in-4° de 250 pages. Avec des dessins autographiés. 9 fr.

DEBIERRE, professeur à la Faculté de médecine de Lille. — **Manuel d'Embryologie humaine et comparée.** 1 vol. in-18, cartonné diamant, de 800 pages, avec 321 figures dans le texte et 8 planches en couleur hors texte. 8 fr.

DEBIERRE (Ch.). — **Les maladies infectieuses, Microbes, Ptomaïnes et Leucomaïnes.** 1 vol. in-18 de 360 p. 3 fr. 50

DUBIEFF (Dr), ancien interne des hôpitaux de Paris. — **Manuel de Microbiologie** comprenant : les fermentations, la physiologie, la technique histologique, la culture des bactéries et l'étude des principales maladies d'origine bactérienne, 1 vol. in-18, cartonné diamant, de 600 pages, avec 160 figures dans le texte et 8 planches en couleur hors texte. 8 fr.

DUVAL (Mathias), membre de l'Académie de médecine, professeur à la Faculté de Paris, professeur à l'École des beaux-arts. — **Leçons sur la Physiologie du Système nerveux (Sensibilité)**, recueillies par P. Dassy, revues par le professeur. In-8 de 130 pages, avec 30 figures dans le texte. 3 fr.

FORT (Dr A.), professeur libre d'Anatomie à Paris. — **Anatomie descriptive et Dissection.** 5e édition corrigée et augmentée. Trois forts volumes in-18 jésus, formant 2,500 pages, avec 1,316 figures, 30 fr.

FORT (Dr A.). — **Résumé de pathologie et Clinique chirurgicales.** 2e édition. 1 vol. in-18 de 550 pages. 5 fr.

FOSTER et LANGLEY. — **Cours**

AFFECTIONS CARDIAQUES

Palpitations, Insuffisances et Rétrécissements, Dypsnées, Hydropisies, etc.

SIROP ET PILULES DE

CONVALLARIA MAIALIS LANGLEBERT

Expérimentés et prescrits dans les hôpitaux civils et militaires.

PHARMACIE AD. LANGLEBERT

55, rue des Petits-Champs, et toutes les pharmacies

GRANULES DE CONVALLAMARINE LANGLEBERT

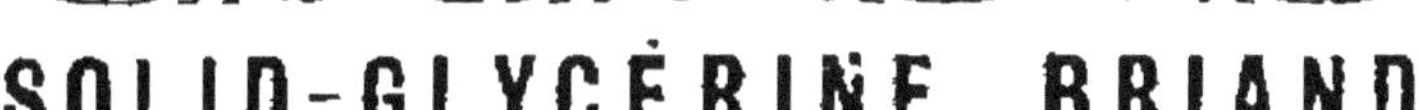

SOLID-GLYCÉRINE BRIAND

Agent excito-moteur de l'intestin.

Ce suppositoire, composé de glycérine chimiquement pure, pour les cinq sixièmes de son poids, glycérine solidifiée par un procédé particulier, est appelé à rendre les plus grands services chez les personnes *constipées*, chez celles qui souffrent de *fissures anales*, d'*hémorroïdes* ou de *tumeurs hémorroïdaires enflammées*, chez les personnes qu'une *action chirurgicale* contraint à l'immobilité, chez les *enfants*, les *femmes enceintes*, *auxquelles le* **SOLID GLYCÉRINE** évite des efforts redoutés.

LE SOLID-GLYCÉRINE BRIAND permet de renoncer à l'usage des purgatifs et des remèdes.

Le Solid-Glycérine Briand agit rapidement et au moment désiré, son emploi est propre, son usage des plus faciles et des plus pratiques.

Par son petit volume, **LE SOLID-GLYCÉRINE BRIAND** se recommande surtout aux voyageurs, aux vélocipédistes, aux cavaliers, en un mot à tous les corps d'états dont la pratique prédispose à la constipation.

LE SOLID-GLYCÉRINE BRIAND est d'un usage absolument inoffensif chez les jeunes enfants, chez lesquels il ne provoque aucune irritation.

GROS : 9, rue de la Perle, PARIS

L'ASAPROL

S'adresse à la plupart des cas dans lesquels on prescrit d'habitude, la **QUININE, L'ANTIPYRINE**, surtout le **SALICYLATE DE SOUDE**. Bien mieux toléré que ces derniers, son action a été particulièrement remarquée dans les diverses formes de **Rhumatisme articulaire** et plus spécialement dans le **Rhumatisme polyarticulaire aigu.**

La **Solution d'Asaprol Vicario** *contient exactement un gramme d'asaprol par cuillerée à soupe.*

Les **Cachets d'Asaprol Vicario** *renferment 50 centigrammes de produit actif.*

VENTE EN GROS. — 9, RUE DE LA PERLE, PARIS

OCTAVE DOIN, ÉDITEUR, 8, PLACE DE L'ODÉON, PARIS

élémentaire et pratique de physiologie générale, traduit sur la 5e édition anglaise par F. PRIEUR. 1 vol. in-18 jésus de 430 pages, avec 115 figures. 5 fr.

FRANCK (François), membre de l'Académie de médecine, professeur remplaçant au Collège de France. — **Leçons sur les fonctions motrices du cerveau** (réactions volontaires et organiques) et sur l'épilepsie cérébrale, précédées d'une préface du professeur CHARCOT. 1 vol. gr. in-8 de 570 pages, avec 83 figures. 12 fr.

GOUZER (J.), médecin de 1re classe de la marine. — **Le problème de la vie et les fonctions du cervelet**. 1 vol. in-18 de 225 pages. 3 fr.

JULIEN (Alexis), répétiteur d'anatomie. — **Aide-mémoire d'anatomie** (muscles, ligaments, vaisseaux, nerfs), avec figures, cartonnage toile, 2e édition. 3 fr. 50

KLEIN (E.), professeur adjoint d'anatomie générale et de physiologie à l'École médicale de Saint-Bartholomew's Hospital (Londres). — **Nouveaux éléments d'histologie**, traduits sur la 5e édition anglaise, et annotés par G. VARIOT, préparateur des travaux pratiques d'Histologie à la Faculté de médecine de Paris, chef de clinique à l'hôpital des Enfants-Malades, et précédés d'une préface de M. le professeur Ch. ROBIN. 1 vol. in-18 jésus, cartonné diamant, de 510 pages, avec 185 figures dans le texte. 2e édition française corrigée et augmentée. 8 fr.

LANGLOIS (P.), chef du Laboratoire de physiologie à la Faculté de médecine de Paris, et H. DE VARIGNY, docteur ès sciences. — **Nouveaux éléments de physiologie humaine**, précédés d'une introduction à l'étude de la physiologie de M. le professeur RICHET. 1 fort volume in-18 jésus, cartonné diamant, de 950 pages, avec 133 figures dans le texte. 10 fr.

LEE et HENNEGUY. — **Traité des méthodes techniques de l'Anatomie microscopique**, avec une préface de M. le professeur RANVIER. 1 vol. in-8 de 500 pages. 12 fr.

TESTUT (L.), professeur d'anatomie à la Faculté de médecine de Lyon, avec la collaboration de H. FERRÉ, agrégé à la Faculté de Bordeaux, et

de M. VIALLETON, agrégé à la Faculté de Lyon. — **Traité d'anatomie humaine.** 3 vol. gr. in-8, formant 2,600 pages, avec 1,550 figures, presque toutes originales, dessinées spécialement pour cet ouvrage, et tirées pour la plupart en trois ou quatre couleurs dans le texte.

Deuxième édition revue et corrigée. Tome I : *Ostéologie, Arthrologie, Myologie.* — Tome II : *Angéiologie et Névrologie.* — Tome III : *Organes des sens, Digestion, Respiration et Phonation, Organes génito-urinaires, Embryologie.*

Prix de l'ouvrage complet : 70 fr.

TESTUT (L.). — **Les anomalies musculaires considérées au point de vue de la ligature des artères.** 1 vol. in-4, avec 12 planches hors texte chromolithographiées. 8 fr.

TESTUT (L.) et BLANC (Em.). — **Anatomie de l'utérus pendant la grossesse et l'accouchement** (Voir *Accouchements, gynécologie et maladies des enfants.*)

VIAULT et JOLYET, professeurs à la Faculté de médecine de Bordeaux. — **Traité de physiologie humaine.** 2e édition corrigée et très augmentée. 1 beau vol. gr. in-8 de 950 pages, avec plus de 400 figures dans le texte. 16 fr.

PATHOLOGIE INTERNE

HYGIÈNE ET THÉRAPEUTIQUE

ADRIAN (L.-A.). — **Petit formulaire des antiseptiques.** 1 vol. in-32, cartonné de 250 pages. 3 fr.

ANDRÉ (G.), chargé de Cours à la Faculté de médecine de Toulouse. — **Les nouvelles maladies nerveuses,** 1 vol. in-18 de 360 pages 4 fr.

AUVARD, BROCQ, CHAPUT, DELPEUCH, médecins des hôpitaux, DESNOS, LUBET-BARBON, TROUS-

OCTAVE DOIN, ÉDITEUR, 8, PLACE DE L'ODÉON, PARIS

SEAU, anciens internes des hôpitaux -- **Guide de thérapeutique générale et spéciale**, publié sous la direction du Dr AUVARD. 1 joli vol. in-18 colombier de 700 pages, relié, maroquin souple, tranches peigne. 8 fr.

BARDET — **Formulaire annuel des nouveaux remèdes**, 7e édition, 1893. 1 vol. in-18, cartonné, de 400 pages. 4 fr.

BERNHEIM (H.) et SIMON (P.). — RECUEIL DE FAITS CLINIQUES. 1 vol. in-8 de 250 pages. 4 fr.

BLONDEL (R.), préparateur à la Faculté de médecine de Paris. — **Manuel de matière médicale**, comprenant la description, l'origine, la composition chimique, l'action physiologique et l'emploi thérapeutique des substances animales ou végétales employées en médecine, précédé d'une préface de M. DUJARDIN-BEAUMETZ, membre de l'Académie de médecine. Un gros vol. in-18, cartonné, percaline verte, tr. rouges, de 1000 pages, avec 358 figures dans le texte. Prix. 9 fr.

CAMPARDON (Ch.). — **Guide de thérapeutique aux eaux minérales et aux bains de mer**, avec une préface du docteur DU-DIN-BEAUMETZ, membre de l'Académie de médecine, etc. 1 vol. in- cartonné diamant. 5 fr.

CANDELLÉ (Dr Henri), ancien in- terne des hôpitaux de Paris, mem- bre de la Société d'hydrologie mé- dicale. — **Manuel pratique de médecine thermale**. 1 vol. in-18 jésus de 400 pages, cartonné di- mant. 6 fr.

DANION (Dr). — **Traitement des affections articulaires par l'é- lectricité**, leur pathogénie. 1 vol. gr. in-8 de 240 p. 5 fr.

DELMAS (Paul). — **Manuel d'hy- drothérapie**. 1 vol. in-18, car- tonné diamant, de 600 pages, avec 39 figures dans le texte, 9 tableaux graphiques et 60 tracés sphygmo- graphiques hors texte. 6 fr.

DELTHIL (L.). — **Traité de la diph- térie**, son origine, ses causes, sa nature microbienne, ses différentes médications et plus spécialement le traitement général et local et sa pro- phylaxie par les hydrocarbures non toxiques (essence de thérébentine, goudron) 1 vol. in-8 de 500 pages 5 fr.

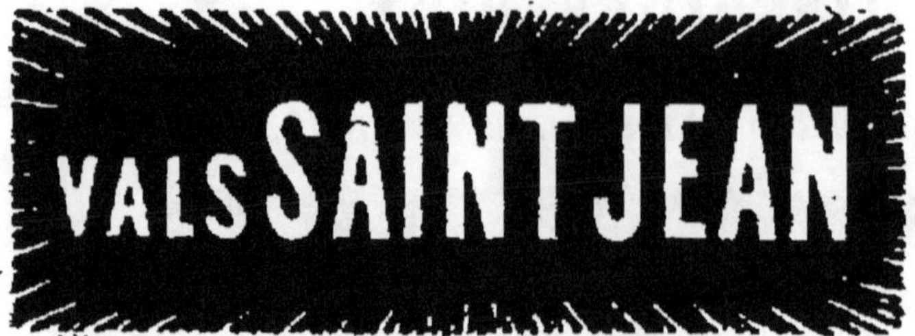

OCTAVE DOIN, ÉDITEUR, 8, PLACE DE L'ODÉON, PARIS

DUJARDIN-BEAUMETZ, membre de l'Académie de médecine, médecin de l'hôpital Cochin, membre du Conseil d'hygiène et de salubrité de la Seine. — **Leçons de clinique thérapeutique**, contenant le traitement des maladies du cœur et de l'aorte, de l'estomac et de l'intestin, du foie et des reins, du poumon et de la plèvr. edu larynx et du pharynx, des maladies du système nerveux, le traitement des fièvres et des maladies générales. 3 vol. grand in-8 de 800 pages chacun, avec figures dans le texte et planches chromolithographiques hors texte, 6e *édition* entièrement remaniée. 48 fr.

DUJARDIN-BEAUMETZ. — *Conférences thérapeutiques de l'hôpital Cochin*, 1884-1885. **Les nouvelles médications**. 1 vol. in-8 de 216 pages, avec figures, 1re série, 4e *édit.* broché, 6 fr. ; cart. 7 fr.

DUJARDIN-BEAUMETZ. — *Conférences thérapeutiques de l'hôpital Cochin*, 1890. **Les nouvelles médications**. 2e série, 1 vol. in-8 de 200 p., avec fig., br. 6 fr.; cart. 7 fr.

DUJARDIN-BEAUMETZ. — *Conférences thérapeutiques de l'hôpital Cochin*, 1885-1886. **L'Hygiène alimentaire**, 1 vol. de 240 pages, avec figures et une planche en chromo hors texte, br. 6 fr. cart. 7 fr.

DUJARDIN-BEAUMETZ. — *Conférences thérapeutiques de l'hôpital Cochin*, 1886-1887. **L'hygiène thérapeutique**. 1 vol. de 250 pages, avec planche en chromo, hors texte. br., 6 fr. ; cart. 7 fr.

DUJARDIN-BEAUMETZ. — *Conférences thérapeutiques de l'hôpital Cochin*, 1887-1888. **L'hygiène prophylactique**. 1 vol. de 250 pages, avec une planche en chromo hors texte, br., 6 fr. ; cart. 7 fr.

DUJARDIN-BEAUMETZ. — **Traitement des maladies de l'estomac**. 1 vol. gr. in-8 de 380 pages. 2e édition revue et corrigée avec fig. et une planche en chromo. 7 fr.

DUJARDIN-BEAUMETZ. — *Conférences thérapeutiques de l'hôpital Cochin*. 1891-92. **Traitement des maladies du foie**. 1 vol. in-8 de 180 pages, br. 4 fr. ; cartonné toile tête dorée. 5 fr.

DUJARDIN-BEAUMETZ et P. YVON. **Formulaire pratique de thérapeutique et de pharmacolo**

gie. 7e édition, 1 vol. in-18 cartonné de 600 pages. 4 fr.

DUJARDIN-BEAUMETZ et EGASSE. — **Les plantes médicinales indigènes et exotiques, leurs usages thérapeutiques, pharmaceutiques et industriels.** 1 beau vol. gr. in-8 de 900 pages, imprimé à deux colonnes, avec 1,050 figures dans le texte et 40 magnifiques planches en chromo, hors texte, dessinées d'après nature et tirées en 15 couleurs.
Cart. percal. verte, tête dorée 28 fr.
Broché. 25 fr.

DUJARDIN-BEAUMETZ. — (Voyez *Dictionnaire de thérapeutique.*)

EBSTEIN (professeur W.). — **Le régime des diabétiques.** traduit de l'allemand, par le Dr J. DAGONET. médecin adjoint de l'asile Saint-Anne. 1 vol. in-8 de 205 pages. 5 fr.

FRANCK (François), membre de l'Académie de médecine, professeur remplaçant au Collège de France. — **Leçons sur les fonctions motrices du cerveau** (réactions volontaires et organiques) et sur l'épilepsie cérébrale, précédées d'une préface du professeur CHARCOT. 1 vol. gr. in-8 de 570 pages, avec 83 figures. 12 fr.

GRANCHER (J.), professeur à la Faculté de médecine de Paris. — **Maladies de l'appareil respiratoire.** Tuberculose et auscultation. 1 beau vol. de 520 pages, avec figures dans le texte et 2 planc. en couleur hors texte. 10 fr.

HUCHARD (Henri), médecin de l'hôpital Bichat. — **Traité clinique des maladies du cœur et des vaisseaux.** *Leçons de clinique et de thérapeutique* : Les cardiopathies artérielles, maladies de l'hypertension artérielle, artério-sclérose généralisée, cardio-sclérose, aortites, angine de poitrine. 2e édition entièrement remaniée. 1 fort vol. in-8 de 892 pages, avec 65 fig. et 4 planches hors texte. 16 fr.

HUGUET (R.), ancien interne lauréat des hôpitaux de Paris, professeur de chimie à l'École de médecine et de pharmacie de Clermont-Ferrand, pharmacien en chef des hospices. — **Traité de Pharmacie théorique et pratique.** 1 vol. grand in-8, cartonné, de 1.230 pages, avec 430 figures dans le texte. 18 fr.

OCTAVE DOIN, ÉDITEUR, 8, PLACE DE L'ODÉON, PARIS

HUNTER-MACKENZIE, médecin de l'hôpital pour les maladies de la gorge à Edimbourg. — **Le crachat**, dans ses rapports avec le diagnostic, le pronostic, et le traitement des maladies de la gorge et du poumon : traduit de l'anglais par le Dr Petit, avec une préface du professeur Grancher. 1 vol. in-8 de 200 pages, avec 24 planches tirées pour la plupart en couleurs 5 fr.

KELSCH (A.), médecin principal de première classe, professeur à l'École de médecine et de pharmacie militaires du Val-de-Grâce. — **Traité des maladies épidémiques.**

Tome I. *Étiologie et physiologie pathologiques générales. Maladies dites saisonnières. Ictère, pleurésie, pneumonies et rhumatisme. Fièvres continues. Typhus.* 1 vol. in-8 de 600 pages, avec figures. 12 fr.

(Le tome II, qui complètera l'ouvrage et formera également environ 600 pages, est sous presse.)

LAVERAN (A.), médecin principal, professeur à l'Ecole de médecine militaire du Val-de-Grâce. — **Traité des fièvres palustres**, avec la description des microbes du paludisme. Un beau vol in-8 de 558 pages, avec figures dans le texte. 10 fr.

LECORCHÉ (E.), professeur agrégé à la Faculté de médecine de Paris et Ch. TALAMON, médecin des hôpitaux. — **Traité de l'Albuminurie et du Mal de Bright** 1 fort vol gr. in-8 de 800 pages. 14 fr.

LEGRAIN (M.), ancien interne des asiles de la Seine, Lauréat de la Faculté de médecine de Paris, médecin de l'Asile de Vaucluse, etc. — **Hérédité et Alcoolisme.** Étude psychologique et clinique sur les dégénérés buveurs et les familles d'ivrognes. Ouvrage couronné par la Société médico-psychologique (1888), avec une préface de M. le Dr MAGNAN, médecin en chef de l'Asile Sainte-Anne. 1 vol. in-8 de 425 pages. 7 fr.

LEWIS (Richard). — **Les microphytes du sang** et leurs relations avec les maladies. 1 vol. in-18, avec 39 figures dans le texte. 1 fr. 50

OCTAVE DOIN, ÉDITEUR, 8, PLACE DE L'ODÉON, PARIS

LINDSAY (J.-A.). — **Traitement climatérique de la Phtisie pulmonaire**, traduit et annoté par le Dr P. LALESQUE, ancien interne des hôpitaux. 1 vol. in-8 de 250 p. 4 fr.

MALVOZ (Dr E.), assistant d'anatomie pathologique et de bactériologie à l'Université de Liége. — **Recherches bactériologiques sur la fièvre typhoïde** (*Mémoire couronné par l'Académie royale de médecine de Belgique*). 1 vol. in-18 de 90 pages. 2 fr.

MAUREL (E.), médecin principal de la marine, professeur suppléant à l'École de Toulouse. **Manuel de Séméiologie technique**. Pesées, mensuration, palpation, succussion, percussion, stéthographie, isographie, spirométrie, auscultation, cardiographie, le pouls, sphygmographie, le sang, thermométrie, urologie, 1 vol. in-18 jésus, cart. diamant, de 600 pages avec 78 figures. 7 fr.

MAUREL (E.). — **Traité de l'Anémie** par insuffisance de l'hématose. 1 vol. in-8 de 350 pages, avec figures dans le texte. 7 fr.

PALMBERG (A.), professeur à l'Université d'Helsingfors. — **Traité de l'hygiène publique**, d'après ses applications dans les différents pays d'Europe (France, Angleterre, Belgique, Allemagne, Autriche, Suède et Finlande), traduit par M. A. HAMON. 1 fort vol. grand in-8, de 800 pages avec 260 figures dans le texte. 14 fr.

PARANT (Dr V.), directeur de la maison de santé de Toulouse. — **La raison dans la folie**. Étude pratique et médico-légale sur la persistance de la raison chez les aliénés et sur leurs actes raisonnables. 1 vol. in-8 de 500 pages. 7 fr.

PAULIER (A.-B.), ancien interne des hôpitaux de Paris. — **Manuel de thérapeutique et de matière médicale**. 3e *édition*, revue, corrigée et très augmentée. 1 beau vol. in-18 de 1,400 pages, avec 150 figures intercalées dans le texte. 12 fr.

PAULIER (A.-B.) et F. HETET, professeur de chimie légale à l'École navale de Brest, pharmacien en chef de la marine. — **Traité élémentaire de médecine légale, de toxicologie et de chimie légale**. 2 vol. in-18, formant 1,350 pages, avec 150 figures dans le texte et 24 planches en couleur hors texte. 18 fr.

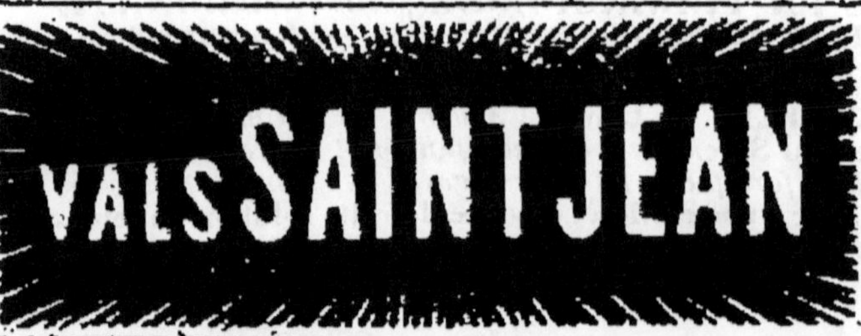

OCTAVE DOIN, ÉDITEUR, 8, PLACE DE L'ODÉON, PARIS

PEUZOLDT (Dr), professeur à l'Université d'Erlangen. — Traduit par les docteurs Heymans et de Lautsheere. 1 vol. grand in-8, cartonné, de 850 pages. 12 fr.

PITRES (A.), doyen de la Faculté de médecine de Bordeaux. — LEÇONS CLINIQUES SUR L'HYSTÉRIE ET L'HYPNOTISME, faites à l'hôpital St-André, de Bordeaux, 2 vol. gr. in-8, formant 1,100 p. avec 133 fig. dans le texte et 10 planches hors texte. 24 fr.

RAYMOND (F.), professeur agrégé à la Faculté de médecine de Paris, médecin de l'hôpital Saint-Antoine. — **Maladies du système nerveux.** Tome I. — **Atrophies musculaires et maladies amiotrophiques.** 1 vol. grand in-8 de 540 pages. 10 fr.
Tome II. — **Scléroses systématiques de la moelle.** 1 vol. grand in 8 de 440 pages, avec 122 fig. 10 fr.

RÉGIS (E.), ancien chef de clinique des maladies mentales à la Faculté de médecine de Paris. — **Manuel pratique de médecine mentale**, avec une préface de M. BALL, professeur de clinique des maladies mentales à la Faculté de médecine de Paris. 1 vol. in-18 jésus, cartonné diamant, de 750 p. 8 fr.

RENDU (H.), professeur agrégé à la Faculté de médecine de Paris, médecin de l'hôpital Necker. — **Leçons**

OCTAVE DOIN, ÉDITEUR, 8, PLACE DE L'ODÉON, PARIS

de clinique médicale, 2 vol. grand in-18, formant 1,000 pages. 20 fr.

RENOU (Dr). — **La Diphtérie**, son traitement antiseptique. Etudes cliniques précédées d'une préface du professeur GRANCHER. 1 vol. in-8 de 300 pages, avec une carte en couleur. 6 fr.

RICHARD (E.), professeur agrégé à l'Ecole du Val-de-Grâce, membre du Conseil d'hygiène. — **Précis d'hygiène appliquée**. 1 fort vol. in-18, cartonné diamant, de 800 pages, avec 350 figures. 9 fr.

RICHER (Dr Paul), ancien chef de clinique de la Salpêtrière. — **Paralysies et Contractures hystériques**. 1 vol. de 240 pages, avec 32 figures. 6 fr.

RITTI (Ant.), médecin de la maison nationale de Charenton. — **Traité clinique de la Folie à double forme (Folie circulaire, délire à formes alternes)**. Ouvrage couronné par l'Académie de médecine. 1 vol. in-18 de 400 pages. 8 fr.

ROBSON-ROOSE, membre du Collège royal de médecine d'Edimbourg. — **La Goutte et ses rapports avec les maladies du foie et des reins**. Ouvrage traduit d'après la 3e édition anglaise, par le Dr Lucien DENIAU. 1 vol. in-18. 3 fr. 50

SAINT-MARTIN (Dr L.-G. de). — **Recherches expérimentales sur la respiration**, les inhalations d'oxygène, sommeil et anesthésie, l'intoxication oxycarbonique. 1 vol. in-8 de 343 pages avec 35 figures. 10 fr.

SPEHL (E.), professeur à la Faculté de médecine de Bruxelles. — **Manuel d'exploration clinique et de diagnostic médical**. 1 vol. in-8 cartonné, de 663 pages, avec 172 figures dans le texte dont 6 en couleurs (2e édition). 12 fr. 50

VANLAIR (Dr C.), professeur à l'Université de Liège. **Manuel de Pathologie interne**, à l'usage des praticiens et des étudiants. 2e édit., 1 très fort vol. gr. in-8 de 1,100 p. 20 fr.

VULPIAN (A.), ancien doyen de la Faculté de médecine, membre de l'Institut et de l'Académie de médecine, médecin de l'hôpital de la Charité, etc. — **Maladies du système nerveux**. Leçons professées à la Faculté de médecine de Paris, 2 vol. gr. in-8, formant 1,300 p. 32 fr.

OCTAVE DOIN, ÉDITEUR, 8, PLACE DE L'ODÉON, PARIS

VULPIAN (A.). — **Leçons sur l'action physiologique des substances toxiques et médicamenteuses.** 1 vol. in-8 de 700 p. 13 fr.

VULPIAN (A.). — **Clinique médicale de l'hôpital de la Charité.** Considérations cliniques et observations, par le Dr F. RAYMOND, médecin des hôpitaux, revues par le professeur. — RHUMATISME, MALADIES CUTANÉES, SCROFULES, MALADIES DU CŒUR, DE L'AORTE ET DES ARTÈRES, DE L'APPAREIL DIGESTIF, DU FOIE, DE L'APPAREIL GÉNITO-URINAIRE, DE L'APPAREIL RESPIRATOIRE, MALADIES GÉNÉRALES, EMPOISONNEMENTS CHRONIQUES, SYPHILIS, MALADIES DU SYSTÈME NERVEUX. 1 fort vol. in-8 de 958 pages. 14 fr.

ZAKHARINE (G.-A.), professeur de clinique médicale à la Faculté de médecine de Moscou. — **Leçons cliniques sur les maladies abdominales** et sur l'emploi interne des eaux minérales, avec une introduction par Henri HUCHARD, médecin de l'hôpital Bichat, traduit de la 2e édition russe par le Dr OELSNITZ (de Nice). 1 vol. in-8 de 175 p. 4 fr.

ZAKHARINE (G.-A.). — **Exposé de l'enseignement clinique** (Leçons d'ouverture), avec une introduction par H. HUCHARD, médecin de l'hôpital Bichat. 1 vol. in-8 de 65 pages. 1 fr. 50

PATHOLOGIE DES PAYS CHAUDS

ARCHIVES DE MÉDECINE NAVALE ET COLONIALE. — Recueil fondé par le Cte DE CHASSELOUP-LAUBAT, ministre de la marine et des colonies, publié sous la surveillance de l'inspection générale du service de santé. Les *Archives de médecine navale et coloniale*, paraissent le 15 de chaque mois par cahier de 80 pages, fig. dans le texte et planches hors texte.

France et Algérie, 14 fr.; étranger, 17 fr.

Les abonnements partent du 1er jan-

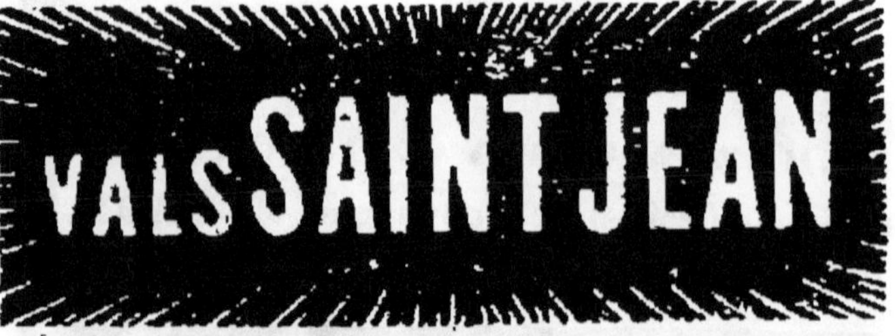

OCTAVE DOIN, ÉDITEUR, 8, PLACE DE L'ODÉON, PARIS

mentée. 1 vol., cartonné diamant, de 610 pages, avec 125 fig. dans le texte et 4 planches hors texte. 8 fr.

MOURE (E.-J.). — **Leçons sur les maladies du larynx**, faites à la Faculté de médecine de Bordeaux (cours libre). 1 vol. gr. in-8 de 600 pages, avec figures. 10 fr.

POLITZER (A.), professeur d'otologie à l'Université de Vienne. — **Traité des maladies de l'oreille**, traduit par le Dr JOLY (de Lyon). 1 beau vol. grand in-8 de 800 pages, avec 258 fig. 20 fr.

POYET (G.), ancien interne des hôpitaux de Paris. — **Manuel clinique de laryngoscopie et de laryngologie**. 1 vol. in-18, cartonné diamant de 400 pages, avec 50 figures dans le texte et 24 dessins chromolithographiques hors texte. 7 fr. 50

Société française d'ophtalmologie (*Bulletins et Mémoires*), publiés par MM. ABADIE, ARMAIGNAC, CHIBRET, COPPEZ, GAYET, MEYER, PANAS et PONCET.

3e année. — 1885. Un beau vol. grand in-8 de 300 pages, avec figures et

SPÉCIALITÉS DE LA PHARMACIE TRÉHYOU

71, RUE SAINTE-ANNE, 71

Goutte, Gravelle, Coliques Néphrétiques, Diabète

PILULES TRÉHYOU

Au Benzoate de Lithine ferrugineux ou sans fer

Ces pilules, journellement ordonnées par les Médecins, sont considérées *comme l'auxiliaire indispensable des Eaux minérales alcalines* de Vichy, Contrexéville, Vittel, Martigny, Vals, Royat, etc., etc.

Prix : 10 fr. le flacon de 100 Pilules

CAPSULINES D'ESSENCE DE GENIÈVRE (*BAIES et BOIS*)

Ces Capsules sont prescrites pour calmer les douleurs dans les Coliques *Hépatiques et Néphrétiques*. Elles agissent en dilatant les Vaisseaux qui, alors, laissent passer les calculs accumulés dans l'organisme.

Prix : 10 fr. le flacon de 100 Capsulines

Sirop des Nourrices (*Au Galéga*)

Destiné à augmenter la sécrétion du lait. Ordonné avec succès par tous les principaux Médecins accoucheurs et par les Sages-femmes.

Prix : 6 fr. le flacon.

Solution au Phosphate de fer et de chaux. Prix. 2 fr.
Sirop — — — — 2 fr. 50

Elixirs au Phospate de fer et de chaux, au Rhum, à la Vanille, au Curaçao, à l'Anisette, au Kirsch, au Vieux Cognac, le flacon 5 fr.

Contre la Chlorose — l'Anémie — l'Affaiblissement déterminé par des maladies de longue durée — le Rachitisme — la Scrofule, et en général dans tous les cas où une médication tonique et reconstituante est indiquée.

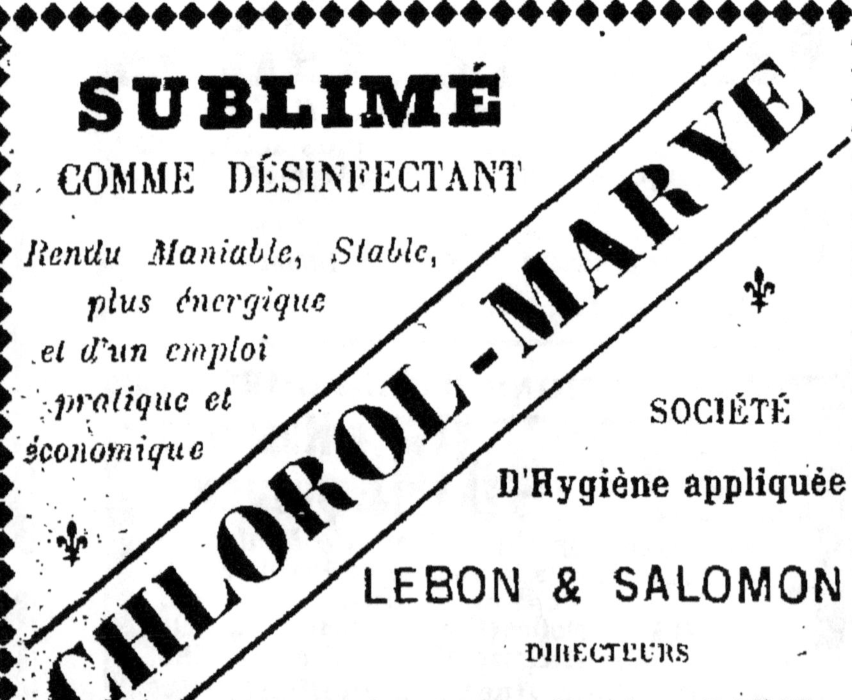

RODUITS SPECIAUX CONTRE LE DIABETE MEDAILLE D'ARGENT A L'EXPOSITION UNIVelle DE 1889

CONOR

ON TROUVE NOS PRODUITS DANS TOUTES LES PHARMACIES

PARIS RUE BARBETTE 5

PAIN DE GLUTEN

ALIMENTATION DES DIABÉTIQUES

NVOI FRANCO DE BROCHURE & PRIX-COURANT - FARINE PATES DIVERSES CHOCOLAT & &

gelé au sixième mois de la grossesse. 60 fr.

TOUVENAINT et CAUBET (Drs). — **Memento de Thérapeutique obstétricale et gynécologique**, d'après l'enseignement du Dr A. AUVARD, accoucheur des hôpitaux de Paris. 1 vol. in-18 jésus, cart. toile 3 fr. 50

TRIPIER (A.). — **Leçons cliniques sur les maladies des femmes. Thérapeutique générale et applications de l'électricité à ces maladies.** 1 vol. in-8° de 600 pages, avec figures dans le texte. 10 fr.

MALADIES DES YEUX

DES OREILLES, DU LARYNX, DU NEZ ET DES DENTS

ABADIE (Ch.), ancien interne des hôpitaux, professeur libre d'Ophtalmologie. — **Traité des maladies des yeux**. 2e *édition*, revue et augmentée. 2 vol. in-8° de 500 pages chacun, avec 150 fig. 20 fr.

ABADIE (Ch.). — **Leçons de clinique ophtalmologique**, recueillies par le Dr PARENTEAU, revues par l'auteur, contenant les découvertes récentes. 1 vol. in-8° de 280 pages. 7 fr.

ANDRIEU (E.), docteur en médecine de la Faculté de Paris, président de l'Institut odontologique, professeur de clinique à l'Ecole dentaire de France; dentiste de l'hospice des Enfants assistés et de la Maternité. — **Traité de prothèse buccale et de mécanique dentaire.** 1 volume, grand in-8 de 600 pages, avec 368 figures intercalées dans le texte. 18 fr.

ANDRIEU (Dr E.). — **Traité de dentisterie opératoire.** 1 vol. grand in-8 de plus de 600 pages, avec 400 fig dans le texte. 18 fr.

ATLAS D'ANATOMIE PATHOLOGIQUE DE L'ŒIL, par les professeurs H. PAGENSTECHER et G. GENTH, traduit de l'allemand par le Dr PARENT, chef de clinique du Dr GALEZOWSKI, avec une préface de M. GALEZOWSKI. 1 fort vol. grand in-4, contenant 31 planches sur cuivre d'une splendide exécution, représentant en 267 dessins tous les différents cas d'anatomie pathologique des affections de l'œil. *En regard de chaque planche, se trouve le texte explicatif des dessins représentés.*

En cart., 90 fr. — Relié sur onglets en maroq. rouge, tête dorée, 100 fr.

BERGER (Dr E.). — **Anatomie normale et pathologique de l'œil.** Ouvrage couronné par l'Institut (Académie des sciences). 1 vol. grand in-8, de 430 pages, avec figures dans le texte et 12 planches sur cuivre hors texte. 15 fr.

DAM (Dr A.). — **Hygiène des dents et de la bouche.** In-8 de 150 pages, cartonnage souple. 2 fr. 50

GAILLARD (Dr Georges), lauréat de la Faculté de médecine de Paris, membre de la Société d'anthropologie, secrétaire de la Société odontologique, etc. — **Des déviations des arcades dentaires et de leur traitement rationnel.** 1 vol. in-8° de 200 pages, avec 80 figures dans le texte, dessinées d'après nature. 8 fr.

HERMET (Dr P.). — **Leçons sur les maladies de l'oreille**, faites à l'hôpital des Enfants-Malades. 1 vol.

PHARMACIE PAUL GAGE

Rue de Grenelle, 9 (*ci-devant* 13) *PARIS*

Seul possesseur et propriétaire du véritable Elixir du

Dr GUILLIÉ

L'**ÉLIXIR de GUILLIÉ**, préparé par PAUL GAGE, fournit à la thérapeutique un des agents les plus efficaces, les plus commodes et les plus économiques, *comme purgatif et en même temps comme dépuratif*. Il est surtout utile aux médecins de campagne et des provinces où la fièvre sévit, car il est rare que la fièvre la plus pernicieuse ne cède pas après quelques jours de son usage.

L'ÉLIXIR DE GUILLIÉ

N'EST PAS UN REMÈDE SECRET

Un arrêt de la Cour de Dijon, du 17 août 1854, l'a déclaré, sur le rapport des experts chimistes MM. Ossian, Henry et Chevallier, membres de l'Académie de Médecine, et Lassaigne, professeur de chimie à l'École d'Alfort, désignés par elle pour en faire l'analyse. Cet arrêt a été confirmé par la Cour de Rouen, le 27 novembre 1855, par la Cour de Metz, le 11 février 1857, et par la Cour de Cassation, le 14 mai 1857.

L'*Élixir de Guillié* est surtout efficace dans les affections goutteuses et rhumatismales, les catarrhes de la vessie, les maladies des femmes et des enfants, les maladies du foie et de l'estomac, les affections qui compliquent l'âge critique et la vieillesse, les gastralgies, les gastro-entérites, les engorgements glanduleux, les affections herpétiques et hépatiques, les fièvres intermittentes et les engorgements pulmonaires, quand ils sont parvenus à la période décroissante.

Il convient enfin dans toutes les maladies où une dérivation par le tube intestinal est reconnue nécessaire.

M. le Docteur PAUL GAGE fils, répondant aux désirs qui lui ont été souvent manifestés par ses confrères, de présenter l'*Élixir du Docteur Guillié* sous une forme plus facile à administrer aux femmes et aux enfants, a préparé avec succès un sirop d'extrait d'*Elixir antiglaireux du docteur Guillié*, à base de curaçao d'un goût très agréable et ne donnant jamais de coliques.

Prix du flacon de sirop : 2 francs

Pilules d'Extrait d'Elixir tonique antiglaireux du Docteur GUILLIÉ

LE FLACON, **3 fr. 50**, LE 1/2 FLACON, **2 fr.**

OCTAVE DOIN, ÉDITEUR, 8, PLACE DE L'ODÉON, PARIS

marine. — **Traité de l'acclimatement et de l'acclimatation.** 1 beau vol. in-8 de 450 pages, avec 16 planches hors texte. 10 fr.

MAUREL (E.), *médecin principal de la marine.* — Contribution à la pathologie des pays chauds. — **Traité des maladies paludéennes à la Guyane.** In-8, 212 pages. 6 fr.

MAUREL (E.). — **Recherches microscopiques sur l'étiologie du paludisme.** 1 vol. in-8 de 210 pages, avec 200 figures dans le texte. 6 fr.

MOURSOU (J.), *médecin de 1re classe de la marine.* — **De la fièvre typhoïde dans la Marine et dans les Pays chauds.** 1 vol. in-8 de 310 pages. 6 fr.

ORGEAS, *médecin de la marine.* — **Pathologie des races humaines et le problème de la colonisation.** Études anthropologiques et économiques. 1 vol. in-8 de 240 pages. 9 fr.

REYNAUD (G.), *médecin principal des colonies.* — **L'armée coloniale,** au point de vue de l'hygiène publique. Un vol. in-8 de 400 pages. 7 fr.

TREILLE (G.), *médecin en chef de la Marine.* — **De l'acclimatation des Européens dans les pays chauds.** 1 vol. in-8. 2 fr.

PATHOLOGIE EXTERNE

ET MÉDECINE OPÉRATOIRE

BRISSAY (Dr A.), de Rio-Janeiro. — **Fragments de chirurgie et de gynécologie opératoire contemporaines,** complétés par des notes recueillies au cours d'une mission scientifique du gouvernement français en Autriche et en Allemagne, précédés d'une

introduction par J.-A. DOLÉRIS accoucheur des hôpitaux de Paris, 1 vol. gr. in-8 de 210 p., avec 43 fig. dans le texte. . 7 fr. 50

CHALOT, professeur à la Faculté de médecine de Toulouse. — **Nouveaux éléments de chirurgie opératoire.** 1 vol. in-18, cartonné diamant, de 900 pages avec 665 figures dans le texte. 2e édition. . . . . . 10 fr.

CHAVASSE, professeur agrégé au Val-de-Grâce. — **Nouveaux éléments de petite chirurgie.** *Pansements, Bandages et Appareils.* 1 vol. in-8, cart. diamant, de 900 p., avec 540 fig., 3e édit., revue, corrigée et augm. 9 fr.

GANGOLPHE (Michel), chirurgien de l'Hôtel-Dieu de Lyon. — **Guide pratique de petite chirurgie à l'usage des infirmiers et infirmières des hôpitaux et hospices civils.** 1 vol. in-12 de 140 pages, avec 4 planches. 2 fr.

POLAILLON, chirurgien de l'Hôtel-Dieu. — **Statistique et observations de chirurgie hospitalière.** 1 vol. in-8 de 410 pages avec figures dans le texte. 8 fr.

POULET (A.). — **Traité des corps étrangers en chirurgie :** *Voies naturelles : tube digestif, voies respiratoires, organes génito-urinaires de l'homme et de la femme, conduit auditif, fosses nasales, canaux glandulaires.* 1 vol. in-8 de 800 pages, avec 200 gravures intercalées dans le texte . . . . 14 fr.

RÉDARD (Dr P.), lauréat de l'Ins-

CHLORÉTHYLE

DU

Docteur BENGUÉ

34, rue La Bruyère, 34

PARIS

Breveté s. g. d. g.

Le **CHLORÉTHYLE** ou chlorure d'éthyle est connu depuis plusieurs années comme un anesthésique ne présentant aucun des dangers du chloroforme ou de la cocaïne. La seule raison qui empêchait son emploi était la difficulté de le conserver et de le transporter à cause de son extrême volatilité. Ce problème a été résolu par le **Docteur BENGUÉ**. Le liquide est logé dans des ampoules de verre terminées par une tige d'orifice capillaire; cette tige est munie d'une douille en cuivre sur laquelle on visse car- obturateur. ages,

Le **CHLORÉTHYLE** trouve son emploi dans toutes les interventions, 7 fr. douloureuses ordinairement, mais pouvant être rapidement pratiquées sur la peau ou certaines parties muqueuses facilement accessibles (incisions d'abcès, de furoncles, de panaris, etc.).

Le froid intense que donne l'évaporation de ce liquide le fait également employer dans le traitement des névralgies diverses (faciales, sciatiques), la douleur disparaît comme par enchantement.

Pour se servir du **CHLORÉTHYLE BENGUÉ**, il suffit de dévisser le petit capuchon et d'incliner l'ampoule, le liquide sort immédiatement en un jet très mince que l'on dirige sur la partie voulue. Chaque ampoule permet de faire 10 à 15 petites anesthésies locales.

L'anesthésie est obtenue au bout d'une demie à une minute.

de gynécologie. 2e édit., corrigée et très augmentée. 1 beau vol. gr. in-8, de 830 pages, avec 655 figures dans le texte et 12 pl. chromolithographiques hors texte. . . . . . . 18 fr.

BRIVOIS (Dr L.-A.). — **Manuel d'Electrothérapie Gynécologique, Technique opératoire.** 1 vol. in-18 cartonné diamant de 400 pages, avec 70 figures [illegible]s le texte. 6 fr.

CHA[illegible] (P.), professeur agrégé à [illegible]culté de médecine de Paris. [illegible] **[illegible]bstétrique et gynécologie.** [illegible]cherches expérimentales et cliniques. 1 beau vol. gr. in-8 de 720 p., avec 101 fig. dans le texte et 31 planches lithographiques et en couleur hors texte. 15 fr.

BUDIN (P.). — **Mécanisme de l'accouchement normal et pathologique et recherches sur l'insertion vicieuse du placenta, les déchirures du périnée, etc.,** par J. Mattews DUNCAN, président de la Société obstétricale d'Edimbourg, traduit de l'anglais. In-8 de 520 pages, avec 116 fig. intercalées dans le texte. Broché, 12 fr. — Cartonné, 13 fr.

BUDIN (P.). — **Leçons de clinique obstétricale.** 1 vol. in-8 de 500 p., avec 116 fig. dont 81 tirées en trois couleurs dans le texte. 12 fr.

BUDIN (P.) et CROUZAT, professeur de clinique obstétricale à la Faculté de médecine de Toulouse. — **La pratique des accouchements** à l'usage des **sages-femmes.** 1 vol. in-18 de 740 p. avec 116 fig. — Broché. 7 fr. Cartonné toile, tête dorée. 8 fr.

CADET DE GASSICOURT, mé-

titut, ancien chef de clinique chirurgicale de la Faculté de médecine de Paris. — **Traité pratique de chirurgie orthopédique.** 1 fort volume in-8 de 1,050 pages, avec 772 fig. 20 fr.

RICARD (A.), professeur agrégé à la Faculté de médecine de Paris, chirurgien des hôpitaux, et H. BOUSQUET, ancien professeur agrégé du Val-de-Grâce, professeur de clinique à l'École de médecine de Clermont-Ferrand. — **Traité de pathologie externe** (1re édition par MM. Poulet et Bousquet, professeurs agrégés du Val-de-Grâce). 2e édition entièrement remaniée et mise au courant. 3 vol. gr. in-8, formant 3,350 pages, avec 747 fig. dans le texte. . . 50 fr.
Relié en maroquin. . 57 fr. 50

SCHIMMELBUSCH (Dr C.). — **Manuel d'asepsie.** Traduction du Dr Ch. Debersaques, assistant de clinique chirurgicale à l'Université de Gand, chirurgien adjoint à l'hôpital civil. 1 vol. in-12 cartonné de 203 pages, avec fig. dans le texte. . 6 fr.

SCHREIBER (J.), ancien professeur libre à l'Université de Vienne, etc. — **Traité pratique de massage et de gymnastique médicale.** 1 vol. in-18, cartonné diamant, de 360 pages, avec 117 figures dans le texte. Prix. . . . . 7 fr.

TERRILLON (O.), professeur agrégé à la Faculté de médecine de Paris, chirurgien de la Salpêtrière. — **Leçons de clinique chirurgicale.** Nouvelles applications de la chirurgie aux affections de l'abdomen et des organes génitaux de la femme.

OCTAVE DOIN, ÉDITEUR, 8, PLACE DE L'ODÉON, PARIS

10 planches avec le texte correspondant. — Il sera complet en 10 livrais.

Prix de chaque livraison, 12 fr. 50

Le tome 1er (livraisons 1 à 5) est en vente. Un magnifique volume de 400 pages avec 50 planches et table des matières.

En carton, 62 fr. 50. Relié sur onglets en maroquin rouge, tête dorée, 70 fr.

BERLIOZ (F.), professeur à l'école de médecine de Grenoble. — **Manuel pratique des maladies de la peau.** 1 vol. in-18, cart., de 600 p. 2e édit., revue, corrigée et augmentée. 6 fr.

BROCQ (J.-L.), médecin des hôpitaux de Paris. — **Traitement des maladies de la peau**, 1 beau vol. grand in-8 de 900 p. 2e édit. revue et corrigée. 15 fr.

DELFAU (Gérard), ancien interne des hôpitaux de Paris. — **Manuel complet des maladies des voies urinaires et des organes génitaux.** 1 fort vol. in-18 de 1,000 pages, avec 150 figures dans le texte. 11 fr.

DESNOS (E.), ancien interne des hôpitaux de Paris et de l'hôpital Necker. — **Traité pratique des maladies des voies urinaires**, avec une préface du professeur F. Guyon. 1 vol. in-18 de 1.000 pages, avec figures, cart. toile, tranches rouges. 10 fr.

DU CASTEL (R.), médecin des hôpitaux. — **Leçons cliniques sur les affections ulcéreuses des organes génitaux chez l'homme**, professées à l'hôpital du Midi. 1 vol. in-8 de 300 pages. 6 fr.

DUNN (Sherwood). — **Nouveau traitement chirurgical des maladies inflammatoires des reins et des uretères chez la femme.** In-8 de 150 pages, avec figures dans le texte et une pl. hors texte. 3 fr. 50

HAMONIC (Dr), ancien interne des hôpitaux de Paris. — **Traité des rétentions de l'urèthre.** 1 vol. in-8 de 632 pages, avec 107 fig. dans le texte. . . . . 12 fr.

HILLAIRET (J.-B.), médecin honoraire de l'hôpital Saint-Louis, membre de l'Académie de médecine, du Conseil d'hygiène et de salubrité de

OCTAVE DOIN, ÉDITEUR, 8, PLACE DE L'ODÉON, PARIS

1 beau volume in-8 de 520 pages, avec figures dans le texte. 10 fr.

TERRILLON (O.). — **Salpingites et ovarites.** 1 vol. grand in-8 de 225 pages, avec figures. 5 fr.

VAILLARD (L.), professeur agrégé au Val-de-Grâce. — **Manuel pratique de vaccination animale.** Technique. Procédés de conservation du vaccin. 1 vol. in-18, cartonné toile, avec figures dans le texte et 2 pl. en couleur hors texte . . . . . . 2 fr. 50

WILLEMS (Dr Ch.). — **De la Périnéotomie et de ses applications.** 1 vol. in-8 de 130 pages avec 4 pl. en phototypie. 5 fr.

VOIES URINAIRES

MALADIES VÉNÉRIENNES ET DE LA PEAU

Atlas des maladies des voies urinaires, par F. Guyon, professeur de pathologie externe à la Faculté de médecine de Paris, membre de l'Académie de médecine, chirurgien de l'hôpital Necker, et P. Bazy, chirurgien des hôpitaux de Paris, membre de la Société anatomique et de la Société clinique. 2 vol. in-4 contenant 700 pages de texte et 100 planches chromolithographiques dessinées *d'après nature* et représentant les différentes affections des voies urinaires, la plupart de *grandeur naturelle*. *L'ouvrage paraît par livraison de*

VICHY

La réputation de la station de Vichy, célèbre en France depuis tant d'années, est aujourd'hui devenue universelle. On y accourt de tous les points du monde pour demander la santé à ses eaux bienfaisantes. Les personnages les plus illustres s'y rencontrent, et c'est à plus de cent mille que s'élève chaque année le nombre des Étrangers qui la fréquentent. C'est véritablement la *Reine des Eaux*.

C'est, en effet, par milliers de kilogrammes et par millions de bouteilles (plus de huit millions, en 1893) que la Compagnie exporte ses Sels et ses Eaux dans tous les pays du globe.

La vie à Vichy est facile et peu coûteuse. Il existe cinq cent cinquante hôtels ou logeurs de tous ordres, ainsi qu'un très grand nombre de villas et de maisons meublées. Les prix varient de 6 à 20 francs par jour et par personne; Vichy est d'ailleurs réputé pour le confort et le bon marché de ses hôtels. Il n'est pas de voyageur, de touriste ou malade, qui n'ait eu à se féliciter de la complaisance et des soins dont il aura été l'objet pendant son séjour, que ce soit dans les hôtels les plus en renom ou dans les plus modestes.

Aussi s'explique-t-on le grand nombre de personnes qui reviennent chaque année à Vichy, même après guérison. Elles reviennent, disent-elles, par *reconnaissance*, et ce mot définit à merveille le plaisir qu'elles éprouvent à retrouver leur chère station : ses Sources, ses Parcs, ses

Bains, son Casino, autant de témoins des souffrances disparues, de la santé et de la joie peu à peu reconquises.

CASINO DE L'ÉTABLISSEMENT THERMAL

Le Casino de l'Établissement est considéré comme l'un des monuments les plus élégants et les plus confortables qui aient été construits en ce genre. On y trouve toutes les distractions possibles, salle de jeux, de lecture, salle de spectacle, grand salon des fêtes, salle de billards, salon des dames, salon de conversation, fumoir, etc.

Un très beau square, planté d'arbustes rares et de fleurs odorantes, précède le bâtiment, auquel on accède par deux pentes douces, débouchant dans une vérandah où se donnent les concerts du soir.

Sur cette vérandah s'ouvre le grand salon des fêtes, vaste salle luxueusement décorée et dont les proportions, quoique vastes, sont cependant insuffisantes les jours de bal et de solennités musicales.

La salle de spectacle est certainement la plus riche, la plus vaste et la plus confortable de toutes les villes d'eaux et de bains de mer de France et de l'étranger; elle contient plus de douze cents personnes. On y joue tous les genres: le vaudeville, la comédie, le drame, l'opérette, l'opéra-comique, le grand opéra. La troupe est composée d'artistes de premier ordre, ayant fait leurs preuves sur les scènes les plus réputées.

Dans les dispositions prises pour l'aménagement de la salle, l'architecte s'est attaché à réaliser le plus exactement possible l'idée que l'on se fait d'un théâtre d'été. Les places sont larges, confortables, espacées; les dégagements, faciles et nombreux.

Il est donc permis de dire que le Casino de l'Établissement thermal de Vichy réunit toutes les conditions du luxe, de l'élégance et du confort modernes. Aussi répond-il parfaitement, tant par son aménagement intérieur que par son aspect extérieur, aux goûts et aux habitudes de la société d'élite qui, pendant la saison, s'y donne rendez-vous chaque jour.

ÉTABLISSEMENT THERMAL DE VICHY

Cet Établissement est aménagé avec les perfectionnements les plus nouveaux. Il est pourvu de tous les appareils hydrothérapiques que la thérapeutique thermale peut avoir à employer.

L'ensemble de l'Etablissement thermal comprend deux bâtiments et les bains de l'Hôpital.

Le premier de ces établissements, affecté *aux bains de première classe*, se compose de cent baignoires, sans compter les cabinets pour douches de toutes espèces. Une immense galerie-promenoir le traverse du nord au sud et donne accès dans les galeries de bains.

Le deuxième établissement thermal, affecté *aux bains de deuxième et troisième classes*, entièrement séparés entre eux, contient cent quatre-vingts baignoires de deuxième classe et vingt-quatre de troisième, sans compter les cabinets pour douches.

Un pavillon très élégant a été tout récemment construit derrière l'établissement de deuxième classe, pour les traitements spéciaux : lavages d'estomac, bains d'acide carbonique, bain d'oxygène, inhalations, pulvérisations, etc.

La saison des cures commence au mois de mars, mais elle ne s'ouvre réglementairement que le 1er mai pour l'hôpital militaire et le 15 mai pour l'établissement thermal.

La clôture officielle de la saison a lieu dans les établissements le 30 septembre ; mais quand l'automne est favorable, les cures se continuent avec un égal succès souvent au delà du mois d'octobre.

BAINS DE VAPEUR

Les bains d'air chaud et de vapeur trouvent, sous leurs différentes formes, dans un grand nombre d'affections traitées *à Vichy*, leur application, concurremment avec la médication thermale, mais surtout chez les malades atteints d'états morbides tenant à une insuffisance rénale ou hépatique, ou sous la dépendance d'une maladie produite par une altération profonde de la nutrition, les douleurs rhumatismales ou goutteuses, le lumbago, la névralgie sciatique, l'obésité, certaines affections cutanées, etc.

L'Établissement thermal possède une installation de ce genre répondant d'une façon complète aux indications thérapeutiques que nécessite le traitement des principales affections observées à Vichy et il a adopté les appareils perfectionnés de M. C.-A. Berthe, qui permettent d'employer sous toutes les formes les *gaz*, la *chaleur sèche* et la *vapeur*.

Dans ces appareils, la *chaleur sèche* ou la *vapeur sèche* ou *humide* peuvent être, suivant les prescriptions des médecins consultants, employées *séparément* ou *simultanément*.

Depuis le 1er mai 1894, quatre nouvelles chambres sont installées dans la section de 1re classe de l'Établissement thermal et l'ensemble formera deux grands services séparés, l'un pour les hommes, l'autre pour les dames. Chacun de ces services possédera, en outre, une salle d'hydrothérapie au grand complet, plusieurs salles de massage, une piscine de natation et un personnel capable et bien dirigé.

---

d.

Au centre d'un bassin circulaire, l'eau bondit et bouillonne. Ce phénomène de l'ébullition est dû à une pression souterraine et à la grande quantité de gaz carbonique dont la source est saturée.

La *Grande-Grille* est avant tout indiquée dans les affections du foie, les engorgements des viscères abdominaux, et surtout les coliques hépatiques qui accompagnent la lithiase biliaire.

Les moins favorisés, c'est-à-dire ceux qui continuent à s'exposer aux influences, cause première de leur affection, restent indemnes pendant des mois et des années. Ils parviennent à se maintenir et à concilier les exigences de leur santé et de leur profession en buvant de l'eau transportée et en renouvelant la cure alcaline le plus souvent possible.

SOURCE DE L'HOPITAL

Cette source jaillit dans un vaste bassin où son débit est considérable, ce qui permet d'assurer non seulement la consommation locale et extérieure, mais aussi le service des bains et des douches.

L'eau de l'*Hôpital* offre beaucoup d'analogie avec la *Grande-Grille*, mais elle est moins excitante et convient aux malades délicats, nerveux ou disposés aux congestions et aux hémorragies. Cette source agit dans les affections des voies digestives, pesanteurs d'estomac, digestions difficiles, inappétence, gastralgies et dyspepsies.

Sa buvette est surtout fréquentée par les personnes d'une certaine susceptibilité des organes respiratoires : par celles qui, atteintes d'une indisposition passagère de la gorge et des bronches, ne veulent pas interrompre leur traitement. On l'utilise aussi en pulvérisations et en gargarismes.

SOURCES DES CÉLESTINS

Les sources des Célestins doivent leur nom à un couvent de Célestins qui existait jadis dans l'endroit où elles jaillissent.

Cette eau sert surtout à l'exportation et supporte à merveille le transport à longue distance.

Cela tient non seulement à sa constitution, mais encore à sa température; c'est une source froide conservant parfaitement le gaz acide carbonique après la mise en bouteilles; on sait que le degré d'intégrité des eaux est dû principalement à la présence en excès de ce gaz, qui tient en dissolution la totalité de leurs principes.

Elles sont au nombre de trois, savoir :

La *Vieille Source*, dont le rendement est assez variable; la *Source de la Grotte*, et enfin la *Nouvelle Source*, dont l'eau fraîche et pétillante est très agréable à boire sur place aussi bien qu'au loin. Le débit de ces deux sources est considérable et dépasse de beaucoup tous les besoins (environ 8 millions de litres par an).

L'eau des Célestins est une de celles qui peuvent être ordonnées à distance avec le plus d'avantage. Elle est indiquée dans la gravelle urique et les coliques néphrétiques qui l'accompagnent, dans la goutte, le diabète, et dans les premières périodes des affections chroniques des voies urinaires. Les sources sont entourées d'un beau parc.

La Compagnie de Vichy, désireuse d'assurer la pureté absolue des Eaux qu'elle livre au public, a voulu les soustraire aux contaminations pouvant résulter de leur embouteillage.

Pour cela, il fallait que les bouteilles fussent

lavées avec de l'eau privée elle-même de tout microbe nocif.

Après une étude minutieuse, la Compagnie s'est décidée à installer, à la source des *Célestins*, le rinçage des bouteilles au moyen de l'eau stérilisée. Elle s'est adressée, pour la réalisation de ce programme, à la Maison ROUART Frères, de Paris, qui a fourni un Appareil à stériliser l'eau (système Rouart, Geneste et Herscher), appareil qui fonctionne sous les yeux du public, d'une manière continue.

Cet Appareil stérilise l'eau en la portant, sous pression, à une température de 120 degrés centigrades, température à laquelle les microbes dangereux sont détruits d'une façon absolument certaine; et toutes les bouteilles qui doivent être remplies d'eau de Vichy sont préalablement rincées avec l'eau stérilisée produite par cet appareil.

Cette opération, qui est faite journellement, sous les yeux du public, augmente, certainement et à juste titre, la préférence marquée que celui-ci avait déjà, à ne faire usage que des Eaux de la Compagnie fermière de Vichy.

SOURCE DU PARC

Cette source est située sous les ombrages du vieux parc, au centre du beau Vichy.

Elle convient parfaitement au début du traitement alcalin et remplace avantageusement l'eau de l'*Hôpital* chaque fois qu'il s'agit de combattre des troubles gastriques de peu d'importance, de stimuler légèrement les fonctions du tube digestif.

SOURCE MESDAMES

Cette source, qui jaillit à deux kilomètres de Vichy, près de l'allée Mesdames, en contre-bas de la route de Cusset, est amenée à l'établissement par une canalisation.

Bue à son émergence, l'eau est très fraiche et très gazeuse ; elle s'échauffe un peu dans son trajet, mais ses propriétés n'en restent pas moins intactes.

L'association du bicarbonate de soude au fer et à l'arsenic contenus dans l'eau de cette source, la rend précieuse aux tempéraments débilités qui ont besoin d'une médication fortifiante, non susceptible de fatiguer l'estomac.

Elle rend la santé aux femmes anémisées, lymphatiques ou sujettes à des pertes immodérées qui les minent lentement.

ANNEXES DE L'ÉTABLISSEMENT THERMAL

La visite aux annexes de l'Établissement thermal est fort intéressante. Ces annexes comprennent : les *ateliers de cristallisation des sels*, où l'on obtient, par l'évaporation et au moyen d'appareils aussi simples qu'ingénieux, les sels minéraux qui servent à la fabrication des pastilles où à la préparation des bains ou boissons artificiels.

La *Pastillerie*, où les sels minéraux cristallisés sont broyés pour faire les pastilles de Vichy. Dans un laboratoire contigu on fabrique les pralines, les sucres d'orge et les chocolats digestifs de Vichy, si estimés.

Les produits fabriqués dans les laboratoires avec les sels extraits des sources sont :

LES PASTILLES VICHY ÉTAT

Pour éviter les contrefaçons avoir soin de prescrire :

Pastilles Vichy Etat

la Seine, etc., et GAUCHER (E.), médecin des hôpitaux de Paris. — **Traité théorique et pratique des maladies de la peau.**

Tome Ier : *Anatomie et physiologie de la peau, Pathologie générale. Dermatoses inflammatoires communes*, 1 beau vol. gr. in-8 de 670 pages, avec figures dans le texte et 8 planches chromolithographiques hors texte exécutées d'après nature. 17 fr.

L'ouvrage sera complet en deux volumes : le tome II, qui contiendra 12 planches hors texte, est actuellement sous presse.

LANGLEBERT, ancien interne des hôpitaux de Paris. — **Traité pratique des maladies des organes sexuels.** 1 vol. in-18 jésus, cartonné diamant, de 600 pages, avec figures dans le texte. 7 fr.

LANGLEBERT. — Traité pratique de la Syphilis. 1 vol. in-18 de 610 pages, cartonné diamant. 7 fr.

MOREL-LAVALLÉE, ex-chef de clinique de l'hôpital Saint-Louis et L. BÉLIÈRES. — **Syphilis et paralysie générale**, avec une préface du professeur FOURNIER. Grand in-8 de 240 pages. 5 fr.

RIZAT (A.). — **Manuel pratique et complet des maladies vénériennes.** 1 vol. in-18, cartonné de 600 pages, avec 24 planches en couleur, dessinées et coloriées d'après nature, représentant les différentes affections syphilitiques chez l'homme et chez la femme. 11 fr.

TENNESON (Dr), médecin de l'hôpital Saint-Louis. — **Traité clinique de Dermatologie.** 1 vol. in-8 de 600 pages (*sous presse*).

YVON (P.), ancien interne des hôpitaux de Paris. — **Manuel clinique de l'analyse des urines.** 4e *édition*, revue et augmentée. 1 vol. in-18, cartonné diamant, de 460 pages, avec 50 figures dans le texte et 9 planches hors texte, dont une en couleur. 7 fr. 50

OCTAVE DOIN, ÉDITEUR, 8, PLACE DE L'ODÉON, PARIS

ACCOUCHEMENTS

MALADIES DES FEMMES ET DES ENFANTS

AUVARD (A.), accoucheur des hôpitaux de Paris. — **Traité pratique d'accouchements.** Grossesse, accouchement, postpartum, pathologie puerpérale, thérapeutique puerpérale, obstétrique légale. 3e édit. corrigée et très augmentée, 1 vol. gr. in-8 de 830 pages avec 558 fig. dans le texte. . . . . 15 fr.

AUVARD (A.). — **Traitement de l'éclampsie puerpérale.** 1 vol. in-18 de 225 pages. 3 fr. 50

AUVARD (A.). — **Le Nouveau-né,** Physiologie, hygiène, allaitement. Maladies les plus fréquentes et leur traitement. 2e édit. 1 vol. in-18, cartonné, avec figures dans le texte . 2 fr. 50

AUVARD (A.), accoucheur des hôpitaux de Paris, et DEVY (G.), dessinateur de la Faculté de médecine de Paris. — **Planches murales pour l'enseignement de la Gynécologie.** 50 planches mesurant 1m,30 de hauteur sur 1 mètre de largeur tirées en plusieurs couleurs.

Prix de la collection complète des 50 planches : non collées sur toile 200 fr.
Vernie, collée sur toile avec bâtons aux extrémités. . . . . . 400 fr.

Prix de chaque planche séparée :
Non collée sur toile. . . . 10 fr.
Vernie, collée sur toile avec bâtons aux extrémités . . . . . . 15 fr.

AUVARD (A.) — **Traité pratique**

decin de l'hôpital Sainte-Eugénie. — **Traité clinique des maladies de l'Enfance** : Leçons professées à l'hôpital Sainte-Eugénie. 2e *édition*, revue et corrigée, 3 vol. grand in-8 formant 1,800 pages, avec 220 fig. 36 fr.

CORRE (A.). — **Manuel d'accouchement et de pathologie puerpérale.** 1 vol. in-18 de 650 pages, avec 80 figures dans le texte et 4 planches en couleur hors texte.

Broché, 5 fr. — Cartonnage diamant, tranches rouges. 6 fr.

ELLIS (Edward), médecin en chef honoraire de l'hôpital Victoria pour les enfants malades, de l'hôpital de la Samaritaine pour les femmes et les enfants, ancien assistant de la chaire d'obstétrique au collège de l'Université de Londres. — **Manuel pratique des maladies de l'enfance**, suivi d'un formulaire complet de thérapeutique infantile, traduit de la quatrième édition anglaise par le Dr Waquet, et précédé d'une préface de M. le Dr Cadet de Gassicourt, médecin de l'hôpital Sainte-Eugénie. 1 fort vol. in-18 de 600 pages, 2e édition française, corrigée et augmentée. 5 fr.

Cartonné diamant. 6 fr.

LA TORRE (Dr F.). — **Du développement du fœtus chez des femmes à bassin vicié.** Rech. cliniques au point de vue de l'accouch. prématuré artificiel. 1 vol. in-8, avec tabl. 5 fr.

LA TORRE (Dr F.). — **Des conditions qui favorisent ou entravent le développement du fœtus. Influence du père.** Recherches cliniques. 1 vol. gr. in-8 de 236 pages. 5 fr.

LAWSON TAIT, président de la Société de gynécologie de Londres, chirurgien de l'hôpital des femmes de Birmingham. — **Traité des maladies des ovaires**, suivi d'une étude sur quelques progrès récents de la chirurgie abdominale et pelvienne. (Enlèvement des annexes de l'utérus : cholécystotomie, hépatotomie, etc.), traduit de l'anglais avec l'autorisation de l'auteur, par le Dr Adolphe Olivier, ancien interne des hôpitaux, de la Maternité de Paris, membre de la Société obstétricale et gynécologique de Paris, etc. Précédé d'une préface de M. O. Terrillon, professeur agrégé à la Faculté de médecine de Paris, chirurgien des hôpitaux. 1 beau vol. grand in-8 de 500 pages, avec 58 figures dans le texte. 12 fr.

PLAYFAIR (W.-S.), professeur d'obstétrique et de gynécologie

à King's College, président de la Société obstétricale de Londres. — **Traité théorique et pratique de l'Art des Accouchements**, traduit de l'anglais et annoté par le Dr VERMEIL. 1 beau vol. grand in-8 de 900 pages, avec 208 figures dans le texte. 15 fr.

PROCHOWNICK (Dr). — **Le Massage en Gynécologie**, traduit par les Drs NITOT et KELLER. 1 volume in-18 jésus de 250 pages. 3 fr. 50

RODRIGUES DOS SANTOS, directeur de la Maternité de Rio-Janeiro. — **Clinique obstétricale**, précédée d'une préface de M. A. PINARD, professeur agrégé à la Faculté de médecine de Paris. Tome I. Un vol. in-8° de 400 pages, avec 57 figures. 10 fr.

RICHELOT (L.-G.), prof. agrégé à la Faculté de Médecine de Paris, chirurgien de l'hôpital Saint-Louis. — **L'Hystérectomie vaginale contre le cancer de l'utérus et les affections non cancéreuses.** 1 vol. in-8 de 450 pages. 8 fr.

SCHULTZE (B.-S.), professeur de gynécologie à l'Université d'Iéna. — **Traité des déviations utérines**, traduit de l'allemand et annoté par le Dr F.-J. HERGOTT, professeur de clinique obstétricale à la Faculté de médecine de Nancy. 1 beau vol. in-8° de 470 pages, avec 120 figures dans le texte. 10 fr.

SECHEYRON (L.), ancien interne des Hôpitaux et Maternités de Paris. — **Traité d'Hystérotomie et d'Hystérectomie, par la voie vaginale**, précédé d'une préface de M. PÉAN, chirurgien de l'hôpital Saint-Louis. 1 beau vol. grand in-8 de 825 pages, avec tableaux. 14 fr.

SINÉTY (L. de). — **Traité pratique de gynécologie et des maladies des femmes** 2e *édition*, revue, corrig. et augmentée de près de 200 pages. 1 beau vol. in-8° de 1,000 pages, avec 181 figures dans le texte. 15 fr.

TESTUT (L.), professeur d'anatomie à la Faculté de Médecine de Lyon, et BLANC (Em.), ancien chef de clinique obstétricale à la même Faculté. — **Anatomie de l'utérus pendant la grossesse et l'accouchement.** 1 vol. in-folio cartonné, contenant, avec le texte à deux colonnes, six planches tirées à 12 couleurs, représentant *de grandeur naturelle* deux coupes de la femme enceinte et quatre coupes du fœtus exécutées d'après la section vertico-médiane d'un sujet conin-8 de 300 pages, avec figures dans le texte. 5 fr.

LANDOLT (E), dir. adjoint au laboratoire d'ophtalmologie à la Sorbonne. — **Manuel d'ophtalmoscopie.** 1 vol. in-18, carton. diamant, avec figures dans le texte. 3 fr. 50

LANDOLT (E.). — **Opto-types simples.** Deux cartons réunis ensemble sous enveloppe. 1 fr. 50

MASSELON (J.), premier chef de clinique du professeur de Wecker. — **Examen fonctionnel de l'œil.** *L'acuité visuelle; la Réfraction, le Choix des Lunettes; la Perception des couleurs; le Champ visuel, le Mouvement des Yeux, et la Kératoscopie.* 2e édition revue et augmentée. 1 joli vol. in-18, cartonné, avec figures dans le texte et 15 planches en couleur et hors texte. 8 fr.

MASSELON (J.). — **Mémoires d'ophtalmoscopie.**

I. Chorio-rétinite spécifique. — Grand in-8°, avec 12 dessins photographiques d'après nature. 4 fr.

II. Infiltration vitreuse de la rétine et de la papille, avec 12 dessins photographiques. 4 fr.

III. Des prolongements anormaux de la lame criblée, avec 12 dessins photographiques. 4 fr.

MORELL-MACKENZIE, médecin à l'hôpital des maladies de la gorge et de la poitrine à Londres, etc., etc. — **Traité pratique des maladies du larynx, du pharynx et de la trachée,** traduit de l'anglais et annoté par MM. les Drs E.-J. Moure et F. Berthier. 1 fort vol. in-8° de 800 pages, avec 150 figures. 13 fr.

MORELL-MACKENZIE. — **Traité pratique des maladies du nez et de la cavité naso-pharyngienne.** Traduit de l'anglais et annoté par les docteurs E.-J. Moure et J. Charazac (de Toulouse). 1 vol. grand in-8 de 450 pages avec 82 figures dans le texte. 10 fr.

MOURE (E.-J.). — **Manuel pratique des maladies des fosses nasales.** 2e édition, corrigée et aug-

---